1 MONTH OF
FREE
READING

at

www.ForgottenBooks.com

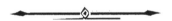

By purchasing this book you are eligible for one month membership to ForgottenBooks.com, giving you unlimited access to our entire collection of over 1,000,000 titles via our web site and mobile apps.

To claim your free month visit:

www.forgottenbooks.com/free1002188

ISBN 978-0-331-01117-3
PIBN 11002188

This book is a reproduction of an important historical work. Forgotten Books uses state-of-the-art technology to digitally reconstruct the work, preserving the original format whilst repairing imperfections present in the aged copy. In rare cases, an imperfection in the original, such as a blemish or missing page, may be replicated in our edition. We do, however, repair the vast majority of imperfections successfully; any imperfections that remain are intentionally left to preserve the state of such historical works.

FÜR

ORTHOPÄDISCHE CHIRURGIE

EINSCHLIESSLICH DER

HEILGYMNASTIK UND MASSAGE.

UNTER MITWIRKUNG VON

Dr. KRUKENBERG in Liegnitz, Prof. Dr. LORENZ in Wien, Privatdocent
Dr. W. SCHULTHESS in Zürich, Professor Dr. VULPIUS in Heidelberg,
Oberarzt Dr. L. HEUSNER in Barmen, Professor Dr. JOACHIMSTHAL in
Berlin, Professor Dr. F. LANGE in München, Dr. A. SCHANZ in Dresden,
Dr. DREHMANN in Breslau, Dr. HANS SPITZY in Graz

HERAUSGEGEBEN VON

DR. ALBERT HOFFA,

GEH. MEDICINALRATH, a. o. PROFESSOR AN DER UNIVERSITÄT BERLIN.

XIII. BAND.

MIT 4 TAFELN UND 278 IN DEN TEXT GEDRUCKTEN ABBILDUNGEN.

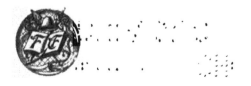

STUTTGART.

VERLAG VON FERDINAND ENKE.

1904.

Druck der Union Deutsche Verlagsgesellschaft in Stuttgart.

I.

(Aus der orthopädischen Klinik des Prof. H. Turner
zu St. Petersburg.)

Ueber die sogenannte Coxa valga.

Von

Prof. H. Turner.

Mit 5 in den Text gedruckten Abbildungen.

Der Frage der Verkrümmungen im Gebiet des oberen Endes
des Femur, namentlich derjenigen Verkrümmungsform, die als Coxa
vara bezeichnet wird, ist in der letzten Zeit eine besonders grosse
Aufmerksamkeit entgegengebracht worden. In dieser Zeitschrift
kann man eine ganze Reihe von Aufsätzen finden, die von verschiedenen Autoren herrühren und das vorerwähnte Thema behandeln.
Man kann sogar sagen, dass die Frage der Aetiologie dieser Deformität bereits eine genügende Beleuchtung erfahren hat, und man
kann, indem man die Ansicht eines einzelnen Autors (Fröhlich)
über die Rolle der Mikrobieninfection übersieht, annehmen, dass
das Wesen der Coxa vara auf eine Ueberanstrengung des Schenkelhalses hinauskommt, der infolge gewisser Ursachen geschwächt ist
und der Einwirkung der Schwere nachgeben kann.

Hierher wären somit sämmtliche Momente zu rechnen, die die
Entstehung anderer Verkrümmungen der unteren Extremität be-
günstigen, an erster Stelle die Wachsthumsperiode und hierauf sämmtliche übrigen Ursachen, welche die Widerstandsfähigkeit der Knochen
herabsetzen (Rhachitis etc.), bezw. die Belastung übermässig steigern.
Die Resultate der Untersuchungen von Maas können auch ganz gut
zur Erklärung der Coxa vara herangezogen werden.

Neben diesen Ursachen kommen unbedingt als solche im Kindesalter entstehende Fracturen des Oberschenkelhalses in Betracht, und
wir können auf Grund einer eigenen Collection von Präparaten

die in dieser Richtung von einer Reihe von Autoren (Hoffa, Joachimsthal, Sprengel u. A.) gemachten Angaben nur bestätigen. Wir glauben annehmen zu können, dass der von Kocher dargestellte Typus der Coxa vara, nämlich derjenige, bei dem der Fuss nach aussen gedreht ist, seine Entstehung einer früheren Fractur verdankt. Auf unseren Präparaten tritt sehr deutlich die Combination von Verringerung des Winkels zwischen Hals und Diaphyse des Oberschenkels und von Schwund der hinteren Oberfläche des Schenkelhalses, d. h. von Annäherung zwischen dem Caput femoris und der hinteren Linea intertrochanterica (Einkeilung der Merkel'schen Spore) hervor.

Die Coxa vara stellt somit das unvortheilhafte Resultat des Kampfes zwischen den natürlichen Massnahmen zur Festigung des Gebietes des Schenkelhalses, die sich in zweckmässigem Bau desselben äussern, und der auf demselben ruhenden Last dar. Das ist alles, was sich aus der umfangreichen Literatur über dieses Thema extrahiren lässt. Bei der Durchsicht dieser Literatur, die übrigens schon von Wagner (Zeitschrift für orthopädische Chirurgie, Bd. 7) in reichlicher Anzahl gesammelt ist, kann man sich überzeugen, dass zwischen den zahlreichen Beobachtungen, die Coxa vara zum Thema haben, ab und zu einzelne Erwähnungen von der entgegengesetzten Erscheinung, nämlich von Coxa valga, dazwischen treten. Eine Erklärung dafür kann man unseres Erachtens in der geringeren praktischen Bedeutung der Coxa valga erblicken, die in klinischer Beziehung nur geringe Umstände verursacht.

Nichtsdestoweniger bietet Coxa valga für die Frage der Aetiologie der Verkrümmungen des Schenkelhalses überhaupt grosses Interesse dar. Aus diesem Grunde erlauben wir uns, unsere äusserst bestimmten Ansichten über diese Frage auf Grund einer ziemlich grossen Anzahl von Thatsachen bekannt zu geben, die wir in der Klinik oder in dem uns unterstellten chirurgischen Museum gewonnen haben. Bei Betrachtung der von mir gesammelten Collection von Knochentrockenpräparaten dachte ich häufig über einen interessanten Fall von im oberen Drittel amputirten Femur nach. Der Knochen rührte augenscheinlich von einem erwachsenen Individuum her, während die Amputation vor längerer Zeit, in der Kindheit, ausgeführt worden sein dürfte.

Der Schenkelhals war fast in einer geraden Linie langgezogen, die die Fortsetzung des Oberschenkels darstellte (Fig. 1).

Mit dem Studium der Frage der Coxa vara beschäftigt, durchsuchte ich eine Reihe von Präparaten, und bald war mir die Ursache der Geraderichtung des Schenkelhalses vollständig klar.

Alle Momente, die in ihrer Wirkung nicht nur die Last vom Caput femoris entfernen, sondern noch einen Zug auf die Extremität in der Richtung nach unten ausüben, können in der Wachsthumsperiode zur Geraderichtung des zwischen dem Schenkelhals und der Diaphyse liegenden Winkels führen.

Fig. 1.

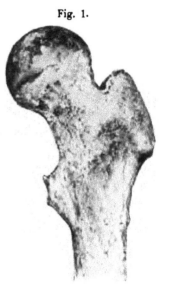

Die These, welche ich hier zum Ausdruck bringe, ist keineswegs absolut neu. Sie wird von Albert in seinem vorzüglichen Werk über „Coxa vara et valga" (1899) gestreift. Nur geht dieser Autor, wie mir scheint, nicht bis zu Ende. Indem er die Beschreibung von 3 Fällen von Coxa valga bei infantiler Paralyse (Knochenpräparate) gibt, bemerkt Albert: „Man glaubt förmlich zu sehen, wie das Gewicht des hängenden Beines auf den Schenkelhals extendirend wirke und den Winkel, den er mit dem Schenkelkopf bildet, vergrössere. Es dürfte ja auch zutreffen, dass das Jahre lang schlenkernde Bein einen solchen Einfluss übt, aber die Präparate der nächsten Gruppe legen es nahe, anzunehmen, dass dieser Factor nicht der einzige sei."

Indem er weiter 2 Fälle von Präparaten, die die untere Extremität im Zustande von Atrophie infolge von veralteter Ankylose des Knies darstellen, mittheilt, schreibt Albert: „Es ist in beiden Fällen ein schwerer Knochenprocess am Kniegelenk vorhanden gewesen und nicht eine Paralyse." Ferner erklärt er, „dass das, was sowohl jener paralytischen, als auch dieser im Knie ankylotischen Gliedmasse fehlte, die Tragfähigkeit war. Gewiss wurden alle die Beine beim Gehen nicht belastet, und es ist wohl gerechtfertigt, diesem Momente eine wissenschaftliche Bedeutung bei dem Zustandekommen des Collum valgum zuzuschreiben".

Indem er ferner über die von ihm in den Museen gesammelten Präparate berichtet, nämlich über 1 Fall von Collum valgum bei

Osteomyelitis des Darmbeins, 2 Fälle bei schwerer Rhachitis, 1 Fall
bei Osteomalacie und 1 Fall bei multipler Exostose bei (angeborener)
Verrenkung der anderen Seite und bei Genu valgum, schenkt Albert
allen diesen Fällen keine weitere Beachtung und macht keinen Versuch, aus denselben für die Theorie der Coxa valga einige Anhaltspunkte zu extrahiren.

Fig. 2.

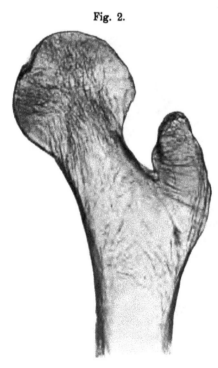

Auf Grund des Eindrucks,
den ich beim Studium verschiedener Röntgenaufnahmen von
lebenden Menschen, sowie von
Präparaten aus unserem Museum
gewonnen habe, glaube ich,
folgende Meinung zum Ausdruck
bringen zu können:

Alle Momente, die Inac-
tivität der unteren Extremität
bewirken und die Belastung vom
Caput femoris entfernen, machen
dasjenige System der Befestigung des Schenkelhalses überflüssig, auf welches Meyer,
Wolf u. A. hinweisen. Die
Röntgenaufnahme eines durch
einen solchen Schenkelhals ge-
führten Sägeschnittes (Fig. 2)
zeigt uns im Gegensatz zu dem,
was wir auf einem von einem
normalen Schenkelhals gefertigten Präparat zu sehen gewohnt
sind, das Fehlen irgend eines Systems von Knochenbalken (leichte
Vara, Fig. 3). Wenn zu diesem Factor noch die weiteren Factoren
des Wachsthumsprocesses des Schenkelhalses und der Zug nach unten
durch die Last der hängenden Extremität hinzukommen, so entstehen
Verhältnisse, die an das Milieu, bei dem Maas Verkrümmungen von
im Wachsthum begriffenen Knochen künstlich erzeugte, vollständig
erinnern.

Ausser dem oben mitgetheilten Präparat von Coxa valga nach
Amputation des Oberschenkels besitze ich noch folgende zwei Präparate.

In dem einen Falle (Fig. 4) bestand Ankylose des Kniees infolge eines veralteten tuberculösen Processes mit Erscheinungen von Flexion des Schenkels in sagittaler Ebene (mit der Convexität nach vorn), welche beweisen, dass die Extremität nicht gestützt, sondern nach vorn hängend war.

In dem anderen Falle war die Coxa valga infolge von Inactivität der Gliedmasse nach schwerem Trauma in Form von Fractur

Fig. 3.

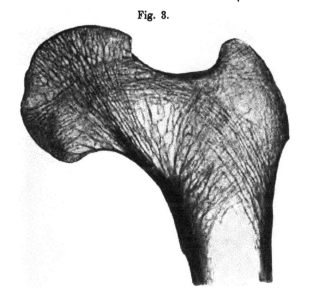

in der Gegend des unteren Endes des Femur und im Kniegelenk entstanden (Epiphysentrennung, Fig. 5).

Der Eindruck, den ich in Bezug auf die Aetiologie der Coxa valga beim Studium der Präparate gewonnen habe, gewährt uns die Möglichkeit, diese Form von abnormem Schenkelhals unter klinischen Verhältnissen sehr häufig zu finden. Die Röntgenaufnahmen aller derjenigen Fälle, in denen die Extremität als Stützpunkt nicht gedient hat (Amputation, infantile Paralyse, Luxation etc.), liefern uns fast täglich ein mehr oder minder stark ausgesprochenes Bild von Coxa valga.

Es ist dabei interessant, die leicht verständliche Combination von Coxa valga der inactiven Extremität mit Coxa vara der gesunden, übermässig belasteten Extremität zu beobachten.

Es wäre natürlich verfrüht, im positiven Sinne von den Ursachen der Coxa valga in einzelnen Fällen zu sprechen, wie sie beispielsweise von Albert angegeben werden. Würde man aber die
gewöhnliche Ursache, d. h. die Inactivität der Extremität ausschliessen,
so würde man bei Genu valgum an Coxa valga denken können, und
zwar infolge der dabei unvermeidlichen vertikaleren und folglich für

Fig. 4.   Fig. 5.

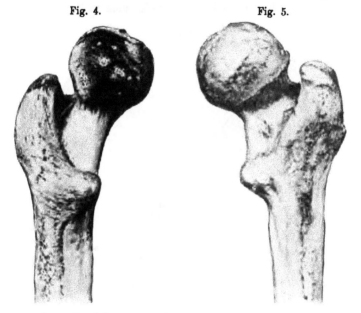

die Aufnahme der Schwere vortheilhafteren Stellung des Halses, der
der Flexion weniger nachgibt.

Zum Schluss kann man sagen, dass vom klinischen und namentlich vom therapeutischen Standpunkte aus Coxa valga zweifellos
weniger interessant ist als Coxa vara.

Jedoch liefern uns die Beobachtungen in Bezug auf die Entstehung der ersteren Anhaltspunkte zur Erklärung der Aetiologie
der letzteren, die das Thema zu einer so umfangreichen Literatur
abgegeben hatte.

Ich erachte es für meine Pflicht, dem geehrten Collegen Herrn
Dr. B. F. Grüneisen für die mir bei der Auswahl des Materials im
Museum und bei der Ausfertigung der Illustrationen geleistete Hilfe
meinen Dank zu sagen.

II.

(Aus der orthopädischen Klinik der Kaiserl. militär-medicinischen
Akademie zu St. Petersburg.)

Ueber einen Versuch zur Vereinfachung der Etappenbehandlung des Genu valgum adolescentium.

Von

Prof. **H. Turner.**

Mit 2 in den Text gedruckten Abbildungen.

Jeder, der Gelegenheit hatte, die unblutige Correctur des Genu valgum bei jungen Individuen vorzunehmen, dürfte wohl die Möglichkeit gehabt haben, sich zu überzeugen, dass die Schwierigkeiten,

Fig. 1.

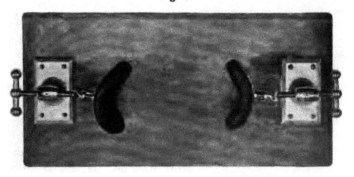

die mit dieser Operation verknüpft sind, darin liegen, dass es schwer fällt, im Moment der gewaltsamen Geraderichtung die Extremität in die gewünschte Lage zu bringen und den Oberschenkel zu fixiren.

Sehr häufig ist das erzielte Resultat illusorisch, und zwar dadurch, dass das Divergiren der Oberschenkel im Hüftgelenk, augen-

scheinlich auf Kosten der Verlängerung des Ligamentum teres und
der Kapsel, die vollzogene Annäherung der unteren Enden der Unterschenkel compensirt.

Indem wir über ein grosses Genu valgum-Material in unserem
Ambulatorium verfügen, waren wir bestrebt, unsere Arbeit zu verkürzen, und greifen augenblicklich
sehr häufig zu folgender Vereinfachung
der Intervention:

Fig. 2.

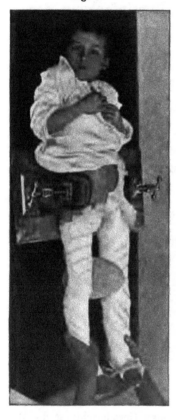

Vor Beginn der Correctur wird
das Becken des Patienten mittelst eines
ziemlich einfachen Apparats (Fig. 1)
fixirt, dessen concave Pelotten die
Trochanteren fest umschliessen.

Ferner werden beide unteren Extremitäten gleichzeitig gegipst; in
demjenigen Moment, in dem der Gips
erstarrt, wird zwischen die inneren
Oberflächen der beiden Kniee (oder
richtiger der beiden Condyli femoris)
ein festes cylindrisches Kissen ge-
steckt, das mit Haar oder Sand gefüllt ist, und durch die Hände des
Operateurs werden die unteren Enden
der Unterschenkel einander genähert
(Fig. 2).

Die ganze Procedur der Geraderichtung geschieht dabei in höchstem
Grade mild und methodisch; das erzielte Resultat, welches es auch sein
mag, ist ein genaues; die Operationstechnik ist ausserordentlich einfach
und kurz.

Besondere Vortheile bietet die im Vorstehenden vorgeschlagene
Methode bei beiderseitigen Verkrümmungen; aber auch die einseitige Krümmung kann durch verschiedene Variationen der Methode beispielsweise in der Weise corrigirt werden, dass man den
Gipsverband auf die gesunde Extremität früher anlegt und erstarren lässt.

Es liegt mir fern, etwas absolut Neues in Vorschlag bringen

zu wollen. Apparate zur Fixation des Beckens gibt es schon seit jeher. Ich halte es aber für nützlich, die Aufmerksamkeit der Collegen auf eine milde und einfache Methode zu einer Zeit zu lenken, zu der Methoden von forcirter Beugung, Epiphyseolysis, sowie weit complicirtere Apparate, wie derjenige von Milo (Deutsche Zeitschrift für orthopädische Chirurgie Bd. 12, Heft 3), angewendet werden.

III.

(Aus dem orthopädischen Ambulatorium [Prof. Dr. Lange-München]).

Zur Behandlung des Schiefhalses.

Von

Dr. G. Hohmann, Assistenzarzt.

Mit 6 in den Text gedruckten Abbildungen.

Zur Behandlung des Schiefhalses sind eine ganze Anzahl Methoden angegeben worden, blutige und unblutige. Zu den letzteren gehört vor allem die von Lorenz empfohlene unblutige Dehnung des Sternocleidomastoideus, die dem modellirenden Redressement der Gelenke entspricht. Die blutigen sind: subcutane und offene Durchschneidung des Sternocleidomastoideus an seiner sternoclavicularen Portion, die Mikulicz'sche Exstirpation des ganzen Muskels und die von Foederl jüngst angegebene Myoplastik.

In diesen Zeilen will ich eine neue Operationsmethode bei Schiefhals empfehlen, nach der Professor Lange-München seit einer Reihe von Jahren mit bestem Erfolge operirt.

Warum genügen die alten Methoden nicht?

Die unblutige Dehnung des Muskels hat naturgemäss ein beschränktes Anwendungsgebiet, weil nur die leichtesten Formen des Schiefhalses damit erfolgreich behandelt werden können. Am meisten geübt wird augenblicklich die subcutane und mehr noch die offene Durchschneidung des Muskels an seinem sternoclavicularen Ansatz. Wohl hatte man bei der Tenotomie im allgemeinen gelernt, die Gefahr der offenen Durchschneidung durch den subcutanen Eingriff zu verringern und so schon vor der Asepsis gute Resultate zu erreichen; aber was bei der Achillessehne möglich war, das stiess beim Kopfnicker auf grosse technische Schwierigkeiten. Denn beim Schiefhals findet sich pathologisch-anatomisch ein Muskel, der theilweise oder ganz fibrös entartet ist, meist noch verwachsen mit der Unterlage, anderen Muskeln und dem tiefen Blatt der Halsfascie. Oft

gehen die Verwachsungen sehr weit in die Tiefe. Bei solchen Verhältnissen ist es der Gefässe wegen gewagt, subcutan arbeiten zu
wollen, wenn man alle Stränge durchtrennen will. Oder man durchschneidet nur einen oberflächlich gelegenen Strang und begnügt sich
mit halbem Erfolg. Deshalb verliess Richard Volkmann[1]) die
subcutane Methode und ging schon 1885 zur offenen Durchtrennung
über, indem er den Muskel durch einen grossen Schnitt am inneren
Rand freilegte und völlig lospräparirte. Bei beiden Methoden sind
häufig Recidive beobachtet worden, ebenso auch bei der Mikulicz-
schen Totalexstirpation des ganzen Muskels. Das begreift man,
wenn man von Kader erfährt, dass sich darnach in ganzer Ausdehnung des Wundkanals eine derbe callöse Narbe bildete, ein
Narbenstrang, oft bis daumenstark, derb, meist druckempfindlich und
bisweilen mit der Haut verwachsen. — Aus Gussenbauer's Klinik
empfiehlt Foederl[2]) endlich neuerdings die sogen. Myoplastik, eine
etwas complicirtere Operation, die darin besteht, dass die Clavicularportion des Kopfnickers von ihrem Ansatz und ihrer Unterlage abgelöst wird bis zum gemeinsamen Kopf. Hier wird dann die Sternalportion durchschnitten und nach der Correctur des Schiefhalses die
Clavicularportion mit dem peripheren Stumpf der Sternalportion
durch Naht vereinigt. Oft ist Excision der übrigen gespannten Theile
des Platysma, der Halsfascie und des Cucullaris nöthig. Durch die
Verlegung der Ansätze wird also eine gewisse Verlängerung erzielt.
Foederl rühmt als Vorzug seiner Methode, dass bei ihr die Modellirung des Halses erhalten bleibe, indem der Raum, wo die Clavicularportion war, sich mit Blut ausfüllt, das sich organisiren soll.
Er fügt aber hinzu, dass bisweilen später als „Residuen dieses In-
filtrates dünne bis bleistiftdicke bindegewebige Stränge
bestehen, die wegen functioneller und kosmetischer Störung
durch subcutane Discissionen durchtrennt werden können". — Diese
drei blutigen Methoden haben alle den Nachtheil, dass sie eine Narbe
an eine Stelle setzen, die, beim weiblichen Geschlecht besonders, aus
kosmetischen Gründen geschont werden muss. Aber das ist nicht
das Ausschlaggebende, was gegen diese Methoden spricht und uns
nöthigt, andere Wege zu zeigen. Woher kommen die so häufigen
Recidive nach Schiefhalsoperationen?

---

[1]) Richard Volkmann, Centralbl. f. Chir. 1885, Nr. 14.

[2]) Foederl, Ueber Caput obstipum musculare. (Arbeiten aus dem Gebiet der klinischen Chirurgie. Wien-Leipzig 1903.)

Einmal sicher dadurch, dass Stränge in der Tiefe stehen bleiben, dann durch ungenügende, ja meist fehlende orthopädische Nachbehandlung. Aber der Hauptgrund liegt bei sehr vielen Fällen wohl darin, dass nach der Durchschneidung des Muskels an seinem unteren Ansatz der Kopf nicht völlig redressirt werden kann, besonders wenn, wie sehr häufig, im Verlauf des ganzen Muskels feste Verwachsungen mit den darunter liegenden Geweben bestehen. Dann

Fig. 1.

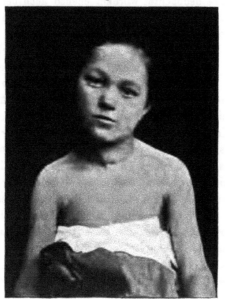

A. Z., 10 Jahre alt, vor der Operation, von vorn.

kommen die Recidive. Die Lange'sche Methode der Operation, die ich jetzt kurz schildern will, trägt diesen Verhältnissen Rechnung, sie besteht darin, dass der Muskel nicht unten am sternoclavicularen Ansatz, sondern oben am Ansatz am Warzenfortsatz durchschnitten wird. Dann kann der Kopf ohne weiteres bis zur Uebercorrectur redressirt werden. Die Technik der Methode, die nach privaten Mittheilungen in Frankreich geübt werden soll, über die ich aber in der Literatur keine Angaben gefunden habe, ist sehr einfach: Unter Anspannung des verkürzten Kopfnickers legt man einen etwa 3 cm langen Hautschnitt auf dem Muskel selbst parallel

seiner Verlaufsrichtung an, der ungefähr am Ansatz am Warzenfortsatz beginnt. Fascie und Platysma werden durchtrennt, dann
der Sternocleidomastoideus freigelegt und auf dem Kocher'schen
Elevatorium quer durchtrennt. Sind alle Stränge durchschnitten, so
wird der Kopf ausgiebig redressirt. Die kleine Hautwunde wird genäht und 2mal 24 Stunden mit Sublimatdocht drainirt. Zur Fixirung
des Operationsresultates wird ein Gipsverband angelegt, der Brust

Fig. 2.

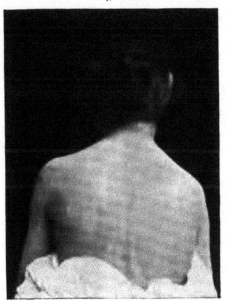

Dieselbe, vor der Operation, von hinten.

und Stirn circulär umgreift und, unter Freilassen der Kehlkopf-
gegend vorn, den Kopf von der Seite her in leichter Uebercorrectur hält. Vor Uebertreibung der Uebercorrectur ist wegen
leicht eintretenden Collapses zu warnen. 10 Tage nach der Operation
können durch ein Fenster im Verband die Nähte entfernt werden.
Der Gipsverband selbst bleibt 14 Tage liegen. Dann beginnt die
eigentliche Nachbehandlung, auf die bei dieser Deformität besonders
Gewicht zu legen ist. Dazu dient eine Cravatte, die nach einem
Gipsabguss in übercorrigirter Stellung aus Celluloidstahldraht angefertigt wird (Fig. 5 u. 6). Sie wird zunächst 14 Tage lang Tag

und Nacht getragen, dann kann sie Tags über weggelassen werden und an ihre Stelle täglich ½ Stunde Suspension in der Sayre'schen Cravatte treten, wobei der Riemen auf der Seite der Deformität kürzer geschnallt wird als auf der anderen Seite und gleichzeitig der Kopf so gedreht wird, dass das Ohr der gesunden Seite nach vorn sieht. So erreicht man möglichste Dehnung des Muskels der

Fig. 3.

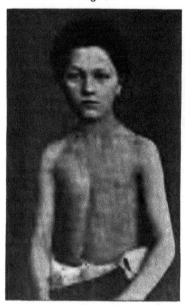 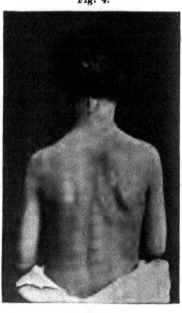

·Dieselbe, nach der Operation, von vorn,   von hinten.

kranken Seite. Diese Nachbehandlung kann 2—3 Monate durchgeführt werden, um vor jedem Recidiv sicher zu sein.

Die Vorzüge dieser Methode liegen auf der Hand. Durch die Verlegung der Narbe in die Haar- und Ohrgrenze wird den kosmetischen Ansprüchen vollkommen genügt, was bei Mädchen sicher nicht gering zu schätzen ist. In noch weit höherem Maasse geschieht dies durch die vollständige Erhaltung der Halsmodellirung bei dieser Operation im Gegensatz zu den anderen Methoden, wo bei der Tenotomie des sternalen resp. clavicularen Ansatzes die äusserlich sichtbare Vertiefung der Jugulargrube verloren geht und bei der Mikulicz'schen Exstirpation des Muskels theils eine wirk-

liche Aushöhlung der operirten Halsseite, in allen Fällen aber eine
Abflachung derselben entsteht. Die Narben nach der Mikulicz'schen
Operation, besonders die seitlichen Stichkanalnarben, sind nach den
Mittheilungen Stumme's[1]) aus der Mikulicz'schen Klinik doch
mitunter recht störend. Dass die Verlegung der Narbe in die obere
Halsgegend kosmetisch „im Effect ausgezeichnet" ist, erfuhr Mikulicz

Fig. 5.

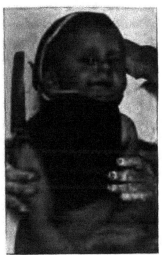

Fig. 6.

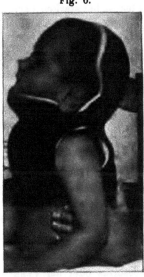

Halscravatte von vorn. Die Uebercorrectur ist deutlich sichtbar

Halscravatte von der Seite.

selbst an einem Fall, wo er die Exstirpation der oberen entarteten
Theile des Muskels vornahm.

Aber nicht bloss kosmetisch ist diese Methode den anderen
überlegen, so wichtig das auch an sich bei einer Operation ist, die
hauptsächlich aus kosmetischen Gründen ausgeführt wird. Viel wichtiger ist der functionelle Effect der Operation, die Beseitigung der Deformität. Und da ist es für das Redressement des
Kopfes durchaus nicht gleichgültig, wo der verkürzte Muskel durchtrennt wird, oben oder unten. Es wäre gleichgültig, wenn der
Muskel einen völlig isolirten Strang darstellte, der zwischen Warzenfortsatz und Sternum bezw. Clavicula aus-

---

[1]) Stumme, Zeitschr. f. orthopäd. Chir. 1901, Bd. 9 Heft 3.

gespannt ist. Dann könnte man den Schnitt an jeder
Stelle machen und stets redressiren. In Wirklichkeit ist
aber der Muskel nicht isolirt, sondern in der Mehrzahl
der Fälle fest verwachsen mit der Umgebung, der Unterlage, mit anderen Muskeln und der Halsfascie. Durchtrennt
man nun unten wie gewöhnlich, so geben die Verwachsungen wohl
etwas nach durch Dehnung, aber ein vollkommenes Redressement des
Kopfes ist bei starken Verwachsungen vielfach nicht möglich, wie leicht
einzusehen ist. Und die Recidivgefahr besteht in hohem Grade. Darum
war es nur consequent, dass Mikulicz die Tenotomie unten verliess
und alles exstirpirte. Die Frage ist nur, ob diese radicale Operation
nothwendig ist. Deshalb wolle man die hier vorgeschlagene Methode
prüfen, die den Muskel oben am Ansatz am Kopf durchschneidet
und dann ohne Mühe sofort den Kopf ausgiebig bis zur Uebercorrectur zu redressiren im Stande ist. Dabei bleiben die Verwachsungen und der Muskel, wo sie sind, die Modellirung des Hals-
reliefs bleibt erhalten, und die kleine Narbe liegt an einer Stelle,
wo sie durch Ohr und Haar leicht verdeckt wird. Seit Jahren
operirt Prof. Lange nach dieser Methode mit bestem Erfolg, ohne
je ein Recidiv gesehen zu haben. Die beigefügten Photographien
eines Falles können den Effect der Methode leicht veranschaulichen
(Fig. 1, 2, 3, 4), besonders Fig. 3, die das gut erhaltene Halsrelief
zeigt. Die Methode ist absolut ungefährlich. Eine Verletzung des
Accessorius oder der Vena jugularis externa, die bei der Mikulicz-
schen Operation wiederholt vorgekommen ist, lässt sich hier sicher
vermeiden, wenn man sich möglichst oben hält, also 1 cm etwa entfernt vom Ansatz des Muskels am Warzenfortsatz.

IV.

(Aus der orthopädischen Heilanstalt des Dr. A. Schanz in Dresden.)

Ueber einen Fall von Genu varum paralyticum.

Von

Dr. J. Vüllers, Assistenzarzt.

Mit 4 in den Text gedruckten Abbildungen.

Das Genu varum paralyticum scheint zu den seltenen Deformitäten zu gehören, wenigstens habe ich in der mir zugängigen Literatur keinen Fall davon beschrieben gefunden, während die anderen paralytischen Deformitäten des Kniegelenks — auch das Genu valgum paralyticum — eine beträchtliche Literatur besitzen. Unter diesen Verhältnissen dürfte die Mittheilung eines einschlägigen Falles berechtigt sein.

G. H. wurde 1895 als dritte Tochter ihrer gesunden, noch lebenden Eltern geboren. Die Geburt war leicht. Ihre beiden Geschwister sind im frühen Alter an Diphtherie gestorben. Sie selbst war ein kräftig entwickeltes Kind, nach Aussage der Mutter das kräftigste und gesundeste von allen. Die Dentitio war mit heftigen Krämpfen verbunden, wobei dann eine plötzliche Lähmung eingetreten sein soll. Sonstige fieberhafte Krankheiten hat das Kind nicht durchgemacht. Seit der Dentitionszeit war das Kind vollständig gelähmt. Erst ganz allmählich lernte es wieder die Arme bewegen. Ob damals Blase und Mastdarm mitgriffen waren, kann die Mutter nicht mit Genauigkeit angeben. Sprechen lernte das Kind leicht im zweiten Lebensjahr. Die geistige Entwickelung war eine normale.

Stat. praes.: Das in Bezug auf seine Grösse und Knochenbau durchaus nicht zurückgebliebene Kind bietet eine ganze Sammlung von Lähmungserscheinungen dar. Der Gesichtsausdruck ist ein müder und blöder. Die Augenlider hängen schlaff herunter. Der Kopf kann nur mit Mühe aufrecht gehalten werden, meist fällt er schlaff nach vorn über und sucht an Schulter oder Brust eine Stütze zu gewinnen. Die dünnen Arme, die beim Sitzen stets als Stützen des Oberkörpers benutzt werden, wobei sich die Ellenbogen nach vorn durchbiegen, und zwar rechts bedeutend stärker wie links, hängen beim Stehen schlaff herunter. Der Oberkörper ist vornübergebeugt, in sich zusammengeknickt. Es hat sich eine hochgradige, linksconvexe Total-skoliose gebildet. Beim Stehen der Patientin, was ihr bloss mit Unter-stützung möglich ist, ist das Becken von rechts nach links in einem Winkel von etwa 10° geneigt. Ebenso hoch-gradige Deformitäten zeigen die unteren Extremitäten. Das rechte Kniegelenk ist zu einem Genu valgum deformirt. Beiderseits bestehen hochgradige para-lytische Plattfüsse.

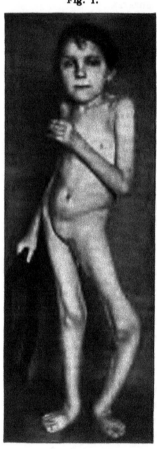

Fig. 1.

Was aber am meisten in die Augen sticht, ist das hochgradige Genu varum linkerseits, worauf ich hier näher eingehen möchte. — Das sehr muskelschwache Bein erfährt beim Stehen eine Biegung mit der Convexi-tät nach aussen von 45°, die manuell noch leicht zu vergrössern ist. Die Conturen des Kniees sind verwischt. Die Gelenkgegend ist verdickt. Ein dünner Muskelzug hebt sich an der Innenseite vom Knochen ab wie die Sehne eines Bogens (Fig. 1). Das ganze Gelenk ist schlotternd, leicht hin und her zu biegen. Die Muskeln des ganzen Beines sind gegen die des rechten, an welchem auch schon eine hochgradige Atrophie besteht, noch bedeutend schwächer. Die elektrische Erregbarkeit ist überall fast null; nur an der Waden-musculatur, sowie am Quadriceps und Sartorius sind träg verlaufende Zuckungen auszulösen. Nervenreflexe sind nirgends zu erhalten. Das Leitungsvermögen wie das Empfindungsvermögen der Haut ist normal.

Noch zu bemerken wäre, dass es dem Kinde nur mit grösster Anstrengung möglich ist, sich im Liegen herumzuwälzen. Ein Aufrichten aus dem Liegen in sitzende Stellung gelingt nur mit Hilfe der Arme. Dass bei so hochgradiger allgemeiner Muskellähmung die Gehfähigkeit dem Kinde vollständig mangelt, brauche ich wohl kaum hervorzuheben. Noch eine andere Erscheinung will ich nicht unerwähnt lassen, das ist das Eintreten eines heftigen Singultus, der sich bis zum Erbrechen steigern kann, sobald das Kind ins Lachen kommt.

Was dem Fall Interesse verleiht, das ist jedenfalls die Frage: Wie ist das Genu varum zu Stande gekommen? Um sie zu beantworten, muss man sich erinnern, welche Bedingungen für die Formbildung der paralytischen Deformitäten des Kniegelenks überhaupt massgebend sind. Das Kniegelenk bildet in der Tragsäule, welche die untere Extremität im Falle der Belastung darstellt, eine schwache

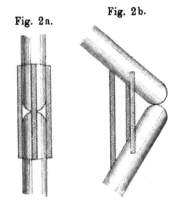

Fig. 2 a.   Fig. 2 b.

Stelle, die ihre Tragfähigkeit durch die Spannung der Muskeln und der Bandmassen gewinnt. Wenn diese Spannung durch irgend welche Umstände verringert oder gar aufgehoben wird, so lässt die Stabilität des Kniegelenkes in demselben Maasse nach. Dieses kann man sich leicht veranschaulichen, wenn man zwei Stäbe mit etwas gerundeten Enden, wie Fig. 2a u. b zeigt, auf einander stellt. Dieselben haben ausser in der Balance, die jedoch leicht gestört werden kann, überhaupt keinen Halt und werden unbedingt fallen. Spannt man jedoch vom einen zum anderen Bänder gleichmässig fest an, etwa vier, wie oben abgebildet, vorn, hinten und an beiden Seiten, so ist eine der Zahl und Straffheit der Bänder entsprechende Stabilität erreicht. Die so gebildete Säule kann bis zu einer bestimmten Grenze belastet werden, ohne ihre Form zu verändern. Lockert man nun ein Band, etwa das an der Aussenseite (in Fig. 2 b durch Fortlassen desselben bezeichnet), und belastet dann die Säule, so knickt dieselbe nach der entgegengesetzten Richtung ein.

Dieses Experiment kann man zur Erklärung der paralytischen Kniegelenksdeformitäten benutzen. Auch am Knie haben wir gespannte Weichtheile, die man ebenfalls in vier Gruppen theilen kann. Vorn die Strecker, hinten die Beuger, aussen und innen neben den sich dort herüberspannenden Muskeln in der Hauptsache Bänder, deren Festigkeit aussen noch besonders neben der Fascia lata durch den Tractus illiotibialis (Maissiati) erhöht wird. Es ist nun leicht

Fig. 3.

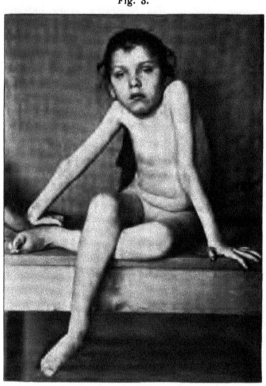

erklärlich, dass bei Ausschaltung von Muskeln und Bändern je nach der Lage derselben verschiedene Deformitäten entstehen müssen, z. B. bei Streckerlähmung die paralytische Beugecontractur, bei Beugerlähmung das Genu recurvatum paralyticum. Schwieriger ist die Erklärung der seitlichen Verbiegungen, weil die sehr starken Bandmassen, die sich denselben entgegensetzen, von der Lähmung nicht direct betroffen werden. Am ehesten ist noch die Entstehung eines Genu valgum denkbar, da ja schon nach dem ersten Lebensjahre eine geringe Valgusstellung des Kniegelenks die natürliche ist und eine Vermehrung derselben durch die normale Belastung entstehen kann. Für die Entstehung eines Genu varum liegen dagegen die anatomischen Verhältnisse ganz ungünstig. Jedenfalls muss dazu

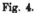

Fig. 4.

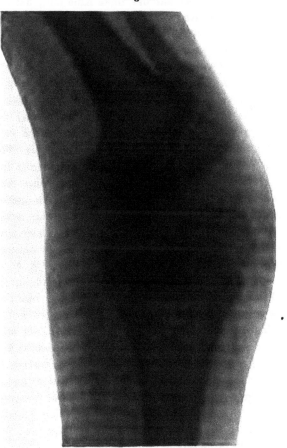

aus irgend einem Grunde entweder eine Genu varum-Biegung des Beines oder eine Dehnung der äusseren Gelenkbänder gegeben werden. Letzteres ist bei unserer Patientin der Fall. Ein Bilck auf Fig. 3 belehrt uns, wie diese Dehnung entstanden ist. Das Bild veranschaulicht die Lieblingsstellung, die das Kind beim Sitzen einnimmt. Da seine sämmtlichen Muskeln erheblich geschwächt sind

und das Kind nicht im Stande ist, mit Hilfe derselben seinen Oberkörper zu balanciren, sucht es unwillkürlich sein Piedestal zu vergrössern, um dadurch seinen Stützpunkt zu verbreitern. Es schlägt
das linke Bein einwärts unter den rechten Oberschenkel. Der Druck
des Körpers, welcher dabei auf das linke Knie fällt, hat die äusseren
Bandverbindungen des Kniees gedehnt. Dadurch ist der bei der
Ueberlastung des Kniees entstehenden Deformität die Ausschlags-
richtung nach aussen gegeben. Durch die Fortdauer der Belastung
wird die Deformität vermehrt.

Nach dieser Auffassung ist das Genu varum dieses Kindes eine
statische Belastungsdeformität, welche sich auf Grund einer Lähmung
entwickelte. Es müssen sich, wenn diese Auffassung richtig ist,
auch an diesem Fall die Erscheinungen finden, welche für statische
Belastungsdeformitäten charakteristisch sind. In der That lassen
sich die von Schanz für diese Deformitäten geforderten Eigenthümlichkeiten auffinden. Ich will davon hier nur eine Erscheinung
hervorheben, die als Schutzmassregel des Körpers gegen weitere
Deformirungen zu erklären ist. — Wie schon vorhin erwähnt, besteht ein starkes Hervorspringen des Tibiakopfes nach innen. Dasselbe imponirt auf den ersten Blick, auch bei der Betastung, als eine
Abknickung der Tibia. Auf dem Röntgenbilde (Fig. 4) sieht man
nun, dass der Cond. int. tibiae eine mächtige Ausladung nach innen
besitzt. Die Frage, wie dieselbe zu erklären ist, beantwortet sich
damit, dass wir hier ein Pendant zu den Ausladungen haben, welche
sich nach der Schanz'schen Erklärung als Stützblöcke an der Concavität der verkrümmten Wirbelsäule bei Skoliosen und Kyphosen
ansetzen. Schanz hat dargelegt, dass eine belastete Säule, in
welcher statisch minderwerthige Stellen vorhanden sind, dadurch gegen
Ueberlastung geschützt werden kann, dass an ihrer Concavität Stützblöcke angelegt werden, und hat gezeigt, dass sich derartige Stützblöcke regelmässig an der Concavität einer verkrümmten Wirbelsäule
vorfinden. Auch in unserem Falle findet die Ausladung am Cond.
int. tibiae am leichtesten als Stützblock und somit als Selbsthilfe
des Körpers seine Erklärung.

Noch ein paar Worte zur Therapie. Es konnte nur die Aufgabe
gestellt werden, dem deformen Knie Halt zu verschaffen. Es ist das
durch eine feste Kniekappe geschehen. Im übrigen soll versucht werden, die Musculatur durch Massage und Gymnastik zu kräftigen. Vielleicht bieten sich dann später Aussichten für ein operatives Vorgehen.

V.

Henrik Kellgren's manuelle Behandlungsmethode[1]).

Dargestellt von einem Arzte.

Kritische Bemerkungen

von

Dr. med. **Patrik Haglund,**

Privatdocent in Stockholm.

Henrik Kellgren's weitbekannte sogen. „manuelle Behandlungsmethode" tritt durch die im Titel angeführte grosse Arbeit (506 Seiten gr. 8°) zum erstenmal im Ernst innerhalb der Grenzen der medicinischen Kritik. Andeutungen von „Kellgren's Methode" wurden uns wohl auch von medicinisch gebildeten Verfassern gereicht, hauptsächlich aber durch Arvid Kellgren's (M. D. in Edinburgh) gymnastische Schriften. Nach Dr. Cyriax's eigener Angabe in der Einleitung der oben genannten Arbeit ist dieselbe jedenfalls als die erste vollständige, aus medicinischem Gesichtspunkte herausgegebene Arbeit über die genannte Methode zu betrachten. Dass Kellgren's Behandlungsmethode nicht früher einer Debatte in medicinisch gebildeten Kreisen ausgesetzt worden ist — ein Umstand, den Cyriax (schwedischer Gymnastikdirector und M. D. in Edinburgh) zu bedauern scheint —, darf wohl weder Erstaunen noch Bedauern erregen. Man kannte ja bis jetzt eigentlich nichts anderes von Kellgren's Behandlungsmethoden, als was man in von nicht medicinisch gebildeten Personen geschriebenen, dann und wann in der Presse erschienenen Artikeln oder separat herausgegebenen Broschüren hat lesen können; der Inhalt derselben ist allerdings der Art gewesen, dass es Kellgren und seinen Schülern gewiss nichts genützt hätte, wenn sie von medicinischer Kritik verantwortlich gemacht worden wären für diese kritiklosen

---

[1]) Edgar F. Cyriax, The elements of Kellgren's manual treatment. London 1903.

Darstellungen, welche dem medicinisch gebildeten Leser nur einen
Eindruck einer vom medicinischen Gesichtspunkte aus wenig interessanten Kurpfuscherei haben geben können. Kellgren und seine
Schüler hätten damit nicht zufrieden sein können, dass ihre „Methode" infolge solcher Mittheilungen Gegenstand medicinischer Prüfung geworden wäre! Nach dem Erscheinen der Arbeit von Cyriax
ist die Sachlage jedoch verändert. Kellgren's Behandlungssystem
tritt in allem Ernst innerhalb des Horizontes der medicinischen
Kritik; ausserdem tritt das Werk mit so grossen Ansprüchen hervor, dass der gymnastisch interessirte Arzt alle Veranlassung hat,
zu untersuchen, worin Kellgren's Methode eigentlich besteht, um
sich eine Vorstellung bilden zu können, ob diese Methode wirklich
die grosse Bewunderung verdient, der sie sich von vielen Seiten erfreut. Nachfolgendes ist wohl zunächst eine Beleuchtung des oben
angeführten Werkes; da dasselbe jedoch Henrik Kellgren gewidmet ist, dürfte man — übrigens auch aus vielen anderen Gründen — annehmen können, dass Kellgren den Auseinandersetzungen
Cyriax's nicht ganz fremd ist. Folgende Kritik wird deshalb nothwendigerweise in gewissem Maasse eine Beleuchtung der ganzen
Kellgren'schen Schule mit ihrer Auffassung und Thätigkeit.

Wie es allzuoft bei Darstellungen von solchen therapeutischen,
mehr oder weniger werthvollen Methoden, die von Laien ausgebildet
sind, der Fall ist, ist die ganze Darstellung Cyriax's von einer
wenig versteckten Unterschätzung der Aerzte — d. h. der „professionellen" Aerzte — und ihrer Thätigkeit durchdrungen. Schon
in der Einleitung tritt uns sogar ein scharfer Angriff auf die Aerzte
entgegen, insbesondere bezüglich ihres Verhältnisses zu der Heilgymnastik und deren Ausübung; dieses wäre jedoch kaum von allgemeinerem Interesse, wenn sich Cyriax nicht mit unseren schwedischen Verhältnissen in der ungenirtesten Weise befasste. Cyriax's
Darstellung von dem Verhältniss zwischen den Vertretern der Medicin
und denen der Heilgymnastik verlangt deshalb mit Nothwendigkeit
einige Bemerkungen in der Fachliteratur. Cyriax vertritt übrigens
mit seinen Erläuterungen über dieses Verhältniss eine Anschauungsweise, die einzelnen schwedischen Gymnasten keineswegs fremd ist —
noch ein Grund, seine Auseinandersetzungen zur Prüfung aufzunehmen.

Nach Worten des Bedauerns über die in Schweden herrschenden
Bestrebungen, die Arbeit der Gymnasten zu verringern und somit

ihre Position zu schädigen, infolge welcher Bestrebungen alle schwedische Gymnasten nunmehr unter Ueberwachung eines Arztes arbeiten müssen, fährt Cyriax fort: „unfortunately, however the majority of medical men know next to nothing about it" (die gymnastische Behandlungsmethode). Dieses über die Aerzte ausgesprochene Urtheil, welches man auch seitens schwedischer Gymnasten leider nicht selten hören muss, ist durchaus unrichtig. Es ist in der That unfassbar, dass nunmehr eine solche Auffassung existiren kann, die wohl vor einem Vierteljahrhundert oder mehr eine gewisse Berechtigung hatte, jetzt aber jeden sachlichen Grund entbehrt. Es ist wohl wahr, dass die Heilgymnastik zu jener Zeit und noch länger zurück nicht viel Verständniss seitens der damals practicirenden Aerzte fanden. Wie hätten sie auch Verständniss finden können bei Aerzten, von denen eine grosse Anzahl im gleichen Alter oder sogar älter waren als Georgii, Branting und Hjalmar Ling? Wie konnten sie verlangen, dass die Anschauungen, die sie vertraten, sich gleich über die ganze Welt verbreiten würden und dass diese neuen Auffassungen einer Generation von Aerzten beizubringen wären, die in einer der jetzigen weit entfernten Zeit ausgebildet war, und in einer Anschauungsweise, die von der jetzigen sehr verschieden war? Während des vergangenen Vierteljahrhunderts haben sich die Verhältnisse ganz verändert. Die Aerzte sind nunmehr von dem Werthe eines richtigen Gebrauches der Heilgymnastik und Massage so überzeugt, dass die Ausüber derselben durchaus keinen Grund haben, sich über Mangel an Verständniss in solchen Fragen zu beklagen. Sowohl Universitätslehrer als Gymnastikärzte haben dahin gestrebt, Kenntniss und Verständniss von dem therapeutischen Werth der Anwendung der Gymnastik unter den Ausübern der Medicin zu verbreiten. Und sicher findet man jetzt wenige Aerzte, welche, wenn sie auch nicht immer die technische Ausübung der Gymnastik vollständig beherrschen, dieselbe nicht völlig verstehen und hoch schätzen und — sofern sie dazu Gelegenheit haben — sie in ihrer Thätigkeit verordnen. Der Verfasser ist vielmehr zu der Ansicht geneigt, dass zuweilen bei uns seitens der Aerzte — insbesondere in den grösseren Städten — ein gewisses Maass von Ueberschätzung und übertriebenem Gebrauch, speciell der Massage, sich geltend macht. Nichtsdestoweniger erdreistet sich Cyriax — und mit ihm viele andere —, noch im Jahre des Heils 1903 zu behaupten, dass „die Majorität der Aerzte (in Schweden!) so gut wie nichts von derselben (der gymnastischen Methode) kennen". Es würde für die medicinische Gymnastik von grossem Werth sein, wenn solchen unwahren Behauptungen ein Ende gemacht werden könnte, und den Ausübern der Heilgymnastik — sowie auch dem ganzen hilfesuchenden Publikum — würde es viel nutzen, wenn sie einsehen lernten, dass, wenn sie seitens der Aerzte nicht immer Sympathie begegnen, dieses vielleicht an anderen Verhältnissen als Mangel an Kenntniss des Werthes „ihrer Behandlungsmethode" seitens des Arztes liegen kann. Was speciell Dr. Cyriax's Competenz, die Beschaffenheit unserer Aerzte in der einen oder anderen Beziehung zu beurtheilen, betrifft, dürfte sie wohl am nächsten gleich Null sein. Der Verfasser hätte auch weder Tinte noch Druckerschwärze an seine Erläuterungen verschwendet, wenn nicht dergleichen Ansichten zuweilen auch bei uns hervorträten, obgleich im allgemeinen nicht seitens graduirter Aerzte.

Von diesen mehr allgemein gehaltenen Angriffen auf die Ausüber der Medicin geht Cyriax über zu einem Angriffe speciellerer Natur. Er erzählt, wie Ling's System in den letzten Jahren eine wesentliche Modification erlitten hat. Nach Cyriax gründet sich dieses Verhältniss hauptsächlich auf die Thätigkeit des Docenten A. Wide in Stockholm und speciell auf sein bekanntes Handbuch der medicinischen Gymnastik. Ob Wide der Auffassung ist, dass er in demselben und in dem Unterricht, den er seit langem vielen von den Medicinern Schwedens ertheilt hat, wirklich eine „Modification von Ling's System" vorgelegt hat, ist dem Verfasser unbekannt; diese Frage liegt allerdings ausserhalb des Rahmens dieser Darstellung. Cyriax fällt jedoch ohne eingehende Erklärungen über die Art dieser „Modification" folgendes Urtheil über Wide's Handbuch: „Most emphatically a handbook based on such a lack of sound fundamental principles should never have been written." Ein so strenges Urtheil über ein in Referaten in continentalen Fachzeitschriften sehr berühmtes, in mehreren Auflagen herausgegebenes und in viele ausländische Sprachen übersetztes Lehrbuch, hätte wohl doch etwas näher motivirt sein sollen.

Irgendwelche Andeutung solcher Motivirung kommt nicht vor. Ein anderer Ausspruch von Cyriax in diesem Zusammenhang ist indessen sehr beleuchtend für seine — und allzuvieler Heilgymnasten — Weise, ein solches Lehrbuch zu beurtheilen. Cyriax sagt (S. 8): „The results of the cases, treated by Wide are seldom in any way remarkable and in some cases they show a distinct retrogression compared, with the results obtained from Ling's system in past years." Dieses Citat charakterisirt sehr gut, wie eine ganze Menge Heilgymnasten eine Behandlungsmethode beurtheilen und Unterricht in derselben ertheilen; sie scheinen sich kein besseres Mittel vorstellen zu können, den Werth ihrer Methode hervorzuheben oder Unterricht in dem Gebrauch derselben zu geben, als durch Beschreibungen merkwürdiger Fälle, die durch Gymnastik- und Massagekuren geheilt worden sind. Diese Unterrichtsmethode dürfte wohl in allem, was medicinische Behandlung betrifft, die schlechteste von allen sein. Wie leicht übersieht der vielleicht unkritische Schüler, dass die Erfahrung des einzelnen Falles nicht generalisirt werden darf; das Resultat eines solchen Unterrichts ist vielleicht, dass der Schüler seine Thätigkeit mit solchen Vorstellungen beginnt, die durch folgenden Fehlschluss symbolisirt werden können: „In diesem oder jenem Falle wurde ein so und so schwerer Fall mit diesen und jenen Symptomen, nachdem viele Aerzte vergebens gesucht worden waren, mit so und so vielen Massagesitzungen geheilt; folglich kann ich auch mit so und so vielen Massagesitzungen jeden Patienten mit denselben Symptomen heilen, der vorher bei einer Menge Aerzten keine Hilfe gefunden hat." Es ist sehr zu bedauern, dass diese Darstellungsmethode, die übrigens die reichhaltige Kurpfuscherliteratur charakterisirt, auch in der heilgymnastischen Literatur, aus welcher der Heilgymnast seine Kenntnisse schöpfen und auffrischen soll, empfohlen und ausgeübt wird; und man fragt sich besorgt, was würde wohl aus den schwedischen Heilgymnasten werden, wenn sie aus solchen Brunnen schöpfen müssten? Werden sie nicht gegen ihren Willen nothwendigerweise auf den schlüpfrigen Pfad der Charlatanerie und Kurpfuscherei getrieben, welcher — von dem ethisch Verwerflichen in einer solchen Thätigkeit abgesehen — der Art ist (glücklicherweise!), dass nur eine kleine Zahl (und nicht die besten) sich auf demselben durchschlagen können, währenddem die meisten eine kummervolle Existenz in einer unbefriedigenden Thätigkeit führen müssen? In dieser Beziehung steht, nach der Meinung des Verfassers, Wide's hier von Cyriax so verketzertes Handbuch sehr hoch über der meisten übrigen heilgymnastischen Literatur. Uebrigens wird das ganze Buch Cyriax's von der Darstellungsweise dieses Einleitungskapitels gekennzeichnet; insbesondere möchte der Verfasser hier hervorheben, dass man in

dem Buch so viele falsche Angaben betreffs des Standpunktes Wide's
in heilgymnastischen Fragen und betreffs seiner Thätigkeit findet,
dass es von grosser Unfähigkeit, nicht nur unsere schwedischen Verhältnisse, sondern auch heilgymnastische Fragen im allgemeinen zu
beurtheilen, zeugt. Da der Verfasser vielleicht in dem Folgenden
nicht alle solche Fehlerhaftigkeiten hervorheben kann, sei hier sogleich ein ernster Protest ausgesprochen gegen diese Weise, Verhältnisse zu beurtheilen, von denen man kaum gründliche Kenntniss haben kann[1].

Von den nächstfolgenden Kapiteln (I und II) betreffend die
Classification, Ausgangsstellungen u. s. w. der Bewegungen (S. 10—26)
ist nicht viel zu sagen; der Leser findet da wenig, was man speciell
„Kellgrenisch" nennen möchte. Nach Cyriax finden wir jedoch
schon hier etwas für Kellgren's Methode Specielles, nämlich Widerstandsbewegungen unter Traction, d. h. der bewegliche Gelenktheil
wird in seiner ganzen Bewegungsbahn Traction ausgesetzt, wodurch
der Gymnast versucht, dieselbe von dem fixirten Gelenktheil zu entfernen; dadurch sollte ein „additional stimulatory effect" der Bewegung erzielt werden, der eine grosse Rolle spielen sollte. Cyriax
hält dies für etwas Neues und hat diese Bewegungsform nicht in
der Literatur erwähnt oder bei der G.C.I. gebraucht gefunden.
Dem Verfasser ist diese kleine Modification beim Geben der Widerstandsbewegungen seit langem wohlbekannt; eigene Erfahrung betreffend den Unterricht bei der G.C.I 1903—1904 macht den Verfasser abgeneigt zu glauben, dass dieselbe 1898—1899 daselbst keine
Anwendung gefunden hätte; übrigens dürfte dieselbe von den meisten
ausübenden Heilgymnasten sehr häufig gebraucht werden[2]. Dass
diese Modification in Cyriax's Buch aufgenommen und besonders
betont worden ist, schadet ja durchaus nicht; dass sie aber von
Cyriax als etwas für Kellgren's Methode Specielles und Wichtiges
hervorgehoben wird, scheint dem Verfasser dagegen sehr erstaunlich.

---

[1] Der Verfasser meint, dass eine gründlichere Kenntniss von den schwedischen Aerzten und ihren Qualificationen keineswegs erworben werden kann
durch einen einjährigen Aufenthalt in der G.C.I.; noch weniger ist solche zu
gewinnen in einigen Jahren Gymnastthätigkeit in Schweden unter den so
besonderen Verhältnissen, wie sie bei Sanna herrschen.

[2] Es sei hier erwähnt, dass Dr. Arvedsson in seinem Unterricht diese
Bewegungsmodification betont, obgleich er derselben eine andere Bedeutung
beimisst als dem sehr unbestimmten „stimulirenden Effect".

In dem Kapitel IV (S. 26—40) findet man die Darstellung
von der physiologischen Wirkung der activen und passiven Bewegungen. Cyriax beschreibt hier in einer ziemlich vollständigen
Weise den allbekannten Effect der Gymnastik auf die verschiedenen
Gewebe und Organe. Cyriax scheint in ziemlich hohem Grade auch
die physiologische Literatur — am wenigsten doch die neuere —
benutzt zu haben; etwas speciell Kellgrenisches findet man auch
nicht in diesem Kapitel, mit Ausnahme vielleicht des zu viel detail-
lirten Theoretisirens (S. 27—28) über die speciellen Wirkungen der
im vorigen Kapitel erwähnten Traction.

Im Kapitel V (S. 41—220) gibt Cyriax die allgemeine Darstellung der Technik; bis zu S. 132 besteht dieses Kapitel aus einer
Beschreibung der von Kellgren gebrauchten gymnastischen Bewegungen, alle ziemlich übereinstimmend und jedenfalls in keinem
wesentlichen Grade von den gebräuchlichen Bewegungen der schwedischen Heilgymnastik abweichend. Natürlich kann man Kellgren
und seinen Fürsprechern nicht verweigern, alle die kleinen Modificationen beim Bewegungsgeben zu beschreiben, welche Kellgren,
sowie jeder erfahrene Gymnast nach und nach ausarbeitet; diese
kleinen Modificationen dagegen als etwas so Wesentliches hervorzuheben, dass sie für ein besonderes gymnastisches System kenn-
zeichnend angesehen werden müssen, scheint wenig wissenschaftlich.
Vielleicht sollte man sich auch bei Cyriax's Darstellung der Bewegungen des Ellenbogengelenkes bei verschiedenen Stellungen des
Unterarmes ein wenig aufhalten. Cyriax scheint der Ansicht zu
sein, dass die auf S. 49—51 vorkommende detaillirte Darstellung
von der Function der verschiedenen Muskeln bei Beugung und
Streckung des Ellenbogengelenkes unter verschiedenen Verhältnissen
etwas Neues und sehr Wichtiges enthält, und betont, dass Wide
nichts von diesen Verhältnissen in seinem Handbuch erwähnt. Die
sehr gute Darstellung enthält jedoch nichts anderes von der Wirkung der Muskeln, als was alle Mediciner in der Anatomie kennen
lernen. Weiter muss hervorgehoben werden, dass eben Wide in
seiner Dissertation diesen Verhältnissen Aufmerksamkeit gewidmet
hat. Da Cyriax scheinbar, und vielleicht mit Recht, so grosses
Gewicht auf solche detaillirte Darstellungen der Function der Muskeln
in gymnastischen Handbüchern legt, hätte man nähere Beschreibungen auch betreffs der übrigen Hauptgelenke erwarten können;
solche sind aber nicht zu finden, mit Ausnahme von dem Ellen-

bogengelenke. In dieser Abtheilung findet man weiter einige naive
Bemerkungen im allgemeinen mit dem Zwecke, den grossen Unterschied zwischen den Darstellungen Cyriax's (Kellgren's) und
denen früherer Gymnasten hervorzuheben. Siehe z. B. S. 97, wo
Cyriax in einer Note die interessante Mittheilung gibt, dass „Wide
is not aware of the fact that such rotation (passive Rotation im
Handgelenk) exists". Cyriax lebt scheinbar des Glaubens, dass
Wide keinen anderen Grund zum Weglassen dieser ziemlich un-
wichtigen Bewegung hat haben können, als mangelnde Kenntniss
der Ausführbarkeit derselben! Noch eine Sache sei hier erwähnt.
In der Einleitung zu diesem technischen Kapitel betont Cyriax,
dass er in seiner Arbeit nur wichtigere Verschiedenheiten zwischen
„Kellgren's Methode" einerseits und „Wide's Methode" (S. 43)
andererseits hervorheben will. Der Verfasser fragt infolge dieses:
„Welche ist Wide's Methode?" Weder dem Verfasser noch Wide
selbst ist eine solche bekannt. Die Auffassung des Verfassers ist
sogar, dass in diesem Umstand eine grosse wissenschaftliche Ueberlegenheit des Wide'schen Handbuches liegt im Vergleich mit der
Arbeit Cyriax's. Dem wissenschaftlich denkenden Gymnasten oder
Arzte muss diese Weise, beständig von „verschiedenen Methoden"
zu sprechen, wenn es gilt, die nunmehr so einstimmig anerkannte
therapeutische Anwendung, Nützlichkeit und Unentbehrlichkeit der
Gymnastik darzustellen, wenig zweckmässig vorkommen. Nur aus
dem Grunde, dass der eine die Bewegungsformen unter etwas verschiedenen Namen oder in anderer Reihenfolge erwähnt, oder vielleicht die Hilfsmittel der Gymnastik aus einem verschiedenen Gesichtspunkte classificirt, spricht man gleich von „verschiedenen
Methoden". Dem Verfasser scheint dieses sehr unwissenschaftlich;
dieses Verhältniss begegnet uns jedoch leider allzuoft auch auf anderen
Gebieten.

Erst auf S. 133 findet der Leser etwas, wenn nicht gerade
Neues, jedenfalls doch zum erstenmal so Durchgearbeitetes und Aus-
geführtes, dass es das Interesse des gebildeten Gymnasten fesseln
kann. Dieses betrifft die Darstellung der passiven Bewegungen, die
eine so grosse Rolle in der Behandlung Kellgren's spielen, nämlich: „Shaking, vibration, friction, hacking, clapping, beating, stroking,
kneading, pressing, various other movements and special manipula-
tions" (S. 133—220).

Es ist eine sehr mühsame Arbeit, diese ganze Darstellung von

allen den verschiedenen Manipulationen, die Kellgren und seine
Schule gebrauchen, durchzugehen; trotz aller Sorgfalt beim Studium
dieses Kapitels und trotz wiederholtem Durchlesen ist es dem Verfasser nicht gelungen, vollständige Klarheit in dieses complicirte
System zu bringen. In den zuweilen und öfters viel zu ausgedehnten,
zuweilen dagegen viel zu kurzen Beschreibungen von speciellen
Manipulationen findet man ja alle die Bewegungen wieder, deren
sich die medicinische Gymnastik und Massage bedienen, als Hacken,
Klopfen, Erschütterung, Vibriren, Druck, Reiben, Kneten u. s. w.
Wohl sucht Cyriax theils durch lange und detaillirte Beschreibungen
dem Leser die Auffassung beizubringen, dass fast alle diese Bewegungsformen weit verschieden sind von denen von den Ausübern
„anderer Methoden" gebrauchten, theils sucht Cyriax in mehrfachen
Auseinandersetzungen diese Verschiedenheiten der Manipulationen,
welche die Ueberlegenheit von Kellgren's Methode über alle anderen beweisen, hervorzuheben. Cyriax's dahin zielende Darstellungen wirken jedoch nicht selten etwas construirt, so z. B. die
auf S. 230—231 vorkommende Parallele zwischen Kellgren's „stomach
exercise" und anderer Schulen „abdominal massage", welche übrigens
— besonders Punkt I — ganz fehlerhaft ist.

Von grossem Interesse ist indessen in dieser Abtheilung alles,
was sowohl die locale als die allgemeine Nervenbehandlung berührt,
welche das Charakteristischste für die Methode Kellgren's und seiner
Schule bildet, und es ist wohl zweifellos, dass Kellgren der localen
und allgemeinen mechanischen Nervenbehandlung eine so grosse Bedeutung beigemessen und die Manipulationen bei dieser Behandlung
so energisch ausgebildet und beschrieben hat, dass seine Massagebehandlung in dieser Beziehung eine gewisse Ausnahmestellung erhält. Der Verfasser hat desgleichen versucht, sich eine Vorstellung —
aus medicinischem Gesichtspunkte — von dem Werthe derselben zu
bilden. Es scheint auch dem vorurtheilsfreien Beobachter, als ob
Kellgren mit Recht grösseres Gewicht auf die locale Nervenbehandlung legte, als die Ausüber der medicinischen Gymnastik und die
medicinischen oder gymnastischen Verfasser im allgemeinen derselben
beimessen.

Nach der Darstellung Cyriax's zu beurtheilen, scheinen auch
Kellgren und seine Schule dieser Nervenbehandlung eine so ausserordentlich grosse Bedeutung bei der Behandlung von allen Krankheiten beizumessen, dass jede andere Behandlung dadurch in Schatten

gestellt und überflüssig gemacht wird. Cyriax scheint jetzt eine vollständige Darstellung dieser hoch entwickelten Technik und der physiologischen Wirkungen dieser Nervenbehandlung geben zu wollen. Auf diese Wirkungen, die nach Cyriax (Kellgren) keineswegs auf die Krankheiten des Nervensystems beschränkt sind, sondern directen oder indirecten Einfluss auf die Krankheiten aller Organe und auf alle Constitutionskrankheiten ausüben, wird der Verfasser später, bezüglich des letzteren, mehr speciell therapeutischen Theiles des grossen Werkes, zurückkommen.

Diese Behandlungsmanipulationen werden jetzt von der Kellgren'schen Schule in einer sehr specialisirten Weise betrieben und werden in der Beschreibung Cyriax's bis zu dem äussersten Grade classificirt; es fällt dadurch dem Leser sehr schwer, sich irgend eine klare Auffassung des kunstmässigen Baus zu bilden. Da Cyriax zum Schluss des langen Kapitels die Unmöglichkeit kräftig betont, die Ausführung dieser wunderbaren Manipulationen in Büchern zu lernen (z. B. „suction vibrations, rotatory shaking" u. a.), muss der Leser einen starken Zweifel hegen über den Werth dieser langen, oft eine ungeheure Geduld erfordernden Darstellung der Technik. Wenn möglicherweise einzelne Heilgymnasten „von Gottes Gnaden" während einer langen Thätigkeit wirklich ein solches Geschick sich aneignen, dass sie in jedem Falle auf specielle, bestimmte Indicationen, und in einer speciellen, bestimmten Weise diese unzähligen Modificationen der einfacheren, allen ziemlich zugänglichen Bewegungsformen, als Erschütterung, Reiben, Kneten, Vibriren u. s. w., gebrauchen können, ist der Verfasser nichtsdestoweniger völlig überzeugt, dass es ganz sinnlos ist, dieses specialisirte System als ein jedem Gymnasten, der von dem Buch Cyriax's Kenntniss nehmen will, zugängliches Behandlungsystem darzustellen. Für den nicht praktisch arbeitenden Gymnasten, also für den grössten Theil der Aerzte, an welche Cyriax sich mit seinem Buche speciell hat wenden wollen, ist diese Darstellung natürlich ganz uninteressant. Das einzige, was dem Verfasser betreffs des ausschliesslich Technischen anerkennenswerth scheint, ist, dass Cyriax graphische Darstellungen von Erschütterungen und Vibrationen mittheilt, wodurch die Frequenz derselben beurtheilt werden kann; nach Cyriax ist die Frequenz bei Erschütterungen höchstens 7 pro Secunde, bei Vibration ungefähr 12. Ausserdem mögen die Schema erwähnt werden, welche die Bahnen auf dem menschlichen Körper zeigen, in welchen die von Kellgren so viel gebrauchten „running nerve frictions" gegeben werden sollen. Dass nicht alle Heilgymnasten eine so grosse Geschicklichkeit bei der Ausübung solcher Bewegungen erreichen können, wie Cyriax, ist jedoch ganz sicher. Cyriax behauptet nämlich, Vibrationen während 1³/₄ Stunden ununterbrochen ausgeführt zu haben, und er glaubt, dass er, wenn die Verhältnisse es erforderten, mehrere Stunden unaufhörlich damit fortzufahren im Stande wäre (S. 143). Auffallend ist bei dieser Cyriax'schen Darstellung die das ganze Buch charakterisirende Abgeneigtheit, die Versuche anderer, solche locale Nervenbehandlung bei heilgymnastischer Behandlung zu gebrauchen, anzuerkennen. Insbesondere dürften Cyriax's Ausführungen über Gebrauch und Darstellung der Bedeutung des Nervendruckes u. s. w. seitens schwedischer Gymnasten und Aerzte, speciell Wide's, sehr fehlerhaft sein. Aber auch an vielen anderen Stellen seiner Darstellung sucht Cyriax Wide's Verfahren zu verringern. Indem Cyriax im allgemeinen die vielen gymnastischen und medicinischen Verfasser, die in der letzten Zeit über Heilgymnastik geschrieben haben, in Ruhe lässt, betont er immerfort, dass Wide in seinem Handbuch diesen nach der Kellgren'schen Schule so dominirenden Manipulationen nicht Raum genug gegeben habe. Der Grund hierzu ist schwer zu verstehen, wenn es nicht der wäre, dass Cyriax Wide's Buch für die wichtigste Arbeit hält, die über die medicinische Gymnastik erschienen ist. Wenn das der Fall ist, kann der Verfasser Cyriax vollständig Recht geben; im übrigen kann er die Ansichten Cyriax's von Wide's Handbuch nicht theilen, denn Cyriax schätzt dasselbe, wie oben erwähnt, sehr gering. Es scheint, als ob schon der Versuch, die gymnastischen Hilfsmittel aus rein medicinischem Gesichtspunkte darzustellen, ohne alle die Merkwürdigkeiten betreffs der speciellen Wirkungen der vielerlei Handgriffe, von denen die Gymnastikliteratur früher — und nun auch das Buch Cyriax's — erfüllt war, anzuführen, Cyriax's Missbilligung erregt hätte. Die Ansicht des Verfassers ist, dass Wide gerade in dieser Beziehung einem grossen, seit lange fühlbaren Mangel endlich abgeholfen hat. Wenn Wide vielleicht nicht in jeder Hinsicht vollständig in der oben angeführten Aufgabe erfolgreich gewesen ist, muss man bedenken, welche schwere Aufgabe es in der That war, aus dem heilgymnastischen System alles zu entfernen, was vom medicinischen Standpunkte aus als ganz falsch betrachtet werden musste. Cyriax hat scheinbar, seinem medicinischen Grade zum Trotz, durchaus

keinen Versuch gemacht — von Titelblatt und Ausstattung abgesehen —, seiner Arbeit irgend welches medicinische Gepräge zu
geben; noch weniger können einige Versuche — wie sie Cyriax auf
S. 43 verspricht—, eine wissenschaftliche Darstellung der manuellen
Behandlung Kellgren's zu geben, gefunden werden. Infolge dieses
vollständigen Mangels einer medicinischen oder wissenschaftlichen
Kritik ist Cyriax's Arbeit in keiner Beziehung ein Gewinn der
Medicin, d. h. der leidenden Menschheit, geworden. Die Gymnastik
als Heilkunde, hoc est die Heilgymnastik mit allem, was dazu gehört, muss doch aus dem Gesichtspunkte der Medicin gesehen werden.
Diese medicinische Heilkunst ist jedoch nicht ganz werthlos, wenn
auch manche kritiklos und verblindet genug sind, zu glauben, dass
die vieltausendjährige Thätigkeit der Aerzte auf dem Gebiet der
Heilkunst überhaupt kein nützliches Resultat ergeben hat, während
einer Behandlungsmethode neueren Datums, die aber den Vortheil
hat, wenigstens anfangs von Laien ausgebildet zu sein, eine Bedeutung beigemessen wird, als könnte sie dem menschlichen Leiden
mit einem Mal ein Ende machen. Sehr entmuthigend ist es jedoch,
unter diesen kritiklosen und kurzsichtigen Heilgymnasten sogar
graduirte Doctoren zu finden.

Cyriax gibt weiter eine detaillirte Darstellung von der Application aller dieser Manipulationen auf specielle Organe, und es könnte
ganz verlockend sein, Beispiele aufzuzählen, zu welchen Lächerlich-
keiten und Naivitäten (s. z. B. „sitting ear exercise“, S. 225) eine
solche kritiklose Darstellung führt. Der Leser wird jedoch selbst
dergleichen eine Unmenge finden, weshalb der Verfasser den technischen Abschnitt verlässt, um Cyriax's Darstellungen der physiologischen Wirkungen der „Methode“ irgendwelches medicinische Interesse abgewinnen zu suchen.

Hier tritt uns zunächst Cyriax's Darstellung des physiologischen
Effectes der Vibrationen und Frictionen auf Nerven und Ganglien
entgegen. Während Cyriax im allgemeinen eine Menge Wirkungen
übriger gymnastischer Bewegungen und Massagehandgriffe, die auf
objective Beobachtungen gegründet und nunmehr mittelst .wissen-
schaftlicher Untersuchungen beleuchtet sind, ziemlich summarisch
behandelt, finden wir seine Darstellung des physiologischen Effectes
dieser Nervenbehandlungen sehr detaillirt und specialisirt. Diese so
specialisirten Wirkungen sind jedoch ausschliesslich durch „klinische“
Beobachtungen studirt worden, und das wahre Substrat vieler von

den meist kategorischen Behauptungen betreffs dieser Wirkungen sind in vielen Fällen nur die Angaben des Patienten, was er zu empfinden glaubt u. s. w. Dass Kellgren selbst während einer langen Thätigkeit, bei seiner Behandlung einer grossen Zahl oft hochgebildeter Personen, viele sehr interessante Observationen hat machen können und auch gemacht hat, ist ja selbstverständlich. Dergleichen Beobachtungen werden auch in ziemlich grosser Menge unter den Mittheilungen von dem speciellen Effect der verschiedenen Manipulationen, die in dem technischen Theil eingestreut sind, erwähnt; sie sind zweifellos von grossem Interesse, und besonders Gymnastik ausübende Aerzte haben alle Veranlassung, Kenntniss von diesen Erfahrungen zu nehmen. Nur der, welcher sich viel mit Heilgymnastik beschäftigt hat, kann alle diese Angaben prüfen und sich eine Ansicht über die Bedeutung derselben bilden. Der Verfasser möchte jedoch hervorheben, dass diese oft in einer sehr generalisirten und kategorischen Form mitgetheilten Beobachtungen nicht immer ganz zuverlässig scheinen. Es fällt dem Leser sehr schwer, zu glauben, dass eine solche Unmenge von offenbaren Thatsachen bis jetzt aller Beobachtung hätte entgehen können; es fällt einem schwer, an das generelle Vorhandensein aller dieser „Zeichen" zu glauben. Jedoch abgesehen von diesem, geht aus Cyriax's Darstellung hervor, dass eine grosse Zahl dieser kategorischen Angaben nur auf den subjectiven Auffassungen und Angaben der Patienten beruht. Man hätte deshalb — von einem Arzte — eine etwas mehr reservirte und weniger kategorische Schreibweise erwarten können. Auch sind Cyriax's oft ganz chaotische Eintheilungen des Stoffes in hohem Grade geeignet, die Uebersicht über diese Menge isolirter Angaben zu erschweren.

Vieles in dieser Abtheilung ist jedoch von Interesse. Prüft man aber diese Angaben, so findet man allzuoft den Effect irgend einer Manipulation dadurch ausgedrückt, dass sie diesen oder jenen Nerv, dieses oder jenes Ganglion oder Organ „stimulirt". Cyriax sucht nicht tiefer in die Physiologie einzudringen; irgend welche Darstellung von den Aeusserungen dieser „Stimulation" findet der Leser nicht; noch weniger macht Cyriax einen Versuch, noch etwas tiefer beim Beurtheilen des Werthes dieser Behandlungsmethoden zu gehen. Es hätte ja dem medicinisch gebildeten Verfasser des Buches von Interesse sein sollen, etwas tiefer hineinzudringen und aus einander zu setzen, ob diese behauptete „Stimulation" wirklich eine so enorme Bedeutung für die Heilung der grossen Menge Krankheiten,

welche Gegenstand einer solchen Behandlung werden, hat. Aus der
Darstellung Cyriax's geht aber ganz deutlich hervor, dass Kellgren
und seine Schule der Ansicht sind, dass diese Nervenbehandlungen
in einer besonderen Weise auf jedes Organ des menschlichen Körpers,
sowie auf den ganzen Organismus einwirken können. In Betracht
des grossen Umfanges des Buches und der unerhört grossen Geduld,
welche dasselbe von dem medicinisch gebildeten Leser fordert, hätte
doch die Unmenge von allbekannten anatomischen Thatsachen bezüglich des Verlaufes der Nerven, der Lage der Ganglien und Organe,
welche umfangreichen Raum in Anspruch nehmen, ungestraft weg-
bleiben können.

Mit den oben kurzgefassten Andeutungen von dem ersten, allgemein technischen Theil des Buches Cyriax's muss der Verfasser
sich begnügen. Der interessirte Leser wird auf das Original hingewiesen; ihm wird da vieles Lesenswerthe begegnen, wenn es
ihm auch, gleich dem Verfasser, schwer wird, etwas zu finden, das
ihn dazu verleitet, die neue „Methode" als etwas Neues in die praktische Medicin einzuführen, welches würdig wäre, unsere gewöhnliche medicinische Gymnastik, wie dieselbe schon unser medicinisches
Bewusstsein durchdrungen hat, zu ersetzen oder neben dieser als
„neue Behandlungsmethode" aufgestellt zu werden. Weiter wird er,
gleich dem Verfasser, einige vielleicht werthvolle Zusätze zu der
gymnastischen Therapie finden, und eine grosse Menge „klinischer"
Beobachtungen, die zu einer vielseitigen Prüfung anregen, und oft
dem wissenschaftlich Interessirten grosse Lust zu einem Erklärungsversuche geben. Bei dem Verfasser der anspruchsvollen Arbeit ent-
deckt man nirgends eine solche Lust, tiefer in seinen Stoff einzudringen.

Die letztere Hälfte des Buches Cyriax's besteht aus der im
Theil II (S. 245—483) mitgetheilten „practical application of the
treatment, illustrated by cases". Nachdem man mühsam den ersten
Theil durchgegangen hat, und in demselben, in Betracht des grossen
Umfanges, so wenig Interessantes gefunden hat, ist es erklärlich,
wenn man mit einer gewissen Unlust zum Studium des zweiten,
ebenso umfangreichen Theiles übergeht; man hofft jedoch, wenigstens
in den vielen Krankengeschichten etwas von medicinischem Interesse
zu finden. Auch in diesem Falle wird jedoch das mühsame Studium
eine vollständige Täuschung. In dem Vorwort dieses Theiles betont
Cyriax — wie gewöhnlich in einer sehr kategorischen Form —

seine eigene Auffassung von Kellgren's Behandlung und den Resultaten derselben; es heisst da (S. 245): „Further, the rapid course,
that acute ailments take under Kellgren's treatment is of extra-
ordinary interest, and calls for detailed account; it is, indeed, not
to much to say that some of the results to be obtained will cause
a revolution in the hitherto ordinarily accepted ideas concerning
symptoms, duration, prognosis, sequelae and mortality." Man er-
wartet deshalb in den folgenden Krankengeschichten etwas zu finden,
das zur Bestätigung dieser anspruchsvollen Behauptung dienen kann.
Der Verfasser hat jedoch alle diese unendlich trivialen und nichtssagenden Krankengeschichten mit grösster Sorgfalt durchgelesen,
ohne etwas zu finden, sei es von allgemeinerem medicinischen Interesse, sei es von Beschaffenheit, diese Cyriax'schen Behauptungen
auf irgend eine Weise zu bekräftigen. Unter solchen Verhältnissen
muss der Verfasser sehr bedauern, dass Cyriax zu seinen Krankengeschichten nichts hinzugefügt hat, welches Bedeutung oder Charakter
von epikritischen Bemerkungen hätte. Infolge dieses Mangels vermisst der Leser jeden Zusammenhang zwischen Cyriax's stolzen Ein-
leitungsworten und den folgenden, in gewissen Beziehungen detail-
lirten, aber wenig vollständigen Krankengeschichten. Es würde
deshalb das beste sein, die Arbeit ganz bei Seite zu legen und dieselbe ihrem Schicksale zu überlassen; verschiedene Gründe, auf welche
der Verfasser später zurückkommen wird, haben ihn jedoch veranlasst, auch über diesen Theil einige Worte zu sprechen.

In dem einen von den zwei sehr summarischen Einleitungs-
kapiteln (S. 247—250) bespricht Cyriax die Bedeutung der einzelnen Bewegungen und Handgriffe bei der Untersuchung und für
die Diagnose, und betont dabei auch mit Recht, welche ausserordentlich grosse Bedeutung eine geübte Palpationsfähigkeit für jeden Ausüber von medicinischer Thätigkeit hat. Man ist jedoch ein wenig
zweifelnd, ob es Cyriax gelungen ist, eine grössere Palpationsfähigkeit zu erwerben; so zeugen z. B. die Krankengeschichten über
Fälle von Appendicitis und Peritonitis in einer ganz deutlichen Weise
davon, dass Cyriax durch seine Palpation des Bauches eine sehr
geringe Vorstellung von den Veränderungen in demselben gewonnen
hat. Diese Krankengeschichten sind nämlich in dieser Beziehung
so unvollständig, dass sie in einer medicinischen Arbeit nicht hätten
vorkommen dürfen. Als diagnostische Hilfsmittel findet man auch
in diesem Kapitel die im vorigen Theil hier und da erwähnten,

specielle Krankheitszustände bezeichnenden Effecte von gewissen Nervenbehandlungsmanipulationen der Kellgren'schen Schule dargestellt; dieses ist jedoch sehr summarisch behandelt. Gerade hier möchte der Leser einige Auseinandersetzungen über den Nutzen dieser „Zeichen" für die Diagnostik finden; dieses vermisst man jedoch. Dieses Verhältniss ist bezeichnend für das ganze Werk, und doch rechnet dasselbe auf medicinisches Interesse! Dieser vollständige Mangel an irgend welchen Versuchen, auf den Grund zu gehen bei Prüfung dieser Verhältnisse, von welchen Cyriax meint, dass sie wichtig und bedeutungsvoll genug seien, um eine Revolution in unserer ganzen praktischen Medicin zu bewirken, macht das Buch völlig ungeniessbar. Ganz besonders gilt dieses vom folgenden Einleitungskapitel: „General principles in the application of the manual treatment." Es scheint unglaublich, aber dieser umfassenden Ueberschrift folgen zwei (!) Seiten Text, da die Erzählung von dem alltäglichsten Krankheitsfalle oft doppelt so viele und noch mehr Seiten einnimmt. Diese zwei Seiten enthalten übrigens nichts, als dass die Behandlung zum Theil local, zum Theil allgemein sein soll, und dass Henrik Kellgren (warum er gerade?) gefunden hat, dass „the cause of many affections in peripheral parts is now often to be found in diseases of the internal organs than is generally supposed" (S. 250).

In den folgenden Kapiteln (III—IX) werden fast ausschliesslich Krankengeschichten mitgetheilt, in folgende Gruppen eingetheilt: Specifische Infectionskrankheiten; Krankheiten der Respirationsorgane; Krankheiten der Verdauungsorgane; Herzkrankheiten; die Krankheiten des Blutes und der Lymphwege; die Krankheiten des Nervensystems; die Krankheiten der Locomotionsorgane und die Krankheiten der Urogenitalsphäre inclusive Partus.

Alle die in diesem Kapitel erwähnten Krankheitsfälle sind nach der Angabe Cyriax's in dem Vorworte (S. 246) ausschliesslich mit „Kellgren's treatment" behandelt worden, wenigstens während der Zeit, da sie unter Behandlung von Cyriax oder irgend einem anderen Kellgrenianer waren.

Ein näheres Eingehen auf eine kritische Beleuchtung von allen diesen Kapiteln und den darin beschriebenen Krankheitsfällen — insofern es möglich ist, sich durch Cyriax's Krankengeschichten irgend eine Vorstellung davon zu bilden — würde Veranlassung zu einem Buche, wohl so gross als Cyriax's eigenes, geben. Der Verfasser muss es dem interessirten Arzte überlassen, selbst zu versuchen, allen diesen

Krankheitsfällen irgend etwas von speciellem Interesse abzugewinnen. Dagegen muss der Verfasser hier einige Gesichtspunkte und Reflexionen hervorheben, die sich ihm beim Durchlesen ungesucht aufgedrängt haben.

Schon der Umstand, dass man in einer medicinischen Arbeit der manuellen Behandlung der specifischen acuten Infectionskrankheiten einen Raum von 60 Seiten gewidmet findet, erregt ja eine gewisse mit Erstaunen gemischte Neugierde. Doch findet man in diesem Kapitel ebenso wenig wie in irgend einem der folgenden eine vollständig orientirende, von wissenschaftlichem Denken zeugende Uebersicht über den Standpunkt der Kellgren'schen Schule bezüglich dieser Krankheiten und ihrer Behandlung. Das Ganze ist auf zwei Seiten beschränkt, auf welchen der Verfasser nichts anderes hat finden können, als eine sehr knapp gehaltene Darstellung der Behandlung einer mit Fieber verlaufenden Infection, wonach Cyriax beschreibt, wie dieses erwünschte Ziel erreicht werden kann. Als eine Beleuchtung der ganzen Behandlung sei hier folgendes angeführt (S. 252):

„This is effected by means of the so-called" general treatment for fever, which is executed so as to:

1. Diminish cerebral excitement;
2. Stimulate the nervous system as a whole;
3. Quiet the circulatory disturbances;
4. Stimulate the organs that bring nutrient matter to the body;
5. Stimulate the assimilatory organs;
6. Stimulate the excretory organs;
7. Stimulate the spleen.

This so-called „general treatment for fever" comprises:

1. Head exercise;
2. Spinal nerve frictions, especially cervical;
3. Heart vibration or shaking;
4. Side shaking and inducing the patient to take a few deep respirations;
5. Stomach exercise;
6. Kidney vibration or friction;
7. Spleen vibration or friction;
8. Vibration or skaking over the bladder (usually).

In der oben angeführten schematischen Darstellung liegt die
ganze Kellgren'sche Weise in therapeutischen Fragen zu räson-
niren; etwas ausser diesem — der Verfasser möchte sagen — „Spiele
mit Wörtern" findet man nichts. Alle Organe können unter allen
Verhältnissen beeinflusst (zuweilen stimulirt, zuweilen beruhigt) werden, und dieses mit, im Verhältniss zu den subtilen Lebensprocessen,
sehr groben mechanischen Hilfsmitteln, währenddem keine anderen
Mittel, auch nicht hygienische und diätetische Vorschriften, nach
Cyriax (S. 252) diese Organe erwähnenswerth beeinflussen können.
Es ist ja sowohl erstaunend als entmuthigend, in einer medicinischen (?) Arbeit dieses rein symptomatische Denken und diese Be-
handlungsweise in den feinsten Details und bis zu den äussersten
Consequenzen durchgeführt zu finden.

Der Symptomcomplex „Fieber" wird fast überall als eine con-
crete handgreifliche, immer mit denselben Mitteln zu bekämpfende
Krankheitsursache betrachtet, welche immer als etwas nicht nur von
seinen vielen verschiedenen Ursachen, sondern auch von allen anderen
gleichzeitigen Symptomen Isolirtes angesehen werden muss; in jedem
Falle kann er mit „general treatment for fever" bekämpft werden.
Dieselbe Anschauungsweise, die uns nunmehr nur in den Heilmittel-
anzeigen der Kurpfuscher begegnen! Wie würde es uns jetzt vorkommen, wenn ein Arzt bei einer acuten Fieberkrankheit zu dem
Urtheil käme: „Dies ist Fieber, das muss mit Chinin bekämpft
werden"? Die Situation wird wohl nicht weniger bedauernswerth,
wenn man anstatt Chinin das Arcanum „general treatment for fever"
wählt. Der Verfasser muss jedoch diese Einleitung, die für die
folgenden, als auch für die Weise Cyriax's, seine Fälle zu beurtheilen, ganz bezeichnend ist, verlassen, um einige Worte von den
Krankheitsfällen zu sagen, welche wir in den verschiedenen Kapiteln
erwähnt finden.

Unter den acuten Infectionskrankheiten finden wir Typhoidfieber (1 Fall, die Diagnose unsicher [1])), Keuchhusten (1 Fall), Masern

----

[1]) Diese Behauptung scheint kühn, da Cyriax nach seiner eigenen Angabe Bacillen aus Fäces reincultivirt hat mit den Eigenschaften, welche den
Typhoidfieberbacillus, aber nicht Bacterium coli commune charakterisiren.
Widal's Reaction wird dagegen nicht erwähnt. Hat Cyriax wirklich bei
Sanna Gelegenheit gehabt, die ausserordentlich schweren biologischen Reac-
tionen zu machen, die erforderlich sind, um mit Sicherheit die beiden, so ähnlichen Bacillenarten von einander zu unterscheiden? Es scheint dem Verfasser
fast unmöglich.

(2 Fälle), Scarlatina (13 Fälle), Parotitis epidemica (1 Fall), Diphtherie (1 Fall), Erysipelas (1 Fall), epidemische Cerebrospinalmeningitis (1 Fall), rheumatisches Fieber und Erythema (1 Fall), Erythema nodosum (1 Fall).

Zu dieser Gruppe müssen auch 1 Fall von Typhoidfieber mit tödtlichem Ausgang und ein ebenfalls tödtlich verlaufender Fall von Diphtherie gerechnet werden, welche in einem „Appendix" (S. 482 bis 483) unvollständig beschrieben werden. Bei einem sorgfältigen Studium dieser Krankengeschichten hat der Verfasser keine einzige Thatsache finden können, darauf hindeutend, dass die Kellgren-sche Behandlung den acuten Infectionskrankheiten einen rascheren oder günstigeren Verlauf gäbe, als sie gewöhnlicherweise haben. Man könnte glauben, dass das in dem vorigen Theile beschriebene, detaillirte und specialisirte System von Bewegungen und Handgriffen in Praxis zu einer, in einer vortheilhaften Weise individualisirten Behandlung jedes Falles führen würde; statt dem findet man die stereotypste Behandlung der Fälle, insofern man nämlich von Cyriax's Darstellung derselben urtheilen kann. So wenig Individualisirung begegnet uns in der Behandlung dieser verschiedenen Krankheiten. Doch es muss ja so werden, da in dem acuten Stadium jeder Infectionskrankheit „general treatment for fever" das Behandlungsbild beherrscht!

Die Behandlung der Scarlatinapatienten erhält ein besonderes Interesse dadurch, dass diese, wie die meisten von den Fällen Cyriax's, nicht in England, sondern in Schweden behandelt worden sind, nämlich in der Nähe von Sanna, nicht weit von Jönköping. Cyriax scheint daselbst eine bedeutende ärztliche Praxis zu betreiben, sich wahrscheinlich dabei auf seine Legitimation als Gymnastikdirector stützend; zur Ausübung ärztlicher Praxis in Schweden wird wohl Cyriax keine Legitimation besitzen. Es scheint wohl jedem, als ob die Legitimation zum Ausüben der Heilgymnastik, welche der schwedische Staat durch sein Medicinalcollegium ertheilt, nur eine Erlaubniss für den Betreffenden wäre, heilgymnastische Praxis innerhalb der Grenzen auszuüben, innerhalb welcher G.C.I. und nunmehr auch Dr. Arvedsson's Institute künftigen Gymnastikdirectoren Unterricht in Heilgymnastik und Massage ertheilen. Cyriax oder andere ausländische Aerzte mit Gymnastikdirector-Legitimation in Schweden können wohl deshalb kaum das Recht haben, in diesem Lande ärztliche Praxis zu betreiben, weil sie mög-

licherweise — gegen die überall gewöhnliche und von dem schwedischen Staate durch seine Organe festgestellte Auffassung — der
Meinung sind, dass alle Krankheiten innerhalb des Gebietes der
heilgymnastischen Behandlung fallen. Es ist wichtig, dieses hervorzuheben, da eine solche Praxis dem Publikum, welches der Staat
durch seine Organe schützen will, sehr gefährlich sein kann; man
bedenke nur, wenn ein Heilgymnast nach dem anderen ärztliche
Praxis im weitesten Sinne auszuüben begönne, sich auf die Legitimation des schwedischen Medicinalcollegiums und das Beispiel von
Dr. Cyriax stützend![1]) Besonders, wenn es sich um Epidemien handelt,
kann die Gefahr sehr gross werden. Cyriax berichtet (S. 265) über
eine Scarlatinaepidemie, die in der Nähe von Sanna im Frühling
1902 ausbrach; er beklagt sich über seine Schwierigkeiten infolge
der Verbreitung der Epidemie, und wie seine Bemühungen, dieselbe
zu begrenzen, nicht immer erfolgreich waren. Man hätte erwarten
können, dass Cyriax vor diesen Schwierigkeiten seine moralische
Pflicht eingehalten hätte, die Anmeldungsschuldigkeit zu erfüllen,
welche der schwedische Staat allen practicirenden Aerzten betreffs
gewisser epidemischer Krankheiten auferlegt hat. Hätte Cyriax
dieses gethan, dann hätte er ohne Zweifel Beistand beim Bekämpfen
dieser oben genannten Schwierigkeiten seitens des betreffenden Kreis-
arztes und Communalvorsitzenden erhalten. Ein solches Verfahren
wird jedoch nirgends erwähnt. Die Verhältnisse, die durch ein solches
Vorgehen eines ausländischen Arztes entstehen können, können
also dem Publikum eine grosse Gefahr werden, welche nicht auf das
Risiko des Einzelnen beschränkt ist.

Uebrigens bieten Cyriax's Scarlatinafälle wenig von Interesse;
sie scheinen wie viele andere verlaufen zu sein. Man hegt wohl
zuweilen beim Durchlesen dieser Krankengeschichten den subjectiven
Verdacht, dass die Patienten mehr Ruhe gehabt hätten unter gewöhnlicher oder ganz ohne Behandlung; in dem acuten Stadium
täglich drei manuellen, ziemlich beschwerlichen Behandlungen unterworfen zu werden, muss dem Patienten sehr unangenehm sein.
Kellgren und seine Schüler messen jedoch dieser Behandlung als
linderndem Mittel grosse Bedeutung bei; irgendwelche andere Mittel,
die in acuten Fieberkrankheiten dem Patienten Linderung bereiten

---

[1]) Nachdem dieses gedruckt worden ist, hat Verfasser erfahren, dass
Dr. Cyriax nicht einmal Legitimation als Heilgymnast in Schweden besitzt.

können (Hydrotherapie u. a.), und welche auch „Stimulation" verursachen, kennen oder anerkennen sie nicht. Diesen Mitteln dürfte wohl doch ein gewisser Werth zuerkannt werden; vor allem sollte die Schule Kellgren's einsehen, dass es jedoch — auch vorausgesetzt, dass diese Kellgren'sche Fieberbehandlung einigermassen von Werth ist — nicht binnen bestimmter Zeit möglich ist, allen Patienten diese sehr theure Behandlung zu verschaffen.

Von den Krankheiten der Respirationsorgane finden wir: Acute, croupöse Pneumonie (1 Fall), acute Bronchitis (1 Fall), acute Pleuritis (1 Fall), chronische Pleuritis (4 Fälle).

Von der energischen gymnastischen Therapie auch für die acuten Fälle abgesehen, begegnet uns in diesem Kapitel nichts von Werth, welches nicht schon in die medicinische Therapie völlig eingearbeitet ist. Ein Umstand bei diesen Krankengeschichten ist jedoch zu bemerken. Unter den 4 Fällen von „chronischer Pleuritis" waren bei zwei gymnastische Behandlung von einem Arzte vorgeschrieben, und ein dritter war schon vor der Behandlung Cyriax's gymnastischer Behandlung während 2 Monate unterworfen worden. Von diesen 3 Fällen ist der eine von besonderem Interesse (Fall I, S. 323). Ein Dienstmädchen war wegen einer exsudativen Pleuritis an das Krankenhaus in Jönköping verwiesen und daselbst während einiger Zeit gepflegt worden, wonach sie gebessert mit der Ordination entlassen wurde, sich gymnastische Nachbehandlung zu verschaffen. Hätte Cyriax sich nicht hüten sollen, wegen der Thatsache, dass ein Krankenhausarzt einen wahrscheinlich mittellosen Patienten ermahnt, nach einer überstandenen Pleuritis sich heilgymnastisch behandeln zu lassen, kritiklos von den schwedischen Aerzten zu behaupten, dass die Majorität von ihnen so gut wie nichts von der Heilgymnastik kenne? Betreffs der acuten Lungenkrankheiten sei hier eine Reflexion ausgesprochen, welche der Leser Veranlassung hier und da beim Durchlesen des Buches zu machen hat, welche sich ihm aber hier besonders kräftig aufdrängt. Wie seiner Zeit Branting, so behandeln auch Cyriax u. A. acute Pneumonie „successfully" mit gymnastischen Methoden. Was wird damit gemeint, eine acute Pneumonie „successfully" zu behandeln? Dass eine acute Pneumonie nach einiger Zeit in Heilung übergeht, kann wohl Cyriax nicht naiv genug sein, als einen besonders merkwürdigen Erfolg zu betrachten. Hier, wie überall, vermisst der Leser jeden Versuch zur Motivirung dieser kategorischen Behauptungen; eine Andeutung, auf welchen factischen reellen Grund die Ueberzeugung von Kellgren u. A. sich stützt, dass ihre Behandlungsmethode die ganze Medicin revoltiren wird, findet der Leser selten. Sogar die sehr seltenen, einzelnen Versuche, auf offenbare Resultate der einzelnen Behandlungen hinzuweisen, sind wenig aufklärend. So wird wohl kaum der Leser bei Betrachtung der zum 4. Falle von chronischer Pleuritis mit Skoliose und Thoraxretraction beigefügten Textfiguren (S. 330 und 332) etwas von der grossen Besserung, welche der Text beschreibt, finden können. Zu dieser Abtheilung gehören auch zwei im „Appendix" (S. 483) mitgetheilte, tödtlich verlaufende Fälle von Bronchopneumonie; die Notizen über diese Patienten sind allerdings so unvollständig, dass sie sich jeder Kritik entziehen. Nicht einmal Alter oder Behandlungsweise wird angegeben, es scheint, als handle es sich um Kinder.

In dem Kapitel von den Krankheiten der Verdauungsorgane findet der Leser: Acute membranöse Tonsillitis (1 Fall), acute katarrhalische Appendicitis (2 Fälle), „acute rapidly extending Peritonitis" (1 Fall), acute Gastroenteritis (1 Fall), acute Enteritis (1 Fall), chronische Appendicitis (1 Fall), Obstipatio (1 Fall), chronische Enteritis (1 Fall), Diarrhoe (1 Fall). Von der unerhörten Kühnheit abgesehen, mit welcher Cyriax sich an die Behandlung von sogar ziemlich drohenden Fällen macht, findet man in diesen Krankengeschichten nichts von medicinischem Interesse. Der Arzt, welcher ja allzuoft vor Krankheitsfällen unsicher und fragend steht, und nicht immer überzeugt ist, dass er den richtigsten Weg für sein Vorgehen findet, muss beim Studium des Buches Cyriax's gar oft über die Ruhe und Sicherheit, mit welcher dieser junge Edinburger Arzt auch vor recht schweren Appendicitiden und dergleichen steht, erstaunen. Es muss unermesslich glücklich sein, nie angesichts eines Krankheitsfalles zögern zu müssen, sondern immer eine sichere Gewissheit zu haben, dass man recht handelt. Wenn man nur eine einzige Behandlungsmethode kennt oder anerkennt, und überzeugt ist, dass alle Krankheitsfälle sofort behandelt werden sollen, wird der Beruf des Arztes nicht sehr belästigend! In dem Nachtrag werden weiter zwei zu dieser Abtheilung gehörende Fälle von wahrer Peritonitis (der oben erwähnte Fall war unsicher) mit tödtlichem Ausgang mitgetheilt. Cyriax scheint in beiden Fällen erst kurz vor dem Tode herbeigerufen worden zu sein; nichtsdestoweniger hat er mit der Behandlung begonnen; in dem einen Falle 3mal während des letzten

Tages des Patienten, in dem andern 2mal. Cyriax scheint sogar zu bedauern, dass man unterliess, ihn vor dem Tode des Patienten noch einmal herbeizuholen!!

In dem Kapitel VI finden wir die Herzkrankheiten. Dieses Kapitel ist das einzige von grösserem medicinischem Interesse, und zwar aus dem Grunde, weil die Krankengeschichten in dieser Abtheilung besser sind. Als Einleitung findet man eine ziemlich kurze, aber doch einigermassen wissenschaftliche Darstellung von der Bedeutung der Heilgymnastik für die Circulationsstörungen. Der Verfasser ist jedoch der Ansicht, dass diese Abtheilung noch besser und vollständiger hätte werden können, wenn Cyriax nicht nur die ältere gymnastische Literatur, sondern auch die grosse medicinische Literatur der letzten Jahre bezüglich dieser Fragen benutzt hätte. Im Vergleich mit den vielen Darstellungen der Fachliteratur in diesen Fragen ist die von Cyriax ziemlich unbedeutend; im Vergleich mit verschiedenen von den anderen Kapiteln des Buches Cyriax's steht sie jedoch sehr hoch, vor allem dadurch, dass sie nicht von diesen nichtssagenden Gymnastausdrücken so erfüllt ist (stimulate the kidneys, the spleen" u. s. w.), welche hier und da das Buch ganz ungeniessbar machen. Von einem gewissen Interesse sind auch die sphygmographischen Curven, aus welchen jedoch aus verschiedenen Gründen keine Schlusssätze in weiterem Maasse gezogen werden können.

Unter den Krankheiten des Blutes und der Lymphwege begegnen uns: Chlorosis (1 Fall), Lymphangitis (5 Fälle), Morbus Basedowii (1 Fall). Dass Kellgren und seine Schule nicht das geringste Bedenken haben, sogar recht schwere Lymphangitiden u. dergl. manuell zu behandeln, ist ja nicht erstaunend; sie haben ja eine sichere Gewissheit, dass sie mit ihren auf die Haut placirten Fingern Bacterien und Toxinkörper irgendwohin locken können; mit diesem Glauben als Ausgangspunkt ist ja die genannte Behandlung (S. 382) dieser scheinbar sehr gutartigen Fälle ganz rationell. Jedem, welcher sich von den alltäglichsten Erscheinungen von der Absurdität eines solchen Glaubens hat überzeugen lassen, scheint dieselbe dagegen nicht ganz gefahrlos.

Auch das Kapitel VIII (die Krankheiten des Nervensystems) ist von einem gewissen Interesse durch eine grosse Menge Krankengeschichten, welche unzweideutig zeigen, wie weit man in gewissen Fällen durch Geduld und energische Gymnastikbehandlung kommen

kann, welche aber auch zeigen, wie viel Zeit, Kraft und Kosten für
den Patienten von Fanatikern auch in solchen Fällen verschwendet
werden können, bei welchen von Anfang an ein schlechtes Resultat
hätte vorausgesehen werden können. Dass in jedem Falle, auch von
den schwierigsten und unheilbarsten organischen Gehirnkrankheiten,
Epilepsie u. s. w., der Patient in irgend einer Beziehung eine Besserung von einer fortdauernden Behandlung erfahren wird, ist ja natürlich; dieser Umstand erklärt die Angabe Cyriax's, dass er nur in
2 Fällen vergebens gearbeitet habe. In diesem Kapitel findet der
Leser nämlich einen ersten Versuch zu statistischer Beleuchtung von
Cyriax's Behandlungsresultaten. Ein Blick auf die zu diesem Zwecke
mitgetheilte Tabelle (S. 396) zeigt dem Leser, dass aus derselben
durchaus keine Schlusssätze gezogen werden können, welche die geringste Stütze geben zu den kategorischen und stolzen Behauptungen
Cyriax's von den Resultaten Kellgren's und seiner Schüler. Das
Kapitel von den Nervenkrankheiten kann jedoch eines Studiums
werth sein für den, welcher nicht schon von der Bedeutung gewöhnlicher Heilgymnastik für die Therapie bei verschiedenen organischen
und functionellen Nervenkrankheiten völlig überzeugt ist; unter
Aerzten wird Cyriax Niemand finden, welcher diese Ueberzeugung
nicht besitzt.

Im Kapitel IX (die Krankheiten der Locomotionsorgane) findet
der Leser: chronischer Rheumatismus (2 Fälle), Lumbago (3 Fälle),
Gastrocnemiusruptur (1 Fall), chronische Synovitis im Kniegelenk
(1 Fall) und Dislocation von Humerus (2 Fälle), ausser welchen
Cyriax zu den Krankheiten der Locomotionsorgane auch einen Fall
von Abscess im Antrum Highmori rechnet. (Cyriax's Classification
der Krankheiten ist zuweilen sehr sonderbar!) Nach diesem kurzen,
ganz und gar interesselosen Kapitel bespricht Cyriax im Kapitel X
(die Krankheiten der Urogenitalsphäre u. a.) einen Fall von „sudden
incontinence of the bladder“, einen Fall von Menorrhagie, einen Fall
von Mammarabscess und einen normalen Entbindungsfall, bei welchem
Cyriax durch Reibungen über Sacralnerven und Lumbalregion, und
durch Vibration über Sutura coronalis der Kreissenden Linderung
von den Geburtswehen verschaffte, „ihr Energie gab und ihr beim
Austreiben des Kindes behilflich war“; auf Partus folgte „sacral
nerve and uterine frictions and stomach exercise“ (S. 477).

Noch ist zu erwähnen eine von Cyriax beigefügte Tabelle
über alle von ihm behandelten „Fälle von specifischen Infections-

krankheiten und andere schwere acute Fälle, von Fieber und Constitutionsstörungen gefolgt, in welchen die Diagnose ganz sicher war" (S. 478). In dieser Tabelle finden wir die meisten, wenn nicht alle, von den in dem Vorhergehenden beschriebenen acuten Fällen; ausserdem einige (13 Fälle) von Angina tonsillaris, bezüglich welcher Cyriax bemerkt, dass in keinem Falle Abscess folgte (!) und einige einzelne Fälle verschiedener Krankheiten. Es dürfte hier erwähnt werden, dass Cyriax durch seine Krankengeschichten nicht immer dem Leser seine Auffassung bezüglich der „absolut sicheren Diagnose" beibringen kann. Dass man von der betreffenden Tabelle ebensowenig als von den vorhergehenden Krankengeschichten durchaus keine Auffassung der Art erhalten kann, dass Cyriax's Resultate sich von dem gewöhnlichen Verlauf dieser Krankheiten unter gewöhnlicher medicinischer (also auch Gymnastikbehandlung beherrschender) Therapie offenbar unterscheiden, zeigt der erste Blick auf dieselbe.

Das mühsame Durchgehen der Arbeit Cyriax's ist somit beendigt; dem Verfasser ist das Resultat desselben sehr entmuthigend gewesen; er hätte doch gehofft, irgend etwas von besonderem Interesse in dieser Kellgren'schen Methode zu finden, die so viel besprochen und in der letzten Zeit auch von graduirten Aerzten ausgeübt wird. Vielleicht wird es einmal leichter werden, vom medicinischen Gesichtspunkte aus diese Vermehrung des gymnastischen Bewegungsvorrathes zu schätzen, welche die Kellgren'sche locale und allgemeine Nervenbehandlung möglicherweise enthält, wenn diese gymnastische Therapieform einmal die wirklich medicinische und wissenschaftliche Beleuchtung erhält, die ihr jetzt leider, dem Cyriax'schen Werke zum Trotz, zum grössten Theil mangelt. — Unter solchen Verhältnissen wäre es dem Verfasser lieber gewesen, das Werk ganz seinem Schicksale zu überlassen; es wird jedenfalls die befestigte Auffassung unserer Aerzte durchaus nicht beeinflussen, welche dieselben vom Werthe und der Unentbehrlichkeit der Heilgymnastik und Massage für unsere jetzige medicinische Therapie haben. Ein Grund, welcher dem Verfasser sehr schwerwiegend schien, hat ihn jedoch dazu bewogen, das Resultat dieser Prüfung zu veröffentlichen. Wir wissen — und Cyriax's Literaturangaben bestätigen in einer auffallenden Weise dasselbe —, dass die älteren schwedischen Heilgymnasten fast alle Krankheiten mit Gymnastik behandelten und somit ein in gewissen Beziehungen geniales gymnastisches System auf das Niveau jedes Kurpfuscherarcanum brachten. Durch eine energische Arbeit von für die Gymnastik interessirten Aerzten und hochgebildeten Gymnasten — vielleicht vor allem durch die Thätigkeit von A. Wide und J. Arvedsson u. A. — hat man hier in Schweden die schlimmsten von den vielen pathologischen Auswüchsen der heilgymnastischen Behandlungsmethode, die in dieser Weise entstanden, beseitigt. Jetzt kommt, hinter einem medicinischen Grade versteckt, ein Gymnastikphantast und gibt ein grosses Buch, mit prachtvoller Ausstattung und verführerischem Titelblatt versehen, heraus, dessen Ziel von der ersten bis zu der letzten Seite ist, die schwedische Gymnastik zu dem niedrigen Standpunkte zurückzuführen, von welchem wir uns zu erheben erfolgreich versucht haben. Wie wird wohl beim Studium dieser scheinbar medicinischen Darstellung der nicht medicinisch gebildete Gymnast sich gegen die Versuchung wehren können, dem verwerflichen Beispiele von Kellgren und seinen Schülern zu folgen? Hierin liegt eine grosse Gefahr für unsere schwedische Heilgymnastik und für das ganze hilfesuchende Publikum. Könnte vorliegende Kritik die Aufmerksamkeit der Aerzte und intelligenten Gymnasten auf diese Gefahr lenken, so wäre die Mühe nicht umsonst gewesen.

VI.

(Aus der chirurgisch-orthopädischen Klinik
des Herrn Geh. Medicinalraths Prof. Dr. A. Hoffa.)

Beitrag zur Paget'schen Knochenkrankheit.

Von

Dr. Gustav Albert Wollenberg, Assistenzarzt.

Mit 8 in den Text gedruckten Abbildungen.

Die zuerst von Sir James Paget im Jahre 1876 unter dem
Namen „a form of chronic inflammation of bones (osteitis deformans)"
als typische Krankheit beschriebene und daher nach ihm benannte
Erkrankung des Skelets, die Paget'sche Krankheit oder Osteomalacia chronica deformans hypertrophica bietet in ihrer
Klinik so viel des Interessanten, in ihrer Aetiologie so viel des Un-
aufgeklärten, in ihrer Therapie bisher so wenig Anhaltspunkte, dass
es von grösster Wichtigkeit ist, jeden einschlägigen Fall dieser immerhin ziemlich seltenen Erkrankung zu veröffentlichen.

Bevor wir unsere eigenen Beobachtungen beschreiben, wollen
wir kurz das Bild der Paget'schen Knochenkrankheit entwerfen,
soweit die Literatur hierüber Aufschluss gibt.

Die Erkrankung befällt nur Erwachsene und tritt meist um
das fünfte Decennium ein; jedoch sind auch Fälle etwas früherer,
häufig auch späterer Erkrankung bekannt.

In der Regel werden von den langen Röhrenknochen zuerst
und am häufigsten die unteren Extremitäten ergriffen, weiter die
Schlüsselbeine. Es erkranken an den langen Röhrenknochen hauptsächlich die Diaphysen. Von den platten und kurzen Knochen
wird zunächst das Schädeldach, dann die Rippen und die Wirbelsäule in den Krankheitsprocess einbezogen.

Bevor irgend welche Knochenveränderungen eingetreten sind,
hat sich die Krankheit in der Regel durch ziehende, „rheumatische"

Schmerzen documentirt. Auch Kopfschmerzen und Schwindelanfälle werden nicht selten beobachtet.

Die Schmerzen, welche oft besonders des Abends eintreten, pflegen mit zunehmender Deformirung der Knochen gewöhnlich etwas nachzulassen.

Joncheray unterscheidet von dieser häufigeren schmerzhaften Form der Ostitis deformans eine schmerzlose, welche zuerst die oberen Extremitäten befallen und bei Frauen öfters vorkommen soll, als bei Männern.

Von weiteren nervösen Symptomen der Krankheit ist wenig zu berichten; da die Schädelbasis stets frei bleibt von der Erkrankung, pflegen sich Complicationen von Seiten der Hirnnerven nicht einzustellen.

Die Reflexe bleiben normal.

Die elektrische Untersuchung der Musculatur und der Nerven ergibt meist keine wesentlichen Abweichungen von der Norm. Die Intelligenz ist fast immer intact; man hat zuweilen Gedächtnissschwäche eintreten sehen, aber abgesehen davon ist gerade im Gegensatze zu den überaus hochgradigen Veränderungen im Habitus der Patienten, welche denselben auf dem Höhepunkt der Krankheit etwas Affenähnliches verleihen, die vollkommen ungestörte Intelligenz höchst charakteristisch.

Auch das gute Allgemeinbefinden der Patienten steht in auffälligem Gegensatz zu den schweren Deformationen.

Ehe wir nun auf das Gesammtbild des von der Paget'schen Krankheit Befallenen eingehen, wollen wir die Veränderungen seiner einzelnen Körpertheile in der Reihenfolge, in welcher dieselben auftzutreten pflegen, betrachten. Hierbei sei gleich hervorgehoben, dass diese Reihenfolge durchaus nicht constant ist; wie auch unsere Krankengeschichten beweisen, herrscht vielmehr in dieser Beziehung die grösste Mannigfaltigkeit.

Wie erwähnt, erkranken zuerst die unteren Extremitäten, und zwar meist die eine Tibia. Es folgt dann bald die andere, dann die Fibulae und die Femora. Die Kniee stehen meist weit aus einander, die Unterschenkel sind verkrümmt, und zwar so, dass die Convexität nach vorne und aussen gerichtet ist. Die Knöchel berühren sich. Betastet man die Knochen, so fühlt man auf der Tibia mehr oder weniger feine Rauhigkeiten; diese können jedoch auch grösser sein und bis erbsengrosse Vorsprünge bilden. Die Crista tibiae ist nicht mehr scharf, sondern stumpf und abgerundet.

Sind die Fibulae mit ergriffen, so kann man ihre Enden als stark verdickte Knochen durchfühlen.

Die Kniescheiben sind zuweilen im ganzen vergrössert, meist aber in ihrer Form unverändert.

Im Gegensatze zur Tibia pflegt das Femur keine distincte Rauhigkeiten darzubieten, sondern eine glatte Oberfläche; es ist stark und gleichmässig verkrümmt. Die Trochanteren springen als verdickte Knochenmassen vor.

Das Kniegelenk kann ganz intact bleiben. Häufig aber findet man starke und schmerzhafte Bewegungsbeschränkung desselben, was jedoch nicht auf die Paget'sche Erkrankung, sondern auf eine gleichzeitig bestehende Arthritis deformans zurückzuführen ist.

Die Haut der Beine zeigt meist höchst charakteristische Veränderungen, die in Verdünnung, inselförmiger Pigmentirung, starker Entwickelung der Venennetze, Ulcerationen und Narbenbildungen bestehen. In einzelnen Fällen war die Haut verdickt und prallelastisch (Messerschmied).

Nächst der unteren Extremität wird meist das Schlüsselbein ergriffen. Die Veränderungen bestehen hier ebenfalls in mehr oder minder starken Verdickungen, Verbreiterungen und Verkrümmungen.

Die Erkrankung des Schädels ist eine höchst charakteristische: Die Knochen des Schädeldaches hypertrophiren, und zwar meist asymmetrisch; dabei bleiben die Knochen glatt, zeigen höchstens kleine Unebenheiten. Durch die Hypertrophie der einzelnen Knochen erscheint die Stirn verbreitert und gewölbt, die Schläfengruben verstreichen, die Orbitalränder werden verdickt, die Scheitelbeine springen, vergrössert, excentrisch vor; ebenso die Hinterhauptsschuppe. Die Schädelbasis bleibt, wie bereits erwähnt, meist unverändert. Gewöhnlich besteht Kahlköpfigkeit.

In einem von Paget geschilderten Falle bemerkte der Patient das allmähliche Hypertrophiren seiner Schädelknochen, bevor grobe Veränderungen wahrnehmbar waren, dadurch, dass ihm seine Hüte zu eng wurden, so dass er sich allmählich immer weitere Hüte anschaffen musste.

Die Rippen werden verdickt, ihre Beweglichkeit wird eingeschränkt, wodurch die thoracale Athmung wesentlich leidet. Die

Intercostalräume werden verengt. Der Thorax nimmt meist eine fassförmige, zuweilen eine seitlich abgeplattete Form an.

An der Wirbelsäule zeigt sich die Erkrankung durch die Entstehung einer gleichmässigen Kyphose; dadurch wird der ganze Rumpf nach vorne geschoben. Oft zeigen sich Verdickungen der Processus spinosi.

Dies sind im wesentlichen die typischen Erkrankungen der Knochen, die natürlich je nach dem Stadium der Krankheit und nach der Art des Einzelfalles variiren können. Die weiteren Skeletveränderungen sind viel inconstanter, jedoch wollen wir kurz auf sie eingehen: Die Knochen der Hände und Füsse sind fast immer unverändert; nur hin und wieder findet sich Hypertrophie der Metatarsalknochen oder der Fingergelenke. Die Zehennägel zeigen öfters trophische Störungen.

Radius und Ulna sind, wenn sie mit ergriffen sind, meist auf die Fläche gekrümmt, zuweilen auch S-förmig gebogen; dadurch wird die Pro- und Supination eingeschränkt.

Der Humerus pflegt, wenn er in den Erkrankungsprocess einbezogen ist, eine Verkrümmung mit der Convexität nach aussen darzubieten.

Die Scapulae zeigen nur zuweilen Verdickungen der Spinae.

Das Becken pflegt wenig Veränderungen darzubieten; zuweilen finden sich Verdickungen der Cristae iliacae. Nur selten trifft man die charakteristische Form des osteomalacischen Beckens.

Am Gesichtsschädel können sich geringe Verdickungen der Oberkieferknochen oder des Unterkiefers, im Vereine mit unregelmässigen Verkrümmungen, einstellen.

Wenn wir uns diese, theilweise so schweren Deformationen der Knochen vergegenwärtigen, so erhellt, dass auch die äussere Erscheinung des Patienten, ebenso wie die Functionen seiner Körpertheile, auf dem Höhepunkte der Krankheit schwere Veränderungen zeigen:

Die Verminderung der Körperlänge durch die Verbiegungen der unteren Extremitäten sowie durch das Einsinken der Wirbelsäule lässt die Arme ungewöhnlich lang erscheinen. Die auswärts rotirten, im Knie gewöhnlich etwas flectirten Beine, welche nur zögernd dahinschreiten, legen im Verein mit dem vorgebeugten, deformirten Kopf den Vergleich dieser unglücklichen Patienten mit

anthropomorphen Affen nahe, wie dies schon Paget in seiner ersten
Veröffentlichung hervorhebt.

Die Function der erkrankten Knochen pflegt erheblich gestört zu sein. Dies rührt einmal her von den Verbiegungen und Verdickungen der Knochen, weiter von dem erhöhten Gewicht derselben,
schliesslich aber von der begleitenden Erkrankung der Musculatur,
welche vorwiegend in einer Atrophie besteht.

Es kann jedoch auch bisweilen die Function der Extremitäten
eine ganz gute sein (Paget).

Dass die thoracale Athmung durch die Deformirung der
Rippen gestört oder sogar ganz verhindert sein kann, erwähnten wir
bereits. In letzterem Falle pflegt der Athemtypus ein rein diaphragmaler zu sein.

Was den Gang der Patienten betrifft, so ist derselbe zu Anfang bei einseitiger Erkrankung hinkend, bis dann auch das andere
Bein denselben Grad der Deformirung erreicht hat. Auf dem Höhepunkt der Krankheit ist dann der Gang schleppend.

Die Pro- und Supinationsstörungen der Vorderarme wurden
oben erwähnt.

Der Verlauf der Paget'schen Krankheit ist ein eminent
chronischer; er kann sich durch Jahrzehnte hinziehen, und fast nie
ist die eigentliche Knochenerkrankung die unmittelbare Todesursache.
Meist erfolgt der Tod durch eine andere hinzukommende Krankheit.
Es ist klar, dass die mangelhafte Athemthätigkeit leicht zu Erkrankungen der Respirationsorgane führt, zu Emphysem und chronischer
Bronchitis. Auch chronische Nieren- sowie Circulationserkrankungen
(Atheromatose) sind nicht selten. Ein besonderes Interesse gewinnt
die Paget'sche Erkrankung durch das auffallend häufige Auftreten
von bösartigen Neoplasmen, und zwar meist von solitären oder
multiplen Osteosarkomen. Eine grosse Zahl der in der Literatur
beschriebenen Kranken erlag dieser Complication. Die Osteosarkome
führen nicht selten zu Spontanfracturen, während letztere sonst bei
der Paget'schen Krankheit trotz der Weichheit und der Deformirung der Knochen zu den grossen Ausnahmen gehören.

Während im allgemeinen der chronische Verlauf der Paget-
schen Krankheit ein continuirlicher zu sein pflegt, kommt es nicht
ganz selten auch zu einer Verlangsamung oder gar zu einem scheinbaren Stillstande des Processes. So zeigte Paget's Kranker 3 bis

4 Jahre vor seinem durch ein Sarkom des Radius verursachten Tode einen Stillstand des bis dahin fortgeschrittenen Knochenprocesses.

Wenden wir uns nunmehr zu der pathologischen Anatomie der in Rede stehenden Krankheit:

Wir erwähnten bereits anfangs, dass der Process von den langen Röhrenknochen den Diaphysentheil betrifft, dass er zu Verdickungen und Verkrümmungen führt. Dabei hypertrophirt der Knochen im ganzen, zeigt aber auch einzelne höckerige Vorsprünge. Die Oberfläche der verdickten Röhrenknochen zeigt rauhes Aussehen. Paget fand, dass die Verdickung in der Diaphyse durch Expansion der compacten Substanz und durch Auflagerungen auf dieselben bedingt war; die Markhöhle war in ihrem Lumen nicht beeinträchtigt; in den Gelenkenden, im Schenkelhals, im Trochanter major und der Patella fand er die Verdickungen durch Einlagerung neugebildeter Knochenmassen in die Substantia spongiosa hervorgerufen.

In anderen Fällen, wie in dem von Schmieden, in den beiden von Ménétrier und Gauckler u. A. war von einer Corticalis nichts mehr zu sehen; der ganze Knochen bestand aus spongiöser Substanz. Schmieden erwähnt in seinem Falle, dass das Knochenmark in der Mitte der Diaphyse stellenweise rothen, lymphoiden Charakter getragen habe; das Periost liess sich leicht abziehen, wobei einzelne dünne, weiche Knochenplättchen, wohl periostal neugebildeter Knochen, am Periost haften blieben.

Der Knochen ist meist sehr weich, leicht eindrückbar und mit dem Messer schneidbar.

Das Schädelgewölbe zeigt starke Verdickung, so dass der Knochen der Schädelkapsel bis auf das Vier- bis Fünffache der normalen Dicke kommen kann. Seine Oberfläche ist rauh, uneben, zuweilen leicht höckerig. Er besteht aus feinporöser, gerötheter, weicher Substanz; die Tabula interna, externa und die Diploë ist zuweilen kaum von einander abzugrenzen (Richards); zuweilen beobachtet man harte, sklerotische Lagen und Inseln in die weiche Substanz eingesprengt (Paget, Stilling u. A.).

Was die chemische Zusammensetzung der befallenen Knochen betrifft, so fand Paget in denselben eine relative Armuth an Mineralbestandtheilen.

Die feinere Anatomie der erkrankten Knochen ist von Paget, besonders aber von Stilling und v. Recklinghausen studirt wor-

den; neuere histologische Untersuchungen von Schmieden, Ménétrier und Gauckler u. A. decken sich im wesentlichen mit den
ihrigen.

Am Knochen finden sich die Erscheinungen der Resorption und
der Neubildung: Die erstere documentirt sich durch die Bildung
Howship'scher Lacunen mit den sie hervorrufenden Osteoklasten,
ferner von Havers'schen Räumen und durchbohrenden Kanälen.

Ménétrier und Gauckler fanden sowohl die äussere und
innere Grundlamelle des Knochens wie ihre Systeme von Havers-
schen Kanälen vollkommen geschwunden.

Was den neugebildeten Knochen betrifft, so bleibt derselbe zunächst kalklos; später jedoch findet in demselben Kalkablagerung statt,
die dichte sklerotische Inseln in dem osteoiden Gewebe bilden kann.

Die Mark- und Gefässräume sind stark erweitert. Im Knochenmark finden wir ebenfalls einen sklerosirenden Process, indem das
Fettmark in fibröses umgewandelt wird. So sehen wir dann ein
blutreiches, streifiges Bindegewebe. Mit dem Fortschreiten des Processes tritt allmählich Erweichung und Höhlenbildung in dem geschrumpften, schliesslich äusserst zellarmen Fasermark ein.

Sehr schöne Auskunft über den Bau des erkrankten Knochens
liefert uns das Röntgenbild. Wir erkennen an demselben einmal
den Grad und Sitz der Verkrümmung, die Verdickung, weiter aber
auch die feinere Structur. Wir sehen (cf. den Fall von Schmieden),
wie sich die Spongiosastructur den veränderten Belastungsverhält-
nissen anpasst, ferner erkennen wir die Armuth resp. den Reichthum des Knochens an Kalksalzen auf das Deutlichste.

So gut bekannt die pathologische Anatomie unserer Krankheit
ist, so dunkel ist ihre Aetiologie. Die Erblichkeit der Paget-
schen Krankheit ist bisher nicht sicher nachgewiesen, jedoch erwähnten Berger und Chauffard in der Discussion zu Lannelongue's Vortrag Fälle von directer Vererbung dieser Krankheit.
Im allgemeinen werden Männer und Frauen gleich häufig ergriffen,
jedoch erwähnten wir bereits eingangs, dass Joncheray der Meinung ist, dass die schmerzlose Form der Erkrankung häufiger bei
Frauen vorkommt, als bei Männern.

Amerikanische Autoren (Biggs u. A.) betonen die Seltenheit
des Vorkommens der Paget'schen Krankheit in Amerika; die meisten
der dort beobachteten Fälle sind zugewanderte.

Der Zusammenhang der Krankheit mit Rheumatismus, Gicht, mit Arthritis deformans, Osteomalacie, Rhachitis, wie er von einzelnen Autoren in Erwägung gezogen wurde, ist bisher vollkommen haltlos.

Schmieden nahm in seinem Falle eine bacteriologische Untersuchung vor, die jedoch negativ ausfiel.

v. Recklinghausen glaubt aus den histologischen Veränderungen des Knochenmarkes auf einen entzündlichen Charakter der Krankheit schliessen zu dürfen und nennt sie daher auch Ostitis fibrosa.

In neuerer Zeit wird, besonders von französischen Autoren, der Zusammenhang der Paget'schen Krankheit mit der Syphilis lebhaft discutirt.

Lannelongue hält die Paget'sche Krankheit für eine späte Manifestation der hereditären Syphilis; er kommt zu dieser Anschauung durch Vergleich der charakteristischen klinischen Symptome, welche beim Neugeborenen, beim wachsenden Individuum und beim erwachsenen unter dem Einfluss der hereditären Syphilis sich zeigen, mit dem charakteristischen Bilde der Paget'schen Krankheit; aus der Aehnlichkeit beider Symptomencomplexe schliesst er auf die gleiche Natur der Leiden.

Fournier erkennt die Argumentation Lannelongue's zwar an, meint jedoch, es könne sich bei der Paget'schen Krankheit um eine parasyphilitische Erscheinung handeln.

Interessant sind die beiden Fälle Ménétrier's und Gauckler's, indem beide nachweislich vor vielen Jahren eine Syphilis erworben hatten. Die Section ergab in beiden Fällen neben dem typischen Bilde der Paget'schen Krankheit noch sklerotische Processe im Herzen, in den Nieren, Verkalkungen der grossen, Endarteriitis der kleinen Arterien.

Die Autoren, welche darum auch die Paget'sche Krankheit „Sclérose osseuse hypertrophique" nennen, sind geneigt, einen Einfluss der Syphilis auf die Pathogenese der Paget'schen Krankheit anzunehmen.

Was die Diagnose betrifft, so wird dieselbe meist unschwer zu stellen sein. Von der Akromegalie, die ja auch erhebliche Störungen im Längen- und Dickenwachsthum der Knochen zeigt, unterscheidet sich die Paget'sche Krankheit dadurch, dass bei ihr die Hände und Füsse fast stets vom Krankheitsprocess verschont bleiben. Wenn die Krankheit noch auf die Tibia beschränkt ist, so wird man an Osteomyelitis, chronische gummöse Ostitis, abnorm geheilte Fracturen und Geschwulstbildungen zu denken haben; die Unterscheidung wird aber meist leicht sein. Ebenso die Differentialdiagnose von der deformirenden Arthritis und der Osteomalacie, welch letztere ja meist durch ihren Beginn im Becken charakterisirt ist. Die schweren Schädelveränderungen haben eine gewisse Aehnlichkeit mit dem als Leontiasis ossea beschriebenen Krankheitsbilde; bei der Paget'schen Krankheit bleibt aber im Unterschied zu derselben die Schädelbasis fast immer frei.

Die Prognose ist quoad vitam eine relativ günstige, insofern, als die Krankheit sich über Jahrzehnte hin erstrecken kann, quoad restitutionem aber ist sie eine absolut ungünstige. Der Tod erfolgt, wie erwähnt, meist durch intercurrente Krankheiten, von denen die der Respirationsorgane, chronische Herz- und Nierenerkrankungen, sowie Geschwulstbildungen in erster Linie in Betracht kommen.

Die Machtlosigkeit unserer Therapie haben wir schon dadurch gekennzeichnet, dass wir die Prognose quoad restitutionem eine absolut ungünstige nannten. Wir kennen bisher in der That kein Mittel, welches den Verlauf der Krankheit auch nur im mindesten aufhielte. Jodkali, Quecksilber, Arsen u. dergl. haben sich als absolut nutzlos erwiesen.

Eine, wenn auch noch skeptische, Hoffnung könnte man setzen in den Vorschlag Lannelongue's; bei seiner Auffassung der Paget'schen Krankheit als einer späten Manifestation der hereditären Syphilis will er, dass sämmtliche hereditären Syphilitiker von Jugend auf und durch das erwachsene Alter fortdauernd periodisch antiluetischen Kuren unterzogen werden.

Einstweilen fehlen in dieser Hinsicht ja noch alle Erfahrungen, und wir sind daher auf symptomatische Behandlung unserer Patienten angewiesen. So kann man die Schmerzen durch Chinin, Bromkali, Natr. salicylic., Antipyrin, Morphium u. dergl. zu bekämpfen suchen.

Bei stärker ausgebildeten Deformitäten könnte man daran denken, den Patienten durch Stützapparate Erleichterung zu verschaffen, was sich aber wegen der Muskelatrophien und wegen des an sich schon erhöhten Gewichtes der Glieder verbietet.

Ein hohes Interesse in Bezug auf die Therapie bietet der von Schmieden aus der Schede'schen Klinik veröffentlichte Fall; derselbe zeigt nämlich, dass die Befürchtung, der so hochgradig veränderte Knochen möchte nach operativer Durchtrennung keine Tendenz zur Consolidation zeigen, nicht immer gerechtfertigt ist. Schede führte, um die Verkrümmung der Tibia zu beseitigen und um letztere zu verkürzen, die Keilosteotomie aus. Diese heilte ohne jede Störung prompt, so dass Patientin mit Schienenhülse entlassen werden konnte und nun wesentlich besser ging. Eine zunehmende Arthritis deformans des Kniegelenkes veranlasste dann die Resection des letzteren, an welche sich jedoch eine endlose Eiterung anschloss, die Knochenenden zeigten jetzt gar keine Tendenz zur Heilung, die Verkrümmung der Tibia nahm wieder zu, weswegen, $^3/_4$ Jahre nach der ersten Operation, die Amputation vorgenommen wurde.

Jedenfalls ermuthigt dieser Fall nicht gerade zu weiterer Verfolgung operativer therapeutischer Massnahmen. —

Gehen wir jetzt zu unseren eigenen Beobachtungen über:

Fall 1. Louise P., 57 Jahre alt. Aufgenommen December 1903.

Anamnese: Hereditär will Patientin in keiner Weise belastet sein. Als Kind ist sie angeblich stets gesund gewesen. Von ihrem Manne, der an einer Magenkrankheit gestorben sein soll, ist sie luetisch inficirt worden. Sie hat ein Kind geboren, welches schwachsinnig ist.

Im Jahre 1871 hat die Patientin einen schweren Gelenkrheumatismus durchgemacht mit consecutiven Herzstörungen.

Vor etwa 22 Jahren bemerkte sie ohne nachweisbare Ursachen eine geringe Anschwellung an der Streckseite des linken Unterschenkels im unteren Drittel mit zeitweilig auftretenden bohrenden Schmerzen ohne jede Functionsstörung. Im Laufe der Jahre verschlechterte sich der Zustand, es trat zuweilen ein Gefühl von Mattigkeit und Steifheit im rechten Beine ein. Zeitweilig besserte sich das Befinden etwas, dann aber trat vor nunmehr etwa 10 Jahren eine deutliche Verschlimmerung des Leidens ein. Patientin bemerkte eine leichte Verkrümmung des linken Oberschenkels, vor 8 Jahren auch des rechten Oberschenkels. Seit den letzten 2 Jahren soll der Zustand immer schlimmer geworden sein, angeblich im Anschluss an einen Fehltritt beim Aussteigen aus einem Wagen; damals traten heftige Schmerzen ein, Patientin war 4—5 Wochen bettlägerig und wurde mit Massage und Knieumschlägen behandelt.

Patientin will seit etwa 12 Jahren um 15—20 cm kleiner geworden sein. Jetzt klagt sie über zeitweilige stärkere Schmerzen knapp unterhalb der Kniegelenke, besonders über unangenehme

Empfindungen beim Strecken der Kniegelenke, über grosse Kraftlosigkeit, zeitweiliges Kältegefühl und reissende Schmerzen in beiden Beinen, über zeitweise auftretende schmerzhafte Beugekrämpfe in den beiden vierten Zehen, die 3—5 Minuten andauern.

Weiter gibt Patientin an, dass sie, schon seit etwa 4 Jahren, unangenehme Empfindungen im rechten Arme verspüre, besonders bei Bewegungen; gleichzeitig besteht eine geringe Steifigkeit und Kraftlosigkeit in diesem Arme. Seit etwa 2 Monaten bemerkte Patientin auch eine leichte Verkrümmung des rechten Vorderarms.

Ausserdem bestehen seit Jahren heftige Kreuzschmerzen, vielfache Magenbeschwerden, Kopfschmerzen, leichte Erregbarkeit, Herzklopfen, besonders nach Anstrengungen und Gemüthsbewegungen. Seit 2 Monaten soll häufiger, früher nur 1—2mal im Jahre, während des Essens oder beim Gähnen eine leichte schmerzhafte Anschwellung in der Gegend des linken Kiefergelenkes mit leichter Functionsbeschränkung eingetreten sein, die jedoch stets nach 6—7 Minuten spontan verschwunden sein soll.

Status praesens: Kleine, zusammengeschrumpft aussehende, mässig kräftige, ziemlich gut genährte, etwas unruhige Dame. Die ganze Gestalt macht den Eindruck, als ob die Beine etwas zu kurz wären. Die genauere Untersuchung wird durch die übertriebene Schamhaftigkeit sehr erschwert.

Am Nacken, besonders auf der rechten Seite, sind einige harte, schmerzlose Drüsengruppen fühlbar. Die Herzdämpfung ist etwas nach links verbreitert. An der Herzspitze besteht an der Stelle des ersten Tones ein deutliches blasendes Geräusch; der zweite Ton ist dumpf. Der Puls ist unregelmässig, ungleichmässig, ziemlich kräftig, seine Frequenz 72 pro Minute.

Der rechte Unterschenkel zeigt an der Tuberositas tibiae eine winklige Abknickung, hierauf eine deutliche Verkrümmung der beiden oberen Drittel mit der Convexität nach vorne und aussen. Bei Betastung der Tibia fühlt man einige höckerige Vorsprünge. Der rechte Oberschenkel ist ebenfalls nach vorne und aussen verkrümmt.

Das linke Bein bietet dieselben Verhältnisse dar, wie das rechte, mit dem Unterschiede, dass der linke Oberschenkel stärker, der linke Unterschenkel schwächer convex ist, als auf der rechten Seite (siehe Fig. 1). Die Beweglichkeit beider Fuss- und Kniegelenke ist normal; alle Bewegungen sind schmerzfrei, nur ruft die Streckung in den Kniegelenken leichte unangenehme Empfindungen hervor.

In beiden Kniegelenken fühlt man bei Bewegungen feine, weiche,
ausgedehnte Crepitationen.

Beide Hüftgelenke stehen in Flexionsstellung; die Flexion
ist ad maximum möglich, die Extension dagegen wesentlich eingeschränkt; die Abduction ist eingeschränkt, etwa bis 25° möglich.
Adduction und Rotation sind unbehindert. Es bestehen keine Umfangs-
und Längendifferenzen an beiden Beinen.

Die Reflexe sind beiderseits sehr lebhaft. Sensibilitätsstörungen
an den Beinen bestehen nicht.

Fig. 1.

Fig. 2.

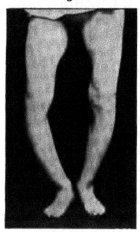
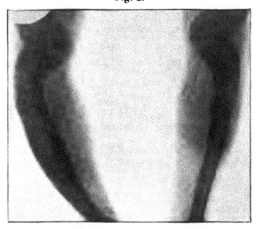

Patientin kann ohne Stock nicht gehen; mit Stock geht sie,
leicht nach vorne geneigt, ohne Anstrengung, etwas breitbeinig. Die
Schuhe müssen gut erhöhte Absätze haben, da Patientin angeblich
nicht mit dem ganzen Fusse auftreten kann.

Am rechten Vorderarm ist eine eben angedeutete Verkrümmung mit der Convexität nach der Streckseite bemerkbar.

Weitere Skeletveränderungen, besonders des Schädels, sind
nicht nachweisbar.

Das Röntgenbild (Fig. 2) zeigt sehr schön die überaus hochgradigen Veränderungen der Unterschenkelknochen. Besonders die
rechte Tibia zeigt eine sehr starke Abknickung im oberen Drittel,
weiter eine enorme Dickenzunahme. Zugleich sehen wir aus
der streifigen Transparenz des Knochens, dass der Gehalt desselben an Kalk stellenweise ein geringer ist. Auf der Convexität

des Knochens sieht man einen breitbasigen höckerigen Vorsprung. Links ist die Verkrümmung weniger ausgeprägt, zeigt jedoch grössere Unregelmässigkeit, wie rechts. Auch die Verdickung der Tibia ist links eine viel geringere, wie rechts. Die Fibulae, deren Contouren man hinter den Tibiae eben erkennen kann, scheinen nicht erheblich verändert. Fig. 3 zeigt die Verkrümmung und Verdickung des rechten Femur.

Fig. 8.

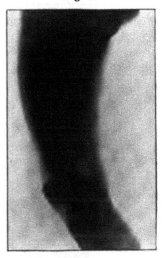

Fall 2. Paul C., Kaufmann, ledig. 80 Jahre alt.

Anamnese: Patient will früher stets gesund gewesen sein. Speciell luetische Infection, sowohl hereditäre wie acquirirte, wird von seinem behandelnden Arzt, Herrn Geh. Sanitätsrath Dr. Thamm, für ausgeschlossen erklärt.

Vor etwa 20—22 Jahren bemerkte Patient Veränderungen an seinem linken Beine, indem sich dasselbe verkrümmte.

Schmerzen bestanden nicht. Die Function war wenig behindert; Patient konnte damals noch grosse Fusstouren machen. Er consultirte Beely, welcher zu einem Schienenhülsenapparat rieth, der jedoch abgelehnt wurde.

Vor 10 Jahren sollen allgemeine Oedeme aufgetreten sein, die auf Digitalis allmählich zurückgingen.

Seit dem letzten Jahre soll sich das Kniegelenk sehr verschlimmert haben, so dass Patient jetzt keine Treppe mehr steigen kann. Zugleich entwickelte sich ein Ulcus cruris. Seit 1 Jahre ungefähr soll sich auch die Wirbelsäule stärker verkrümmt haben; jedoch will Patient stets eine „schlechte Haltung" gehabt haben. Patient kann nicht genau angeben, ob sein Schädelumfang sich in den letzten Jahren vergrössert habe; er meint, er habe schon stets eine etwas asymmetrische Kopfform gehabt.

Schmerzen oder andere Beschwerden ausser dem Beinleiden, welches ihn am Gehen hindert, leugnet der Patient; Appetit, Verdauung seien gut.

Status praesens: Greis von gesunder Gesichtsfarbe. Starke
Schwerhörigkeit. Der Gang ist hinkend und schwerfällig, woran
jedoch nur das linke Bein schuld ist. Körperhaltung gebückt.

Patient zeigt Loquacitas senilis und eine gewisse Schwerfälligkeit beim Sprechen, jedoch scheint die Intelligenz intact.

Innere Organe: Lungen normal, nur hinten neben der Wirbelsäule zuweilen einzelne gröbere, klingende Rasselgeräusche. Herz:
Dämpfung vierte Rippe; linker Sternalrand; zwei Finger links von
linker Mammillarlinie. Erster Ton ist in ein sonores, blasendes,
weithin hörbares Geräusch verwandelt; zweiter Ton leise, kaum hörbar. Puls ziemlich regelmässig, 64 pro Minute. Abdominalorgane
ohne Besonderheiten.

Knochensystem:

Linkes Bein: Unterschenkel stark verdickt und verbogen,
und zwar so, dass die Convexität nach vorne und aussen schaut. Die

Fig. 4.

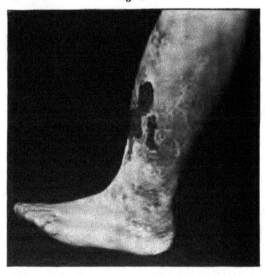

Tibia ist stark verdickt und verbreitert, ihre Crista abgerundet, ihre
Oberfläche stellenweise leicht höckerig, ihre Tuberositas etwas vergrössert. Die Fibula ist nicht durchzufühlen. Grösster Umfang der
Wade beträgt 45 cm. Die Haut des Unterschenkels ist prall elastisch,
braun bis dunkelblauroth pigmentirt und zeigt auf der vorderen und

äusseren Fläche grosse, unregelmässige, mit viel Secret bedeckte Geschwüre mit steilen Rändern (cf. Fig. 4).

Bei Bewegungen im Knie, welche frei sind, fühlt die aufgelegte Hand reibende und knackende Geräusche.

Die Patella ist nicht vergrössert, jedoch mit zahlreichen Höckern von Linsen- bis Erbsengrösse versehen.

Das Femur zeigt keine deutlichen Veränderungen.

Rechtes Bein: Die Tibia ist ebenfalls, jedoch in sehr geringem Grade, verdickt, aber nicht verbogen. Die Haut des Unterschenkels zeigt im unteren Drittel geringes, trockenes Ekzem. Grösster Umfang der Wade $35\frac{1}{2}$ cm. Die rechte Patella ist genau so, wie die linke, mit reichlichen Höckern besetzt, in toto jedoch nicht vergrössert.

Das rechte Femur zeigt, wie das linke, keine gröberen Veränderungen.

Becken frei von Veränderungen.

Claviculae leicht verdickt.

Wirbelsäule: Rechtsconvexe Kyphoskoliose der oberen Brust- und unteren Halswirbelsäule. Lendenlordose fast ganz verschwunden. Proc. spinosi scheinen leicht verdickt. Bewegungen im Hals- und Brusttheile fast ganz aufgehoben.

Scapulae unverändert.

Schädel: Hirnschädel scheint vergrössert im Verhältniss zum Gesichtsschädel. Seine Oberfläche ist ziemlich glatt. Form etwas asymmetrisch.

Der Kopf wird infolge der Kyphoskoliose schief gehalten, und zwar ist das Kinn nach rechts geneigt.

Schädelumfang (Stirn — Hinterhaupt) 63 cm.

Das rechte Jochbein scheint etwas vergrössert.

Thorax: Rippen ohne deutliche Veränderungen. Die Form des Brustkorbes erscheint etwas seitlich zusammengedrückt.

Bei tiefer Athmung wird der Brustkorb zwar in toto etwas gehoben, jedoch ist der Athemtypus fast ein ausschliesslich diaphragmaler.

Das Röntgenbild des linken Unterschenkels (Fig. 5) zeigt dieselbe winklige Abknickung der Tibia im oberen Theile, wie wir sie beim ersten Fall gesehen haben. Auch die enorme Verbreiterung der Tibia, sowie die eigenartige Knochenstructur mit ihrer streifen- und fleckförmigen Transparenz ist sehr deutlich.

Fig. 5.

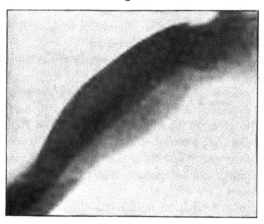

Fall 3. Mrs. V.

Wir besitzen von diesem Falle leider nur die Photographie und
Röntgenbilder der Unterschenkeldeformitäten, welche jedoch für die
Erkrankung höchst charakteristisch sind.

Fig. 6.

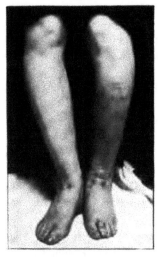

Fig. 6 zeigt uns die mit der
Convexität nach aussen und vorne gerichteten Verkrümmungen der Unterschenkel.

Am Röntgenbild des rechten
Unterschenkels (Fig. 7) sehen wir sowohl die Tibia, wie die Fibula ergriffen.

Die Tibia ist im ganzen, besonders aber im oberen und mittleren
Theile verbogen. Der Knochen ist
enorm verdickt, seine Structur zeigt im
Bereiche der ganzen Diaphyse in der
theilweise bogenförmigen Anordnung
der sich kreuzenden Knochenbälkchen
die Anpassung an die veränderten
statischen Verhältnisse. Gleichzeitig
weisen die zwischen den dunkleren Bälkchen befindlichen hellen
Partien auf den reichlichen Gehalt des hypertrophischen Knochens
an osteoidem Gewebe hin.

Fig. 7.

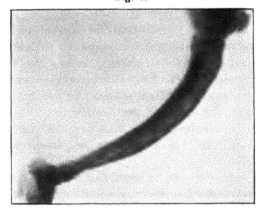

Fig. 8.

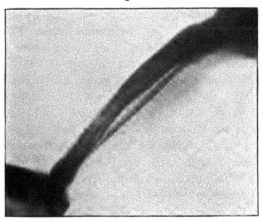

An dem linken Unterschenkel (Fig. 8) sehen wir den Process noch nicht so weit vorgeschritten. Die Fibula ist intact, die Verkrümmung und Verdickung der Tibia noch gering. In Bezug auf die Structur gilt auch hier das oben Gesagte.

———

Unsere Fälle fügen sich so gut in den Rahmen der anfangs gegebenen Darstellung ein, dass wir aus den Krankengeschichten nur

wenig hervorzuheben haben; bei Fall 1 ist von besonderem Interesse,
dass hier eine luetische Infection zugegeben wird. Ob letztere in
ätiologischer Beziehung irgend einen Einfluss auf die deformierende
Knochenerkrankung gehabt hat, das wagen wir natürlich nicht zu behaupten. Jedenfalls ist wohl als sicher anzusehen, dass, falls man einen
Einfluss der Syphilis auf die Paget'sche Krankheit annimmt, es sich
nicht allein um eine späte Manifestation der hereditären Lues, wie
Lannelongue dies annimmt, zu handeln braucht, sondern dass
dann auch die erworbene Syphilis diese Krankheit hervorrufen kann.
Unser Fall 1 und die von Ménétrier und Gauckler berichteten
sprechen hierfür.

Weiter wollen wir an unserem Fall 1 noch hervorheben, dass
hier der Process unter Uebergehung des Rumpf- und Schädelskelets
sich in den Knochen des rechten Vorderarms localisirt hat.

Im Gegensatz zu diesem Falle, der ja einen Ueberfluss von
nervösen Symptomen darbietet, steht unser Fall 2; eigenartig ist
hier die absolute Schmerzlosigkeit, mit der das Leiden aufgetreten
und bisher verlaufen ist. Das ist gewiss selten. Wir erwähnten
allerdings anfangs bereits, dass Joncheray einen schmerzlosen
Typus der Krankheit von dem schmerzhaften unterscheidet; ersterer
soll aber im Gegensatze zu letzterem zuerst die oberen Extremitäten
befallen.

Weiter ist an dem 2. Falle interessant das Verhalten der Patellae: während wir sonst in der Literatur finden, dass die Patellae
in toto hypertrophiren, finden wir hier die eigenartigen circumscripten
Exostosen, ohne Vergrösserung der Patellae.

Auf das Vitium cordis und die den Krankheitsprocess begleitende
Arthritis deformans in unseren beiden ersten Fällen einzugehen, erübrigt sich; im ersten Falle ist das Vitium wohl auf den früher
durchgemachten Gelenkrheumatismus zurückzuführen.

Weiter wollen wir noch einmal auf die Mannigfaltigkeit des
Symptomenkomplexes der Paget'schen Krankheit hinweisen, die im
ersten Falle — bei ungefähr gleicher Dauer des Krankheitsprocesses
— vorwiegend die Extremitäten, im letzteren neben diesen vor allem
den Rumpf und Schädel befallen hat. Beziehentlich der Aetiologie
gibt uns der 2. Fall keinerlei Anhaltspunkte.

Zum Schlusse ist es mir eine angenehme Pflicht, meinem hochverehrten Chef, Herrn Geheimrath Hoffa, für die Ueberlassung des Materials meinen Dank auszusprechen.

Literatur.

Eine ausführliche Literaturangabe findet sich in

Schuchardt, Die Krankheiten der Knochen und Gelenke. Deutsche Chirurgie 1899, Liefrg. 28, S. L—LI.

Derselben wäre hinzuzufügen:

Messerschmidt, Ueber Ostitis deformans beider Schienbeine und des linken Wadenbeines. Inaug.-Diss. Jena 1902.

Lannelongue, Syphilis osseuse héréditaire tardive, type Paget. Types infantile et adolescent, types de l'adulte et du vieillard. Annales de Chirurgie et d'Orthopédie, April 1903, Nr. 4.

Fournier, A propos de la maladie de Paget considérée comme manifestation de syphilis héréditaire tardive. Annal. de Chirurg. et d'Orthop. April und Mai 1903, Nr. 4 und 5.

Ménétrier et Gauckler, Deux cas de maladie osseuse de Paget avec examen anatomique. Revue française de Médecine et de Chirurgie, August 1903, Nr. 40.

Schmieden, Beitrag zur Kenntniss der Osteomalacia chronica deformans hypertrophica (Paget). Deutsche Zeitschr. f. Chir., Sept. 1903, Bd. 70 Heft 1—2.

Biggs, A Case of Paget's Disease. Medical Record, 23. Jan. 1904.

VII.

Zur Therapie der Skoliosen.

Von

Dr. **Karl Gerson**-Berlin.

Mit 1 in den Text gedruckten Abbildung.

Bei hochgradigeren Skoliosen findet man stets zwei Rippenbuckel, einen vorderen und einen hinteren, deren Grösse naturgemäss dem Grade der Skoliose entspricht. Die engen Beziehungen der beiden Rippenbuckel zu einander erkennt man leicht daran, dass ein Druck auf den hinteren den vorderen mehr ausprägt, ein Druck auf den vorderen Rippenbuckel den hinteren mehr hervorwölbt. Letzteres freilich in geringerem Grade, weil der auf den vorderen Rippenbuckel ausgeübte Druck durch die grosse Elasticität der Rippenbogen abgeschwächt wird und so den hinteren, starreren, mit der Wirbelsäule verbundenen nicht in gleichem Maasse zu bewegen vermag, wie dieser jenen. (Man ersieht zugleich aus diesem Verhalten der beiden Rippenbuckel zu einander, dass der hintere zuerst entsteht und seine weitere Ausbildung bis zu einem gewissen Grade erst die Entstehung des vorderen zur Folge hat.) Immerhin ist selbst bei älteren Individuen ein deutlicher Einfluss des gedrückten vorderen Rippenbuckels auf den hinteren bemerkbar.

Der Patient selbst vermag mit Leichtigkeit bei seinen täglichen Redressionsübungen z. B. durch Druck auf seinen rechten hinteren Rippenbuckel den linken vorderen hervorzuwölben. Kann man angesichts dieser Thatsache von einer eigentlichen Redression des hinteren Rippenbuckels sprechen, wenn man unter letzterer das Zurückdrängen eines abnorm liegenden Körpertheiles in seine normale Lage versteht, ohne dass dadurch andere Körpertheile aus ihrer Lage herausgedrängt werden? Bei Druck auf den hinteren Rippenbuckel wird aber der vordere mehr hervorgewölbt; es findet also keine wirkliche Redression, sondern nur eine Verlagerung der Rippenbuckel und des sie verbindenden diagonalen Durchmessers nach vorn statt. Erst wenn man mit dem Druck auf den hinteren Rippenbuckel einen solchen auf den vorderen verbindet, findet eine wirkliche Redression (mehr oder weniger) nicht nur der Wirbelsäule, sondern des ganzen Brustkorbes statt, indem der grössere diagonale Durchmesser um dasselbe Maass sich verkleinert, als der vorher kleinere sich vergrössert. Man kann diesen Vorgang während der Redression deutlich beobachten: Die dem Rippenbuckel benachbarte eingefallene Rückenseite flacht sich mehr oder weniger ab, während zugleich die correspondirende Brustseite stärker hervortritt.

Es erhellt hieraus meines Erachtens der geringe Werth der selbstthätigen, nur den hinteren Rippenbuckel berücksichtigenden Redressionsversuche und die hohe Wichtigkeit der Einbeziehung des vorderen Rippenbuckels in die Behandlung. Besonders bei der Anwendung der mannigfachen Redressionsapparate ist stets auch eine Redression des vorderen Rippenbuckels nothwendig, um so mehr, als die Patienten in diesen Apparaten ja längere Zeit verharren und durch längeren einseitigen Druck auf den hinteren Rippenbuckel der vordere immer stärker ausgebildet wird. Man kann diesen Vorgang z. B. bei Anwendung des Barwell-Hoffa'schen Sitzrahmens beobachten. Je mehr der hier durch Flaschenzug bewirkte kräftige Druck den hinteren Rippenbuckel zum Verschwinden bringt, um so stärker fühlt man den vorderen Rippenbuckel heraustreten. Es findet also auch in diesem Apparate keine wirkliche Redression, sondern nur eine Verlagerung des hinteren Rippenbuckels auf Kosten des vorderen statt. Hoffa sagt auch selbst in seinem Lehrbuch[1]) bei Besprechung seines Apparates, derselbe „bietet den Vortheil, dass man durch Auflegen einer entsprechenden Pelotte auf den vorderen Rippenbuckel gleichzeitig auch diesen günstig zu beeinflussen vermag". Ich habe nun versucht, eine Vorderpelotte, die nach dem Gesagten durchaus nothwendig erscheint, damit der Apparat wirklich redressirend wirke, auf möglichst einfache Weise dem Hoffa'schen Sitzrahmen einzufügen. Ich baute in den verticalen Sitzrahmen A einen horizontalen Rahmen R ein, dessen eine Seite zum Eintritt des Patienten in den Rahmen seitlich geöffnet werden kann. Diese Seite wird, nachdem der Patient auf dem dreh- und schiebbaren Sitz S Platz genommen, wieder geschlossen. Die Kopfextension wird ein-

---

[1]) Lehrbuch der orthopädischen Chirurgie S. 441.

fach durch die Kurbeldrehung K bewerkstelligt (s. Figur). Nun wird
der Rahmen R so eingestellt, dass die an ihm befestigte hintere
Pelotte H in der Höhe des hinteren Rippenbuckels steht. Weiterhin
wird die Pelotte durch seitliche Verschiebung dem Rippenbuckel

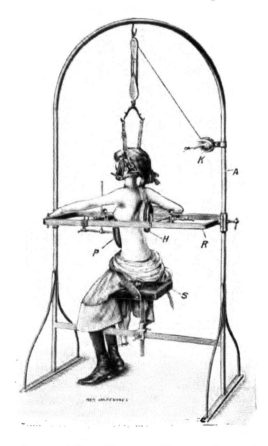

genau gegenüber gestellt. Ebenso stellt man die vordere Pelotte P
auf den vorderen Rippenbuckel ein, der durchweg etwas tiefer sitzt,
als der hintere. Infolge dessen ist die vordere Pelotte P nicht nur
horizontal, sondern auch vertical nach unten verschiebbar. (Statt
den Rahmen R zu verstellen, kann man auch den Sitz S hoch oder
niedrig drehen.) Man schraubt nun die beiden Pelotten auf die
Rippenbuckel auf, so fest, als es der Patient vertragen kann. Darauf
fordert man den Patienten auf — einen rechten hinteren und vor-

deren linken Rippenbuckel vorausgesetzt —, seinen Oberkörper gegen
die beiden Pelotten anzupressen, zu welchem Zwecke er mit dem
rechten ad maximum gebeugten Arm den hinteren Rippenbuckel
gegen die Pelotte *H* presst, während der linke ausgestreckte Arm
nach vorn zieht und so den vorderen Rippenbuckel gegen die Pelotte *P* drückt. Die Hände finden dabei an dem Rahmen *R*, wie
aus der Figur ersichtlich, genügenden Halt. Der Oberkörper erhält
so die Tendenz einer Drehung nach rechts. Bei linkem hinteren
und rechtem vorderen Rippenbuckel würden natürlich Pelottenstellung
und Armhaltung umgekehrt sein. Diese selbstthätige Redression des Patienten, der seinen Oberkörper den Pelotten entgegen-
drücken muss, ist besonders wichtig und sogar entscheidend für
die Wirkung des Apparates.

Man erkennt leicht eine Verkleinerung des die Rippenbuckel
verbindenden diagonalen Durchmessers und dementsprechend eine
Vergrösserung des entgegengesetzten Durchmessers, die schon aus
der mehr oder minder starken Abflachung der vorher vertieften
Rückenseite ersichtlich ist. Noch vollkommener wird diese Neigung
zur Symmetrie des Brustkorbes, wenn man einen zweiten selbstthätigen Factor zu Hilfe nimmt: tiefes Athmen. Dasselbe kann aber
nur durch allmähliche Uebung bis zu einem höheren Grade geführt
werden, wodurch zugleich eine erhebliche Stärkung der Lungen
resultirt. So nützlich tiefes Athmen aber in frischer, reiner Luft
ist, so schädlich kann es in verdorbener werden, indem die Keime
durch tiefe Inspirationen viel energischer in die Lungen dringen, als
bei gewöhnlichem Athmen. Es muss daher gefordert werden, dass
der Gebrauch des beschriebenen Sitzrahmens, wie alle übrigen orthopädischen Apparate, die zu ihrer Wirkung tiefes Athmen verlangen,
in reiner Luft, wenn möglich, im Freien stattfinde. Diese Forderung
habe ich schon an anderer Stelle betont[1]). — Bei rundem Rücken
wird die hintere Pelotte mit ihrem grösseren Durchmesser horizontal
auf die Höhe der Rückenwölbung gestellt, die vordere Pelotte auf
das Sternum. Bei diesem Leiden ist natürlich die selbstthätige Redression durch die beschriebene Armhaltung nicht am Platze. Wir
erwähnten vorhin, dass der vordere Rippenbuckel tiefer sitzt, als der
hintere. Dies liegt m. E. daran, dass die Rippenbogen nach

---

[1]) K. Gerson, Zur Redression von Rückgratverkrümmungen. Zeitschr.
f. orth. Chir. Bd. 12.

vorn tief geneigt verlaufen, und die Articulationen der Rippen
mit der Wirbelsäule auch viel höher liegen, als diejenigen mit dem
Sternum. Befindet sich z. B. der hintere Rippenbuckel in der
Gegend der 5.—8. Rippe, also etwa in der Mitte der Brustwirbelsäule,
so ist der vordere Rippenbuckel schon beträchtlich unter dem Processus xiphoides bemerkbar. Eine zweite Ursache, warum der vordere Rippenbuckel tiefer sitzt, als der hintere, ist wohl darin zu
suchen, dass die Elasticität des Brustkorbes nach unten hin
zunimmt, theils wegen des grösseren Umfanges der Rippenbogen,
theils weil die Rippenknorpel, die Verbindungsstücke der knöchernen
Rippen und des Brustbeins, nach unten immer länger werden. Es
muss also ein vom hinteren Rippenbuckel nach vorn sich fortpflan-
zender Druck die elastischere untere Rippenpartie, vornehmlich den
unteren Rippenbogen am meisten vorwölben, und zwar um so stärker,
je tiefer der hintere Rippenbuckel sitzt. Bei rundem Rücken findet
sich statt des vorderen Rippenbuckels ein Sternalbuckel.

Die vorstehend beschriebene Modification[1]) des Barwell-Hoffa-
schen Sitzrahmens, die zur vollsten Zufriedenheit meines verehrten
Chefs, des Herrn Geheimraths Hoffa, seit 1 Jahre in seinen Turnsälen functionirt, ist auch für die Patienten nach deren übereinstim-
menden Aussage durchaus nicht unbequem.

Die gleichen Erwägungen, wie bei dem Sitzrahmen, haben mich
veranlasst, auch für den Beely'schen „Apparat zur gewaltsamen
Geradrichtung skoliotischer Wirbelsäulen“ eine Vorrichtung zur Redression des vorderen Rippenbuckels anzugeben. Denn auch bei diesem
Apparate ist die so nothwendige Behandlung des vorderen Buckels
ganz ausser Acht gelassen. Eine genaue Beschreibung dieser Vorrichtung wird bald folgen.

---

[1]) Hergestellt vom Medicinischen Waarenhause, Berlin N.W.

VIII.

Ueber den Pes valgus.

(Nach einem Vortrag, gehalten am 16. Juni 1904 in der Medicinischen
Gesellschaft zu Basel.)

Von

Dr. C. Hübscher,
Docent an der Universität.

Mit 5 in den Text gedruckten Abbildungen.

Die wichtigsten orthopädischen Erkrankungsformen zeigen eine
gemeinsame Erscheinung, nämlich die, dass das statische Verhältniss
einzelner Körpertheile zu einander gestört ist. Punkte am Körper,
die von Rechtswegen in eine senkrechte Belastungslinie über oder
unter einander gehören, sind verschoben, theils in sagittaler, theils
in frontaler Richtung.

Bei manchen Deformitäten ist gerade diese Abweichung das
wesentliche und das auffälligste Symptom. So finden wir z. B. bei
ausgebildetem Schiefhals den Kopf beinahe vollständig über der gesunden Thoraxhälfte: eine von der Glabella nach abwärts gefällte
Senkrechte trifft nicht den Nabel, sondern die Mammilla. Bei beginnenden, wie bei schweren Skoliosen ist die Rumpfverschiebung
oft die auffallendste Erscheinung. Das Genu valgum und das Genu
varum zeichnen sich dadurch aus, dass die Kniegelenksmitte entweder nach innen oder nach aussen von der senkrechten Belastungslinie steht.

Ganz im Vordergrund steht diese Abweichung von normalerweise unter einander angeordneten Punkten beim Pes valgus, dem
X- oder Knickfuss (Hoffa).

Der Knickfuss ist nach meinen Erfahrungen eine überaus
häufige Deformität, die oft zu wenig beachtet wird und zu diagnostischen Irrthümern Veranlassung geben kann. Da er zudem das
Jugendstadium des so wichtigen Plattfusses darstellt, so schien es

mir erlaubt, Ihnen meine Erfahrungen und Ansichten über dieses Leiden vorzulegen.

Das Wesen des Knickfusses besteht, wie sein Name besagt, darin, dass der Fuss in der Höhe der Knöchel nach aussen abgeknickt erscheint. Die Fersenmitte steht ausserhalb der senkrechten Belastungslinie, der innere Knöchel ragt auf Unkosten des äusseren vor. Daneben besteht eine Abduction des Vorderfusses und meist eine Aussenrotation des ganzen Beines. Das wichtigste aber an dem ganzen Symptomencomplex ist der Umstand, dass diese Abweichungen nur am belasteten Fuss zu Tage treten. Da nebenbei auch das Fussgewölbe beim reinen Valgus keineswegs abgeflacht ist, so ergibt sich daraus leicht, dass diese Deformität übersehen werden kann. Auf die Mittel, sie zu enthüllen, sowie auf die Beschwerden, welche sie verursacht, werden wir bei der Besprechung der einzelnen Formen dieses Leidens eingehen.

Was das Auftreten des Valgus anbelangt, so kann derselbe in jedem Alter beobachtet werden. Im grossen und ganzen können wir jedoch drei Häufigkeitsperioden unterscheiden.

Eine erste Gesellschaft von Knickfüssen setzt sich aus Vertretern der beiden ersten Lebensjahre zusammen. Es sind die Anfänger in der schweren Kunst des Stehens und des Gehens und sie straucheln bei diesem Fortschritt auf der Bahn zum homo erectus an dem Missverhältniss zwischen Körperlast und Entwickelung ihrer Gehwerkzeuge. Um eine grössere Basis bei den ersten Gehversuchen zu gewinnen, strampeln bekanntlich die jungen Erdenbürger mit gespreizten und nach auswärts gedrehten Beinchen davon. Das ungewohnte Gewicht des oft pastösen und überfütterten Körpers wird dabei auf die Innenseite der Füsse übertragen, die noch wenig entwickelten Hemmungsvorrichtungen, Bänder, Knochen und Muskeln geben dem Belastungsdruck nach und die Füsschen stellen sich in volle Pronation. Werden Kinder mit solchen Füssen etwas später wieder gebracht, so finden wir oft die Füsse nach einwärts gedreht: instinctiv wird die Pronation des Fusses durch eine Innenrotation des ganzen Beines zu compensiren versucht und es wäre weit gefehlt, wenn wir diese secundäre Drehung bekämpfen wollten. In den meisten Fällen heilen solche Füsse bei richtiger Ernährung und richtiger Beschuhung während der sogen. ersten Streckung vollständig aus.

Ein zweites Hauptcontingent von Knickfüssen liefern die Jahre zwischen dem ersten Zahnwechsel und der Pubertät, also das 7. bis 14. Es sind meistens dünnbeinige Knaben und Mädchen, aufgeschossene, schwächliche Wesen mit schlaffer Haltung, auffällig geradem oder schon rundem oder hohlrundem Rücken; ferner häufig solche, bei welchen sich schon habituelle Skoliosen entwickelt haben. Daneben überfettete Mädchen mit angeborener, pathologischer Adipositas. Meist ist es die Schusterrechnung, welche die Eltern zum Arzte treibt: die Kinder scheuern ihre Schuhe an den vorstehenden inneren Knöcheln durch und treten die Absätze krumm. Das sind die „schwachen Enkel" Stromeyer's, wobei unter Enkel nicht seine Epigonen, sondern die Fussgelenke zu verstehen sind.

Beschwerden machen diese Füsse meist wenig, ausser etwa rasche Ermüdung bei langen Märschen. Doch habe ich einen 9jährigen, sonst gesunden Jungen getroffen, der Jahre lang periodisch als sogen. Periostitis des inneren Knöchels zu Bette lag und mit Jodanstrichen behandelt wurde, bis das Leiden als Knickfuss erkannt und durch die entsprechende Beschuhung behoben wurde.

Wollen wir die Entstehung dieser Valgusfüsse verstehen, so muss ich Sie an meine perimetrischen Untersuchungen normaler Fussgelenke erinnern, welche ich vor 3 Jahren Ihnen vorlegen durfte. Ich habe Ihnen die am Perimeter gewonnenen Bewegungsfelder der verschiedenen Altersperioden gezeigt und die bekannte, überaus grosse Beweglichkeit des Säuglingsfussgelenkes graphisch dargestellt. Bei normaler Entwickelung engt sich dieses Bewegungsfeld schon sehr bald ein und zwar unter dem Einfluss der statischen Beanspruchung. Die Einengung findet sich besonders auf der Pronationsseite ausgesprochen, wo die Entwickelung des äusseren Knöchels den Bewegungen in dieser Richtung ein festes Widerlager entgegenstellt. Durch Stehenbleiben auf einer infantilen Stufe bleiben manche Füsse abnorm beweglich und werden dann wie die Füsse der eben besprochenen ersten Klasse durch die Körperlast nach aussen gedrängt. Hand in Hand mit dieser Unterentwickelung der Fussgelenke sehen wir an den gleichen Individuen die mangelhafte Ausbildung der Wirbelgelenke mit ihrer für die Haltung und für die Function der Wirbelsäule so nachtheiligen Folgen. Was die Prognose der Pedes valgi dieser zweiten Kategorie betrifft, so heilen viele dieser Füsse ohne jede Behandlung mit Erstarkung der Musculatur und des allgemeinen Kräftezustandes aus: sie „verwachsen" sich, wie der bei anderen Deformitäten zu oft angewandte euphemistische Ausdruck lautet. Andere aber gehen direct in den Plattfuss über oder bilden wenigstens die Brutstätte für dieses Leiden der Adolescenten, sobald der gewählte Beruf höhere Leistungen im Stehen verlangt.

Ausser diesen statischen Knickfüssen beider Altersperioden stossen wir noch auf eine Anzahl von X-Füssen, welche die Folge besonderer krankhafter Zustände sind. Der angeborene Valgus kommt vor bei congenitalem Defect der Fibula, der rhachitische bei Verkrümmung der Unterschenkelepiphyse; bei Kinderlähmung stellt sich der Fuss bei Paralyse der Supinatoren ebenfalls in Valgus-stellung. Das rhachitische Genu varum bedingt ausnahmslos den von Albert beschriebenen Pes valgus compensatorius, eine Form, auf welche wir weiter unten noch eingehen werden.

Die letzte und dritte Hauptgruppe der Knickfüsse gehört dem erwachsenen und meist dem sogen. bestandenen Alter an.

Wenn wir diese Gruppe näher ins Auge fassen und nach der Aetiologie sichten, so ergeben sich drei wohlumschriebene Formen unserer Deformität.

Wir unterscheiden:

1. Den traumatischen Valgus. Wenn auch eine Ablen-kung des Fusses resp. des unteren Endes des Unterschenkels infolge von Verletzung in jedem Lebensalter vorkommen kann, so finden wir naturgemäss die überaus grosse Mehrzahl der traumatischen Knickfüsse in einer Altersperiode, in welcher die meisten Ver-letzungen vorkommen. Bekanntlich entstehen solche Valgi entweder schleichend, erst durch die Belastung, bei Fussverletzungen, die scheinbar leichterer Natur waren. Eine Abrissfractur eines oder beider Knöchel ist unter der Flagge einer Distorsion gesegelt und erst die nachträgliche Durchleuchtung bringt uns, wenn die Sache nicht recht vorwärts gehen will, den wahren Sachverhalt an den Tag. Oft sind aber auch diese Deviationen primär unter dem ersten Ver-band verborgen, wenn eine Dupuytren'sche Fractur, durch starken Bluterguss maskirt, nicht genau reponirt wurde. Beim ersten Verband-wechsel erscheint dann die äusserst unangenehme Entdeckung des nach aussen abgewichenen Fusses, unangenehm für den Patienten wie für den Arzt, der sich oft nicht frei von Schuld und Fehle fühlt und dem jedenfalls die Unfallsfolgen aufs Kerbholz geschnitten werden. Wir wissen, wie wir uns und unsere Patienten vor der Bildung dieser Deformität zu schützen haben: genaue Reposition, wenn immer möglich in Narkose, häufiger Verbandwechsel mit jeweiliger Massage,

Tragen eines geeigneten Supinationsstiefels nach der Bruchheilung.
Ist das Unglück einmal da — und von einem solchen dürfen wir
bei den erheblichen Beschwerden, welche ein traumatischer Valgus
macht, wohl reden —, so hilft nur eine lineäre oder keilförmige Osteotomie so nahe als möglich am Deformitätswinkel. Wird ein operativer Eingriff ausgeschlagen, so vertrösten wir den Patienten mit
einem Schienenstiefel, den er zeitlebens zu tragen hat. In günstigen
Fällen kann es allerdings vorkommen, dass wir nach längerem
Tragen des Apparates mit einem einfachen Einlageschuh auskommen.

2. Der Pes valgus nach Venenerkrankungen. Längst
schon wurde auf das Zusammentreffen von Varicen mit Plattfuss
aufmerksam gemacht und ein ätiologischer Zusammenhang zwischen
beiden Leiden angenommen. Für das Entstehen eines X-Fusses und
eines später aus ihm hervorgehenden Planus ist nach meinen Erfahrungen diese Annahme durchaus gerechtfertigt. Es kommen
hierbei weniger die oberflächlichen Varicen in Betracht, welche sich
bei aufgeschossenen jugendlichen Individuen infolge von Steharbeit
und meist auf hereditärer Basis entwickeln; hier bilden die angedeuteten Schädlichkeiten die gemeinsame Prädisposition für die beiden
Leiden.

Bei den Fällen von tardivem Pes valgus, welche wir im Auge
haben, besteht ein eigentlicher Causalnexus zwischen Fussdeformität
und einer zeitlich vorausgegangenen Venenerkrankung. Diese ursächliche Erkrankung ist zudem immer schwererer Natur, als die
unschuldigen Varicen; sie ist entweder eine recidivirende, chronisch
gewordene Phlebitis oder eine vor Jahren überstandene Thrombose
der Cruralvene.

Der Grund, warum derartige Erkrankungen in so überaus ungünstiger Weise auf die statische Leistungsfähigkeit des Fusses einwirken, ist ein zweifacher: in erster Linie vermeiden Patienten mit
schmerzhaften Affectionen im Gebiet des Unterschenkels ängstlich,
ihre Unterschenkelmuskeln zu contrahiren und den Fuss beim Gehen
abzuwickeln. Um den Gang trotzdem zu ermöglichen, werden die
Beine nach aussen rotirt und die Füsse als Stelzen benutzt. Der
Schritt erfolgt über den inneren Fussrand, statt dass zuletzt die
Zehenspitzen vom Boden abgehoben werden. Kein Wunder, wenn
schon durch diese Fusshaltung der Fuss in Valgusstellung und Pronation gedrängt wird und die Körperlast den inneren Gewölbtheil
bedrückt. In zweiter Linie kommt als schädigendes Agens die

venöse Stauung, die chronische Kohlensäureintoxication der Muskeln und der übrigen Gewebe in Betracht, die sich ja durch die mehr oder weniger hochgradige Cyanose solcher Füsse kundgibt. Dass hierdurch ein eigentlicher Circulus vitiosus entsteht, ist leicht zu ersehen: der Gang über den inneren Fussrand setzt die Muskulatur ausser Thätigkeit, während gerade regelrecht Muskelcontractionen beim Gehen als circulationsbeförderndes Mittel der Stase am besten abhelfen würden; die venöse Ueberfüllung wiederum führt zu Unthätigkeit und Atrophie der Muskeln, wodurch das Abheben des Fusses erschwert wird.

Die vorwiegende Einseitigkeit venöser Erkrankungen der unteren Extremität bringt es mit sich, dass der Pes valgus ex phlebitide in der grossen Mehrzahl der Fälle sich nur auf einen Fuss beschränkt.

Die Beschwerden dieses Fusses entstehen insidiös, in kürzerer oder längerer Zeit nach dem Einsetzen des Grundleidens. In einem Falle sah ich sie erst ca. 18 Jahre nach einer schweren, im 22. Jahre erlittenen Thrombose der Cruralvene auftreten, nachdem der Fuss vollständig leistungsfähig geblieben war. Der Anstoss zur Entwickelung des Valgus gab erst eine wiederholte und längerdauernde Ueberlastung des Fusses und zwar beim Fischen an einer steilen Halde, wobei die l. Planta Stunden lang in extremer Pronationsstellung dem Geländewinkel sich anpassen musste.

Da wohl in allen Fällen von obliterirten oder chronisch entzündeten Venen vorübergehende oder bleibende Schmerzen vorhanden sind, so werden sehr häufig die sich zugesellenden Valgusbeschwerden auf das primäre Leiden bezogen. Dadurch wird die Diagnose dieser Deformität häufig nicht gestellt, wobei noch in Betracht kommt, dass die Beurtheilung solcher Füsse durch das chronische Oedem erschwert ist. Die normalen Knöchelcontouren und die vorspringende Achillessehne werden hierdurch verwischt und die Ablenkung wird vollständig verdeckt. Wir werden weiter unten sehen, wie wir mit einfachen Hilfsmitteln zur richtigen Erkenntniss gelangen können.

In prophylaktischer Hinsicht möchte ich die internen Herren Collegen bitten, doch in jedem Fall von überstandener Phlebitis ganz besonders auf das Tragen von richtigem Schuhwerk zu dringen. Schon die ersten Gehversuche sollen nicht in den beliebten Finken, sondern in entsprechend gebauten und mit einer Einlagsohle versehenen Schuhen unternommen werden.

Die Therapie des entwickelten phlebitischen Valgus mittelst

rationellem Schuhwerk ist eine äusserst dankbare, da nicht nur die Valgusbeschwerden verschwinden, sondern oft noch wenigstens ein Theil der phlebitischen Schmerzen behoben wird. Die Füsse können oder müssen in der neuen Stellung wieder abgehoben werden, die Unterschenkelmuskeln contrahiren sich wieder und pressen bei jeder Zusammenziehung einen Theil des gestauten Blutes nach oben. Unterstützt wird die orthopädische Behandlung in ausgewählten Fällen durch eine vorsichtige Massagekur, welche manchmal durch Beseitigung des comprimirenden Oedems und Wiederherstellung der Elasticität ausgezeichnete Resultate ergibt. Patienten mit totaler Insufficienz der Venenklappen der unteren Extremität können auf diese Weise in einen Zustand wenigstens relativer Insufficienz übergeführt werden, wobei doch während der Nacht das Oedem vollständig schwindet. Doch müssen wir bei dieser Behandlung immer bedenken, dass der Teufel nie schläft, wie sich Lorenz in seiner bilderreichen Sprache bei einem anderen Anlass ausdrückt, wenn auch das Schreckgespenst der Embolie bei längst abgelaufenen Phlebitiden nicht in Frage kommt.

3. Die dritte Form des in späterem Leben auftretenden X-Fusses möchte ich nach dem Zeitabschnitt, in welchem er am häufigsten auftritt und mit welchem er ätiologisch verbunden ist, den Valgus des Schwabenalters nennen. Er ist die am wenigsten beachtete und die am häufigsten misskannte Form unserer Deformität.

Während der ersten vier Decennien haben die Füsse ihre Schuldigkeit gethan; dann schwindet ganz allmählich der elastische Gang der Jugendjahre, bei dem einen früher, bei dem anderen später. Erinnern Sie sich an die Curve mit steilen Erhebungen, welche ein rasch marschirendes Rekrutenbataillon aus der Ferne dem Auge darbietet, und vergleichen Sie damit die sanfte Wellenlinie einer behäbig einherziehenden Landwehrabtheilung. Es ist die Zeit der beginnenden Decadence, die sich weit entfernt am oberen Körperende durch die Schwäche des Accommodationsmuskels äussert. Zu gleicher Zeit erleiden die Füsse eine zweite Belastungsprobe und zwar unter bedeutend ungünstigeren Umständen als im ersten Kindesalter. Das oft rasch zunehmende Körpergewicht bedingt eine thatsächliche Mehrleistung für die Unterschenkelmuskeln beim Gehen und Stehen, die nicht mehr wie früher durch Erstarkung der Muskeln während des Wachsthums ausgeglichen wird. Ermüdungsgefühl und Bequemlichkeit führen zur schlechten Gewohnheit, die Füsse nicht mehr ab-

zuwickeln; der Gang über den inneren Fussrand wird, wie beim
phlebitischen Valgus, zur Gewohnheit. Gleichzeitig drängt sich der
nun ins Gleiten gerathene Bauch zwischen die Oberschenkel und
zwingt dessen Träger, die Beine nach auswärts zu rotiren und ge-
spreizt zu gehen. Schon im Sitzen müssen bekanntlich wohlbeleibte
Menschen ihrem Bauch durch Abduction der Oberschenkel Platz
machen. Dabei ist die Gangart bei beiden Geschlechtern meist eine
verschiedene, aber durchaus typische. Der Mann schiebt, um sein
Körpergewicht möglichst wenig heben zu müssen, die Füsse mit
auswärts und aufwärts gerichteten Spitzen nach vorn, die Frau, mit
der grösseren Beckenbreite, pendelt ihre Körperlast von einem Fuss
auf den anderen, wodurch jenes majestätische Seitwärtsschwanken
entsteht, das dem Gang der bestandenen Matrone eigen ist.

Zu diesen, ich möchte sagen, physiologischen Schädlichkeiten
können sich nun andere gesellen, welche im Stande sind, die abnorme Fusshaltung in eine Deformität überzuführen. Hierher gehört in allererster Linie die professionelle Ueberanstrengung
des Fusses durch zu langes Stehen. In höchst lehrreicher Weise
finden wir den X-Fuss einseitig entwickelt bei solchen, welche gezwungen sind, den grössten Theil des Tages ihre Körperlast einem
Bein anzuvertrauen. Es ist gewiss kein Zufall, dass unter meinen
einseitigen Valguspatienten sich drei Zahnärzte befinden, welche bei
der Ausübung ihres Berufes stets einbeinig arbeiten. Sehr interessant
ist es, solche Patienten mit einseitigem Valgus auf der Strasse zu
beobachten: sie wählen immer diejenige Seite der Strasse, welche
dem erkrankten Fuss entspricht, um die schiefe Ebene der Bom-
birung als Correctur der Abweichung zu benutzen. Bei ihrem Gang
ins Geschäft z. B. gewöhnen sie sich einen bestimmten Weg an,
ähnlich wie das Wild seinen Wechsel besitzt. Wir werden bei der
Messung der Deformität auf diese Umstände näher eintreten.

In seltenen Fällen kann ein einseitiger, beweglicher Valgus
allmählich in einen spastischen, ja total fixirten X-Fuss übergehen,
ohne dass das Fussgewölbe eine Spur von Abflachung zeigt.

Der doppelseitige Valgus des Schwabenalters entwickelt sich
bei Personen, welche den verschiedensten Berufsklassen und Lebens-
stellungen angehören: der stehend ex cathedra docirende Ordinarius,
die Première eines grossen Modemagazins, der Apotheker hinter dem
Dispensirtisch, der Polizeimann, die durch häufige und späte Schwangerschaften überlastete Hausfrau, ans Stehpult gewöhnte Schreiber —

kurz eine bunt zusammengewürfelte Gesellschaft, welche durch zunehmende Beschwerden endlich zum Arzte getrieben wird. Diesen Beschwerden geht meist ein Stadium voraus, in welchem nur über früher ungewohnte Ermüdung beim Stehen geklagt wird. Bald gesellen sich die eigentlichen Valgusschmerzen hinzu, die sich meist zuerst an der Prädilectionsstelle, dem Ansatz des Lig. talotibiale am inneren Knöchel einstellen. Im weiteren Verlauf treten Schmerzen an den verschiedensten Punkten des Fusses auf, und zwar eines Fusses nach dem Sprachgebrauch unserer badischen Nachbarn, bei welchen er bekanntlich dort anfängt, wo der Rücken aufhört.

Die anatomische Grundlage des Valgusfusses müssen wir in einer Insufficienz der Supinatoren suchen, welche nicht mehr im Stande sind, den Fuss während der Belastung aus der habituell gewordenen Pronationslage genügend oft und ausgiebig genug in die Belastungslinie zurückzuführen. Dadurch tritt zu früh und zu lang die Bänder- und Knochenhemmung in Action, bei deren Beanspruchung mit Sicherheit Schmerzen auftreten.

Die Schwäche der Supinatoren kann in prägnanter Weise bei allen älteren Fällen durch meine Methode der Perimetrie [1]) nachgewiesen werden; das Bewegungsfeld zeigt dann eine deutliche Einschränkung auf der medialen Seite. Aber auch ohne diese Untersuchungsmethode sind wir im Stande, wenigstens die Insufficienz eines Muskels schon beim beginnenden X-Fuss und später bei dem daraus entstandenen Plattfuss direct am Fusse abzulesen und zwar durch die Formveränderung der grossen Zehe.

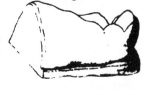

Fig. 1.

Bei jedem gut gebauten Fuss steht die Basisphalanx des Hallux in leichter Dorsalflexion, der eine ebenso grosse Beugestellung des Nagelgliedes entspricht. Sie können diese Verhältnisse an jeder antiken Statue nachsehen, eine vollständig gestreckte Zehe wirkt unschön. Beim Valgus liegt nicht nur meistens der ganze Hallux der Bodenfläche auf, sondern die Nagelphalanx kann sogar durch Ueberwiegen des Streckers direct nach oben gerichtet sein. Die Zehe hat dann die überaus typische Form, wie sie die nach einem Abguss aufgenommene Fig. 1 zeigt.

---

[1]) Weitere Mittheilungen über die Perimetrie der Gelenke. Deutsche Zeitschrift f. Chir. Bd. LIX S. 487.

Noch deutlicher als durch die Betrachtung der äusseren Form tritt die Insufficienz des Grosszehenbeugers bei der Functionsprüfung zu Tage. Fordern wir einen Valguspatienten auf, das Endglied zu beugen, so macht er hierzu die fruchtlosesten Versuche und ist meist sehr erstaunt über seine Misserfolge. Allenfalls gelingt noch eine Spur von Beugung bei extremer Dorsalflexion des ganzen Fusses, weil hierdurch die Sehne des Beugers gespannt wird; aber schon bei rechtwinkeliger Haltung hört jede Flexion auf. Bei extremer Plantarflexion ist übrigens bei den meisten erwachsenen Culturmenschen eine Beugung der Nagelphalanx unmöglich, weil die Beugesehne hierbei beinahe geradlinig verläuft und dadurch so entspannt wird, dass die Muskelcontraction nicht mehr ausreicht. Diese physiologische Insufficienz muss man kennen, um nicht zu falschen Diagnosen verleitet zu werden.

Wie kommt nun dieses Symptom der Insufficienz des Flexor hallucis longus bei Pes valgus, welche, so viel ich weiss, noch nicht beachtet wurde, zu Stande? Ist die Insufficienz Ursache oder Folge der Valgusstellung?

Die Anatomen bezeichnen den langen Grosszehenbeuger als den stärksten der tiefliegenden Schicht auf der Rückseite des Unterschenkels [1]).

Um über das Verhältniss dieses Muskels zu seinen Genossen ins Klare hinsichtlich seiner Stärke zu kommen, habe ich mit gütiger Erlaubniss von Herrn Prof. Kollmann an einem mit Formol injicirten Unterschenkel die neun langen Muskeln frei präparirt und an Ursprung und Ansatz abgetrennt. Da die Kraft des Muskels proportional seiner Masse zu setzen ist, bestimmte ich das Volum jedes einzelnen Muskels durch Eintauchen in Wasser und Messen der verdrängten Wassermenge in Cubikcentimetern. Das Verhältniss der erhaltenen Werthe zum Gesammtvolum sämmtlicher Muskel des Unterschenkels wurde in Procente umgerechnet und auf quadrirtem Papier graphisch neben einander gestellt. Auf solche Weise erhalten wir ein übersichtliches Bild von der Kraftvertheilung in den einzelnen Muskeln und Muskelgruppen, das Fig. 2 wiedergibt [2]).

---

[1]) Vergl. Kollmann, Plastische Anatomie S. 444. Hyrtl, Lehrb. der Anatomie S. 539.

[2]) In einer früheren Bestimmung der Muskelwerthe von Dursy (Lehrb. der Anatomie 1863), der die einzelnen Muskeln in frischem Zustande an der Leiche eines 42jährigen Mannes durch Wägung bestimmte, ist der Grosszehen-

Wir sehen aus dieser Untersuchung, dass der uns interessirende Flexor hallucis thatsächlich der kräftigste Muskel des tiefen Stratums

Fig. 2.

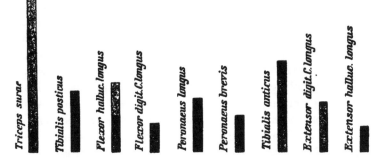

Die Volumenverhältnisse der 9 langen Unterschenkelmuskeln.

Das Volum des einzelnen Muskels aus dem Cubikinhalt des verdrängten Wassers gemessen.

Die graphische Darstellung gibt die Volumina in Procenten der gesammten Unterschenkelmusculatur wieder.

Volum in Procent:
50,3 %   7,03 %   8,07 %   3,25 %   7,13 %   4,4 %   10,55 %   5,87 %   2,7 %

                                                  = 100 %

Volum in Cubikcentimeter:
480   67   77   31   68   42   106   56   26

                                                  = 953 ccm

ist. Er übertrifft noch an Volumen den officiellen Supinator Tibialis posticus und steht hinter dem supinatorischen Fussheber Tibialis

beuger um 1 % kleiner als der Tibialis posticus. Sonst stimmen die Angaben trotz der Verschiedenheit der Methode ziemlich gut mit den von mir erhaltenen Werthen überein. Die betreffenden Zahlen sind, wenn ich sie in Procente umrechne, folgende: Triceps surae 55 %, Tib. post. 7,8 %, Flex. hall. l. 6,8 %, Flex.

anticus auf der Vorderseite nur wenig zurück. Sollte nun dieser Muskel wirklich nur die Function haben, die entfernteste Endphalanx des menschlichen Körpers zu beugen? Lateral von den beiden unteren Dritteln des Wadenbeins entspringend, sendet er seine starke Sehne medialwärts hinter dem Sprungbeinkörper und unter dem Sustentaculum tali des Calcaneus nach der Planta, indem sie mit diesen beiden wichtigsten Knochen des Fusses enge Beziehungen eingeht. An der Rückseite des Sprungbeinkörpers hinterlässt sie auf ihrem Wege eine tiefe Furche, in welcher sie durch ein selten starkes fibröses Retinaculum fixirt wird. Wir gehen gewiss nicht fehl, wenn wir annehmen, dass diese innige Verbindung den Talus auf der inneren Seite stützt, ganz besonders beim Erheben in den Zehenstand, wenn die hinten schmälere Gelenkfläche der Talusrolle nicht mehr genau in die Malleolengabel passt. Die Beziehung der Flexor hallucis-Sehne zum Calcaneus ist in der ausgezeichneten Arbeit von Walter Engels: „Ueber den normalen Fuss und den Plattfuss" [1]) durchaus zutreffend berücksichtigt. In dieser Arbeit, in welcher Engels auf Grund von Röntgogrammen die noch immer umstrittene Statik des Fusses in durchaus origineller Weise aufhellt, finden wir folgenden Satz: „Ebenso wirkt die starke Sehne des Flexor hallucis longus an dem vortheilhaft gelegenen Hebelarm des Sustentaculum tali direct hebend auf die mediale Seite des Calcaneus, ihn vor Ueberschreitung des physiologischen Drehungswinkels schützend." Das Wesen des Pes valgus liegt aber eben darin, dass die Ueberschreitung des physiologischen Drehungswinkels eine habituelle geworden ist und dass der Calcaneus von einer weiteren Drehung nur noch durch die Action der Bänder gehemmt wird. Functionirt der Flexor hallucis longus richtig, so hat er in Verbindung mit dem Tibialis posticus die Aufgabe, den Fuss vor dieser dauernden Beanspruchung der Bänderhemmung zu schützen und den

---

digit. l. 2,55 %, Peron. l. 6,5 %, Peron. b. 3,1 %, Tib. ant. 10,8 %, Ext. digit. l. 5,0 %, Ext. hall. l. 2,3 %.

Beim Orang fehlt der Flex. hall. l. gänzlich, bei den übrigen Affen ergänzt er den langen Flex. digit. comm. und gibt für die grosse Zehe nur einen schwachen Ast ab. Beim Menschen verbindet er sich gewöhnlich in der Fusssohle an der Kreuzungsstelle mit dem Flex. digit. comm. durch einen lateralen Ast, der zur zweiten und dritten, häufig nur zur zweiten Zehe geht (Gegenbaur, Lehrb. der Anat. S. 469). Diese anatomischen Hinweise verdanke ich der Güte von Herrn Prof. Kollmann.

[1]) Zeitschr. f. orthop. Chir. Bd. 12, Heft 3, S. 495.

Calcaneus in die Belastungslinie hineinzuholen. Arbeitet er nicht so, wie es die klinische Untersuchung in den meisten Fällen ergibt, so dürfte der gleich starke oder sogar noch schwächere Tibialis posticus für sich allein nicht im Stande sein, dieser Aufgabe zu genügen.

Würden wir nun feststellen können, dass der Grosszehenbeuger primär geschädigt ist, so wäre seine Schwäche die directe Ursache des Pes valgus, und wir würden ihm die Ehre anthun, ihn als Hauptschuldigen bei der Entstehung des X-Fusses und des Plattfusses überhaupt hinzustellen. Es ist möglich, aber nicht zu beweisen, dass dies in einer Anzahl von Fällen wirklich zutrifft. Hoffa sieht im Tragen spitzen und hohen Schuhwerks mit hohen Absätzen eine Hauptursache für die Pronationsstellung des Fusses. Thatsächlich wird aber durch diese Sünde der Eitelkeit gerade der Flexor hallucis am meisten betroffen. Durch den hohen Absatz wird der Fuss in Spitzfussstellung gehalten und die Beugesehne des Hallux entspannt. Das spitze Schuhende zwängt in nur zu bekannter Weise die grosse Zehe in Valgusstellung und verhindert so ihre Beugefähigkeit. Es kann uns nicht wundern, wenn der entsprechende Muskel der Atrophie anheimfällt.

In den meisten anderen Fällen dürfte die Arbeitseinstellung des Grosszehenbeugers eine secundäre sein; sie wäre mit ein leicht erkennbarer Indéx für die allgemeine Muskelschwäche der Supinatoren, die wir oben als steten Begleiter des Pes valgus jeder Provenienz kennen gelernt haben.

Die Messung des Pes valgus.

Die Messung des X-Fusses soll uns gleichzeitig die Diagnose und den Grad der Deformität ergeben. Von Lowett und Cotton [1]), sowie neuerdings aus der Hoffa'schen Klinik von Nieny [2]) sind besondere Apparate erfunden worden, um den Grad der Valgusstellung nach der gleichzeitigen Abduction und Pronation zu bestimmen. Ich halte diese sinnreichen Methoden in praktischer Hinsicht für überflüssig und begnüge mich mit dem allereinfachsten Instrument, dem Senkel.

Principiell wird jeder Patient, der über Fussbeschwerden klagt,

---

[1]) Transact. of the Americ. Orthop. Associat. 1898.
[2]) Ueber den Knickfuss und seine Messung von Karl Nieny. Zeitschr. f. orthop. Chir. 1902, Bd. 10 S. 660.

auf einen Tisch hinauf befördert und so zur Untersuchung hingestellt, dass die hinteren Fersenumfänge gerade den Tischrand berühren. Beide Füsse stehen auf einem Bogen weissen Papiers, dessen Rand genau mit der Tischkante sich deckt. Die beiden Malleolenspitzen werden mit Blaustift durch eine hintere Querlinie verbunden, die Mitte der Kniekehle, sowie die Fersenmitte ebenfalls markirt. Lassen wir nun von der Mitte der Kniekehle das Loth nach unten fallen, so schneidet die Lothlinie beim normalen Fuss die Malleolenlinie genau in der Mitte der Achillessehne und trifft in ihrem Weiterverlauf die Mitte der Ferse. Ganz anders beim Pes valgus: Mitte der Kniekehle und der Achillessehne stehen meist senkrecht unter einander, die Fortsetzung der Senkrechten trifft aber den Innenrand des hinteren Fersenumfangs, die Fersenmitte liegt ausserhalb des Senkels (Fig. 3).

Durch diese Lothung ist die Diagnose des X-Fusses festgestellt; um nun den Grad der Ablenkung zu bestimmen, verfahren wir folgendermassen: Ziehen wir von dem Schnittpunkte der Malleolenlinie mit der Senkrechten eine Verbindungslinie zur Fersenmitte, so umschliesst diese nach aussen abweichende Linie mit der Senkrechten einen Winkel ABC, dessen Grösse den Grad der Valgusstellung abgibt. Die Endpunkte der Linie AC und BC werden auf dem unterliegenden Papierbogen angezeichnet, ebenso wird die Höhe des Dreiecks, BC, in Centimetern bemerkt. Auf dem gleichen Bogen wird selbstverständlich auch die Fusscontour und die verticale Projection des vorstehenden inneren Knöchels aufgezeichnet.

Das Dreieck ABC mit dem Valguswinkel v kann am Rande des Papiers mit der grössten Leichtigkeit auf die Fläche umgekantet werden; wir brauchen nur die Senkrechte BC und die Wagrechte AB an der rechtwinkeligen Ecke des Papiers in Centimetern abzumessen und die Endpunkte zur Hypothenuse AC zu verbinden. Diese rasch ausführbare Construction ergibt uns die genaue Nachbildung des Dreiecks mit dem Valguswinkel v, dessen Grösse nun mit dem Transporteur gemessen werden kann.

Durch trigonometrische Berechnung kommt man zu folgender ungefähren Schätzung des Winkels: Die Höhe der Ordinate ist durchschnittlich beim Erwachsenen 9 cm; $tg\ v = \dfrac{AB}{BC}$, also $= \dfrac{x\ cm}{9\ cm}$. Setzt man für x nach einander 0,5, 1, 1,5, 2, so erhält man für je 0,5 cm einen Werth von 3 Grad. Es ist also der Valguswinkel bei einer Abscissenlänge AB von 1 cm = 6°, von 3 cm = 18°.

Beim Pes valgus compensatorius bei Genu varum (Albert) steht die Fersenmitte senkrecht unter der Mitte des Hüftgelenks. Das Knie liegt nach aussen, die Malleolenmitte nach innen von dieser Senkrechten (Fig. 4). Der Valguswinkel v ist gleich dem Varuswinkel v' des Kniegelenks. Ist die

Fig. 3.

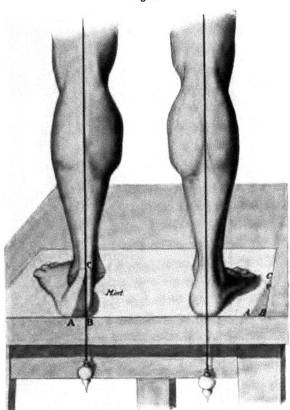

Ablenkung am Fusse grösser, als am Knie, so ist sie unter allen Umständen nach den weiter unten erwähnten Grundsätzen zu corrigiren. Wird das Genu varum gestreckt, so ist eine gleichzeitige Behandlung des Fusses selbstverständlich.

Allein viel mehr als die Berechnung des Winkels und dessen Aufzeichnung interessirt uns dieses Dreieck in praktischer Hinsicht. Thatsächlich verweilen wir uns nicht lange mit der Ausmessung des Winkels, sondern wir schneiden den Papierzwickel A B C einfach mit der Scheere ab und geben ihn eventuell dem Schuster als Maass für die Herstellung der Sohle. Der Winkel *v* ist nämlich nicht nur das Maass für die Grösse der Ablenkung, sondern auch der Correctionswinkel, um welchen der innere Fussrand gehoben werden muss, um den Fuss wieder in die Lothlinie zu bringen. Um so

Fig. 4.   Fig. 5.

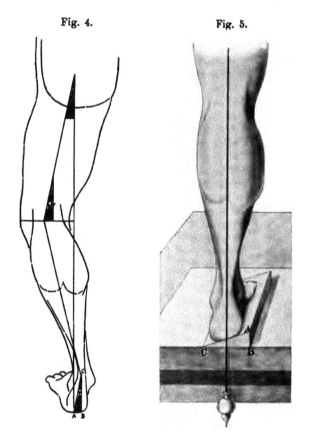

viel Grade der Fuss habituell pronirt ist, muss er auch wieder supinirt werden (Fig. 5).

Man kann sich diese Verhältnisse sofort an einem Beispiele klar machen: ein linksseitiger Valguspatient mit 15° Ablenkung traversirt eine Halde von 15° Neigung, die rechte Schulter gegen den Hang. Beide Füsse schmiegen sich natürlich der Unterlage an, so dass der linke Fuss um 15° supinirt, der rechte um ebenso viel pronirt wird. Der linke kranke Fuss, der in der Ebene eine habituelle Pronation von

15° hatte, wird nun auf dieser Halde gerade um so viel supinirt, dass er eingesenkelt und corrigirt ist. Diese Selbstcorrection durch das Terrain lässt auch den Valguspatienten, wie oben schon erwähnt, die schiefe Strassenseite instinctiv aussuchen, die seinem X-Fuss entspricht. Ich kenne verschiedene Valguspatienten und Plattfusscandidaten, welche in der Stadt mühselig und beladen einherwandern; im Hochgebirge aber werden sie zu ausdauernden Berggängern. In vielen Berggegenden ist der Knick- und Plattfuss endemisch; trotzdem tragen die damit Behafteten stundenweit die schwersten Lasten. Sobald solche Menschen bei der Aushebung durchschlüpfen und auf der Landstrasse einige Kilometer marschiren müssen, so versagen ihre Füsse den Dienst.

Die Behandlung des Pes valgus.

Die Behandlung des Valgus ist entweder eine causale, gegen die Ursachen der Ablenkung gerichtete, oder sie begnügt sich, das Hauptsymptom, die Abweichung aus der Belastungslinie, auszugleichen.

Zur ersten Kategorie der Behandlungsweisen gehört z. B. die schon erwähnte operative Beseitigung der posttraumatischen Abknickung der unteren Tibiaepiphyse. Bekanntlich wurde auch beim gewöhnlichen Plattfuss diese Operation empfohlen. Von grösstem Interesse ist die von Hoffa eingeführte Verkürzung der Supinatoren, besonders des Tibialis posticus. Diese Methode wendet sich direct gegen die Schwäche der Muskeln, welche die habituelle Pronation zu verhindern haben; durch Annäherung von Ursprung und Ansatz sucht sie das Actionsgebiet derselben zu erhöhen. Ein Analogon dieser Operation ist die Vorlagerung der Interni bei motorischer Asthenopie der Augen. Die durchaus rationell erdachte Operation ist dann zu empfehlen, sobald der Beweis geleistet wird, dass sie die Operirten vom Tragen von Einlagsohlen entbindet. Soviel ich weiss, hat noch kein Operateur auf das nachherige Tragenlassen von Sohlen verzichtet. In einem Fall, welchen ich vor Jahren durch Verkürzung des Tibialis anticus zu heilen suchte, war trotz sehr schöner Supination doch ein Plattfussstiefel nöthig.

Bis wir weitere Erfahrungen gesammelt haben, wird die symptomatische Behandlung der Valgusstellung mittelst besonderen Schuhwerks das Normalverfahren sein. Schon die Hippokratischen

Schriften erwähnen besondere Schuhe bei der Nachbehandlung redressirter Füsse, und seit Ambroise Paré findet sich in allen Chirurgien in dem gewöhnlich sehr kurzen Kapitel: De Valgis et Varis die Sohlenerhöhung erwähnt. Heutzutage hat beinahe jeder Orthopäde seine eigene Methode der Plattfusseinlage, während gleichzeitig die Industrie und die Schuhkünstler wetteifern, den Valguspatienten zu Hilfe zu kommen.

Beim Pes valgus sui generis liegen die Verhältnisse sehr einfach. Wir haben gesehen, dass der Ablenkungswinkel gleich ist dem Correctionswinkel; von irgend einer orthopädischen Vorrichtung am Schuhwerk des Patienten müssen wir dringend verlangen, dass der Knickungswinkel thatsächlich und voll unter Controlle des Senkels ausgeglichen wird. Bringen wir durch unsere Vorrichtung die Fersenmitte nicht in die Belastungslinie, so ist der Zweck derselben verfehlt.

Wo sollen wir nun diese schiefe Ebene oder diesen Keil anbringen, deren Neigung oder dessen Winkelgrad wir durch unsere Messung bestimmt haben?

Diese rein praktische Frage kann auf verschiedene Arten gelöst werden.

1. Die Schiefstellung des Absatzes mit seiner Erhöhung auf der inneren Seite. Diese von unserem leider verstorbenen Landsmann Beely, allerdings ohne Angabe des Grades der Uebererhöhung, befürwortete Methode ist die einfachste, billigste und in mässigen Fällen bis zu 10° Valgus durchaus rationelle Weise der Ausgleichung. Der Papierzwickel ABC unseres Messblattes wandert zum Schuster und gibt ihm das genaue Maass für die Schiefstellung. Durch nochmalige Messung des Fusses im Schuh wird die Ausgleichung des Winkels controllirt.

2. Ist der Grad der Valgusstellung ein höherer oder ist das Fussgewölbe gleichzeitig schon flach oder verlangt die Eitelkeit eine unsichtbare Correctur, so wird

3. das Fussgewölbe auf der inneren Seite so weit unterstützt, bis der Fuss aus der Valgusstellung in Supination herübergeholt ist. Die Ueberhöhung kann sich dabei nur auf das eigentliche Gewölbe beschränken (Sohlen von Vötsch, von Hoffa empfohlen) oder sie kann auf der ganzen Länge des inneren Fussrandes angebracht werden, so dass auch die Köpfchen der Metatarsen noch auf einer mässig schiefen Ebene auftreten (Lorenz).

4. Kann man in hochgradigen Fällen gezwungen sein, den schiefen Absatz mit der Sohleneinlage zu combiniren.

Aus welchem Material sollen wir diese schiefe Ebene herstellen?

Dauerhaftigkeit, Elasticität und leichte Anpassungsfähigkeit kommen hier in Betracht. Von der Natur des Materials wird es auch abhängen, wer die Arbeit zu liefern hat, Bandagist, Schuster oder sogar der Arzt!

Von vornherein möchte ich gegen die fabrikmässige Herstellung von Plattfusseinlagen und deren Verordnung durchaus protestiren. Die unzweckmässigsten, leider noch häufig selbst von Aerzten verschriebenen Einlagen sind die halbkreisförmigen Kautschuksättel, welche ohne weiteres in die Schuhe hineingeleimt werden. Anfangs sind die Patienten ja sehr zufrieden, allein die Herrlichkeit dauert nur so lange, bis der Kautschuk zusammengetreten und der ganze sogen. Gelenktheil des Schuhes direct vor dem Absatz nach unten durchgebogen ist.

Ferner finden sich im Handel sogen. Stahlblechsohlen mit Hartgummi oder Celluloidüberzug. Diese in Formen gestanzten, neuerdings zur Verstärkung mit Hohlrinnen versehenen Producte sind in ganz seltenen Fällen im Stande, den Fuss in das Loth zu bringen. Infolge unrichtiger Bearbeitung des Materials sind sie nach aussen abgebogen und lassen daher den wichtigsten Theil des Gewölbes, Metatarsus I, gänzlich ohne Stütze. Trotz des isolirenden Ueberzuges werden sie von dem alles zerstörenden Schweiss angegriffen und brechen in kurzer Zeit zusammen.

In letzter Zeit werden mit geschickter Reklame (gutes Bild eines durchgetretenen Plattfussstiefels) sogen. federnde Sohlen in den Handel gebracht. Die Feder, auf Leder montirt, wird in der Mitte angeschraubt, die beiden Enden bleiben frei. Für ganz leichte Fälle von Senkung des Gewölbes dürften sie genügen; eine redressirende Wirkung auf die Valgusstellung besitzen sie nicht, wie man sich leicht mit dem Senkel vergewissern kann.

Der Pes valgus und der aus ihm resultirende Plattfuss ist ein derart wichtiges Leiden, dass es wohl berechtigt ist, wenn sich der Arzt selbst mit der Herstellung der Correctionssohlen näher beschäftigt, ja dieselben, wie wir sehen werden, selbst herstellen lernt. Er erlebt dann die Genugthuung, dass er durch seiner Hände Werk

Patienten, welche Jahre lang Qualen ausgestanden haben, die Arbeitsfähigkeit und die Lebensfreude wiedergeben kann.

Es sei mir gestattet, kurz den Plattfussschuh, welchen ich seit
ca. 10 Jahren verordne, zu beschreiben. In jedem schwierigeren
Fall von Valgus, wenn ein schiefer Absatz nicht genügt, wird die
Fusscontour auf Zinkblech aufgezeichnet und ausgeschnitten. Auf
diese Blechsohle wird aus Plastoline (mit Glycerin gemischter Bild-
hauerthon) die Sohle aus freier Hand modellirt, und zwar so, dass
mit Ausnahme der Ferse der ganze innere Fussrand auf eine nach
aussen abfallende, dem supinirten Fussgewölbe angepasste schiefe
Fläche zu stehen kommt. Dieses Sohlenmodell wird dem auf dem Tische
stehenden Patienten unter den Fuss gelegt und dann mit dem Senkel
nachgemessen, ob die Calcaneusmitte thatsächlich in die Lothlinie
hereingehebelt ist. Ist dies der Fall, so erhält der Schuster dieses
Modell, nach welchem er die Korkeinlage zu schneiden hat. Der
Fersentheil der Sohle wird möglichst tief in den Absatz verlegt und
bildet dort ein rundliches Nest für den Sohlentheil des Hackens. Hier
findet der Fuss seinen Gegenhalt für das Abgleiten nach aussen, so
dass das Anbringen von Blechhaken am äusseren Schuhrand nach
Staffel überflüssig ist; die äussere Seite wird nur durch stärkeres
Leder (sogen. Contrefort) verstärkt. Um das Einsinken des künst-
lichen Korkgewölbes zu verhüten, wird zwischen Brandsohle und
Sohle eine starke, besonders hergestellte sogen. Gelenkfeder eingearbeitet, welche von der Ferse bis zu den Mittelfussköpfchen reicht.
Ganz ungenügend sind die käuflichen, aus Gussstahl verfertigten
Federn, sie springen wie Glas.

Wie aus dieser Beschreibung hervorgeht, bin ich bei der Herstellung des Plattfussstiefels abhängig von der Intelligenz und dem
guten Willen des Schusters. Dieser Mann gehört zu einer höchst
ehrbaren Zunft von Fusskünstlern, denen es oft an den beiden eben
genannten Prämissen mangelt. Die meisten derselben sind von ihren
Systemen von Sätteln aus Filz, Leder u. dergl. so eingenommen, dass
sie bei jedem Versuch einer Neuerung sofort störrisch werden.

Es ist daher erfreulich, dass uns neuerdings zwei Methoden zur
Verfügung stehen, welche uns vom Schuster unabhängig machen.
Durch die Liebenswürdigkeit und Zuvorkommenheit ihrer Erfinder,
der Herren Dr. Schanz in Dresden und Prof. Dr. Lange in
München, war es mir möglich, beide Methoden an der Quelle zu
erlernen.

Beiden Herren bin ich zu grossem Dank verpflichtet.

Schanz geht folgendermassen vor: Nach dem Russabdruck wird eine Papierschablone abgenommen, nach welcher die Sohle aus 3 mm dicker Celluloidplatte ausgeschnitten wird. Die aus siedendem Wasser mit einer Zange herausgefischte, nun weiche Platte wird zwischen einem Tuch rasch aus freier Hand zurechtgebogen, bis sie der Form des redressirten Fussgewölbes entspricht. Diese provisorische Einlage trägt nun der Patient eine gewisse Zeit probeweise in einem gewöhnlichen Stiefel; Verbesserungen, ja selbst die gänzliche Ummodelung und Höherwölbung sind nachträglich immer noch möglich. Sitzt die Einlage einmal richtig, so wird erst die definitive Sohle genau nach dem Muster aus 1 mm starkem Duranablech getrieben. Diese eisenhaltige Bronce wird vom Schweiss absolut nicht angegriffen und bleibt, was wichtig ist, nach dem Hämmern in hervorragender Weise elastisch. Für das Treiben ist selbstverständlich ein geschickter orthopädischer Handwerker von Nöthen. Die Methode erlaubt uns jedoch, mit Hilfe des Senkels sofort über die Wirkung der Einlage in Klare zu kommen; die provisorische Celluloidsohle können wir bei der ersten Consultation in der Sprechstunde in wenigen Minuten anfertigen.

Lange hat uns nun gelehrt, gänzlich ohne die Hilfe eines Technikers auszukommen. Seine Celluloidstahldrahteinlage[1] passt sich zudem in geradezu idealer Weise der redressirten Fussform an. Der Fuss wird rasch mit einer Gipsbinde umwickelt, wobei zum Aufschneiden des Abgusses auf dem Dorsum ein Blechstreifen eingelegt wird. Während des Erhärtens tritt der Patient mit dem äusseren Fussrand auf, höhlt durch Supination „an Ort" möglichst das Fussgewölbe und belastet diesen redressirten Fuss mit dem gesammten Körpergewicht. Der Supinationsbestrebung des Patienten wird vom Arzt durch einen transversalen Druck auf den inneren Knöchel nachgeholfen und so der Calcaneus aus seiner Pronationslage hineingeholt. Auf dem Ausguss dieses Negativs wird die Sohle folgendermassen hergestellt: Ein ausgeschärftes Stück Filz schützt das Fussgewölbe, darüber kommen zwei Lagen von Gurten, welche mit Celluloidacetonlösung bestrichen sind, eine Längslage und eine Querlage. Zwischen beiden wird ein System von drei sich kreuzen-

---

[1] Lange, Neue Plattfusseinlagen aus Celluloidstahldraht. Münchener med. Wochenschr. 1893, Nr. 7.

den, 2 mm dicken Stahldrähten eingelegt und das Ganze mit starkem Bindfaden umwickelt. Nach dem Trocknen wird die Sohle zugeschnitten, in den Schuh eingepasst und mit Spaltleder überzogen.

Das Ingeniöse an der Lange'schen Methode ist der Umstand, dass das ganze Körpergewicht auf drei höchst widerstandsfähigen Stahldrähten ruht, die in durchaus sicherer Weise in der dem redressirten Fussgewölbe angepassten Sohle eingegossen sind. Die supinirende Wirkung der Einlage kann genau dosirt werden, die Herstellung der Sohle ist viel einfacher als deren Beschreibung. Seit October 1903 habe ich eine grosse Anzahl solcher Sohlen angefertigt und bin mit den Resultaten ausserordentlich zufrieden. Nach meinen Erfahrungen ist die Einlage nach Lange der bedeutendste Fortschritt in der Behandlung des Plattfusses, der in den letzten Jahren gemacht wurde.

Sie sehen, meine Herrn, dass uns zur Ausgleichung des Pes valgus und des aus ihm hervorgehenden Plattfusses eine Anzahl von Methoden zur Verfügung stehen, so dass einem die Wahl schwer fällt. Da heisst es individualisiren, nach Form und Art des Valgus, nach dem durch unsere Messung gefundenem Grad, nach dem Alter des Besitzers, ja nach dessen Geldsäckel. War es ja oft die Schusterrechnung, die eine rationelle Behandlung vereitelte. Bei kleinen Kindern, sowie bei Knaben und Mädchen mit raschem Knochenwachsthum wird es kaum praktisch sein, alle paar Monate einen neuen Gipsabguss herzustellen; wenn der Schuh vertragen ist, macht der Schuster einen neuen mit der entsprechenden Korkeinlage. In Fällen, wo ich nicht sicher bin, dass die amovible Einlage auch richtig getragen wird, lasse ich auch bei Erwachsenen den alten Korkstiefel weiter herstellen. So z. B. nach dem Redressement schwerer fixirter Valgi und Plattfüsse bei jugendlichen Landarbeitern, bei welchen es auf ein ausserordentlich dauerhaftes Schuhwerk ankommt. Zur Prophylaxe des phlebitischen Valgus genügt oft das Einarbeiten einer Gelenkfeder oder das Einschrauben der käuflichen federnden Sohle in einen getragenen Schuh. Bei allen anderen entscheidet die Messung, ob die Schiefstellung des Absatzes genügt oder ob eine Einlage herzustellen ist. Dann kommen wieder die schon oben berührten finanziellen Fragen in Betracht, aus welchem Material die Sohle zu fabriciren ist. Die Duranamethode arbeitet theurer, weil sie die Hilfe des Technikers in Anspruch nimmt; die Celluloidstahldrahteinlage hat den eminenten Vortheil, dass sie billig ist und auch in der poliklinischen Praxis verwendet werden kann.

Nur in ganz seltenen Fällen und nur nach Redressement schwerster Valgi sind wir genöthigt, für die erste Zeit eine einfache innere Gelenkschiene mit Metallsohle tragen zu lassen.

Neben dieser orthopädischen Behandlung ist eine allgemeine und locale Kräftigung von grösstem Nutzen. Bei pastösen kleinen Kindern ist die Nahrung zu verbessern, besonders der oft zu lange hinausgeschobene Gemüsegenuss anzurathen. Dünnbeinige Knaben und Mädchen haben täglich die von Hoffa empfohlenen Plattfussübungen (Erheben auf den Fussspitzen mit einwärts gestellten Füssen etc.) zur Kräftigung der Supinatoren zu machen. Bei meinen Skoliosepatienten, von welchen immer ²/₃ Valgusfüsse aufweisen, werden solche Uebungen täglich zum Schluss der Turnstunde in Verbindung mit der Athemgymnastik gemacht. Die Massagebehandlung des phlebitischen X-Fusses habe ich schon erwähnt. Die Valguspatienten des Schwabenalters sind aus ihrer Bequemlichkeit aufzurütteln; Bergsteigen und jeder noch erlaubte Sport in vernünftigen Grenzen ist dringend anzurathen. Gymnastische Uebungen werden wohl verordnet, aber äusserst selten auch wirklich durchgeführt; stösst man auf die seltenen Ausnahmen, welche einer derartigen Behandlung zugänglich sind, so ist neben der Kräftigung der Supinatoren der Flexor hallucis longus ganz besonders zu berücksichtigen und durch active Beugungen und Widerstandsgymnastik zu stärken. Dass redressirte, fixirt gewesene Valgi einer lange dauernden sorgfältigen Nachbehandlung bedürfen, ist selbstverständlich. Hier sind specielle Apparate (Supinationspendel) kaum zu entbehren.

———

Zum Schluss sei es mir gestattet, das Ergebniss dieser Arbeit in einigen Sätzen zusammenzustellen:

1. Der Pes valgus, das Vorstadium des Plattfusses, entsteht mit Ausnahme der traumatischen Fälle durch eine habituelle Pronation im unteren Sprunggelenk.

2. Bedingt ist diese Pronationslage durch eine Insufficienz der Supinatoren, welche verlernt haben, den Fuss in die Belastungslinie hineinzuholen.

3. Die Ursache dieser Insufficienz ist eine verschiedene: Missverhältniss zwischen Körperlast und Entwickelung der Muskeln, all-

gemeine schwächliche Constitution, locale Schwächung des Muskels durch Phlebitis und Varicen, Nichtabwickeln des Fusses infolge zunehmender Körperfülle und Bequemlichkeit etc.

4. Ein sichtbarer Index für diese Insufficienz ist die mangelhafte Function des Flexor hallucis longus.

5. Jeder Patient, welcher über Fussbeschwerden klagt, ist auf den Tisch zu stellen und mit Hilfe des Senkels auf Valgusstellung des Calcaneus zu untersuchen.

6. Der mit der Senkelmethode gefundene Ablenkungswinkel ist principiell durch eine am oder im Schuh angebrachte schiefe Ebene zu corrigiren, welche den Fuss um so viel Winkelgrade supinirt, als er vorher pronirt war.

IX.

(Mittheilungen aus dem orthopädischen Institut von Dr. A. Lüning
und Dr. W. Schulthess, Privatdocenten in Zürich.)

XXVIII.

Klinische Studien über die Dorsalskoliose.

Von

S. Samu Hoffmann aus Budapest (Ungarn).

In unserer Arbeit haben wir uns in erster Linie die Aufgabe
gestellt, zu entscheiden, ob die Dorsalskoliose einschliesslich der
Cervicodorsalskoliose während der Beobachtungszeit

1. persistirt;

2. wenn sie sich ändert, welche Formen aus ihr hervorgehen.

Wir berücksichtigen nur solche Fälle, welche im Verlaufe der
Beobachtung mehr wie einmal gemessen waren, und welche
über 1 Jahr in Beobachtung standen. Daher ist die Zahl der für
uns verwerthbaren Fälle beträchtlich kleiner ausgefallen, als in der
Statistik von Dr. Schulthess in „Ueber die Prädilectionsstellen der
skoliotischen Abbiegungen an der Wirbelsäule nach Beobachtungen
an 1140 Skoliosen" [1]), woselbst 739 Dorsalskoliosen aufgeführt wurden, 223 links-, 516 rechtsconvexe.

Wir haben im ganzen 166 Fälle zusammengestellt, davon
52 einfache Dorsalskoliosen, 105 complicirte Dorsalskoliosen und 9 Cervicodorsalskoliosen.

Bei der Zusammenstellung wurden folgende Punkte tabellarisch
geordnet:

1. Journalnummer.

2. Alter, zur Zeit der ersten Untersuchung.

3. Geschlecht.

---

[1]) Zeitschr. f. orthopäd. Chirurgie Bd. 10.
Zeitschrift für orthopädische Chirurgie. XIII. Bd.

4. Datum der ersten und letzten Untersuchung, also die Beobachtungszeit.

5. Charakteristik des Falles bei der ersten und letzten Messung.

Sie umfasste wiederum folgende Punkte:

a) Seitenabweichung.

Bei der ersten Untersuchung wurde die Scheitelhöhe in derselben Art wie in den früheren Arbeiten aus dem Institute gemessen. Bei der letzten Untersuchung konnte die Scheitelhöhe bei den persistirenden Formen angegeben werden, bei den umgewandelten Formen mit mehrfachen Krümmungen die mit dem ersten Bilde gleichsinnige Scheitelhöhe.

b) Ueberhängen.

Distanz der Vertebra prominens von einer auf die Mitte des Kreuzbeins errichteten Senkrechten.

c) Torsion.

1. Im aufrechten Stehen in den drei bei der Messungsmethode üblichen Ebenen aufgenommen.

2. Bei Vorbeugehaltung mit dem Nivellirtrapez gemessen.

d) Physiologische Krümmung: Dorsalkrümmung, Lumbalkrümmung, der Haltungstypus.

Wir verzichten hier darauf, die daraus hervorgehende Tabelle in extenso anzuführen, da wir im Anschlusse an die Besprechung einzelner Punkte jeweilen einen entsprechenden Abschnitt der Tabelle einzuflechten gedenken.

Aus der Tabelle ergeben sich nun folgende Thatsachen, welche wir zur Charakteristik des Materials anführen.

Alter.

Das Alter zur Zeit der ersten Untersuchung bewegt sich zwischen 5—23 Jahren, bei 9 Fällen fehlen die Angaben.

Jahre:	5	6	7	8	9	10	11	12	13	14	15	16	17	18	19	20	23	Fehlt	Total
Fälle:	2	1	3	8	9	18	9	22	18	25	20	13	3	2	1	2	1	9	166

Bei den Dorsalskoliosen werden also die meisten Fälle beobachtet von 12—15 Altersjahren, und das Maximum erreicht in 14 Altersjahren, was mit dem früheren Fund im orthopädischen Institute übereinstimmt.

Geschlecht.

Wir bemerken ein bedeutendes Ueberwiegen des weiblichen Geschlechtes. Unter den 166 Fällen finden wir 153 (92,7 %) weibliche und 12 (7,3 %) männliche. In einem Fall fehlt die Angabe des Geschlechtes. (Er ist in obiger Rechnung nicht inbegriffen.) Dieses Verhältniss stimmt mit dem früher gefundenen.

Beobachtungszeit.

Die Beobachtungszeit wechselt zwischen 1—13 Jahren, und zwar

Beobachtungen von	1— 2 Jahren	sind	78	Fälle
„	„ 2— 3 „	„	22	„
„	„ 3— 5 „	„	41	„
„	„ 5—10 „	„	21	„
„	„ 10—13 „	„	4	„

Zusammen 166 Fälle

Besonders diese langen, an demselben Patienten fortgeführten Beobachtungen und Messungen geben uns vor allem die Mittel in die Hand, die oben gestellten Fragen zu beantworten.

Behandlung.

Die Fälle waren meistens in Behandlung, selbstverständlich wurde aber die letzte Messung, auf welche wir uns beziehen konnten, meistens nicht zu einer Zeit vorgenommen, während welcher das Kind in Behandlung stand, sondern viel später. Wir verzichten auch darauf, hieran besondere Schlüsse zu knüpfen, da ja die Behandlungsresultate des Instituts in früheren Berichten besprochen sind.

Deviation.

In Bezug auf die Seitenabweichung zeigen sich unter den 166 Fällen 50 (30,12 %) linksconvexe und 116 (69,88 %) rechtsconvexe Formen. Wie wir daraus sehen, eine grosse Differenz zu Gunsten der rechtsconvexen.

Behufs weiterer Analyse der Beobachtungen theilten wir unser Material in drei Gruppen, und zwar:

A. Einfache Dorsalskoliose.

B. Complicirte Dorsalskoliose.

C. Cervicodorsalskoliose.

A. Einfache Dorsalskoliose.　52 Fälle.

Alter.

Jahre	Fälle	Jahre	Fälle
			Uebertrag
5	1		29
6	—	14	6
7	1	15	5
8	5	16	5
9	2	17	—
10	5	18	1
11	2	19	—
12	8	20	2
13	5	Fehlt	4
	Total 29		Total 52

Zur Zeit der ersten Untersuchung schwankend zwischen 5 bis 20 Jahren, bei 4 Fällen fehlen die Angaben. Die Altersfrequenz schwankt bei dieser Form also weniger, als bei der Gesammttabelle. Das Maximum wird also hier mit dem 12. Altersjahr erreicht.

Geschlecht.

Weibliche 46 (88,5%)
Männliche . . . . . . 5 (9,6 „)
Geschlechtsangaben fehlen 1 (1,9 „)
　　　　　　　Total 52 Fälle

Beobachtungszeit.

Die Beobachtungszeit wechselt zwischen 1—8 Jahren.

1—2 Jahre waren in Beobachtung 26 Fälle
2—3 „　　　„　„　　　„　　7 „
3—5 „　　　„　„　　　„　　12 „
5—8 „　　　„　„　　　„　　7 „
　　　　　　Zusammen 52 Fälle

Deviationsrichtung.

Unter den 52 Fällen waren 25 linksconvexe (48,1%) und 27 (51,9%) rechtsconvexe Formen. Wie wir daraus sehen, keine grosse Differenz. Diese Zahl möchte für die von Kölliker veröffentlichte Statistik aus der Leipziger Poliklinik sprechen[1]). Hier findet

---

[1]) Centralblatt f. Chirurgie Nr. 21, Jahrg. 1886.

er unter 391 Dorsalskoliosen 208 (53,2 %) rechtsconvexe und 183 (46,8 %) linksconvexe Formen. Hierbei ist allerdings zu berücksichtigen, dass Kölliker hier offenbar sämmtliche dorsal- und lumbodorsale Formen eingerechnet hat.

In der letzten Statistik von Dr. Schulthess[1]) ergaben sich bei 217 einfachen Dorsalskoliosen 105 rechtsconvexe und 112 linksconvexe Formen, demnach weichen unsere Procentzahlen wenig von diesen Angaben ab.

Bei der zweiten Untersuchung finden wir 27 rechtsconvexe und 25 linksconvexe Formen, wir sehen, dass die Zahlen fast geblieben sind. 2 Fälle sind aus linksconvexen in rechtsconvexe übergegangen und 2 Fälle sind aus rechtsconvexen in linksconvexe übergegangen.

Ueberhängen.

Wir finden bei der ersten Untersuchung:

25 (48,1 %) Fälle rechts überhängend
20 (38,5 „) „ links „
7 (13,4 „) „ nicht „
Zusammen 52 Fälle

Bei der zweiten Untersuchung:

27 (51,8 %) Fälle rechts überhängend
19 (36,6 „) „ links „
6 (11,6 „) „ nicht „
Total 52 Fälle

Wir fanden also einen kleinen Unterschied zu Gunsten der Rechtsüberhängenden.

Berücksichtigen wir dabei die Richtung der Convexität, so finden wir bei der ersten Untersuchung unter 25 linksconvexen Formen

15 (60 %) Fälle links überhängend
9 (36 „) „ rechts „
1 (4 „) „ nicht „
Total 25 Fälle

Und unter 27 rechtsconvexen Formen

16 (59,26 %) Fälle rechts überhängend
5 (18,52 „) „ links „
6 (22,22 „) „ nicht „
Zusammen 27 Fälle

---

[1]) Zeitschr. f. orthopäd. Chirurg. Bd. 10.

Aus dieser Zusammenstellung ergibt sich, dass unter den links-convexen Formen 60%, unter den rechtsconvexen Formen 59,26%, also in beiden Arten ungefähr ganz gleiche Procentzahlen nach der gleichen Seite überhängend sind, nach welchen die Convexität des Bogens gerichtet ist.

Auffallend ist nur, dass wir bei den rechtsconvexen Formen 22,2% nicht überhängende Formen finden, während bei den links-convexen Formen nur 4%, d. h. 1 Fall, um so mehr als Joseph Hess[1]) in seiner Arbeit über Totalskoliose 20% nicht überhängende Fälle bei der linksconvexen Form gefunden hat.

Bei der zweiten Untersuchung sind die Zahlen etwas ver-ändert, und zwar:

Bei den linksconvexen Formen:

11 (44%) Fälle links überhängend
9 (36 „)   „   rechts   „
5 (20 „)   „   nicht   „
————————
25 Fälle

Aus den links überhängenden Formen sind also in 16% nicht überhängende geworden, mit anderen Worten, die Fälle zeigen eine Tendenz zum Ueberhängen nach rechts.

Bei den rechtsconvexen Formen:

14 (52 %) Fälle rechts überhängend
12 (44,4 „)   „   links   „
1 (3,6 „)   „   nicht   „
————————
Total 27 Fälle

Hier haben sich die rechts- bezw. gleichsinnig über-hängenden Formen etwas vermindert, die links überhän-genden Formen mehr als um das Doppelte vermehrt, die nicht überhängenden vermindert. Die links überhängenden zeigen einen Zuwachs von 26%, auf Kosten der beiden anderen Formen. Noch deutlicher als die linksconvexe Dorsalskoliose zeigt also die rechtsconvexe eine Tendenz zum Ueberhängen nach der der Convexität entgegen-gesetzten Seite.

Die Grösse des Ueberhängens.

Es zeigt sich, dass dieselbe bei den 27 rechtsconvexen Formen

---

[1]) Zeitschr. f. orthop. Chirurgie Bd. 6.

bei 4 (14,9 %) Fällen gleich geblieben ist
„ 9 (33,3 „) „ kleiner geworden ist
„ 9 (33,3 „) „ grösser „ „
„ 3 (11,1 „) „ von l. n. r. übergegangen ist
„ 2 (7,4 „) „ „ r. n. l. „ „
Total 27 Fälle

Bei den 25 linksconvexen Formen zeigt sich Folgendes:

bei 2 (8 %) Fällen gleich geblieben ist
„ 7 (28 „) „ kleiner geworden ist
„ 10 (40 „) „ grösser „ „
„ 3 (12 „) „ von l. n. r. übergegangen ist
„ 3 (12 „) „ „ r. n. l. „ „
Total 25 Fälle

Hier finden wir, dass bei den rechtsconvexen Formen in mehr Fällen das Ueberhängen grösser als kleiner geworden ist. Nur in wenig Fällen bleibt es gleich. Bei den linksconvexen Formen finden wir ganz gleiche Zahlen für grösser und kleiner Werden. Etwas mehr Fälle gehen von links nach rechts über, als umgekehrt.

Es zeigt sich weiter, dass dieselbe bei den 30 nach rechts überhängenden Formen

bei 2 (6,66 %) Fällen gleich geblieben ist
„ 11 (36,6 „) „ grösser geworden ist
„ 11 (36,6 „) „ kleiner „ „
„ 6 (20 „) „ das links Ueberhängen in rechts Ueberhängen übergegangen ist

Bei den 22 links überhängenden Formen zeigt sich:

bei 4 (18,18 %) Fällen ist sie gleich geblieben
„ 9 (40,91 „) „ „ „ grösser geworden
„ 6 (27,27 „) „ „ „ kleiner „
„ 3 (13,64 „) „ „ „ von l. n. r. übergegangen

Nach dieser Tabelle sehen wir, dass bei den rechtsconvexen Formen nur 6 %, bei den linksconvexen Formen 18 % gleich geblieben sind, was wiederum darauf hindeutet, dass die linksconvexen Formen mehr Tendenz haben, die Richtung ihres Ueberhängens beizubehalten, als die rechtsconvexen Formen. Weiterhin sehen wir, dass die Zunahme des Ueberhängens bei den linksconvexen Formen öfters beobachtet ist (in 40 %), als bei den rechtsconvexen Formen (in 36 %).

a) Lage des Krümmungsscheitels in Beziehung zur Senkrechten auf das Kreuzbein.

Linksconvexe Formen.

I. Untersuchung: 25 Fälle.

II. Untersuchung.

23 (92 %) Fälle linksconvex
2 (8 „)   „   rechtsconvex
Total 25 Fälle

Rechtsconvexe Formen.

I. Untersuchung: 27 Fälle.

II. Untersuchung.

25 (92,6 %) Fälle rechtsconvex
2 (7,4 „)   „   linksconvex
Total 27 Fälle

Die Art der Krümmung hat sich demnach in der Beobachtungszeit bei links- und rechtsconvexen Formen in ähnlicher Weise geändert, 7,4 %—8 % zeigten die Convexität nach der anderen Richtung.

Diese veränderten Fälle sind in nachstehenden Tabellen aufgeführt.

Rechtsconvexe Formen.

Journal Nr.	Alter	Geschlecht	Beobachtungszeit		Lage des Krümmungsscheitels	
			Jahr	Monat	I. Beob.	II. Beob.
243	8	W	5	1	4 r.	8 l.
1189	9	W	3	3	8 r.	6 l.
Linksconvexe Formen.						
166	Fehlt	M	1	—	10 l.	6 r.
1786	10	W	5	11	6 l.	4 r.

Scheitelhöhe.

In 23 (44,23 %) Fällen ist die Scheitelhöhe kleiner geworden
„ 17 (32,70 „)   „   „   „   „   grösser   „
„ 8 (15,38 „)[1] „   „   „   „   gleich geblieben

[1] In 2 (3,84 %) Fällen ist die Scheitelhöhe von l. n. r. übergegangen
„ 2 (3,84 „)   „   „   „   „   „ r. n. l.   „

In knapp der Hälfte der Fälle wurde die Scheitelhöhe kleiner. Diese Veränderung ist sehr wahrscheinlich auf die stattgehabte Behandlung zurückzuführen, während die Vergrösserung der Scheitelhöhe in 32,7 % zur Genüge darauf hindeutet, dass eine starke Tendenz zur Vermehrung der Krümmung vorhanden ist.

In Beziehung auf die Vertheilung auf links- und rechtsconvexe Formen ergibt sich Folgendes.

Rechtsconvexe Formen.

In 12 (44,4 %) Fällen ist die Scheitelhöhe kleiner geworden
„ 11 (40,8 „) „ „ „ „ grösser „
„ 2 (7,4 „) „ „ „ „ gleich geblieben
„ 2 (7,4 „) „ „ „ „ von r. n. l. übergegangen

Linksconvexe Formen.

In 11 (44 %) Fällen ist die Scheitelhöhe kleiner geworden
„ 6 (24 „) „ „ „ „ grösser „
„ 6 (24 „) „ „ „ „ gleich geblieben
„ 2 (8 „) „ „ „ „ von l. n. r. übergegangen

Bei beiden Formen ist ungefähr in der Hälfte der Fälle die Scheitelhöhe kleiner geworden, dagegen zeigen die rechtsconvexen Formen eine stärkere Tendenz zur Vergrösserung der Scheitelhöhe, als die linksconvexen. Besonders wenn wir hierzu die beiden Fälle nehmen, welche aus linksconvexen Formen rechtsconvexe geworden sind.

b) Lage des Krümmungsscheitels in Beziehung auf die Verschiebung nach oben oder nach unten.

In 30 (57,69 %) Fällen ist der Krümmungsscheitel in ders. Stelle geblieben
„ 16 (30,76 „) „ „ „ „ nach unten gewandert
„ 6 (11,55 „) „ „ „ „ oben „
Total 52 Fälle

Die kleine Tabelle sagt uns, dass der Krümmungsscheitel in der Mehrzahl der Fälle in gleicher Höhe bleibt, mit anderen Worten, dass die in der Wirbelsäule entstandene Knickung als solche persistirt. Um so bemerkenswerther ist es aber, dass bei 30,76 % der Krümmungs-

scheitel nach unten wandert, viel seltener nach oben
(11,55 %). Ohne Zweifel hängt diese Wanderung mit den statischen Verhältnissen zusammen, und es ist wohl möglich, dass
durch die Zurückbiegung des oberhalb der Knickungsstelle gelegenen Abschnittes, bezw. durch die Entstehung der oberen Gegenkrümmung ein Grund geliefert wird für das Herabrücken des
Krümmungsscheitels. Ein weiterer Grund kann in der starken Seit-
wärtsneigung des unterhalb des Krümmungsscheitels gelegenen Abschnittes gesucht werden. Dieser ist wiederum abhängig von der
Vermehrung der Knickung in der Lendenwirbelsäule. Jedenfalls
deutet aber diese Beobachtung darauf hin, dass es sich in diesen
Fällen nicht um starke und scharfe Knickungen handelt, sondern um
Biegungen, welche veränderlich sind. Die Beobachtung erklärt
ferner die von Dr. Schulthess gemachte, wonach die Stelle der
stärksten Frequenz rechtsconvexer dorsaler Abbiegungen unter der
Stelle der maximalen Deviationen liegt[1]).

Torsion.

Die Torsion wurde in dem uns vorliegenden Material mit zwei
Methoden gemessen.

1. In Zeichnungen von drei horizontalen Touren im
aufrechten Stehen.

2. Durch die Feststellung des Torsionsgrades in Vorbeugehaltung mit dem Nivellirtrapez. Wir besprechen zuerst
die Resultate der ersten Methode.

Die nachstehenden Tabellen zeigen, wie oft bei der ersten und
zweiten Beobachtung Torsion constatirt wurde in den drei Curven.
Curve I bedeutet Acromialhöhe, Curve II Höhe des Scapularwinkels,
Curve III Lumbalhöhe. Die eine Tabelle entspricht der ersten, die
andere der zweiten Beobachtung; die dritte der bei den einzelnen Fällen.

Tabelle I. Erste Untersuchung.

Curve	Rechts-torsion	Links-torsion	Keine Torsion	Fehlen die Angaben	Zusammen
I.	19	18	7	8	52
II.	30	9	5	8	52
III.	17	14	13	8	52

[1]) Zeitschr. f. orthop. Chirurgie Bd. 10.

Tabelle II. Zweite Untersuchung.

Curve	Rechts-torsion	Links-torsion	Keine Torsion	Fehlen die Angaben	Zusammen
I.	19	14	11	8	52
II.	35	4	5	8	52
III.	19	16	9	8	52

Tabelle III. Bei den einzelnen Fällen.

Curve	Persistirt	Neue auf-getreten	Ver-schwun-den	Von links n. rechts	Von rechts n. links	Fehlen die Angaben	Zu-sammen
				übergegangen			
I.	23	7	11	3	—	8	52
II.	34	2	3	4	1	8	52
III.	26	9	5	2	2	8	52

Entsprechend den Deviationen ergibt sich, dass in Curve II die grösste Zahl Torsionen, und zwar Rechtstorsionen beobachtet sind. Die Linkstorsionen haben ihr Maximum in der Curve I. Die Torsion fehlt am meisten in der Lumbalcurve und am seltensten in der Scapularcurve. Die Vergleichung mit der zweiten Tabelle weist nach, dass in der Curve II mehr Fälle mit Rechtstorsionen zur Beobachtung kommen als bei der ersten Beobachtung, und dass in der Lendencurve ein geringes Steigen der Fälle nachgewiesen werden kann, sowohl für Links-, wie auch für Rechtstorsion.

Das Hauptergebniss ist eine kleine Vermehrung in der Rechtstorsion und eine kleine Verminderung der Linkstorsion.

Die wesentlichste Veränderung zeigt sich bei Tabelle III in der Curve I, in welcher die Torsion in 11 Fällen verschwunden ist, und dass der Uebergang der Linkstorsion in Rechtstorsion etwas häufiger vorkommt, als umgekehrt.

Betrachten wir jetzt separat die rechts- und linksconvexen Formen.

Rechtsconvexe Formen.

I. Beobachtung.

Curve	Rechts-torsion	Links-torsion	Keine Torsion	Fehlen die Angaben	Zusammen
I.	6	13	5	3	27
II.	19	3	2	3	27
III.	12	6	6	3	27

II. Beobachtung.

Curve	Rechts-torsion	Links-torsion	Keine Torsion	Fehlen die Angaben	Zusammen
I.	8	12	4	3	27
II.	21	1	2	3	27
III.	11	10	3	3	27

Linksconvexe Formen.

I. Beobachtung.

Curve	Rechts-torsion	Links-torsion	Keine Torsion	Fehlen die Angaben	Zusammen
I.	13	5	2	5	25
II.	11	6	3	5	25
III.	5	8	7	5	25

II. Beobachtung.

Curve	Rechts-torsion	Links-torsion	Keine Torsion	Fehlen die Angaben	Zusammen
I.	11	2	7	5	25
II.	14	3	3	5	25
III.	8	6	6	5	25

Torsion bei Vorbeugehaltung.

Hier finden wir bei der

Brustwirbelsäule:

I. Beobachtung.

16 (30,72 %) Fälle Rechtstorsion
18 (34,70 „) „ Linkstorsion
7 (13,44 „) „ keine Torsion
11 (21,14 „) „ fehlen die Angaben
_____
Total 52 Fälle

(Die Nivellirtrapezmessung datirt aus dem Jahre 1891.)

II. Beobachtung.

29 (55,73 %) Fälle Rechtstorsion
 9 (17,17 „) „ Linkstorsion
 8 (5,96 „) „ keine Torsion
11 (21,14 „) „ fehlen die Angaben
Total 52 Fälle

Wie wir daraus sehen, haben die Fälle mit Linkstorsionen und ohne Torsionen abgenommen zu Gunsten
der Rechtstorsionen.

Lendenwirbelsäule.

I. Beobachtung.

15 (28,85 %) Fälle Rechtstorsion
14 (26,88 „) „ Linkstorsion
12 (23,13 „) „ keine Torsion
11 (21,14 „) „ fehlen die Angaben
Total 52 Fälle

II. Beobachtung.

19 (36,48 %) Fälle Rechtstorsion
11 (21,14 „) „ Linkstorsion
11 (21,14 „) „ keine Torsion
11 (21,14 „) „ fehlen die Angaben
Total 52 Fälle

Hier fanden wir dasselbe wie bei der Brustwirbelsäule, nur nicht in so grossen Differenzen.

Nehmen wir die Convexität in Betracht, so finden wir Folgendes:

Linksconvexe Formen.

Brustwirbelsäule.

I. Beobachtung.

 8 (32 %) Fälle Rechtstorsion
10 (40 „) „ Linkstorsion
 2 (8 „) „ keine Torsion
 5 (20 „) „ fehlen die Angaben
Total 25 Fälle

II. Beobachtung.

 9 (36 %) Fälle Rechtstorsion
 8 (32 „) „ Linkstorsion
 3 (12 „) „ keine Torsion
 5 (20 „) „ fehlen die Angaben
Total 25 Fälle

Rechtsconvexe Formen.

Brustwirbelsäule.

I. Beobachtung.

8 (29,7 %) Fälle Rechtstorsion
8 (29,7 „)   „   Linkstorsion
5 (18,4 „)   „   keine Torsion
6 (22,2 „)   „   fehlen die Angaben
Total 27 Fälle

II. Beobachtung.

20 (74,1 %) Fälle Rechtstorsion
1 (3,7 „)   „   Linkstorsion
6 (22,2 „)   „   fehlen die Angaben
Total 27 Fälle

Bei den linksconvexen Formen finden wir keine
grossen Differenzen, bei den rechtsconvexen finden wir
einen grossen Unterschied gegen die erste Untersuchung,
nämlich sämmtliche Linkstorsionen und die Fälle ohne
Torsionen sind Rechtstorsionen geworden, das ist ganz
typisch.

Sehen wir nach, ob die Torsion in Vorbeugehaltung während
der Beobachtung persistirt, oder ob sie sich verändert.

Brustwirbelsäule.

In 4 (7,68 %) Fällen ist es gleich geblieben
„ 17 (32,68 „)   „   „ „ grösser geworden
„ 16 (30,79 „)   „   „ „ kleiner   „
„ 3 (5,79 „)   „   „ „ von r. nach l. übergegangen
„ 1 (1,92 „)   „   „ „ „ l. „ r.   „
„ 11 (21,14 „)   „   fehlen die Angaben
Total 52 Fälle

Lendenwirbelsäule.

In 9 (17,35 %) Fällen ist es gleich geblieben
„ 11 (21,14 „)   „   „ „ grösser geworden
„ 15 (28,85 „)   „   „ „ kleiner   „
„ 2 (3,84 „)   „   „ „ von r. nach l. übergegangen
„ 4 (7,68 „)   „   „ „ „ l. „ r.   „
„ 11 (21,14 „)   „   fehlen die Angaben
Total 52 Fälle

So finden wir, dass bei der Brustwirbelsäule das
grösser und kleiner Werden der Torsion fast gleich oft
vorkommt. Weiterhin sehen wir, dass etwas mehr Fälle
von rechts nach links übergegangen sind, als umgekehrt.

Bei der Lendenwirbelsäule finden wir einen grösseren Unterschied. Hier finden wir mit 7% mehr Fälle, die kleiner geworden sind, als grösser. Weiterhin sehen wir, dass die Lendenwirbelsäulen in mehr Fällen persistiren, als die Brustwirbelsäulen, und mehr Fälle von links nach rechts übergehen, als umgekehrt.

Analysiren wir die rechts- und linksconvexen Formen, so finden wir:

Rechtsconvexe Formen.

Brustwirbelsäule.

In 12 (44,4%) Fällen ist es grösser geworden
„ 8 (29,7 „) „ „ „ kleiner „
„ 1 (3,7 „) „ „ „ von r. nach l. übergegangen
„ 6 (22,2 „) „ fehlen die Angaben
Total 27 Fälle

Rechtsconvexe Formen.

Lendenwirbelsäule.

In 1 (3,7%) Fällen ist es gleich geblieben
„ 9 (33,4 „) „ „ „ grösser geworden
„ 7 (25,9 „) „ „ „ kleiner „
„ 1 (3,7 „) „ „ „ von r. nach l. übergegangen
„ 3 (11,1 „) „ „ „ „ l. „ r. „
„ 6 (22.2 „) „ fehlen die Angaben
Total 27 Fälle

Linksconvexe Formen.

Brustwirbelsäule.

In 4 (16%) Fällen ist es gleich geblieben
„ 5 (20 „) „ „ „ grösser geworden
„ 8 (32 „) „ „ „ kleiner „
„ 2 (8 „) „ „ „ von r. nach l. übergegangen
„ 1 (4 „) „ „ „ „ l. „ r. „
„ 5 (20 „) „ fehlen die Angaben
Total 25 Fälle

Linksconvexe Formen.

Lendenwirbelsäule.

In 8 (32%) Fällen ist es gleich geblieben
„ 2 (8 „) „ „ „ grösser geworden
„ 8 (32 „) „ „ „ kleiner „
„ 1 (4 „) „ „ „ von r. nach l. übergegangen
„ 1 (4 „) „ „ „ „ l. „ r. „
„ 5 (20 „) „ fehlen die Angaben
Total 25 Fälle

Die nachstehenden Tabellen zeigen uns die Torsion in Aufrecht- und Vorbeugehaltung.

Rechtsconvexe Formen.

I. Beobachtung.　　　　　**II. Beobachtung.**

Journal-Nr.	Torsion beim aufrechten Stehen (Curve)			Torsion b. Vorbeugehaltung Brust- / Lenden- wirbelsäule		Torsion beim aufrechten Stehen (Curve)			Torsion b. Vorbeugehaltung Brust- / Lenden- wirbelsäule	
	I.	II.	III.	Brust-	Lenden-	I.	II.	III.	Brust-	Lenden-
131	Fehlt	Fehlt	Fehlt	Fehlt	Fehlt	Fehlt	Fehlt	Fehlt	Fehlt	Fehlt
148	Fehlt	Fehlt	Fehlt	Fehlt	Fehlt	Fehlt	Fehlt	Fehlt	Fehlt	Fehlt
243	1¹)	l	r	Fehlt	Fehlt	l	l	r	Fehlt	Fehlt
368	0	r	l	Fehlt	Fehlt	l	r	l	Fehlt	Fehlt
438	l	r	r	Fehlt	Fehlt	r	r	r	Fehlt	Fehlt
584	0	l	0	Fehlt	Fehlt	l	0	0	Fehlt	Fehlt
597	l	r	r	6°r	8°r	l	r	r	9°r	1—2°r
604	l	r	0	5°r	2°r	l	r	l	7°r	5°r
606	0	r	r	14°r	2°l	l	r	l	2—8°l	15°r
712	r	r	r	5—6°r	3—4°r	r	r	l	2°r	1°r
768	r	r	r	23°r	2°l	r	r	r	33°r	5°r
1129	l	r	l	10°r	4°l	l	r	0	19°r	5°l
1136	r	r	l	15°r	6°l	r	r	r	80°r	14°l
1189	Fehlt	Fehlt	Fehlt	5°r	2°r	Fehlt	Fehlt	Fehlt	1°r	0
1293	0	r	r	23°r	0	r	r	r	40°r	5°r
1385	l	r	r	15°r	5°r	0	r	r	18°r	11°r
1409	0	r	r	39°r	1°l	r	r	r	43°r	0
1520	l	r	r	8°r	0	0	r	r	18°r	8°r
1546	l	r	0	6°r	0	l	r	l	10-11°r	0
1868	r	r	r	46°r	5°l	r	r	r	40°r	5°r
1986	l	0	0	5°r	3°r	l	0	l	1°r	0
1995	l	0	l	11°r	1—2°r	l	r	l	7—8°r	1°r
2285	l	r	l	11°r	4°r	l	r	l	2—8°r	2°l
2364	r	l	r	0—1°r	0	r	r	0	1—2°r	2°l
2375	r	r	l	9°r	7°l	0	r	l	5—6°r	5°l
2579	l	r	0	10°r	0	l	r	r	7°r	1°r
2750	l	r	0	8—9°r	1°l	0	r	l	5°r	0

¹) r = rechte Torsion
　 l = linke 　„
　 0 = keine 　„

Linksconvexe Formen.

I. Beobachtung.   II. Beobachtung.

Journal-Nr.	Torsion beim aufrechten Stehen			Torsion b. Vorbeugehaltung		Torsion beim aufrechten Stehen			Torsion b. Vorbeugehaltung	
	Curve			Brust-	Lenden-	Curve			Brust-	Lenden-
	I.	II.	III.	wirbelsäule		I.	II.	III.	wirbelsäule	
2	Fehlt	Fehlt	Fehlt	Fehlt	Fehlt	Fehlt	Fehlt	Fehlt	Fehlt	Fehlt
32	Fehlt	Fehlt	Fehlt	Fehlt	Fehlt	Fehlt	Fehlt	Fehlt	Fehlt	Fehlt
166	Fehlt	Fehlt	Fehlt	Fehlt	Fehlt	Fehlt	Fehlt	Fehlt	Fehlt	Fehlt
198	Fehlt	Fehlt	Fehlt	Fehlt	Fehlt	Fehlt	Fehlt	Fehlt	Fehlt	Fehlt
386	r	r	r	0	3^0 r	0	0	r	$0-1^0$ r	1^0 r
537	l	r	l	Fehlt	Fehlt	l	r	0	Fehlt	Fehlt
558	r	r	l	$2-3^0$ r	$1-2^0$ l	0	r	0	5^0 r	2^0 r
674	l	l	0	$3-4^0$ r	4^0 r	r	r	r	$3-4^0$ r	2^0 r
723	r	l	0	$2-8^0$ r	3^0 r	r	l	r	$2-3^0$ r	3^0 r
756	r	r	0	$2-8^0$ r	5^0 r	r	r	0	2^0 r	$0-1^0$ r
771	r	r	l	$3-4^0$ r	$2-3^0$ r	r	r	l	1^0 r	1^0 l
801	r	r	l	$2-3^0$ r	$2-3^0$ l	r	r	l	4^0 l	$1-2^0$ l
886	r	r	r	$4-5^0$ l	2^0 l	r	r	r	2^0 l	$1-2^0$ l
1016	0	l	0	2^0 r	0	l	l	l	$2-3^0$ l	5^0 l
1084	r	r	r	$2-3^0$ l	0	0	r	r	5^0 r	0
1140	r	r	l	2^0 l	5^0 l	r	l	l	$0-1^0$ l	3^0 l
1150	I	0	0	3^0 l	4^0 l	0	r	0	0	0
1621	l	l	l	3^0 r	0	r	r	r	$2-3^0$ r	2^0 r
1785	Fehlt	Fehlt	Fehlt	$10-11^0$ l	$6-7^0$ r	Fehlt	Fehlt	Fehlt	12^0 l	4^0 r
1786	r	l	r	0	2^0 r	0	r	0	0	2^0 r
1938	r	0	0	1^0 l	0	0	0	r	1^0 l	0
2051	l	l	l	$2-3^0$ l	0	0	0	l	0	0
2397	r	0	l	$0-1^0$ l	2^0 l	r	r	l	1^0 r	2^0 l
2604	0	r	r	2^0 l	0	r	r	r	1^0 l	0
2693	r	r	0	1^0 l	0	r	r	0	$1-2^0$ l	0

B. Complicirte Dorsalskoliose. 105 Fälle.

Zur complicirten Dorsalskoliose rechnen wir diejenigen complicirten Formen, welche nicht durch ein ganz deutliches Ueberwiegen anders gelegener Krümmungen, oder durch sonstige charakteristische Eigenschaften in Bezug auf Torsion oder starkes Ueberhängen u. s. w. sich anders qualificirten.

Alter.

Was das Alter anbetrifft, finden wir ungefähr dieselben Zahlen,
wie es schon von Mehreren beobachtet ist. Die Zahlen variiren
zwischen 6—23 Altersjahren, im Durchschnitt 13,2 Jahre.
Grösste Frequenz im 14. Lebensjahre. In Tabelle zusammengestellt: (In 5 Fällen fehlen die Angaben.)

Jahre:	6	7	8	9	10	11	12	13	14	15	16	17	18	19	23	Fehlt	Zusammen
Fälle:	1	2	3	6	10	7	12	13	18	14	8	3	1	1	1	5	105

Geschlecht.

Hier finden wir noch ein grösseres Ueberwiegen des weiblichen
Geschlechts, als bei der einfachen Dorsalskoliose, dort fanden wir
92,7 % weibliche, und hier von den 105 Fällen 100 = 95,24 %
weibliche und 5 = 4,76 % männliche Patienten.

Beobachtungszeit.

Die Beobachtungszeit wechselt zwischen 1—13 Jahren, und
zwar:

Beobachtungen von	1— 2 Jahren sind	47 Fälle
„	„ 2— 3 „	„ 14 „
„	„ 3— 5 „	„ 27 „
„	„ 5—10 „	„ 13 „
„	„ 10—13 „	„ 4 „
	Zusammen	105 Fälle

Diese Fälle waren alle in Behandlung und einige davon stehen
noch immer unter Beobachtung.

Deviationsrichtung.

Die Seitenabweichung zeigt unter den 105 beobachteten Fällen
rechtsconvexe 85 (80,96 %), linksconvexe 20 (19,04 %). Es
besteht hier ein grösserer Unterschied als bei der einfachen Dorsalskoliose, dort waren 52 % rechts- und 48 % linksconvexe Formen.
Diese Zahlen entsprechen dem von Dr. W. Schulthess veröffentlichten Bericht vom Jahre 1890—1900 [1]). Er fand unter 312 complicirten Dorsalskoliosen 254 (81,4 %) rechts- und 58 (18,6 %) linksconvexe Fälle. Wir sehen also, dass die rechtsconvexen Formen die
linksconvexen stark überwiegen.

---

[1]) Zeitschr. Bd. 5 u. Bd. 9.

Rechtsconvexe Formen.

I. Untersuchung.
85 Fälle.

II. Untersuchung.

75 (88,24 %) gleich geblieben
10 (11,76 „) von rechts nach links übergegangen
Zusammen 85 Fälle

Linksconvexe Formen.

I. Untersuchung.
20 Fälle.

II. Untersuchung.

17 (85 %) gleich geblieben
3 (15 „) von links nach rechts übergegangen
Zusammen 20 Fälle

Wie wir aus den Procentzahlen ersehen können, finden wir bei den linksconvexen Formen etwas grössere Procentzahlen von veränderten Formen, als bei den rechtsconvexen.

Ueberhängende Formen.

I. Untersuchung.

49 (46,66 %) rechts überhängend
50 (47,62 „) links   „
6 (5,72 „) nicht   „
Zusammen 105 Fälle

II. Untersuchung.

50 (47,62 %) rechts überhängend
46 (43,81 „) links   „
9 (8,57 „) nicht   „
Zusammen 105 Fälle

Aus dieser tabellarischen Zusammenstellung sehen wir einen kleinen Unterschied zu Gunsten der rechtsconvexen und nicht überhängenden Formen. Es ist also im ganzen eine kleine Schwankung der Fälle nach rechts zu beobachten.

Untersuchen wir die rechtsconvexen Formen, da finden wir von den 85 Fällen:

Rechtsconvexe Formen.

I. Untersuchung.

42 (49,41 %) rechts überhängend
37 (43,52 „) links   „
6 (7,07 „) nicht   „
Total 85 Fälle

II. Untersuchung.

42 (49,41 %) rechts überhängend
35 (41,19 „) links   „
8 (9,40 „) nicht   „
Total 85 Fälle

Aus dieser Tabelle ergibt sich, dass die nach rechts
überhängenden Formen diese Richtung beibehalten haben,
die links überhängenden haben zu Gunsten der nicht überhängenden ebenso viel abgenommen (2,33 %).

Bei den linksconvexen Formen finden wir Folgendes:

Linksconvexe Formen.

I. Untersuchung.

13 (65 %) Fälle links überhängend
7 (35 „) „ rechts   „
Total 20 Fälle

II. Untersuchung.

11 (55 %) Fälle links überhängend
8 (40 „) „ rechts   „
1 (5 „) „ nicht   „
Total 20 Fälle

Wir fanden hier einen kleinen Unterschied zu Gunsten der rechts und nicht überhängenden Formen. Das
bestätigt, was wir schon bei den einfachen Dorsalskoliosen gefunden
haben, dass nämlich die Fälle eine Tendenz zum Ueberhängen
nach **rechts** haben.

Das Auffallende ist, dass sowohl rechtsconvexe wie
linksconvexe Formen eine Tendenz zum Ueberhängen nach
rechts haben.

Sehen wir nach, ob die Grösse des Ueberhängens während
der Beobachtung sich verändert, mit anderen Worten ob die
Distanz von Vertebra prominens grösser oder kleiner geworden,
oder gleich geblieben ist. So finden wir von den 105 Fällen,
dass sie

in 3 (2,90 %) Fällen gleich geblieben ist
„ 34 (32,35 „)   „   grösser geworden „
„ 35 (33,30 „)   „   kleiner   „   „
„ 15 (14,30 „)   „   von r. n. l. übergegangen ist
„ 18 (17,15 „)   „   „ l. n. r.   „   „
Zusammen 105 Fälle

Die Grösse des Ueberhängens bleibt demnach selten gleich, wird gleich oft grösser wie kleiner, und wechselt die Richtung in ähnlicher Weise, etwas mehr von links nach rechts, als umgekehrt.

Betrachten wir die rechts- und linksconvexen Formen separat, so finden wir bei den 85 rechtsconvexen, dass das Ueberhängen

in 2 (2,32 %) Fällen gleich geblieben ist
„ 27 (31,82 „)   „   grösser geworden „
„ 30 (35,36 „)   „   kleiner   „   „
„ 12 (14,12 „)   „   von r. n. l. übergegangen ist
„ 14 (16,48 „)   „   „ l. n. r.   „   „
Zusammen 85 Fälle

Bei den 20 linksconvexen finden wir Folgendes:

in 1 (5 %) Fall ist sie gleich geblieben
„ 7 (35 „) Fällen ist sie grösser geworden
„ 5 (25 „)   „   „   „ kleiner   „
„ 3 (15 „)   „   „   „ von r. n. l. übergegangen
„ 4 (20 „)   „   „   „   „ l. n. r.   „
Zusammen 20 Fälle

Die rechtsconvexen Formen zeigen eine stärkere Tendenz zur Verkleinerung der Grösse des Ueberhängens, als die linksconvexen. Auch hier zeigt sich die starke Tendenz zum Uebergang nach der rechten Seite.

a) Lage des Krümmungsscheitels.

Rechtsconvexe Formen.

I. Untersuchung.

85 Fälle.

II. Untersuchung.

75 (88,24 %) rechtsconvex
10 (11,76 „) linksconvex
Total 85 Fälle

Linksconvexe Formen.
I. Untersuchung.
20 Fälle.

II. Untersuchung.

17 (85 %) linksconvex
3 (15 „) rechtsconvex
_____
Total 20 Fälle

Wir fanden also, dass in 11,76 %, und bei den linksconvexen Formen sogar in 15 % die Scheitellage sich geändert hat, während wir bei den einfachen Dorsalskoliosen
nur 7—8 % gefunden haben. Die complicirten Dorsalskoliosen haben also mehr Tendenz ihren Krümmungsscheitel zu ändern, als die einfachen Dorsalskoliosen.

Diese veränderten Fälle sind in nachstehender Tabelle aufgeführt.

Rechtsconvexe Formen.

Journal-Nr.	Alter	Geschlecht	Lage des Krümmungsscheitels		Beobachtungszeit	
			I. Beob.	II. Beob.	Jahre	Monate
112	8	W	4 r[1]	6 l[1]	3	5
779	11	W	4 r	4 l	1	2
924	10	W	6 r	14 l	4	5
1051	9	W	2 r	8 l	2	5
1770	14	W	8 r	4 l	5	9
1779	11	W	2 r	4 l	1	2
1817	10½	W	4 r	4 l	4	—
2163	16½	W	20 r	4 l	3	8
2193	11	W	8 r	8 l	1	1
2752	13	W	2 r	10 l	1	10

Linksconvexe Formen.

80	12	W	6 l[1]	4 r[1]	3	9
653	6½	W	6 l	8 r	6	7
1082	8	W	6 l	38 r	4	9

Scheitelhöhe.

In   15 (14,46 %) Fällen ist sie gleich geblieben
„   49 (46,56 „)   „   „   „ grösser geworden
„   28 (26,61 „)   „   „   „ kleiner   „
„   10 (9,51 „)   „   „   „ von r. n. l. übergegangen
„   3 (2,86 „)   „   „   „   „ l. n. r.   „
_____
Total 105 Fälle

[1] Die in diesen Colonnen aufgeführten Zahlen geben die Deviations-
grösse in Millimeter.

Aus dieser Tabelle finden wir, dass in nicht ganz der Hälfte der Fälle während der Beobachtung die Scheitelhöhe grösser geworden ist, was darauf hindeutet, dass eine starke Tendenz zur Vermehrung der Krümmung vorhanden ist. Zu dieser Vermehrung tritt natürlich auch das Wachsthum insofern bei, als ein Bogen oder eine Knickung von derselben Grösse an einer langen Wirbelsäule mehr Scheitelhöhe zeigt, als an einer kurzen. Nur in ⅓ der Fälle ist die Scheitelhöhe kleiner geworden, während bei den einfachen Dorsalskoliosen in der Hälfte der Fälle.

In Beziehung auf die Vertheilung auf rechts- und linksconvexe Formen sehen wir Folgendes:

Rechtsconvexe Formen. 85 Fälle.

In 11 (12,96 %) Fällen ist die Scheitelhöhe gleich geblieben
„ 43 (50,51 „) „ „ „ „ grösser geworden
„ 21 (24,75 „) „ „ „ „ kleiner „
„ 10 (11,78 „) „ „ „ „ von r. n. l. übergegangen
Zusammen 85 Fälle

Linksconvexe Formen. 20 Fälle.

In 4 (20 %) Füllen ist die Scheitelhöhe gleich geblieben
„ 6 (30 „) „ „ „ „ grösser geworden
„ 7 (35 „) „ „ „ „ kleiner „
„ 3 (15 „) „ „ „ „ von l. n. r. übergegangen
Zusammen 20 Fälle

Hier finden wir eine grosse Differenz, bei den rechtsconvexen Formen finden wir (50,51 %) eine viel stärkere Tendenz zur Vermehrung der Scheitelhöhe, als bei den linksconvexen Formen (30 %), und umgekehrt, ähnlich wie bei den einfachen Dorsalskoliosen.

b) Lage des Krümmungsscheitels in Beziehung auf die Verschiebung nach oben und unten.

In 53 (50,43 %) Fällen ist der Krümmungsscheitel an der gleichen Stelle
geblieben
„ 22 (20,98 „) „ „ „ nach oben gewandert
„ 30 (28,59 „) „ „ „ „ unten „
Zusammen 105 Fälle

Der Krümmungsscheitel wandert also häufiger nach unten, als nach oben.

Analysiren wir die Fälle, so finden wir Folgendes:

Rechtsconvexe Formen.

In 43 (50,64 %) Fällen ist der Krümmungsscheitel an der gleichen Stelle
                                    geblieben
„ 19 (22,32 „) „ „ „   nach oben gewandert
„ 23 (27,04 „) „ „ „   „ unten „

Total 85 Fälle

Linksconvexe Formen.

In 10 (50 %) Fällen ist der Krümmungsscheitel an der gleichen Stelle ge-
                                    geblieben
„ 3 (15 „) „ „ „   nach oben gewandert
„ 7 (35 „) „ „ „   „ unten „

Total 20 Fälle

Diese Tabelle bestätigt die schon bei den einfachen Dorsalskoliosen gefundene Thatsache, dass der Krümmungsscheitel in
der Hälfte der Fälle wandert, und zwar nach unten häufiger
als nach oben. Das Wandern nach unten ist bei den linksconvexen Formen noch deutlicher, als bei den rechtsconvexen. Dasselbe fanden wir bei der einfachen Dorsalskoliose auch.

Gegenkrümmungen.

Rechtsconvexe Formen.

I. Untersuchung.

In 25 (29,45 %) Fällen finden wir eine Gegenkrümmung
„ 49 (57,58 „) „ „ „ zwei „
„ 11 (12,97 „) „ „ „ drei

Zusammen 85 Fälle

II. Untersuchung.

In 30 (35,30 %) Fällen finden wir eine Gegenkrümmung
„ 42 (49,39 „) „ „ „ zwei „
„ 13 (15,31 „) „ „ „ drei

Zusammen 85 Fälle

Wie wir daraus sehen, finden wir 6 % mehr Fälle
mit einer Gegenkrümmung, als bei der ersten Untersuchung.

Linksconvexe Formen.

I. Untersuchung.

In 12 (60 %) Fällen finden wir eine Gegenkrümmung
„ 8 (40 „) „ „ „ zwei „

Zusammen 20 Fälle

II. Untersuchung.

In 9 (45%) Fällen finden wir eine Gegenkrümmung
  „ 7 (35 „)   „   „   „ zwei   „
  „ 4 (20 „)   „   „   „ drei
——————————
Zusammen 20 Fälle

Hier finden wir, dass die Gegenkrümmungen vermehrt sind, bei den rechtsconvexen Formen vermindert sind.

Art der Gegenkrümmungen.

Rechtsconvexe Formen.

I. Untersuchung.

In 2 (2,24%) Fällen finden wir nur cervico-dorsale Gegenkrümmung
  „ 16 (18,93 „)   „   „   „   „ dorso-lumbale   „
  „ 7 (8,29 „)   „   „   „   „ lumbo-sacrale   „
  „ 31 (36,49 .)   „   „   „ cervico-dorsale, dorso-lumbale „
  „ 7 (8,29 „)   „   „   „ cervico-dorsale, lumbo-sacrale „
  „ 11 (12,88 „)   „   „   „ dorso-lumbale, lumbo-sacrale „
  „ 11 (12,88 „)   „   „   „ cervico-dorsale, dorso-lumbale, lumbo-sacrale Gegenkrümmung
——————————
Total 85 Fälle

II. Untersuchung.

In 2 (2,24%) Fällen finden wir nur cervico-dorsale Gegenkrümmung
  „ 18 (11,26 „)   „   „   „   „ dorso-lumbale   „
  „ 10 (11,75 „)   „   „   „   „ lumbo-sacrale   „
  „ 27 (31,79 „)   „   „   „ cervico-dorsale, dorso-lumbale „
  „ 5 (5,85 „)   „   „   „ cervico-dorsale, lumbo-sacrale „
  „ 10 (11,85 „)   „   „   „ dorso-lumbale, lumbo-sacrale „
  „ 13 (15,26 „)   „   „   „ cervico-dorsale, dorso-lumbale, lumbo-sacrale Gegenkrümmung
——————————
Total 85 Fälle

Aus dieser Tabelle sehen wir, dass mit 6% die Fälle mit einer Gegenkrümmung zugenommen haben und die Fälle mit drei Gegenkrümmungen mit 2,5%, die Fälle mit zwei Gegenkrümmungen indessen mit 8,5% weniger geworden sind. Abnahme zeigen also hauptsächlich die Combinationen mit cervico-dorsal und dorso-lumbal, ferner cervico-dorsal, lumbo-sacral. Zunahme dorso-lumbale, lumbo-sacrale und die dreifache Krümmung.

Linksconvexe Formen.

I. Untersuchung.

In 5 (25%) Fällen finden wir nur dorso-lumbale Gegenkrümmung
„ 7 (35 „)   „   „   „   „   „ lumbo-sacrale   „
„ 3 (15 „)   „   „   „   „ cervico-dorsale, dorso-lumbale „
„ 5 (25 „)   „   „   „ dorso-lumbale, lumbo-sacrale   „
Zusammen 20 Fälle

II. Untersuchung.

In 4 (20%) Fällen finden wir nur dorso-lumbale Gegenkrümmung
„ 5 (25 „)   „   „   „   „ lumbo-sacrale   „
„ 3 (15 „)   „   „   „ cervico-dorsale, dorso-lumbale „
„ 4 (20 „)   „   „   „ dorso-lumbale, lumbo-sacrale   „
„ 4 (20 „)   „   „   „ cervico-dorsale, dorso-lumbale, lumbo-
                           sacrale Gegenkrümmung
Zusammen 20 Fälle

Der Unterschied zwischen rechts- und linksconvexen Formen besteht darin, dass bei den linksconvexen
die dorso-lumbalen an Zahl abnehmen, die dreifachen
Krümmungen aber zunehmen.

Sehen wir nach den gesammten Gegenkrümmungen, da finden
wir bei der ersten Untersuchung

52 (30,23%) cervico-dorsale Gegenkrümmungen
72 (41,86 „) dorso-lumbale   „
48 (27,91 „) lumbo-sacrale
Zusammen 172 Gegenkrümmungen

II. Untersuchung.

54 (28,72%) cervico-dorsale Gegenkrümmungen
83 (44,16 „) dorso-lumbale   „
51 (27,12 „) lumbo-sacrale
Zusammen 188 Gegenkrümmungen

Aus dieser Tabelle ist ersichtlich, dass die Gegenkrümmungen während der Beobachtung zugenommen
haben. Die häufigsten Gegenkrümmungen sind dorso-
lumbal und cervico-dorsal.

Torsion.

Die Torsion wurde hier in ähnlicher Weise, wie es schon bei
der einfachen Dorsalskoliose angeführt wurde, gemessen. Tabelle I
bedeutet die erste, Tabelle II die zweite Beobachtung.

I. Untersuchung.

Curve	Rechts-torsion	Links-torsion	Keine Torsion	Fehlen die Angaben	Total
I.	37	44	7	17	105
II.	71	14	3	17	105
III.	32	42	14	17	105

II. Untersuchung.

I.	38	43	7	17	105
II.	69	12	7	17	105
III.	37	38	13	17	105

Aus dieser Tabelle sehen wir, dass die Zahlen in Curve I gleich geblieben sind. In Curve II haben die Fälle mit Rechts- und Linkstorsion zugenommen und in Curve III haben die Linkstorsionen abgenommen zu Gunsten der Rechtstorsionen. In Curve I überwiegen bei beiden Untersuchungen die Linkstorsion, bei Curve II die Rechtstorsion in noch viel höherem Maasse. Die Fälle, die keine Torsion zeigen, haben etwas zugenommen, am meisten in Curve II.

Die Registrirung der Veränderungen bei den einzelnen Fällen ergibt Folgendes:

Curve	Gleich-sinnige Torsion persistirt	Neue auf-getreten	Ver-schwun-den	Von r. n. l. über-gegangen	Von l. n. r. über-gegangen	Fehlen die Angaben	Zu-sammen
I.	53	6	6	13	10	17	105
II.	71	1	5	6	5	17	105
III.	55	9	8	8	8	17	105

Mehr wie in der Hälfte der Fälle bleibt die Torsion gleich. Ganz besonders in der Curve II. Neues Auftreten ist etwas seltener, als das Verschwinden. Mehr Fälle gehen von Rechtstorsion in Linkstorsion über, als umgekehrt.

Betrachten wir jetzt separat die rechts- und linksconvexen Formen.

S. Samu Hoffmann.

Rechtsconvexe Formen.

1. Untersuchung.

Curve	Rechts-torsion	Links-torsion	Keine Torsion	Fehlen die Angaben	Total
I.	29	37	5	14	85
II.	62	8	1	14	85
III.	26	32	18	14	85

II. Untersuchung.

Curve	Rechts-torsion	Links-torsion	Keine Torsion	Fehlen die Angaben	Total
I.	32	34	5	14	85
II.	64	6	1	14	85
III.	29	33	9	14	85

Aus dieser Tabelle sehen wir, dass die Rechtstorsionen in allen drei Curven zugenommen haben, die Linkstorsionen in Curve I und II abgenommen, in Curve III zugenommen haben. Die Zahlen ohne Torsion sind in Curve I und II gleich geblieben und haben in Curve III abgenommen.

Bei den linksconvexen Formen finden wir Folgendes:

I. Untersuchung.

Curve	Rechts-torsion	Links-torsion	Keine Torsion	Fehlen die Angaben	Zu-sammen
I.	8	7	2	3	20
II.	9	6	2	3	20
III.	6	10	1	3	20

II. Untersuchung.

Curve	Rechts-torsion	Links-torsion	Keine Torsion	Fehlen die Angaben	Zu-sammen
I.	6	9	2	3	20
II.	5	6	6	3	20
III.	8	5	4	3	20

Hier finden wir, dass die Torsionen nach rechts in Curve I und II weniger geworden sind, nur in Curve III haben die Zahlen etwas zugenommen; die Torsion nach links ist in Curve II gleich geblieben, in Curve I etwas grösser und in Curve III um die Hälfte kleiner geworden.

Bei den Fällen ohne Torsionen sind die Zahlen in Curve I gleich geblieben und haben die Zahlen in Curve II und III zugenommen.

Ziehen wir alle drei Curven in Betracht, dann sehen wir, dass bei den rechtsconvexen Formen die Rechtstorsion zugenommen hat, Linkstorsion und Fälle ohne Torsionen dagegen abgenommen. Bei den linksconvexen Formen im Gegentheil haben die Rechts- und Linkstorsionen abgenommen und die Fälle ohne Torsionen zugenommen.

Torsion bei Vorbeugehaltung.

Brustwirbelsäule.

I. Untersuchung.

Rechtstorsion	Linkstorsion	Keine Torsion	Fehlen die Angaben	Zusammen
64	8	1	32	105

II. Untersuchung.

58	12	3	32	105

Lendenwirbelsäule.

I. Untersuchung.

Rechtstorsion	Linkstorsion	Keine Torsion	Fehlen die Angaben	Zusammen
24	38	11	32	105

II. Untersuchung.

24	40	9	32	105

Wir beobachten, dass die Fälle mit Torsion in der Brustwirbelsäule nach rechts abgenommen die nach links und ohne Torsion an Zahl zugenommen haben.

Bei der Lendenwirbelsäule finden wir sehr geringe Differenzen; die Torsionen nach rechts sind gleich geblieben, die Linkstorsionen haben zugenommen, die Fälle ohne Torsion abgenommen.

Nehmen wir die Convexität in Betracht, so finden wir bei den

Rechtsconvexen Formen:
Brustwirbelsäule.
I. Untersuchung.

Rechtstorsion	Linkstorsion	Keine Torsion	Fehlen die Angaben	Total
55	2	1	27	85

II. Untersuchung.

50	6	2	27	85

Lendenwirbelsäule.
I. Untersuchung.

Rechtstorsion	Linkstorsion	Keine Torsion	Fehlen die Angaben	Total
18	32	8	27	85

II. Untersuchung.

17	33	8	27	85

Linksconvexen Formen:
Brustwirbelsäule.
I. Untersuchung.

Rechtstorsion	Linkstorsion	Keine Torsion	Fehlen die Angaben	Total
9	6	—	5	20

II. Untersuchung.

8	6	1	5	20

Lendenwirbelsäule.
I. Untersuchung.

Rechtstorsion	Linkstorsion	Keine Torsion	Fehlen die Angaben	Total
6	6	3	5	20

II. Untersuchung.

7	7	1	5	20

Hier ist besonders die ungemeine Constanz der Fälle in die Augen springend. Dass in der Brustwirbelsäule die Rechtstorsion, in der Lendenwirbelsäule die Linkstorsion herrscht, ist selbstverständlich. In der zweiten Untersuchung sehen wir, dass die Torsion nach rechts etwas abgenommen, die Links-torsion zugenommen hat. Bei den linksconvexen Formen haben wir noch kleinere Differenzen in den Zahlen.

Betrachten wir die Veränderungen der Torsionsgrösse in Vor-beugehaltung während der Beobachtung, so finden wir Folgendes bei der Brustwirbelsäule:

In 4 (3,82%) Fällen ist sie gleich geblieben
„ 33 (31,38 „)   „   „   „ kleiner geworden
„ 29 (27,64 „)   „   „   „ grösser   „
„ 6 (5,72 „)   „   „   „ von r. n. l. übergegangen
„ 1 (0,96 „)   „   „   „   „ l. n. r.   „
„ 32 (30,48 „)   „   fehlen die Angaben [1])

Zusammen 105 Fälle

So sehen wir, dass fast in der Hälfte der gemes-senen Fälle die Torsion kleiner geworden ist. Auffal-lend ist, dass nur in 3,82 % die Torsion gleich geblieben ist, weiterhin, dass viel mehr Fälle von rechts nach links übergegangen sind, als umgekehrt.

Bei der Lendenwirbelsäule finden wir Folgendes:

In 8 (7,63%) Fällen ist sie gleich geblieben
„ 29 (27,62 „)   „   „   „ kleiner geworden
„ 23 (21,90 „)   „   „   „ grösser   „
„ 7 (6,66 „)   „   „   „ von r. n. l. übergegangen
„ 6 (5,71 „)   „   „   „ l. n. r.   „
„ 32 (30,48 „)   „   fehlen die Angaben

Zusammen 105 Fälle

Hier finden wir in ähnlicher Weise das Abnehmen der Torsion. Mehrere Fälle persistiren, die Uebergänge sind fast gleich.

Nach der Richtung der Convexität finden wir Folgendes:

Rechtsconvexe Formen.

Brustwirbelsäule.

In 2 (2,24%) Fällen ist sie gleich geblieben
„ 25 (29,49 „)   „   „   „ kleiner geworden
„ 25 (29,49 „)   „   „   „ grösser   „
„ 5 (5,85 „)   „   „   „ von r. n. l. übergegangen
„ 1 (1,11 „)   „   „   „   „ l. n. r.   „
„ 27 (31,82 „)   „   fehlen die Angaben

Zusammen 85 Fälle

[1]) Die Nivellirtrapezmessung datirt erst vom Jahre 1891.

Linksconvexe Formen.

Brustwirbelsäule.

In 2 (10 %) Fällen ist sie gleich geblieben
„ 4 (20 „)   „   „   „ grösser geworden
„ 8 (40 „)   „   „   „ kleiner   „
„ 1 (5 „)   „   „   „ von r. n. l. übergegangen
„ 5 (25 „)   „ fehlen die Angaben
_____
Zusammen 20 Fälle

Wir sehen also, dass die linksconvexen Formen
mehr Tendenz haben kleiner zu werden, als die rechtsconvexen Formen.

Rechtsconvexe Formen.

Lendenwirbelsäule.

In 6 (7,07 %) Fällen ist sie gleich geblieben
„ 18 (21,26 „)   „   „   „ grösser geworden
„ 24 (28,15 „)   „   „   „ kleiner   „
„ 5 (5,85 „)   „   „   „ von r. n. l. übergegangen
„ 5 (5,85 „)   „   „   „   „ l. n. r.   „
„ 27 (31,82 „)   „ fehlen die Angaben
_____
Zusammen 85 Fälle

Linksconvexe Formen.

Lendenwirbelsäule.

In 2 (10 %) Fällen ist sie gleich geblieben
„ 5 (25 „)   „   „   „ grösser geworden
„ 5 (25 „)   „   „   „ kleiner   „
„ 2 (10 „)   „   „   „ von r. n. l. übergegangen
„ 1 (5 „)   „   „   „   „ l. n. r.   „
„ 5 (25 „)   „ fehlen die Angaben
_____
Zusammen 20 Fälle

Die nachstehenden Tabellen zeigen uns die **Torsion in Aufrecht-**
und Vorbeugehaltung.

Rechtsconvexe Formen.

I. Beobachtung.   II. Beobachtung.

Journal-Nr.	Torsion beim aufrechten Stehen			Torsion b. Vorbeugehaltung		Torsion beim aufrechten Stehen			Torsion b. Vorbeugehaltung	
	I.	II.	III.	Brust-	Lenden-	I.	II.	III.	Brust-	Lenden-
	Curve			wirbelsäule		Curve			wirbelsäule	
108	Fehlt	Fehlt	Fehlt	Fehlt	Fehlt	Fehlt	Fehlt	Fehlt	Fehlt	Fehlt
109	»	»	»	»	»	»	»	»	»	»
112	»	»	»	»	»	»	»	»	»	»
152	»	»	»	»	»	»	»	»	»	»
158	»	»	»	»	»	»	»	»	»	»
167	»	»	»	»	»	»	»	»	»	»
197	»	»	»	»	»	»	»	»	»	»
203	»	»	»	»	»	»	»	»	»	»
208	»	»	»	»	»	»	»	»	»	»
221	»	»	»	»	»	»	»	»	»	»
252	1¹)	r	1	»	»	r	r	r	»	»
261	r	r	r	»	»	r	r	1	»	»
282	1	r	0	»	»	1	r	0	»	»
306	1	r	r	»	»	1	r	r	»	»
315	r	r	r	»	»	1	r	r	»	»
325	1	r	1	»	»	1	r	0	»	»
334	r	r	1	»	»	r	r	1	»	»
353	r	r	r	»	»	r	r	r	»	»
369	r	r	1	»	»	1	r	1	»	»
382	1	r	1	»	»	r	r	r	»	»
411	1	r	r	»	»	1	r	1	»	»
436	0	r	0	»	»	1	r	0	»	»
511	1	r	r	»	»	1	1	r	»	»
523	1	r	0	»	»	1	r	1	»	»
593	r	r	r	»	»	1	1	0	»	»
671	1	r	1	»	»	1	r	1	»	»
762	1	r	1	15°r	9°l	1	r	1	2°l	8°l
770	1	r	1	18°r	11°l	r	r	1	13°r	7°l
779	1	r	0	4—5°r	2°r	1	r	1	4°r	3°l
788	r	r	r	27°r	8°l	r	r	r	24°r	15°r

¹) r = rechte Torsion
   1 = linke „
   0 = keine „

Journal-Nr.	Torsion beim aufrechten Stehen Curve I.	II.	III.	Torsion b. Vorbeugehaltung Brust-	Lenden- wirbelsäule	Torsion beim aufrechten Stehen Curve I.	II.	III.	Torsion b. Vorbeugehaltung Brust-	Lenden- wirbelsäule
804	r	r	r	10°r	2—3°r	r	r	r	9°r	1°l
805	l	r	r	17°r	20°r	r	r	r	22°r	13°r
822	l	r	0	11°r	5°l	l	r	r	17°r	1°l
853	r	r	l	6°r	9°l	l	r	r	12°r	5°l
864	l	l	r	4°r	1°r	r	r	l	2—3°r	1°r
888	r	r	l	8°r	4°l	0	r	l	10-11°r	2°r
924	l	r	l	4°r	4°r	l	l	0	0	1°r
954	0	r	r	15°r	6°l	0	r	r	17°r	9°l
1051	Fehlt	Fehlt	Fehlt	2°l	4°l	Fehlt	Fehlt	Fehlt	2—3°l	4°l
1088	0	r	0	10°r	4°l	l	r	r	1—2°l	2°r
1099	r	r	0	2°l	0	r	r	0	0—1°r	0
1100	0	0	l	7°r	2°l	l	0	l	8°r	4°l
1316	Fehlt	Fehlt	Fehlt	1—2°r	0	Fehlt	Fehlt	Fehlt	0—1°l	2°l
1377	l	r	l	17°r	3°l	l	r	l	23°r	4°l
1380	r	r	l	16°r	8°l	r	r	l	20°r	8°l
1387	0	r	0	22°r	2°l	r	r	0	28°r	1°r
1388	r	r	r	16°r	1°r	r	r	l	22°r	2°l
1393	Fehlt	Fehlt	Fehlt	Fehlt	Fehlt	Fehlt	Fehlt	Fehlt	Fehlt	Fehlt
1395	r	r	l	7—8°r	10°l	r	r	l	0—1°l	6°l
1398	r	r	r	20°r	10°r	l	r	r	23°r	3°r
1405	r	r	l	25-26°r	2°r	r	r	r	46°r	1—2 l
1508	l	r	l	15°r	4°l	0	r	l	12°r	5°l
1514	l	r	r	10°r	5°l	l	l	l	7°r	4°l
1543	r	r	l	23-24°r	4°l	r	r	r	24°r	7°l
1557	r	r	l	12°r	5—6°l	r	r	r	14°l	1—2°r
1686	r	r	l	3°r	1°l	l	r	l	7°r	1—2°l
1770	r	r	0	Fehlt	Fehlt	r	r	r	Fehlt	Fehlt
1779	l	l	0	4—5°r	2°r	r	r	0	3°r	0
1817	r	r	l	3—4°r	2°r	r	r	l	3°r	0
1822	l	r	l	7—8°r	7°l	l	r	l	5—6°r	5°l
1823	l	l	l	3°r	2°r	l	r	l	4°r	7—8°r
1931	l	r	0	18°r	2°l	l	r	r	13°r	5°l
1984	l	r	l	6°r	10°l	r	r	r	5°r	9°l
2055	r	r	r	1—2°r	5°l	r	r	l	2—3°r	0
2163	l	r	r	14°r	4°r	0	r	l	9°r	0
2165	Fehlt	Fehlt	Fehlt	14°r	3—5°l	Fehlt	Fehlt	Fehlt	18°r	5°l
2192	r	r	r	19°r	5°r	r	0	0	17°r	1°l
2193	l	l	r	0	1—2°r	r	r	r	0	1—2°r
2214	l	r	r	33°r	3°l	l	r	r	30°r	3°l
2234	l	l	l	4°r	10°l	l	l	l	3—4°r	2°l

Journal-Nr.	Torsion beim aufrechten Stehen			Torsion b. Vorbeugehaltung		Torsion beim aufrechten Stehen			Torsion b. Vorbeugehaltung	
	I.	II.	III.	Brust-	Lenden-	I.	II.	III.	Brust-	Lenden-
	Curve			wirbelsäule		Curve			wirbelsäule	
2267	l	r	r	15—16°r	5°r	r	r	r	15°r	6°r
2363	l	l	l	9°r	6°r	l	l	l	5°r	0
2508	r	r	r	11°r	0	r	r	r	8°r	1°r
2515	l	l	l	4—5°r	0	l	r	l	8—9°r	1—2°r
2624	l	r	r	14°r	0	l	r	r	17°r	1°r
2645	l	r	r	14°r	2°l	r	r	l	6—7°r	2—3°l
2714	l	r	0	19°r	12°l	r	r	r	24°r	6°l
2726	l	r	l	5—6°r	1—2°l	l	r	r	5—6°r	0—1°l
2729	r	r	l	4°r	5°l	r	r	l	6—7°r	3°l
2743	r	r	r	4°r	0	0	r	r	2—3°r	0
2752	r	r	l	6°r	0	l	r	l	3—4°r	1°l
2824	r	r	0	16°r	2°l	r	r	r	21°r	1—2°l
2867	l	r	r	4°r	0	l	r	r	6°r	1—2°r
2902	r	r	l	10—11°r	13°l	r	r	l	10°r	12°l
2917	l	r	l	12°r	3°r	l	r	r	15—16°r	0

Linksconvexe Formen.

Journal-Nr.	I.	II.	III.	Brust-	Lenden-	I.	II.	III.	Brust-	Lenden-
80	Fehlt	Fehlt	Fehlt	Fehlt	Fehlt	Fehlt	Fehlt	Fehlt	Fehlt	Fehlt
127	»	»	»	»	»	»	»	»	»	»
313	l	r	l	»	»	l	r	0	»	»
354	l	l	l	»	»	l	l	l	»	»
658	Fehlt	Fehlt	Fehlt	»	»	Fehlt	Fehlt	Fehlt	»	»
707	r	l	l	8°l	8°l	0	l	l	10°l	2—3°l
750	l	0	l	5°l	2°l	l	l	r	1°l	8°l
803	r	r	r	2—3°l	0	l	0	r	0—1°r	0
849	l	r	l	3°r	1°r	l	0	0	2°r	4°r
912	r	r	r	1°l	1—2°r	l	0	r	0	2°r
1040	r	0	l	2°r	3°l	r	0	0	1—2°r	2°r
1082	l	l	l	2°r	10°r	r	r	l	5°r	6°l
1320	0	r	l	6°r	5°l	l	r	l	5°r	3°l
1538	r	l	l	4°l	5°l	r	0	l	4°l	5°l
1586	r	r	l	0—1°r	3°r	l	l	l	0—1°r	0—1°l
1689	l	l	r	17—18°l	0	l	l	r	21°l	13°r
1811	r	r	r	3°r	6°r	r	r	r	6°r	4°r
1952	0	r	r	3°r	4°r	r	r	r	1°r	1°r
2071	l	l	r	3—4°l	2°l	l	l	0	1°l	0—1°l
2666	r	r	0	2°r	0	0	0	l	1°l	0—1°r

C. Cervicodorsalskoliose.

Alter:

Jahre	Fälle
5	1
9	1
10	3
11	—
12	2
13	—
14	1
15	1

Das Alter bei der Cervicodorsalskoliose bewegt sich zwischen 5—15 Jahren. Die grösste Frequenz im 10. Lebensjahre. Bei der complicirten Dorsalskoliose 14.

Geschlecht.

Hier finden wir bei den 9 Fällen 7 weibliche (77,7 %) und 2 (22,3 %) männliche Patienten. Wir finden also hier mehr Procent männliche Fälle, als bei den beiden anderen Formen.

Beobachtungszeit.

Die Beobachtungszeit wechselt zwischen 1—5 Jahren.

Beobachtungen von 1—3 Jahren sind 6 Fälle
„   „   3—5 „   „   3 „
Total 9 Fälle

Deviationsrichtung.

Die Seitenabweichung zeigt zwischen den 9 beobachteten Fällen 5 (55,56 %) Fälle links- und 4 (44,44 %) rechtsconvexe Formen. Wir finden hier ein Ueberwiegen der linksconvexen Formen, was wir bei den anderen zwei Formen nicht gefunden haben. Weiterhin sehen wir, dass während der Beobachtung in 2 Fällen aus rechtsconvexen linksconvexe und in 1 Fall aus linksconvexer rechtsconvexe geworden ist. Die beobachteten Fälle sind aber sehr wenig zahlreich, so dass wir keinen bestimmten Schluss ziehen können.

Ueberhängende Richtung.

I. Untersuchung.

3 (33,3 %) Fälle rechts überhängend
6 (66,7 „) „ links „
_____
Total 9 Fälle

II. Untersuchung.

2 (22,2 %) Fälle rechts überhängend
7 (77,7 „) „ links „
_____
Total 9 Fälle

Wir sehen eine Vermehrung der links überhängenden Formen.

Sehen wir nach der Convexität, so finden wir bei den

Rechtsconvexen Formen:

I. Untersuchung.

2 (50 %) Fälle rechts überhängend
2 (50 „) „ links „
_____
Total 4 Fälle

II. Untersuchung.

1 (25 %) Fall rechts überhängend
3 (75 „) Fälle links „
_____
Total 4 Fälle

So sehen wir, dass in 25 % die Richtung des Ueberhängens nach der anderen Seite übergegangen ist zu Gunsten der links überhängenden Formen.

Linksconvexe Formen.

I. Untersuchung.

4 (80 %) Fälle links überhängend
1 (20 „) Fall rechts „
_____
Total 5 Fälle

II. Untersuchung.

4 (80 %) Fälle links überhängend
1 (20 „) Fall rechts „
_____
Total 5 Fälle

Wir sehen, dass die Zahlen gleich geblieben sind, und dass die linksconvexen Formen mehr Tendenz haben, ihre Richtung beizubehalten, als die rechtsconvexen Formen.

Stärke des Ueberhängens.

In 1 (11,1 %) Fall ist sie gleich geblieben
„ 7 (77,8 „) Fällen „ „ kleiner geworden
„ 1 (11.1 „) Fall „ „ grösser „
Total 9 Fälle

Wir beobachten in 77,8 % Kleinerwerden des Ueber-hängens, was auf die stattgehabte Behandlung zurückzu-führen ist. So sehen wir, dass bei der Cervicodorsal-skoliose eine Besserung in der grossen Mehrzahl der Fälle eintritt.

Lage des Krümmungsscheitels. A.

Rechtsconvexe Formen.

I. Untersuchung.

4 Fälle rechts.

II. Untersuchung.

2 (50 %) Fälle rechtsconvex
2 (50 „) „ linksconvex
Total 4 Fälle

Linksconvexe Formen.

I. Untersuchung.

5 Fälle links.

II. Untersuchung.

4 (75 %) Fälle linksconvex
1 (25 „) Fall rechtsconvex
Total 5 Fälle

Wir sehen also, dass die linksconvexen Formen mehr Tendenz haben, ihre Krümmungsscheitelrichtung beizube-halten, als die rechtsconvexen Formen. Weiterhin, dass in 2 Fällen aus rechtsconvexen linksconvexe und in 1 Fall aus linksconvexer rechtsconvexe Form geworden ist.

Die Fälle sind folgende:

Rechtsconvexe Formen.

Journal-Nr.	Alter	Geschlecht	Beobachtungszeit		Lage des Krümmungsscheitels	
			Jahre	Monate	I. Beob.	II. Beob.
1038	5	M	3	11	4 r	4 l
1780	10	W	2	4	2 r	4 l

Linksconvexe Formen.

737	14	W	1	1	10 l	4 r

Scheitelhöhe.

In 2 (22,2%) Fällen ist die Scheitelhöhe gleich geblieben
„ 2 (22,2 „) „ „ „ „ grösser geworden
„ 3 (33,3 „) „ „ „ „ kleiner „
„ 1 (11,1 „) Fall „ „ „ von r. n. l. übergegangen
„ 1 (11,1 „) „ „ „ „ „ „ l. n. r. „
Total 9 Fälle

Die Scheitelhöhe ist mit 11% mehr Fällen kleiner ge-
worden, als grösser und wechselt die Richtung in ähnlicher
Weise von rechts nach links, wie umgekehrt.
Analysiren wir die Fälle, so finden wir Folgendes:

Rechtsconvexe Formen.

In 1 (25%) Fall ist sie gleich geblieben
„ 2 (50 „) Fällen „ „ kleiner geworden
„ 1 (25 „) Fall „ „ von r. n. l. übergegangen
Total 4 Fälle

Linksconvexe Formen.

In 1 (20%) Fall ist sie gleich geblieben
„ 2 (40 „) Fällen „ „ grösser geworden
„ 1 (20 „) Fall „ „ kleiner „
„ 1 (20 „) „ „ „ von l. n. r. übergegangen
Total 5 Fälle

Lage des Krümmungsscheitels. B.

In 3 (33,3%) Fällen ist der Krümmungsscheitel an derselben Stelle geblieben
„ 4 (44,4 „) „ „ „ „ nach unten gewandert
„ 2 (22,2 „) „ „ „ „ oben „
Total 9 Fälle

Hier finden ·wir auch das Resultat, was wir schon
früher gefunden haben, nämlich in mehr Fällen wandert
der Krümmungsscheitel nach unten, als nach oben.

Analysiren wir die Fälle, so finden wir Folgendes:

Rechtsconvexe Formen.

In 1 (25%) Fall   ist der Krümmungsscheitel an der gleichen Stelle geblieben
„ 1 (25 „) „   „   „   „   nach oben gewandert
„ 2 (50 „) Fällen „   „   „   unten   „
Total 4 Fälle

Linksconvexe Formen.

In 2 (40%) Fällen ist der Krümmungsscheitel an der gleichen Stelle geblieben
„ 1 (20 „) Fall „ „   „   nach oben gewandert
„ 2 (40 „) Fällen „ „   „   unten   „
Total 5 Fälle

Gegenkrümmungen.

Rechtsconvexe Formen.

I. Untersuchung.

In 2 (50%) Fällen finden wir nur eine Gegenkrümmung
„ 2 (50 „) „   „   „   „ zwei Gegenkrümmungen
Total 4 Fälle

II. Untersuchung.
Dasselbe wie bei der I. Untersuchung.

Linksconvexe Formen.

I. Untersuchung.

In 4 (80%) Fällen finden wir nur eine Gegenkrümmung
„ 1 (20 „) Fall   „   „   „ zwei Gegenkrümmungen
Total 5 Fälle

II. Untersuchung.

In 2 (40%) Fällen finden wir nur eine Gegenkrümmung
„ 2 (40%) „   „   „   „ zwei Gegenkrümmungen
„ 1 (20%) Fall   „   „   „ drei   „
Total 5 Fälle

Die Gegenkrümmungen zeigen eine Tendenz, sich zu
vermehren, was wir bei den complicirten Dorsalskoliosen
auch gefunden haben.

Art der Gegenkrümmungen.

Rechtsconvexe Formen.

I. Untersuchung.

In 2 (50%) Fällen finden wir nur LS-Gegenkrümmungen
„ 1 (25 „) Fall   „   „   DL—LS   „
„ 1 (25 „) „   „   „   CD—LS
Total 4 Fälle

II. Untersuchung.

Dasselbe wie bei der I. Untersuchung.

Demnach sind die Gegenkrümmungen bei den rechts-convexen gleich geblieben.

Linksconvexe Formen.

I. Untersuchung.

In 4 (80%) Fällen finden wir nur LS-Gegenkrümmungen
„ 1 (20 „) Fall   „   „   DL—LS   „
Total 5 Fälle

II. Untersuchung.

In 2 (40%) Fällen finden wir nur LS-Gegenkrümmungen
„ 2 (40 „) „   „   „   CD—DL   „
„ 1 (20 „) Fall   „   „   DL—LS
Total 5 Fälle

Die Fälle mit CD—DL-Gegenkrümmungen haben zu-genommen, die Fälle mit LS ebenso viel abgenommen.

Sehen wir nach den gesammten Gegenkrümmungen, so finden wir bei der

I. Untersuchung:

1 (8,34%) cervico-dorsale Gegenkrümmung
2 (16,68 „) dorso-lumbale Gegenkrümmungen
9 (74,98 „) lumbo-sacrale   „
Total 12 Gegenkrümmungen

II. Untersuchung:

2 (14,29%) cervico-dorsale Gegenkrümmungen
3 (21,44 „) dorso-lumbale   „
9 (64,27 „) lumbo-sacrale
Total 14 Gegenkrümmungen

Im allgemeinen haben die Gegenkrümmungen zugenommen. Die häufigste Gegenkrümmung ist die lumbo-
sacrale, während es bei der complicirten Dorsalskoliose
die dorso-lumbale ist.

Torsion.

Die Torsion wurde hier auch in ähnlicher Weise gemessen,
wie es bei der einfachen Dorsalskoliose besprochen wurde. Tabelle I
bedeutet die erste, Tabelle II die zweite Beobachtung.

Tabelle I.

Curve	Rechts-torsion	Links-torsion	Keine Torsion	Fehlen die Angaben	Total
I.	2	5	1	1	9
II.	3	4	1	1	9
III.	5	3	0	1	9

Tabelle II.

I.	2	3	3	1	9
II.	3	5	—	1	9
III.	5	1	2	1	9

In Curve I und III haben die Linkstorsionen abgenommen zu Gunsten der Fälle ohne Torsionen; in Curve II
hat die Linkstorsion zugenommen und die Fälle ohne Torsion abgenommen. Die Rechtstorsion ist überall gleich
geblieben.

In Curve I und II überwiegen die Linkstorsionen und
in Curve III die Rechtstorsionen.

Die Registrirung der Veränderungen bei den einzelnen Fällen
ergibt Folgendes:

Curve	Persistirt	Neue auf-getreten	Ver-schwun-den	Von r. n. l. über-gegangen	Von l. n. r. über-gegangen	Fehlen die Angaben	Total
I.	5	—	2	—	1	1	9
II.	5	1	—	1	1	1	9
III.	5	—	2	—	1	1	9

In 55% bleibt die Torsion gleich in allen drei Curven. Verschwunden sind mehr, als neue aufgetreten, mehr Fälle gehen von links nach rechts über, als umgekehrt.

Analysiren wir nach der Convexität, so finden wir Folgendes:

Rechtsconvexe Formen.

I. Untersuchung.

Curve	Rechts-torsion	Links-torsion	Keine Torsion	Fehlen die Angaben	Zusammen
I.	1	3	—	—	4
II.	2	2	—	—	4
III.	2	2	—	—	4

II. Untersuchung.

Curve	Rechts-torsion	Links-torsion	Keine Torsion	Fehlen die Angaben	Zusammen
I.	1	1	2	—	4
II.	2	2	—	—	4
III.	2	1	1	—	4

Wir sehen also hier, dass die Rechtstorsion gleich geblieben ist, Linkstorsion hat in Curve I und III abgenommen, die Fälle ohne Torsion haben zugenommen, Curve II ist gleich geblieben.

Linksconvexe Formen.

I. Untersuchung.

Curve	Rechts-torsion	Links-torsion	Keine Torsion	Fehlen die Angaben	Zusammen
I.	1	2	1	1	5
II.	1	2	1	1	5
III.	3	1	—	1	5

II. Untersuchung.

Curve	Rechts-torsion	Links-torsion	Keine Torsion	Fehlen die Angaben	Zusammen
I.	1	2	1	1	5
II.	1	3	—	1	5
III.	3	—	1	1	5

Hier finden wir, dass die Rechtstorsion in allen drei Curven gleich geblieben ist, die Linkstorsion hat in Curve II zugenommen, in Curve III abgenommen.

Wir sehen also, dass bei rechtsconvexen Formen die Linkstorsion abgenommen hat, die Fälle ohne Torsion zugenommen haben.

Bei den linksconvexen Formen sind die Zahlen gleich geblieben.

Torsion bei Vorbeugehaltung.

Brustwirbelsäule.

I. Untersuchung.

Rechtstorsion	Linkstorsion	Keine Torsion	Fehlen die Angaben	Zusammen
1	4	—	4	9

II. Untersuchung.

1	4	—	4	9

Lendenwirbelsäule.

I. Untersuchung.

Rechtstorsion	Linkstorsion	Keine Torsion	Fehlen die Angaben	Zusammen
3	2	—	4	9

II. Untersuchung.

3	2	—	4	9

Die Torsion bei Vorbeugehaltung ist ganz gleich geblieben während der Beobachtung.

Betrachten wir die Veränderungen der Torsionsgrösse in Vorbeugehaltung bei den einzelnen Fällen, so finden wir Folgendes:

Brustwirbelsäule.

In 3 (33,3 %) Fällen ist die Torsion kleiner geworden
   „ 2 (22,2 „)   „   „   „   „   grösser   „
   „ 4 (44.5 „)   „   fehlen die Angaben
Total 9 Fälle

Lendenwirbelsäule.

In 2 (22,2 %) Fällen ist die Torsion gleich geblieben
„ 2 (22,2 „)   „   „   „   „   kleiner geworden
„ 1 (11,1 „)   „   „   „   „   grösser   „
„ 4 (44,5 „)   „   fehlen die Angaben
Total 9 Fälle

Wir sehen, dass die Torsionsgrösse der Brust- und Lendenwirbelsäule in mehreren Fällen (11 %) kleiner geworden ist, als grösser, was auf die stattgehabte Behandlung zurückzuführen ist. Weiterhin sehen wir, dass die Fälle der Lendenwirbelsäule mehr Tendenz haben, ihre Torsion beizubehalten, als die der Brustwirbelsäule.

Die nachstehenden Tabellen zeigen uns die Torsion in Aufrecht- und Vorbeugehaltung.

Rechtsconvexe Formen.

I. Beobachtung.   II. Beobachtung.

Journal-Nr.	Torsion beim aufrechten Stehen			Torsion b. Vorbeugehaltung		Torsion beim aufrechten Stehen			Torsion b. Vorbeugehaltung	
	I.	II.	III.	Brust-	Lenden-	I.	II.	III.	Brust-	Lenden-
	Curve			wirbelsäule		Curve			wirbelsäule	
688	r	r	l	2^0 l	3^0 r	0	r	l	3^0 l	2^0 r
1038	l	l	l	Fehlt	Fehlt	r	r	r	Fehlt	Fehlt
1205	l	r	r	„	„	l	l	r	„	„
1780	l	l	r	4^0 r	2^0 r	0	l	0	2^0 r	1^0 r

Linksconvexe Formen.

58	Fehlt	Fehlt	Fehlt	Fehlt	Fehlt	Fehlt	Fehlt	Fehlt	Fehlt	Fehlt
577	0	r	r	„	„	0	r	r	„	„
737	r	l	r	2^0 l	$1-2^0$ r	r	l	r	1^0 l	3^0 r
1080	l	0	r	2^0 l	2^0 l	l	l	r	3^0 l	2^0 l
2621	l	l	l	11^0 l	5^0 l	l	l	0	7^0 l	5^0 l

Das Resultat obiger Zusammenstellungen und Untersuchungen kurz zusammengefasst ist nun Folgendes:

1. Deviationsrichtung:
    Einfache Dorsalskoliose fast überall gleich geblieben,
    2 Fälle sind aus rechtsconvexen linksconvexe geworden
    2 „   „   „   linksconvexen rechtsconvexe   „   (7,4 %),

Complicirte Dorsalskoliose,
   11 % aus rechtsconvexen zu linksconvexen geworden
   15 ,   „ linksconvexen zu rechtsconvexen   „
Cervicodorsalskoliose,
   50 % aus rechtsconvexen zu linksconvexen geworden
   20 ,   „ linksconvexen zu rechtsconvexen   „

Die complicirten Dorsalskoliosen haben mehr Tendenz, die Richtung ihrer Krümmungsscheitel zu ändern, und noch mehr die Cervicodorsalskoliosen, als die einfachen Dorsalskoliosen.

Die Rechtsconvexen behalten dieselbe Richtung öfters bei, als die Linksconvexen.

   2. Ueberhängen:
   Einfache Dorsalskoliose, 48% (I. Unters.), 51% (II. Unters. rechts überhängend, 38% bezw. 47% links überhängend.
   Complicirte Dorsalskoliose,
       46 % bezw. 47% rechts überhängend
       47 ,   „ 43 , links   „
   Cervicodorsalskoliose,
       33% bezw. 22% rechts überhängend
       66 ,   „ 77 , links   „

Bei den zwei ersten Formen finden wir bei der I. und II. Untersuchung ein Vorwiegen der rechts überhängenden, bei den Cervicodorsalskoliosen der links überhängenden Formen.

Das Ueberhängen wechselt die Richtung etwas mehr von links nach rechts, 20 % bezw. 17%, als umgekehrt, 13% bezw. 14%.

Weiterhin haben die Linksconvexen mehr Tendenz, die Richtung ihres Ueberhängens beizubehalten, als die Rechtsconvexen, 55 % bezw. 49%.

Die Grösse des Ueberhängens bleibt selten gleich, nur in 2 % bezw. 6% bezw. 11%, öfters wird sie kleiner, 32% bezw. 36% bezw. 77%, als grösser.

   3. Krümmungsscheitelhöhe:
   Einfache Dorsalskoliose   in 44% kleiner geworden
   Complicirte Dorsalskoliose , 26 ,   „   „
   Cervicodorsalskoliose   , 77 ,   „   „

Wir können deshalb sagen, dass die Cervicodorsalskoliosen und einfachen Dorsalskoliosen mehr Tendenz haben zur Besserung, als die complicirten Dorsalskoliosen.

Weiterhin sehen wir, dass die linksconvexen Formen mehr Tendenz haben zum Kleinerwerden der Höhe des Krümmungsscheitels, als die rechtsconvexen.

4. Die Verschiebung des Krümmungsscheitels findet in der Art statt, dass er im Laufe der Beobachtung viel häufiger nach unten (28 % bezw. 30 % bezw. 44 %) wandert, als nach oben (11 % bezw. 20 % bezw. 22 %).

Das Wandern nach unten ist bei den Linksconvexen deutlicher, als bei den Rechtsconvexen.

5. Gegenkrümmungen. Complicirte Dorsalskoliose und Cervicodorsalskoliose etwas zugenommen.

Wir bemerken eine Verminderung der rechtsconvexen und eine Vermehrung der linksconvexen Krümmungen.

Die grössten Zahlen der Gegenkrümmungen sind dorso-lumbale. Ihnen folgen die cervico-dorsalen und lumbosacralen.

Bei den Cervicodorsalskoliosen finden wir die grössten Zahlen lumbo-sacrale Gegenkrümmungen.

6. Torsion. A. Im aufrechten Stehen. Einfache Dorsalskoliose.

Die Fälle mit Linkstorsion sind mit 9 % weniger geworden
„   „   „ Rechtstorsion „   „ 30 „ mehr   „
„   „ ohne Torsion sind gleich geblieben

Complicirte Dorsalskoliose.

Die Fälle mit Linkstorsion sind mit 7 % weniger geworden
„   „   „ Rechtstorsion „   „ 4 „ mehr   „
„   „ ohne Torsion   „   „ 3 „   „

Cervicodorsalskoliose.

Die Fälle mit Linkstorsion sind mit 33 % weniger geworden
„   „   „ Rechtstorsion sind gleich geblieben
„   „ ohne Torsion sind mit 33 % mehr geworden

So ist bei den Cervicodorsalskoliosen in 66 % Besserung eingetreten.

Bei der einfachen Dorsalskoliose persistirt die Torsion in 62 %, in 14 % ist sie verschwunden, in 12 % ist neue Torsion aufgetreten, in 2 % ist die Torsion von rechts nach links, und in 7 % ist sie von links nach rechts übergegangen.

Bei der complicirten Dorsalskoliose persistirt die Torsion in 67 %, in 7 % ist sie verschwunden, in 6 % ist neue Torsion aufgetreten, in 10 % ist sie von rechts nach links übergegangen und in 9 % ist die Torsion von links nach rechts übergegangen.

Bei der Cervicodorsalskoliose persistirt die Torsion in 63 %, in 17 % ist sie verschwunden, in 4 % ist neue aufgetreten, in 4 % ist sie von rechts nach links übergegangen, in 12 % ist sie von links nach rechts übergegangen.

Auffallend ist, dass bei den einfachen Dorsalskoliosen die Torsion in Curve I in 23 % verschwunden ist. Bei den complicirten Dorsalskoliosen finden wir in Curve III die grössten Zahlen der verschwundenen Torsionen, bei den Cervicodorsalskoliosen in Curve I und III.

Torsion B. In Vorbeugehaltung. Einfache Dorsalskoliose. In der Brustwirbelsäule ist die Rechtstorsion um 25 % der Fälle gestiegen, die Linkstorsion ist um 17 % der Fälle gesunken, die Fälle ohne Torsion sind um 7 % gesunken.

In der Lendenwirbelsäule ist die Rechtstorsion um 8 % der Fälle gestiegen, die Linkstorsion um 5 % der Fälle gesunken, die Fälle ohne Torsion sind um 2 % gesunken.

Wir fanden hier dasselbe wie bei der Brustwirbelsäule, nur in geringerem Maasse.

Complicirte Dorsalskoliose. Die Rechtstorsion in der Brustwirbelsäule ist um 11 % der Fälle gesunken, die Linkstorsion ist um 5,5 % der Fälle gestiegen, die Fälle ohne Torsion sind um 2,5 % gestiegen.

In der Lendenwirbelsäule ist die Zahl der Fälle bei der Rechtstorsion gleich geblieben, die Zahl der Fälle mit Linkstorsion um 2,5 % gestiegen, die Zahl der Fälle ohne Torsion um 2,5 % gesunken.

Bei den Cervicodorsalskoliosen sind die Zahlen in der Brust- und Lendenwirbelsäule ganz gleich geblieben.

Allgemein sehen wir, dass in der Brustwirbelsäule die Rechtstorsion, in der Lendenwirbelsäule die Linkstorsion die grössten Zahlen zeigen. Weiterhin sehen wir, dass in der Lendenwirbelsäule die Torsion um 10 % der Fälle öfters persistirt, als in der Brustwirbelsäule.

————

Zum Schluss unserer Arbeit sprechen wir Herrn Dr. W. Schulthess hiermit für die gütige Ueberlassung des reichhaltigen Materials und für die persönliche Unterstützung unseren aufrichtigsten Dank aus.

X.

Bericht über den 18. Congress der American Orthopedic Association.

Von

Dr. Hans Spitzy,

Facharzt für orthopädische Chirurgie der Universitätskinderklinik Graz.

Der Congress wurde am 8. Juni in Atlantic City, Pa., eröffnet. Angemeldet waren 64 „papers", deren Erledigung auf 5 Halbtagsitzungen aufgetheilt wurde in der Weise, dass in der ersten Nerven- und Sehnenplastik, Klumpfuss und Plattfuss-, in der zweiten die Skoliosenfrage, in der dritten Coxitis, Gelenke und Knochen, in der vierten Coxa vara und congenitale Hüftluxation und in der fünften endlich Spondylitis und verschiedene kleine Vorträge erledigt wurden. Da viele der Vorträge wegen Abwesenheit der Autoren wegfielen, gelang deren Abwickelung leicht, ohne ein zu grosses Abhasten, wie es leider bei unserer viel gedrängteren Tagesordnung immer der Fall ist.

In einer Vorrede betonte der Vorsitzende Dr. Reg. H. Sayre-New York den Werth und das Wachsen unserer Wissenschaft und die sich stets steigernde Vervollkommnung der diagnostischen und therapeutischen Methoden, besonders gedachte er der hohen Wichtigkeit der Prophylaxe.

J. Young-Philadelphia demonstrirte einen Operationsversuch, eine isolirte Lähmung des M. tib. ant. eines 8jährigen Kindes durch eine Nervenanastomose zu corrigiren. Der den M. tib. ant. versorgende Ast des N. peron. wurde in einen anderen intacten Zweig desselben Nerven inplantirt. Der Erfolg war wegen vorhandener Ueberdehnung des gelähmten Muskels und bestehender Verkürzung der Achillessehne nicht sehr in die Augen springend, doch positiv.

H. Spitzy-Graz bespricht die Bedeutung und Ausführungsmöglichkeit der Nervenplastik auf Grund ausgedehnter Thierversuche.

Die diversen Methoden der Reinnervation gelähmter Muskeln wurde beschrieben und mittelst beigegebener Mikrophotogramme die Resultate erläutert und bewiesen.

Von den empfohlenen Operationsmethoden wird insbesondere die Neurotisation des gelähmten Quadriceps vom N. obturatorius aus hervorgehoben. An der sich an diese Vorträge anschliessenden lebhaften Discussion betheiligte sich insbesondere Geheimrath Hoffa-Berlin, Dr. Shermann-San Francisco, Dr. Meyers-New York und Dr. Townsend-New York.

Geheimrath Prof. Hoffa-Berlin sprach über die Erfolge der Sehnenplastik. Nach einer Hunderte zählenden Operationsstatistik forderte Hoffa zur Erreichung eines guten Functionsresultates die stricte Beobachtung von fünf Hauptpunkten:

1. absolute Beherrschung der Asepsis,

2. exacte Blutstillung,

3. Verwendung von functionstüchtigem Muskelmaterial,

4. Fixation der überpflanzten Sehnen unter hoher Spannung und dies alles

5. nach einem vorher wohl erwogenen Operationsplan.

Die Versammlung lauschte mit grosser Aufmerksamkeit den Worten des erfahrenen Meisters und dankte mit lebhaftem Beifall.

Grosses Interesse erweckte die von V. P. Gibney-New York erörterte Operationsmethode zur Beseitigung der Innenrotation des Beines bei cerebralen spastischen Processen. Durch eine Myotomie und partielle Exstirpation des oberen Ansatzes des M. tens. fasc. lat. erreicht Gibney eine Correctur dieser lästigen Stellungsanomalie des Beines.

John Dane und D. Townsend-Boston, Mass., verhalten sich etwas skeptisch den Erwartungen gegenüber, die in die Sehnenplastik gesetzt werden, und warnen vor zu complicirten Sehnenoperationen; in diesem Falle sei eine Arthrodese vorzuziehen.

H. M. Sherman-San Francisco, Cal., sucht den Pes calcan. paralyt. durch Ueberlegung des M. ext. dig. auf den Metatarsus mit einer durch den vor der Operation angelegten Gipsverband gehenden Naht zu corrigiren. (Details siehe Originalarbeit.)

In der diesen Vorträgen folgenden Discussion gab Geheimrath Hoffa viele Rathschläge und Winke betreffend die Ausführung der Sehnenoperationen.

Der Nachmittag brachte lange Erörterungen über die nie versiegende Skoliosenfrage.

Frank E. Peckham-Providence, R. I., bespricht einen Fall von Skoliose, durch einseitigen Klumpfuss hervorgerufen. Behandlung des Grundübels brachte auch die Skoliose zum Schwinden. — Oscar A. Allis-Philadelphia, Penn., sucht aus seiner reichen langen Lebenserfahrung die Frage zu ergründen: seitliche Abweichung, Torsion, Rotation, die ganze verhängnissvolle Fragenfolge wird aufgerollt. Der Vortragende sieht in der Drehung des Rumpfes gegen das fixirte Becken beim Schreibact das ätiologische Hauptmoment, die Verbildung der Gelenkfortsätze und der Thoraxreifen sei das Primäre, und die Behandlung habe sich darnach zu richten.

R. Tunstall Taylor und Compton Reily-Baltimore, Md., sehen als Hauptursache der Umbildung der Knochenstructur in skoliotischen Wirbeln die pathologische Muskelwirkung an, die von den Bauch- und Beckenmuskeln gegen den rotirten Thorax ausgeübt wird und suchen insbesondere diesen rotatorischen Kraftcomponenten durch entsprechende Behandlung entgegenzuwirken.

Albert H. Freiberg-Cincinnati, O., demonstrirt eine graduirte Glastafel zum Zweck einer raschen Skoliosenmessung.

Das Ausführlichste und Complicirteste an Messungsvorschlägen bot Joseph M. Spellissy-Philadelphia, Penn. Durch exacteste Photographie von allen Seiten, unter Benutzung von Spiegeln sucht er den jeweiligen Status zu fixiren. Doch ist diese umständliche Messung nach der Erklärung des Vortragenden selbst eher für genaue anthropometrische Laboratoriumsstudien, als für praktische Zwecke brauchbar.

Das mechanische Talent Compton Reily's zeigte uns auch einen dem Schulthess'schen Tasterzirkel ähnlichen, viel einfacheren Apparat, sowie einen dem bei uns gebrauchten ähnlichen Schaukelapparat zur Entwickelung von photographischen Platten.

R. B. Osgood-Boston, Mass., demonstrirt ausgezeichnet schöne Röntgenbilder, bespricht die Diagnostik an der Hand derselben, ihre Interpretation sowie die möglichen Fehlerquellen.

Bei Erledigung der Coxitis brachten uns zuerst R. W. Lovett und Percy Brown eine ausgezeichnete Studie über den diagnostischen Werth der Röntgenbilder bei der Coxitis.

Hundert Hüftgelenke wurden unabhängig von klinischer Untersuchung photographirt und nun aus dem Bilde die Diagnose gestellt. Vergleichung mit dem von anderer Seite aufgenommenen klinischen Status zeigte fast in allen Fällen die sichere Möglichkeit, die Erkrankung aus dem Bilde diagnosticiren zu können. Kein Fall, der als normal bezeichnet wurde, hatte eine Coxitis. Abnahme der Knochendichtigkeit an Kopf, Pfanne und angrenzenden Knochen, verschwommene Umrisse sind die prägnantesten Frühsymptome.

A. H. Freiberg construirte ein an jedes Bett leicht anzubringendes Rollensystem zur Extensionsbehandlung.

Augustus Thorndike-Boston, Mass., berichtet über einen Fall von „Sacro-iliac disease" bei einem Kinde.

John J. Porter-Chicago, Ill., referirt über einen Fall von Coxitis mit Spontanluxation nach Typhus.

S. L. Mc Curdy-Pittsburg, Pa., spricht über das Stellungsverhältniss des Beckens zur Beinhaltung und demonstrirt einen Apparat zur sofortigen Bestimmung der Grösse der Winkelstellung zur Beinlänge.

Joel E. Goldthwait-Boston, Mass., beobachtete bei einer Anzahl von Frauen mit beständigen Kreuzschmerzen während oder anschliessend an eine Schwangerschaft eine Dislocation des Kreuzbeins, hervorgerufen durch eine Lockerung der Verbindung derselben mit dem Os ilei.

Die Reposition und Fixirung gelingt leicht und befreit die Patienten von den Schmerzen und erleichtert eine eventuell nachfolgende Geburt. 6 Fälle.

Die Coxa vara-Frage wurde mit einem Vortrage von Royal Whitman-New York eingeleitet.

Derselbe unterscheidet streng zwischen einer Schenkelhalsfractur und einer Lösung der Epiphyse. Die häufigste Verletzung ist nach ihm auch bei Kindern bei directer Gewalteinwirkung eine gewöhnliche Schenkelhalsfractur, die Epiphysenfractur bezw. Lösung und Verschiebung spiele sich meistens im adolescenten Alter ab, ist meist incomplet und langsam fortschreitend und bringt, weil direct das Gelenkinnere berührend, stärkere Bewegungsbehinderung mit sich.

Diese Unterscheidung spinnt sich in der Behandlung weiter. Die Fractur wird mit Fixirung in extremster Abduction behandelt, die epiphysäre Verschiebung ist operativ in Angriff zu nehmen und der Kopf wieder an die richtige Stelle zu reponiren.

Chas. F. Painter-Boston, Mass., berichtet über 3 Fälle von

Fracturen, intracapsulärer Epiphysenlösung; operative Behandlung, Reposition und Fixirung mit Silberdraht.

James E. Moore-Minneapolis, Minn., tritt ebenfalls für eine energischere Behandlung der Schenkelhalsfractur ein, als dies bisher geschehen; bei Beobachtung der mechanischen und anatomischen Principien geben sowohl Lagerungsbehandlung wie operative Methoden gute Resultate.

John L. Porter-Chicago, Ill., beschreibt 2 Fälle von Coxa vara und die entsprechende Behandlung.

In der Discussion spricht Hoffa in längerer Rede über die Coxa vara und die Schenkelhalsfractur. Im Gegensatz zu Whitman sieht Hoffa meist eine epiphysäre Lösung als Grund der Coxa vara-Bildung, besonders bei Kindern, an, der Bruch erfolgt meist in oder in unmittelbarer Nähe der Epiphysenlinie.

Die bilaterale Coxa vara ist eine angeborene Deformität, die rhachitische Form ist meist mit einer gleichzeitigen Krümmung des oberen Femurendes vergesellschaftet. Das beste Mittel zur Beseitigung der durch die Fractur entstandenen Bewegungsbehinderung ist die Entfernung des dislocirten Kopfes und die Abrundung und Einstellung des Schenkelhalses in die Pfanne. Bei einer typischen Coxa vara ist die dominirende Operation die subtrochantere keilförmige Osteotomie mit Fixirung in Abduction; bei Adduction nach vollzogener Consolidirung ist der offene Winkel zwischen Hals und Schaft wiederhergestellt.

Newton M. Schaffer-New York demonstrirt eine Schiene zur Behandlung von nicht verheilten Fracturen, die eine bessere Controlle der Callusbildung zulasse als Gipsverbände; ebenso einen Apparat zur ambulanten Behandlung der acuten und subacuten Coxitis.

Zu dem Kapitel „Angeborene Luxationen" sprach zuerst F. E. Peckham-Providence, R. I., mit einem Bericht über 2 Fälle angeborener Schulterluxation. Der klinische Status stellt sie sehr nahe jenen paralytischen Luxationen, die wir nach Lähmung der Schulter-Oberarmmusculatur gelegentlich finden; auch nach operativer Reposition war die Bewegungsmöglichkeit in diesen Fällen nur sehr unvollkommen wiedergekehrt.

Zu demselben Thema sprach auch E. G. Brackett-Boston, Mass.

Die Besprechung der angeborenen Hüftverrenkung eröffnete Geheimrath Hoffa mit einem Vortrage über die Endresultate seiner unblutigen Repositionen.

Von 205 einseitigen Luxationen ergab die unblutige Einrenkung
(nach H o f f a , L o r e n z , S c h e d e)

    30% anatomische Heilungen,

    64% Transpositionen nach vorne,

    6% Reluxationen nach hinten.

Bei 65 doppelseitigen Luxationen waren die Erfolge:

    7,7% anatomische Heilungen,

    50% beiderseitige Transpositionen nach vorne,

    15,3% einseitige Heilung, auf der anderen Seite Trans-
       position,

    27% Reluxationen.

H o f f a warnt vor dem Ausdehnen der Repositionsversuche
über ein gewisses Alter, bei einseitigen 7—8 Jahre, bei doppelseitigen 5—7 Jahre.

Nach 2maliger Reluxation ist die offene Reposition indicirt,
die bei exacter Handhabung der Asepsis einen ungestörten Wundverlauf, controllirbare anatomische Reposition und ein günstiges
functionelles Resultat garantirt.

Bei älteren Patienten besteht auch nach gelungener unblutiger
Einrenkung oft eine hochgradige Bewegungseinschränkung; der diffor-
mirte Schenkelkopf ist in die längliche, dreieckige Pfanne hinein-
gestemmt und kann sich in derselben aus rein mechanischen Gründen
nicht bewegen.

Solchen älteren Patienten kann durch eine schräge Osteotomie,
die die Adduction beseitigt und durch Traction und Fixirung die
Verkürzung corrigirt, viel grössere Erleichterung geboten werden,
als durch in ihrem Erfolg unsichere Einrenkungsmanöver. Bei
beiderseitigen Luxationen älterer Patienten macht H o f f a die bekannte Pseudarthrosenoperation.

H. M. S h e r m a n - San Francisco, Cal., zieht die offene Operation
jeder anderen Behandlungsmethode vor und berichtet über mehrere
nach vorhergegangener Oeffnung der Kapsel vorgenommene Repositionen, die sämmtlich ein gutes Resultat zeigten.

H. A u g. W i l s o n - Philadelphia, Pa., verliest einen Bericht von
Prof. L o r e n z über Behandlung und Nachbehandlung der angeborenen Hüftverrenkung.

L o r e n z schildert seinen uns wohlbekannten Standpunkt und
schreibt, dass er an seinem Verfahren weder bezüglich Reposition
noch Retention etwas Wesentliches abzuändern habe. Bei der

Untersuchung ist auf die genaue Beobachtung der klinischen Symptome der grösste Werth zu legen, Diagnosen nach dem Röntgenbild allein können leicht zu Täuschungen Veranlassung geben. Bezüglich der Endresultate unterscheidet Lorenz anatomische Repositionen, supracotyloïde Dislocationen (anstatt Transposition nach vorne), laterale Appositionen und Reluxationen nach hinten. Die Hauptsache ist die Wiederherstellung der Function der Extremität, der anatomische Stand des Kopfes kommt weniger in Betracht. Demgemäss beziehen sich auch die statistischen Mittheilungen mehr auf die erreichten functionellen Resultate, die sich in 70—80 % als befriedigend erweisen. Ist wegen des Alters eine unblutige Reposition nicht mehr möglich, so empfiehlt Lorenz eine Stellungsverbesserung des Gliedes in der Art, dass er dasselbe nach verausgegangener subcutaner Zerreissung der Adductoren und eventueller Myotomie der vorderen pelvi-femoralen Muskeln in maximaler Abduction und Hyperextension fixirt.

H. L. Taylor-New York zeigt die Bilder einer interessanten Missbildung, eine doppelseitige Luxation mit hochgradiger Adduction (Beinkreuzung), vergesellschaftet mit einem Klumpfuss und angeborenem Pes valgus. — Correction durch Osteotomie, Fasciotomie — Redressements.

Ausserdem berichten noch A. J. Steele-St. Louis, Mo., über 3 Fälle erfolgreicher Einrenkung schwerer doppelseitiger Luxationen, A. Cook-Hartford, Conn., über einen doppelseitigen Fall. Die anschliessende Discussion war ausserordentlich lebhaft, da die Frage nach dem Besuche von Prof. Lorenz noch immer im Vordergrunde des allgemeinen Interesses steht.

Die letzte Sitzung beschäftigte sich mit der Spondylitisbehandlung und chirurgischen Tuberculose überhaupt. So bespricht Ch. F. Painter-Boston, Mass., einen Fall von Tuberculoseaffection der retroabdominalen Lymphdrüsen, von denen aus die Wirbelkörper ergriffen wurden, so dass das Ganze dann unter dem Bilde einer Lumbalspondylitis erschien.

A. H. Freiberg-Cincinnati, O., hatte mit Bier'scher Stauungshyperämie ausgezeichnete therapeutische Erfolge bei Gelenkstuberculosen zu verzeichnen und sucht seine Collegen für diese Behandlungsart zu gewinnen.

J. K. Young beschreibt zur Fixirung von Patienten mit Spondylitis dorsalis einen Apparat mit fixer Kopfstütze, dem Schalenapparat Dollinger's gleichend.

A. G. Pook-Hartford, Conn., empfiehlt einen nach dem Princip des Gipsbettes construirten Drahtcuirass zur Fixirung kleiner Kinder, der Cuirass kann auf einem Wägelchen zur bequemen Transportirung angebracht werden.

In mechanischer und maschineller Hinsicht wurde überhaupt noch vieles Bemerkenswerthe geboten; die Beschreibung der Modelle möge in den Originalen nachgesehen werden, da diese ohne beigegebene Bilder doch unverständlich wäre.

So hatte Compton Reily-Baltimore, Md., einen äusserst sinnreichen Apparat aus Gurten, Rollen und Gasrohr construirt, um Patienten mit acuten Wirbelaffectionen (Fractur) ohne Schmerzen zu heben und eventuell von einem Bett ins andere oder ins Bad zu transportiren.

R. Tunstall Taylor misst die Rotation bei der Skoliose mit einem einfachen Rechtecklineal, und einigen daran angebrachten kleinen Messapparaten.

J. Torrance Rugh-Philadelphia, Pa., beweist mit einem kleinen Apparat, dass sich Gipsverbände nach dem Erhärten ausdehnen etc.

An diese Vorträge schloss sich noch ein interessanter Vortrag über die Wachsthumsverhältnisse und die Behandlung des Klumpfusses von A. B. Judson-New York an.

Ferner ein von A. B. Hosmer-Chicago vorgetragener Bericht über einen Fall einer scheinbaren Coxitis. Das Bild wurde durch eine im Musc. psoas steckende Nadel hervorgerufen. Nach Entfernung derselben schwanden die Symptome.

Ueber ausgezeichnete Operationsresultate bei einer sehr lästigen Erkrankung, der Coccygodynie berichtet H. A. Wilson-Philadelphia, Pa. Durch eine Keilresection beseitigt er die Dislocation des Steissbeins und umgeht dadurch die Exstirpation desselben. In den beobachteten Fällen sind die Symptome durch diesen Eingriff vollständig behoben worden.

Mit diesen interessanten Ausführungen wurde die Reihe der wichtigen Vorträge geschlossen, sie haben uns Zeugniss abgelegt von dem Fortschreiten der amerikanischen Orthopädie, von dem gemeinschaftlichen Mitarbeiten unserer Collegen an unseren wissenschaftlichen Aufgaben; insbesonders angenehm berührte uns der Corpsgeist, der unter unseren Collegen herrscht, und ihre cordiale Collegialität, die uns das Verweilen in ihrer Mitte zu den angenehmsten Stunden machte.

Referate.

Mit 3 in den Text gedruckten Abbildungen.

Ammann, Die Bedeutung der Orthopädie für den praktischen Arzt. Deutsche
  Praxis 1904, Nr. 6.

Ammann weist in seiner Arbeit die hohe Bedeutung der Orthopädie
für den praktischen Arzt nach, der besonders als Hausarzt einen ungleich
grösseren Einfluss auf die Verhütung der sogenannten orthopädischen Leiden
hat als der Specialarzt für Orthopädie. Da diese Erkrankungen häufig ihre
Entstehungsursache im fötalen Leben haben oder durch den Kräftezustand der
Mutter bedingt sind, so verlangt Ammann, dass die Prophylaxis schon auf
die Mütter ausgedehnt wird. Er empfiehlt als das beste Hilfsmittel die schwedische Art der Behandlung Schwangerer: Heilgymnastische Uebungen und leichte
Massage. Von hervorragender Bedeutung für die Kräftigung des Neugeborenen
ist das Stillen durch die Mutter selbst. — Die eigentliche Besprechung der Deformitäten und ihrer Behandlung bringt dem Fachorthopäden nichts Neues.
                                                          Pfeiffer-Berlin.

Müller, Die Indicationen für die Anwendung orthopädischer Apparate. Therapie
  der Gegenwart 1904.

Müller versucht in seiner Arbeit. den praktischen Arzt über die Indicationen für die Anwendung portativer orthopädischer Apparate zu belehren.
Zu diesem Zwecke bespricht er in Kürze den Zweck der gebräuchlichsten Apparate: des Stützcorsets und des Geradehalters, sowie des Schienenhülsenapparates.
Er demonstrirt ferner mit Hilfe von Abbildungen ihre Wirkungsweise und zählt
die verschiedenen Erkrankungen auf, die mit Hilfe solcher Apparate gebessert
resp. geheilt werden können. Zum Schluss erwähnt Müller noch einen „un-
scheinbaren, aber in seiner Wichtigkeit leider sehr verkannten Apparat", den
Plattfussschuh, der dazu berufen ist, zahllose Beschwerden zu beseitigen.
                                                          Pfeiffer-Berlin.

Muskat, Schwedische Heilgymnastik. Deutsche med. Wochenschr. 1904, Nr. 8.

Muskat gibt eine kurze Uebersicht über die Ausbildung der schwedischen
Heilgymnastik durch Ling und Zander, sowie über ihre Ziele und Erfolge.
Wenn auch einer allgemeinen Einführung dieser Heilmethode nach seiner An-
sicht viele Schwierigkeiten entgegenstehen, so erscheint sie doch werthvoll für
Volksheilstätten und ähnliche Institute, einmal schon um die Langeweile der
Insassen zu bekämpfen und dann, um die bei Nichtgebrauch der Glieder leicht
eintretende Muskelschwäche zu verhüten.   Pfeiffer-Berlin.

v. Mikulicz und Frau Tomasczewski, Orthopädische Gymnastik gegen Rückgratsverkrümmungen und schlechte Körperhaltung. Jena, Gust. Fischer's Verlag, 1904, 2. Auflage.

Das Buch, welches jetzt bereits in 2. Auflage vor uns liegt, dürfte seinem Zwecke, „Aerzten und Erziehern die Durchführung des orthopädischen Turnens zu erleichtern", in hervorragender Weise gerecht werden.

Den Inhalt bildet zunächst eine klare, leicht verständliche Darstellung der Entstehung und Behandlung der Wirbelsäulenverkrümmungen, sodann eine Beschreibung der Turnapparate und schliesslich eine Fülle von überaus zweckmässigen Uebungen. Die letzteren bestehen in Rumpfbeugeübungen auf der Turnbank, Freiübungen, Uebungen mit dem Largiadèr'schen Brust- und Muskelstärker und schliesslich in den Geräthübungen. Wollenberg-Berlin.

Stange, Ueber Bauchmassage. Die medicinische Woche, 1904 Nr. 13.

Stange hat bei chronischer Obstipation durch eine combinirte Behandlung mit Massage, Heilgymnastik und Abführmitteln glänzende Resultate erzielt. Letztere konnten schon in der 3.—4. Woche ganz fortgelassen werden, die übrige Behandlung musste aber mindestens 2 Monate fortgesetzt werden, da sonst Recidive auftraten. Die technischen Manipulationen hat Stange deswegen modificirt, weil er das Vorwärtstreiben des Magen- und Darminhaltes für unnütz und schädlich hält; er verwendet daher nur Reibungen, Knetungen und Vibrationen, um energischere Contractionen der glatten Musculatur der Darmwand auszulösen. Die Vibrationen, die er übrigens speciell für den Magen am geeignetsten hält, führt er stets mit Vibratoren aus. Pfeiffer-Berlin.

Mencière (Reims), Sept cas d'impotence fonctionnelle grave des membres, guéris par le traitement mécanothérapique. Médécine des accidents du travail 1903, Nr. 2.

Mencière zeigt an der Hand von sieben einschlägigen Fällen, wie die Mechanotherapie im Stande ist, bei richtiger Anwendungsweise selbst schwere Functionsstörungen zu bessern und oft ganz zu beseitigen. Für diese Therapie kommen hauptsächlich in Betracht Patienten, die orthopädisch-chirurgischen Eingriffen unterzogen worden sind; hier gilt es, die Muskeln zu kräftigen und Gelenksteifigkeiten zu überwinden. Eine zweite Kategorie bilden Verletzte (Knochenbrüche, Verrenkungen, Verstauchungen etc.). In diesen Fällen ist die Mechanotherapie berufen, die Heilung zu beschleunigen und langes Krankenlager zu verhüten. Die dritte, vielleicht grösste Gruppe setzt sich aus den sogen. Unfallpatienten zusammen, die längere Zeit nach ihrer Verletzung mit schon ausgebildeten Deformitäten, Versteifungen und schweren Functionsstörungen den medico-mechanischen Instituten überwiesen werden.

Mencière will mit seiner Arbeit, in der er mehr die Erfolge der Mechanotherapie demonstrirt, als auf ihre Art und Weise eingeht, diesem Zweige der Heilkunde auch in Frankreich das Ansehen verschaffen, das er in anderen Ländern längst geniesst. Pfeiffer-Berlin.

Lessing, Die Mechanotherapie in der Nachbehandlung von Knochen- und Gelenkverletzungen. Charité-Annalen, XXVIII. Jahrg.

Lessing macht im ersten Theil dieser Arbeit auf die Wichtigkeit einer richtigen Vorstellung der im Einzelfall vorliegenden pathologisch anatomischen

Veränderungen aufmerksam. Er erinnert an die Heilungsvorgänge in den das Gelenk umgebenden Weichtheilen, an den acuten Hydarthros infolge langer Ruhigstellung, er gibt die Resultate einiger experimentellen Arbeiten über die Veränderungen des Gelenkknorpels wieder. Auch bei völlig normalem Gelenk trat durch Ruhigstellung in einem Knie Atrophie der sich berührenden Stellen auf ohne entzündliche Erscheinungen. Sodann werden die Muskelveränderungen erwähnt, die der Hauptsache nach in einfacher Atrophie bestehen, hervorgerufen durch Nichtgebrauch. Nach Ansicht anderer Autoren handelt es sich meist um eine reflektorische Schädigung der Vorderhornzellen durch Vermittelung der gereizten Gelenknerven (Duplay und Carin, Kippel, Raymond und Deroche, Hoffa). Besonders der letztere hat durch Tierversuche die Paget-Vulpiansche Reflextheorie einwandfrei bewiesen. Im zweiten Theil bespricht Lessing die einzelnen Factoren der Mechanotherapie: Massage, Elektricität, active und passive Gymnastik und Apparatübungen in ihrer Anwendung und Wirkung.

Rauenbusch-Berlin.

Müller. Ueber die Heilung von Wunden bei aseptischem und antiseptischem Heilverfahren und bei primärer und secundärer Naht. Diss. Königsberg 1904.

Verfasser gibt zunächst einen kurzen geschichtlichen Ueberblick über die Wundbehandlung und kommt dann auf seine Versuche zu sprechen, die er an Kaninchen über die Wundheilung bei aseptischer und antiseptischer Behandlung gemacht hat. In eingehendster Weise wird über dieselben berichtet und der makroskopische wie mikroskopische Befund besprochen. Näher auf die Einzelheiten einzugehen, würde den Rahmen eines kurzen Referates überschreiten; ich kann mich nur darauf beschränken, kurz die Resultate wiederzugeben, wie sie Müller am Schlusse seiner Arbeit noch einmal zusammengestellt hat. Die Versuche zeigen aufs deutlichste die verschieden starke Wirkung der chemischen Agentien auf die Wunden, und zwar wirkt Sublimat am schwersten schädigend, weniger Carbol, und noch geringere Reizwirkung übt die physiologische Kochsalzlösung aus, jedoch ist auch diese für die Wunden durchaus nicht indifferent. Die ungenähten und gar nicht weiter behandelten Wunden weisen die besten Heilungsbedingungen auf, weil die Wundreizung hier am geringsten ist. Daraus ergibt sich für den Wundheilungsverlauf die Ueberlegenheit der Asepsis gegenüber dem antiseptischen Verfahren und die Thatsache, dass eine Wunde um so günstigere Heilungsbedingungen zeigt, je mehr man darauf Acht gibt, womöglich jede Reizwirkung von ihr fernzuhalten. Die zweite Versuchsreihe liefert den Beweis der starken Reizwirkung der Naht bei kleinen Wunden; doch wird man deswegen in praxi auf die grossen Vortheile der Naht auch bei kleinen Wunden wegen der schnelleren und eleganteren Vernarbung nicht verzichten. Die letzte Versuchsreihe, die sich mit der Wundheilung bei tamponirten und dann secundär genähten Wunden beschäftigt, hat ergeben, dass die Heilung so behandelter Wunden fast gleichwerthig ist der primär genähten und dass daher auch das Verfahren der secundären Naht eine ausgiebigere Anwendung verdient.

Blencke-Magdeburg.

Stein, Paraffininjectionen. Stuttgart. Verl. von Ferd. Enke 1904.

Die ausgedehnte Anwendung der Paraffininjectionen in der Medicin rechtfertigt den Versuch Stein's, eine zusammenfassende Darstellung der gebräuchlichen Methoden und ihrer Erfolge zu geben. Im allgemeinen Theil des Buches erfahren wir Ausführliches über die Geschichte, Chemie und Fabrication, Pharmakologie und Toxikologie des Paraffins, weiter über die Emboliegefahr nach Injectionen (mit Aufführung der Casuistik), über das anatomische Verhalten des injicirten Paraffins, über die verschiedenen Paraffine in ihrem unterschiedlichen Verhalten, über den Heilungsverlauf nach der Injection und über die Indicationen der letzteren. Im speciellen Theil wird die Verwendung der Paraffininjectionen in den einzelnen Specialgebieten der Medicin des Genaueren unter Anführung zahlreicher Krankengeschichten erörtert.

Von Einzelheiten des Stein'schen Werkes sei nur hervorgehoben, dass der Autor, wie dies ja seine bisherigen Publicationen schon darthaten, der Verwendung von Weichparaffin (Schmelzpunkt 42—43°) vor allen übrigen Methoden den Vorzug gibt. Zur Herstellung desselben wird eine Vaselinparaffinmischung verwendet. Die Injection geschieht am besten mit einer Spritze, bei welcher der mit Schraubengewinde versehene Stempel allmählich hineingeschoben wird. Mit dieser Spritze lässt sich das schon im Erstarren begriffene Paraffin unter hohem Drucke mit Leichtigkeit entleeren; die Dosirung ist eine genaue, die Emboliegefahr auf ein Minimum reducirt.

Ebenso eingehend, wie die Injection des Weichparaffins, wird auch die des Hartparaffins (Schmelzpunkt 50—60°), deren eifrigster Vertreter Eckstein ist, abgehandelt. Obwohl principieller Gegner dieser letzteren Methode, bemerkt Stein, dass man die Gefahren derselben bedeutend vermindern könne, wenn man sich eines harten Vaselinparaffingemisches (Schmelzpunkt 58° u. mehr) bediene, dieses aber mittelst der Schraubendruckspritze langsam und in pastösem Zustande injicire.

Weitere Einzelheiten anzuführen erübrigt sich; es sei auf das mit guten Abbildungen und einem ausführlichen Literaturverzeichniss versehene Buch nachdrücklich hingewiesen. Wollenberg-Berlin.

Wagenknecht, Altes und Neues zur Behandlung von Knochenhöhlen seit Einführung der antiseptischen Wundbehandlung. Beiträge zur klinischen Chirurgie Bd. 42 Heft 3.

Verfasser gibt in der ausführlichsten Weise einen geschichtlichen Ueberblick über alle die Methoden, die zur Behandlung von Knochenhöhlen seit Einführung der antiseptischen Wundbehandlung empfohlen wurden, und zwar zunächst über diejenigen, die nur bei Höhlen von geringerem Umfange anwendbar sind, und dann über die, die hauptsächlich bei der Behandlung umfangreicher Knochenhohlräume in Betracht kommen. Er schildert nicht nur die einzelnen Verfahren, sondern er erörtert auch ihre Vor- bezw. Nachtheile, um schliesslich sich noch eingehender mit der von Goldmann und Schulze-Berge angegebenen und ausgeführten Methode zu beschäftigen, die in insgesammt 4 Fällen der Nachbarschaft einen gestielten Hautlappen entnahmen und in die Höhle einschlugen. Verfasser theilt die beiden Goldmann'schen Krankengeschichten in extenso mit. Die transplantirte Fläche heilte verschieblich auf, wurde bis zur Erreichung des übrigen Hautniveaus emporgehoben und liess sich dann in Falten hochheben. Die Vorzüge, welche der Einheilung eines gestielten Hautlappens auf Grund der sich abspielenden Wundheilungsvorgänge zukommen, sind:

1. das Zustandekommen einer directen Heilung;
2. die Beschränkung der secundären Infection;
3. das Emporsteigen des Hautlappens bis zum Niveau der Nachbarhaut.

Schliesslich vergleicht Wagenknecht noch die Lappenimplantation hinsichtlich ihres klinischen Verhaltens mit den besten anderen Methoden, mit der Plombirung nach v. Mosetig und Fantino-Valan, mit der Osteoplastik nach Lücke und af Schultén und endlich mit der Myoplastik nach af Schultén und kommt zu der Ansicht, dass die vorgenannten Verfahren immer ihren Platz in der Chirurgie behalten werden, dass wir aber in der Plastik nach Schulze-Berge-Goldmann eine sehr schätzbare Ergänzung unseres therapeutischen Apparates zur Heilung von Knochenhöhlen gewonnen haben, und zwar speciell da, wo die anderen Methoden versagen, also vorzugsweise für grosse Höhlen in den Epiphysen der langen Röhrenknochen. Ein Literaturverzeichniss, das 104 Nummern umfasst, und mehrere Abbildungen sind der sehr lesenswerthen und interessanten Arbeit beigegeben. Blencke-Magdeburg.

Brüning, Ueber Knochenplombirung. Deutsche med. Wochenschr. 1904, Nr. 15.

Verfasser empfiehlt, nachdem er die Nachtheile der vielen Methoden zur Knochenplombirung angeführt hat, die neuerdings von Mosetig-Moorhof angegebene, die wiederholt mit gutem Erfolge in der Giessener Klinik angewendet werde. Wenn auch noch nicht genug Fälle operirt sind, um ein abschliessendes Urtheil fällen zu können, so sah Brüning doch jetzt schon, dass die Behandlungsdauer durch die Plombirung bedeutend abgekürzt wurde. Nach 14 Tagen bis 3 Wochen können die betreffenden Patienten die Klinik mit einem gebrauchsfähigen Bein verlassen, während früher die Nachbehandlung wesentlich länger dauerte. Ausgeschlossen von dieser Behandlung müssen alle die Fälle werden, bei denen es nicht gelingt, die Höhle vollständig zu glätten und zu säubern. Blencke-Magdeburg.

Grisson, Zur Technik der Knochennaht mit Silberdraht. Centralbl. f. Chir. 1904, Nr. 11.

Grisson empfiehlt einen neuen Verschluss der Knochennaht mit Silberdraht, der absolut fest und doch wieder leicht lösbar ist. Er markirt das Drahtende, das aus dem bequemer gelegenen Bohrloch herausragt, durch zwei Knoten, von denen einer sich dicht am Knochen befindet, der zweite ausserhalb der Wunde. Nun schlingt er das andere Drahtende einmal um den ersten Knoten herum und zieht mit Hilfe einer Zange eine Schleife dieses Drahtendes unter dem dem Knochen parallel laufenden Draht hindurch. Je stärker dieser Verschluss gespannt wird, um so fester wird er durch die Pressung der Schleife zwischen Draht und Knochen. Zur Lösung zieht man an dem ungeknoteten Draht, bis die Oeffnung der Schleife erfolgt ist, schneidet dieses Ende möglichst kurz ab und zieht nun auch noch das geknotete Ende des Drahtes heraus.

Pfeiffer-Berlin.

v. Friedländer, Die tuberculöse Osteomyelitis der Diaphysen langer Röhrenknochen. Deutsche Zeitschrift für Chirurgie Bd. 73.

v. Friedländer weist hier, gestützt auf 15 eigene Beobachtungen, auf die primäre, d. h. in der Diaphyse, nicht von den Epiphysen fortgeleitete Osteo-

myelitis tuberculosa der langen Röhrenknochen hin, die von den pathologischen
Anatomen vernachlässigt, von den Klinikern mit Unrecht für ausserordentlich
selten erklärt worden sei. Er hat seine Fälle innerhalb von 18 Monaten gesammelt.
Es handelt sich um 7 Knaben und 8 Mädchen im Alter von 2—8½ Jahren,
von denen 5 erblich belastet waren; nur 2mal bestand ein einzelner tuberculöser
Heerd, in erster Linie befallen waren Ulna und Tibia, halb so oft Radius und
Humerus, 1mal Femur. Diese 15 Fälle kamen auf ein Gesammtmaterial von
151 Knochen- und Gelenktuberculosen. Pathologisch-anatomisch unterscheidet er
3 Gruppen: 1. progressive Infiltration, 2. begrenzte Infiltration mit Sequester-
bildung, 3. centrale käsige Infiltration ohne makroskopisch nachweisbaren Sequester. Klinisch ist zu bemerken, dass die Erkrankung ohne schwere Initial-
erscheinungen beginnt und dass das Allgemeinbefinden manchmal erstaunlich wenig
oder gar nicht beeinträchtigt ist. Differentialdiagnostisch kommt die chronische,
nicht specifische Osteomyelitis und Lues in Betracht. Am wichtigsten für die
Diagnose des Leidens selbst sowie der bestimmten Gruppe ist das Röntgenbild.
Therapeutisch räth er zur Operation und Ausfüllung mit der v. Mosetig'schen
Jodoformplombe, wenn es sich nicht um die progressive Form handelt, bei
welcher gewöhnlich anderweitige schwere Veränderungen vorhanden sind und
höchstens die Amputation in Frage kommt.   Rauenbusch-Berlin.

Voss, Klinisch-statistischer Beitrag zur Frage der sogenannten traumatischen
      Localtuberculose, speciell der Knochen und Gelenke. Diss. Rostock 1903.

    Um einen weiteren klinischen Beitrag zu der interessanten Frage der
sogen. traumatischen Localtuberculose, speciell der Knochen und Gelenke zu
liefern, hat Verfasser die Krankenjournale der Rostocker chirurgischen Klinik
aus den Jahren 1890—1902 durchgesehen und dabei unter 577 Fällen von
Knochen-, Gelenk- und Hodentuberculose 125 = 21,6 % gefunden, die nach Angabe der Erkrankten durch Trauma verursacht sein sollten. Verfasser theilt alle
diese Krankengeschichten in möglichster Kürze mit. Ein Drittel von diesen
schliesst er ganz aus, da entweder die Diagnose ungewiss war oder durch das
Trauma offenbar nur eine Verschlimmerung des schon vorhanden gewesenen
Leidens hervorgerufen wurde oder aber auch, da die Zeit zwischen dem Trauma
und dem Auftreten der krankhaften Erscheinungen so gross war, dass ein Zusammenhang nicht in Betracht kommen konnte. Das zweite Drittel machte
nach Voss' Ansicht die Fälle aus, bei denen der ursächliche Zusammenhang
zwar nicht mit Sicherheit auszuschliessen, seine Wahrscheinlichkeit aber gering
war. Nur beim letzten Drittel der Fälle, also bei ca. 7 % will Voss mit grosser
Wahrscheinlichkeit einen ursächlichen Zusammenhang zwischen Trauma und
Tuberculose annehmen. Dass in vielen Fällen eine Entscheidung äusserst schwierig
ist, liegt auf der Hand. Ein 45 Arbeiten umfassendes Literaturverzeichniss ist
der lesenswerthen Arbeit beigegeben.   Blencke-Magdeburg.

Bilhaut, Quelques aperçus sur le traitement des abces froids. Annales
      de chirurgie et d'orthopédie. T. XVII. Nr. 4.

    Bilhaut gibt im Anschluss an casuistische Mittheilungen einige Regeln
für die Behandlung der kalten Abscesse. Ist der Knochenheerd oberflächlich
und leicht zu erreichen oder ist ein solcher überhaupt nicht auffindbar, so räth

er zur breiten Spaltung, Entfernung der Abscessmembran mit scharfem Löffel und Scheere, zur Excision der Hautbedeckung, soweit ihre Ernährung in Frage gestellt ist, sowie überhaupt alles kranken Gewebes, soweit erreichbar, und Jodoformgazetamponade, wenn nicht der Abscess durch Ruhe und äussere Anwendung einer Salbe, bestehend aus Onguent. napolitain und Lanolin. āā 20,0, Campher pulvérisé 1,0 zurückgeht. Bei tief liegendem Knochenheerd, z. B. Coxitis oder Spondylitis, punktirt er mit dickem Trokar und injicirt Jodoformäther oder Naphtol camphré, wobei er den Abfluss des dicken Eiters nöthigenfalls dadurch ermöglicht, dass er durch einen zweiten, feinen Trokar 12%ige Wasserstoffsuperoxydlösung injicirt. Im Ganzen warnt er vor einer Schematisirung der Behandlung.   Rauenbusch-Berlin.

Forest Willard, Sunshine and fresh airs; the Finsen ultraviolet rays in tuberculosis of the joints and bones. Journal of Americ. med. Association. July 18, 1903.

Eine zusammenfassende kurze Besprechung der Lichtbehandlung der Tuberculose.

Verfasser mahnt, bei der sicherlich zweckmässigen Behandlung der Krankheit mit künstlichen Lichtstrahlen in Form des Röntgen- und Finsenlichtes doch nicht das natürliche Sonnenlicht zu vernachlässigen und die Patienten selbst, sowie aber bei Knochen- und Gelenktuberculose besonders die erkrankten Partien reichlich den heilbringenden Strahlen der Sonne auszusetzen, wobei zweckmässig die Gelenke resp. erkrankten Knochenpartien zwecks besserer Durchlässigkeit der ultravioletten Strahlen mit Blau zu bedecken sind.

Ebbinghaus-Berlin.

Dörn, Beitrag zur Phosphorbehandlung mit besonderer Berücksichtigung der Wirkung des Protylin-Roche bei Rhachitis und Scrophulose. Deutsche Aerztezeitung 1904, 12.—15. Juni.

Verfasser hebt zunächst die Hauptmängel bei der Verwerthung des Phosphors hervor, die zunächst in seiner schweren Assimilirbarkeit und unsicheren Dosirung, dann aber auch in seiner Giftigkeit zu finden sind. Diese Mängel haften dem unter voller Beachtung aller für ein durchaus brauchbares Phosphoreiweisspräparat erforderlichen Vorbedingungen hergestellten Protylin nicht an, das vom Pankreassaft im Darm der typischen Verdauung unterzogen wird und der Magenverdauung nicht zugänglich ist, so dass es selbst bei geschwächter Magenfunktion ohne Nachtheil gebraucht werden kann. Verfasser berichtet kurz über die mit diesem Präparat in den verschiedenen Kliniken gemachten Erfahrungen und theilt am Schlusse der Arbeit noch einige Krankengeschichten und therapeutische Erfolge mit, welche dazu beitragen sollen, die Wirkungsweise des Protylins namentlich bei Rhachitis und Scrophulose näher zu beleuchten und zu charakterisiren.   Blencke-Magdeburg.

Benaroya, Beitrag zur therapeutischen Anwendung des Sanatogens. Deutsche Aerztezeitung 1904, 15.

Des Verfassers Beobachtungen, die er mit Sanatogen machen konnte, erstrecken sich vorwiegend auf der Rhachitis zugehörende Fälle. Bei Kindern

mit zum Teil hochgradigen Deformitäten des Thorax und der Extremitäten
konnte er neben einer regelmässigen Körpergewichtszunahme von 250—500 g
wöchentlich noch eine wesentliche Besserung ihres Appetits und merkliche Consolidirung ihres Knochensystems constatieren. Sehr wahrscheinlich wird durch
die Sanatogendarreichung die Kalksalzaufnahme von Seiten der Digestionsorgane
begünstigt. Während die kleinen Patienten sonst bei längerem Stehen oder
Herumgehen oder auch bei Berührung der Gliedmassen über Schmerzen in denselben klagten, waren sie nach vierwöchiger Sanatogendarreichung bereits im
Stande, den 1 1/2 Stunden dauernden orthopädischen Uebungen ohne besondere
Uebermüdung zu folgen. (Referent gibt schon seit Jahren neben den üblichen
anderen Darreichungen bei Rhachitis auch noch Sanatogen und kann sich auf
Grund der von ihm gemachten Erfahrungen nur voll und ganz den Ausführungen
des Verfassers bezüglich dieser Erkrankung anschliessen und das Verfahren zur
Nachprüfung empfehlen.) Blencke-Magdeburg.

Lexer, Weitere Untersuchungen über Knochenarterien und ihre Bedeutung
  für krankhafte Vorgänge. Archiv f. klin. Chir. Bd. 73.

  Verfasser berichtet über die Vertheilung der intraossalen Arterien, welche
er durch die Injection einer Quecksilberterpentinverreibung im Röntgenbild
sichtbar gemacht hat, bei Neugeborenen, kleinen Kindern und Erwachsenen.
Beim Neugeborenen treten drei Gefässbezirke an den langen Röhrenknochen
scharf hervor: die diaphysären, metaphysären und epiphysären Gefässe. Mit
zunehmendem Alter verwischen sich diese Gefässbezirke mehr und mehr durch
das Auftreten zahlreicher Anastomosen, und es nehmen die diaphysären Gefässe
an Zahl und Stärke ab zu Gunsten der meta- und epiphysären Gefässe. Dabei
bleiben wahrscheinlich auch bei Erwachsenen einige Endarterien bestehen, wofür das Auftreten tuberculöser Keilheerde spricht. Beim Vergleich zwischen den
genannten Gefässverzweigungen und dem Sitz der klinischen oder auch experimentell erzeugten Knochenerkrankungen ergiebt sich ein zweifelloser Zusammenhang zwischen beiden. Es erkranken diejenigen Knochenabschnitte, deren
Arterienversorgung beim Erwachsenen abnimmt, in der Jugend häufiger als im
Alter. Dagegen bleiben diejenigen Stellen auch im Alter bevorzugt, an denen
sich kräftige und reichliche Gefässe finden (Epiphyse). Zum Schluss wird empfohlen, auch das Verhalten der intraossalen Arterien im krankhaft veränderten
Knochen in derselben Weise weiter zu prüfen. Ohl-Berlin.

Matsuoka, Beitrag zur Lehre von der fötalen Knochenerkrankung. Deutsche
  Zeitschr. f. Chir. Bd. 73.

  Verfasser beschreibt die von ihm genau untersuchte Leiche eines weiblichen Neugeborenen, die zahlreiche, im wesentlichen das Skelet betreffende
Missbildungen aufweist. Die Literatur dieser Entwickelungsanomalien wird gebührend herangezogen und der Fall unter die anderwärts beschriebenen eingereiht. Fehlerhafte Keimanlage scheint Verfasser für das Entstehen dieser
Missbildungen massgebender zu sein, als die sonst geäusserten Factoren: Lues,
alimentäre Schädlichkeiten, Uterusleiden, Schilddrüsendefecte etc. Die histologischen Verhältnisse sind auf einer Tafel farbig dargestellt.
Ebbinghaus-Berlin.

Davidsohn, Ueber Knochenerweichung im weiteren Sinne, Osteoporose mit Osteomyelitis fibrosa und Periostitis ossificans. Charité-Annalen, XXVIII. Jahrgang.

Verfasser beschreibt ausführlich das Sectionsergebniss und die histologischen Untersuchungen eines ursprünglich als Osteomalacie gedeuteten Falles, dessen wesentliche Charakteristica in dem Titel der Arbeit gegeben sind. Die Befunde, welche Verfasser erheben konnte, weichen von allen bisher beschriebenen, in das Gebiet der Knochenerweichungen gehörenden Fällen derart ab, dass eine Einreihung in eine der bekannten Krankheitsgruppen nicht möglich war.

Wollenberg-Berlin.

Ruckert, Zur Kenntniss der Knochentumoren und der dabei vorkommenden Spontanfracturen. Diss. Göttingen 1904.

Nach kurzen Bemerkungen über Fracturen, bei denen an dem Orte der Fractur keine Geschwulstmassen vorhanden sind, sondern die bedingt sind durch Absorption und Atrophie der Knochen, theils bei bestehenden Geschwülsten an anderen Körpertheilen, theils infolge nervöser oder einfach entzündlicher Vorgänge wendet sich Verfasser den Spontanfracturen zu, die durch Zerstörung des Knochens infolge von Geschwülsten hervorgerufen werden und bei denen trotz Ruhe, Extensionsverbänden etc. nie eine knöcherne Vereinigung zu Stande zu kommen pflegt. Eine Amputation bezw. Exarticulation des betreffenden Gliedes kann hierbei nur von Nutzen sein, da ja die Gefahr für das Leben des Patienten mit dem Grösserwerden der Geschwulst wächst. Im Anschluss an diese Erörterungen berichtet Ruckert über 2 Fälle von Sarkom. Im ersten trat ein Bruch des Femur ein; es musste die hohe Amputation ausgeführt werden; Patient wurde geheilt entlassen, starb aber ½ Jahr später an einem „Lungenleiden", sicher an metastatischen Sarkomheerden. Im anderen Fall trat eine Fractur des Schenkelhalses ein; es wurde die Exarticulation gemacht; Patient wurde geheilt entlassen. Ob und wie lange derselbe von Recidiven verschont geblieben ist, liess sich leider nicht ermitteln.

Nach des Verfassers Zusammenstellung kamen im preussischen Heere in den letzten 15 Jahren 447 bösartige Geschwülste zur Beobachtung, und zwar 287 Sarkome, von denen 221 ihren Sitz am Knochen hatten, 87 allein am Femur, dann folgte die Tibia mit 67 Fällen. Operirt wurden 185; das Resultat war: 107 wurden geheilt entlassen, 17 starben im ersten Monat nach der Operation, 61 im Laufe des nächsten Jahres. Bei allen Obductionen, die gemacht wurden, fanden sich regelmässig Metastasen in den Lungen, im Herzen, in der Niere und Leber. In etwa einem Drittel der Fälle war eine nachweisbare Ursache nicht zu erkennen, aber in weitaus den meisten Fällen wird ein ganz bestimmter Insult angegeben, nach welchem die ersten Beschwerden resp. Erscheinungen der Geschwulst aufgetreten sind.

Blencke-Magdeburg.

Beck, Ueber das Correcturverfahren bei schlecht verheilten Knochenbrüchen. Fortschritte a. d. Gebiet der Röntgenstrahlen Bd. VII, H. 4.

Beck hebt unter Mittheilung zweier einschlägigen Fälle die eminente Wichtigkeit der Röntgenuntersuchung bei allen Fracturen, besonders bei nicht absolut geklärtem Befund, gebührend hervor. Im Falle einer schlechten Heilung

ermöglicht es häufig das Röntgenbild, ausser der Diagnose auch einen Weg zur
operativen Correctur zu finden, wie ihm dies bei zwei schweren Vorderarm-
brüchen mit Betheiligung des Handgelenkes gelungen ist.

Rauenbusch-Berlin.

Niehans (Bern), Zur Fracturbehandlung durch temporäre Annagelung. Archiv
für klinische Chirurgie 1904, Bd. 73 H. 1.

Niehans empfiehlt bei Fracturen des unteren Humerüsendes die temporäre Annagelung. Die Technik ist kurz folgende:

6—7 cm oberhalb des Epicond. ext. auf der lateralen Kante des Humerus
beginnender Schnitt, der über den Epicond. ext. herunterzieht und von da bei
gebeugtem Vorderarm bis zu einem 1½—2 cm von der Olecranonspitze entfernten
Punkte der dorsalen Ulnakante zieht. Dieser Schnitt eröffnet unten die Gelenkkapsel dicht hinter dem Lig. collaterale radiale und dem intact bleibenden
Radiusköpfchen und durchdringt den M. anconaeus IV. Durchmeisselung des
oberen Endstückes der Ulna, während das Periost der Innenfläche der Ulna
unversehrt bleibt. Abpräparirung der rückwärts vom Epicondyl. ext. liegenden
Weichtheile; Umklappen der gesammten Extensorenmasse mitsammt dem Olecranon nach aussen und hinten; Reposition des unteren Fragmentes, sodann
Einschlagen zweier Nägel, die, beide in der frontalen Ebene des Humerus
liegend, nach oben convergiren. Der eine Nagel dringt in den lateralen, der
andere in den medialen Condylus ein. Die Kopfenden der Nägel ragen frei
aus der Wunde heraus. Reposition des Haut-Muskel-Olecranonlappens und
exacte Naht der Weichtheile. Drainage. Steriler Schutzverband (Contentiv-
verband unnöthig. Nach 4—7 Tagen Extraction der Nägel.

Niehans hat diese Operation in 12 Fällen mit gutem Resultat — wie es
auch die beigefügten Röntgenbilder bestätigen — ausgeführt. Er rühmt die
leichte Ausführbarkeit der Operation, die ideale Reposition der Fragmente, die
Möglichkeit, die Nägel bald zu entfernen, die schnelle Heilung und schliesslich
die guten functionellen Resultate. (Die regelmässig eintretende Atrophie des
Anconaeus macht keine Störungen.) Verfasser hat das Verfahren der temporären
Annagelung auch bei Abreissungsfracturen des Tuberculum majus sowie bei
Fracturen des Humeruskopfes angewandt und hält es auch bei manchen anderen
Fracturformen für geeignet (Condylenbrüche des Kniegelenkes, Fracturen im
Collum tibiae, quere Calcaneusfracturen etc.).

Das Verfahren empfiehlt sich einer ausgedehnten Nachprüfung.

Wollenberg-Berlin.

Borchard, Die Knochen- und Gelenkerkrankungen bei der Syringomyelie
Deutsche Zeitschr. f. Chir. Bd. 73.

Eine Betrachtung der Erkrankungen der Knochen und Gelenke bei Syringomyelie an der Hand von 19 einschlägigen Fällen, die Verfasser in den letzten
7 Jahren in Posen beobachten konnte. Im Gegensatz zu Büdinger's und auch
Schlesinger's Ansicht glaubt Verfasser auf Grund seiner Erfahrungen, dass
die Syringomyelie ein viel grösseres Contingent zu den Gelenkerkrankungen
stellt, als jene Autoren es annehmen. Die einzelnen Fälle sind mit ausführlichen Krankengeschichten, zum Theil illustrirt, angeführt. Auffallend ist die
überaus häufige Angabe der Patienten, dass das Knochen- resp. Gelenkleiden

auf traumatischer Basis entstanden sei. Verfasser nimmt in Bezug hierauf an, dass schon vorher Ernährungsalterationen durch das Grundleiden in den betreffenden Gelenken bestünden, und dass diese, durch den traumatischen Reiz vermehrt, zu der Exacérbation des Gelenkprocesses leiten. — Die interessante Arbeit ist im übrigen in den einzelnen Punkten für ein kurzes Referat kaum geeignet, und es muss deshalb auf das Original verwiesen werden. Zu erwähnen wäre vielleicht noch mit ein paar Worten, dass nach Verfasser die o p e r a t i v e Therapie dieser Art von Gelenkleiden nach Möglichkeit einzuschränken ist, da die Erkrankungen ohne Gefahr, und häufig sogar ohne Beschwerden Jahrzehnte lang bestehen können und auch Spontanheilungen möglich sind. Wenn auch besondere, ungünstigere Heilungsverhältnisse bei Operationen nicht vorzuliegen scheinen, so sollte man doch die Behandlung solcher Gelenke mit A p p a r a t e n in erster Linie in Betracht ziehen. E b b i n g h a u s - Berlin.

G r ü d e r, Ein Beitrag zur Entstehung der freien Gelenkkörper durch Osteochondritis dissecans nach König. Deutsche Zeitschr. f. Chir. Bd. 72, H. 1—3.

G r ü d e r berichtet über einen Fall von Kniegelenkserkrankung, bei dem die Röntgenaufnahme in der Gelenkfläche des Condylus internus eine ovale Stelle zeigte, die von einem Schatten umgeben war. Da ein directes Trauma ausgeschlossen werden konnte und ein indirectes Trauma (Functionsverletzung) nach Ansicht des Verfassers an einer so geschützten Stelle keine Knorpelverletzung herbeiführen kann, so wurde die Diagnose auf Osteochondritis dissecans gestellt. Die vorgeschlagene Operation verweigerte der Patient, so dass sich die Streitfrage leider nicht klären liess. G r ü d e r empfiehlt als diagnostisches Hilfsmittel das Röntgenverfahren, das nach seiner Meinung „auffallend selten in der Literatur der freien Gelenkkörper erwähnt wird". P f e i f f e r - Berlin.

J a n s s e n, Zur Kenntniss der Arthritis chronica ankylopoëtica. Mittheilungen aus den Grenzgebieten der Medicin und Chirurgie. Bd. 12, H. 5, 1903.

Verfasser theilt 2 Fälle von Arthritis chronica ankylopoëtica mit, die im pathologischen Institut der Universität Leipzig zur Section gelangten und von deren einem es möglich war, die Vorgänge, die bei der Ankylosirung zu Stande kommen, namentlich an den kleineren Gelenken, mit dem Mikroskop zu verfolgen. Auf Einzelheiten aus den Befunden, die in der ausführlichsten Weise wiedergegeben sind und deshalb schon im Original eingesehen werden müssen, kann ich mich hier nicht näher einlassen. Nach denselben glaubt J a n s s e n nicht fehlzugehen, wenn er der Arthritis ankylopoëtica eine Sonderstellung in der grossen Klasse der chronischen Arthritiden einräumt, sie vor allem von der Arthritis deformans nicht nur klinisch, sondern auch anatomisch trennt. Deformirende Processe kommen bei ihr nicht vor. Die Form der Gelenke bleibt, trotz der grossen Veränderungen, die an denselben vorgehen, die gleiche. Während die Vorgänge bei der Arthritis deformans gekennzeichnet sind durch hyperplastische Wucherungen der betheiligten Knochen, fehlen diese nicht nur bei dieser Erkrankung, sondern man findet neben der knöchernen Umwandlung allenthalben fast nur regressive, atrophische Vorgänge und Osteoporose sowohl in den Markräumen als auch in der Corticalis.

J a n s s e n hält es für richtiger, die sogenannte knorpelige und bindegewebige Ankylose als Vorbereitung zum Endstadium anzusehen: der Ankylosis ossea. In den meisten Fällen scheint diese Form der Ankylosenbildung in ganz allmählichem Verlaufe ohne ein acutes Anfangsstadium zu Stande zu kommen, aber andererseits ist auch die Wahrscheinlichkeit des Auftretens im Anschluss an ganz acut infectiöse, nicht eiterige Entzündungsprocesse in den Gelenken nicht von der Hand zu weisen. Am Schlusse seiner Arbeit, die allen denen, die sich für dieses Thema interessiren, aufs angelegentlichste empfohlen werden kann, geht dann Verfasser noch auf die Literatur der Arthritis ankylopoëtica mit wenigen Worten ein, soweit ihm dieselbe zugänglich war. Drei ausgezeichnete Tafeln und eine Abbildung im Text sind der Arbeit beigegeben.

B l e n c k e - Magdeburg.

Büdinger, Die Behandlung chronischer Arthritis mit Vaselininjectionen. Wiener klin. Wochenschrift 1904, Nr. 17.

Die chronischen Arthritiden, sowohl traumatischen als entzündlichen Ursprungs, trotzen vielfach jeder Behandlung und geben durch vorhandene Unebenheiten im Gelenke Veranlassung zu Schmerzen und oft hochgradigen Bewegungsstörungen. Die Rauhigkeiten in den Gelenken versuchte nun Büdinger durch Injectionen von sterilem Vaselin in das Gelenk unschädlich zu machen. Büdinger wählte hierfür Vaselin, da dieses nicht so rasch resorbirt wird, wie Oel oder Glycerin. In einem Falle, bei dem 40 Tage post injectionem das Gelenk eröffnet wurde, fand sich bei Untersuchung der Gelenkflüssigkeit noch etwa der fünfte Theil der injicirten Fettmenge.

Büdinger wendet sein Injectionsverfahren nicht nur bei leichten Arthritiden an, sondern auch bei tiefer greifenden Gelenkaffectionen und bei Mobilisirung chronischer Versteifungen der Gelenke, wo dann forcirte passive Bewegungen ausgeführt wurden. In 9 Fällen leichter, meist rheumatischer Arthritis konnte Büdinger recht befriedigende Resultate erzielen (7mal Kniegelenk, 2mal Schulter, 1mal Handgelenk). Durch die Injection von Vaselin (2¹/₂—6 g) wurde in diesen Fällen die Crepitation zum Verschwinden gebracht oder wesentlich abgestumpft, die subjectiven Symptome haben sich in allen Fällen gebessert, meist so weit, dass die volle Functionstüchtigkeit des Gelenkes wieder hergestellt war. Durch die Injection wird in diesen Fällen die für das Fortschreiten des krankhaften Processes so schwerwiegende mechanische Reizung der Gelenkflächen durch Rauhigkeiten ausgeschaltet.

In 4 Fällen chronischer Arthritis höheren Grades, hier waren immer schon mehrere Gelenke afficirt, wurde durch die Injection Besserung erzielt. In 2 Fällen von Versteifungen (Hand- und Kniegelenk, Schultergelenk) wurde durch die Vornahme der Injectionen der Erfolg der passiven Bewegungen gesichert und eine deutliche Besserung erzielt.

Contraindicirt sind die Injectionen bei Verdacht auf Tuberculose, ebenso wie bei acuten Nachschüben entzündlicher Processe, insbesondere gonorrhoischer Natur.

Zur Injection verwendet Büdinger jetzt steriles, gelbes Vaselin (früher weisses) von Körpertemperatur. Für das Kniegelenk genügen 4 ccm, fürs Schultergelenk 3 ccm, für die kleineren Gelenke 1—2 ccm, bei ausgedehnten Veränderungen etwas grössere Mengen. Das Hüftengelenk ist im allgemeinen für die

Injectionen nicht geeignet. Nach der Injection werden ausgiebige Bewegungen
mit dem Gelenk vorgenommen. Behandlung meist ambulatorisch mit sofortiger
Inanspruchnahme des Gelenkes. Als Reaction auf den Eingriff treten meist nach
½—2 Stunden Schmerzen auf, die manchmal sogar sehr heftig sein können und
in 2—6 Tagen langsam abnehmen. Manchmal traten auch leichte entzündliche
Schwellungen (Folgen einer leichten Synovitis) auf.   Haudek-Wien.

David, Traumatische Gelenkneurosen: Monatsschr. für orthopäd. Chirurgie
    und physik. Heilmethoden 1904, Nr. 4.

Verfasser gibt die Beschreibung von 3 Fällen einer ausgesprochenen Ge-
lenkneurose, die alle ihren Grund in einem mehr oder weniger weit zurück-
liegenden Trauma haben. Welchem Umstande es zuzuschreiben ist, dass gerade
die Gelenkgegenden Prädilectionsstellen für Neurosen sind, lässt er unentschieden.
Bei seinen Fällen schliesst er die von Brodie und Esmarch (Hysterie einerseits und Bluterguss andererseits) gestellte Aetiologie aus. Auch andere Gelegen-
heitsursachen wie Infectionskrankheiten, Typhus, Tabes, Nicotinmissbrauch waren
bei seinen Fällen nicht nachzuweisen. Die Diagnose stellte er per exclusionem.
Seine Therapie bestand in einem forcirten Tapotement der Gelenkgegenden
und entsprechenden Nerven vermittelst elektrischem Vibrationsapparat. Der
Erfolg war in allen Fällen vollständige Heilung innerhalb einiger Wochen ohne
Recidiv.   Vüllers-Dresden.

Weiss (Pistyan), Einige Worte über Gelenkneurosen. Therapie der Gegen-
    wart 45. Jahrg., Heft 6.

Bei Gelenkerkrankungen ist der Gelenkschmerz das erste Symptom, das
rein subjectiver Natur ist. Da Patienten oft simuliren, wird es schwer sein,
den Fall klarzustellen, wenn Veränderungen am Gelenk nicht wahrnehmbar
sind. Erschwert wird die Beurtheilung der Fälle dadurch, dass es schwere
Gelenkerkrankungen gibt (alte Lues), die kein objectiv wahrnehmbares Symptom machen. Ebenso ist es mit den Anfangsstadien der Tumoren, centralen Nervenerkrankungen etc. Jedoch soll man sich hüten, stets Simulation
anzunehmen. Gelenkneurosen finden meist in den höheren Ständen ihre Vertreter. Die Hauptsache ist aber die richtige Diagnose. Bei den Gelenkneurosen pflegt der Schmerz zu dem objectiven Befund in keinem Verhältniss zu stehen. Das Gelenk ist schmerzhafter auf Berührung als auf stärkeren
Druck. Der Schmerz wird ferner stärker, wenn der Kranke auf das Gelenk
achtet, als wenn er es nicht thut. Die Musculatur des Gelenkes zeigt sodann
keine Spur von Veränderungen und die Neurose bezieht sich fast stets auf ein
einzelnes Gelenk. Die Haltung des Gelenkes ist normal, abgesehen bei
hysterischen Contracturen infolge Muskelspasmen. Im Schlafe äussert der Kranke
nie Schmerzen. Ausnahmsweise nur findet man am Gelenk ödemartige Schwellungen, auch kleinere Temperatursteigerungen kommen mitunter vor (angio-
neurotische Erscheinungen).

Die Therapie richtet sich gegen die ganze Individualität des Kranken
und besteht in psychischer (suggestiver) Beeinflussung. Der Arzt darf keine
Unsicherheit zeigen. Am besten ist eine Massagekur. Suggestiv günstig wirkt
die Verordnung eines geeigneten Badeortes.

Ausserdem ist das Nervensystem zu stärken, die Ernährung möglichst zu
bessern, der Kranke abzuhärten. Geistig und körperlich darf der Kranke nicht
überanstrengt werden. Vorzüglich ist mässige Bewegung (Schwimmen, Turnen etc.).
Aber die Hauptsache besteht darin, den Patienten aus seiner früheren Umgebung
möglichst rasch zu entfernen.   Hiller-Berlin.

Freund, Ueber radiographische Befunde beim intermittirendem Hinken.
  Wiener med. Presse 1904, Nr. 13.

Freund machte in 3 Fällen von typisch ausgebildetem intermittirendem
Hinken Röntgenaufnahmen. Die klinische Untersuchung ergab normales Verhalten von Sensibilität, Motilität, der Muskelernährung und der Gelenke und
Reflexe. Es handelte sich in diesen Fällen jedenfalls nur um Veränderungen
an den distalen Gefässästen, da sowohl in der Femoralis als der Poplitea deutliche Pulsation gefühlt werden konnte. In dem einen der Fälle sah man im
Röntgenogramm entsprechend dem Verlaufe der Arter. tib. postica und den Arter.
dors. pedis deutliche Schattenbilder, die bei der hochgradigen Arteriosklerose
von Kalkeinlagerungen in der Gefässwand herrührten. In den beiden anderen
Fällen (Endarteriitis luetica obliterans und einfache Arteriosklerose) ergab der
Röntgenbefund nichts Abnormes.   Haudek-Wien.

Erb, Ueber Dysbasia angiosclerotica (intermittirendes Hinken). Münchner med.
  Wochenschr. 1904, Nr. 21.

Erb berichtet über 45 neue Fälle jenes Leidens, welches er im Jahre 1898
zuerst eingehend behandelt hat. Die Symptome bestehen in beim Gehen auftretenden Parästhesien, Schmerzen und anderen Beschwerden in den Füssen.
Zugleich zeigen die letzteren vasomotorische Störungen, unter denen das Fehlen
oder Kleinerwerden der Fusspulse, sklerotische Gefässveränderungen, Blässe oder
Röthe und Cyanose, weiter Kälte der Füsse die Hauptrolle spielen.
Für die Diagnose der typischen Fälle — es gibt auch atypische, auf die
der Verfasser besonders aufmerksam macht — genügt es, beim intermittirenden
Hinken das Fehlen oder Kleinerwerden der Fusspulse — bei Fehlen aller spinalen
Symptome — nachzuweisen.
Was die Aetiologie des Leidens betrifft, so ergaben die Fälle des Ver-
fassers in einer kleinen Anzahl das Fehlen einer jeden Schädlichkeit; Syphilis
und Alkohol scheinen von geringem, Kälteschädlichkeiten von wesentlicherem,
Tabakabusus von hervorragendem Einfluss auf das Entstehen des intermittirenden
Hinkens zu sein.
Das Leiden scheint nicht so überaus selten zu sein; es steht in engstem
Zusammenhang mit der Arteriosklerose und ist häufig der Vorläufer der spon-
tanen Gangrän.   Wollenberg-Berlin.

Feilchenfeld, Ueber das Hinken der Simulanten. Aerztl. Sachverständigen-
  Zeitung 1904, Nr. 13.

Verfasser erörtert kurz die Ursachen, welche im allgemeinen das Hinken
veranlassen. Unter denselben spielen die Schmerzen an irgend einer Stelle des
Gangapparates für die Frage der Simulation die grösste Rolle. An der Hand
einiger Beobachtungen weist Verfasser darauf hin, dass die Gesellschaften oft

einer bedeutenden Ausnutzung durch Simulanten preisgegeben sind, weil häufig ein zu geringer Werth auf das erste Attest gelegt wird; ist dieses gründlich abgefasst, so gelingt es leichter, die Diagnose auf Simulation zu stellen. Ein weiteres nachtheiliges Moment für die Gesellschaften ist dadurch gegeben, dass selbst bedeutende Autoritäten häufig nach einmaliger Untersuchung, ohne die Persönlichkeit des sie consultirenden Patienten zu kennen, Atteste ausstellen, wodurch leicht eine Simulation unentdeckt bleiben kann.

Wollenberg-Berlin.

Vulpius, Ueber die Fortschritte in der Behandlung schwerer Kinderlähmung und ihrer Folgezustände. Vereinigung der Kinderärzte Südwestdeutschlands und der Schweiz. Heidelberg, 12. Juni 1904.

Vulpius demonstrirt eine Patientin mit Lähmung an einem Bein und beiden Armen, bei der durch operativen Eingriff vollkommene Functionswiederherstellung erzielt wurde, ferner vier Patienten mit Lähmung beider Beine, die bisher auf den Händen gekrochen waren und durch mehrfache Operationen auf die Beine gebracht wurden. Im Anschluss hieran bespricht er die Fortschritte in der Behandlung schwerer Lähmungen. Durch Arthrodese, durch Sehnentransplantationen, auch durch Anwendung von Schienenhülsenapparaten sei man heutzutage bei richtiger Combination dieser Verfahren im Stande, selbst noch in den schwersten Fällen von Lähmungen mehrerer Extremitäten recht gute Erfolge zu erzielen.

Blencke-Magdeburg.

Bierast, Zur Casuistik der Sehnentransplantation bei Kinderlähmungen und Lähmungsdeformitäten. Diss. Berlin 1903.

Bierast hat im Anschluss an 11 in der v. Bergmann'schen Klinik mit gutem Erfolge ausgeführten Sehnentransplantationen die Indicationen dieser Operation, ihre Technik und Prognose, sowie ihre Erfolge besprochen.

Pfeiffer-Berlin.

Jones, The treatment of infantile spastic paralysis. Annals of surgery, March 1903.

Jones bespricht die Behandlung der spastischen Lähmungen an der Hand eines reichen Materials (839 Fälle). Er theilt sie ein in 1. infantile Hemiplegie, 2. cerebrale Diplegie und 3. spastische Paraplegie.

Die infantile Hemiplegie ist eine meistens vor dem 4. Jahre erworbene Krankheit. Er beobachtete sie in der überwiegenden Mehrzahl der Fälle (510). Die ungünstigste Prognose gibt die cerebrale Diplegie. Als Unterabtheilung dieser Erkrankung nimmt er, wenn der Spasmus nur in den unteren Extremitäten auftritt, die unter 3. genannte spastische Paraplegie oder die Little'sche Krankheit an.

Bei der Behandlung selbst wendet er die gebräuchlichen subcutanen und offenen Durchschneidungen der Sehnen, sowie Transplantationen der Sehnen an und legt ein grosses Gewicht auf eine lange andauernde und sachgemässe Nachbehandlung durch Massage, methodische Uebungen und Elektricität. Mit gutem Erfolg hat er den Flexor carpi ulnaris und Flexor carpi radialis auf die Streckseite verpflanzt. Bei Pronationsspasmus verpflanzt er den Ansatz des Pronator teres auf die Rückseite des Radius.

Zander-Berlin.

Straatmann, Zur Lehre von der spastischen Spinalparalyse. Diss. Rostock
. 1903.

Verfasser beschreibt einen Fall von spastischer Spinalparalyse, bei dem
bei der ersten Untersuchung ohne Zweifel nach Anamnese und Befund die
klinische Diagnose begründet war. Ohne irgend eine äussere Veranlassung
angeben zu können, klagt Patientin über Müdigkeit in den Beinen, das Gehen
wird ihr schwer. Sie fühlt eine gewisse Kraftlosigkeit, die sie bald zwingt,
ihre Arbeit aufzugeben. Allmählich wird dieser Zustand immer schlimmer.
Die Beine werden steifer. Erst gelingt es ihr noch, mit Hilfe eines Stockes
sich fortzubewegen, bis auch diese Stütze versagt, und sie gezwungen ist, das
Bett zu hüten. Die Sensibilität ist dabei nicht wesentlich gestört, nur geringe
Schmerzen in der Regio sacralis bei Bewegungen und ein leises Kribbeln auf
den Fussrücken. Von Seiten der Blase und des Mastdarms keine Störungen.
Von einer Atrophie der Musculatur ist nirgends etwas zu bemerken. Dabei ist
der Gang ausgesprochen spastisch. Gegen Ende des Krankheitsverlaufs liessen
Decubitus, Incontinenz der Blase und des Mastdarms auf Complicationen schliessen.
Es erfolgte der Exitus. Sectionsbefund und das Ergebniss der mikroskopischen
Untersuchung gibt Fischer in der ausführlichsten Weise wieder. Man fand
in den beiden Seitensträngen, speciell in den Pyramidenbahnen rechts und links
in abwechselnder Stärke eine ausgesprochene Degeneration, die älteren Datums
war und die die spastischen Erscheinungen erklärte. Die später hinzugetretenen
Complicationen fanden ebenfalls eine vollständige Erklärung in der neu hinzugetretenen fettigen Degeneration, die man fast über die ganze weisse Substanz
hin beobachten konnte.

Der Fall reiht sich also denjenigen an, die wenigstens eine Zeitlang das
Bild einer spastischen Spinalparalyse darbieten, und bei denen dennoch keine
Rede sein kann von einer typischen Systemerkrankung des Rückenmarks, da
der pathologisch-anatomische Befund direct eine Heerderkrankung, als von Anfang an vorhanden gewesen, erkennen liess. Es ist nach des Verfassers Ansicht
ein neuer Beweis dafür, dass auch heerdweise Degenerationen des Rückenmarks,
falls sie nur zufällig ihren ersten Sitz der Hauptsache nach in den Seitensträngen haben, längere Zeit das klinische Bild der spastischen Spinalparalyse
hervorrufen können.   Blencke-Magdeburg.

Veraguth, Ueber einen Fall von spastischer Spinalparalyse, die nach einem
Trauma in Erscheinung trat. Monatsschrift für Unfallheilkunde Nr. 6, 1904.

Es handelte sich um einen Patienten, der aus gesunder Familie stammte,
6—7 Jahre vorher eine Geschlechtskrankheit durchgemacht hatte, im übrigen
aber immer gesund gewesen war, einen Unfall erlitt und in zeitlichem Anschluss
an denselben von einem Nervenleiden befallen wurde, bei dem es sich zweifels-
ohne um eine sogen. spastische Spinalparalyse handelte. Durch einen heftigen
Sturz mit dem Rade wurde der ganze Körper, also auch das Rückenmark, einer
bedeutenden Erschütterung ausgesetzt. Schon nach 48 Stunden zeigten sich die
ersten Spuren der Unterbrechung der Bewegungsbahnen im Rückenmark, die
dann schnell zunahmen. Nach des Verfassers Ansicht bietet am meisten Wahrscheinlichkeit die Annahme einer molekularen, nekrotischen Veränderung, eventuell einer Zerreissung einzelner Theile der Pyramidenbahn unter Wirkung des

Sturzes. Er beantwortet die Frage, ob die Erkrankung in einem ursächlichen Zusammenhang mit dem Unfall steht, mit Folgendem:

Ein ursächlicher Zusammenhang zwischen dem Unfall und der jetzigen spastischen Spinalparalyse ist mit einer an Sicherheit grenzenden Wahrscheinlichkeit anzunehmen. Dieser Zusammenhang ist in zwei Möglichkeiten denkbar: Entweder war der Patient vorher syphilitisch. Dann ist anzunehmen, dass der Unfall sehr wesentlich dazu beigetragen hat, dass die Krankheit rapid sich entwickelt hat. Oder er war vorher nicht syphilitisch und nicht sklerotisch; dann war der Unfall allein schuld an der Entstehung der spastischen Spinalparalyse. Die endgültige Entscheidung dieser Grundfrage wird sich aus dem weiteren Verlauf ergeben. Ist derselbe progressiv, so ist Lues oder multiple Sklerose anzunehmen; bleibt der Zustand aber stationär oder stellt sich anhaltende Besserung ein, so ist nach des Verfassers Ansicht die rein traumatische Ursache damit erwiesen.   B l e n c k e - Magdeburg.

Burckhardt, Ein Fall von multipler Sklerose im Kindesalter. Diss. Kiel 1904.

Verfasser beschäftigt sich in seiner Arbeit in der Hauptsache mit der Aetiologie der multiplen Sklerose. Er bespricht die verschiedenen Anschauungen der einzelnen Forscher, auf die ich hier nicht näher einzugehen brauche, da sie ja zur Genüge bekannt sind. Wenn er sich auch nicht mit anderen Autoren von dem überwiegend häufigen Zusammenhang zwischen Infectionskrankheiten und multipler Sklerose überzeugen konnte, so scheint ihm bei Kindern jedoch ein solcher entschieden häufiger zu sein. Er erwähnt kurz die hierher gehörigen Fälle, die er aus den letzten 10 Jahren in der Literatur auffinden konnte, und sucht dieses so zu erklären, dass ja für gewöhnlich die äusseren Schädigungen, welche zum mindesten den Anstoss zur Entstehung dieser Erkrankung geben können, während der Kindheit in geringerem Masse gegeben sind als im reifen Alter und dass gerade im Kindesalter diejenige Schädlichkeit, der dieses am häufigsten ausgesetzt ist, nämlich die Infectionskrankheiten, häufiger als bei Erwachsenen in directem ätiologischen Zusammenhang mit der multiplen Sklerose zu stehen scheinen. B u r c k h a r d t lässt sodann den in der Kieler psychiatrischen Klinik beobachteten Fall in ausführlicher Darstellung folgen. Es handelte sich um ein 13jähriges Mädchen, das mit 6 Jahren Diphtherie durchgemacht hatte und bei dem darnach sich die ersten Zeichen der Krankheit gezeigt hatten. Dass es sich sicherlich um multiple Sklerose handelte, sucht sodann B u r c k - h a r d t noch zu beweisen, indem er genau die einzelnen Symptome durchgeht und jede irgendwie differentialdiagnostisch noch in Frage kommende Erkrankung ausschliesst.   B l e n c k e - Magdeburg.

Emrich, Ueber einen atypischen Fall von multipler Sklerose. Diss. München 1904.

Verfasser beschreibt einen Fall, bei dem das klinische Bild einer spastischen Spinalparalyse bestand: die Motilitätsstörungen betrafen ausschliesslich die beiden unteren Extremitäten, Parese und Spasmen combinirten sich, eine active wie passive Beweglichkeit auf ein Minimum zu reduciren und die Extremität primär in gestreckter Haltung, erst später in Beugestellung zu fixiren. Es waren also die von E r b für die spastische Spinalparalyse angegebenen charakteristischen

Symptome: Spasmus, Parese und gesteigerte Sehnenreflexe vorhanden. Die
Section ergab dann später die Diagnose: multiple Sklerose.

Blencke-Magdeburg.

Haeseler, Zur Casuistik der hereditären Ataxie. Diss. Leipzig 1904.

Verfasser sucht an 4 Fällen von hereditärer Ataxie, die seit 1896 in der
Leipziger Universitätspoliklinik beobachtet wurden, nachzuweisen, ob sie der
Friedreich'schen Ataxie gleichen oder ähnlichen Erkrankungen gleichzustellen
sind. Er kommt zu der Ansicht, dass man es hier mit zwei ganz deutlich voneinander zu trennenden Affectionen zu thun hat. Gemeinsam ist beiden die
Coordinationsstörung in den Extremitäten, gemeinsam sind ferner beiden die
Sprachstörung und der Nystagmus. Bei dieser findet man jedoch im Gegensatz
zur Friedreich'schen gesteigerte Patellarreflexe, Functionsstörungen der Augenmusculatur, Herabsetzung der Sehschärfe, Störungen des Farbensehens, keine
choreatischen Bewegungen, keine Skoliose, keine Verbildung des Fusses, schliesslich in den meisten Fällen geistige Minderwerthigkeit und Beginn im späteren
Alter. Haeseler bespricht sodann noch der Reihe nach die differentialdiagnostisch in Frage kommenden Erkrankungen und den anatomischen Befund
bei diesen Affectionen, sowie die bei dieser Krankheit vorkommenden anatomischen Veränderungen des Nervensystems. Blencke-Magdeburg.

Glautz, Ueber Rückenmarkserweichung nach einer Wirbelfractur mit besonderer Berücksichtigung der Regeneration des Rückenmarks. Diss. Würzburg 1904.

Verfasser gibt zunächst einen kurzen Ueberblick über das Wesen der
Myelitis und die durch sie hervorgerufenen Degenerationsvorgänge des Rückenmarks, um dann über alles das zu berichten, was über die Regenerationsvorgänge,
insbesondere der nervösen Bestandtheile des Rückenmarks bekannt ist, wobei er
sich auf die Ergebnisse aus der Literatur, welche die in den letzten Jahrzehnt
angestellten Untersuchungen über Heilungsvorgänge im Rückenmark ergeben
haben, beschränkt und hauptsächlich die bekannte Stroebe'sche Arbeit berücksichtigt. Im Anschluss an diese Erörterungen theilt er einen Fall aus dem
Würzburger pathologischen Institut mit, bei dem es sich um eine Wirbelsäulenfractur mit Rückenmarksverletzung bezw. totaler Durchtrennung des Rückenmarks gehandelt hatte. Die Krankengeschichte und das Sectionsprotocoll werden
in der ausführlichsten Weise wiedergegeben, desgleichen auch die Beschreibung
der mikroskopischen Präparate, die bezüglich der Neubildung nervöser Elemente
interessante positive Resultate lieferten. Auf nähere Einzelheiten einzugehen,
würde mich zu weit führen. Blencke-Magdeburg.

Steinhausen (Hannover), Syringomyelie als Folge von Rückenmarksverletzung.
Monatsschr. für Unfallheilkunde 1904, Nr. 4.

Steinhausen schliesst sich auf Grund des Befundes bei einem Fall
von Rückenmarksverletzung der Ansicht derjenigen Autoren an, welche behaupten, dass progressive echte Syringomyelie als Folge von Trauma entstehen
könne. Der betreffende Patient, dessen Krankheitsbild näher beschrieben wird,
erlitt eine derartige Rückenmarksverletzung, als deren Folge sich eine schlaffe
Lähmung der Beine mit Gefühllosigkeit einstellte. Die Lähmung blieb am

linken Bein bestehen und die Untersuchung ergab die typischen Symptome der Syringomyelie.

Steinhausen schliesst auf einen causalen Zusammenhang zwischen dem Trauma und dem Symptomencomplex aus folgenden Gründen:

1. Vor dem Trauma bestanden keine derartigen Symptome;

2. das Symptomenbild entwickelte sich in directem Anschluss an die Verletzung;

3. der syringomyelitische Heerd liegt innerhalb des Blutungsheerdes;

4. ausserhalb der betreffenden Sphäre keine syringomyelitischen Symptome, auch nicht am Halsmark;

5. keine Pseudosyringomyelie;

6. keine Pseudoprogression. Hiller-Berlin.

Hoffmann, Beitrag zur Lehre der Neuritis alcoholica. Diss. Kiel 1904.

Verfasser gibt in seiner Arbeit ein genaues Krankheitsbild der Neuritis alcoholica und beschreibt im Anschluss hieran einen Fall, den er in der Siemerling'schen Klinik zu beobachten Gelegenheit hatte, der aber im übrigen keine wesentlichen Abweichungen von den bereits veröffentlichten zeigt.

Blencke-Magdeburg.

Lewandowski, Ueber unblutige Nervendehnung. Die Therapie der Gegenwart 1904, Heft 5.

Nach einem kurzen Ueberblick über die Geschichte der Nervendehnung und über ihre wissenschaftliche Begründung bespricht Verfasser zunächst die Methoden, welche von den einzelnen Autoren für die Dehnung des N. ischiadicus angegeben worden sind. Verfasser hat in der Hausklinik und Poliklinik der Charité unter Schweninger bei Ischias mehrmals täglich die unblutige Dehnung des Ischiadicus vorgenommen (die Methoden, welche Verfasser anwendete, sind einfach, bieten aber wohl keine Vorzüge vor den bekannten) und hat gute Erfolge davon gesehen. Bei ausgeprägten neuritischen Symptomen wurde erst der Ablauf der Reizerscheinungen abgewartet. Bei den Dehnungen bemerkte Verfasser öfters, dass durch dieselben bei Patienten, die an Tic douloureux, nicht aber an Ischias litten, ein Anfall des Tic douloureux ausgelöst wurde, eine Fernwirkung, welche auf Grund der Neuronlehre wohl erklärt werden kann. Durch öfters wiederholte Dehnung des Ischiadicus (Reizübungen) konnte die Empfindlichkeit im Gebiete des Trigeminus allmählich herabgesetzt und aufgehoben werden. Bei der Behandlung der Tabes hält Verfasser die Methode der unblutigen Nervendehnung für nicht sehr aussichtsreich, jedenfalls glaubt er sie durch die compensatorische Uebungstherapie überholt.

Auf dem Gebiete der trophischen Störungen will Verfasser durch methodische Nervendehnungen (Ueberstreckungsversuche in den verschiedensten Gelenken) Erfolge gesehen haben. Weiter glaubt der Verfasser, dass die Nervendehnung bei der Behandlung der Neurasthenie eine Rolle zu spielen berufen sei.

Wollenberg-Berlin.

Foramitti, Zur Technik der Nervennaht. Archiv für klin. Chirurgie. 1904 H. 3.

Foramitti benutzte zur Tubulisation verletzter Nerven theils frische, theils gehärtete Arterien. Seine experimentellen Untersuchungen ergaben stets

primäre Einheilungen der über die Nahtstellen des verletzten Nerven gezogenen
Arterien ohne Verwachsungen mit der Umgebung. Die mikroskopische Untersuchung der so gewonnenen Präparate zeigte keinerlei entzündliche Reizung
des Nerven, eine nur lockere Verbindung der Arterienwand mit der Nervenscheide.
Die Structur der Arterienwand war sowohl bei der Verwendung frischer, wie
gehärteter Arterien stets gut erkennbar, nur war in letzterem Falle die Intima
weniger gut erhalten.

Die Präparation der Arterien gestaltet sich so, dass letztere (von frisch
geschlachteten Kälbern entnommen) auf Glasstäbe gespannt, in 5—10%iger For-
malinlösung durch 48 Stunden gehärtet, 24 Stunden in fliessendem Wasser ge-
waschen, dann 20 Minuten lang gekocht und in 95%igem Alkohol aufbewahrt
werden.

Verfasser glaubt, dass diese Methode sich zur Verwendung beim Menschen
eignet.   Wollenberg-Berlin.

Kurzwelly, Die Behandlung der Ischias durch subcutane und paraneurotische
    Injectionen. Diss. Leipzig 1904.

Verfasser bringt auf Grund der eingehendsten Literaturstudien — das
Literaturverzeichniss umfasst 154 Nummern — eine Zusammenstellung der In-
jectionsmethoden bei Ischias, die an Genauigkeit und Ausführlichkeit nichts zu
wünschen übrig lässt. Auf die Einzelheiten hier näher einzugehen, ist mir unmöglich; ich kann nur jedem, der sich für dieses Thema interessirt, die Arbeit aufs
angelegentlichste empfehlen, an deren Schluss Kurzwelly über die Erfahrungen
berichtet, die an der inneren Abtheilung am Diakonissenhause zu Leipzig-Lindenau
gemacht wurden mit der neuen Infiltrationsmethode, wie sie von Schleich und
Bloch angegeben wurde. An Stelle des von Schleich empfohlenen Cocain
wurde Eucain B genommen, der Morphiumzusatz wurde weggelassen und der
Kochsalzgehalt auf 0,8 % erhöht, so dass folgende Zusammensetzung herauskam:

Eucain B 0,1,
Natr. chlorat. 0,8,
Aq. dest. 100,0.

Bei den 8 Fällen, deren Krankengeschichten wiedergegeben sind, war zweimal
ein gänzlicher Misserfolg zu verzeichnen. In 3 Fällen trat eine mehr oder weniger befriedigende Besserung ein; bei den übrigen 3 Patienten wurde völlige
Heilung erzielt. In diesen letzten Fällen, die alle drei als schwer zu bezeichnen
waren, war aber der Erfolg ein sehr eclatanter. Wenn auch ein abschliessendes
Urtheil über den Werth der Methode nach diesen wenigen Fällen nicht gewonnen werden kann, so empfiehlt der Verfasser doch diese Methode sehr, da
man, wenn mit letzterer ein Erfolg erzielt wird, den Vortheil zugleich gewinnt,
dass die Heilung entschieden, besonders gegenüber den physikalischen Methoden,
auffallend rasch erzielt wird.   Blencke-Magdeburg.

Jamin, Experimentelle Untersuchungen zur Lehre von der Atrophie gelähmter
    Muskeln. Gustav Fischer. Jena 1904.

Die Lehre von der Muskelatrophie hat für die moderne orthopädische
Chirurgie ein besonders hohes Interesse: fordern doch die Muskel- und Sehnen-

plastiken mit ihren ungeahnten Erfolgen zu eingehenden Untersuchungen über die feineren Vorgänge im gelähmten Muskel heraus.

Die vorliegenden Untersuchungen J a m i n's bilden einen werthvollen Beitrag für die Erkenntniss in den eben erwähnten Fragen.

Die Versuche wurden sämmtlich an Hunden angestellt, und zwar war die Versuchsanordnung die, dass zunächst eine Durchschneidung des Rückenmarkes in der Höhe eines der mittleren Dorsalsegmente ausgeführt wurde; sodann wurde die Resection des linken N. ischiadicus vorgenommen. Es gelang meist, die Thiere relativ lange am Leben zu erhalten. Die einzelnen in Betracht kommenden Muskeln wurden nun auf ihr makroskopisches (Gewicht) und mikroskopisches Verhalten hin untersucht.

Besonderes Gewicht wurde auf eine möglichst gleichartige Behandlung der Präparate gelegt.

Verfasser bringt ausführliche Krankengeschichten und Versuchsprotokolle von 5 Hunden bei.

Die wichtigsten Ergebnisse sind folgende:

Der Muskelschwund nach Läsion des motorischen Nervensystems besteht beim Hunde in einer einfachen Verminderung der contractilen Substanz ohne degenerative Veränderungen.

Eine besondere trophische Einwirkung der nervösen Centren auf die Muskeln wurde nicht nachgewiesen.

Die Messungen der Muskelfasern und histologischen Untersuchungen sowie die klinische Beobachtung der Versuchsthiere bewiesen, dass auch nach Ausschaltung der willkürlichen motorischen Innervation die reflectorischen Erregungen die Function der peripherischen motorischen Centren und Bahnen so weit zu erhalten im Stande sind, dass Thätigkeit und Ernährung des Muskels nicht allzu grosse Störungen erleiden. Bei Ausschaltung dieser centripetalen nervösen Reize fand dagegen eine erhebliche Steigerung des Muskelschwundes statt.

Die anatomischen Begriffe e i n f a c h e und d e g e n e r a t i v e Muskelatrophie (letztere bei traumatischer oder toxischer Schädigung) decken sich nicht mit der Functionsfähigkeit und der elektrischen Erregbarkeit der Muskeln. Die E n t a r t u n g s r e a c t i o n ist nur ein Zeichen für den Ausfall der peripherischen Nervenerregung.

Die Contractilität einer Muskelfaser bleibt bis zu einem gewissen Grade unabhängig von den anatomischen Veränderungen, verschwindet aber mit steigender Abnahme der contractilen Substanz.

Den Schluss der mühevollen Untersuchungen Jamin's bildet ein ausführliches Literaturverzeichniss. W o l l e n b e r g - Berlin.

Steinhausen, Ueber isolirte Lähmung des clavicularen Abschnittes des M. trapezius. Monatsschrift für Unfallheilkunde 1904, Nr. 5.

Der vom Verfasser genau analysirte Fall, bei dem die isolirte Lähmung der Clavicularportion des Trapezius wahrscheinlich infolge einer Neuritis entstanden ist, gibt manche interessante Aufschlüsse über die Anatomie und Physiologie dieses Muskelabschnittes, die theilweise in Widerspruch mit den herrschenden Anschauungen stehen. Wir wollen folgende Punkte hervorheben:

Der Functionsausfall bei der in Frage kommenden Affection macht sich in der Ruhelage der Schulterstellung in einer Senkung des Schlüsselbeines nach unten und vorne geltend.

Das Heben der Schulter ohne Betheiligung der Arme wird fast allein durch den clavicularen Theil des Trapezius ausgeführt, ist also auf der kranken Seite unmöglich. Die Armerhebung dagegen ist auf der kranken Seite nicht wesentlich erschwert, während die „Uebererhebung" (Erhebung des Schultergürtels in toto bei senkrecht emporgestreckten Armen) unmöglich ist.

Bei der zur maximalen Armerhebung nöthigen Drehung der Scapula spielt der Claviculartheil des Trapezius keine Rolle; ebensowenig bewirkt er die diese Bewegung der Scapula begleitende Rotation der Clavicula um ihre Längsachse.

Was die Innervation der Clavicularportion betrifft, so scheint dieselbe in dem vorliegenden Falle vorwiegend durch Cervicaläste besorgt zu sein; die vom Accessorius versorgten Muskeln sind intact.

In Bezug auf das Verhalten der einzelnen Abschnitte des M. trapezius zu einander tritt Verfasser der alten Eintheilung des Muskels in eine „respiratorische", „elevatorische" und „adductorische" Portion (Duchenne) entgegen und erkennt nur die Eintheilung in eine elevatorische (die Clavicularportion) und eine rotatorische (die Scapularportion) an.

Beziehentlich der diagnostischen Bedeutung der Schulterblattdeviation bemerkt Verfasser, dass Drehungen der Scapula nur im akromialen Gelenke oder, bei fester Anlegung beider Schulterknochen, im sternalen Gelenke der Clavicula stattfinden können. Im vorliegenden Falle ist die Deviation des Schulterblattes durch die Senkung und Vorwärtsdrehung des Schultergürtels um das sternale Gelenk und durch eine Drehung der Scapula im Akromialgelenke bedingt.   Wollenberg-Berlin.

Binnie, On myositis ossificans traumatica. Annals of surgery, September 1903.

Verfasser bespricht einen Fall von traumatischer Myositis ossificans am Arm, der durch ein geringfügiges Trauma (Stoss beim Boxen) entstanden ist. An der Hand der in der Literatur veröffentlichten Fälle erörtert er die verschiedenen Theorien der Entstehung dieses pathologischen Zustandes, sowie die Differentialdiagnose von traumatischem Osteom.   Zander-Berlin.

Taylor, Myositis ossificans. Annals of surgery, Juni 1903.

Taylor bespricht 2 Fälle von Myositis ossificans, die er operirt hat und in denen die Diagnose auch durch die pathologisch-anatomische Untersuchung festgestellt wurde. Bei dem einen handelt es sich um die Folge eines Traumas (Hufschlag), während bei dem zweiten keine derartige Ursache zu ermitteln war. Die Operation hatte in beiden Fällen guten Erfolg.

                                                  Zander-Berlin.

Busse und Blecher, Ueber Myositis ossificans. Deutsche Zeitschrift für Chirurgie Bd. 73 H. 4—6.

Die Verfasser nehmen unter Eingehen auf die hierhergehörige Literatur und genauer klinischer und anatomischer Beschreibung einiger eigenen Fälle Stellung gegen die Trennung zwischen der Myositis ossificans traumatica, die nach einmaligem starkem Trauma auftritt und den durch kleine, wiederholte Schädigungen entstehenden Reit- und Exerzierknochen. Sie führen an, dass in Fällen, die sich klinisch durchaus als Myositis ossificans traumatica charakterisirten, anatomisch die völlige Unversehrtheit des Knochens und Periostes festgestellt wurde, so dass als Mutterboden der Knochenbildung auch hier, wie bei den Reit- und Exerzierknochen, der betroffene Muskel angesehen werden musste. Betreffs der Behandlung wird vor frühzeitigen Bewegungen und medicomechanischen Uebungen gewarnt, welche einen Anreiz zu verstärkter Knochenbildung geben. Rauenbusch-Berlin.

Wirtz, Beitrag zur Klinik der Wachsthumsstörungen, insbesondere der chondrodystrophischen Mikromelie. Diss. Giessen 1904.

Nach einigen allgemeinen einleitenden Worten über die Chondrodystrophie sucht Verfasser deren Stellung zur echten Rhachitis genau festzulegen, mit der sie nicht das Mindeste zu thun hat, und kommt dann auf die Unterscheidungsmerkmale zwischen derselben und dem Kretinismus zu sprechen, wobei er sich hauptsächlich an die auf diesem Gebiete bekannten Arbeiten von Kaufmann u. A. anlehnt. Da es ihm vor allen Dingen darauf ankommt, die wesentlichen klinischen Symptome dieser eigenartigen Erkrankung festzulegen und von allen Nebensächlichkeiten zu abstrahiren, bringt er eine ausführliche Beschreibung der Chondrodystrophie und gibt ein vollständig abgerundetes Bild derselben mit ihren charakteristischen Merkmalen, an dessen Hand man leicht im Stande sein wird, in jedem einzelnen Falle die klinische Diagnose zu stellen. Die auffallendste Erscheinung ist immer die Kürze der Glieder bei verhältnissmässig normal langem Rumpf, der immer nur geringen oder gar keinen Antheil an der Verkleinerung hat. Die Wirbelsäule kann eine verstärkte Lordose im Lendentheil aufweisen. Näher auf alle die einzelnen Veränderungen einzugehen, würde mich zu weit führen. Im Anschluss an die interessanten und lesenswerthen Erörterungen beschreibt dann Verfasser am Schluss seiner Arbeit einen Fall von Wachsthumsstörung, den er zu untersuchen Gelegenheit hatte und bei dem drei Processe nach einander eingewirkt haben mussten, und zwar 1. ein der fötalen Chondrodystrophie gleichbedeutender oder ähnlich wirkender Process, 2. eine echte Rhachitis und 3. eine Arthritis deformans. Der Arbeit sind mehrere Abbildungen beigegeben. Blencke-Magdeburg.

Mouchet, Ectromélie du pouce, absence du premier metacarpien avec persistance du radius. Bullet. et mém. de la société anatomique de Paris, 1904, Nr. 1.

Mouchet stellt einen Fall und das Röntgenbild eines Neugeborenen vor. Es fehlt der erste Metacarpus, der Daumen ist sehr klein, hat seine beiden Glieder und durch ein kurzes fadendünnes Fussstück hängt er an dem Interphalangealgelenk des Zeigefingers. Der Daumen ist frei beweglich. — Der Radius ist erhalten. Das Kind wies ferner eine Steissgrube und zwei Angiome von der Grösse eines Fünfzigcentimesstückes an der linken grossen Zehe auf.

Analoge Fälle sind selten; sie sind von Dolbeau und Ehrhardt veröffentlicht.

Die Fälle von Klippel und Raband unterscheiden sich durch Modificationen des Carpus und des Radius.

Ganz ähnlich ist ein Fall von Bilhaut. Fehlen des Metacarpus I, der gut entwickelte Daumen setzte sich höher an den Radialrand der Hand. Das Kind wurde im Alter von 2 Monaten so operirt, dass Bouchet den Daumen an den äusseren Rand des 2. Metacarpus annähte.   Hiller-Berlin.

Le Roy des Barres et Geide, Malformations congénitales des mains et des pieds. Gazette des Hôpitaux civils et militaires 1904, Nr. 70.

Eine 30jährige Person mit Missbildungen an Händen und Füssen. Eine Heredität lässt sich nicht feststellen. Nur weist ihr Bruder (7jährig) äusserlich dieselben Missbildungen auf.

Die Hände sind an der Basis 6 cm breit. Sie haben die Gestalt einer Platte, welche begrenzt wird durch einen dem 5. Finger entsprechenden Punkt. Dieser Finger misst 6 cm und ist gut entwickelt, von normaler Beweglichkeit, die seitliche allein ist fast Null.

Der ulnare Rand misst 8 cm, der radiale 7 1/2 cm. Beide Hände sind fast ganz gleich gross. Die Haut der Palma man. ist dick und wenig faltig. Auf der Dorsalfläche ist sie normal. Die Bewegungen im Handgelenk sind ganz normal.

Die Füsse haben die Gestalt von Zangen. Der Tarsus ist gespalten und auf jeder Hälfte hat er eine Zehe, ihre grösste Länge beträgt 7 cm. Die beiden Zehen entsprechen der I. und V. Zehe.

Der Daumen misst 9 cm und hat einen normalen Nagel. Die 5. Zehe misst 8 cm. Ihre Basis beträgt 5 mm, die des Daumens nur 22 mm. Auch hier ist der Nagel normal gebildet. Möglich ist Beugung und Streckung, sowie Adduction und Abduction aber fast nur in Verbindung mit Extension und Flexion. Der Hinterfuss ist normal, ebenso die Bewegung im Tibiotarsalgelenk.

Das Röntgenbild der Hand zeigt ein normales Skelet des 5. Fingers. Metacarp. V articulirt mit Os hamatum. Metacarp. IV weicht etwas nach links ab, articulirt mit Os hamat. Der Knochen ist im ganzen dünn. Die 2. Carpalreihe besteht aus einem einzigen Knochen, der dem Os hamat. entspricht. Oben steht er im Contact mit der I. Carpalreihe, aussen vielleicht mit dem Os pisiforme. Die Knochen dieser Reihe sind vollzählig vorhanden von normaler Form. Sie sind in Form eines V angeordnet. Os naviculare und lunat. stehen mit dem Radius in Verbindung; die Gelenkflexion des Radius und der Ulna normal, Epiphysenlinie deutlich sichtbar, ebenso der Gelenkknorpel.

Die 5. Zehe hat eine leicht erkennbare Phalange, die beiden anderen sind schwer erkennbar. Der I. Metatarsus ist länger, aber dünner als normal, der Metatarsus V hat ein beträchtliches Volumen.

Der Tarsus besteht aus 5 Knochen: Talus, Calcaneus, Naviculare, Cuboideum und Cuneif. I. Das Naviculare articulirt hinten mit dem Talus, vorn mit Cuneif. I. Aussen hat es eine Facette für das Os cuboid. Dieses ist gross, vorn Articul. mit Metatarsus V.

Die Defecte an beiden Händen und Füssen sind gleich, das ist nicht immer der Fall, so z. B. bei dem Bruder des Mädchens. — Sie ist wenig be-

hindert. Sie hält Messer und Gabel, kleidet sich allein an, spaltet Holz etc.
Sie geht mit Ausdauer, Musculatur gut entwickelt.   Hiller-Berlin.

Fromm, Beitrag zur Casuistik der congenitalen Knorpelreste am Halse. Diss.
    München 1904.

Verfasser befasst sich in dieser Arbeit mit jenen meist Knorpelreste ent-
haltenden Hautauswüchsen, die in Form von lappigen Gebilden oder Knoten
besonders am äusseren Ohre oder Halse sich befinden und die auch von manchen
Autoren wegen ihres entwickelungsgeschichtlichen Zusammenhanges mit den
Halsfisteln oder Kiemenfisteln als Kiemengangshautauswüchse bezeichnet werden.
Er gibt eine entwickelungsgeschichtliche Deutung dieser Missbildungen, eine
pathologisch-anatomische Beschreibung derselben, zählt die bisher beobachteten
Fälle auf und lässt am Schlusse seiner Arbeit die Krankengeschichten zweier
neuen, im Münchener medicinisch-klinischen Institut beobachteten Fälle folgen.
                                                        Blencke-Magdeburg.

Hoffmann, Ein Beitrag zu den angeborenen Sacralgeschwülsten. Diss.
    Leipzig 1904.

Verfasser liefert im Anschluss an einen selbst beobachteten Fall einen
ausführlichen Beitrag zu den angeborenen Sacralgeschwülsten und beschäftigt
sich besonders eingehend in seiner Arbeit mit den verschiedenen über die Entstehung dieser Geschwülste aufgestellten Theorien, das Für und Wider der einzelnen erörternd. In dem vorliegenden Falle liessen das Aeussere, die Lage
und der Einfluss auf die Umgebung, die Versorgung des Tumors, der makroskopische und besonders der mikroskopische Befund des Inhalts ganz sicher die
Annahme zu, dass es sich um einen typischen Sacraltumor handelte.
                                                        Blencke-Magdeburg.

Strunz, Klinischer Beitrag zur Lehre von der Spina bifida. Diss. Er-
    langen 1903.

Nach Beschreibung eines Falles von Spina bifida aus der Erlanger Klinik,
der von Graser mit gutem Erfolge operirt wurde, geht Verfasser zunächst
auf die heute herrschende Lehre von den verschiedenen Arten dieser Erkrankung näher ein, auf die Myelocele, die Myelocystocele und Meningocele, bespricht die in Frage kommenden Operationsverfahren und erörtert an der Hand
des Gesagten seinen Fall, bei dem es sich um eine Myelocysto-Meningocele
handelte. Im Anschluss an diese Erörterung erwähnt Verfasser noch einen Fall
von Spina bifida, der im Mai 1903 in der chirurgischen Abtheilung des Erlanger Universitätskrankenhauses zur Behandlung kam. Es handelte sich um
eine Meningocele. Der Erfolg der Operation war auch ein guter.
                                                      · Blencke-Magdeburg.

Schüller und Robinsohn, Die röntgenologische Untersuchung der Schädel-
    basis. Wiener klin. Rundschau 1904, Nr. 26.

Die Verfasser geben eine Anleitung zur Aufnahme der Schädelbasis mit
Röntgenstrahlen und eine Beschreibung der bei den verschiedenen Stellungen
sichtbaren Einzelheiten.   Rauenbusch-Berlin.

Jonesco, Ankylose complète du maxillaire inférieur, ostéotomie sous. condylienne droite — Guérison. Bulletins et mémoires de la société de chirurgie de Bucarest.

Jonesco theilt einen Fall von knöcherner rechtsseitiger Ankylose des Unterkiefers bei einer 20jährigen Patientin mit, die im 2. Lebensjahr nach einer eitrigen Mittelohrentzündung aufgetreten war und zu einer hochgradigen Atrophie des Unterkiefers geführt hatte (Vogelgesicht). Bei der Operation mittelst des Schnittes nach Farabeuf zeigte sich auch der Proc. coronoideus knöchern mit der Schädelbasis verbunden. Er nahm deshalb die Durchmeisselung des aufsteigenden Unterkieferastes vor. Tamponade mit Jodoformgaze, Heilung. Der Erfolg war ein vollkommener. Die Kranke hatte das Bild einer doppelseitigen Ankylose dargeboten; es ist deshalb von Wichtigkeit, in solchen Fällen nach dem Ausgangspunkt zu forschen, wobei man häufig anamnestisch eine einseitige, eitrige Mittelohrentzündung finden wird. Die mehrere Wochen liegenden Gazetampons verhinderten ein Rezidiv. Ganz gleich verfuhr er in einem zweiten Falle.   Rauenbusch-Berlin.

Kempf, Ueber Ursache und Behandlung des Caput obstipum musculare. Deutsche Zeitschrift für Chirurgie Bd. 73 H. 4—6.

Kempf geht zuerst auf die Literatur ein und beschäftigt sich länger mit der Kader'schen Arbeit über das Caput obstipum, der bekanntlich eine Entzündung auf infectiöser Basis als Ursache der genannten Erkrankung ansieht. Nach Ansicht des Verfassers aber gleichen die pathologisch-anatomischen Veränderungen mehr denen einer ischämischen Muskelcontractur. Auf Grund von Injectionspräparaten und mikroskopischen Untersuchungen kommt er zu folgendem Schluss: „Die histologischen Befunde am Kopfnicker des Schiefhalses sind nicht beweisend für die entzündliche Natur des Leidens. Sie sprechen vielmehr für eine ischämische Entstehung des Caput obstipum musculare. Für den Eintritt von Ischämie bietet der Kopfnicker vermöge seiner exponirten Lage und seiner eigentümlichen Gefässverhältnisse besonders günstige Bedingungen. In manchen Fällen können tropboneurotische Vorgänge die Wirkung der Ischämie steigern. Die Indurationen des Sternocleidomastoideus sind pathologisch-anatomisch dem hämorrbagischen Infarct vergleichbar. Sie können, ohne Schädigungen zu hinterlassen, verschwinden, gelegentlich aber auch die ischämische Contractur einleiten. Ischämisch-neuropathische Einwirkungen können den Sternocleidomastoideus intrauterin, intra partum und im späteren Leben treffen." Bezüglich der Behandlung hält Verfasser die einfache Durchschneidung des Muskels mit querem Hautschnitt dicht über der Clavicula für das Normalverfahren. Er bedeckt die kleine Wunde mit einem einfachen (nicht redressirenden) Schutzverband, nach vollendeter Wundheilung besteht die Nachbehandlung, die den Angehörigen überlassen wird, darin, dass eine Person die Schulter der operirten Seite fixirt, eine andere den Kopf nach dieser Seite dreht und nach der andern neigt Diese Uebungen müssen lange fortgesetzt werden. Ein Recidiv hat er bei dieser Behandlung nicht gesehen. Es folgt dann noch die Beschreibung von 37 operirten Fällen aus der hannoverschen Kinderheilanstalt.   Rauenbusch-Berlin.

Meinhold, Subcutaner Bruch des rechten Schlüsselbeins, secundärer Verschluss der Schlüsselbeinschlagader, Aufmeisselung, Knochennaht, Mechanismus der Gefässverletzungen bei Schlüsselbeinbrüchen. Münchener med. Wochenschrift Nr. 17.

Verfasser beschreibt einen Fall von Schlüsselbeinbruch, bei dem ca. 3½ Monate nach der Verletzung plötzlich Symptome eines Verschlusses der Schlüsselbeinschlagader auftraten: rechter Arm weiss, kalt, pulslos etc. Da diese Symptome im Lauf eines Tages nicht verschwanden, wurde durch eine Operation der Bruch freigelegt, von den Fragmenten so viel entfernt, als zur Beseitigung des Druckes auf die Subclavia erforderlich erschien und der Knochen genäht. Nach der Operation trat vollkommene Heilung ein. Die Bruchlinie verlief sehr schräg von vorn aussen nach hinten innen. Der Verschluss der Subclavia entstand wahrscheinlich durch Verschiebung eines Bruchendes nach hinten und Callusbildung zwischen beiden Bruchenden.   Ohl-Berlin.

Wohl, Schlüsselbeinfractur bei normaler Geburt. Wiener klinische Rundschau 1904, Nr. 25.

Wohl theilt einen derartigen Fall mit und erklärt sich denselben so, dass bei dem ausserordentlich raschen Durchtritt des in erster Schädellage liegenden Kindes in dem Augenblick der Rotation um die Symphyse als Hypomochlion die rechte vordere Schulter zu stark an diese gedrückt und dadurch das Schlüsselbein gebrochen worden sei.   Rauenbusch-Berlin.

Schwarz, Ueber die habituelle Luxation der Clavicula im Sternoclaviculargelenk. Diss. Leipzig 1904.

In dem vorliegenden Falle handelte es sich um eine 25jährige Patientin, bei der das sternale Ende der rechten Clavicula nach vorn luxirt war; auch die linke zeigte eine leichte unvollständige Luxation nach vorn, die beide am deutlichsten sichtbar wurden bei horizontaler Stellung der Arme. Das verordnete Tragen eines einfachen Apparates, der dem Cooper'schen sehr ähnelte, ergab einen recht befriedigenden Erfolg. Im Anschluss an diesen beobachteten Fall bespricht Schwarz die Entstehungsmöglichkeiten der bekannten drei Arten dieser Luxation, die Therapie u. a. m. an der Hand der bisher über diese Verrenkung veröffentlichten Literatur, die er eingehend berücksichtigt hat. Neues bringt er nicht. Der Arbeit sind 2 Abbildungen beigegeben.

    Blencke-Magdeburg.

Klar, Ein Fall von Luxatio claviculae supraspinata. Deutsche Zeitschrift für Chir. Bd. 73 Heft 1—3.

Zu den 2 in der Literatur von Davis und Grossmann beschriebenen Fällen von Luxatio claviculae supraspinata bringt Verfasser einen 3. selbst beobachteten analogen Fall. Derselbe unterscheidet sich von den vorher erwähnten Fällen dadurch, dass er erst 4 Monate nach dem Unfall zur Beobachtung kam und eine Reposition infolgedessen nicht gelang (Narkose und blutige Operation wurden vom Patienten abgelehnt). Es blieb daher als Folge des Unfalles eine höchst mangelhafte Function des betreffenden Schultergelenkes bestehen, während bei den anderen beiden Fällen die Reposition gut gelang und vollkommene Arbeitsfähigkeit in kurzer Zeit wieder eintrat. Ausserdem zeichnet sich . der vom Verfasser beschriebene Fall dadurch aus, dass das luxirte acromiale Ende des Schlüsselbeins den M. trapezius vollkommen durchbohrt hatte und direct unter der Haut zu fühlen war. Im übrigen sind die Symptome der Verletzung den früheren Beobachtungen analog.

                                                    Ohl-Berlin.

Ranzi, Ein Fall von doppelseitiger (congenitaler) Schulterluxation nach rückwärts. Fortschritte a. d. Gebiet der Röntgenstrahlen Bd. VII H. 4.

Ranzi beschreibt nach einer Uebersicht der einschlägigen Literatur einen Fall von doppelseitiger angeborener Schulterluxation nach rückwärts bei einem 38jährigen Patienten, der über seit 2 Monaten bestehende Schmerzen in der rechten Schulter klagte. Dieselben waren von Bewegungen unabhängig und stellten sich besonders Nachts ein. Bereits 20 Jahre vorher war der Patient wegen ähnlicher Beschwerden behandelt und damals das Bestehen der Luxation festgestellt worden, von der er bis dahin nichts wusste. Bewegungsstörungen bestanden erst seit kurzem, indem der rechte Arm nicht bis zur Horizontalen gehoben werden konnte. Bei Bewegungen nach rückwärts und bei directem Druck von hinten nach vorn trat der Kopf leicht in die Pfanne, um dieselbe aber alsbald wieder zu verlassen. Das Röntgenbild ergab einen etwas abgeplatteten Kopf, rudimentäre Fossa glenoidalis und Fehlen des Collum scapulae. Durch eine Schulterkappe wurde der Kopf an der normalen Stelle fixirt.

                                                    Rauenbusch-Berlin.

Régnier, Des impotences fonctionelles prolongées ou définitives dans les luxations de l'épaule. La médecine des accidents du travail T. II Nr. 4.

Régnier macht auf die Functionsstörungen aufmerksam, welche nach einer Schulterluxation direct durch die Verletzung oder im Anschluss an die Einrenkung häufig aufzutreten pflegen und sich auf Verletzungen der Knochen, der Gelenkkapsel, der Muskeln, Gefässe oder Nerven zurückführen lassen. Nachdem er die den einzelnen Variationen der Luxation eigenthümlichen Nebenverletzungen besprochen hat, zeigt er an zwei Krankengeschichten den guten Erfolg der Behandlung durch Massage, Gymnastik und Galvanisation. Es waren dies Fälle, in denen es sich um directe Muskelläsionen handelte. Schwerer, häufig gar nicht zu beeinflussen sind die Verletzungen der Nerven, wobei gewöhnlich die Sensibilität wenig oder gar nicht leidet im Vergleich zur Motilität. Auch das Alter der Patienten ist bei der Prognose zu berücksichtigen, insofern als die bei älteren Patienten eventuell vorhandenen chronischen Gelenkveränderungen die Heilung verzögern können.   Rauenbusch-Berlin.

Axmann (Erfurt), Scapularkrachen, Deutsche med. Wochenschr. 1904, Nr. 26.

Den von Küttner-Tübingen beschriebenen und zusammengestellten 22 Fällen von Scapularkrachen fügt Verfasser einen Fall an, der einen 18 Jahre alten kräftigen, früher stets gesunden Patienten betrifft. Allmählich entwickelt sich unter dem rechten Schulterblatt ein knackendes Geräusch. Körperhaltung und -bildung völlig symmetrisch. Musculatur der rechten Schulter stärker als die der linken. Beim Heben der Schulter entsteht das Geräusch, das auf mehrere Meter hin hörbar ist. Die aufgelegte Hand fühlt über dem unteren Scapularwinkel Crepitation. Nach vorübergehender Fixation der Scapula ist das Geräusch zunächst schwächer, wird dann aber so stark wie zuvor. Bei p a s s i v e r Bewegung der Scapula fehlt das Geräusch. Röntgenbefund negativ. K ü t t n e r gibt folgende ätiologische Momente an: Knochendeformitäten an Thorax und Scapula (z. B. bei Tuberculose und Lues), Schultergelenksankylose, Lähmung und Atrophie der Musculatur, Hygrombildung an den Reibeflächen. Der Fall des Verfassers wies nichts Derartiges auf. Da keinerlei Beschwerden vorhanden waren, erübrigte sich eine therapeutische Massnahme.   H i l l e r - Berlin.

L a m ó r i s , Beitrag zur Kenntniss des angeborenen Schulterblatthochstandes. Archiv für klin. Chir. Bd. 78.

Verfasser beschreibt einen selbst beobachteten Fall von angeborenem Schulterblatthochstand, der durch eine Operation wesentlich gebessert wurde. Die Ursache des Schulterblatthochstandes bestand in einer bindegewebigen Entartung und Schrumpfung des rechten M. rhomboid. Durch diesen Strang wurde der untere Theil der rechten Scapula nach der Wirbelsäule zu fixirt. Durch Operation wurde dieser Strang exstirpirt. Der M. trapezius war normal entwickelt, der rechte M. serratus anticus maj. war schwach, aber functionsfähig. Durch die Operation und entsprechende Nachbehandlung wurde der Zustand derart gebessert, dass der rechte Arm seitlich bis zu einem $\sphericalangle$ von 165° gehoben werden konnte (vor der Operation seitliche Hebung nur bis 88° möglich). Ausserdem war der Hochstand der rechten Schulter wesentlich vermindert.
O h l - Berlin.

H i b b s und L ö w e n s t e i n , Ein Fall von angeborenem Hochstand des Schulterblattes etc. Arch. f. Orthopädie Bd. 2 Heft 1.

Die Verfasser bringen nach Beschreibung eines selbst beobachteten Falles von angeborenem Schulterblatthochstande eine Uebersicht über die bisher veröffentlichten 64 einschlägigen Fälle mit dem Versuche einer Classification. Sie unterscheiden: 1. Fälle mit einer knöchernen Brücke zwischen Schulterblatt und Wirbelsäule, 2. Fälle mit vollständigem Ausfall eines oder mehrerer Muskeln des Schultergürtels, 3. Fälle mit einem langen, übergebogenen supraspinalen Theile der Scapula und 4. Fälle ohne knöchernen Auswuchs mit normalem oder verkleinertem Schulterblatte, mit verkürzten oder anderweitig defecten Muskeln. Einer kurzen Kritik über die bisher aufgestellten Theorien über die Entstehung des Leidens folgt die Angabe der geeignetsten Therapie, die in der ersten und dritten Classe in Resection der Knochenstücke resp. des Knochenvorsprunges zu bestehen hat. Die zweite Gruppe von Fällen ist mit orthopädischen Apparaten zu behandeln, welche die hochstehende Schulter niederdrücken, die vierte je nach dem Befund mit Apparaten, Massage, Uebungen und Elektricität oder auf operativem Wege.   P f e i f f e r - Berlin.

M o v e s t i n , Fusion congénitale des os de l'avant bras à leur partie supérieure. Bull. et mém. de la société anatomique de Paris 1904, Nr. 1.

Mehr noch wie der partielle oder totale Mangel des Radius interessiren die Fälle von Verwachsungen des Ellenbogens mit dem Radius. Die Fälle sind sehr selten, K i r m i s s o n hat alles in allem 4 Fälle zusammengestellt. Die

Operation dieser Fälle war von den betreffenden Beobachtern stets abgelehnt
worden. Verfasser hat in einem näher zu beschreibenden ziemlich günstigen
Falle die Operation ausführen können. Der Radius wies eine Hemmungsbildung
an seinem oberen Ende auf und war mit dem Ellenbogen theilweise verwachsen.
Der Effect der Operation war Trennung beider Knochen von einander und Verbesserung der Function, Herstellung der Pronation und Supination, welche
zuvor ganz unmöglich war.

Es handelt sich um ein 19jähriges Mädchen, in dessen Familie angeblich
keine Missbildungen erblich waren. Die Missbildung ihres Arms besteht seit
ihrer Geburt.

Der Vorderarm ist pronirt, der Daumen ist direct nach innen gestellt
und der Arm ist nicht aus dieser Stellung zu bringen. Die Länge beider
Vorderarme zeigt eine Differenz von nur ⅓ cm. Nirgends sind Narbenbildungen
bemerkbar. Flexion und Extension im Ellenbogengelenk ist völlig normal.
Ebenso die Bewegungen der Hand. Der Ellenbogen ist ganz normal gebildet.
Das Radiusköpfchen erscheint etwas kleiner, etwas oberflächlicher und mehr
distal gelegen und steht näher am hinteren Rande des Ellenbogens, als in der
Norm. Der Radius bleibt ganz unbeweglich, man mag noch so grosse Gewalt
anwenden, denn es bestand eine innige Verbindung der beiden Vorderarmknochen an ihren höchsten Enden.

Das Röntgenbild zeigt eine stärkere Krümmung der Knochen als gewöhnlich. Der Radius scheint oben in Form eines Trommelschlegels zu enden. Sein
oberes abgeplattetes Ende ist mit dem Ellenbogen verwachsen. Das Spatium
interosseum ist ganz erhalten. Der Daumen war in den früher beschriebenen
Fällen anormal lateral beweglich. Hier war es nicht der Fall. Das Gelenk
war ebenso fest wie auf der anderen Seite.

Für die Operation wurde ein 6 cm langer Schnitt an der äusseren Kante
des Ellenbogens geführt. Später musste ein senkrechter äusserer Schnitt von
3 cm daraufgesetzt werden. Der äussere Rand des M. ancon. durchtrennt, vom
Ext. dig. V getrennt und zurückgeklappt. Das Cap. rad. war flach, rudimentär, ausser Verbindung mit dem Humerus. Es wurde resecirt. Vom Ellenbogen war es durch eine fibröse Schicht getrennt. Beide Knochen des Vorderarms waren vom Cap. rad. ab 2 cm lang fest verwachsen. Ihre Trennung war
schwer. Bei den Versuchen zu supiniren fühlt Verfasser einen enormen Widerstand der Weichtheile, der durch langsame, lange und beharrlich fortgesetzte
Bewegungen überwunden wurde.

Heilung per primam. Nach 8 Tagen Massage und Gymnastik. Der
Erfolg ist eine Rotation des Vorderarms um 80°. Zweifellos ist die Deformität
angeboren.   Hiller-Berlin.

Stolle, Ueber Epiphysenlösungen, Fracturen und Luxationen im Bereiche des
    Ellenbogengelenkes und ihre Behandlung nach der Bardenheuer'schen
    Extensionsmethode. Deutsche Zeitschr. f. Chir. Bd. 74 H. 1 u. 2.

    Stolle gibt im ersten Theil seiner Arbeit eine Zusammenstellung der
für die Röntgendiagnostik wichtigen Forschungsergebnisse der letzten Jahre,
besonders der Entwickelung der einzelnen Knochenkerne des Ellenbogengelenks,
sowie eine zusammenfassende Besprechung der in sieben Gruppen eingetheilten

140 hierhergehörigen Fälle des Kölner Bürgerhospitals aus den Jahren 1898 bis 1903. Er unterscheidet 1. 34 Fälle von Epiphysenlösung, 2. 25 Fälle von Fractura supracondylica, 3. 16 Fälle von Fractura intercondylica, 4. 9 Fälle von Fractura epicondyli int. et ext., 5. 19 und 4 Fälle von Fractura olecrani und Fractura processus coronoides, 6. 9 Fälle von Fractura capituli radii und colli radii, 7. 8 Fälle von reinen Luxationen, während 14 andere Luxationen, die mit Brüchen complicirt waren, oben eingereiht sind, und 8. 6 Fälle von Gelenk. contusionen. Im zweiten Theile wird die Technik der Bardenheuer'schen Extensionsbehandlung im allgemeinen, sowie ihre Anwendung bei den einzelnen Fracturformen im besonderen besprochen, worüber die Originalarbeit einzusehen ist. Rauenbusch-Berlin.

Schulz, Ueber Myositis ossificans im Gebiete des Ellbogengelenkes. Wiener klin. Wochenschrift 1894, Nr. 14.

Schulz berichtet über 3 Fälle, die an der poliklinischen Abtheilung des Prof. Hochenegg zur Beobachtung kamen. Im ersten handelte es sich um eine Ankylose des linken Ellbogengelenkes, die nach Fractur des Olecranons entstanden und durch eine Verknöcherung des Musc. brach. intern. verursacht wurde; die Gelenke erschienen im Röntgenbilde frei. Die Geschwulst wurde operativ entfernt (Abmeisselung); nach weiterer Behandlung mit Bädern, Massage und passiven Bewegungen schliesslich active Beweglichkeit bis 45° Beugung und 120° Streckung. In einem zweiten Falle konnte bei negativem Palpationsbefunde im Röntgenbilde an der Beugeseite des Ellbogengelenkes und vom Humerus etwas abstehend ein als Knochengeschwulst diagnosticirbares Gebilde constatirt werden. Vor 14 Tagen Sturz auf den Ellbogen; Schmerzhaftigkeit bei forcirter Beugung. In einem dritten Falle handelte es sich um einen partiellen Ausriss der Tricepssehne, die einzelnen Fasern retrahirten sich, ein Stück des Periosts mit einem winzigen Corticalisstückchen blieb an ihnen hängen. Von hier ging die Knochenneubildung aus. Haudek-Wien.

Germer, Zwei congenitale Tumoren des Vorderarmes. Diss. Greifswald 1904.

Verfasser bespricht im ersten Theil seiner Arbeit die angeborenen Angiome und besonders die der Extremitäten, die ja bekanntlich so ausserordentlich selten sind, und gibt die Krankengeschichte eines Falles von grossem Angiom des rechten Vorderarmes wieder. Mehr Interesse für den Orthopäden bietet der zweite Theil der Arbeit, der über die congenitalen Sarkome handelt, über jene Fälle von malignen Neubildungen im intrauterinen Leben, denen man nach des Verfassers Ansicht den ersten Rang unter den congenitalen malignen Neubildungen einräumen muss. Germer kann dem einzigen in der Literatur zu findenden Fall von congenitalem Sarkom des Vorderarmes einen Fall eigener Beobachtung hinzufügen, bei dem es sich um ein congenitales exulcerirtes Sarkom des Vorderarmes handelte. Eine Abbildung dieser angeborenen Geschwulst ist der Arbeit beigegeben. Blencke-Magdeburg.

Laufer, Spontangangrän des Vorderarmes durch Muskelsarkom und durch Compression. Diss. Greifswald 1904.

In dem vorliegenden Falle handelte es sich um einen Muskeltumor, um ein Spindelzellensarkom in der Ellbogenbeuge, durch das infolge Mumification und Macerationsprocessen an der Oberfläche der Haut die linke Hand nebst angrenzendem Abschnitt des Vorderarmes nekrotisch geworden und die Vorderarmknochen vollständig skeletirt waren. Einen ähnlichen Fall vermochte Verfasser in der Literatur nicht zu finden; er beschreibt dann aber noch einen zweiten Fall, bei dem ebenfalls durch anhaltenden Druck infolge einer Krücke und dadurch bedingte Compression der Gefässe und Thrombenbildung eine Gangrän und Mumification der rechten oberen Extremität zu Stande kam. In diesem Falle erfolgte aber die Absetzung des Gliedes rechtzeitig, so dass es noch nicht zu so hochgradigen Zerstörungen gekommen war, insbesondere nicht im Gebiete der Muskeln und Nerven.   Blencke-Magdeburg.

Sehlbach, Ueber Periarthritis des Handgelenks. Diss. Bonn 1904.

Bei der Periarthritis handelt es sich um eine Affection, die sich in die allgemeinen Bezeichnungen der chronischen einfachen Arthritis oder einer Verstauchung nicht einreihen lässt, die aber für die Praxis von ausserordentlicher Wichtigkeit ist ihrer Hartnäckigkeit wegen und weil sie oft zu den unangenehmsten Gebrauchsstörungen der Hand führen kann. Es handelt sich bei dieser Erkrankung vornehmlich um eine Art chronischer Entzündung der das Gelenk umgebenden Weichtheile, insbesondere des Bandapparates, die in schwereren Fällen eine meist nur geringe Schwellung an der radialen und radiodorsalen, selten ulnaren oder dorsoulnaren Gelenkgegend erkennen lässt. In manchen Fällen sind geringe Muskelatrophien vorhanden; als besonders charakteristisch gelten die Schmerzen bei Bewegungen und die Behinderung in der Gebrauchsfähigkeit der Hand. Die bei der Untersuchung auftretenden Druck- und Zerrungsschmerzen concentriren sich alle meist auf die radiale oder radiodorsale Gelenkgegend. Bei der Aetiologie kommen nach Sehlbach zunächst Traumen mehr oder weniger geringfügiger Art in Betracht, zu denen auch die besonderen Griffe, wie Aufstützen der Hand, Holzzerbrechen u. dergl. m. gerechnet werden müssen. Eine weitere Kategorie stellen dann die Fälle dar, bei denen sich diese Erkrankung gleichsam als eine Gewerbekrankheit geltend macht. Näherinnen, Fabrikarbeiter, Wäscherinnen, Plätterinnen kommen hier in Betracht. Zunächst bestehen keine erheblichen Beschwerden, so dass die Patienten ruhig weiterarbeiten. Allmählich nehmen sie erst dann zu, der Gebrauch der Hand wird immer mehr und mehr behindert, und schliesslich ist überhaupt an keine Thätigkeit mehr zu denken. Verfasser will diese Erkrankung als einen chronisch entzündlichen Reizzustand angesehen wissen, dessen Ursache mehr oder weniger unerhebliche Zerrungen sind, Zerrungen, die durch beständige Handgriffe fortwährend wiederholt schliesslich eine chronische Entzündung zu Wege bringen, die sehr hartnäckig ist, leicht zu Recidiven neigt und fast nie vollständig gebessert werden kann, da die Patienten nie so lange die Hand schonen können, wie es wohl wünschenswerth wäre. Ruhe, Jodpinselungen, Handbäder und Heissluftbäder kommen therapeutisch in Betracht.

Zum Schluss weist Verfasser noch an der Hand eines bestimmten Falles auf die Wichtigkeit der Krankheit bei Begutachtung von Betriebsunfällen hin und bringt in Tabellenform die wichtigsten Daten aus 53 Krankengeschichten aus der Bonner chirurgischen Poliklinik.   Blencke-Magdeburg.

Wendt-Halle, Die Reposition des luxirten Os lunatum. Münchener med. Wochenschr. 1904, Nr. 24.

Zu den Erkrankungen, deren Diagnose durch das Röntgenverfahren möglich wird, gehört die Luxation des Os lunatum. Vorgetäuscht kann werden eine Fractura radii typica, und es wird die Krankheit dann falsch behandelt. Nur 1 Fall ist in der Literatur bekannt, wo sofort die richtige Diagnose gestellt wurde (Fall von Sulzberger). Bei in Rede stehendem Fall wurde auch sogleich die richtige Diagnose gestellt.

Der 40jährige Patient fiel auf den Rücken der volarflectirten Hand. Handgelenk und Hand waren geschwollen. Handwurzel scheinbar verkürzt, der Abstand zwischen der Basis des Metacarpus und des Proc. styl. rad. aber nicht kürzer als auf der gesunden Seite. Hand ulnarwärts leicht adducirt. Auf der Beugeseite der Hand eine fühlbare Prominenz, entsprechend dem Os lunatum. Beugung im Handgelenk fast unmöglich. Diagnose durch Röntgenaufnahme bestätigt.

Die Luxation besteht zwischen Os lunatum und Capitatum. Die für das Os lunatum bestimmte Gelenkfläche des Capitatum berührt fast den Radius. Längsverschiebung beträgt 1 1/2 cm. Reposition durch Zug in der Längsrichtung der Hand, Dorsalflexion und folgende Volarflexion unter gleichzeitigem Druck auf das Lunatum. Ausser der Luxation ist noch eine Querfractur des Naviculare vorhanden. Fixation in Schede'scher Schiene, dann Massage und Mechanotherapie. Bei der Entlassung war die Fractur nicht consolidirt, die Dorsalflexion und Abduction der Hand ist noch etwas beschränkt. Das verdickte Handgelenk knirscht.

Die zurückgebliebene Bewegungsstörung ist auf die Fractur des Naviculare zurückzuführen. Reponirt man nicht, so ist nach Verfasser die Bewegungsstörung sehr bedeutend. Abgesehen von den von v. Lessar und von Eigenbrodt beschriebenen Fällen, in denen das Os lunatum eine Drehung um etwa 180° gemacht hatte, ist wohl stets die unblutige Reposition möglich. In den Hallenser 7 Fällen war das Lunatum mit dem Radius in Verbindung geblieben, das volare Band also nicht zerrissen. Gelingt die unblutige Reposition nicht, so muss sie blutig bewerkstelligt werden. Ist der Knochen aus all seinen Verbindungen gerissen, so wird er exstirpirt. Auch bei veralteten Fällen ist die Operation indicirt. Die Erfolge der Operation sind gute, wenn der Fall nicht schon zu veraltet ist (bis 5 Monate nach der Verletzung).   Hiller-Berlin.

Pérain, Luxation latérale ancienne irréductible de la phalangette de l'index. Résection de la tête phalangienne. Bullet. et mém. de la société anatomique de Paris 1904, Nr. 1.

Seit dem fünften Lebensjahre besteht bei einer nun 13jährigen Patientin eine Luxation der Nagelphalanx des Zeigefingers, welche nicht rechtzeitig diagnosticirt wurde und welche wegen der seitlichen Verschiebung des Gliedes mit einem aus zwei kleinen Zinkschienen bestehenden Apparat 6 Wochen lang behandelt wurde. Darauf Massagekur, ohne Erfolg.

Der Befund ist folgender: Das erste und zweite Glied bilden einen Winkel von 125°. Der Kopf der I. Phalanx springt etwas nach vorn und innen vor.

Die Haut ist an dieser Stelle dünn. Das zweite Glied erscheint länger. Das Gelenk ist unbeweglich. Das Röntgenbild zeigte .die Luxation. Das Endglied ist im Volumen verringert, das dritte Glied hypertrophisch, das untere Ende desselben deform und macht einen Haken nach innen.

Unter Cocainanästhesie innerer seitlicher Längsschnitt; Resection des Köpfchens; Redression. Zu ihrer Erhaltung Aluminiumschiene.

Die seitliche Luxation ist nach verfasser sehr selten. Der Mechanismus ihres Entstehens ist nicht leicht verständlich. Möglich wird die Luxation bei Zerreissung der Seitenbänder, wenn die Gewalt, auf die Palmarfläche wirkend, das Glied extrem extendirt. Hier wirkte das Trauma aber auf die Volarfläche ein. Man muss also annehmen, dass der Finger des Mädchens unterstützt war, als sich das Trauma ereignete. Dazu Ruptur des Seitenbandes.

Hiller - Berlin.

Teschemacher, Ueber das Vorkommen der Dupuytren'schen Fingercontractur bei Diabetes mellitus. Deutsche med. Wochenschr. Nr. 14, 1904.

Teschemacher hat unter 213 Diabeteskranken 33 Fälle von Dupuytren'scher Contractur aufgefunden, ein Procentsatz, der nach seiner Meinung ein zufälliges Zusammentreffen mit Sicherheit ausschliesst. Die Ursache der Contractur sieht er in einer Alteration des Nervensystems, „vielleicht durch den in den Körpergeweben abgelagerten oder in der Körperflüssigkeit cirku- lierenden Zucker". Trophische Störungen führen dann zu Irritationen der Haut und des darunter liegenden Gewebes, die zu Gewebsneubildung ohne Zerfall, zu Hyperplasien mit folgender Schrumpfung führen. An der Hand seiner 33 Fälle geht Teschemacher kurz auf das Vorkommen und die Verbreitung des Leidens ein, sowie auf die begleitenden Krankheitserscheinungen. Thera- peutische Hinweise werden nicht gegeben.   Pfeiffer-Berlin.

Lengemann, Zur Thiosinaminbehandlung von Contracturen. Deutsche med. Wochenschr. Nr. 13, 1904.

Lengemann berichtet über einen weiteren, durch Thiosinamineinspritzung geheilten Fall von Dupuytren'scher Contractur. Es wurden im Verlauf von 2 Monaten 45 Injectionen gemacht und gleichzeitig Massage, passive Streckungen, warme Bäder und Application von 20 % Thiosinaminpflastermull in Anwendung gebracht. Die Einspritzungen erfolgten direkt in das Narbengewebe; vorher wurde durch dieselbe Canüle und in dieselbe Einstichsstelle ½ ccm 1 % Cocaïn- lösung injicirt, um die Schmerzhaftigkeit der Injection zu mildern. Der Erfolg war ein vollständiger, ebenso bei einer traumatischen Contractur des rechten Daumens.   Pfeiffer-Berlin.

Schulthess, Beiträge zur pathologischen Anatomie der Wirbelsäule. Arch. f. Orthopädie Bd. II Heft 1.

Schulthess hatte Gelegenheit, die pathologische Anatomie der Wirbel- säule an der Leiche einer skoliotischen Patientin zu studiren, die er in vivo mit seinem Apparate gemessen hatte. Er fand hierbei die Uebereinstimmung seiner Messung mit den Ergebnissen der anatomischen Untersuchungen, so dass hiermit der Beweis geliefert ist, dass die Messung im Messapparate ein zuverlässiges Bild der skoliotischen Rückgratsverkrümmung abgibt. Im weiteren Verlauf seiner Arbeit bringt Schulthess das interessante Obductionsresultat einer schweren Skoliose, sowie solche von Spondylitis und die Beschreibung von Präparaten der Wirbelsäule nach Spondylitis tuberculosa. Einzelheiten müssen in der Arbeit selbst eingesehen werden. Pfeiffer-Berlin.

Riely, A study of the anatomy, pathology and etiology of scoliosis. Journ. of the Americ. med. Assoc. April 2, 1904.

Auf Grund seiner Skoliosenuntersuchungen kommt Verfasser zu dem Resultat, dass die Rückenmuskeln mit Unrecht als ätiologisch massgebende Factoren für diese Erkrankung angesprochen werden. Die erste und zweite Schicht derselben dienen vielmehr dazu, die Schulterbewegungen zu unterstützen und zu controliren, die anderen, mit Ausnahme des Ileocostalis und des Quadratus lumborum, sind zu nahe an der Wirbelsäule, um irgend welche nennenswerte Kraft als Rotatoren oder gar Seitwärtsbeuger ausüben zu können, sie scheinen hauptsächlich für die Aufrichtung der Wirbelsäule da zu sein. Quoad Pathologie der Skoliose lenkte Verfasser sein Augenmerk auf die vordere Körperseite und stellte erhebliche Asymmetrien der Beckenmaasse, sowie in den abdominellen Muskeln fest, letztere sind stets auf der Concavitätsseite der Skoliose länger und gespannter als auf der Convexitätsseite. Das Os ilei ist auf der Concavitätsseite mehr vorwärts, abwärts und auswärts geneigt, während auf der anderen Seite das Os ilei vertikaler und seine Cristae horizontaler stehen. Verfasser hält ätiologisch die Pelvisdistorsion allein für ausschlaggebend, abgesehen von den paralytischen Fällen, sowie denjenigen, die auf Empyem oder Malum Pottii folgen. Die am Becken anhaftenden und mit der Distorsion natürlich auch verschobenen Muskeln vermögen dann infolge ihres Zuges an den Rippen, diese als lange Hebelarme benutzend, eine Ausbiegung und Rotation der Wirbelsäule hervorzurufen. Als Ursache der Beckendistorsion mögen vorliegen: gewohnheitsmässige schlechte Haltung beim Gehen oder Sitzen während einer rhachitischen Krankheits- oder der Wachstumsperiode; ungleichmässige und unregelmässige Ossification; Längendifferenzen irgend welcher Art in den Beinen (Coxa vara, Hüftdislocation, Coxitis, Plattfus etc.). Zur Behandlung empfiehlt Verfasser einen Apparat zur forcierten Redression der Skoliose, sein sogen. „Skoliotone".

Die Arbeit bietet sicherlich mancherlei Interessantes, immerhin aber dürften doch die Stützpunkte des Verfassers für seine neue Skoliosentheorie vielfach nicht sehr beweisend erscheinen (Ref.). Ebbinghaus-Berlin.

Teschner, The present status of the treatment of lateral curvature. Medical Record 1903, Nr. 26.

Teschner empfiehlt bei der Behandlung der Skoliose seine schon früher ausgesprochene Methode der Uebungen und verwirft jede Immobilisation des Rückens. Seine Uebungen haben sich in hunderten, auch in sehr schweren Fällen gut bewährt. Er fordert strict, dass jedoch nur der Arzt die Uebungen vornimmt und überwacht und dass die Kinder nicht Masseusen oder schwedischen Gymnasten überlassen werden. Diesem Uebelstande schreibt er einen Theil der ungünstigen Resultate zu, den die amerikanischen Orthopäden zum Theil mit seiner Uebungsmethode gehabt haben. Zander-Berlin.

Böhm, Zur Behandlung der habituellen Skoliose. Diss. Leipzig, 1904.

Wenn die vorliegende Arbeit auch für den Orthopäden nichts Neues bringt, so wird jeder doch an derselben seine Freude haben, schon der übersichtlichen und doch kurzen Art wegen, in der sie geschrieben ist. Sie hebt sich weit über den Rahmen der gewöhnlichen Dissertationen hinaus und kann vor allen Dingen den praktischen Aerzten zum Studium aufs angelegentlichste empfohlen werden, da sie in prägnanter Kürze und Uebersichtlichkeit alles das bietet und bringt, was der Arzt namentlich über Prognose und Therapie der habituellen Skoliose wissen muss. Verfasser gibt in klarer ausgezeichneter Weise den augenblicklichen Stand der Skoliosentherapie wieder, wie er wohl von allen Orthopäden heute gebilligt wird. Darauf näher einzugehen, habe ich deshalb nicht nötig. Auch er ist der Ansicht, dass bei der Behandlung der Skoliose die Gymnastik und Massage die Hauptrolle spielen, dass es aber auch Fälle genug gibt, bei denen wir ohne ein Corset nicht auskommen werden.

Blencke-Magdeburg.

Bilhaut (Paris), Scoliose confirmée. Son traitement rationnel. Annales de chir. et d'orthopédie 1904, Nr. 1.

Bilhaut steht auf dem zweifellos richtigen Standpunkte, dass eine rationelle Therapie der Skoliose vor allem die Correctur der fehlerhaften Stellung der Wirbelsäule zu erstreben hat. Wenn er aber Gymnastik, Massage und Elektrotherapie nur für die Nachbehandlung der Patienten, d. h. in der Zeit nach der Gipsbehandlung, für zweckmässig hält, so ist dem entschieden zu widersprechen. Eine fixirte Skoliose ist nur nach vorhergegangener Mobilisation durch gymnastische Uebungen im Gipsverbande zu corrigiren. Dass in leichteren Fällen auch ohne redressirende Verbände durch Gymnastik und Massage gute Resultate zu erreichen sind, beweist eine vielhundertfache Erfahrung.

Pfeiffer-Berlin.

Lammers (Köln), Das Gipsbett zur Behandlung der Skoliose und Kyphose. Münch. med. W. Nr. 19, 1904.

Verfasser hat, veranlasst durch die guten Erfolge, die er mit dem Gipsbett bei Spondylitis erzielte, dasselbe auch bei Skoliose und Kyphose angewandt. Er legt es bei event. extendirtem Körper in Bauchlage an; es reicht vom Scheitel bis zu den Knieen. Ein System von Bandeisen, das auf dem Bett befestigt ist, dient zur Anbringung von Gurten und einer Glissonschen Schlinge und sichert den Halt. Der Gurt, der durch einen dem jeweiligen Buckel entgegengesetzt liegenden Schlitz gezogen wird — bei Kyphose durch zwei Schlitze — und vorn an einem queren Bandeisen befestigt wird, übt, wenn er zugezogen wird, einen am Rippenwinkel angreifenden und direct von hinten nach vorn wirkenden Druck auf den Buckel aus und bewirkt dadurch sowohl eine Verkleinerung des Buckels als auch in Verbindung mit der Extension, die durch Schräglagerung einerseits und durch eine Glissonsche Schlinge, die, an einem den Kopf überragenden Bandeisen befestigt, den Kopf fixirt, andererseits erreicht wird, eine Aufdrehung der Wirbelsäule um ihre Längsachse. Daneben lässt Verfasser fleissig turnen, massieren, elektrisieren. Die Erfolge sind sehr gute.

Andreae-Berlin.

Hoke, A study of a case of lateral curvature of the spine: A report on an operation for the deformity. The american journal of orthopedic surgery Nov. 1903.

Verfasser beschreibt in seiner Abhandlung eine Reihe von Operationen, die er zwecks Redressement einer starken veralteten Skoliose bei einer Patientin vorgenommen hat. Wenn auch so leicht Niemand in Deutschland den Mut haben wird, derartig tiefgreifende Operationen nachzumachen, so ist es doch zum Verständnis der ganzen Procedur notwendig, etwas ausführlich darauf einzugehen.

Es handelt sich um eine 16jährige Patientin mit stark rechtsconvexer Dorsalskoliose. Verkrümmung zuerst mit 9 Jahren bemerkt. Vom 10. Jahre ab behandelt mit Massage, Gymnastik, Gradhalter. Der Zustand verschlimmerte sich immer mehr. Mit 16 Jahren kam Patientin in die Behandlung des Verfassers. Nach langer Uebung wurde durch Correctionsstellung und Muskelanstrengung eine ziemliche Geradehaltung bewirkt, die Patientin für einige Minuten innehalten konnte, doch konnte dieselbe wegen der knöchernen Thoraxdeformität und Wirbelkörperdrehung nicht eingehalten werden. Deshalb entschloss sich Verfasser zur Operation.

Um eine brauchbare Operationsmethode zu finden, machte er zunächst Versuche am Cadaver. Er fand hier erst einmal, dass durch Durchschneidung der costovertebralen Bänder eine bedeutend grössere Beweglichkeit der Rippensectoren bewirkt wurde, doch genügte diese nicht, um Rippenbuckel zu beseitigen. An einem Thoraxsegment eines Hammelkadavers nahm er nun Durchschneidungen der Rippen der einen Seite an drei Punkten vor und erhielt so eine starke Modellirfähigkeit des Thorax. Diese Erfahrungen übertrug er auf Thierexperimente. An 6 Hunden machte er Versuchsoperationen. Dabei fand er die grösste Schwierigkeit in der Auslösung des zu resecirenden Rippenstückes aus seinem Periost, ohne die Pleura oder grössere Nerven und Gefässe zu verletzen. Er konstruirte sich dann sechs Instrumente: Ein Costotom, eine Lochzange und vier verschiedene gebogene Elevatorien resp. Raspatorien. Mit seinen so gemachten Erfahrungen und neuen Instrumenten ausgerüstet, ging er am 6. December 1902 an die erste Operation bei obiger Patientin. Dieselbe gestaltete sich wie folgt.

Aethernarkose. Patientin liegt auf dem Bauch. Hautschnitt vom fünften Wirbel nach aussen etwas unterhalb des Ang. inf. scapulae. Zweiter Schnitt reichte vom Ang. inf. scapulae bis zum zwölften Rückenwirbel. Dieses so gebildete Dreieck wurde blossgelegt. Mit den Fingern wurde M. latiss. dorsi und trapezius abpräparirt, lange Klemmen an den Trapezius senkrecht zu seinem Faserverlauf gelegt und zwischen denselben zwei Zoll weit auseinander gezogen. Der Rhomboid. maj. wurde durchschnitten. Durch Zurückziehen der Haut und Muskeln und durch nach Vorn- und Auswärtsziehen der oberen Extremität wurde das Thoraxskelet freigelegt. Die fünfte, sechste, siebente und achte Rippe wurden zur Operation ausgewählt, weil dieselben am meisten abgeflacht waren und sich am meisten der Gegenrotation widersetzten. Das Periost wurde H-förmig eingeschnitten und mit den Elevatorien abgehoben. Unter die vom Periost entblössten Rippentheile Gazestreifen gezogen, die Rippen durch das Costotom durchtrennt und schmale Stücke, nach oben und unten kleiner werdend, resecirt.

Die Rippenstümpfe wurden durchlocht. Ein Assistent drückte von der rechten Seite auf den Rippenbuckel, bis sich die Fragmente übereinander legten. So reitend wurden sie durch Silbernaht vereinigt. Das Periost wurde darüber genäht. Matrazennaht mit Seide durch die Muskeln. Hautnaht. Gipsverband. Dauer der Operation 3 Stunden 30 Minuten. Shock. Patientin erholt sich bis zum Abend. Weiterbehandlung mit Gipsverbänden. Resultat kein genügendes. deshalb 20. Februar 1903 zweite Operation. Aethernarkose. Patientin liegt auf der linken Seite. Es war geplant, je zwei Rippendurchtrennungen zu machen von der fünften bis zur zehnten Rippe einschliesslich. Hautschnitt ähnlich wie bei der ersten Operation, nur länger. Der M. latis. dorsi wurde fünf Zoll, der M. trapezius 1½. Zoll quer durchschnitten. Vor der Operation wurde ein Gipsabguss vom Rücken in vorgebeugter Haltung genommen. Davon wurde ein Positivabdruck genommen und über diesen nach Ausfüllen der eingefallenen Seite und Modellirung des Rippenbuckels ein Gipsbett gemacht. In dieses Gipsbett wurde Patientin nach vollendeter Operation mit zwölf Rippendurchtrennungen hineingelegt und mit demselben eingegipst. Dauer der Operation 2 Stunden 20 Minuten. Auch durch diese Operation war der Buckel nicht gänzlich beseitigt, noch die linke Seite ganz ausgefüllt. Deshalb 26. Juni 1903 dritte Operation. Aethernarkose. Patientin liegt auf der rechten Seite. Die Technik, die Rippen frei zu legen, war dieselbe wie in den vorigen Operationen. In dieser dritten Operation wurde die zwölfte Rippe einmal, die elfte zweimal, die zehnte dreimal, die neunte dreimal, die achte dreimal, die siebente zweimal, letztere beiden nach aussen von der Resectionsstelle bei der ersten Operation geknickt resp. durchschnitten. Die Pleura war dabei an einer Stelle durchstochen. Dauer der Operation 1 Stunde 40 Minuten. Der Gipsverband wurde dann auf einem dazu construirten Rahmen angelegt, auf dem mittels Druck durch drei Schrauben, zwei hinten rechts, eine vorn links, der Thorax, der jetzt leicht zu modelliren war, hinten flach und vorn symmetrisch gebogen wurde. Angriffspunkte der Kraft seitlich in Rotationsdruckrichtung. Zehn Tage nach der Operation Verbandwechsel. Knöcherne Verheilung, Patientin kann sich nach allen Seiten gleichmässig biegen. Nachbehandlung: Gipscorsets in vierwöchentlichem Wechsel. Später abnehmbare Corsets, Massage.

Resultat Aug. 1903. Die Wirbelsäule ist nicht gerade, jedoch gerader wie vorher und die Körperumrisse sind mehr symmetrisch. Wenn die Patientin auf dem Bauche gestreckt liegt, ist die Wirbelsäule gerade. Der Körper ist noch sehr biegsam, schon durch ganz leichte Kleidung fällt er etwas zusammen, Verfasser hält es für unmöglich, solch schwer deformirte Brustkörbe vollständig symmetrisch zu machen. Trotzdem will er fortfahren mit blutigen Operationen bei Skoliose und denkt die Skoliosentherapie in Zukunft folgendermassen zu gestalten:

1. Massage und Gymnastik mit dem einzigen Ziel Beweglichkeit der Wirbelsäule.

2. Blutige Operation, wodurch die abgeflachte Seite so viel wie möglich zur normalen gestaltet wird und jeder erhebliche Widerstand gegen die Drehung der Wirbelkörper aufgehoben wird.

3. Eine Reihe von Gipsverbänden, wobei der Rippenbuckel als Angriffspunkt eines Druckes zur Erhaltung einer Gegenrotation benutzt wird bis zur knöchernen Consolidirung der durchtrennten Rippen.

4. Die Krümmungen an den Rippen der prominenten Seite müssen durch blutige Operation so viel wie möglich abgeflacht werden.

5. Eine Reihe Correctivgipsverbände muss angelegt werden, bis die bestmögliche Correction und knöcherne Vereinigung der Rippen erreicht ist.

6. Abnehmbares Corset und tägliche Uebungen.

Verfasser will über weitere Operationen später berichten.

Vüllers - Dresden.

Aronheim, Ein Fall von linksseitigem vollständigen congenitalen Defect des Musculus cucullaris und congenitaler Skoliose bei einem 30jährigen Manne. Monatsschr. f. Unfallheilk. Nr. 3, 1904.

Aronheim beobachtete einen Fall von totalem linksseitigen Defect des Musculus cucullaris. Gleichzeitig bestand eine starke Atrophie der Scapula und Clavicula derselben Seite und eine hochgradige rechtsconvexe Brustskoliose; die Beweglichkeit des linken Armes war fast normal, der Patient konnte seinen Beruf als Schlosser in vollem Umfange ausüben. Da irgendwelche nervöse Störungen ausgeschlossen werden konnten, hält Aronheim das Leiden für congenital. Danach wäre auch die gleichzeitig bestehende Skoliose als congenital zu bezeichnen. Pfeiffer - Berlin.

Stephan, Ueber einen Fall von hochgradiger angeborener Rückgratsverkrümmung bei einem Segelschiffsmatrosen. Monatsschr. f. Unfallheilk. Nr. 11, 1903.

Stephan fand bei einem Segelschiffsmatrosen eine hochgradige seitliche Rückgratsverkrümmung, die den Patienten durchaus nicht an der Ausübung seines schweren Berufes hinderte. Verfasser hält das Leiden für angeboren, ohne die Berechtigung dieser Annahme anders nachzuweisen als durch den Satz: „H. kam verwachsen zur Welt." Ein Röntgenbild hätte hier vielleicht Klarheit gebracht; freilich ist zuzugeben, dass seine Anfertigung bei der Hochgradigkeit der Verkrümmung technisch grosse Schwierigkeiten bereitet hätte.

Pfeiffer - Berlin.

Seiffer, Hysterische Skoliose bei Unfallkranken. Charité-Annalen XXVIII. Jahrg.

Seiffer beschreibt zwei hierher gehörende Fälle, die beide bei Erwachsenen mit völlig gesundem Knochen- und Muskelsystem im Anschluss an einen geringfügigen Unfall entstanden sind. Im ersten Fall trat die Verkrümmung einige Zeit nach einer heftigen Bewegung beim Bücken nach der rechten Seite bei einem neuropathisch belasteten 31jährigen Mann auf. Patient steht auf dem rechten Bein, Einsattelung der rechten, Tiefstand der linken Hüfte. Die rechte Schulter steht tiefer als die linke, starke linksconvexe Dorso-Lumbalskoliose. Dieselbe gleicht sich beim Bücken nach vorn und beim Liegen völlig aus. Gaumen- und Rachenreflex schwer auslösbar, Schwanken beim Stehen mit geschlossenen Augen und Füssen. Bisherige Behandlung mit orthopädischem Corset ohne Erfolg, hypnotische Behandlung verweigert, so dass Patient ungeheilt entlassen wurde. Seine Einbusse an Erwerbsfähigkeit betrug 50%. Bei dem zweiten Patienten, einem 49jährigen Arbeiter, zeigte sich die Skoliose nach einer starken Quetschung des Kreuzes und der rechten Schulter. Patient steht auf dem rechten Bein, Einsattelung der rechten Hüfte, links convexe Dorso-Lumbalskoliose, Tiefstand der rechten Schulter, Beugung des Oberkörpers

nach rechts. Die Verkrümmung gleicht sich beim Bücken und in Bauchlage
aus. Angeblich heftige Schmerzen in der rechten Schulter, doch ist hier objectiv nichts nachweisbar. Dagegen bestand bedeutend erhöhte Pulsfrequenz
und starke Hyperhidrosis an Händen und Füssen, Störung des Schlafes, depri-
mirtes, energieloses Wesen. Seiffer nimmt an, dass die Skoliose hier eine
Folge der (hysterischen) Schulterschmerzen sei. Indem er dann auf die Literatur
und mehr allgemeine Punkte zu sprechen kommt, gelangt er zu dem Schluss,
dass die hysterische Skoliose „häufig eine Haltungsanomalie rein psychogener
Natur ist, durch welche der Patient irgend eine Reihe von krankhaften Auto-
suggestionen zum Ausdruck bringt, sei es, dass dieselben mit der Absicht, einen
Schmerz zu unterdrücken, verknüpft sind, sei es, dass sie sich unter Einwirkung
eines lebhaften Affectes in dieser bestimmten Weise manifestirt haben."

Rauenbusch - Berlin.

Hildebrandt, Ueber hysterische Skoliose. Charité-Annalen XXVIII. Jahrg.

Hildebrandt theilt zwei von ihm selbst genau beobachtete Fälle von
hysterischer Skoliose mit, weist auf die Wichtigkeit dieser Erkrankung besonders
für die ärztliche Unfallbegutachtung hin und gibt einen zusammenfassenden
Ueberblick über die Literatur. Im ersten Falle handelte es sich um einen Unfallpatienten, welcher einige Monate nach einem schweren Trauma durch Sturz
mit einer rechts convexen Cervicodorsal-, links konvexen Lumbodorsalskoliose
zur Beobachtung kam. Ausserdem bestand Tiefstand der rechten Schulter um
12 cm, Kopfneigung nach links, brettharte Spannung der Rücken- und Lenden-
muskeln. Keine Torsion, kein Rippenbuckel. Active Bewegungen der Wirbelsäule angeblich nicht möglich, passive schmerzhaft. Klagen über Schmerzhaftigkeit und Schwäche der ganzen rechten Körperseite. Ausgesprochene
Hyperhidrosis rechts. Während des Schlafes schwand der Contractionszustand
der Muskeln, in Suspension glich sich die Deformität aus. Die paradoxe Contraction der Antagonisten bei Beugung der Wirbelsäule mit Widerstand bewies
unzweifelhaft, dass der Patient simulirte, das heisst in diesem Falle seine
Beschwerden stark übertrieb. Der zweite Fall betraf ein junges Mädchen, die
ausser der Skoliose noch zahlreiche andere Contracturen aufwies. Es handelt
sich bei der hysterischen Skoliose nicht um eine Skoliose in eigentlichem Sinne,
wie das Fehlen der knöchernen Deformitäten an Wirbeln und Rippen sowie der
Rotation zeigt, sondern um musculäre oder statische Skoliosen. Die Diagnose
ist bei Berücksichtigung des plötzlichen Auftretens der oben angeführten Kenn-
zeichen sowie des Allgemeinzustandes meist leicht. Ferner treten häufig Exacer-
bationen und Remissionen ein. Die Therapie muss zugleich orthopädisch und
psychisch sein, hat aber bei Unfallpatienten häufig keinen Erfolg.

Rauenbusch - Berlin.

Kölliker, Zur Verhütung und Behandlung der pleuritischen und empyemati-
schen Skoliose. Deutsche med. Wochenschr. 1904, Nr. 17.

Kölliker bespricht in seiner Arbeit zunächst die Mittel zur Verhütung
der nach Pleuritis und Empyem auftretenden Thoraxdeformitäten, die für gewöhnlich das Bild einer Skoliose mit compensatorischer Gegenkrümmung zeigen.
Naturgemäss wird die Ausbildung einer solchen Skoliose am besten durch
rasche Ausheilung des Grundleidens verhindert. Das geschieht am besten durch

möglichst frühzeitige Punction resp. Rippenresection. Wenn sich trotzdem eine Skoliose ausbildet, so muss ihre Behandlung sofort einsetzen, falls Aussicht auf völlige Genesung vorhanden sein soll. Die in Frage kommende Therapie besteht in Gymnastik und im Anlegen passender Stützapparate. Erstere erstrebt vor allem die Ausdehnung der geschrumpften Thoraxseite. Zu diesem Zwecke benützt Kölliker einen Apparat zur Selbstsuspension mit verstellbaren Handhaben. Die der kranken Seite entsprechende Handhabe wird so gestellt, dass sie nur mit erhobenem Arm erreichbar ist, diejenige für die convexe Seite der Skoliose so tief, dass der Patient nach unten greifen muss, um sie zu erreichen. Durch einen elastischen Gurt, der gegen die Convexität der Skoliose angezogen wird, kann die Wirkung dieses Apparates noch verstärkt werden. Gleichfalls in redressirendem Sinne wirkt der anzulegende Stützapparat, der aus einem modificirten Hessingcorsett besteht; auch hier übt ein elastischer Gurt einen ständigen Druck auf die convexe Thoraxseite aus, während die Schulter der erkrankten Seite durch eine Achselkrücke gehoben wird. Durch diese Behandlungsweise gelang es Kölliker noch in der Entwickelung begriffene pleuritische und empyematische Skoliosen vollkommen auszuheilen und ausgebildete bedeutend zu bessern. Pfeiffer-Berlin.

Aronheim, Ein Fall von vollständigem erworbenen Schwund des linken Musculus cucullaris und pathologischer Skoliose bei einer 26jährigen Frau. Monatsschr. f. Unfallheilkunde 1904, 6.

Aronheim bringt einen neuen Beitrag zur Casuistik des so seltenen Defectes des Musculus cucullaris mit pathologischer Skoliose bei einer 26jährigen Frau, bei der bis zur Pubertät weder seitens der Angehörigen noch seitens der Patientin selbst irgend eine Anomalie an den Weichtheilen oder dem Skelet beobachtet worden war. Verfasser schliesst deshalb einen congenitalen Defect aus; für ihn kommt nur die rein myopathische Affection, die Dystrophia muscularis bezw. die Erb'sche Dystrophia muscularis juvenilis in Frage, die besonders häufig bei Mädchen im Pubertätsalter auftritt und mit Vorliebe die Muskeln der Schultern und oberen Extremität befällt. Die vorhandene rechtsconvexe Skoliose sieht er als secundäre Erscheinung an, bedingt durch die pathologische Veränderung der linken Seite, die Myopathie und consecutive vermehrte Thätigkeit der Musculatur der rechten Schulter und der oberen Extremität. Die Skoliose war nicht mehr mobil, glich sich beim Beugen nicht aus und war deshalb therapeutischen Eingriffen unzugänglich. Blencke-Magdeburg.

Marcus, Zur Aetiologie der Entspannungsskoliose. Monatsschr. f. Unfallheilkunde 1904, 6.

Die beiden Fälle, von denen der Verfasser die Krankengeschichten wiedergibt, wurden ihm mit der Diagnose Scoliosis ischiadica zugeschickt. In beiden führten die Patienten ihre Erkrankung mit voller Bestimmtheit auf eine Verletzung zurück und in beiden war das Krankheitsbild durch eine Kyphose complicirt, deren Entstehung nach des Verfassers Ansicht mit hoher Wahrscheinlichkeit auf eine Verletzung zurückzuführen war. Da aber diese starke und schmerzhafte Kyphose nicht in das Bild der Entspannungsskoliose passt, so vermuthet Verfasser, dass es sich in den Fällen um zwei verschiedene gleichzeitig neben einander laufende Krankheitsprocesse handelt. Die Kyphosen erinnern an das bekannte Krankheitsbild, wie es im Anschluss an Verletzungen der Wirbelsäule zu entstehen pflegt. Es kann sich um eine Contusion der Zwischen- wirbelscheiben gehandelt haben. Als Gegenstück zu diesen beiden Fällen führt Marcus noch einen Fall an, der als eine Entspannungsskoliose aufzufassen ist und der natürlich eine viel günstigere Prognose bietet als jene beiden erst er- wähnten.   Blencke-Magdeburg.

Ehret, Weitere Beiträge zur Lehre der Skoliose nach Ischias. Mittheilungen aus den Grenzgebieten der Medicin und Chirurgie, Bd. XIII, 1, 1904.

Verfasser sucht auf Grund weiterer Beobachtungen in dieser Arbeit zu beweisen, dass seine Ansicht, die er schon in einer früheren Arbeit vertreten hat, die richtige sei, dass nämlich die Entstehung der bei und nach Ischias so häufig auftretenden Skoliose auf eine eigenthümliche Stellung des erkrankten Beines zurückzuführen ist, die er Selbsthilfestellung nennt. Dieselbe besteht im wesentlichen in Abduction, Flexion im Hüftgelenk und Rotation nach aussen, dazu gesellt sich noch eine leichte Flexion im Kniegelenk. In der secundären Beckensenkung ist dann die Ursache der seitlichen Verbiegung der Wirbelsäule zu suchen. Für die statisch-mechanische Entstehung der Skoliose spricht ihre Beeinflussbarkeit durch künstliche Verlängerung des Beines, sobald die die Beinstellung bedingende Schmerzhaftigkeit im N. ischiadicus geschwunden ist. Zur weiteren Stütze dieser Theorie führt Ehret zwei eigenartige Fälle an, die er zu beobachten Gelegenheit hatte: In dem einen Falle wurde durch eine an und für sich nicht bedeutende Verkürzung eines Beines infolge einer Fractur des kranken Beins, die nie eine Skoliose veranlasst haben würde, eine ganz mächtige Skoliose hervorgebracht, wie sie bei derartigen Fällen von Ischias wohl kaum gesehen wurde. In dem zweiten Falle wurde ein infolge Bein- verkürzung bestehende Skoliose durch eine das andere Bein befallende Ischias einfach zum Verschwinden gebracht. Was nun die anderen Formen der Skoliose, die homologen und alternirenden anlangt, so werden diese durch besondere Verhältnisse bedingt, die mit der eigentlichen Ischias nichts zu thun haben, die aber die primäre Stellung des Beines oder die secundare Stellung des Beckens in dem einen oder anderen Punkt beeinflussen. Ich kann auf diese Verhältnisse nicht näher eingehen, da es mich zu weit führen und den Rahmen eines kurzen Referates weit überschreiten würde. Ich muss deshalb auf das Original verweisen, das ich nicht genug denen empfehlen kann, die sich für dieses Thema interessiren. Auf 100 Fälle von Ischias rechnet Ehret 70—80. bei denen Verbiegungen zu constatiren sind. Die heftigsten Ischiasfälle machen nicht immer die hochgradigsten Skoliosen. In 5 Fällen heftigster acuter Ischias, die zum Theil während des Krankenlagers eine ausgesprochene Selbsthilfe- stellung des erkrankten Beines zeigten, sah Ehret sich keine Skoliose entwickeln. Bezüglich der Therapie rieth Ehret zunächst möglichst lange Bettruhe an. Wo diese nicht durchführbar ist, ist der Gebrauch der Krücken für jeden ernsteren Fall dringend zu empfehlen. Ferner soll man die Selbsthilfestellung zu beseitigen suchen durch einen fixirenden Verband. Verfasser hat letzteren in 14 Fällen angewendet und in keinem dieser Fälle eine hochgradigere Skoliose gesehen. Der Verband, der am besten aus Wasserglas herzustellen ist, bleibt mindestens zehn Tage liegen, selten länger wie drei Wochen, wird dann abnehmbar gemacht und allmählich immer längere Zeit entfernt.

Blencke-Magdeburg.

Arnold, Ueber Scoliosis ischiadica. Inaug.-Diss. Erlangen 1903.

Verfasser bespricht die bisher bekannten Formen der Scoliosis ischiadica und bringt ausführlich eine eigene Krankengeschichte dieser Affection. Es handelt sich um eine heterologe Skoliose mit leichter Kyphose im Lenden- und geringer Lordose im oberen Brusttheile. Die Nervenaffection ist auch auf den Plexus sacrolumbalis übergegangen, und zwar auf die hinteren Aeste desselben. Verfasser bespricht dann die mannigfaltigen Theorien, welche das Zustandekommen der verschiedenen Formen der Scoliosis ischiadica zu erklären suchen, und glaubt, für seinen Fall die heterologe Skoliose theils mit einer Entlastungshaltung, theils durch die Insufficienz der Musculatur der kranken Seite, und besonders durch den krampfartigen Contractionszustand der gesunden Antagonisten erklären zu können.

Der Ansicht Schüdel's, Higier's, Fischer-Schönwald's, Sachs', Vulpius', welche eine skoliotische Verkrümmung der Wirbelsäule mit seitlicher Verschiebung des Rumpfes nur bei Uebergreifen des Entzündungsprocesses auf höher gelegene Nervenbahnen, besonders auf den Plexus lumbosacralis für möglich halten, räumt Verfasser auch auf Grund seines Falles ausgedehnte Bedeutung ein.

Wollenberg-Berlin.

Möhring, Ueber die ambulante Behandlung der Wirbeltuberculose und Heilung des tuberculösen Buckels. Wiener med. Wochenschr. 1904, Nr. 13 u. 14.

Nach Möhring soll eine rationelle Behandlung der Spondylitis jetzt nicht mehr eine Streckbehandlung, sondern eine Druckbehandlung mit allmählicher Steigerung sein und wird ausser bei Lähmungen ambulant, ohne Bettruhe durchgeführt; nur bei der Halswirbeltuberculose wird die Streckbehandlung angewendet.

Möhring ist der Ansicht, dass es möglich ist, jede Buckelbildung zu verhüten und legt bei der Diagnosenstellung grosses Gewicht auf die Beachtung manchmal ganz unklarer Beschwerden, z. B. unklarer hartnäckiger Verdauungs-beschwerden bei Kindern.

Die Technik des Verfahrens wird durch das Alter des Patienten, den Entwickelungsgrad der Tuberculose und die Grösse des bereits gebildeten Buckels bestimmt.

Bei kleinen Kindern, die noch nicht laufen, verwendet Möhring eine dem Lorenz'schen Gipsbett ähnliche Halbrinne, in der die Schultern durch Gurte möglichst nach hinten gehalten werden. Bei etwas älteren Kindern wendet Möhring bei starker Rückwärtsbeugelage in floriden Fällen das Gipscorset an unter Anwendung des Druckes vorwiegend auf die seitlichen Partien; die Schultern werden gut nach hinten gezogen. Das Corset reicht bis Schulterhöhe. Möglichst bald wird zum abnehmbaren Corset übergegangen. Möhring verwendet das Waltuch'sche Holzcorset, das hinten durch eine Stahlschiene verstärkt wird. Der Druck wird nun allmählich verstärkt durch allmählich erhöhte Druckpolster aus Filz und eventuelles Nachbiegen des Stahlstabes im

Rücken. Für die Nacht ist der Körper möglichst hohl zu legen mit tief herab-
hängendem Kopfe.

Energischer geht M ö h r i n g bei schon fortgeschrittener oder vollendeter
Heilung vor. Er führt in diesen Fällen eine regelrechte orthopädische Turn-
und Streckbehandlung durch; bei erzielter Streckfähigkeit erfolgt Eingipsung
in möglichst verbesserter Stellung entweder auf dem von M ö h r i n g construirten
Gurtenrahmen oder im senkrechten Streckrahmen mit Querzügen, eventuell im
Wullstein'schen Apparat. Durch queres Einschneiden des Gipsverbandes vorn
und seitlich wird durch Druck und Zug allmählich eine weitere Correctur des
Gibbus angestrebt. M ö h r i n g hatte hierbei keinen üblen Zufall zu beklagen.

Zum Schluss verwendet M ö h r i n g einen Stützapparat aus Stahlstangen,
der den Körper nur am Becken, Schultern und an der Rückenwölbung angreift:
es ist nicht mehr Schutz vor jeder Bewegung, sondern nur kräftiger, steigerungs-
fähiger Druck nothwendig. Die D r u c k s t ü t z e besteht aus einem das Becken
unverschieblich umfassenden Beckengürtel, zwei Rückenstäben, die zu beiden
Seiten der Dornfortsätze verlaufen, und einem Rückenquerstück, das durch die
Achseln vorn um die Schultern herumläuft; dieser Theil wird aus einem Stück und
unverstellbar gearbeitet. Rückenstütze und Beckengürtel sind verstellbar. Durch
das fortschreitende Ausbiegen der gepolsterten Rückenstäbe erfolgt die Geradrichtung des Körpers. Für die Nacht verwendet M ö h r i n g eine Längsrinne
mit entsprechend erhöhten Polstern. Grosse Vorsicht ist beim Ausziehen des
Corsets nöthig; der Körper muss hierbei in möglichster Rückwärtsbeugung gelagert werden.

M ö h r i n g spricht sich gegen die Verwendung des H e s s i n g'schen Corsets
bei der Behandlung der Spondylitis aus, da es nur ein Streckcorset ist.

Bei Halswirbeltuberculose wird mit der Druckstütze noch eine Kopfstütze
verbunden; der Stützpunkt muss immer am Becken sein. Die Kopfstütze besteht aus einer nach Modell gearbeiteten Celluloidschale, die von einem starken
Stahlstab getragen wird; dieser steckt in einer Hülse, die durch eine Feder
elastisch gehoben wird. Die Grenze für die Anwendung der Kopfstütze sieht
M ö h r i n g in der Localisation im zweiten Brustwirbel.   H a u d e k - W i e n.

M e l h o r n (Marienthal), Die in der kgl. chirurg. Klinik zu Kiel in den Jahren
1899 bis 1. Juli 1903 behandelten Fälle von Spondylitis tuberculosa mit
besonderer Berücksichtigung der Endergebnisse. Inaug.-Diss. Kiel 1903.

Statistik über 71 an Spondylitis tub. behandelte Fälle. Davon sind nachuntersucht 72 % (36 Männer, 35 Frauen). Ihr Alter beträgt 1—72 Jahre.

Laminektomirt wurden 8, davon sind: 1 völlig geheilt, gebessert 2, ungeheilt 1, gestorben 4.

Ohne Gibbus waren nur 5 Fälle (2 gestorben), mit Senkungsabscessen 23
(6 gestorben).

Die Fälle mit Compression waren n i e mit Senkungsabscessen verbunden,
trotz Vorhandensein von Eitersäcken neben der Wirbelsäule. Die Compression
ist also vielleicht eine Folge des Druckes des nicht abfliessenden Eiters. In den
meisten Fällen (43) war der Sitz der Erkrankung der Brusttheil der Wirbelsäule.

Dauererfolge: 13 Fälle; 8 sind ganz gesund, 5 arbeiten ohne oder trotz
Fisteln. Der eine geheilte Fall ist der laminektomirte, der andere betrifft einen

Patienten, der lange mit Wasser behandelt wurde, welcher Therapie Verf. den erzielten Erfolg zuschreibt(!). Hiller-Berlin.

Saxl, Ueber einen Fall von Compressionsmyelitis der Wirbelsäule bei Wirbelcaries. Arbeiten aus dem neurologischen Institut in Wien. 1904, Heft 6.

Saxl bringt die Krankengeschichte und den histologischen Befund eines Falles von Compressionsmyelitis der Wirbelsäule bei Wirbelcaries. Die Diagnose konnte erst bei der Section gestellt werden, die eine Spontanfractur der Wirbelsäule mit Abquetschung des Rückenmarkes und rother Erweichung desselben in der Ausdehnung des letzten Hals- und ersten Brustwirbels ergab. Besonders interessant an dem histologischen Befunde ist eine Degeneration in den hinteren Wurzeln des Lendenmarkes, die wohl das anatomische Substrat für das in diesem Falle beobachtete Fehlen der Patellarreflexe ist. Für eine weitere Ursache dieser Erscheinung hält Saxl den durch Zerquetschung des Rückenmarkes bedingten Shok; eine vollkommene Querläsion bestand nämlich nicht.

Pfeiffer-Berlin.

Neumann, Ueber syphilitische Erkrankung der Wirbelsäule. Wiener med. Presse 1904, 1.

Bei syphilitischen Erkrankungen der Wirbelsäule liegen Verwechselungen mit tuberculöser Wirbelcaries sehr nahe nach des Verf.'s Ansicht, der zunächst eine kurze Skizze aus der Literatur über diesen Gegenstand gibt, aus der hervorgeht, dass die überwiegende Mehrzahl der Fälle luetischer Spondylitis die Halswirbelsäule betrifft und zwar vorwiegend die drei ersten Halswirbel und in den meisten Fällen den Proc. odontoideus des Epistropheus. Neumann theilt die Krankengeschichte eines Falles mit, der 11 Jahre lang mit kurzen Intervallen in beständiger Behandlung war. 8 Jahre nach der Infection entwickelte sich am Grunde eines gummösen Geschwürs der hinteren Rachenwand eine Periostitis an der Vorderseite der Wirbelkörper des 3. u. 4. Halswirbels. Der Process führte unter zunehmenden Beschwerden, Steifheit des Halses, Schmerzen im Hinterhaupt, Ankylostoma und Schlingbeschwerden zur phlegmonösen Entzündung mit consecutiver Zerstörung der Bandscheibe zwischen 3. u. 4. Halswirbel mit Luxation. Im letzten Monate vor dem Tode trat unter täglichen Fiebersteigerungen der phlegmonöse Eiterungsprocess ein, der auch den Tod herbeiführte. Die 3 Jahre vor dem Tode unmittelbar im Anschluss an das Rachengumma aufgetretene Usurirung des Periostes war syphilitischer Natur, während der im letzten Monate vor dem Tode sich entwickelnde Eiterungsprocess das Resultat einer Mischinfection war. Einschliesslich dieses Falles konnte Neumann 36 Beobachtungen über luetische Affectionen der Halswirbelsäule zusammenstellen und fand, dass diese in den meisten Fällen vom Periost der vorderen Seite der Wirbelkörper ihren Ausgang nehmen, welches am Grunde eines exulcerirten Rachengumma blossgelegt wird. Von hier greift der Process auf den Wirbelkörper, eventuell auch auf die Dorn- und Querfortsätze über und führt zur Nekrose derselben. In selteneren Fällen erkranken die Dorn- oder Querfortsätze primär und es kann zur Exostosenbildung kommen. Die meisten dieser Affectionen können durch eine rechtzeitige ausreichende antiluetische Behandlung geheilt werden. Blencke-Magdeburg.

Unverricht, Ueber die ankylosirende Wirbelsäulenentzündung. Vortrag in der med. Gesellschaft zu Magdeburg am 11. Februar 1904.

Der Vortragende geht zunächst auf die Geschichte, Symptomatologie und pathologische Anatomie des Leidens ein und bespricht in ausführlicher Weise die von den einzelnen bekannten Autoren beschriebenen Typen. Er ist auf Grund der gemachten Erfahrungen zu der Ansicht gekommen, dass eine specifische, in klinischer und anatomischer Hinsicht scharf charakterisirte Erkrankung nicht vorliegt, sondern dass ätiologisch sehr verschiedenartige Processe zu einer Versteifung der Wirbelsäule führen können. Seiner Meinung nach existiren zwischen den bestimmten Typen so viele Uebergangsformen, dass keine Grenzen zu ziehen sind.

Im Anschluss an diesen Vortrag stellt Unverricht einen Fall vor, der ohne jede nachweisbare Ursache schon in frühester Jugend entstand. Die aufgenommenen Röntgenbilder liessen genau erkennen, dass die Zwischenwirbelscheiben keine gröberen Veränderungen zeigten. Auch von irgend welcher Spangenbildung oder deformirenden Processen war nichts zu erkennen. Unverricht denkt deshalb an eine Erkrankung des Bandapparates.

Blencke-Magdeburg.

Niedner, Ueber die der chronischen ankylosirenden Wirbelsäulenentzündung zu Grunde liegenden anatomisch-pathologischen Verhältnisse. Charité-Annalen, XXVIII. Jahrg.

Niedner trennt mit der Mehrzahl der Autoren das in Frage stehende Krankheitsbild von der Spondylitis deformans, tritt aber unter Hinweis auf einen schon früher veröffentlichten anatomischen Befund von sog. Marie-Strümpell'scher Erkrankung und Mittheilung eines Röntgenbefundes bei einem unzweifelhaft dem Bechterew'schen Typus angehörenden Fall für die Identität dieser beiden Formen ein, indem er die Röntgenuntersuchung für einen vollkommenen Ersatz der Section in diesbezüglichen Fällen erklärt. Bei dem Patienten bestand eine vollständige Versteifung der Lenden-, Brust- und unteren Halswirbelsäule, die, oben beginnend, nach unten fortgeschritten war, Ausgleichung der Lendenlordose, starke Brustkyphose, Atrophie der Rückenmuskeln, völlig intacte Sensibilität und Beweglichkeit der Extremitätengelenke. Im Röntgenbilde zeigte sich knöcherne Verbindung der fünf unteren Halswirbel und der Brust- und Lendenwirbel, Verknöcherung der Ligg. interspin. Die Region der Zwischenwirbelscheiben überall erkennbar, wenn auch undeutlich, in der Lendenwirbelsäule sehr hoch. Dieser Befund deckte sich fast wörtlich mit dem früher erhobenen, der durch Autopsie bestätigt wurde. Rauenbusch-Berlin.

Simmonds, Ueber Spondylitis deformans und ankylosirende Spondylitis. Fortschritte auf dem Gebiet der Röntgenstrahlen VII, 2.

Simmonds weist auf die Verschiedenheiten der Ansichten über die scharfe Trennung zwischen den von Bechterew, von Strümpell und von Pierre Marie beschriebenen, mit Steifigkeit und bestimmten Deformitäten verbundenen Wirbelsäulenerkrankungen hin. Die Zahl der klinisch festgestellten und anatomisch genau untersuchten Fälle ist eine kleine. Seine Untersuchungen erstrecken sich auf über 300 Fälle von Spondylitis deformans und suchen festzustellen, welche Veränderungen der Wirbelsäule charakteristisch für diese Erkrankung sind und welche Formen der Wirbelsteifigkeit von der deformirenden Spondylitis anatomisch sich trennen lassen. Die Betrachtung des frischen Präparates und vor allem die Benützung der Röntgenstrahlen ist von weitgehender Bedeutung. Er stellt fest, dass die Spondylitis deformans besonders bei Männern jenseits von 50 Jahren eine häufig festzustellende Veränderung darstellt. Ausnahmslos bleiben die Bandscheiben erhalten, doch geben Veränderungen der Elasticität dieser, nach Rokitanski gewissermassen als Puffer wirkenden Gebilde den ersten Anstoss zu Exostosenbildungen, welche die Zwischenräume zwischen den einzelnen Wirbeln überbrücken und dieselben knöchern mit einander vereinigen können, wobei dann die Spongiosabälkchen ein einheitliches System bilden und sich zu bogenförmigen Zügen anordnen. Neben diesen für die Spondylitis deformans charakteristischen Veränderungen können auch die kleinen Wirbelgelenke betroffen werden. Die Wirbelkörper sind verkleinert, vorn abgeflacht und rareficirt, wodurch erhebliche Kyphosenbildung eintreten kann. Am häufigsten sind die Brustwirbel, meist rechts stärker als links, betroffen. Ausser dieser Form kommen noch andere Fälle von generalisirter Versteifung der Wirbelsäule vor, welche durch das fast völlige Fehlen der Exostosenbildung, durch Ankylosirung aller befallenen Gelenke, sowie durch die ausschliessliche Betheiligung des gesamten Bandapparates an der Verknöcherung charakterisirt ist. Die Wirbelsäule ist völlig starr und kyphotisch verbogen, die Bandscheiben sind erhalten. Combinationen beider Formen kommen vor, doch entsteht die Ankylose bei der Spondylitis deformans vorwiegend durch osteogene Synostose, bei der ankylosirenden Spondylitis dagegen durch syndesmogene Synostose. Rauenbusch-Berlin.

Fraenkel, Ueber chronische, ankylosirende Wirbelsäulenversteifung. Fortschritte auf dem Gebiet der Röntgenstrahlen VII. 2.

Fraenkel will in dieser Arbeit untersuchen, ob man berechtigt ist, die beiden als Bechterew'schen und Strümpell-Marie'schen bezeichneten Krankheitstypen von einander zu trennen und als selbständige Krankheitsformen aufzufassen. Nach einem kurzen Ueberblick über die einschlägige Literatur beschreibt er 4 hierher gehörige, klinisch und anatomisch genau untersuchte Fälle und kommt ebenso wie mehrere andere Forscher zu dem Schluss, dass diese Trennung nicht festzuhalten ist, da nicht bei einem einzigen der von ihm mitgetheilten Fälle die Gesammtheit oder auch nur die Mehrheit der für die beiden Typen aufgestellten Symptome vorhanden war. Auch der Begriff der traumatischen Spondylitis (Kümmel'sche Krankheit) ist nach Ansicht Fraenkel's fallen zu lassen, zumal auch Kümmel selbst sich überzeugt habe, dass das Krankheitsbild durch eine directe Fractur, nicht durch entzündliche, zur Erweichung führende und traumatisch ausgelöste Vorgänge bedingt sei. Das Trauma spielt auch in der Aetiologie der chronischen, ankylosirenden Wirbelsäulenversteifung, welchen Sammelnamen er für die bisher getrennten Krankheitsbilder vorschlägt, eine wichtige Rolle, und zwar entweder als einmalige schwere Verletzung oder in Form oft wiederholter geringfügiger Erschütterungen. Hinzu kommen noch rheumatische Erkrankungen, Lues und Gonorrhoe. Zur Bestimmung der zu Grunde liegenden pathologisch-anatomischen Processe genügt

nicht die Untersuchung des macerirten Knochens, sondern ist die Betrachtung
des frischen Präparates unbedingt erforderlich, sowie auch das Röntgenverfahren
mit Vortheil heranzuziehen. Dabei stellt es sich heraus, dass charakteristisch
und in allen Fällen vorhanden nur die an den Gelenkverbindungen der Processus articulares sich abspielenden, zur Ankylosenbildung führenden Processe
sind, nicht die Bildung von Knochenspangen und die Verknöcherung der Bänder.

Auch das Verhalten der Bandscheiben wechselt, da dieselben häufig
normal sind, in anderen Fällen sich mürbe und brüchig zeigen, éventuell sogar
ganz fehlen können, so dass die Wirbelkörper synostotisch mit einander verbunden sind. Sonst verhalten sich die Letzteren in ihrer Form und in ihrer
Architektur völlig normal. Einen weiteren charakteristischen Befund bilden die
in einer Zerstörung des Gelenkknorpels bestehenden Veränderungen der Rippen-
wirbelgelenke, die man als eine Arthritis chronica ankylopoëtica bezeichnen
muss, wie auch Strümpell schon rein auf Grund klinischer Erscheinungen
annahm. Gegen eine Identifizirung mit der Arthritis deformans spricht die
wohlerhaltene Form der Wirbelkörper und die hervorragende Erkrankung der
kleinen Gelenke, die bei der Arthritis deformans meist frei bleiben, während die
Form der Wirbelkörper immer hochgradig verändert ist.

Rauenbusch - Berlin.

Gondesen - Flensburg, Beobachtungen über den Heilungsverlauf der seit dem
Jahre 1900 in der Kieler chirurg. Klinik behandelten Fälle von Wir-
belbrüchen. Inaug.·Diss. Kiel 1903.

Statistik über 43 Fälle von Wirbelfracturen, und zwar darunter 7 Fracturen der Halswirbelsäule, 12 der Brustwirbelsäule, 5 der Lendenwirbelsäule.
17 Fälle wiesen Markläsionen auf. 10 dieser Fälle endeten tödtlich, 7 blieben
am Leben, aber mit grossen Beschwerden. Die anderen 26 sind nach Extensionsbehandlung mittelst Gipscorsets ziemlich beschwerdefrei. In den 26 letztgenannten
Fällen war die Ursache meistens eine indirecte Gewalteinwirkung. Bei manchen
derselben nimmt Verf. eine gewisse Prädisposition an. Als solche prädisponirende
Momente führt Hoffa an: Ankylosen der Wirbelkörper, Osteoporosis senilis,
Lues, Tumoren, Arthritis deform. Die Diagnose war meist leicht zu stellen aus
den bekannten Symptomen. Nur selten war die Diagnose erschwert. In 2 Fällen
konnte die Diagnose erst nachträglich gestellt werden.

Wichtig ist eine frühzeitige Diagnose zur Vermeidung von durch un-
vorsichtiges Untersuchen hervorgerufenen Markläsionen.

Zur Therapie ist eine Entlastung der Wirbelsäule nothwendig (Glissonsche Schwebe, Hochstellen des Bettkopfes, Gegenzug an den Beinen und Beckengürtel).

Die Kyphose kann durch Unterlegen eines Spreukissens allmählich ausgeglichen werden. Nach 6—8 Wochen Hängeübungen in der Glissonschwebe.
Dann Gipscorset. Später leichter Stützapparat für jahrelangen Gebrauch. Aber
es traten später in fast allen Fällen Beschwerden auf. Von den 20 nachunter-
suchten Fällen des Verfassers ist nur ein einziger dauernd beschwerdefrei
geblieben. Diese Beschwerden bestanden in Druck- und Stauchungsschmerz,
Schmerzen beim Bücken und Heben von Gegenständen, Störungen der Motilität
und Sensibilität.

Meist entstehen bei der Heilung der Wirbelbrüche partielle Ankylosen. Manche Fracturen verlaufen fast symptomlos, nach König, Heidenheim u. A. handelt es sich hierbei vielleicht um durch Osteoporose oder Halisterese herbeigeführte Wirbelkörperfracturen. Dieser Vorgang heisst „Spondylitis traumatica" und ist durch Folgendes charakterisirt: Zunächst nach der Verletzung scheinbare Heilung und Aufhören der Beschwerden. Dann aber Schmerzen und Functionsbehinderungen der Wirbelsäule, Druck- und Stauchungsschmerz an der alten Stelle der Wirbelsäule. Ausbildung einer bogenförmigen Kyphose. Niemals Eiter- und Senkungsabscessbildung und niemals erkrankt nur ein Wirbelkörper, wie bei der tub. Spondylitis. Der Process ist progredient, seine Prognose zweifelhaft. Verfasser verfügt über 8 solche Fälle. Nach Sick sind die Wirbelfracturen Gelenkbrüche, die meisten Erscheinungen lassen sich zwanglos als Arthritis chron. oder deform. der Nachbargelenke deuten.

Im zweiten Theil seiner Arbeit behandelt Verf. die Fälle mit Rückenmarksverletzung. Es sind 17 Fälle. Bei 4 Fällen kurze Zeit nach der Verletzung Exitus letalis; bei 3 Fällen erfolgte er nach längerem Krankenlager. die übrigen verstarben nach längerem Siechthum, nachdem sie gebessert die Klinik verlassen hatten.

Die Markverletzung entsteht entweder durch eine Blutung in den Wirbelkanal oder durch Compression des Markes. Die Compression kann kurzdauernd sein und bietet eine gute Prognose, oder sie ist langdauernd oder stellt sogar eine völlige Durchquetschung des Markes dar. Die Lähmungen treten mitunter erst längere Zeit post Trauma auf, bedingt durch Dislocation der Fragmente oder ein länger dauerndes Hämatom.

In einem Falle liess der Symptomencomplex auf eine Verletzung der Cauda equina schliessen: Blasen- und Mastdarmlähmung, Anästhesie an Darm, Genitalien und Hinterfläche der Oberschenkel (Hoffa). Sonst fanden sich bei den verschiedenen Fällen verschiedene sensible und motorische Lähmungen, aus denen man auf den Sitz der Markverletzung schliessen konnte. Bei einem Falle entstand Priapismus nach Verletzung der Halsanschwellung (vasomotorische Lähmung). — Prognose dieser so complicirten Fracturen ist schlecht, wie bereits aus der oben gegebenen Uebersicht hervorgeht.

Die Therapie vermeidet unnütze Manipulationen, durch die die Dislocation und die Markverletzung noch vergrössert wird, und bringt Extension in Anwendung. Bei dieser Therapie sind von 17 Fällen 10 gestorben, 7 gebessert worden.

Wichtig ist es, den Decubitus und die Cystitis zu vermeiden. Ersteres bewirken oft Salbenverbände, letzteres möglichst seltenes Katheterisiren. In Bezug auf die Unfallrente ist nach Heidenheim Vollrente oft für mehrere Jahre am Platz, damit die Patienten später um so arbeitsfähiger werden. Ausserdem lässt man so lange wie möglich Stützapparate tragen. Für Prognose und Therapie sind aber stets von Wichtigkeit: Alter, Constitution und andere Momente.   Hiller-Berlin.

Otz, Experimentelle Untersuchungen zur Genese der Sternumfractur bei Wirbelfracturen. Deutsche Zeitschrift für Chirurgie 72, S. 387.

Die aus der Berner chirurgischen Klinik hervorgegangene Arbeit, die mit ein- und ausleitenden Bemerkungen Kocher's versehen ist, sucht experimentell

zu ergründen, wodurch die Brustbeinfractur zu Stande kommt, welche die
Brüche der Wirbelsäule in ihrer oberen Hälfte so regelmässig begleitet. Die
Fracturen der Wirbelsäule wurden an Leichen hervorgerufen dadurch, dass auf
den vorgebeugten Kopf einer in sitzender Stellung fixirten Leiche ein 50 kg
schweres Gewicht aus verschiedenen Höhen niederfiel, wobei der Kopf vor
directer Verletzung durch ein Spreukissen geschützt war. Die Kinn- und Rippenwirkung wurde theils beibehalten, theils durch Resection resp. Unterpolsterung
des Kinns und Durchtrennung der vier obersten Rippen ausgeschaltet. Die
Resultate der 8 Versuche, die im einzelnen genau beschrieben werden, sind die,
dass mit und ohne Kiefer- und Rippenwirkung typische Sternumfracturen bei
Wirbelsäulenbrüchen vorkommen können. Immerhin spricht Kocher der
Kiefer- und Rippenmitwirkung auf Grund seiner klinischen Erfahrungen eine
grössere Bedeutung zu.   Ebbinghaus-Berlin.

Lange (Strassburg), Die unblutige Behandlung der angeborenen Hüftgelenks-
    verrenkung. Münchener medicin. Wochenschr. 1904, Nr. 20.
    Nach einer kurzen Uebersicht über die Symptome, die pathologischen
Veränderungen der Knochen und Muskeln, über die Folgen einer Nichtbehand-
lung und die früheren blutigen und unblutigen Behandlungsmethoden, geht
Verfasser auf die jetzt geübten Verfahren ein. Er gipst das reponirte Gelenk
in rechtwinkliger Abductionsstellung ein und führt es in 2—4 Etappenverbänden
in die Mittellage zurück. Nach ³/₄jähriger Fixation werden durchschnittlich die
Patienten freigegeben. Als günstigste Zeit für die Behandlung gibt Verfasser
das 2.—3. Jahr an, vorher hält er eine Behandlung wegen der Unreinlichkeit
der Kinder für meist unmöglich. Als oberste Grenze für einseitige Luxation
gilt im Durchschnitt das 10. Jahr, für doppelseitige das 7. Jahr. Verfasser bespricht sodann die eventuellen Störungen bei der Reposition, die anatomischen
Resultate der Reposition und schliesst mit folgenden statistischen Angaben:
31 Patienten mit 37 Gelenken wurden von ihm behandelt; hiervon functionell
gut 34 und zwar anatomische Heilung 10 über 1¹/₂ Jahr, 6 kürzere Zeit. Misserfolge 3. Doppelseitige Luxation 7 mit 13 behandelten Gelenken; hiervon
functionell gut 11, anatomisch 4, Misserfolge 2.   Andreae-Berlin.

Deutschländer, Zur Beurtheilung der unblutigen Reposition der angebo-
    renen Hüftverrenkung. Deutsche Zeitschrift für Chirurgie, Bd. 73
    H. 1—3.
    Deutschländer gibt in dieser Arbeit nach einer Zusammenstellung
der Complicationen dieses Verfahrens eine kritische Beurtheilung der einzelnen
Theorien über die Entstehung der angeborenen Hüftgelenksverrenkung. Er
weist die Annahme eines Vitium primae formationis zurück, da nach seiner
Ansicht dann eine Atrophie der Pfannengegend eintreten müsste wie bei jeder
anderen Entwickelungshemmung, während doch thatsächlich eine Hypertrophie
besteht. Diese Annahme steht auch mit den Holtzmann'schen Untersuchungen,
welcher Störungen in der Knochenbildung am Ypsilonknorpel nicht aufgefunden
hat, sowie mit den Ergebnissen der Behandlung im Widerspruch. Denn eine
anatomische Heilung, wie sie doch durch Röntgenbilder für viele Fälle erwiesen
ist, liesse sich bei einer nur rudimentär angelegten Pfanne nicht durch die Her-

stellung der richtigen Gelenkbeziehungen allein erklären. Es liegt näher, anzunehmen, dass der Kopf erst secundär aus der Gelenkpfanne tritt, und zwar
kann er dieses zu verschiedenen Zeiten des fötalen, eventuell auch noch im
postfötalen Leben thun. Eine Stütze gewinnt diese Annahme durch Versuche,
welche der Verfasser an 9 wachsenden jungen Thieren durch künstliche Erzeugung der Luxation anstellte. Diese bewiesen, dass bei Störung des Gelenkmechanismus eine erhebliche Steigerung der Wachsthumsvorgänge der Pfanne
eintrat, die am Knorpel besonders stark ausgeprägt sind. Die knöcherne
Pfanne bewahrt im allgemeinen ihre Form. — Ueber die Erfolge der einzelnen
Operateure gibt eine Anzahl von tabellarischen Zusammenstellungen einen Ueberblick. Zum Schluss bricht D e u t s c h l ä n d e r noch eine Lanze für die H o f f a'sche
blutige Reposition für den Fall, dass die unblutige aus irgend einem Grunde
versagen sollte. R a u e n b u s c h - Berlin.

H a u d e k , Erfahrungen und Resultate bei der unblutigen Behandlung der angeborenen Hüftluxation. Wiener medic. Presse 1904, Nr. 16—17.

H a u d e k bespricht in seiner Arbeit die unblutigen Behandlungsmethoden
der angeborenen Hüftgelenksverrenkung. Er selbst bevorzugt die manuelle Reposition nach dem Vorgehen von L o r e n z und H o f f a und hat mit diesem
Verfahren quoad functionem gute Resultate erzielt, wenn auch, wie gewöhnlich,
zumeist keine anatomische Reposition, sondern eine Transposition nach vorn zu
Stande kam. Im allgemeinen ist seine Behandlungsweise die jetzt allgemein
übliche. P f e i f f e r - Berlin.

W e i s c h e r , Ein Beitrag zur Therapie der angeborenen Hüftgelenksverrenkung.
Centralbl. f. Chir. 1904, Nr. 15.

W e i s c h e r konnte bei einer 15jährigen Patientin mit doppelseitiger angeborener Hüftgelenksverrenkung durch etappenweises Vorgehen beim 6. Versuche eine Reposition erzielen. Schon vor der S t e i n e r'schen Veröffentlichung
über diese Methode hatte Verfasser sein Verfahren angewendet. Es bestand
in präliminarer Gewichtsextension (30—50 kg) und nachfolgendem L o r e n z
schen Repositionsmanöver; dann wurden die Beine in möglichst abducirter und
hyperextendirter Stellung eingegipst. Die schliessliche Einrichtung gelang auf
folgende Weise: Der adducirte und maximal flectirte Oberschenkel wurde einwärts rotirt, wobei der Schenkelkopf unter die Haut der Schenkelbeuge trat.
„Die folgenden Bewegungen führten das Bein rasch in die rechtwinklige Stellung
zur Beckenachse, so dass nun in typischer Weise der Kopf mit hör- und fühlbarem Ruck über den Pfannenrand sprang." Es wäre interessant gewesen,
näheres über diese „folgenden Bewegungen" zu erfahren, die es zuwege
brachten, den augenscheinlich nach vorn transponirten Schenkelkopf rückwärts
in die Pfanne zu bringen. Auch über das Endresultat fehlen Angaben.
P f e i f f e r - Berlin.

L e n o r m a n t et D e s j a r d i n s , Anatomie d'une luxation ancienne, probablement congénitale de la hanche. Bull. et mém. de la société anatomique
de Paris 1904, Nr. 2.

Verfasser geben in ihrer recht ausführlichen Arbeit die pathologischanatomische Beschreibung einer alten Hüftgelenksluxation, welche aus folgenden
Gründen von ihnen für a n g e b o r e n angesehen wird:

1. Der Kopf steht direct nach o b e n gerichtet. Bei traumatischer Luxation steht er meist entweder anterior oder posterior und nach oben gerichtet.

2. Die gesammten pelvitrochanteren und femoralen Muskeln sind atrophisch. Missverhältniss zwischen Kopf und Pfanne.

3. Gelenkkapsel intact, ohne Zusammenhang mit der Pfanne, und ist durch einen Theil des Lig. Bertini getheilt, der zwischen alter und neuer Pfanne ausgespannt ist.

Der Schenkelhals ist gerade gerichtet, der Querdurchmesser des Femurkopfes verringert. Derselbe erscheint nicht mehr gestielt. Der Winkel zwischen Hals und Diaphyse grösser als 127°. Die Halsverkürzung beträgt vorn 13 mm (gemessen von der Knorpelgrenze bis zur Lin. intertroch. ant.), hinten 7 mm (bis zur Lin. intertroch. post.), hervorgerufen durch die Geraderichtung des Halses.

Die Lin. intertroch. ant. stark vorspringend, als Ansatz des Lig. Bertini. Das Caput. fem. erscheint oben abgeplattet, sein Knorpelüberzug ist unregelmässig. Das Lig. teres existirt nicht.

Os ilei atrophisch, Becken asymmetrisch, Beckenschaufel fast plan, Crista ilei fast geradlinig, Spina ant. stark vorspringend. Am oberen Pol der Pfanne ein starker Höcker. Am Os ischii nur schwach entwickelte Muskelansätze.

Die Pfanne ist dreieckig und schaut nach hinten. Ihre Maasse sind in dem Original des näheren bestimmt. Die Pfanne ist knorpellos. 13 mm über ihrem oberen Pol liegt eine neue, rudimentär gebliebene Gelenkfläche, von der alten Pfanne durch die Ansatzstelle des Lig. Bertini getrennt. Der Femurkopf ist von dichtem Gewebe umgeben, in welchem derselbe bei den Gehbewegungen gleitet. An diesem Gewebe betheiligen sich Muskeln und Bänder (Lig. Bertini und das stark verdickte Lig. pubo-femorale).

Was die von den Verfassern studirte Knochenstructur betrifft, so zeigt sich Verdickung des Os ilei, Verdünnung der Beckenschaufel. Am Femur ist die Spongiosa im oberen Theil des Kopfes und Halses dünner als im unteren, Veränderungen, welche nach Ansicht der Autoren aus den veränderten statischen Verhältnissen resultiren. Hiller - Berlin.

Brüning, Beitrag zur Lehre von der blutigen Reposition veralteter Hüftluxationen. Deutsche Zeitschr. f. Chir. 1904.

Verfasser stellt mit 3 eigenen, von ihm selbst beobachteten 33 Fälle veralteter traumatischer Hüftluxation und 5 Distensionsluxationen aus der Literatur zusammen. Meist handelt es sich um Luxatio iliaca, 6mal um Luxatio obturatoria. Die Haupthindernisse für die Reposition des Kopfes liegen in veralteten Fällen nach Verfasser nicht in der Verkürzung der Muskeln, sondern in den secundären Kopf- und Pfannenveränderungen, dazu kommt als hindernd die Organisation des in die Gelenkhöhle ergossenen Hämatoms, Verwachsungen des Halses und Kopfes, abgesprengte und sich in den Weg legende Pfannenwandstückchen, Knopflochmechanismus etc.

Verfassers Schlüsse aus der Arbeit sind:

1. Bei veralteten Hüftluxationen sind nur sehr schonende Repositionsversuche gestattet. Gelingt die Reposition nicht, so suche man eine vordere Luxationsform in eine hintere umzuwandeln und diese blutig zu reponiren.

2. An den Versuch der unblutigen Reposition schliesse man nie den

blutigen Eingriff an, sondern lasse der Operation eine mehrtägige Extensionsbehandlung vorausgehen.

3. Je frühzeitiger der Patient in Behandlung kommt, und je jünger er ist, desto grösser ist die Aussicht auf ein gutes functionelles Resultat. Die medico-mechanischen Uebungen haben möglichst frühzeitig zu beginnen.

4. Distensionsluxationen (d. h. solche, die ihre Entstehung einer übermässigen Ausdehnung der Gelenkkapsel durch ein Exsudat verdanken) geben immer ein schlechteres Resultat, wie die traumatischen.

Hinzuzufügen wäre noch, dass nach Verfasser bei der Operation die Schnittführung nach Langenbeck oder Hueter-Schede (vorderer Längsschnitt) zu bevorzugen ist. Die passiven Bewegungen werden im Durchschnitt nach 14 Tagen unter anfänglicher Vermeidung der Rotationsbewegungen begonnen. Ebbinghaus - Berlin.

Wolfsohn, Ueber Spontanluxationen der Hüfte nach acuten Infectionskrankheiten. Diss. Freiburg 1904.

Verfasser berichtet aus der Freiburger Klinik über einen Fall von Luxatio femoris iliaca post scarlatinam, bei dem nach einer ohne Erfolg gebliebenen Extensionsbehandlung die Osteotomia subtrochanterica nach Volkmann ausgeführt wurde. Die Verkürzung von 4 cm blieb dieselbe; abgesehen von einer leichten Innenrotation war die Stellung des Beines normal. Die Bewegungen waren schmerzlos. Der Gang des Patienten war nur mässig hinkend und ohne wesentliche Beschwerden.

Im Anschluss an diesen Fall bespricht Wolfsohn diese Deformität und ihre Aetiologie, wobei er namentlich auf die Theorien von Petit, Vernueil und Graff näher eingeht. Er beschreibt dann die pathologisch-anatomischen Veränderungen und die Symptome der spontanen Hüftluxation und kommt sodann auf die Prognose zu sprechen, die eine bessere als die der traumatischen veralteten Luxationen ist. Die Therapie hat zunächst dem Eintreten einer Luxation vorzubeugen. Ist sie aber da, dann soll man dieselbe, wenn irgend möglich, zu reponiren suchen oder, falls dies ausgeschlossen ist, die fehlerhafte Beinstellung in eine functionell brauchbare umwandeln. Zur Reposition stehen zwei Methoden zu Gebote, die unblutige und die blutige, auf die ich wohl hier nicht näher einzugehen nöthig habe. Gelingt die letztere auch nicht, so bleibt nach des Verfassers Ansicht nur noch die Resection und die Osteotomia subtrochanterica übrig. Letztere ist namentlich zu empfehlen, wenn das Bein in einer functionell unbrauchbaren Stellung fixirt ist, und ist an Stelle einer blutigen Reposition indicirt in frischen Fällen, in denen noch eine Gelenkentzündung besteht, in allen Fällen, in denen das Röntgenbild eine Fixation des Femurkopfes durch Knochenwucherungen nachweist und bei schwächlichen Personen und Greisen. Alle die in der Literatur veröffentlichten Fälle zeigen, dass die Osteotomie eine wesentliche functionelle Verbesserung herbeiführt. Eine gewisse Bewegungsbeschränkung und eine geringe Verkürzung sind die einzigen Symptome, welche nach der Operation zurückbleiben.

Blencke - Magdeburg.

Hall, A case of dislocation of the hip in acute rheumatism. Annals of surgery
    1903, April.

Hall beschreibt einen Fall von Hüftluxation, den er nach einem acuten
Gelenkrheumatismus beobachten konnte. Bei der Einrenkung, die ohne grosse
Schwierigkeiten vor sich ging, schnappte der Kopf nicht in die Pfanne ein,
sondern schien oberflächlich liegen zu bleiben, als ob die Pfanne mit Exsudat
ausgefüllt war. Heilung mit ganz geringer Functionsstörung.

Zander-Berlin.

v. Friedländer, Zur Diagnostik der Coxitis. Vorläufige Mittheilung. Wiener
    klinische Wochenschr. 1904, Nr. 17.

Bei der Analyse der pathognomonischen Stellung bei der Coxitis findet
man nach Friedländer, dass 1. einzelne Componenten der Zwangsstellung
des Beines stärker betont sind als die anderen, und 2. dass bei beginnender
Erkrankung meist nur eine Einschränkung des Excursionskegels des Beines in
einer oder der anderen Richtung bei sonstiger Freiheit der Bewegung zu beobachten ist. Diese Momente sprechen nach Friedländer gegen die Annahme einer, wenn auch nur theilweise intendirten Muskelthätigkeit und stimmen
die sonst gemachten Erklärungsversuche für diese Fälle nicht.

An der Hand seines Coxitismateriales glaubt nun Friedländer, dass
gerade in der Einschränkung des Exkursionskegels bei beginnender Coxitis ein
wichtiger Anhaltspunkt für die Eruirung des Ausgangspunktes der Coxitis liege.
Friedländer hat bei allen Fällen, welche primäre Abductionssperrung aufweisen, ossale Heerde im Bereiche der Kapselinsertion an der unteren Circumferenz des Schenkelhalses im Röntgenbilde (3 Fälle) nachweisen können. Als
Ursache der Abductionsstellung des Beines und der Sperrung der weiteren Abduction beschuldigt Friedländer die entzündliche Schwellung und Starrheit
der Muskelmassen, die dem Entzündungsheerde benachbart sind oder an ihm
inseriren; da der pathologisch veränderte Muskel die Näherung seiner Insertionspunkte zulässt, bleibt die Adduction frei.

Eine Stütze seiner Annahme sieht Friedländer in einem 4. Falle,
in dem eine gleiche Beschränkung der Beweglichkeit vorhanden war, trotzdem
der Heerd vollständig intraarticulär in den unteren Theilen der Epiphysen und
des Schenkelhalses localisirt war. Bei der Resection fand nun Friedländer
eine ungleichmässige Erkrankung der Synovialis, besonders an den unteren
Kapselpartien und deren Insertion am unteren Schenkelhalsumfange, verursacht
durch eine rückläufige Infection der Weichtheile von den ernährenden Gefässen
des Schenkelkopfes an der Ein- resp. Austrittstelle der Gefässe. Diese Stelle
entspricht der Localisation des Knochenheerdes in den drei anderen Fällen und
kann daher eine Betheiligung der benachbarten Muskelbündel angenommen
werden.

Friedländer kommt auf Grund seiner Betrachtungen zum Schlusse,
dass 1. gewisse Bedenken gegen die bisherigen Deutungen der pathognomonischen
Stellung bei Coxitis bestehen und dass 2. die Localisation der Erkrankung ein
wichtiger Factor für die Nuancirung der pathognomonischen Stellung bei beginnender Coxitis ist und auch die partielle Beschränkung des Excursionskegels
der erkrankten Extremität durch die Localisation beeinflusst wird und dass um-

gekehrt die initiale Beschränkung der Beweglichkeit in bestimmter Richtung auf eine bestimmte Localisation des Processes schliessen lässt. Die anatomisch-pathologischen Grundlagen dieser Behauptungen will Friedländer noch in einer ausführlichen Arbeit darstellen. **Haudek-Wien.**

Hoffa, Die Behandlung der tuberculösen Coxitis im Kindesalter. Zeitschrift für ärztliche Fortbildung I. Jahrgang, Heft I, 1904.

Bei der Behandlung der Anfänge der tuberculösen Coxitis ist nach Hoffa zunächst das kranke Glied ruhig zu stellen, sodann aber soll Patient frische, gesunde Luft und gute, kräftige Kost haben. Besonders empfiehlt Hoffa die Anwendung der grünen Seife (Kapesser, Kollmann) nach Art des Hg, wobei sich oft sogar Fisteln schliessen. Die locale Behandlung ist die Hauptsache und hat in Extension und Fixation zu bestehen, in Abduction und leichter Flexion. Die Extension wirkt direkt antispasmodisch, die Gelenkenden werden 1—3 mm von einander entfernt, der Schmerz hört bei genügender Belastung auf (bis zu 20 Pfund). Stellungsanomalien können durch Extension verhindert und ausgeglichen werden.

Besteht Stellungsanomalie noch nicht, so wird typische Heftpflasterextension angewendet. Bei bestehender Abductionsstellung muss in irgend einer Weise Gegenextension angebracht werden, so dass die kranke Beckenhälfte gehoben wird, zur Vermeidung einer Zunahme der pathologischen Stellung.

Da die Hauptwirkung der Extension zum Theil in der Ruhigstellung des kranken Gliedes besteht, so ist am besten die Methode, welche Extension und Fixation combinirt. Dazu dienen portative Apparate, die dem Patienten gleichzeitig das Aufstehen und Umhergehen ermöglichen. Angeführt und theilweise näher beschrieben werden die amerikanischen Apparate, ferner die von v. Volkmann, Liemann und Bruns, die eine vollkommene Fixation gestatten und besonders die von Hessing. Sie lassen alle nicht afficierten Gelenke frei und werden 2—3 Jahre getragen. — Für die ärmere Praxis eignen sich die Apparate von Heusner, Lorenz oder Port. Ebensogut verwendbar sind die ganz gewöhnlichen Gipsverbände, besonders wenn sie auch das gesunde Bein mit einschliessen.

Alle Verbände werden bis zum Schwinden aller Krankheitssymptome getragen. Das Endresultat ist meist ein steifes Hüftgelenk und eine Verkürzung des Beines von 1—3 cm. Die Stellung ist jedoch die erwünschte leichte Flexions- und Abductionsstellung.

Coxitische Abscesse werden durch diese Apparate sehr günstig beeinflusst. Sie werden behandelt durch Injection von Jodoformglycerin oder zimmtsaurem Natron (0,001—0,05 g), oder Chlorzinklösung in die Umgebung des Abscesses (Méthode sclérogène), oder durch Spaltung des Abscesses, Entfernung alles Krankhaften und Nachfüllen von Jodoformglycerin.

Contracturstellungen werden am besten nach dem näher beschriebenen Dollinger'schen Verfahren ausgeglichen. In dem so erhaltenen Gipsverband kann Patient gehen.

Heilungen nach dem conservativen Verfahren treten nach Bruns-Wagner in 55,7 % ein. In 64 % entstehen Ankylosen. In den übrigen jedoch Bewegungsbeschränkung. Die Verkürzung beträgt durchschnittlich 1,7 cm.

Zur Operation schreitet Hoffa bei Versagen der conservativen Methode.

Contraindication für den operativen Eingriff bildet grosse Schwäche, höheres
Alter und allgemeine Tuberculose des Patienten. Indicirt ist er bei Bedrohung
des Lebens durch Beckenabscesse, Zersetzung des Eiters etc. In Betracht kommt:
Arthrectomie und Resection. — Gegenüber den mannigfachen Nachtheilen der
Operation gegenüber der conservativen Behandlung, bietet erstere den Vortheil
der Abkürzung des Heilverfahrens.   Hiller-Berlin.

Calot, Technique du traitement de la coxalgie. Paris, Masson et Cie. 1904.

Calot weist in der Einleitung auf die den meisten Aerzten fehlenden
Kenntnisse und mangelnde Uebung in der Behandlung der angeborenen und
erworbenen Deformitäten hin. In seinem Traité pratique de technique orthopédique will er dem Praktiker für alle vorkommenden Fälle eine einzige, aber
praktisch erprobte und leicht anwendbare Behandlungsart angeben und es dadurch ermöglichen, dass nicht jeder Arzt seine derartigen Patienten dem Specialisten zuschicken muss. Der erste Band behandelt die tuberculöse Hüftgelenksentzündung. Bei der Diagnose legt Calot den Hauptwerth auf die Druckempfind-
lichkeit des Schenkelkopfes, auf die Beschränkung der Beweglichkeit gegenüber
dem gesunden Bein, sowie auf die Abductionsstellung, die er für pathognomonisch bei tuberculöser Coxitis erklärt und die als Verlängerung des Beins
am meisten in Erscheinung tritt. Als fast ebenso wichtig gilt ihm die Atrophie
des kranken Beines. Die Spannung der Adductoren bei passiven Bewegungen
im Sinne der Abduction, die uns als ein wichtiges Initialsymptom gilt, erwähnt
er nicht. Differentialdiagnostisch zieht er in Betracht periarticuläre Verletzungen,
Spondylitis lumbalis, Erkrankungen des Knies, Rheumatismus, Wachsthums-
schmerzen in der Epiphyse, Osteomyelitis, congenitale Luxation, Kinderlähmung.
Die Prognose bezüglich der Dauer und des Enderfolges ist abhängig von der
Art der Erkrankung und von der Behandlung, im allgemeinen jedenfalls günstig.
Geschlossene Coxitiden (ohne Fisteln) heilen sicher. Spontane oder operative
Eröffnung des Heerdes kann durch hinzutretende Mischinfection tödtliche Ent-
artung der Nieren und der Leber herbeiführen. Verallgemeinerung der Tuberculose und Meningitis sind zu verhüten durch möglichst reichliche und kräftige
Ernährung und Aufenthalt an der See oder auf dem Lande. Rechtzeitig er-
kannte und gut behandelte Fälle heilen ohne erhebliche Functionsstörung.
Bestehen schon Abscesse und gröbere Formveränderungen, so heilt die Entzündung mit Ankylose aus. Im ersten Falle dauert es annähernd ½—1 Jahr, im
zweiten 1½—2 Jahre, beim Vorhandensein eines Abscesses kann die Ausheilung
in einigen Monaten erfolgen, bei erheblicheren Knochenzerstörungen ohne Abscess
in drei oder mehr Jahren, bei Anwesenheit von Fisteln nimmt sie mehrere
Jahre oder Monate in Anspruch, je nachdem diese inficiert sind oder nicht.
Bezüglich der Behandlung, die er nach den auch bei uns allgemein gebräuchlichen Grundsätzen leitet (Hebung des Allgemeinzustandes, Ausgleich der fehlerhaften Stellung in Narkose, Ruhigstellung und Entlastung des Gelenkes in
einem exakt anmodellirten Gipsverbande) räth er absolut conservativ vorzugehen,
indem er die Resection bei der tuberculösen Coxitis als eine schlechte Operation
bezeichnet. Einzig und allein bei inficirten Fisteln und behindertem Eiterabfluss
hält er sie zum Zweck ausgiebiger Drainage des Krankheitsheerdes für erlaubt.

Des weiteren gibt er Anleitung zur Anfertigung von Apparaten aus Celluloid, erwähnt auch Apparate nach Hessing und Raspail. An operativen Eingriffen bespricht er dann die Tenotomie der Flexoren und Adductoren (subcutan), ebenso die Osteotomie, die er subcutan im Schenkelhals von oben nach unten möglichst senkrecht zu machen räth, nachher Fixation im Gipsverband für 4 Wochen. Geschlossene kalte Abscesse werden von 5 zu 5 Tagen punctirt mit nachfolgender Injection von Naphtolkampher, Jodoformäther und Kreosotöl, bis nach etwa zehn Injectionen der Abscess geheilt ist. Die gleiche Injection macht er in nicht inficirte Fisteln. Bei Spontanluxationen stellt man den Trochanter, der meist gut erhalten ist, im Gegensatz zum Kopf, in die Pfannengegend ein in starker Abduction, die man etappenweise von Monat zu Monat bis auf 15 oder 20 Grad herabsetzt, dann fixirender Verband. Es folgt dann eine klinische Besprechung der verschiedenen Formen der Coxitis, der doppelseitigen Coxitis sowie der Combination mit Spondylitis, congenitaler Luxation sowie Tuberculose des Kniegelenkes und anderer Körperteile. Bezüglich der Entscheidung über die vollendete Ausheilung gibt Calot den Rath, den Kranken erst 6—8 Monate nach Verschwinden aller klinischen Symptome als geheilt zu entlassen. Zum Schluss wird die Nachbehandlung besprochen. Rauenbusch-Berlin.

Hulleu, Traitement de l'adduction avec ankylose dans un cas de coxalgie double. Revue d'orthopédie 1904, Nr. I.

Hulleu hat in einem Falle von äusserst schmerzhafter Adductions-contractur bei Coxitis mit gutem Resultate folgendes Verfahren angewendet: Beide Beine des Patienten wurden in üblicher Weise mit Gewichten nach unten extendirt, gleichzeitig aber auch abducirt mit Hilfe starker Gummizüge, die von den seitlichen Betträndern aus um die Knie geschlungen waren. Um einen zu starken Druck in der Kniegelenksgegend zu vermeiden, liess Hulleu diese Gummizüge über Gipsschienen laufen, die der Innenseite der Beine genau anmodellirt waren. Da schon nach 6tägiger Behandlung die Distanz der Knie sich um 11 cm vergrössert hatte, dürfte kaum eine Ankylose vorgelegen haben (Ref.). Pfeiffer-Berlin.

Muskat, Ueber Hüftgelenksresection bei Arthritis deformans. Diss. Freiburg 1904.

Die Zurückhaltung, dass nämlich so wenig bei der Arthritis deformans operirt wird, um die intensiven Schmerzen und erheblichen Functionsstörungen zu beseitigen oder doch wenigstens zu bessern, gab dem Verfasser zum Nachdenken Anlass, und er unterzog sich deshalb der Aufgabe, an der Hand der beschriebenen Resectionen die bisherigen Resultate auf ihren Werth hin zu prüfen und die Indicationen für diesen immerhin nicht unerheblichen chirurgischen Eingriff festzustellen. Ehe er sich aber dieser gestellten Aufgabe zuwendet, bringt er zunächst noch eine kurze Schilderung über das Wesen der Arthritis deformans, über die pathologisch-anatomischen Veränderungen, über ihre Aetiologie und den klinischen Verlauf, um dann die in der Literatur veröffentlichten Fälle wiederzugeben und ihnen noch zwei neue hinzuzufügen, die von Kraske operirt wurden, die aber beide durch hinzugetretene Complicationen ausgezeichnet waren. Letzteren war es auch wohl vornehmlich zur

Last zu legen, dass beide Fälle tödtlich endigten. Bei dem ersten hatte man es mit entzündlichen Vorgängen an der Pfanne und der das Gelenk umgebenden Muskulatur zu thun, welche sich zeitlich an die Operation anschlossen, sicherlich aber nicht einer Infection durch die Operation zur Last zu legen sind, sondern eventuell auch tuberculöser Natur waren, was sicherlich beim zweiten Patienten der Fall war, insofern als hier die Complication mit Tuberculose schon vor der Operation diagnosticirt werden konnte. Der tuberculöse Process, welcher zur Zeit des Aufenthaltes des Patienten in der Klinik bereits derartig ausgebreitete Veränderungen über beiden Lungen erkennen liess, war mit grösster Wahrscheinlichkeit auch an dem durch die Arthritis deformans geschaffenen Locus minoris resistentiae zur Entwickelung gekommen.

In Procentzahlen ausgedrückt stellten sich die Ergebnisse folgendermassen dar:

12,5 % Exitus,
6,25 % Recidive,
31,25 % erhebliche Besserung,
50 % dauernde Heilung.

Verfasser kommt auf Grund der gemachten Erfahrungen zu der Ansicht, dass jugendliches Alter, monoarticuläre Localisation, traumatischer Ursprung und kurzer Verlauf der Krankheit die Voraussetzungen für das verhältnissmässig beste Resultat in functioneller Hinsicht ausmachen. Die Indication zu diesem immerhin nicht unerheblichen Eingriff werden nur die schwersten und allen anderen Mitteln trotzenden Fälle geben. Dabei wird man stets auch den allgemeinen Zustand, das Alter des Patienten, seinen Beruf und seine sociale Lage berücksichtigen müssen. Um ein gutes functionelles Resultat zu erlangen, empfiehlt Verfasser den Trochanter zu erhalten und sein Augenmerk stets auf eine sorgfältige Nachbehandlung zu richten. Blencke-Magdeburg.

David, Beitrag zur Frage der Coxa valga. Monatsschr. für orthopäd. Chirurgie und physikal. Heilmethoden 1904, Nr. 5.

Die Aetiologie der bisher beschriebenen Fälle von Coxa valga war entweder in der Rhachitis oder einem Trauma oder in einer Verminderung der normalen Belastung (Amputation) zu suchen, auch kamen bei angeborener Hüftluxation Fälle von Coxa valga zur Beobachtung. Einen unbestreitbar primären angeborenen Fall von doppelseitiger Coxa valga beobachtete Verfasser. Es handelt sich um einen 5jährigen Knaben, bei dem der Neigungswinkel des Schenkelhalses beiderseits 165° betrug, gegenüber einem normalen von 125°, der Alsberg'sche Richtungswinkel betrug 79° gegenüber 51° normal. Ueber die Aetiologie dieses Falles äussert sich Verfasser nur vermuthungsweise (Raumbeengung, Mangel an Fruchtwasser), doch schliesst er statische Belastungsdeformität und Rhachitis, Kinderlähmung etc. aus. Seine Therapie bestand darin, dass er den Knaben mit möglichst starker Adduction und Innenrotation der Beine von der Brust bis zu den Knieen eingipste und ihn so gehen liess. Das Resultat war nach 6 Wochen folgendes: Neigungswinkel 155°, Richtungswinkel 70°. Bedeutend besseres Gehvermögen. Vüllers-Dresden.

Lieblein, Zur Casuistik der Coxa vara infantum. Prag. med. Wochenschr. 1903, Nr. 43.

Lieblein hatte in der Wölfler'schen Klinik Gelegenheit, 4 Fälle von Coxa vara bei Kindern von 7—9 Jahren zu beobachten. In den ersten beiden Fällen konnte als Ursache der Erkrankung mit Sicherheit Rhachitis festgestellt werden, da diese zwei Kinder am ganzen Skelett die ausgeprägtesten Zeichen der Rhachitis darboten. In den beiden übrigen Fällen fehlten sonstige rhachitische Veränderungen, auch wiesen hier die Röntgenbefunde grosse Aehnlichkeit mit denjenigen auf, die bei der traumatischen Lösung der Schenkelkopfepiphyse von anderen Autoren beschrieben worden sind. Trotzdem rechnet sie Lieblein in Ermangelung eines anamnestischen Traumas nicht zur Coxa vara traumatica; er nimmt eine Erkrankung der Kopfepiphysenfuge an, welche zu pathologischer Nachgiebigkeit, vielleicht sogar zur Lockerung derselben geführt hat, so dass schon die gewöhnlichen Bewegungen ein Herabrutschen der Kopfepiphyse am Hals veranlasst haben. Seine therapeutischen Massnahmen beschränken sich auf die Verordnung erhöhter Sohlen.   Pfeiffer-Berlin.

Härting, Ueber Coxa vara. Münch. med. Wochenschr. 1904, Nr. 26.

Verfasser bringt im Anschluss an einen Fall von Coxa vara, den er zu beobachten Gelegenheit hatte, in gedrängter Kürze alles für den praktischen Arzt Wissenswerthe über dies Krankheitsbild. Neues bringt die Arbeit, der eine Röntgenaufnahme beigefügt ist, nicht.   Blencke-Magdeburg.

Whitman, A new method of treatment for fracture of the neck of femur together with remarks on coxa vara. Annals of Surgery, November 1902.

Verfasser empfiehlt unter Anführung zahlreicher ausgezeichneter Erfolge mit Krankengeschichten für Schenkelhalsfracturen und Lösungen der oberen Femurepiphyse dringend den Gipsverband in forcirter Abduction. Indem er den

Fig. 1.   Fig. 3.

Fig. 2.

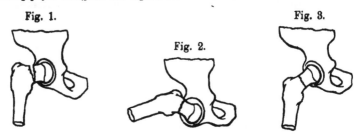

oberen Acetabulumrand als Hypomochlion benutzt, vermag Verfasser auf diese Weise sehr wohl das periphere Femurende, das auf der unteren Seite ja noch durch die Bänder gehalten wird, gegen den abgesprengten Kopf zu drücken und in dieser Stellung gut die Fragmentenden adaptirt zu halten. Die Schnelligkeit der Genesung der Fälle von Schenkelhalsfractur in jugendlichem Alter scheint dafür zu sprechen, dass bei diesen meist nicht eine völlige Trennung der Fragmente vorliegt, indessen hat die bei Heilung solcher Fälle resultirende Depression des Halses die Neigung zur Progression, d. h. zu einer secundären traumatischen

Coxa vara. Die Aetiologie dieser Erkrankung beruht sicherlich weit öfter auf dieser traumatischen Basis, als man bisher annimmt.

Für Coxa vara empfiehlt Verfasser die keilförmige subtrochantere Osteotomie und dann nach Adaptirung der Knochenflächen durch Abduction des Beines Gipsverband in dieser Stellung. Durch diese Behandlungsmethoden wird nachher stets der normale Winkel zwischen Schenkelhals und Schaft des Humerus von 125—140° wiederhergestellt. — Die oben reproducirten schematischen Zeichnungen veranschaulichen in der Arbeit die Lage der Fragmente bei der Schenkelhalsfractur.   Ebbinghaus - Berlin.

Haemisch, Ueber die Behandlung intrakapsulärer Schenkelhalsfracturen. Leipzig 1904.

Nach einigen allgemeinen Bemerkungen über die Schenkelhalsfracturen geht Verfasser des Näheren auf die Therapie dieser Verletzungen ein und zwar hauptsächlich auf die Therapie der intrakapsulären losen Fracturen, bei denen man aller Voraussicht nach trotz Streck- und Gehverbänden doch keine knöcherne Heilung zu erzielen im Stande ist. Hierbei will Haemisch einen Unterschied gemacht wissen je nach der Allgemeinconstitution des Patienten. Bei alten decrepiden, schlecht genährten, katarrhalisch afficirten Personen soll die ambulante Massagebehandlung in Anwendung kommen, durch die man eine möglichst günstige Pseudarthrosenbildung zu erzielen sucht und der drohenden Muskelatrophie nach Möglichkeit entgegenarbeitet und die mit geeigneter Bewegungstherapie verbunden wird. Hat man es dagegen mit leidlich gesunden und kräftigen Leuten zu thun, so soll man unter allen Umständen eine Pseudarthrosenbildung zu vermeiden suchen. Dies geschieht am sichersten durch die blutige Operation entweder durch Excision des abgebrochenen Kopfes oder durch Zusammennageln der beiden Fragmente. Die Fälle, die nach der ersten Methode operirt sind, ergaben, soweit Haemisch es aus der Literatur ersehen konnte, wenig befriedigende Ergebnisse, so dass nach des Verfassers Ansicht diese Methode wohl nicht zur herrschenden werden wird. Weit bessere Resultate zeigte die Fixation der Fragmente durch Draht oder Knochenstifte. Den in der Literatur veröffentlichten Fällen reiht Haemisch noch zwei weitere von Trendelenburg operirte Fälle an, der eine starke Stahlschraube, also unresorbirbares Material wählte, das dem resorbirbaren entschieden überlegen ist. Die beiden Patienten gingen schon 3 Monate nach der Operation ganz leidlich an einem Stock. Der Arbeit sind die Röntgenbilder der beiden Fälle beigefügt.
                                    Blencke - Magdeburg.

Hesse, Ein Fall von Fractura pelvis mit Luxatio centralis. Diss. Kiel 1904.

Verfasser gliedert den von Wilms angeführten Fällen von Fracturen des Beckens mit Luxatio centralis einen analogen an, den er in der Kieler Klinik zu beobachten Gelegenheit hatte. Der intacte Schenkelkopf hatte den grösseren Theil der Pfanne mitsammt dem Scham- und Sitzbein in das Beckeninnere hinein vor sich hergeschoben. Es gelang in tiefer Narkose durch Extension und Adduction den Schenkelkopf mit der Pfanne aus der fehlerhaften Stellung in die normale herauszuziehen. Ein Gewichtsextensionsverband mit entsprechenden Gegen- und Nebenzügen sollte die Fragmente in der richtigen Stellung halten, aber die vor der Entlassung etwa 6 Wochen nach dem Unfall

angefertigte Röntgenaufnahme liess erkennen, dass eine erhebliche Verbesserung
in der Stellung der Fragmente nicht erreicht war. Active Bewegungen waren
nur in sehr geringem Umfange möglich, passive Bewegungen nicht schmerzhaft, auch nicht das Andrücken des Oberschenkels gegen die Pfanne. Erst bei
forcirten Bewegungen treten Schmerzen auf. Die Verkürzung beträgt 1¹/₂ cm.
Der Patient wurde einem medico-mechanischen Institut zur Nachbehandlung
überwiesen.   Blencke-Magdeburg.

Dorn, Ein Fall von Beckenenchondrom. Diss. München 1904.

     Verfasser gibt zunächst eine allgemeine Betrachtung über Enchondrome
in kurzen Zügen, geht auf das Beckenenchondrom im speciellen über und würdigt
zunächst dasselbe vom klinischen Standpunkt aus, bespricht dann die für den
Kliniker wichtigen Momente, um im Anschluss hieran einen Fall zu beschreiben,
der durch seine excessive Grösse sich auszeichnete. Es handelte sich um eine
67jährige Frau, welche nach 14tägigem Aufenthalt in der Münchener chirurgischen Klinik ihrem Leiden erlag und zur Obduction gelangte. In der Gegend
der linken Beckenhälfte, um den Troch. major herum befand sich eine etwa
dreimannskopfgrosse, harte, höckerige Geschwulst, die nach oben bis in die
Höhe des ersten Lendenwirbels sich erstreckte und gegen die Unterlage nicht
verschoben werden konnte. Sie hatte eine Höhe von 40 cm und einen Umfang
von 80—90 cm. Die Bewegungen des Hüftgelenks waren activ wie passiv behindert, der Oberschenkel wurde fast rechtwinklig flectirt und fixirt gehalten.
Die grösste Störung betraf das Allgemeinbefinden der Patientin. Es bestand
ausgesprochene Geschwulstkachexie. Der Tumor erwies sich als ein Enchondrom,
den Dorn in die Klasse der malignen Geschwülste eingereiht wissen will, da
er nicht nur der schleimigen Entartung anheimgefallen und durch den Aufbruch
nach aussen complicirt war, sondern ihn auch seine abnorme Ausdehnung und
die dadurch bedingte Inoperabilität zu einem Casus infaustus stempelten. Betreffs der Aetiologie drängt nach Dorn's Ansicht alles darauf hinaus, neben
mitwirkenden äusseren Schädlichkeiten auch innere Ursachen anzunehmen, die
in den Verhältnissen des betreffenden Gewebes oder des ganzen Organismus
gelegen sind.   Blencke-Magdeburg.

Fähndrich, Ueber einen Fall von Exarticulation des Oberschenkels wegen
     periostalen Sarkoms des Femur. Diss. München 1903.

     Nach einigen einleitenden Erörterungen über die Geschwülste im allge-
meinen und die Sarkome im besonderen bespricht Verfasser eingehend den
Fall, der den Anlass zu dieser Arbeit gab. Es handelte sich um einen 8¹/₂ Jahre
alten Knaben mit Sarcoma femoris. Der Tumor, der den Oberschenkel von der
Mitte bis oben umfasste, war ganz unbeweglich mit dem Knochen verwachsen.
Metastasen waren nicht nachzuweisen. Es wurde die Exarticulatio coxae ausgeführt, die gut überstanden wurde. Glatte Wundheilung. Exitus 3 Monate
nach der Operation. Ueber die Todesursache war nichts zu erfahren, jedoch
machen die kurz nach der Operation aufgetretenen Symptome — Verdickung
am Beckenknochen, allmählich zunehmender Icterus und Tumor hinter dem
Sternum — den Verdacht auf Metastasen sehr wahrscheinlich.

     Bei der Exarticulation wurde der Rose'sche Modus angewandt mit vor-

hergehender prophylaktischer Unterbindung der Arteria und Vena iliaca externa,
welche bei minimaler Blutung ein gutes Heilresultat gab. Verfasser beschreibt
diese Methode und auch die sonst üblichen und hebt die Vortheile jener diesen
gegenüber hervor.   Blencke-Magdeburg.

Hausmann, Hernia muscularis des Musculus tensor fasciae latae. Diss. Greifs-
     wald 1904.

     Verfasser beschreibt einen Fall einer Hernie am Tensor fasciae latae. Unter-
halb der linken Spina iliaca ant. sup. ist in Ruhelage eine ganz geringe Her-
vorwölbung sichtbar, die viel deutlicher bei Flexion und geringer Abduction
des Oberschenkels wird und eine Grösse von 14 cm Länge und 8 cm Breite hat.
Ein Riss in der Fascie ist nicht nachzuweisen. Bei Contraction des Muskels
kann man durch die Haut die einzelnen Muskelbündel hindurchfühlen. Die
Lage der Geschwulst, ihre Veränderlichkeit bei Contraction und Ruhe dieses
Muskels machen die Diagnose einer Hernia ziemlich leicht. Ueber die Entstehung dieser Geschwulst weiss Patient nichts anzugeben. Dem Verfasser
scheint bei diesem Fall die Annahme berechtigt, dass eine Prädisposition vorliegt, da Patient ausserdem auch noch andere Leiden hat, die eine meist angeborene Herabsetzung der Widerstandsfähigkeit der Gewebe zur Voraussetzung
haben, einen Leistenbruch, eine Anlage dazu, eine Hernie in der Linea alba
und starke Varicen. Ausserdem ist die Musculatur sehr schlaff, das Fettpolster
gering. An der Hand von Beispielen aus der Literatur geht sodann Hausmann alle Ursachen durch, die für eine Muskelhernie in Betracht kommen,
die directen Traumen, Operationen, heftige Contractionen der betreffenden Muskeln. Letztere Ursache ist nach Hausmann's Ansicht unzweifelhaft möglich,
ohne dass eine gewisse Sprödigkeit der Fascie vorhanden zu sein braucht, wie
sie bei älteren Leuten vorkommt. Verfasser erwähnt auch solche Fälle, bei
denen die Fascie durch beständige stärkere Muskelanstrengungen verdünnt und
ausgebuchtet wird, so dass sie bei einer erneuten starken Contraction des Muskels leicht zerreisst, und kommt dann auf diejenigen zu sprechen, die unter
die erwähnten Kategorien nicht unterzubringen sind. Bei diesen glaubt eben
Verfasser eine gewisse Prädisposition annehmen zu müssen. Die Symptome,
Prognose und die Therapie werden dann noch am Schlusse der Arbeit, der
zwei Abbildungen beigegeben sind, in der ausführlichsten Weise besprochen.
                                         Blencke-Magdeburg.

Thaler, Zur Casuistik der Abrisse der Sehne des Biceps femoris vom Capi-
     tulum fibulae. Diss. Leipzig 1904.

     Verfasser bringt die Krankengeschichte eines Falles, den er im städtischen
Krankenhause zu Hildesheim zu beobachten Gelegenheit hatte und bei dem es
sich um einen Abriss der Sehne des Biceps femoris vom Capitulum fibulae
handelte, um eine Zerreissung des Lig. collaterale fibulare und der Gelenkkapsel und um eine Quetschung des N. peroneus. Die Verletzung war ohne
jede äussere Gewalteinwirkung zu Stande gekommen. Die Function des Biceps,
des Lig. collaterale fibulare und der Gelenkkapsel konnten durch einen operativen Eingriff vollkommen wieder hergestellt werden. Die Nervenfunction zeigte
nach Ablauf von 4 Monaten nur geringe Besserung. An der Hand dieses selbst

beobachteten Falles und der am Ende der Arbeit aus der Literatur zusammengestellten 18 Fälle erörtert dann T h a l e r den Mechanismus der Verletzung, die Symptome, die sie macht, die Complication seitens des N. peroneus und die Behandlung, die einzig und allein in der Operation besteht.

B l e n c k e - Magdeburg.

H ä h l e, Ueber die Entstehung und Behandlung des Genu valgum in der Wachsthumsperiode. Diss. Leipzig 1904.

Verfasser stellt zunächst in seiner Arbeit diejenigen Forschungsergebnisse über Genu valgum zusammen, die, wie er sich ausdrückt, sich zu fast allgemeiner Anerkennung durchgerungen haben. Er bespricht eingehend die H u e t e r'sche, M i k u l i c z'sche und W o l f f'sche Theorie, kommt dann auf die einzelnen Behandlungsmethoden, die für die Beseitigung des Genu valgum in der Wachsthumsperiode in Betracht kommen, zu sprechen und bringt im Anschluss hieran 15 kurze Krankengeschichten von Kindern, die von T i l l m a n u s osteotomirt wurden, denen er noch 33 Osteotomien aus den Jahren 1892—1903 hinzufügt, und zwar ohne Krankengeschichten. In allen Fällen wurde am Oberschenkel nach M a c e w e n osteotomirt mit Ausnahme von 12 Fällen, wo die Tibia osteotomirt und die Fibula manuell eingeknickt wurde. Die Heilung erfolgte in allen Fällen mit Ausnahme eines einzigen, bei dem sich unter dem Verbande ein Abscess gebildet hatte, stets reactionslos. Die Resultate waren in allen Fällen sehr gute.

B l e n c k e - Magdeburg.

B l a u e l, Die Resection des tuberculösen Kniegelenks und ihre Resultate auf Grund von 400 Operationen an der v. B r u n s'schen Klinik. Habilitationsschrift. Tübingen 1904.

Die Arbeit steht in engem Zusammenhang mit den früheren aus der v. B r u n s'schen Klinik hervorgegangenen Arbeiten über die Resection des tuberculösen Kniegelenkes, die, wie Verfasser sich ausdrückt, eine zusammenfassende Betrachtung darüber darstellen sollen, was im Verlaufe von 27 Jahren durch eine im wesentlichen von denselben Grundsätzen beherrschte operative Therapie in der Bekämpfung eines schweren und sehr verbreiteten Leidens erreicht wurde. Betreffs der Indication zur Operation will B l a u e l vor allen Dingen Rücksicht genommen wissen auf die sociale Stellung der Patienten. Für die Angehörigen der ärmeren Bevölkerungsschichten ist die Durchführung einer regelrechten, über Jahre sich erstreckenden conservativen Behandlung unmöglich. Für diese kommt nur die Behandlung in Frage, welche in möglichst kurzer Zeit und mit denkbar grösster Sicherheit den vorher Arbeitsunfähigen seinem Erwerbsleben zurückgibt, und das ist die Resection, die gerade beim Kniegelenk schon wegen der bequemen Zugänglichkeit zu demselben und wegen der dadurch gegebenen Möglichkeit, alles Kranke leicht entfernen zu können, sehr zu empfehlen ist. Conservativ werden in der Tübinger Klinik nur die Fälle behandelt, die die Anfangsstadien dieser Erkrankung bei einer geringen Neigung zu schnellem Fortschreiten zeigen und ferner, von schweren Fällen abgesehen, die Entzündungen bei Kindern unterhalb der Wachsthumsgrenze. Wenn nach Ablauf von 5—6 Monaten kein sichtbarer Erfolg zu constatiren ist, dann soll operativ vorgegangen werden. Wenn es irgendwie das Allgemeinbefinden und das Alter erlauben, soll immer zunächst selbst bei den malignesten Formen acuter progredienter Kniegelenkstuberculose die Resection versucht werden. Personen im vorgerückteren Alter werden nicht mehr resecirt. Im allgemeinen gilt als obere Altersgrenze das 50. Lebensjahr. Die Arthrektomie ist in der Klinik fast völlig verlassen, da die Erreichung eines normal functionirenden beweglichen Gelenkes zu den Ausnahmen gehört und da eine schonende Resection — zwischen beiden ist bezüglich der functionellen Spätresultate kein praktischer Unterschied — fraglos eine grössere Gewähr für radicale Entfernung aller erkrankten Theile gibt als eine Arthrektomie.

Verfasser bespricht dann ausführlich die Technik der Resection, auf die ich hier nicht näher einzugehen brauche, da ja die von Bruns geübte Methode zur Genüge aus früheren Arbeiten bekannt sein dürfte. Das Gleiche gilt auch von der Nachbehandlung.

Von 1875 bis Anfang 1903 wurden 400 Resectionen ausgeführt. Am meisten betheiligt waren die Altersstufen von 6—20 Jahren. Von da ab ist mit steigendem Alter eine schnelle Abnahme zu verzeichnen. Unterhalb des 5. Jahres waren 24 Kinder, das jüngste war 2 Jahre. Von den 400 hatte in fast der Hälfte der Fälle die Krankheit ihren Anfang im 1. Lebensdecennium genommen; zur Operation kamen dagegen in diesem Lebensalter etwas über ¼ der Gesammtzahl. Die pathologisch-anatomischen Befunde bei der Resection zeigten entsprechend der grossen Anzahl von Fällen alle überhaupt vorkommenden Veränderungen. Von 342 zu verwerthenden Fällen waren 211 primär synoviale Tuberculosen, 131 primär ostale. Es erkrankten innerhalb der ersten 15 Lebensjahre an primär synovialer Tuberculose 139, an primär ostaler 77, nach dem 15. Lebensjahre 72 an primär synovialer und 54 an primär ostaler. Der Antheil der primär synovialen Formen steigt also noch für die Erkrankungen innerhalb der ersten 15 Lebensjahre, während er für die späteren Altersstufen fällt. Von den 400 Resecirten starben 7, nicht ein einziges Mal handelte es sich aber dabei um Wundcomplicationen. Secundäre Amputationen waren 17 nöthig, 16 unter den ersten 300 und nur eine unter den letzten 100. Diese Abnahme fällt zeitlich zusammen mit der Einführung der radicaleren Operationsmethode. Vier Patienten mussten ungeheilt entlassen werden, in 29 Fällen fanden sich zur Zeit der Entlassung noch Fisteln bei sonst durchaus gutem Befunde an der Resectionsstelle. 348mal war vollständige Heilung zu constatiren. Es waren also 93% gute Resultate und 7% schlechte. Ueber das weitere Schicksal 1 Jahr nach der Operation erhielt man von 361 der früher Resecirten sichere Auskunft; 87,9% waren mit Erfolg resecirt, 12,1% ohne Erfolg. Bezüglich der functionellen Heilerfolge gaben von den jenseits des 20. Lebensjahres Resecirten 96 Auskunft, von denen sich 88 einer durchaus guten Gebrauchsfähigkeit des operirten Gliedes erfreuten. Bei den während des Wachsthums resecirten waren zwei unliebsame Folgezustände, die Verkrümmungen und die Verkürzungen des Gliedes nicht immer zu vermeiden. 90% heilten mit geraden, 10% mit krummen Knieen aus. In 60 Fällen bestand eine Verkürzung leichten Grades, in 23 Fällen eine solche schweren Grades. Bei fast der Hälfte der Resectionen im wachsenden Alter trat eine Wachsthumsverkürzung überhaupt nicht oder nur in ganz unbedeutendem Maasse ein. Die aus der Gesammtsumme berechnete Durchschnittsverkürzung belief sich auf

rund 4,5 cm. Die Verkürzungen der Tibia bewegten sich in sehr engen
Grenzen, diejenigen des Femur dagegen nahmen weit grössere Werthe an und
bildeten in ²/₃ der Fälle bei weitem den Hauptantheil der Wachsthumsverkürzung. Verkürzungen, welche noch durch Beckensenkung und Spitzfussstellung
ausgleichbar waren, gaben bei guten Körperkräften noch ein leistungsfähiges
Bein. Im letzten Abschnitt seiner sehr lesenswerthen und interessanten Arbeit
kommt dann Blauel noch auf den Einfluss der Resection auf den Allgemeinzustand zu sprechen und fasst schliesslich seinen Standpunkt dahin zusammen,
dass die ausserordentlich guten Resultate der Resection des Kniegelenkes bei
Tuberculose uns berechtigen, bei Erwachsenen und bei Kindern die operative
Radicalbehandlung als das Normalverfahren für alle schwereren Erkrankungen
anzusehen, auch für leichtere Fälle dann, wenn eine richtig geleitete conservative Therapie nach Ablauf einer bestimmten, nicht zu lang zu setzenden Frist
erfolglos blieb oder die sociale Stellung der Patienten eine länger dauernde
conservative Behandlung verbietet.   Blencke-Magdeburg.

Röpke, Zur Kenntniss der Tuberculose und Osteomyelitis der Patella. Archiv
    f. klin. Chir. Bd. 73.

    Verfasser berichtet über 8 Fälle von primärer Tuberculose und 2 Fälle
von Osteomyelitis der Patella aus der Jenenser Klinik. Nach dem Vorbilde von
Lexer hat er die Gefässvertheilung in der Patella in verschiedenen Lebensaltern
studirt durch Herstellung von Röntgenbildern nach vorangegangener Injection
von Terpentinölquecksilberemulsion. Auch er findet einen Zusammenhang zwischen
dem Sitz des Krankheitsheerdes und der Gefässvertheilung. Abgesehen von der
letzteren ist die Grösse des Knochenkernes von Einfluss auf den Sitz der Krankheit. Bei kleinem Knochenkern und dementsprechender, mehr auf das Centrum
beschränkter Gefässvertheilung findet man auch den Sitz der Krankheit in der
Mitte der Patella. Bei wachsendem Knochenkern etc. wandert auch der Krankheitsheerd mehr nach der Peripherie der Patella. Die Prognose der in Frage
stehenden Krankheit hängt vor allem davon ab, ob das Kniegelenk miterkrankt
ist. Im allgemeinen bleibt dasselbe bei Osteomyelitis häufiger verschont als bei
Tuberculose. Die Diagnose wird erschwert durch Mitbetheiligung des Kniegelenkes. Ferner können bei gesundem Gelenk Verwechselungen mit isolirter
Phlegmone der Schleimbeutel vorkommen.

    Die Therapie erfordert eine schnelle Beseitigung des Krankheitsheerdes,
um das Kniegelenk, wenn möglich, vor einer Miterkrankung zu bewahren.

                                           Ohl-Berlin.

Boyksen, Ein Fall von Necrosis patellae infolge technisch falscher Anwendung
    der Stauungshyperämie nach Bier. Diss. Kiel 1904.

    Verfasser geht zunächst etwas näher auf die Bier'sche Stauung ein und
knüpft daran die Mahnung, stets die grösste Vorsicht und Sachkenntniss dabei
zu beobachten, damit nicht die beabsichtigte Wirkung ins Gegentheil umschlägt,
wie es ein nach dieser Seite hin sehr lehrreicher Fall, der in der chirurgischen
Klinik zu Kiel zur Beobachtung kam, beweist. Es handelte sich um ein
11jähriges Mädchen, bei dem der Arzt, um eine Beugecontractur im Knie zu
heben, die Bier'sche Stauung angelegt hatte. Da der Arzt verreisen musste,

übernahmen die Eltern weiterhin das Anlegen der elastischen Binde. Als er zurückkam, sah er, dass die Eltern die Binde zu fest gewickelt hatten und dass eine Gangrän der Haut über und theilweise seitlich vom Knie eingetreten war. Als sich diese abgestossen hatte, zeigte sich auch eine Nekrose des grösseren Theiles der Patella und der Gelenkkapsel. Zwei Abbildungen sind der Arbeit beigegeben.   Blencke-Magdeburg.

Willems, Zur Therapie der Patellarfracturen. Diss. Giessen 1904.

Verfasser schickt zunächst eine Betrachtung der normal-anatomischen und pathologisch-anatomischen Verhältnisse der Kniescheibe voraus unter besonderer Berücksichtigung ihres Zusammenhanges mit dem Streckapparat des Unterschenkels, um dann in Kürze die Krankengeschichten von 20 Fällen aus dem Kölner Bürgerhospital wiederzugeben, die dieser Arbeit zu Grunde gelegt sind. 16mal handelte es sich um einen Querbruch, 1mal um einen Sternbruch, 3mal war eins der Bruchstücke noch einmal in zwei oder mehr Theile gespalten. In 2 Fällen handelte es sich um veraltete Brüche, in 18 um frische; bei jenen betrug die Diastase der Bruchstücke 6 und 8 cm, bei diesen 4mal 1 cm, 12mal bis 3 cm und 2mal bis 5 cm. Abgesehen von den beiden veralteten Fällen, bei denen das Bein überhaupt nicht gestreckt werden konnte und die Patienten ohne fremde Hilfe nicht gehen konnten, war in 13 Fällen das Gehvermögen vollkommen aufgehoben, in 5 waren leidliche Streckbewegungen möglich. An Heilungsverfahren kamen in Anwendung 9mal die permanente Extensionsbehandlung nach Bardenheuer, 1mal die Malgaigne-sche Klammer, 1mal die Punction nach Volkmann in Verbindung mit der Bardenheuer'schen Extension, 8mal die Naht der Fragmente, 2mal die Operation nach Schanz in einer von Bardenheuer modificirten Weise, und zwar beide Male bei den veralteten Fällen. Verfasser berührt dann noch die Heilungsverfahren, die in Anwendung kamen, mit kurzen Worten, hebt die Vor- bezw. Nachtheile der einzelnen hervor und empfiehlt sehr das von Bardenheuer modificirte Schanz'sche Operationsverfahren, der die verloren gegangene streckende Kraft des Quadriceps nicht nur durch den Sartorius zu ersetzen suchte, sondern auch noch von der Flexorengruppe den Semitendinosus und Semimembranosus zur Hilfe nahm. Mit diesem Verfahren ist es nach des Verfassers Ansicht in jedem Falle von Patellarfractur und bei jeder beliebigen Diastase der Fragmente möglich, auf eine sichere Art die aufgehobene Streckfunction des Beines wieder zur normalen zu gestalten und so Erfolge zu erzielen, die mit den seither üblichen Methoden nicht erreicht werden konnten. Der Verzicht auf knöcherne Heilung der Fractur hat keine Gefahren einer Refractur, da an den fibrösen Callus keine Anforderungen gestellt werden.
                                            Blencke-Magdeburg.

Dreyfus (Paris), Pièce de fracture de la rotule traitée par le cerclage. Bulletins et mémoires de la société anatomique de Paris 1904, Nr. 1.

Dreyfus demonstrirt eine bei einer Leiche gefundene Fractur der Patella. Ein Silberfaden umgibt den Knochen, der in die Quadricepssehne und in das Ligamentum der Patella übergeht. Auf einem Verticalschnitt durch die Mitte der Patella bemerkt man eine weisse Linie, herrührend von einem ganz dünnen horizontalen Callus an der Vorderfläche der Patella von höchstens ½ mm Dicke, welcher gegen die Mitte des Knochenschnittes hin verschwindet. Hinten ist keine Spur einer Fractur vorhanden. Dass es sich hier um eine Total fractur handelt, beweist die Betrachtung des knorpeligen Ueberzuges, welcher hinten unvollständig ist und durch einen Streifen fibrösen Gewebes ersetzt ist.

Demnach ist die Fractur vorn ganz knöchern, hinten mit einem fibrösen Callus von der Ausdehnung eines halben Centimeters geheilt. Die Function des Kniegelenkes war ganz erhalten, physiologisch wie anatomisch.

Hiller-Berlin.

Lanz, Sehnenplastik bei habitueller Luxation der Patella. Correspondenzblatt für Schweizer Aerzte 1904, Nr. 8.

Lanz nähte bei einem Patienten, welcher das Bild der habituellen angeborenen Patellarluxation nach aussen darbot (bei activer Beugung glitt die Kniescheibe nach aussen ab, active Streckung unmöglich, bei passiver Streckung kehrt die Patella an ihren Platz zurück) den M. gracilis und semimembranosus nach Ablösung von der Tibia an den Innenrand der Patella. Ueber den Enderfolg wird nichts berichtet.

Rauenbusch-Berlin.

Panther, Beitrag zu den subcutanen Verletzungen des Ligamentum patellae proprium. Diss. Heidelberg 1904.

Verfasser berichtet über einen Fall von subcutaner Verletzung des Ligamentum patellae proprium, der nicht allein durch seine Schwere, sondern auch durch die Seltenheit einer gleichzeitigen beiderseitigen Verletzung des Ligamentum patellae ausgezeichnet ist, und bei dem in verhältnissmässig kurzer Zeit durch die eingeschlagene Behandlungsweise, die in Freilegung und Naht der zerrissenen Theile bestand, eine vollständige Wiederherstellung erzielt wurde. Im Anschluss an diesen Fall bespricht Panther die Art dieser Verletzungen, ihr Zustandekommen, die Symptome und dergl. mehr, wobei er sich im wesentlichen an die Arbeiten von Walz und Maydl anlehnt, und tritt entgegen der Ansicht einzelner Autoren warm für die Operation ein, die 100 Procent vollständige Heilungen bringe. Er hält die Furcht vor einer Gelenkeröffnung bei dem heute so hoch entwickelten Stande der Asepsis für unbegründet. Massgebend sind für ihn die Erfolge, die doch sehr zu Gunsten der blutigen Methode ausfallen. Die Heilungsdauer wird durch dieselbe bedeutend abgekürzt; man bekommt durch die Eröffnung des Gelenks erst einen richtigen Ueberblick über die gesetzten Zerstörungen und durch dieselbe erst die Möglichkeit, die die Heilung verzögernden und unmöglich machenden Zufälligkeiten, über deren Vorhandensein eine äussere Untersuchung wohl nur in den seltensten Fällen genügenden Aufschluss geben kann, zu beseitigen. Am Schlusse seiner Arbeit kommt dann Verfasser noch auf die Ausführung der Operation zu sprechen, die er im Hinblick auf die grossartigen Erfolge bei allen Ligamentrupturen, mögen sie partiell oder total sein, frisch oder veraltet, für durchaus indicirt hält.

Blencke-Magdeburg.

Lejars, L'inflammation chronique de la graisse sous-patellaire. La semaine medicale 24e année Nr. 6.

Lejars weist in dieser Veröffentlichung darauf hin, dass es neben den allgemein bekannten und gut charakterisirten Erkrankungen des Kniegelenkes

häufig Fälle gibt, in welchen die Diagnose sehr schwierig und unsicher, die
Therapie häufig machtlos ist. Hierzu gehört auch das oben genannte, von
Hoffa zuerst genauer studirte Leiden, dessen Ursprung in den meisten Fällen
ein traumatischer, dessen Sitz das Fettgewebe unterhalb und neben der Kniescheibe ist. Die Symptome sind häufig die eines Fremdkörpers oder einer
Meniscusluxation, die Schmerzen trotzen manchmal jeder Behandlung, selbst
der Ruhigstellung durch Gipsverband. Die Diagnose stützt sich ausser auf diese
Symptome auf ein mässiges Knarren bei Bewegungen sowie auf zwei Wülste,
die neben dem Lig. pat. propr. hervortreten. Sie sind bedingt durch lappiges,
derbes, gelbröthliches Fettgewebe mit fibrösen Zügen, welches manchmal Blutungen enthält. Die operative Entfernung durch einen oder zwei Seitenschnitte
führt zu sicherer Heilung. Es folgt dann Mittheilung zweier selbst beobachteter
Fälle, die durch die Operation geheilt wurden und bei welchen die Diagnose
auf Tuberculose gestellt worden war.   Rauenbusch-Berlin.

Böcker (Berlin), Ein Fall von freien Gelenkkörpern in beiden Kniegelenken
    mit doppelseitiger habitueller Luxation der Patella nach aussen. Deutsche
    medicin. Wochenschrift 1904, Nr. 23.

    Aus der Anamnese dieses Falles ist hervorzuheben, dass die Beschwerden
— Einklemmungserscheinungen, ab und zu auftretende Anschwellung beider Knie-
gelenke und später Abweichen beider Patellae nach aussen — eingetreten sind,
ohne dass Patient einen Grund hierfür angeben konnte. Der Befund ergibt:
Lockerung der seitlichen Bänder, palpatorischer Nachweis freier Gelenkkörper,
Abweichen beider Patellae bei contrahirtem Quadriceps, fast normale Lage bei
Beugung. Ein zwischen Semimembranosus und Gastrocnemius angelegter Schnitt
lässt aus dem hier liegenden Schleimbeutel 8 hühnerschrot- bis haselnussgrosse
Gelenkkörper zum Vorschein kommen. Ein zweiter Schnitt an der Innenseite
der Patella macht am Condylus intern. einen 4 cm breiten, 1¼ cm dicken und
5 cm langen Defect sichtbar, dessen Grund mit Knorpel bedeckt ist. Dieser
Defect entspricht einem im oberen Recessus aufgefundenen Gelenkkörper von
unregelmässiger und höckeriger Form, glänzendem Aussehen und knorpeliger
Beschaffenheit. Im übrigen ist das Gelenk intact. Eine Fixation der Patella
an ihre normale Stelle wird durch Ueberpflanzung des Semimembranosus an
den inneren Rand der Patella erreicht. Operation und Befund am anderen
Knie ist fast derselbe, besonders auch in Bezug auf Grösse und Lage des Defectes am Condylus intern. Verfasser führt die habituelle Luxation auf die durch
den Reiz der Gelenkkörper, durch den Hydrops und die Atrophie des Quadriceps entstandene Schlaffheit der Gelenkkapsel und Sehnen zurück. Er reiht
diesen Fall denen von König mit Osteochondritis dissecans bezeichneten
Fällen ein:

    1. wegen des Mangels eines Traumas,
    2. wegen der Grösse und des correspondirenden Sitzes des Defectes in
beiden Kniegelenken,
    3. wegen der Form und der Beschaffenheit der Gelenkkörper.
    Infolge des guten Resultates — Patient kann nach 5 Wochen ohne Be-
schwerden gehen, er kann das Knie bis zu ½ R. beugen, die Patellae sind gut
fixirt — empfiehlt Verfasser diese Operation.   Andreae-Berlin.

Sheldon, Posterior dislocation of the head of the tibia. Annals of surgery 1903, January.

Sheldon berichtet über drei vollständige Luxationen der Tibia nach hinten und gibt im Anschluss daran eine genaue Uebersicht über die in der Literatur veröffentlichten Fälle dieser seltenen Verletzung. Zander-Berlin.

Taylor, Osteoma of the knee-joint. Annals of surgery 1903, January.

Taylor beschreibt einen Fall von Knieosteom, dessen Diagnose mittelst Röntgenstrahlen gelang und der 2 Jahre lang wegen Rheumatismus mit Massage und Elektrizität behandelt wurde. Er weist auf die Wichtigkeit der Röntgen-untersuchung in derartigen Fällen hin und auf die geringe Gefahr der Gelenk operation bei peinlichster Asepsis. Zander-Berlin.

Summa, Zur Casuistik der traumatischen Epiphysenlösung am unteren Ober-schenkelende. Deutsche Zeitschr. f. Chir. Bd. 72 Heft 1—3.

Summa beobachtete einen Fall von traumatischer Epiphysenlösung am untern Femurende, der durch Ueberstreckung entstanden war. Die seitlichen Kniegelenksbänder hielten stand, nicht aber die Epiphysenfuge, worauf die Epiphyse unter winkliger Knickung nach vorn dislocirt wurde. Die Behandlung bestand in Eröffnung des Kniegelenks und manueller Reposition in Ueberstreckung; die Einrichtung erfolgte mit deutlichem Schnappen. Es trat völlige Heilung ein mit anatomisch wie functionell günstigem Resultat. In der Literatur hat Summa unter vielen ähnlichen 3 dem seinen ganz gleiche Fälle aufgefunden, die er in Kürze beschreibt. Er zieht aus ihnen den Schluss, dass die Dis-location der unteren Femurepiphyse nach vorn unter winkliger Knickung typisch ist für Fälle, die durch plötzliche Ueberstreckung des Knies entstanden sind. Ist die Reposition eine schnelle und vollständige, so ist die Prognose gut. Das Zeichen der gelungenen Einrichtung ist das federnde Einschnappen der Epiphyse und das sofortige Verschwinden des Schlotterknies. Dauernde Functions-störungen sind unter diesen Umständen ausgeschlossen, abgesehen von den Folgen etwaiger Wachsthumsstörungen des Oberschenkels.

Pfeiffer-Berlin.

Hage, Ein Beitrag zur Behandlung der Unterschenkelbrüche. Diss. Göt-tingen 1904.

Verfasser berichtet über die seit der Uebernahme der Leitung der Göt-tinger chirurgischen Klinik durch Geheimrath Braun vom 1. December 1895 bis 1. April 1903 daselbst behandelten 164 Fälle von Unterschenkelbrüchen. Es handelte sich um 98 einfache und 66 complicirte. Unter der Gesammtzahl be-fanden sich 15 Pseudarthrosen. Hage geht auf die unblutige Behandlungsweise von Knochenbrüchen bei verzögerter Callusbildung, nämlich auf das Klopfen der Fracturstelle und die Erzeugung von Hyperämie durch Stauung näher ein und führt 8 Fälle an, die zur Genüge beweisen, dass häufig das Verfahren zur Ver-meidung von Pseudarthrosen mit Erfolg angewendet wird. Von den 66 com-plicirten Knochenbrüchen musste bei 9 die Amputation gemacht werden wegen ausgedehnter Zersplitterung, meist jedoch wegen beginnender Sepsis oder Gangrän. Vier Patienten starben, und zwar zwei an Fettembolie der Lungen, einer durch völlig

verschliessende Embolie in beiden Hauptästen der Lungenarterien, einer an
fibrinöser Pneumonie. Hage kommt dann auf die Pseudarthrosen zu sprechen
und auf die verschiedenen Methoden, die zu ihrer Heilung angegeben sind; er
glaubt der Geringschätzung der Callus bildenden Wirkung des Elfenbeinstiftes
auf Grund von 13 Fällen entgegentreten zu müssen, deren Krankengeschichten
er genauer anführt. Es handelte sich um 9 Pseudarthrosen nach einfachen Unterschenkelfracturen und um 4 nach complicirten. In 12 Fällen führte das Einschlagen derartiger Stifte zur Consolidation der Pseudarthrose, während dieselbe
einmal nicht erfolgte. In diesem Falle hatte der Patient vor vollendeter Heilung
die Klinik verlassen und bei einer späteren Untersuchung wurde minimale Beweglichkeit der Fracturstelle gefunden. In keinem Falle war es nöthig, die Stifte
wieder zu entfernen, die in keinem Falle lediglich die Rolle eines Fixations-
mittels gespielt hatten, da sie sämmtlich quer eingetrieben waren im Sinne des
alten Dieffenbach'schen Verfahrens. Die Resection der Bruchenden zur Her-
beiführung der Consolidation mit nachfolgender Knochennaht wurde in 7 Fällen
von Pseudarthrosen gemacht, von denen 5 als sicher geheilt eruirt werden
konnten.   Blencke-Magdeburg.

Buschmann, Ueber die Behandlung der Osteomyelitis acuta und ihrer Folge-
    zustände mit besonderer Berücksichtigung zweier Fälle von totaler Tibia-
    Osteomyelitis. Diss. Marburg 1904.

    Verfasser gibt zunächst einen kurzen Ueberblick über die Geschichte der
Behandlung der Osteomyelitis, bespricht die Ausführung der Frühoperation,
deren Vortheile er genügend hervorhebt, die Diagnose dieser Erkrankung und
beschreibt im Anschluss hieran 2 Fälle von totaler Tibia-Osteomyelitis. Die
verschiedenen Operationsmethoden werden der Reihe nach besprochen und die
Folgezustände der Osteomyelitis werden kurz gestreift. Neues bringt die Arbeit,
der sowohl die Röntgenaufnahmen wie auch die Abbildungen der erwähnten
Fälle beigegeben sind, nicht.   Blencke-Magdeburg.

Bahrmann, Ueber die Bildung tragfähiger Amputationsstümpfe an der unteren
    Extremität. Diss. Leipzig 1904.

    Verfasser gibt zunächst einen kurzen Ueberblick über die Operationen,
durch die schon vor Bier tragfähige Amputationsstümpfe erzielt werden sollten,
und geht dann in der ausführlichsten Weise auf die osteoplastische Operation
Bier's und ihre Erfolge an den verschiedenen Kliniken näher ein, sowie auf
die von Bunge angegebene, auf Bier's Principien sich stützende Methode. Er
kommt zu dem Resultat, dass die Herstellung tragfähiger Amputationsstümpfe
am besten und sichersten gelingt, wenn man den Fuss nach Pirogoff, den
Unterschenkel im Knie nach Gritti oder Sabanejew amputirt, während bei
Amputationen in den Diaphysen des Ober- und Unterschenkels allein die
Bier'sche resp. bei voraussichtlich gestörtem Wundverlauf die Bunge'sche
Methode am Platze ist. Dabei sind seiner Ansicht nach besonders diese beiden
letzten Methoden zweckmässig zu combiniren mit der methodischen Nachbehandlung, wie sie Hirsch angegeben hat. Ob die Methode von Hirsch allein auch
zum Ziele führt, darüber will Bahrmann bei den geringen Erfahrungen, die
man mit ihr gemacht hat, noch kein Urtheil fällen. Blencke-Magdeburg.

Schubert, Beitrag zur Kenntniss der Fussgelenksluxation durch Rotation nach aussen mit hoher Spiralfractur der Fibula. Deutsche Zeitschr. f. Chir. Bd. 78.

Verfasser berichtet über zwei einschlägige Fälle aus dem Hafenkrankenhaus in Hamburg. Der Mechanismus und die klinischen Symptome der nach Verfassers Ansicht durchaus nicht allzu seltenen Verletzung werden eingehend mit Berücksichtigung der vorliegenden Literatur besprochen und sind im Original einzusehen. Häufig wird nach Verfasser die Fussgelenksluxation sofort ohne Kunsthilfe spontan reponirt. Die Röntgenbilder der Fälle sind beigefügt.

Ebbinghaus-Berlin.

Bayer, Die Verrenkungen der Mittelfussknochen im Lisfranc'schen Gelenk. Sammlung klinischer Vorträge 1904, Nr. 372.

Verfasser ruft zunächst die anatomischen und physiologischen Verhältnisse ins Gedächtniss zurück und geht dann auf die einzelnen Luxationsformen, die in dem Lisfranc'schen Gelenk vorkommen können, des Näheren ein unter jedesmaliger Beifügung mehrerer aus der Literatur gesammelter Fälle. 68 Fälle insgesammt konnte Bayer zusammenstellen und zwar 34 totale, also mit Verschiebung des ganzen Metatarsus, und ebenfalls 34 partielle mit Verrenkung eines oder mehrerer Mittelfussknochen. Unter diesen 68 Fällen befanden sich nur drei Frauen. Die Symptome der einzelnen Luxationsformen, deren Diagnose ja heute wesentlich erleichtert ist durch Zuhilfenahme der Röntgenstrahlen, werden eingehend besprochen, desgleichen auch ihre Entstehung. Für die Behandlung kommt natürlich in erster Linie die Reposition in Frage. Wenn man mit Zug und Gegenzug nicht zum Ziel kommt, so hat man fast immer Erfolg, wenn man zuerst die pathologische Stellung noch verstärkt und dann durch einen ruckweise vorgenommenen Uebergang in die normale Stellung die luxirten Knochen in ihre Gelenkverbindung zurückhebelt. Kann durch diese Repositionsmethoden die Einrichtung nicht erreicht werden, dann ist natürlich ein operatives Vorgehen angezeigt. Auch in dem Fall seiner eigenen Beobachtung musste zur Resection geschritten werden. Unter 44 Fällen, die sich zur Untersuchung des Endergebnisses verwerthen liessen, ergaben 26 Fälle ein gutes Resultat mit Reposition und 4 ein gutes ohne Reposition, 14 Fälle ergaben ein schlechtes Resultat und zwar 5 mit gelungener Reposition und 9 ohne Reposition. Die 4 Fälle, bei denen trotz der Luxation ein gutes Resultat erzielt wurde, stammen allerdings aus einer Zeit, in der wir die Unfallversicherung noch nicht kannten. Damals scheint nach des Verfassers Ansicht der fleissige Gebrauch des verletzten Gliedes und die Gewöhnung im Stande gewesen zu sein, secundär eine günstige Veränderung in der Structur des Fussskeletes und damit auch diese vorzüglichen functionellen Resultate hervorzurufen. Bayer erscheint es bei der Schwächung des Fussgewölbes, wie sie durch eine Luxation im Tarsometatarsalgelenk wohl immer in mehr oder weniger hohem Grade erfolgt, in allen Fällen angebracht, den Patienten bei der Entlassung prophylaktisch eine Plattfusseinlage mitzugeben, eine Vorsichtsmassregel, die nur von Vortheil sein kann.

Blencke-Magdeburg.

Fischer, Zur Luxation des ersten Metatarsalknochens. Deutsche Zeitschr. für
   Chirurgie Bd. 74 Heft 1 und 2.

   Fischer stellt im Anschluss an eine eigene Beobachtung die bisher veröffentlichten Fälle von reiner Luxation des ersten Metatarsalknochens, im ganzen
18 Fälle, zusammen und weist dabei auf die ausserordentliche Vielgestaltigkeit
dieser Verletzung hin. In seinem Falle handelte es sich um eine Luxation auf
das Dorsum des zweiten Metatarsus, in der complicirenden Hautwunde lag die
Gelenkfläche frei. Die Reposition war trotz Narkose erst nach der Resection
und der Entfernung eines pflaumenkerngrossen Bruchstückes vom lateralen
Theile des ersten Keilbeins möglich. Die Heilung dauerte wegen einer grossen
Hautnekrose 9 Wochen, die Function wurde wieder völlig hergestellt.
                                             Rauenbusch-Berlin.

Neuhaus, Beitrag zur Kenntniss der Calcaneusfracturen. Charité-Annalen.
   XXVIII. Jahrg.

   Neuhaus weist darauf hin, dass die Veröffentlichungen über Fersenbein-
brüche, von denen die Rissbrüche schon Hippokrates bekannt waren, in letzten
Zeiten, nach Inkrafttreten der Arbeiterwohlfahrtsgesetze und seit Beginn der
Röntgenära, etwas zahlreicher geworden sind als früher. Zu den beiden oben
erwähnten Typen kommen nach Golebiewski noch die Brüche der Fortsätze
des Fersenbeins, also des Sustentaculum tali und des Processus inframalleolaris,
sowie die Schussfracturen. Verfasser fand in den Krankengeschichten der letzten
Jahre in der chirurgischen Klinik der Charité 11 hierher gehörige Fälle, darunter
einen Rissbruch. Bei den Zerquetschungsbrüchen kommen längs verlaufende,
schräge oder quere Bruchlinien vor. Diese letzteren verlaufen nicht immer, wie
man a priori annehmen sollte, durch die schwächste Stelle, nämlich die Gegend
des Sinus tarsi, sondern auch schräg von da nach hinten unten. In 2 Fällen
von Querbruch war der Sinus tarsi überhaupt nicht betroffen. Als ziemlich
häufige Nebenverletzung (4 in seinen 11 Fällen) fand Neuhaus einen Bruch
des Processus posterior tali, der auch von Golebiewski erwähnt wurde. Die
Rissfractur, bei welcher die Bruchlinie genau dem Verlauf der Spongiosabälkchen
entsprechend verlief, war, wie alle anderen, ebenfalls durch Fall auf die Füsse
entstanden. Auch eine Schussfractur ist beobachtet worden, die nichts besonderes in ihrem Befund und Verlauf zeigt. Bezüglich der Wiederherstellung
der Function resp. Arbeitsfähigkeit sind die mit totaler oder wenigstens erheblicher Zertrümmerung einhergehenden Formen ungünstig zu beurteilen, die
leichteren Zerquetschungs-, sowie die Rissbrüche geben eine günstigere Prognose;
zur Klarstellung ist besonders bei Unfallverletzten das Röntgenverfahren heranzuziehen.   Rauenbusch-Berlin.

Bauer, Drucknekrosen bei congenitalem Klumpfuss. Deutsche Zeitschr. für
   Chirurgie Bd. 72, Heft 1—3.

   Bauer fand bei einem Neugeborenen mit doppelseitigem Klumpfusse
Drucknekrosen auf beiden äusseren Knöcheln, die zu einem Substanzverlust der
Haut geführt hatten. Die Geburt war normal verlaufen, so dass die Uterus-
contractionen intra partum die Drucknekrosen nicht herbeigeführt haben konnten.
Der Befund der Druckstellen sprach dafür, dass der Druck in den letzten Monaten

der Schwangerschaft zur Geltung kam, was eventuell gegen die Theorie der frühzeitigen Entstehung der Klumpfüsse sprechen könnte. Pfeiffer-Berlin.

Türk, Zur Pathologie, Diagnose und Behandlung des Plattfusses nach Erfahrungen aus der königlichen chirurgischen Universitätspoliklinik zu Berlin. Diss. Rostock 1903.

Verfasser bespricht in seiner Arbeit, nachdem er sich zuerst mit dem Bau und der Function des normalen Fusses beschäftigt hat, die Anatomie und Pathologie des Plattfusses, auf die ich hier näher einzugehen nicht nöthig habe, da in dem betreffenden Abschnitt nichts Neues enthalten ist. Er kommt dann auf die Therapie zu sprechen, die die verloren gegangene, normale Stellung wiederherzustellen sucht, 1. operativ, 2. durch Plattfussstiefel und Einlagen und 3. mit Massage und Gymnastik, geht die einzelnen Abschnitte durch und beschreibt vor allen Dingen eine Einlage, die ihm nicht nur selbst, sondern auch vielen anderen recht gute Dienste geleistet hat. Er verlangt von einer zweckmässigen Einlage, dass sie den Fuss aussen umgreift, um ihn am Abgleiten zu hindern, und dass sie nach innen weit genug in die Höhe geht, um ein Ueberkippen zu vermeiden. Die von ihm construirte Einlage weist deshalb an der Aussenseite die beiden Lange'schen Haken auf und geht an der Innenseite ähnlich der Whitman'schen in die Höhe. Dieser Theil ist fächerförmig geschlitzt und erlaubt so neben der nöthigen Federung ein leichteres Anpassen an den Fuss. Die Einlage wird nach einem Gipsabdruck aus Stahlblech geschnitten und entsprechend dem Gewicht des Patienten gehärtet. Die Kosten sind verhältnissmässig gering. Blencke-Magdeburg.

Péraire, Orteil en marteau avec hygrome fortement développé. Ostéotomie cunéiforme. Guérison. Bull. et mém. de la société anatomique de Paris 1904, Nr. 1.

Beschreibung einer Hammerzehe am rechten Fuss (Digit. II), bei einem jungen Mann, der seine Militärzeit soeben überstanden hatte. Auf der Höhe des Interphalangealgelenkes befindet sich ein etwa nussgrosser, ganz runder, an der Oberfläche etwas eingedrückter, mit schwarzen Krusten bedeckter Schleimbeutel. Die Haut ist etwas geröthet. Die Affection ist sehr schmerzhaft. — Unter Cocainanästhesie Exstirpation des Schleimbeutels, keine Drainage. Histologisch zeigte das Hygrom eine beträchtliche Hypertrophie der Haut und des Unterhautzellgewebes. Die Papillen stehen unregelmässig, die elastischen Fasern sind vermehrt. Zwischen Strat. corn. und Strat. Malpighi Anhäufungen von Eiterzellen, in Form eines kleinen, intraepidermoidalen Abscesses. Nach Péraire ist kein Fall bekannt, in welchem ein Schleimbeutel so beträchtliche Grösse erreicht hätte. Hiller-Berlin.

Lomnitz, Ueber einen Fall von traumatischer centraler Lähmung der grossen Zehe. Diss. Leipzig 1904.

In dem vorliegenden Falle handelte es sich um eine Patientin, der eine eiserne Stange auf den Kopf gefallen war. Bei der Aufnahme ins Krankenhaus

war eine vollständige rechtsseitige Hemiplegie mit Ausnahme des Facialisgebietes
zu constatiren. Es lag eine complicirte Depressionsschädelfractur vor mit
Zertrümmerung eines etwa markstückgrossen Theiles der Schädeldecke; zahlreiche Knochensplitter, die ins Gehirn eingedrungen waren, mussten entfernt
werden. Der Substanzverlust im Gehirn war von etwa 4 cm Tiefe. Der Wundverlauf war ein guter. Die Lähmung ging allmählich zurück; am hartnäckigsten
war die Paralyse des rechten Beins, aus der jedoch allmählich eine Parese wurde.
3 Jahre nach dem Unfall liess sich die Patientin aufs neue in das Augusta-
hospital aufnehmen. Sie klagte über Lähmung des rechten Unterschenkels, Kopfschmerzen und Schmerzen an der Stelle der Narbe. An den unteren Extremitäten waren alle Glieder frei beweglich bis auf das rechte Fussgelenk, das in
keiner Richtung activ bewegt werden konnte. Ebenso war keine active Bewegung der Zehen möglich. Die Patientin wurde nochmals operirt und es wurde
noch ein Knochensplitter entfernt. 1½ Monate nach der Operation ergab die
Untersuchung beider unteren Extremitäten, dass in beiden die grobe motorische
Kraft eine sehr beträchtliche war. Nur die rechte grosse Zehe stand in starker
Hyperextension. Spontan konnte diese Contraction nicht überwunden werden
und demzufolge auch die grosse Zehe nicht bewegt werden. Die Contractur
liess sich ohne grosse Mühe ausgleichen und das Glied passiv bewegen. Die
Sensibilität erwies sich intact, es fand sich nur eine ausschliesslich auf die
grosse Zehe beschränkte Störung des Muskelsinnes, die sich später aber auch noch
verlor. Letzterer Befund zwingt Lomnitz für seine Beobachtung zu dem
Schlusse, dass im Gehirn der Ort der Bewegungsvorstellung und der Ort des
Lagebewusstseins des betreffenden Gliedes identisch sind. Am Schlusse seiner
Arbeit fasst Verfasser das Ergebniss der vorliegenden klinischen Beobachtung
kurz folgendermassen zusammen: Durch eine Läsion im Gebiete des oberen
Theiles der Regio centralis ist eine isolirte Lähmung der grossen Zehe erzeugt
worden. Gleichzeitig ist wenigstens temporär eine Störung des Muskelgefühls
dieser Zehe beobachtet worden, eine Thatsache, die den Schluss gestattet, dass
in der erwähnten Region das Centrum für die Bewegung der grossen Zehe sich
befindet und gleichzeitig das Lagegefühl derselben dort localisirt ist.

Blencke-Magdeburg.

v. Hovorka, Ueber Stelzbeine und ihre Verwendung in der Massenpraxis.

Als Material verwendet Hovorka, und zwar für das Gerüst des Körpers
des Stelzbeines, ein weitmaschiges Drahtgeflecht, welches mit Blechstreifen
versteift und innen entsprechend gepolstert ist. Die Hülse ist sowohl für
rechts- oder linksseitige Stümpfe verwendbar. Das Drahtgeflecht ist mittelst
Stahlplatte und Schrauben in eine hohle Holzkapsel eingepasst, und an dieser
ist wieder der Stock befestigt, der aus leichtem, sehr festem englischen Stahl-
rohr besteht. Die Befestigung der gepolsterten Seitenschienen am Stumpf erfolgt
mittelst Riemen. Bei höheren Amputationen, sowie bei Exarticulationen kommen
Sitzrahmen, Tuberstützen eventl. Beckengürtel hinzu.

Am unteren Ende der Stelze ist ein drehbarer Ansatz befestigt. Derselbe
besteht aus zwei Stahlröhren, von denen die eine am Stock des Stelzbeines
befestigt ist, die andere zur Aufnahme eines gerifften Gummipuffers dient. Durch
Einschaltung eines Kugellagers zwischen die beiden Rohre und Abschluss der

Lageverbindungen durch einen Staubmantel wird die Vorrichtung vor Staub etc. geschützt.

Hovorka erklärt es für sehr wichtig, dass bei der Vornahme von Amputationen vom Chirurgen schon auf die zweckmässige Herstellung des Stumpfes Rücksicht genommen werde; es soll dabei schon auf die zukünftige Prothese Bedacht genommen werden.

Zum Schluss befürwortet Hovorka noch eine ausgiebige Gymnastik des Amputationsstumpfes, um den späteren Gebrauch desselben als Träger der Prothese entsprechend vorzubereiten.   Haudek-Wien.

Lossen, Ueber einige neue heilgymnastische Apparate. Arch. f. Orthopädie Bd. II Heft 1.

Lossen hat einen neuen Lagerungsapparat mit Pendelschwingung für Skoliotische construirt, der in Rücken- und Seitenlagerung zu benutzen ist und eine verhältnissmässig lange Applicationsdauer gestattet; er bewirkt ausserdem eine viel ausgiebigere Extension und stärkeres Redressement als andere ähnliche Constructionen. Lossen kommt nach seinen kurz angedeuteten Erfahrungen mit anderweitigen Neuschöpfungen auf dem Gebiete der Apparatotherapie zu dem Schlusse, dass die Zander'schen Apparate immer noch die erste Stelle einnehmen und allen übrigen Constructionen mehr oder weniger als Vorbild gedient haben.   Pfeiffer-Berlin.

Charlier (Paris), Appareils pour l'immobilisation du thorax, de l'épaule et du bras. Annales de chir. et d'orthopédie 1904, Nr. 3.

Charlier hat eine einfache Vorrichtung angegeben, die eine Immobilisation des Thorax, der Schulter und des Armes bewirken soll. Sie besteht aus einer 18—23 cm hohen, gürtelförmig den Brustkorb umfassenden Stoffbandage, die zum Schnüren eingerichtet ist und mittelst zweier über die Schultern laufender Tragbänder fixirt wird. An dieser Bandage wird mit Sicherheitsnadeln ein viereckiges Stück Stoff befestigt, das von der gesunden Achsel über die Brust hinweg bis hinten zur Wirbelsäule reicht. Dieses Tuch wird von hinten über den rechtwinklig gebeugten, der Brust anliegenden Vorderarm hinübergeschlagen, worauf sein unterer Zipfel am oberen Rande der Körperbandage festgesteckt wird, so dass der Arm wie in einer Mitella ruht. Diesen Verband wendet Charlier mit entsprechenden Modificationen (einseitiges Tragband und Anstecken des unteren Zipfels hoch oben am Tragbande) auch bei Schlüsselbeinbrüchen an. Die Thoraxbandage allein ist indicirt bei Fracturen des Brustbeins und der Rippen und dient ferner zur Compression der Mammae und des Thorax.   Pfeiffer-Berlin.

Wohrizek, „Corrector" Apparat für corsetfreie Behandlung der Rückgratsdeformitäten. Arch. f. orth. Chir. 1903, Bd. I.

Der „Corrector" bietet als erste Neuheit, dass er, mit einem stellbaren Arbeitstische verbunden, den Skoliotischen das Lesen und Schreiben gestattet, „während ihre deformirte Wirbelsäule einer heilsamen functionellen Belastung unterworfen ist". Diese erste Neuheit, das Arbeiten am Arbeitstisch beim Functioniren des „Corrector", wird aber nur durch eine zweite Neuheit ermög-

licht, dass nämlich Verfasser die altbewährte und allseitig erprobte Extension
der Wirbelsäule perhorrescirt. Eine dritte Neuheit besteht darin, dass Verfasser
auf Corsetbehandlung gänzlich verzichtet. Alles übrige vom „Corrector" und
„Kyphosenapparate" ist altbekannt. Indes dürften auch die angeführten Neuheiten genügen, um den „Corrector" einer verdienten Würdigung anheimfallen
zu lassen, zumal er „mehrfach patentirt" ist.   Gerson-Berlin.

Funke, Eine neue Unterschenkelschiene. Münchner med. Wochenschr. 1904,
     Nr. 28.

     Holzschiene, die sich einigermassen der Vorderfläche des Unterschenkels
anpassen soll, zur Verhütung des bei langem Krankenlager etc. leicht entstehenden Klumpfusses.   Wollenberg-Berlin.

Bockenheimer (Berlin), Die Technik des Extensionsverbandes. Zeitschrift für
     ärztliche Fortbildung 1904, Heft 1.

     Im Wesentlichen eine Beschreibung der Anfertigung und Anlegung des
typischen Extensionsverbandes, wobei nur die Selbstherstellung des Pflasters
durch 5 Minuten langes Kochen einer Mischung von 57 Theilen Bleiglätte,
$3\frac{1}{2}$ Theilen Burgunderharz und 97 Theilen Baumöl etwas relativ Bemerkens-
werthes darstellt.   Hiller-Berlin.

Port, Anleitung zur Selbstherstellung von Apparaten für den Transport der
     Schwerverwundeten und für die Behandlung der eiternden Knochenbrüche.
     Stuttgart 1904.

     Für den Transport Kriegsverwundeter hat Port eine Anzahl von leicht
herzustellenden Apparaten construirt, welche sich für Kriegszwecke gut eignen
mögen.

     Die Beschreibung der einzelnen Apparate ist nur verständlich an der
Hand der beigegebenen zahlreichen Abbildungen. Hier seien nur die einzelnen
Apparate aufgezählt.

     1. Doppelt geneigte Ebene für den Oberschenkelbruch.
     2. Schienenverband für den Oberschenkelbruch.
     3. Ausziehbare Blechrinne für den Unterschenkelbruch.

     Zur Behandlung der eiternden Knochenbrüche gibt Port Apparate an:
     1. Für Oberschenkelfractur.
     2. „ Fracturen in der Gegend des Kniegelenkes.
     3. „   „   in der Mitte oder dem unteren Ende des Unterschenkels.
     4. „   „   des Oberarms.
     5. „   „   des Ellenbogens.
     6. „   „   am Vorderarm.

     In einem Anhange legt Verfasser auch die Vortheile dar, welche diese
Apparate für die Friedenspraxis bringen, und gibt noch ferner einen Apparat
für die Clavicularfractur, für die Ober- und Vorderarmfracturen, sowie Bein-
und Armschweben zur Behandlung der Gelenkentzündungen an.

                                                         Hiller-Berlin.

v. Hovorka, Beitrag zur Behandlung von Nabelbrüchen. Archiv f. Orthopädie, Mechanotherapie und Unfallchirurgie Band II Heft 2.

Verfasser beschreibt in seiner Abhandlung ein neues Bruchband, das nicht wie die bisherigen Constructionen mit einer Pelotte und Gegennabel versehen ist. Er legt die Bauchhaut parallel der M. recti in zwei Längsfalten und sucht diese, coulissenartig über dem Bruch zusammengezogen, zu erhalten. Das dazu construirte Bruchband besteht aus zwei stumpfkantig auslaufenden Compressionstheilen, zwischen welche die Hautfalte zu liegen kommt. Diese Kissen sind durch einen breiten Gummigurt, der den Körper von hinten umschliesst, vereinigt. Geschlossen wird das Bruchband vorn durch verstellbare Lederriemen, die sich gabelförmig kreuzen. Als Vortheil dieses Bandes schildert er den sicheren Sitz und die stets leicht ausführbare Controlle.   Vüllers-Dresden.

Kraus, Ueber den Einfluss des Corsets auf die somatischen Verhältnisse. Wiener med. Wochenschrift 1904, Nr. 8.

Kraus hat an einer Anzahl von weiblichen Individuen, auch solchen, die noch kein Corset getragen haben, Untersuchungen, im speciellen mittelst radiographischer Aufnahmen, angestellt und konnte hierbei unter anderem feststellen, dass, abgesehen von einer allgemeinen Compression der Lungen, besonders der laterale rechte Pleurasinus fast gänzlich verstrichen war. Kraus bringt mit dieser Thatsache den Umstand in Verbindung, dass sich bei miedertragenden Frauen hier häufig hartnäckige Catarrhe localisiren.

Ferner kommt es durch das Corsettragen zu Lageveränderungen des Herzens, einer Torsion und Hebung desselben in den grossen Gefässen. Hiermit ist auch meist eine Torsion und Zerrung der zahlreichen benachbarten nervösen Elemente verbunden, die Kraus als Ursache der bei Frauen so häufigen Reflexneurosen beschuldigt, für die wohl diese Läsionen des Plexus cardiacus und des übrigen Vagusgebietes nicht ohne Einfluss sind.

Das Herabdrängen der unteren Magengrenze und Hinaufheben des cardialen Antheils, das „Aufrichten" des Magens, sowie das Tiefertreten des Colons im Vereine mit der Lordosenvermehrung dürften nach Kraus bei der Frage der Aetiologie der Enteroptose Berücksichtigung finden.

Dauernde sichtbare Veränderungen infolge des Corsettragens sind 1. Herabrücken der Ebene des kleinsten Umfanges, 2. Verstärkung der normalen Lordose in der Beckenneigung, 3. Verlegung des Scheitels der Lordose in die Ebene des kleinsten Umfanges, d. h. Erzeugung einer Taille in vier Façonen des Thorax.

Das Frauencorset vermehrt die Lordose, ist also für die Behandlung des Hängebauches ungeeignet, ebenso für die der Enteroptosen.

Das Corset als Kleidungsstück normaler Frauen ist ohne jede Einschränkung zu verwerfen.   Haudek-Wien.

Fenner, An apparatus to facilitate the application of plaster jackets during spinal hyperextension. Annals of surgery 1903, January.

Fenner beschreibt einen Extensionstisch, der eine Hyperextension der Wirbelsäule und schrittweise sowie schmerzlose Correctur des spondylitischen

Gibbus ermöglicht und auf dem in horizontaler Lage das Gipscorset gleich während der Correction angelegt werden kann. Zander-Berlin.

Mencière, Note sur mon instrumentation pour la chirurgie mécanique non-sanglante osseuse et articulaire. Archives provinciales de Chirurgie I, XIII, Nr. 4.

Mencière gibt die Abbildung und Beschreibung mehrerer Apparate zur unblutigen Behandlung von Deformitäten. Sie sind nach dem Prinzip des Hebels konstruirt und ermöglichen durch ihren Bau eine Anwendung, bei welcher unerwünschte Nebenwirkungen ausgeschlossen resp. vermieden werden können. Es handelt sich um einen Apparat zur Ausgleichung von Contracturen in Hüfte und Knie, zur Einrenkung der angeborenen Hüftverrenkung, um einen Osteoklasten und einen Apparat zur Behandlung der Skoliose.

Rauenbusch-Berlin.

Baermann und Linser, Beiträge zur chirurgischen Behandlung und Histologie der Röntgenulcera. Münchner medicinische Wochenschrift 1904, Nr. 21.

Verfasser berichten über 8 Fälle, in denen sie wegen hartnäckiger Röntgenulcera die Transplantation gestielter Hautlappen mit gutem Erfolge vornahmen. Die histologischen Befunde, welche die Autoren bei der mikroskopischen Untersuchung der Ulcerationen und der transplantirten Bezirke erheben konnten, beweisen, dass in erster Linie die Gefässe es sind, welche unter der Röntgenbestrahlung leiden; sie gehen zu Grunde und zeigen häufig stärkere endarteriitische Wucherungen mit Verengerung der Lumina. Das Bindegewebe der Ulcerationen zeigt degenerative Veränderungen. Bei den mit Transplantation behandelten Ulcera findet nun eine lebhafte Vascularisirung des gefässarmen Geschwürsgrundes statt; dieser schliesst sich eine Regeneration des Bindegewebes und meist eine prompte Einheilung der Lappen an.

Wollenberg-Berlin.

Baermann und Linser, Ueber die locale und allgemeine Wirkung der Röntgenstrahlen. Münchner medicinische Wochenschrift 1904, Nr. 28.

Gegenüber der von Scholz begründeten und bisher ziemlich allgemein acceptirten Anschauung, dass das Epithel dasjenige Gewebe sei, welches am ersten und schwersten unter der Wirkung der Röntgenstrahlen zu leiden habe, weisen die Verfasser durch eine Reihe von Transplantationen, bei denen theils die zu überhäutende Fläche, theils die Hautpartie, welche zur Ueberpflanzung benutzt werden soll, vorher einer energischen Röntgenbestrahlung ausgesetzt wird, nach, dass der primär und am empfindlichsten geschädigte Theil des Körpergewebes die Blutgefässe sind.

Weiter thun die Verfasser durch die Methode der Hämolyse und die spectroskopische Untersuchung dar, dass eine Schädigung des Blutes und der Lymphe durch die Röntgenstrahlen nicht stattfindet. Der geschädigte Theil ist eben die Gefässwand, und zwar zeigt die Intima die stärksten Veränderungen.

Was die allgemeine Wirkung der Röntgenstrahlen betrifft, so konnten auch die Verfasser sehr häufig Fieber nach der Bestrahlung beobachten. Um ferner das Verhalten des Stoffwechsels unter der Bestrahlung zu studiren, wurden an 7 Patienten Stoffwechselversuche angestellt, die stets eine Erhöhung der N-Ausscheidung im Harn ergaben. Wollenberg-Berlin.

Schnée, „Das elektrische Vier-Zellen-Bad". Verlag: „Vier-Zellen-System-Gesellschaft Berlin" 1904.

Aus der Publication ist hervorzuheben, dass das „Vier-Zellen-Bad" von Lossen, v. Noorden, Eulenburg, Schnée u. a. bei den nachstehenden Erkrankungen mit sehr gutem Erfolg angewandt wurde: Arthritis deformans, Arthritis urica, Muskelrheumatismus, cerebrale und periphere Lähmungen (besonders Kinderlähmung) Neuralgien, Anästhesien, Parästhesien, Muskelschwäche, Neurasthenie, Ischias, Nachbehandlung von Kontusionen, Fracturen, Luxationen, Zellgewebsentzündungen, Muskelatrophien und Gelenkversteifungen nach langdauernden Gipsverbänden. Autoreferat.

XI.

Zur Pathologie der Gelenkcontracturen[1]).

Von

J. v. Mikulicz-Breslau.

Meine Herren! Als der Herr Vorsitzende mich einlud, in der heutigen Versammlung das Referat über die Pathologie der Gelenk-contracturen zu übernehmen, setzte mich diese ehrenvolle Aufforde-rung in einige Verlegenheit. Bei dem grossen Arbeitsgebiet der modernen Chirurgie, welchem ich in meiner klinischen Stellung nach den mannigfachsten Richtungen gerecht werden muss, bleibt mir heute leider wenig Zeit übrig, mich mit einer, wenn auch noch so wichtigen Einzelfrage aus dem Gebiete der Orthopädie eingehend zu beschäftigen. Dieses Bedenken wurde indessen leicht zerstreut, als Herr Dr. Ludloff es übernahm, sich in die Arbeit mit mir zu theilen. Mir war seine Mitarbeit um so willkommener, als er sich schon längere Zeit mit diesem Thema beschäftigt hatte.

Ein zweites Bedenken hatte ich, indem ich zweifelte, ob es zweckmässig sei, einen Theil der so kurz bemessenen Zeit des Orthopädencongresses zu einem mehr theoretischen Vortrage zu ver-wenden und dadurch den Raum für den vielleicht wichtigeren Zweck der Versammlung, für die Demonstrationen zu verkürzen. Indessen musste ich nach reiflicher Ueberlegung dem Vorschlag des Herrn Vorsitzenden doch aus voller Ueberzeugung beistimmen. Wenn auch die Orthopädie in ihrer heutigen Entwickelung auf vorwiegend prak-tischen Wegen wandelt, so hat sie doch die Anregung zu vielen ihrer zahlreichen glücklichen Erfolge aus theoretischen Kenntnissen und Voraussetzungen geschöpft. Manche der letzteren haben viel-fach den Charakter von Hypothesen und liegen in ihrer Entstehung Jahre und Jahrzehnte zurück. Es kann deshalb nur von Nutzen sein, sie von Zeit zu Zeit einer Revision zu unterziehen. Es ist nicht zu bezweifeln, dass diese Revision gerade bei der Lehre von den Gelenkcontracturen heute wünschenswerth erscheint. Neben

---

[1]) Vortrag, gehalten auf dem III. Congress der Deutschen Gesellschaft für orthopädische Chirurgie am 5. April 1904.

anderen neuen Untersuchungen sind es namentlich die Befunde der
Röntgenphotographie, von welchen wir auch bei der Lehre von den
Gelenkcontracturen vielleicht neue Aufschlüsse erwarten durften.

Ich habe mich nun mit Herrn Dr. Ludloff derartig in die
Arbeit getheilt, dass ich den allgemeinen, mehr theoretischen Theil
übernommen habe, während er die Einzelheiten vortragen wird, soweit sie durch seine Untersuchungen eine feste Gestalt gewonnen
haben.

Da es den Rahmen eines kurzen Referates weit überschreiten
würde, wenn wir sämmtliche Gelenke in den Bereich unserer Be-
sprechungen ziehen wollten, so haben wir uns auf ein einziges
Gelenk beschränkt und zwar das Kniegelenk. Wenn einmal hier
alle fraglichen Punkte erörtert sind, kann es nicht schwer sein, auch
die Contracturen anderer Gelenke nach ähnlichen Gesichtspunkten
zu untersuchen. Dass das Kniegelenk zum Studium der Gelenkcontracturen besonders geeignet ist, ist einleuchtend. Es wird nur
aus zwei Knochen zusammengesetzt und hat eine relativ einfache
Mechanik. Es liegt so oberflächlich, dass wir von drei Seiten fast
unmittelbar unter der Haut die Veränderungen an den Knochen und
der Kapsel mit dem Auge und der palpirenden Hand verfolgen
können. Aus demselben Grunde gibt die Röntgenphotographie hier
so klare und unzweideutige Bilder, wie bei wenigen anderen Gelenken.
Schliesslich gehören die Kniegelenkscontracturen zu den häufigsten.
die wir beobachten. Ihre praktische Bedeutung ist nicht nur deshalb so gross, sondern weil schon geringe Grade der Contracturen
schwere functionelle Störungen zur Folge haben. Nur einen Nachtheil bietet für unsere Betrachtungen das Kniegelenk, nämlich, dass
sein innerer complicirter Bau sich der directen Beobachtung ent-
zieht und auch durch die Röntgenphotographie nicht dargestellt
werden kann.

Wenn wir uns fragen, was wir unter Gelenkcontractur verstehen, so wird es uns schwer, eine kurze Definition zu geben; und
doch scheint mir dies für eine klare Verständigung bei der Lehre
von den Contracturen nothwendig. Ich möchte die Gelenkcontractur
als eine partielle oder vollständige Aufhebung der activen und
passiven Beweglichkeit eines Gelenkes definiren, jedoch mit dem
Ausschluss der echten Ankylosen, welchen eine feste (knöcherne oder
bindegewebige) Verwachsung der Gelenkenden zu Grunde liegt. Die
strenge Unterscheidung der Ankylose von der Contractur ist in

symptomatischer [1]) und therapeutischer Richtung von so grosser Bedeutung, dass wir an dieser Scheidung auch bei der Nomenclatur festhalten müssen.

Die Röntgenphotographie kann uns nicht immer über die Frage, ob eine wirkliche Ankylose vorliegt, völlig aufklären.

Die Gelenkcontractur besteht sehr häufig nicht nur in einer Feststellung oder Beweglichkeitsbeschränkung des Gelenkes innerhalb der physiologischen Excursionsweite; sie kann namentlich beim Kniegelenk noch mit Stellungsanomalien in pathologischem Sinne verbunden sein, d. h. die Gelenkenden stehen in einer Stellung zu einander, die sie bei intactem Gelenkmechanismus nie einnehmen können. Dieser Zustand wird ganz allgemein als eine Theilerscheinung auch zur Contractur gerechnet; es ist indessen gewiss zweckmässig, ihn schon dem Namen nach von der reinen Contractur zu trennen. Ich möchte vorschlagen, die Contractur im Rahmen der physiologischen Excursionsweite als einfache Contractur zu bezeichnen, bei jeder Deformität in dem angeführten Sinne dagegen von einer complicirten Contractur zu sprechen. Wenn also das Kniegelenk ausser in Beugestellung noch in Genu valgum- oder Subluxationsstellung fixirt ist, hätten wir eine complicirte Contractur vor uns.

---

[1]) Zu einer stricten Unterscheidung der Ankylose von der Contractur ist keineswegs die Untersuchung in der Narkose nöthig, wie vielfach gelehrt wird. Wir besitzen zwei Symptome, die uns die beiden Zustände sicher unterscheiden lassen. Nimmt man eine Bewegung in einem versteiften Gelenke vor, so wird im Falle einer wirklichen Ankylose jede Reaction von Seiten der das Gelenk versorgenden Muskeln ausbleiben. Das Gelenk existirt eben nicht mehr; infolge dessen fällt der reflectorische Reiz auf die Musculatur auch ganz fort. Im Falle einer Contractur dagegen wird, besonders bei schmerzhaften Gelenkaffectionen, selbst der geringste Versuch einer Beugung oder Streckung die Antagonisten in einen Contractionszustand versetzen. Diesen sieht und fühlt man auch deutlich mit der aufgelegten Hand, beim Kniegelenk sowohl an den Beugern als auch an den Streckern.

Ein zweites Symptom ist folgendes: Besteht nur eine Contractur, so sind immer Bewegungen im Gelenk noch möglich, wenn sie auch so geringfügig sind, dass sie sich durch eine gröbere Untersuchung nicht nachweisen lassen. Sie werden bei den gewöhnlichen rohen Bewegungsversuchen sofort durch eine Anspannung der Antagonisten parirt. Man kann aber die Beweglichkeit innerhalb kleinster Excursionen ganz deutlich constatiren, wenn man rasche, oscillirende Bewegungen ohne stärkere Gewalteinwirkung vornimmt; diesen vermögen die das Gelenk versorgenden Muskeln nicht zu folgen.

Wenn wir die Kniegelenkcontracturen nach ihrer Aetiologie
durchgehen, so werden wir die dermatogenen und durch andere
Weichtheilschrumpfungen hervorgerufenen am besten ganz ausser
Acht lassen, weil sie an und für sich zu wenig theoretisches Inter-
esse bieten und auch zum Verständniss der praktisch wichtigsten
Contracturen, der arthrogenen, wenig beitragen. Dagegen werden
wir die primären myo- und neurogenen Contracturen wohl berück-
sichtigen müssen, weil wir an ihnen am besten lernen, wie weit der
Contractionszustand oder aber die functionelle Ausschaltung einzelner
Muskelgruppen allein die Stellung des Gelenkes beeinflussen können.
Herr Dr. Ludloff wird Ihnen mehrere hierher gehörige interessante
Befunde mittheilen.

Das Hauptinteresse haben für uns natürlich die arthrogenen
Contracturen, nicht nur die verschiedenen Grade und Formen derselben, sondern vor allem auch ihre Pathogenese. Es ist schwer,
heute auf diesem Gebiete ganz neue Gesichtspunkte aufzufinden,
seitdem König in seinem klassischen Werke „Ueber die Tuberculose
des Kniegelenks" die Grundlage für unsere heutige Auffassung der
Kniegelenkcontracturen geschaffen hat. Es ist auch kaum möglich,
an der König'schen Lehre in wesentlichen Punkten Aenderungen
vorzunehmen, höchstens kann es sich darum handeln, einzelne
Momente in der Pathogenese der Kniegelenkcontractur mehr in den
Vordergrund zu rücken, als es vielleicht König gethan hat.

A priori werden wir bei den arthrogenen Kniegelenkcontracturen eine dreifache Pathogenese annehmen können. Entweder wird
die Stellung des Gelenks durch die dasselbe bewegenden Muskeln
bestimmt; es liegt dann eine secundäre myogene Contractur vor;
oder aber Veränderungen in der Kapsel und in den Bändern beschränken die Beweglichkeit und zwingen dem Gelenk eine bestimmte
Stellung auf. Wir können in diesem Falle von einer desmogenen
Contractur sprechen. Endlich können Formveränderungen der
knöchernen Componenten des Gelenks die Stellung derselben bestimmen: osteogene Contractur.

Wenn ich im folgenden versuche, diese dreifache Pathogenese
der arthrogenen Contractur zu erörtern, so habe ich vor allem die
tuberculösen Contracturen im Auge, die ja für uns im Vordergrund
des Interesses stehen. Für die Beurtheilung der nicht tuberculösen
arthrogenen Contracturen, namentlich der chronisch-entzündlichen,
gelten im wesentlichen dieselben Gesichtspunkte wie für die tuber-

culösen; doch finden sich bei ihnen wesentliche Abweichungen vom tuberculösen ·Typus, worauf Herr Dr. Ludloff ausführlicher zu sprechen kommen wird.

Wir wollen uns zunächst mit der Frage beschäftigen, welche Bedeutung den ein entzündetes Gelenk versorgenden Muskeln für die Entstehung der Contractur zukommt.

Sie wissen wohl alle, welche wichtige Rolle der reflectorischen Muskelcontraction, speciell der Beuger beim Zustandekommen der Kniegelenkcontractur durch Billroth, Volkmann, Duplay u. A. seinerzeit beigelegt wurde. Auch König räumt den Muskeln in der Pathogenese der Gelenkcontractur eine wesentliche Bedeutung ein, indem er ausdrücklich sagt, dass sich die Bewegungsdefecte im Gelenk unter dem Einfluss des Willens vollziehen.· In dieser allgemeinen Fassung kann die König'sche Anschauung sicher nicht bestritten werden. Was wir heute dagegen in Abrede stellen möchten, ist die Lehre von der reflectorischen Muskelcontractur infolge der Schmerzhaftigkeit des Gelenks. Wir sind vielmehr der Meinung, dass es keines reflectorischen Contractionszustandes bedarf, wenigstens beim Knie nicht, um das Gelenk in Beugestellung zu bringen. Durch eine Erschlaffung sämmtlicher das Knie bewegenden Muskeln allein ist die Entstehung der Contracturstellung in den Initialstadien der Erkrankung genügend erklärt. Es ist das eben die Mittelstellung, bei der nicht nur sämmtliche Muskeln, sondern auch alle zum Kniegelenk gehörigen Weichtheile, insbesondere Kapsel und Bänder, am gleichmässigsten erschlafft sind. Dass dieser Zustand der vollständigen Erschlaffung am meisten die Schmerzen im Kniegelenk herabsetzt, ist leicht verständlich. Die Stellung des Kniegelenks ist dabei ungefähr dieselbe, welche es auch in gesundem Zustand bei vollständiger Erschlaffung und ohne jede Belastung einzunehmen pflegt, z. B. in einem warmen Vollbad. Es ist auch nicht zweifelhaft, dass diese Erschlaffung der Muskeln zunächst von unserem Willen abhängt.

Auch im weiteren Verlaufe der Erkrankung spielen die Muskeln, so lange der Process florid, das heisst das Kniegelenk schmerzhaft ist, keine active Rolle. Nur in einem Falle treten sie wirklich in Thätigkeit und zwar ziemlich energisch; sie sind gewissermassen die Wächter für die Innehaltung der Stellung des Gelenkes, bei welcher es sich im Ruhezustande befindet. Alles, was eine Aenderung dieser Stellung herbeiführt, ruft eine Muskelcontraction im antagonistischen Sinne hervor. Jede ärztliche Untersuchung, wenn sie nicht mit besonderer

Zartheit vorgenommen wird, ist besonders geeignet, solche Muskelcontractionen als unbewusste Abwehrbewegungen hervorzurufen.
Diese Muskelcontractionen treten sicher auch unabhängig vom Willen
auf und können deshalb als reflectorische Abwehrbewegungen angesehen werden. Ohne Zweifel hat die Beobachtung dieser reflectorischen Muskelcontractionen zur Auffassung der activ myogenen
Entstehung der Gelenkcontracturen geführt. Selbstverständlich treten
diese Muskelcontractionen als Abwehrbewegungen auch dann ein,
wenn der Patient das erkrankte Gelenk, so lange es noch schmerzhaft ist, gebraucht oder gar belastet. Dass bei einem belasteten
Hüft- oder Kniegelenk die Muskeln krampfhaft angespannt sind,
um die Ruhelage des Gelenkes nach Möglichkeit zu erhalten, ist
nur verständlich. Wird aber das Gelenk functionell in keiner Richtung in Anspruch genommen, so tritt sofort vollständige Entlastung
aller Muskeln ein.

Erst in den Endstadien, wenn der Kranke beim Gebrauch des
Beins die bestehende Contractur durch active Contractionen des
Quadriceps zu überwinden sucht, kommt der Muskelapparat wieder
in Thätigkeit. Hier beeinflusst er insofern die Form des Knies, als
die forcirten Extensionsbewegungen eine vielleicht vorher noch nicht
bestehende oder nur angedeutete Subluxation der Tibia, oder richtiger
gesagt, Achsenverschiebung von Femur und Tibia hervorrufen.

In späteren Stadien spielen die Muskeln noch eine nicht un-
wichtige Rolle bei der Fixirung einer einmal entwickelten Contractur.
Entsprechend der dauernden Annäherung ihrer Insertionspunkte sind
sie „nutritiv" verkürzt und setzen der Streckung einen passiven
Widerstand entgegen.

In zweiter Linie kann die Pathogenese der arthrogenen Contracturen in Veränderungen der Kapsel und des Bandapparates
liegen. Wir können diese Entstehungsart im allgemeinen als des-
mogen bezeichnen. Bekanntlich hat Bonnet auf Grund von Leichen-
experimenten die Entstehung der Gelenkcontracturen in einseitiger
Weise dadurch zu erklären versucht, dass infolge einer prallen
Füllung der Gelenkkapsel durch Exsudat dem Gelenk die Mittelstellung aufgezwungen wird. Diese Bonnet'sche Lehre ist längst
widerlegt. Wir sehen wiederholt bedeutende acute und chronische
Ergüsse im Kniegelenk, ohne dass die Contracturstellung dem Gelenk
aufgezwungen würde. Ueberdies fehlt in den meisten Fällen von
Kniegelenkcontractur, wenigstens bei der Tuberculose, eine stärkere

Füllung des Gelenkes mit Flüssigkeit. Dass trotzdem die Veränderungen der Kapsel und der Gelenkbänder eine grosse Rolle bei der Gelenkcontractur spielen, ist nicht zu bezweifeln. Im Anfange ist es die Gelenkkapsel, die infolge der entzündlichen Infiltration die heftigen Schmerzen hervorruft. Diese sind selbstverständlich dort am grössten, wo die Kapsel bei der Strecklage am meisten gespannt ist, also an der Beugeseite. Das Gelenk kommt erst dann in einen relativen Ruhezustand, wenn es eine Mittelstellung einnimmt, bei der alle Theile, also auch die hintere Kapselwand möglichst gleichmässig entspannt sind. Uebrigens ist es nicht der Spannungszustand der Kapsel allein, der die Schmerzen hervorruft, sondern die andauernde Unruhe, in der sich das Gelenk infolge des labilen Gleichgewichts zwischen Beugern und Streckern bei einer freiwillig eingehaltenen Strecklage befindet. Ist das Gelenk in vollständiger Strecklage durch Schienen oder Apparate sicher fixirt, so wirkt auch das schmerzstillend. Ohne äussere Fixation tritt die Ruhe im Gelenk offenbar am besten in der Mittelstellung ein. Dass dabei die Art der Lagerung des kranken Beins, die Art seines Gebrauchs bei Gehversuchen, namentlich die Art der etwaigen Belastung eine grosse Rolle spielt, hat König genügend auseinander gesetzt.

Während in den Anfangsstadien die schmerzhafte Gelenkkapsel secundär, durch reflectorische Muskelerschlaffung die Contractur herbeiführt, bestimmt sie im weiteren Verlaufe der Krankheit durch ihre pathologischen Veränderungen direct die Stellung des Gelenks. Infolge von Verdickung und Auflagerung und schliesslich narbiger Schrumpfung verliert sie ihre Elasticität und normale Faltbarkeit und beschränkt dadurch immer mehr die Beweglichkeit des Gelenks. Welche Rolle die geschrumpfte Kapsel bei den Contracturen spielt, geht am besten daraus hervor, dass auch in der Narkose, bei vollständiger Muskelerschlaffung und selbst nach der Tenotomie sämmtlicher Beuger manche Contractur doch nicht ohne Gewalt zu beseitigen ist.

Was die eigentlichen Gelenkbänder betrifft (die Ligamenta Collateralia sowie Cruciata), so haben sie auf die Contracturstellung keinen unmittelbaren Einfluss. Die Befunde bei Gelenkresectionen in vorgeschrittenen Stadien der Gelenktuberculose lehren uns, dass namentlich die Ligg. cruciata den Zerstörungsprocess im Gelenk lange überdauern und mitten in den Granulationsmassen intact bleiben können. Die Gelenkbänder können aber indirect die Stellung des

Gelenkes beeinflussen, sobald die knöchernen Componenten desselben schwer verändert sind. Sie können dann dem Gelenk die Contracturstellung mit. noch mehr Gewalt aufzwingen als eine geschrumpfte Kapsel.

.Ein dritter Grund für die arthrogene Contractur kann in Veränderungen des Knochens liegen. Wir können sie als osteogene Contractur bezeichnen. König hat schon mit aller Klarheit die Veränderungen beschrieben, die an den Gelenkenden eintreten und eine Deformität resp. Contractur derselben herbeiführen können. Soweit es sich dabei um Zerstörungen des Knochens handelt, ist der .Vorgang klar. Es tritt aber auch und gewiss nicht selten das Gegentheil ein: Vermehrtes Wachsthum infolge des Entzündungsreizes, den ein tuberculöser Knochenheerd auf seine Umgebung ausübt. Dies kann zunächst wie bei der Osteomyelitis die Diaphyse betreffen, wenn der Entzündungsheerd bis an den Epiphysenknorpel reicht. Pels Leusden hat jüngst ein vermehrtes Diaphysenwachsthum bei Kindern von 2—9 Jahren nachgewiesen. Noch wichtiger ist das pathologisch vermehrte Wachsthum eines oder beider Condylen — in der Regel handelt es sich dabei um die Femurcondylen. König sagt ausdrücklich: „Es ist mir unzweifelhaft, dass zuweilen dieser innere Abschnitt der Femurcondylen vergrössert ist, dass er mehr wächst." In klarer Weise hat dies Ludloff durch Röntgenbilder von tuberculösen Kniegelenken bei Kindern nachgewiesen. Die Wachsthumsvermehrung kommt natürlich nur bei Kindern und Halbwüchsigen in Betracht, während wir bei Erwachsenen vorwiegend den Zustand der Knochenzerstörung beobachten. In den Röntgenbildern solcher kindlicher Knochen sieht man deutlich bei Vergleich mit der gesunden Seite, dass der Ludloff'sche Epiphysenfleck in der Femurepiphyse infolge der tuberculösen Entzündung blässer erscheint, während die Umgebung und der ganze Condylus eine erhebliche Volumenszunahme erfahren hat. Der pathologisch verdickte Condylus wächst nun nicht nur nach aussen, sondern auch ins Gelenk hinein. Ist nur ein Condylus betroffen, so führt das in der Regel zum Genu valgum, weil der Condylus int. am häufigsten vom primären Krankheitsheerd ergriffen ist. Bei beiderseitiger Wachsthumsvermehrung der Condylen wird der Tibiakopf in toto nach hinten verschoben, wodurch die charakteristische Subluxationsstellung erzeugt oder soweit sie schon vorhanden war, noch vermehrt wird.

Wir haben bei den bisherigen Erörterungen stillschweigend

angenommen, dass das erkrankte Gelenk sich selbst überlassen und vor allen äusseren Schädlichkeiten bewahrt geblieben ist. Dies wird jedoch in Wirklichkeit kaum je beobachtet werden. Fast immer wird die Stellung des Gelenks noch secundär durch äussere Schädlichkeiten beeinflusst. Diese liegen einmal in den Versuchen des Patienten selbst, sein Bein trotz Contracturstellung zu gebrauchen und sich damit fortzubewegen, mit oder ohne Belastung des Knies. Das andere Mal sind es die therapeutischen Versuche des Arztes, der Contractur entgegenzuarbeiten.

In Bezug auf diese secundären, mechanischen Momente in der Pathogenese der Gelenkcontracturen ist zu dem, was uns König gelehrt hat, kaum etwas Neues hinzuzufügen.

Meine Herren! Bevor ich das Wort Herrn Dr. Ludloff überlasse, möchte ich mit einigen Worten noch auf die praktischen Consequenzen der von uns vertretenen Gesichtspunkte zu sprechen kommen.

Unsere Betrachtungen haben uns ebenso wie alle praktischen Erfahrungen gezeigt, wie gering die Kräfte sind, durch welche eine Contractur in der ersten Zeit ihrer Entstehung festgehalten wird gegenüber den enormen Widerständen, die wir in späteren Stadien zu überwinden haben, wenn wir die Contractur beseitigen wollen. Die Prophylaxe ist hier also von grösster Bedeutung; noch im ersten Beginn müssen wir die Entstehung der Contractur zu verhindern suchen. Später können wir häufig nur mit langwierigen, umständlichen Apparaten oder gar nur mit schweren operativen Eingriffen zum Ziel kommen. Die grösste Schwierigkeit beim Redressiren der Kniegelenkcontracturen bieten die Volumenszunahme der Condylen infolge primärer, ossaler, tuberculöser Heerde; um auch dieser Complication vorzubeugen, müsste man den tuberculösen Knochenheerden, welche die Hypertrophie der Condylen hervorrufen, noch in einem frühen Stadium isolirt beikommen. Wir haben es in der letzten Zeit mehrere Male versucht, diese Knochenheerde, nachdem sie röntgographisch sicher gestellt waren, extraarticulär mit dem scharfen Löffel zu entfernen, ein Verfahren, wie es schon seit einiger Zeit ein College in Buffalo, dessen Name mir augenblicklich entfallen ist, übt. Ob ein solches Verfahren den gewünschten Erfolg herbeiführen wird, kann selbstverständlich erst eine mehrjährige Beobachtung lehren.

XII.

Die Pathologie und Therapie der Gelenkcontracturen[1]).

Von

H. Gocht-Halle a. S.

Mit 5 in den Text gedruckten Abbildungen.

Vom Herrn Vorsitzenden ist mir der Auftrag geworden, so eingehend, aber auch so kurz als möglich die rein orthopädischen Behandlungsmethoden bei Gelenkcontracturen vor Ihnen zu skizziren. Ich bitte nun, im Hinblick auf meine folgenden Ausführungen nicht missverstanden zu werden. Unsere therapeutischen Massnahmen hängen in jedem einzelnen Falle von so viel Factoren ab, dass es falsch wäre, sich ein für allemal auf eine einzige Behandlungsmethode einzuschwören.. Jede extreme Einseitigkeit in der Therapie ist vom Uebel. Die operative und die orthopädische Chirurgie haben Hand in Hand zu gehen, um so nach unserem besten Wissen und Können die bestmöglichen Ziele zu erreichen.

Dies musste ich vorausschicken, ehe ich mich nunmehr gerade bezüglich der Behandlung der Gelenkcontracturen als Anhänger der mehr orthopädischen Behandlungsmethoden erkläre. Ich thue dies im Hinblick auf meine eigenen guten Erfahrungen und besonders, weil zweifellos sich unser Augenmerk von vornherein bei jeder Gelenkerkrankung darauf richten muss, neben der Heilung der Gelenkerkrankung die sich meist sofort ausbildenden Contracturstellungen aufzuhalten und sie so weit zu beseitigen, dass das erkrankte Gelenk durch unsere Massnahmen nur günstig beeinflusst wird.

Wir haben aber bei der Behandlung nicht allein die primären Contracturzustände zu berücksichtigen. Ebenso häufig stehen wir den secundären Folgezuständen derselben gegenüber, nämlich allen den Schrumpfungsprocessen, die in den contrahirten Muskeln selbst und in den das Gelenk umgebenden Bändern, Fascien etc. einsetzen; und ferner den Verwachsungen, welche sich im Gelenkinnern

---

[1]) Vortrag, gehalten auf dem III. Congress der Deutschen Gesellschaft für orthopädische Chirurgie am 5. April 1904.

an der Kapsel und an sich berührenden und pressenden Knorpelflächen etc. etabliren. Kurz gesagt, ich fasse mein Thema so auf,
dass ich Ihnen kurz unsere orthopädischen Massnahmen rekapitulire,
wie sie sich mir nach und nach als die besten gezeigt haben zur
Verhütung und Beseitigung der primären Gelenkcontracturen und
zur Beseitigung der secundären contracten Gelenkzustände, also der
Schrumpfungsresultate und der im Gelenkinnern entstandenen Verwachsungen fibröser Art.

Mein Thema umfasst also im engeren Sinne die Therapie
der Stellungs- und Beweglichkeitsanomalien, welche
durch Gelenkentzündung hervorgerufen werden und
nach denselben zurückbleiben.

Unsere orthopädisch-therapeutischen Massnahmen hängen
von den verschiedensten Factoren ab. Wir müssen im Stande
sein zur Erkenntniss und Beurtheilung der im Einzelfall vorliegenden
Gelenkerkrankung; ferner müssen wir uns gegenwärtig halten den
pathologisch-anatomischen Zustand im ganzen Bereiche der Erkrankung; und von beidem und der Erfahrung ist wiederum abhängig, wie wir im Hinblick auf die Prognose, auf das bestmögliche
Resultat die Behandlung einzuleiten haben.

Alle unsere Massnahmen haben demgemäss, begründet durch
eine sachgemässe Diagnose, das Grundübel zu beseitigen und gleichzeitig die Contracturzustände der Gelenke möglichst günstig zu beeinflussen.

Der Aetiologie kann ich hier nicht näher treten, ich will nur
daran erinnern, dass im allgemeinen die schmerzhaften Gelenkentzündungen die grösste Neigung zu Contracturen haben, während die
chronisch deformirenden und destruirenden Gelenkerkrankungen seltener dazu führen.

Aber die ersteren überwiegen bei weitem.

Auch wollen wir uns daran erinnern, dass nach den vorliegenden Statistiken mindestens 50—60 % aller Gelenkcontracturen auf
Grund eines tuberculösen Gelenkleidens entstehen.

Welche orthopädischen Massnahmen stehen uns nun
zur Verfügung, um die Gelenkcontracturen primärer und secundärer
Art zu bekämpfen und gleichzeitig dem Grundübel zu steuern?

Darauf lässt sich nicht so direct antworten, vielmehr müssen
wir uns vorher erinnern, welche Contracturstellungen in den einzelnen Gelenken die typischen sind, und ferner welche Stellungen

der einzelnen Gelenke für den Patienten zur späteren Benutzung am günstigsten sind, falls das betreffende Gelenk in fester Versteifung bleiben sollte.

Wir wissen, dass im grossen und ganzen normaliter die Extremitätengelenke in der Ruhe einen gewissen Beugegrad einnehmen, dass in Beugestellung die Muskeln am meisten erschlafft sind, dass die Flexoren überhaupt das Uebergewicht haben über die Extensoren, dass die Extensoren schneller zur Atrophie neigen, dass auch die Schwere der einzelnen Gliedabschnitte mehr Beugestellung befürwortet, dass schliesslich die Gelenke in leichter Beugestellung die höchste Capacität haben. Aus allen diesen Gründen überwiegt an den Extremitäten die Beugecontractur, d. h. die Flexoren sind es, welche die ersten Spuren von anhaltender pathologischer Contraction zeigen.

So stellen sich die Zehen fast regelmässig in Beugecontractur.

Am entzündeten Fussgelenk kommt es besonders schnell zur Valgusstellung und durch die Schwere des Fusses zur Volarflexion.

Das Kniegelenk stellt sich stets in Beugestellung, derart, dass sich zu der Flexion noch eine Rotation des Unterschenkels nach aussen und ein Nachhintensinken des ganzen Unterschenkels hinzugesellt.

Am Hüftgelenke entwickelt sich mit einer gewissen Regelmässigkeit bei der Entzündung zuerst eine Beuge- und Abductionsstellung und Aussenrotation, später gesellt sich zu der eventuell fortgeschrittenen Beugestellung die Adduction und Innenrotation.

Die Fingergelenke stellen sich in der Mehrzahl der Gelenkentzündungen in Beugestellung, hin und wieder auch in Streckstellung.

Am Handgelenk entwickelt sich meist eine abnorme Volarflexion, dabei stehen dann die Finger mehr oder weniger gestreckt.

Das Ellenbogengelenk stellt sich in Beugestellung in einem Winkel von 120—135°; dazu kommt meist eine ausgesprochene Pronationsstellung.

Am Schultergelenk kommt es am häufigsten zu einer leichten mittleren Abductionsstellung mit starker Behinderung der Innenrotation.

Fast alle diese aufgeführten Contracturstellungen sind nun, falls eine feste Verwachsung der erkrankten Gelenkteile eintreten sollte, für die beste Function und für das beste kosmetische Resultat ungünstig; wir wollen vielmehr:

das Schultergelenk in der diagonalen Richtung zwischen Frontal- und Sagittalebene abducirt und nach innen rotirt,

das Ellenbogengelenk rechtwinklig gebeugt und bei Frauen dabei den Vorderarm möglichst supinirt, bei Männern in einer Mittelstellung zwischen Pronation und Supination, so dass Daumen und Zeigefinger nach oben sehen,

das Handgelenk in Streckstellung oder ganz mässiger Beugestellung, eher etwas abducirt als adducirt,

die Fingergelenke im allgemeinen gebeugt, so dass der Faustschluss möglich ist,

das Hüftgelenk bei grösserer Verkürzung abducirt, ganz wenig gebeugt und in mittlerer Rotationsstellung (Fuss geradeaus), bei geringer Verkürzung weniger abducirt, etwas mehr gebeugt,

das Kniegelenk bei grösserer Verkürzung ganz gestreckt, bei ganz geringer Verkürzung ein klein wenig gebeugt,

das Fussgelenk bei geringer Verkürzung rechtwinklig in Mittelstellung zwischen Pro- und Supination (bei jeder grösseren Verkürzung in einer Plantarflexion, so dass die Verkürzung durch Zehenschuh ausgeglichen werden kann),

die Zehen in möglichster Streckstellung.

Aus diesen Betrachtungen ergibt sich von selbst, welche Transformirungen die einzelnen Gelenke durchmachen müssen, um aus der contracten Stellung in die gewünschte überführt zu werden.

Und damit komme ich zu unserer Hauptfrage zurück. Die Antwort zerfällt in drei verschiedene, je nach dem Zustande des betroffenen Gelenkes:

1. Ist das Gelenk noch entzündet und contract, so wird dasselbe im allgemeinen zunächst durch irgend einen immobilisirenden Verband ruhig gestellt. In den folgenden Tagen und Wochen, wenn die Schmerzen nachgelassen haben und der sonstige Allgemeinzustand ein guter ist, wird die Contractur ganz allmählich und sehr vorsichtig in der einzelnen Sitzung dosirt unter Zug ausgeglichen, ohne dass Patient dabei über Schmerzen zu klagen hat; also ohne Narkose.

Gleichzeitig werden, dem jeweiligen Krankheitsfalle entsprechend, innere Mittel angewandt und der allgemeine Kräftezustand des Patienten in jeder Weise zu heben versucht.

2. Ist dagegen die eigentliche Gelenkentzündung abgelaufen, so entscheidet die genaueste Untersuchung, das Röntgen-

bild und die Anamnese, ob sich der betreffende Gelenkzustand für eine rein orthopädische Ueberführung in eine functionell brauchbare Stellung eignet, oder ob gleichzeitig Sehnen-, Muskel- oder Knochenoperationen in ihr Recht zu treten haben. Den Ausschlag gibt eventuell erst eine Narkosenuntersuchung.

Eignet sich der Fall für rein orthopädische Behandlung (d. h. in der Hauptsache: hat der Contracturzustand nicht zu einer knöchernen Verwachsung geführt), so wird das Gelenk zunächst durch Application der bekannten allgemeinphysikalischen Agentien (besonders der Wärme) vorbereitet; die Weichtheile werden möglichst nachgiebig gemacht, und sobald sich die Nachgiebigkeit unter einem Zugverband documentirt oder vermuthet werden darf, dann schreiten wir zum Anlegen eines immobilisirenden Verbandes. In diesem wird wieder in verschiedenen Sitzungen mit Zwischenräumen von Tagen oder Wochen die betreffende Ueberführung des Gelenkes in die gewünschte Stellung vorgenommen, und zwar mit der gleichen Vorsicht und langsamen Dosirung, meist ohne Narkose und mit möglichst wenig Schmerzen für den Patienten. Sollte schon vorher feststehen, dass die Schrumpfung der contracten Muskeln eine zu hochgradige ist, so müssen dieselben vorher offen durchschnitten werden. Auch dann führe ich die entsprechende Richtung des Gelenkes nachträglich allmählich aus, übertreibe also die Correctur zuerst nicht zu sehr.

In diesen beiden unter 1. und 2. geschilderten Fällen ist dann in der Zwischenzeit nach einem vorher gefertigten Modell irgend ein Hülsenapparat gefertigt, dessen Charniere an dem erkrankten Gelenke zunächst feststehen und erst probeweise geöffnet werden, wenn das Gelenk keine Spur von Schmerzen und Entzündung mehr zeigt, oder wenn die Immobilisation entsprechend der Schwere der vorherigen Contractur lange genug fortgesetzt worden ist (im allgemeinen also 2—12 Monate). Erst wenn keine Schmerzen mehr bestehen, lasse ich den Patienten mit dem Gipsverband oder dem Apparate aufstehen.

3. Liegt der Fall aber so, dass nur Gelenksteifigkeiten vorhanden sind, z. B. bei den verschiedenen rheumatischen (nicht tuberculösen) Arthritiden und Polyarthritiden, so tritt die grosse Reihe der übrigen orthopädischen Massnahmen im weiteren Sinne: Massage, Gymnastik, Bewegungsapparat, und die Application der physikalischen Agentien in Kraft. Während ich also bei tuberculösen Contracturzuständen nach deren Beseitigung die Rückkehr der Be-

weglichkeit diesen Gelenken selbst überlasse, unterstützt durch die ausgezeichnete B i e r'sche Stauungshyperämie (Stauung täglich 1 bis 2 Stunden), werden die übrigen nach Gelenkrheumatismus, Arthritis deformans, Gonorrhoe, sonstigen Infectionskrankheiten zurückbleibenden Beweglichkeitsanomalien einer sorgfältigen Behandlung unterzogen. Darüber gleich das Nähere.

Die Grundprincipien einer sorgsamen orthopädischen Behandlung bei Gelenkcontracturen sind also folgende:

1. Solange das Gelenk noch entzündet und schmerzhaft ist, muss es in möglichst absoluter Ruhe immobilisirt werden.

2. Die Redressirung des entzündeten contracten Gelenkes wird ganz allmählich, Schritt für Schritt im Laufe von Wochen ohne Narkose, ohne Schmerzen ausgeführt.

3. Die Redressirung wird derartig ausgeführt, dass die Gelenkenden während des Actes durch Zug vom inneren Druck möglichst entlastet, also distrahirt werden.

4. Diese Distraction muss durch den Verband auch nach Beendigung des eigentlichen Redressionsactes aufrecht erhalten werden.

5. Ist die gewünschte Redressionsstellung erreicht, wird das Resultat in einem inzwischen gefertigten Schienenhülsenapparat unter weiter wirkendem Zug und Distraction erhalten.

6. Ein contractes, nicht mehr entzündliches Gelenk wird nach denselben Principien unter Einleitung der ersten Streckung durch vorherige erhitzende Verbände oder Mittel und unter eventueller Zuhilfenahme der Narkose behandelt. Auch hier werden die Redressionen mit grosser Vorsicht und Schonung vorgenommen.

7. Tuberculöse Gelenkversteifungen mobilisire ich nicht.

8. Sonstige Gelenkversteifungen werden möglichst mobil gemacht.

In diesen mehr allgemeinen Ausführungen sind alle unsere orthopädischen Massnahmen enthalten, und ich will nunmehr zu einer Besprechung der nothwendigen Einzelheiten kurz übergehen.

Die Immobilisirung eines Gelenkes erzielen wir am schnellsten und sehr exact mit Hilfe eines Gipsverbandes an den grösseren Gelenken, an den kleinen Finger- und Zehengelenken am besten mittelst leichter, biegsamer Metall- oder Spiralschienen (nach Heusner), die unter geringer Polsterung dem Finger und der Hand mit schmalen Stärkebinden angewickelt werden.

Zug oder Distraction an einem Gelenke wird erreicht durch

einen Zugverband, angelegt entweder mittelst eines breiten, halt-
baren, gut klebenden Zinkpflasters oder Heftpflasters, noch besser
mittelst des von Heusner angegebenen Filzstreifenverbandes und
seiner Klebemasse.

> Cerae flavae 10,0,
> Resinae Damarah & Colophon. āā 10,0,
> Terebinth. 1,0,
> Aether., Spir., Ol. Terebinth. āā 55,00.

Lange-München empfiehlt als Klebemasse den bekannten
Zinkleim.

Der Zug wird ausgeübt durch Gewichte. Ferner können Ga-
maschen für Zugverbände, desgleichen einfache breite Schlingen verwandt werden, letztere, sobald es sich um Zug handelt, in einer
Richtung schräg oder senkrecht vom Gliede weg.

Indessen scheint mir zweifellos eine Distraction bei Immobilisation werthvoller zu sein; das erreicht man in ausserordentlich vollkommener Weise durch den gleich zu beschreibenden combinirten Zuggipsverband oder später durch einen entsprechenden
Schienenhülsenapparat, an dem die nothwendigen besonders gestalteten
Charniere angebracht sind.

Um nämlich einen Zug, z. B. auf das kranke Kniegelenk, auszuüben, der auch im Gipsverband und während des Redressirens fort-
wirkt, habe ich mir auf einfache und dabei äusserst wirksame Weise
geholfen. Ich lege dem betreffenden Unterschenkel, etwas oberhalb
der Kniegelenkslinie beginnend, unter Polsterung der beiden Malleolen
einen regelrechten Zugverband an mit recht breitem Spreizbrett unten
zum Auseinanderhalten. Patient lagert auf einer Beckenstütze, und
das ganze Bein sammt Fuss wird mit guter Polsterwatte umwickelt,
unter das Tuber ischii und gegen die Schambeinweichtheile kommt
ein Stück Filz. Nunmehr wird ein sorgfältiger Gipsverband angelegt und zwar zunächst beginnend etwas oberhalb der Malleolen;
derselbe braucht unten nicht zu fest anzuliegen, muss aber gegen
Tuber und Schambein sorgsam anmodellirt werden. Schliesslich
wird das Bein an dem Spreizbrett allein gehalten oder auf einem
Zugtisch (Schede, Heusner) an demselben extendirt und der Gipsverband um den Fuss herum vollendet. Das Pflaster oder die Filzstreifen schauen dann unten neben den Malleolen durch den Gips
hindurch (Fig. 1) und werden nach dem Trocknen hier nicht losgelassen.
Hört also der Zug auch unten auf, er bleibt bestehen durch das

Eingegipstsein der Zugstreifen rechts und links. Die Folge ist, dass trotz des stärksten Zuges an dem Fuss und Unterschenkel nie eine Belastung des Fussspanns eintritt und eben so wenig ein Druck hinten oberhalb der Ferse, beides Punkte, die in den früheren Gipszugverbänden ausserordentlich gefährdet waren. Im Gegentheil, der Fuss kann so lose gegipst werden, dass er im Fussgelenk Bewegungen geringen Grades ausführt. Wenn Sie sich erinnern, dass uns Herr Codivilla im vorigen Jahre mittheilte, er schlage einen Nagel durch das Fersenbein, an dem der Gipsverband Halt gewinne gegen den Decubitus, so werden Sie das Schonende und Wirksame dieser einfachen Combination von Gips- und Zugverband recht ermessen. Ich bemerke dazu, dass ich diesen Zuggipsverband nunmehr seit ³⁄₄ Jahren anwende und noch nicht ein einziges Mal auch den leisesten Druck bei stärkstem und andauerndem Zug gehabt habe.

Fig. 1.

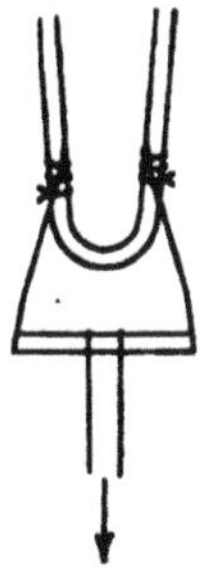

Ist nun dieser Verband hart und hat Patient in seinem contracten Kniegelenk keine Schmerzen mehr, nach Tagen, eventuell nach Wochen, so säge ich den Verband etwas unterhalb der eigentlichen Kniescharnierlinie auf und zwar hinten bis halb nach vorn jederseits geradlinig, vorn halb ovalär; ziehe ich nun ganz leise am Unterschenkelgips, so tritt sofort eine leichte Streckung ein im Kniegelenk, die ich nur so weit ganz vorsichtig fortsetze, als mir für das erste Mal genug erscheint, die ich sofort sistire, wenn Patient Schmerzen äussert. Hinten in den klaffenden Schlitz kommen nach Gersuny's Vorgang Korkstücke. Das Resultat wird mit einer Stärkebinde fixirt. Der Fuss rutscht nun nicht nach oben, wie er es in allen früheren Verbänden bei mir that, und die Tibiagelenkfläche bleibt distrahirt von den Femurcondylen. Wie wir uns bei hochgradigen Kniecontracturen der zu fürchtenden oder schon eingetretenen Subluxation der Tibia nach hinten gegenüber zu verhalten haben, sei später kurz skizzirt.

Dass sich zu den geschilderten Fixations- und Redressionsverbänden auch andere Materialien verwenden lassen, das nur nebenbei.

Ferner lassen sich in den Gipsverband, der nachträglich zum Redressiren mitbenutzt werden soll, in der Achse des zu behandelnden contracten Gelenkes Charniere einlegen; der Gips wird zu dem Zwecke, wie oben geschildert, hinten geradlinig, vorn halbovalär,

mondsichelförmig, aufgeschnitten. Denn es ist besser, den vorderen
Schnitt nicht einfach so (Fig. 2) anzulegen, wie das gewöhnlich
geschieht. In allen schwereren Fällen, wo man ein Ausweichen des
Kniegelenkes nach vorn noch besonders hintanhalten will, legt
man den breiten Schnitt vorn so an wie in Fig. 3;
dann ist der sicherste Halt gewäbrleistet.

Fig. 2.

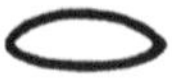

Dass die Gipsverbandredressionen auch Nachtheile
haben, unterliegt keinem Zweifel; vor allem die, dass
das zu redressirende Gelenk der Inspection unzugänglich ist und
dass ein oder mehrere Nachbargelenke zeitweilig mit festgestellt
werden müssen. Wenn uns Sayre erzählt, dass ein Patient mit
einseitiger coxitischer Contractur durch Ruhiglagerung so
weit kommt, dass die Coxitis heilt, dass aber gleichzeitig
fünf andere Gelenke, nämlich das andere Hüftgelenk, die
beiden Knie- und die beiden Fussgelenke ankylosirten,
so ist das ein trauriges Zeichen, wohin eine sinnlose zu
langdauernde Mitimmobilisirung von Nachbargelenken
führen muss und kann.

Fig. 3.

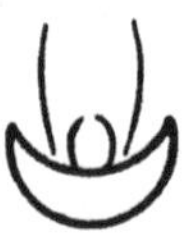

Ausser den Zugverbänden und den festen Verbänden haben
wir nun noch die Möglichkeit, mittelst der Ihnen allen bekannten
Schienenhülsenapparate die nothwendigen Fixations- und Redressions-
acte auszuführen. Und die Vortheile der in höchster Vollkommenheit von Hessing angegebenen Apparate sind so hinlänglich bekannt, dass ich sie hier nicht alle einzeln zu wiederholen brauche.
In meiner „orthopädischen Technik" haben dieselben eine
eingehende Würdigung erfahren. Man muss nur durch ein paar besondere Schrauben dafür sorgen, dass Patienten oder Angehörige nicht,
zu Hause angekommen, den Apparat selbständig lösen oder lockern
können zu einer Zeit, wo nach der Beseitigung einer Contractur das
betreffende Gelenk noch feststehen muss. Solch richtig und gut
gearbeiteter Apparat sitzt exact, ohne zu drücken; er fixirt oder
redressirt aufs Genaueste; dabei ist er leicht, haltbar, bequem anzulegen und zu entfernen; er schliesst nur so viel von der Körperober-
fläche ein, als unbedingt unter Gewährleistung aller anderen Gesichtspunkte nöthig ist. Es werden ferner vor allem immer nur so wenig
Gelenke festgestellt und damit von der Function ausgeschlossen, als im
Interesse der sonstigen Erfordernisse von Fixirung und Entlastung
unbedingt nöthig ist. Gummizüge, Federn, Spiralfedern (Heusner),
Schrauben oder andere elastische Vorrichtungen können mit Wirkung

nach den verschiedensten Richtungen an den Schienenhülsenapparaten angebracht werden, um so direct Stellungsveränderungen von contracten Gelenken allmählich zu erzwingen. Dabei ist es möglich, die Distractionswirkung noch jeden Augenblick, während der Schienenhülsenapparat dem Körper anliegt, zu variiren.

Wenn also heut zu Tage noch ein Chirurg die gute Beschaffenheit und Wirkung der Schienenhülsenapparate nicht anerkennt und würdigt, dem ist nur zu helfen, wenn er vielleicht gelegentlich die Vortheile eines solchen am eigenen Leibe erfahren sollte.

Ich erinnere nochmals daran, dass man bei den frischen und älteren Contracturen nach Tuberculose ausgiebigen Gebrauch machen soll von der Bier'schen Stauung; das lässt sich in den Schienenhülsenapparaten sehr bequem machen, besonders nunmehr, nachdem Henle [1]) vor wenigen Tagen seinen ausserordentlich bequem zu handhabenden Hohlschlauchgebläseapparat der Oeffentlichkeit übergeben hat (Stauung täglich 1—2 Stunden bei Tuberculose, bei gonorrhoischen Versteifungen 10—12 Stunden).

Ich hatte oben erwähnt, dass man sich die schon älteren Contracturstellungen der Gelenke zur Streckung im Zuggipsverband durch die verschiedenen bekannten äusseren Hitzemittel gewissermassen vorbereitet und weich macht. Ich muss dies hier noch einmal hervorheben. Wir verwenden dazu vorbereitend die Bier'schen Heissluftkästen, in denen die Gelenke täglich 1 Stunde durchheizt werden. Die Hitze, die Hyperämie etc. helfen in vielen Fällen wesentlich. Sehr empfehlenswerth scheinen auch die jetzt sehr vervollkommneten Bier'schen [2]) Saugapparate zur Hervorrufung einer Hyperämie zu sein; ich habe dieselben neulich eingehend besichtigt und an mir selbst probirt; dabei konnte ich mich von der enormen Redressionskraft derselben unter Hyperämie überzeugen.

Ich möchte Ihnen nun noch einen Verband warm empfehlen, den Langemack in meiner Privatklinik eingeführt hat, das ist der sogen. Hedeverband. Hede oder Werg, ein Abfall von Hanf und Flachs, wird vom Volk als Rheumatismusmittel benutzt. Der Verband wird folgendermassen angelegt. Die Haut wird tüchtig mit Vaseline eingefettet bis 25 cm oberhalb und 25 cm unterhalb des

---

[1]) Centralbl. f. Chirurgie 1904, Nr. 13 S. 381. Lieferant: Georg Haertel, Breslau.

[2]) Lieferant: Eschbaum, Bonn a. Rh.

Gelenkes, z. B. am Ellenbogengelenk. Dann wird eine 10 cm dicke Schicht Hede rings um das Gelenk bis 20 cm oberhalb und unterhalb gewickelt und das Ganze mit einem Stück alter Leinwand bedeckt. Die Leinwand ist auf der inneren Fläche durch Aufstreichen von grüner Seife mittelst eines Holzspatels in dünner Schicht für Feuchtigkeit und Luft undurchdringlich gemacht. Die Leinwand kommt also mit der Seifenseite auf die Hede und wird fest angezogen, so dass alle Hede bedeckt ist; die Seitenränder der Leinwand ohne Seife legen sich der gefetteten Haut an. Das Ganze wird mit Bindentouren dem Ellenbogengelenk fest anbandagirt. Unter diesem Langemack'schen Verband setzt nun langsam eine ganz bedeutende Wärmeentwickelung ein, die sich besonders am 2. und 3. Tage steigert. Während der Verband anliegt, muss der Patient sein Gelenk fleissig bewegen, ausserdem werden methodische zunehmende Bewegungen passiv mit dem Gelenk 2—3mal täglich vorgenommen. Solcher Verband bleibt gewöhnlich 4 Tage liegen, dann wird ein Tag pausirt, inzwischen das Gelenk in Watte gewickelt; und so folgen sich eventuell 2—3 Hedeverbände. Es ist ganz erstaunlich, wie in solchem Verbande die Gelenksteifigkeiten und die geschrumpften Weichtheile am Gelenk nachgeben. Der Verband ist so billig und so wirksam, dass er der weitesten Verbreitung würdig ist.

Wenn ich oben unter 7. sagte: Tuberculöse Gelenke mobilisire ich nicht, so soll das heissen, ich mache mit den redressirten tuberculösen Gelenken keine Experimente mit Bewegungsapparaten oder manuellen Bewegungsversuchen. — Nach sonstigen Gelenkerkrankungen resultirende Versteifungen greife ich mit den üblichen Mitteln an: Langemack'sche Hedeverbände bei schweren Fällen, Bier's Heissluftkästen, Fango, heisse Sandbäder in leichteren Fällen, dazu Massage zur Kräftigung der atrophischen Muskeln, active Uebungen nach Commando, activ-passive Uebungen an Pendelapparaten, Hülsenapparate mit abwechselnd verschiedenartigem Zug. Auch der galvanische und faradische Strom kann bezüglich der Musculatur das Seinige thun.

Ich möchte zum Schluss noch kurz auf die einzelnen Gelenke eingehen, bezüglich der Methoden, die ich mir angeeignet habe und die ich als gut und brauchbar empfehlen kann.

Fussgelenk in Volarflexion contract: Ich fasse mir nach Polsterung mit zwei Lagen der bekannten Wiener Watte[1]) den Fuss

---

[1]) Lieferant: Moritz Böhme, Berlin, Oranienburgerstr.

über dem Dorsum und über der Achillessehne mit zwei sich kreuzenden
5 cm breiten halbcirculären Bindenzügeln und lege in der fehlerhaften
Stellung einen exacten Gipsverband an von den Zehenspitzen bis zum
Kniegelenk.   Die heraushängenden Binden-
enden haften fest im Gips.   Wenn der Gips
hart ist und keine Schmerzen mehr bestehen,
Einschnitt hinten im Halbkreis in Malleolen-
höhe geradlinig, vorn auf dem Dorsum ovalär
(Fig. 5).   Derartig fortgesetzte Redressionen
bis zum rechten Winkel.   Danach Schienenhülsenapparat.

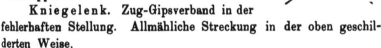

Fig. 4.

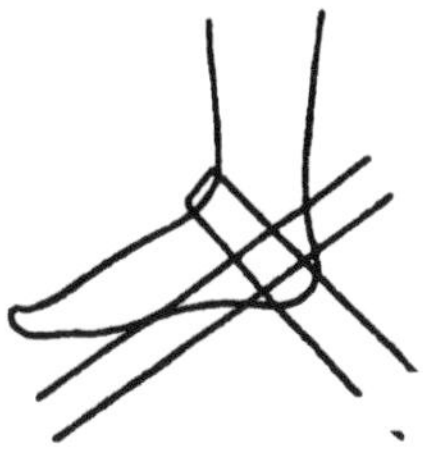

Fig. 5.

Kniegelenk. Zug-Gipsverband in der
fehlerhaften Stellung.   Allmähliche Streckung in der oben geschilderten Weise.

Bei hochgradigeren, mit Subluxation einhergehenden Fällen wird die Schiene von Braatz im Gipsverband verwendet und danach die Hoffa'sche Antisub-
luxationsschiene oder die Engel'sche Schiene.

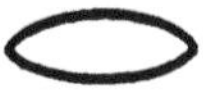

Beweglichkeit wird im Fuss und Kniegelenk erst eingeleitet,
wenn bei Belastungs- und bei seitlichem Druck auf die Gelenklinien
kein Schmerz mehr eintritt.

Hüftgelenk. In fast allen Fällen haben wir es hier mit den
Folgen von tuberculöser Coxitis zu thun und nur in den seltensten
Fällen ist es zu knöchernen Verwachsungen des Femurkopfrestes
mit dem Hüftbein gekommen.   Ich selbst erinnere mich an keinen
einzigen Fall; dagegen führen die osteomyelitischen und rheumatischen
Processe häufig zur knöchernen Ankylose.

Demgemäss werden wir also in der grossen Mehrzahl der Fälle
mit dem unblutigen Redressement nach Dollinger auskommen.

Ich halte das rein orthopädische Vorgehen bei Hüftgelenkscontracturen noch während des entzündlichen Stadiums und ebenso
nach Ablauf des eigentlich entzündlichen Stadiums für ein ausserordentlich dankbares.   Nur muss man sich stets gegenwärtig halten,
mit der Dosirung der Kraft recht vorsichtig zu sein.   Bei allen
frischen, floriden Fällen, in denen noch Schmerzen bestehen, aber
die Schrumpfung der das Gelenk umgebenden Weichtheile noch keine
bedeutende ist, lässt sich die Beuge- und Adductionscontractur (von
dem ersten Stadium der Abductionscontractur sehe ich ganz ab) noch
verhältnissmässig sehr leicht ausgleichen.   Patient bekommt nach

Herstellung eines Gipsabgusses des Beins einen Gipsverband von den
Zehenspitzen bis über den unteren Rippenbogen mit sorgfältiger
Anmodellirung am Becken, am Tuber, am Schambein, und zwar in
der fehlerhaften Stellung. Haben bei Bettruhe die Schmerzen nach
5—10 Tagen aufgehört, dann wird nach entsprechenden lineären
und ovalären Einschnitten im Bereich des Hüftgelenks leicht redressirt ohne Narkose, möglichst ohne dass es zu Schmerzen kommt.
So wird die Deformität im Laufe der nächsten 2 Wochen ausgeglichen, soweit es dieser Verband zulässt; eventuell muss noch
ein zweiter Verband das Resultat vervollständigen, bis der Schienenhülsenapparat mit sorgfältigst gearbeitetem Beckentheil und Exten-
sionslasche am Fuss angelegt wird.

Ich will noch betonen, dass ich jedesmal, wenn schwerere Deformitäten auszugleichen sind, den combinirten Zuggipsverband anwende. Aufstehen dürfen die Patienten wieder erst, wenn die
Schmerzen ganz beseitigt sind.

In allen den Fällen nun von Hüftgelenkscontracturen, in welchen
die Entzündung abgelaufen ist und eine mittelschwere Deformirung
vor uns liegt, wende ich das Verfahren an, wie es Dollinger zuerst
angegeben hat; die Hüftgelenksredression wird vorgenommen, während Patient auf zwei Eisenstangen liegt und nachdem zuerst der
Thorax und das Becken bei fehlerhafter Haltung des Beins sorgfältigst eingegipst sind. Ich möchte nur dabei wieder einiges betonen:

1. Langsame, allmähliche, auf 2—3—4 Sitzungen vertheilte
Redression mit Zwischenräumen von 6—10 Tagen, je nachdem
Schmerzen auftreten.

2. Bei allen Fällen, wo eine pathologische Rotationsstellung des
ganzen Schenkels oder des Fusses zu überwinden ist, und eines von
beiden ist fast stets der Fall, muss der Fuss mit in den Verband hinein.

3. Bei allen sehr schweren Contracturen, besonders bei den
mitunter vorkommenden sehr widerspenstigen Abductionscontracturen
ist es sehr empfehlenswerth, zuerst Brust, Bauch, Becken und gesundes Bein bei fehlerhafter Haltung des contracten Hüftgelenkes
in den Beckenfixationsgipsverband mit hinein zu nehmen. Dieser
provisorische Beinverband wird am nächsten Tage circulär abgeschnitten, so dass die gesunde Hüfte wieder frei wird.

4. Ist eine erhebliche Kniecontractur gleichzeitig mit zu überwinden, empfehle ich dringend, den Zuggipsverband gleichzeitig mit
dem Dollinger-Redressement zu verbinden.

5. Es ist eigentlich kaum nöthig, zu erwähnen, dass man stets bei Ausgleichung einer Adduction am kranken Bein zieht, am gesunden Bein das Becken nach oben schiebt und umgekehrt bei der Abductionscontractur.

Alle Autoren sind schliesslich darin einig, dass man irgend welche gröbere Mobilisirung an den tuberculösen Hüftgelenken vermeiden soll; wir müssen unter allen Umständen ein Wiederaufflackern der entzündlichen Processe vermeiden. Ferner ist zu warnen vor einem unblutigen Redressement bei über 30 Jahre alten und noch älteren Patienten. Hier ist die Osteotomie mit nachfolgender Redression im Gesunden das weit schonendere und für den Patienten erträglichere Verfahren.

Dass der Hüftredresseur, den Lorenz für die coxitischen Contracturen angegeben hat, beste Dienste thun muss, ist ganz zweifellos. Dieser Redresseur lässt sich übrigens leicht an jedem Schedetisch improvisiren oder anbringen.

Auch in den nach Dollinger redressirten Fällen muss noch lange zur Sicherung des Resultates ein Schienenhülsenapparat getragen werden, die Zeit schwankt zwischen $1/2$—2 Jahren. Nur so wird man mit seinen Resultaten wirklich zufrieden sein und es nicht erleben, wie jüngst in einer Statistik mitgetheilt wurde, dass die Hälfte aller Coxitisfälle, die nach abgeschlossener Behandlung nachuntersucht wurden, eine Adductionscontractur aufwies.

Auch wir können übrigens bestätigen, dass bei den erst später redressirten Fällen diejenigen Patienten mit geringster Beweglichkeit die beste Function aufweisen; dass umgekehrt vom Beginne der Erkrankung an sehr sorgsam mit Immobilisation behandelte Gelenke die beste Beweglichkeit später aufwiesen.

An dieser Stelle sei noch hingewiesen auf die Adductionscontracturen an Hüftgelenken, wie wir sie sehr häufig nach Lues und nach Arthritis deformans bei Patienten im mittleren und höheren Alter sehen. Hier kommen wir fast immer mit dem Tragenlassen von Beckenbeinapparaten aus. Patient reitet mit dem Sitzknorren auf dem Apparat, die Bewegungen im Hüftgelenk werden eventuell freigegeben im Sinne der Beugung und Streckung und vermittelst des einfachen circulären Beckengurtes wird eine Abduction des Beines erstrebt. Man sieht dann, wie durch die Entlastung und das abducirende Federn des Apparates die Hüfte wieder ganz langsam in eine Normalstellung zurückkehrt, ohne dass der Patient seinen Beruf wesentlich unterbrechen müsste.

Schultergelenk. Hierbei kann ich nur auf die Ausführungen von Schüller verweisen und rathen, sofort im Beginn der Entzündung durch einen Gipsverband eine Transformirung des Schultergelenkes in eine schräg vorwärts abducirte und leicht innenrotirte Stellung vorzunehmen. Der Gipsverband wird derart angelegt, dass er den Brustkorb umschliesst, die kranke Schulter, den kranken Oberarm; das gesunde Schultergelenk bleibt frei. Die Redression findet in der üblichen Weise statt. Solche Verbände werden am vortheilhaftesten im Wullstein'schen Redressionsapparat angelegt, während Patient an Kopf und Oberschenkeln fixirt sitzt.

Nach Erreichung des Zieles sichert eine Lederkapsel dasselbe, bis wir das Gelenk sich selbst überlassen können.

Dass man auch mit der von Schüller angegebenen Winkelschiene zu einem guten Resultat kommt, ist sicher.

Ellenbogengelenk. Um das Ellenbogengelenk aus seiner üblichen Beugestellung von 120—135° in diejenige von 90° überzuführen, dazu habe ich meist einen Apparat verwandt, der den Oberarm und den Unterarm mit je einer Hülse umfasste. Die Beugung bewirkte langsam ein mehr oder weniger kräftiger elastischer Zug und das gewonnene Resultat wurde mit Schrauben festgestellt. Auch mit einem articulirenden Gipsverband lässt sich ein gutes Ziel erreichen. Man muss nur dafür sorgen, dass der Ellenbogen beim Beugen nicht nach vorn ausweicht. Deshalb werden wieder zwei Zugstreifen mit eingipst, die sich über der Bicepsmitte kreuzen, den Oberarm breit umgreifen und hinten direct oberhalb des Olecranons im Gips endigen.

Handgelenk. Für die Beseitigung der Handgelenkscontracturen liegt meist kein Grund vor. Viel wichtiger ist es, bei denselben die grösste Aufmerksamkeit dem Zustand der Finger zuzuwenden, damit dieselben möglichst normal und beweglich bleiben.

Falsche Stellungen müssen eventuell durch Gips oder den sehr praktischen Esmarch'schen Extensionsverband ausgeglichen werden.

Für die Finger will ich nur noch bemerken, dass wir hier mit Gipsverbänden und kleinen biegsamen Schienchen sehr gut zum Ziele kommen; bei Combination mit Heftpflaster ist stets eine vortreffliche Fixation möglich.

Unmöglich ist es, dass ich alle die sonst angegebenen Apparate zur Mobilisirung der einzelnen Gelenke Ihnen aufführe. Ich persönlich verwende nur solche, die nach dem Krukenberg'schen Pendelprincip gebaut sind.

Ich bin am Schluss. Das Thema ist ein so gewaltiges, dass es sich nicht leicht in ein so kurzes Gewand zwingen liess. Dabei bin ich mir bewusst, vieles zu kurz nur gestreift zu haben.

Und wenn ich hinblicke auf die Ausführungen meiner Mitreferenten, so möchte ich empfehlen, gerade bei der Behandlung der Gelenkcontracturen recht schonend, dabei aber gründlich zu verfahren. Ob im einzelnen Falle die Schwere der Erkrankung, bedrohliche Eiterungen, trotz sorgfältigster Verbände weitere Schmerzen etc. uns zwingen, die Gelenkerkrankung operativ anzugreifen, das muss jeder selbst entscheiden auf Grund seiner eigenen Erfahrung und derjenigen Anderer. Unbedingt aber ist zu fordern, dass nach der Heilung der betreffenden Gelenkerkrankung und nach Abschluss der Behandlung eine gute brauchbare Gelenkstellung resultirt.

XIII.

Zur Behandlung der entzündlichen Gelenkcontracturen[1]).

Von

Dr. Max Haudek-Wien.

Meine Erfahrungen auf diesem Gebiete sowie die bei der Behandlung zur Anwendung kommenden Methoden entsprechen grösstentheils den Ausführungen der Referenten. In erster Linie strebe ich die Beseitigung der Gelenkcontracturen mit Hilfe der unblutigen Verfahren an, die ja auch, solange wirklich nur Contracturen vorliegen, zum Ziele führen, und ich will an dieser Stelle auch nur auf diese näher eingehen.

Für die einzuschlagende Therapie ist vor allem die Aetiologie massgebend. Bei der Behandlung der auf infectiöser, insbesondere tuberculöser Basis beruhenden Gelenkerkrankungen und der diese begleitenden Contracturen vermeide ich alle forcirten Eingriffe, da die hierbei vielfach beobachteten unangenehmen Ereignisse, die dieselben häufig genug im Gefolge haben, zur Vorsicht mahnen. Es ist hier vor allem schon prophylaktisch der Entstehung der Contracturen vorzubeugen, indem das afficirte Gelenk von vornherein in jene Stellung gebracht und in derselben fixirt wird, die für die spätere Function die beste ist. Für diese Zwecke eignet sich am besten der Gipsverband oder ein entsprechend gebauter Schienenhülsenapparat. Handelt es sich jedoch um die Beseitigung schon ausgebildeter Contracturen, so ziehe ich hierfür in erster Linie die Apparatbehandlung in Anwendung, wobei ich nicht nur die Beseitigung der fehlerhaften Stellung, sondern auch die Erhaltung resp. Wiedergewinnung der Gelenkbewegungen anstrebe. Es gilt dies

---

[1]) Vortrag, gehalten auf dem III. Congress der Deutschen Gesellschaft für orthopädische Chirurgie am 5. April 1904.

hauptsächlich für Knie- und Ellbogengelenk. Es wird dies von mir
in ähnlicher Weise, wie dies Staffel empfohlen hat, erreicht. Bei
den Beugecontracturen des Ellbogengelenkes bediene ich mich hierbei
entweder der Einwirkung einer federnden Schlägerklinge oder elastischer Züge zur Streckung und bei Streckcontracturen zur Behebung
dieser des elastischen Zuges. In vielen Fällen gelingt es, durch ab-
wechselnde Anwendung dieser Vorrichtungen Beweglichkeit im Gelenke zu erhalten, deren Ausmaass natürlich von den vorhandenen
pathologischen Veränderungen abhängt. Am Kniegelenk handelt es
sich vorwiegend um Streckung von Beugecontracturen, die am besten
mittelst der am Schienenhülsenapparat einwirkenden Schlägerklinge
bewirkt wird. Wenn man nun in Intervallen die Einwirkung der
Feder ausschaltet, so wird durch die Zusammenziehung der Muskeln
das Gelenk sehr bald wieder in die Beugestellung zurückgebracht.
Durch die wechselnde Einwirkung von Streckung und Beugung ist
es möglich, den contrahirten Muskeln und Sehnen wieder eine gewisse Elasticität und dem Gelenke eine grössere oder geringere Excursion wiederzugeben. Durch die Anwendung des Braatz'schen
Sectors wird auch gleichzeitig die Behebung der eventuell vorhandenen Subluxationsstellung der Tibia ausgeführt.

In energischerer Weise als bei den Contracturen auf infectiöser
Basis kann man bei den rheumatischen vorgehen und werden wir
hier auch alle Mittel der Mechanotherapie anwenden. In diesen
Fällen leistet auch die Heissluftbehandlung gute Dienste. Ich habe
diese mit der elastischen Redression verbunden, und es hat sich mir
dieses Verfahren in einem hartnäckigen Falle von rheumatischer
Kniegelenkcontractur, bei dem ich es angewendet habe, sehr gut
bewährt. Ich benutze zur Redression eine dem von Gross zur
Streckung von Kniecontracturen angegebenen Apparat ähnliche Anordnung; nur erfolgt die Streckung nicht durch Schraubenwirkung,
sondern durch den dosirbaren Zug einer elastischen Binde, während
das Kniegelenk der Einwirkung im Heissluftapparat ausgesetzt wird.
Unter- und Oberschenkel werden auf den stellbar gemachten Fixa-
tionsvorrichtungen gelagert; durch Höher- oder Tieferstellen der
Lagerungsvorrichtung, insbesondere der für den Unterschenkel bestimmten, kann die Spannung der elastischen Binde regulirt werden.
Diese fixirt unter mässiger Anspannung das Kniegelenk gegen das
Verbindungsstück der beiden Lagerungsstützen. Um den Heissluftapparat über das Knie bringen zu können, muss die Lagerungs-

vorrichtung für den Unterschenkel sammt dem Verbindungstheil aus
dem Fusstheile aushebbar construirt werden. Durch die gleichzeitige
Anwendung des elastischen Zuges wird die durch die Einwirkung der
heissen Luft erzeugte Hyperämie im Gelenk und Succulenz desselben
zur intensiveren Streckung ausgenutzt. Der etwa 30—40 Minuten
dauernden Anwendung dieses combinirten Verfahrens lässt man noch
Massage und Gymnastik in Form activer und schonender passiver
Bewegungen folgen. Nach jeder Sitzung wurde dann ein mit Streck-
vorrichtung versehener Schienenhülsenapparat angelegt, um das durch
die oben erwähnten Manipulationen erreichte Resultat bis zur nächsten Sitzung festzuhalten. Im Verlaufe von etwa 6 Wochen gelang
bei diesem Verfahren die Streckung der Contractur ohne Zuhilfenahme forcirter Eingriffe.

Lassen uns die genannten Methoden im Stiche, so wird in
diesen Fällen bei den rheumatischen Contracturen mit Hilfe des forcirten Redressements die Beseitigung der Contracturen ausgeführt
werden. Dieselbe gelingt, solange nur bindegewebige Fixation vorliegt, ziemlich leicht, entweder manuell oder mit Hilfe des Lorenz-
schen Redresseurosteoklasten. Von grösster Wichtigkeit ist hier die
Nachbehandlung, die sofort nach dem Redressement einsetzen muss
und in Massage sowie Vornahme von Bewegungen zu bestehen hat.

XIV.

Ueber doppelseitige Hüftgelenksankylosen[1]).

Von

Prof. Dr. **Joachimsthal** in Berlin.

Mit 4 in den Text gedruckten Abbildungen.

Meine Herren! Bei doppelseitigen Ankylosen des Hüftgelenks
resultiren bekanntlich eine Reihe von schweren Störungen in der
Fortbewegung, deren mehr oder minder hoher Grad von der Stellung
abhängt, in der die Oberschenkel zum Becken fixirt sind. Die
Patienten, deren beide Hüftgelenke in Streck- oder leichter Beugestellung fixirt sind, vermögen sich bei Parallelstellung beider Oberschenkel nur in der Weise fortzubewegen, dass sie abwechselnd die
eine und die andere Beckenhälfte nach vorne drehen und damit
Rumpf und untere Extremitäten vorwärts bewegen. Aeusserst
schwierig gestaltet sich bei ihnen das Sitzen, das nur bei starker
Vorwärtsneigung des Oberkörpers möglich wird. Bei einer Patientin
meiner Beobachtung mit Ankylose beider Hüftgelenke in Streckstellung liess sich ein wenn auch äusserst mühseliger Gang in der
Weise ermöglichen, dass die Kranke abwechselnd beide Kniee über-
streckte und so allmählich vorwärts kam. Die Folge dieses durchaus unphysiologischen Gebrauchs der Kniegelenke war eine derartige
Lockerung des Bandapparates an der Vorderseite, dass eine habituelle Luxation beider Kniescheiben eintrat, und nun bei jedem Beuge-
versuch die Patella an die Aussenseite des Condylus externus glitt,
wodurch eine Reihe von weiteren Unbequemlichkeiten bedingt wurde.

Relativ am günstigsten befinden sich die Patienten mit beiderseitiger Hüftankylose, wenn bei ihnen beide Hüftgelenke bei Parallelstellung der Oberschenkel in einem Winkel von 30—40° fixirt sind;
denn einmal wird in dieser Stellung das Sitzen leicht möglich, und

---

[1]) Vortrag, gehalten auf dem III. Congress der Deutschen Gesellschaft
für orthopädische Chirurgie am 5. April 1904.

weiterhin haben infolge der Schrägstellung der Oberschenkel die Unterschenkel in genügendem Maasse die Fähigkeit, durch Hin- und Herpendeln den Oberkörper vorwärts zu bringen.

Wie hochgradige Beugestellungen sich übrigens gelegentlich beiderseits entwickeln können, mag Ihnen ein Präparat vor Augen führen (Fig. 1 und 2). An demselben ist auf beiden Seiten ein Flexions-

Fig. 2.

Fig. 1.

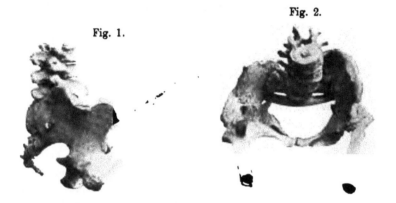

winkel von etwa 140° zu Stande gekommen, so dass in der gewöhnlichen Haltung des Beckens die Oberschenkel direct nach oben gerichtet sind. Rechterseits ist — offenbar infolge von Tuberculose — eine vollkommen knöcherne Verwachsung des Gelenks eingetreten, und ausserdem eine brückenförmige Verbindung zwischen der Gegend des Trochanter minor und dem horizontalen Schambeinast zu Stande gekommen, während linkerseits die Fixirung des Gelenks in der erwähnten hochgradigen Beugestellung die Folge der ausgedehnten Zerstörung einerseits der Pfanne, andererseits des Kopfes und Halses gewesen ist.

Hochgradige Ab- und Adductionsstellungen der Gelenke machen in der Regel jede Art der Fortbewegung unmöglich und zwingen uns direct zur Anwendung operativer Massnahmen.

In Betracht kommen hier ausser der Resection Osteotomien und zwar in verschiedenen Stellen, einmal in der Region der Verwachsung des Kopfes mit der Pfanne, wobei wir durch frühzeitige Bewegungen eine spätere Beweglichkeit zu erzielen suchen, weiterhin im Bereiche des Schenkelhalses und endlich unterhalb des Trochanters. Zweifellos werden wir durch den ersteren Eingriff die idealsten Resultate zu erzielen im Stande sein. Leider bleibt indess vielfach die

gewünschte Beweglichkeit aus. Bei Beugeankylosen des Hüftgelenks
werden wir häufig auch lediglich durch Osteotomien eine Beseitigung der Ab- und Adductionsstellungen und damit in Bezug auf die
Fortbewegung zufriedenstellende Resultate erzielen.

Ueber einen solchen Fall möchte ich mir erlauben, Ihnen kurz
zu berichten.

Fig. 3.

Es handelt sich um ein Mädchen, bei dem im Alter von
10 Jahren im Anschluss an Scharlach eine Vereiterung beider Hüft-
gelenke mit einem äusserst schweren Verlaufe eingetreten war. Eine
Reihe von operativen Eingriffen, Eröffnungen der Gelenke, partielle
Resectionen, waren bereits zur Ausführung gelangt, bis endlich eine
Ausheilung mit beiderseitiger Ankylose zu Stande kam. Als ich die
Kranke im September 1902 im Alter von 11 Jahren in Behand-
lung bekam, bestand ausser der Ankylose eine derartige Stellung
der Oberschenkel, dass eine Fortbewegung nur äusserst mühsam zu
Stande kam.

Zunächst standen beide Oberschenkel in einem Winkel von 45°
flectirt, der linke war etwa um 30° abducirt, der rechte befand sich
in einem Adductionswinkel von 45°. Er war hierbei so eng an das

linke Bein gepresst, dass in der Kniegegend ein Decubitus zu Stande
gekommen war. Die Folge der rechtsseitigen Adduction war ein
bedeutender Höherstand der rechten Beckenhälfte und eine relative
Verkürzung der Extremität um 7 cm, die nur durch eine entsprechende
Sohlenerhöhung ausgeglichen werden konnte. Die Röntgenuntersuchung
ergab ein vollkommenes Fehlen des linken, ein partielles Fehlen des

Fig. 4.

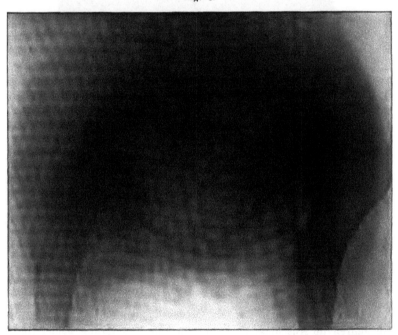

rechten Kopfes und eine ausgedehnte Verwachsung im Bereiche der
Hüftgelenke. Ich entschloss mich in Anbetracht der Verhältnisse
lediglich zur Ausführung der Oesteotomia subtrochanterica, die ich
am 20. September 1902 ausführte. Nach lineärer Durchtrennung des
Femur schräg von aussen unten nach innen oben liess sich der
distale Theil desselben ohne Durchschneidung der Weichtheile an
der Innenseite in eine vollkommene Abduction überführen und durch
einen Gipsverband in dieser Stellung fixiren (s. Fig. 3). Der vorhandene Flexionswinkel wurde dem Oberschenkel belassen. Nach
etwa 6 Wochen war Patientin bereits ohne Verband im Stande zu

gehen und zwar — dank der gleichzeitigen Flexionsstellung beider Femora — in recht behender Weise, mit gleich langen unteren Extremitäten und infolge dessen ohne die Nothwendigkeit einer Sohlenerhöhung.

Interessant ist das vor kurzem angefertigte Röntgenbild (Fig. 4). Dasselbe zeigt, wie aus der scharfen, operativ gesetzten Abknickung unterhalb des Trochanters sich allmählich eine mit der Convexität nach innen gerichtete Abbiegung des oberen Antheils des Oberschenkels entwickelt hat.

XV.

Zur operativen Behandlung doppelseitiger Hüftankylosen[1]).

Von

Dr. Gustav Drehmann-Breslau.

Mit 2 in den Text gedruckten Abbildungen.

Während einseitige Ankylosen des Hüftgelenks in günstiger Stellung den Trägern der Deformität relativ wenig Beschwerden verursachen, sind die doppelseitigen Ankylosen recht schwere Zustände, besonders wenn die Ankylose in Contracturstellung erfolgt ist. Die Behandlung derartiger Zustände kann nur eine operative sein, jedoch herrscht über die Wahl der Operationsmethode noch keine Einigkeit. Glücklicherweise sind derartige Fälle äusserst selten, so dass die Besprechung eines einzigen Falles immerhin gerechtfertigt ist.

Was die verschiedenen Operationsmethoden betrifft, so können wir über die einfache subtrochantere Osteotomie mit Redression der Contracturstellung kurz hinweggehen. Die Operation bringt zwar den Patienten eine bessere Gehfähigkeit, macht aber das Sitzen ganz unmöglich. Ich habe eine 8jährige Patientin beobachtet, welche infolge blutiger Einrenkung einer doppelseitigen angeborenen Hüftluxation eine Ankylose beider Hüftgelenke in Streckstellung hatte. Das Kind lief mit kleinen Schritten verhältnissmässig gut, da die Kniegelenke eine compensatorische Ueberstreckfähigkeit erlangt hatten, das Treppensteigen war jedoch ganz unmöglich, noch grössere Schwierigkeit machte das Sitzen. Das Aufrichten aus der liegenden Stellung war sehr erschwert, ebenso aus der knieenden.

Die übrigen Operationsmethoden bezwecken die Herstellung beweglicher Gelenke. Hier ist zunächst die Frage zu entscheiden, ob es zweckmässig ist, auf beiden Seiten eine Pseudarthrose zu erzielen,

---

[1]) Vortrag, gehalten auf dem III. Congress der Deutschen Gesellschaft für orthopädische Chirurgie am 5. April 1904.

oder auf der einen Seite eine Ankylose in brauchbarer Mittelstellung und auf der anderen ein bewegliches Gelenk herzustellen. Was die erste Frage betrifft, so kommt hier nur eine Operationsmethode in Betracht, das ist die Meisselresection nach Volkmann. Handelt es sich um geringgradige Zerstörung des Skelets und gut erhaltene Musculatur, wie wir es bei Ankylosen nach rheumatischen Affectionen sehen, so gibt die Meisselresection ausgezeichnete Resultate. Ich hatte Gelegenheit, während meiner Assistentenzeit an der Hoffa-schen Klinik, einen derartig von Maas operirten Fall, welchen auch Hoffa öfters erwähnt hat, zu untersuchen; der betreffende Patient lief wie eine doppelseitige Hüftluxation, aber ausdauernd, Sitzen und Treppensteigen normal möglich. Er bediente sich gewöhnlich zweier Stöcke beim Gehen, wie es schien, mehr um Mitleid zu erregen, da das Gehen ohne Stock ebenfalls leicht von statten ging. Die Er-folge sind aber nicht immer gleich gute, auch bei günstigen Muskel-verhältnissen; ich habe auch einen derartigen Fall, der Ende der 70er Jahre von Volkmann selbst operirt wurde, vor einigen Jahren längere Zeit medico-mechanisch behandelt. Hier war das Gehen beschwerlich und unsicher, besonders bei etwas feuchtem Erdboden. Die Mechanik des Gehens war hier eine ganz interessante; während der Patient im Liegen die Hüftgelenke gut beugen und strecken konnte (Rotation und seitliche Bewegungen waren activ nicht mög-lich), war er im Stehen auf einem Beine nicht im Stande, das andere activ im Hüftgelenk zu beugen. Der Gehact kam dadurch zu Stande, dass der Patient beim Heben der einen Beckenhälfte den Oberkörper in der Pseudarthrose des Standbeines nach hinten pendelte und so das Schwungbein nach vorn brachte. Das Gehen war auf diese Weise ziemlich beschwerlich und unsicher. Abgesehen von dem ge-waltigen Eingriff einer doppelseitigen Hüftresection, ist demnach diese Operationsmethode nicht für alle Fälle brauchbar. Es wurde nun der Vorschlag gemacht, nur auf einer Seite ein bewegliches Gelenk herzustellen und auf der anderen eine functionell brauchbare Ankylose zu belassen. Wir wissen ja, dass einseitige Hüftankylosen in günstiger Stellung relativ wenig Beschwerden verursachen. Zur Erreichung der Pseudarthrose concurrirt neuerdings die von Lorenz angegebene Osteotomia pelvitrochanterica mit der oben erwähnten Volkmann'schen Resection. Lorenz erzielte mit der Durchtrennung des Restes des Schenkelhalses und Correctur der Deformität ein be-wegungsfähiges Gelenk. Da dieser Eingriff gegenüber der Meissel-

resection, welche bei mangelhafter Musculatur leicht ein unbrauchbares Schlottergelenk geben kann, ein recht einfacher ist, lohnt es
sich schon in Fällen, bei welchen die Musculatur stark geschädigt
ist, das Verfahren nachzuprüfen. Ein derartiger Fall, in welchem

Fig. 1.

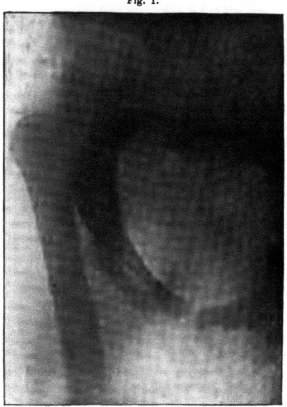

durch schwere Vereiterung beider Hüftgelenke, ausgedehnte Narben-
bildung und extreme Contracturstellung eine der schwersten functionellen Störungen vorlag, veranlasste mich, das Lorenz'sche Verfahren nachzuprüfen, da hier die Meisselresection keinen Erfolg versprach. Der Fall war kurz folgender:

Olga St., 16 Jahre alt, aus Colonnowska in O.S., wurde mit
8 Jahren wegen angeborener Hüftluxation auf beiden Seiten operirt.

Es trat eine Vereiterung beider Gelenke ein, die Heilung dauerte
mehrere Monate.

Juni 1903 trat die Patientin in meine Behandlung. Sie konnte
stehend nur kurze Zeit zubringen und nur wenige Schritte aufrecht

Fig. 2.

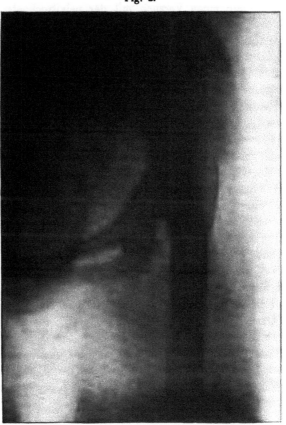

gehen; im Zimmer bewegte sie sich meistens auf den Knieen und
Ellenbogen kriechend fort. Beim Stehen machte sie einen abnorm
kleinen Eindruck, da sich infolge rechtwinkeliger Beugecontracturen
eine hochgradige Lordose ausgebildet hatte. Ueber den Hüftgelenken
und dem Kreuzbein tiefe, mit der Unterlage fest verwachsene Narben.
Beide Hüftgelenke völlig ankylotisch, das linke Bein hochgradig adducirt, so dass das Knie sich in die Weichtheile des rechten Ober-

schenkels einbohrte. Das aufrechte Gehen war kaum möglich. Die Glutäalmusculatur links völlig reactionslos, rechts geringe Spuren.

Von einem Erfolge einer Meisselresection war bei dem Zustande der Musculatur gar nichts zu erwarten. Es wäre mit Sicherheit ein ganz unbrauchbares Schlottergelenk zu Stande gekommen. Ich wagte deshalb einen Versuch mit der pelvitrochanteren Osteotomie.

Das Röntgenbild zeigt die hochgradige Zerstörung des Skelets, links (Fig. 1) besteht eine starke Adductionsstellung, die Pfannengegend ist verödet, der Rest des Schenkelhalses geht unvermittelt in die Substanz des Darmbeins über. Auf der rechten Seite geht der Oberschenkel direct in die Pfannengegend über (Fig. 2). Wegen der starken Contracturstellung war die gleichzeitige Aufnahme beider Hüftgelenke unmöglich. Ich habe auf der rechten Seite mir durch einen seitlichen Schnitt die Gelenkgegend freigelegt und die Durchtrennung des Schenkelhalsrestes mit dem Meissel bewerkstelligt. Wegen der Contractur und der Kürze des Schenkelhalses, wenn man überhaupt von einem solchen noch reden kann, war die Durchtrennung mit dem Meissel sehr erschwert. Auf der linken Seite wurde durch eine einfache Durchmeisselung unterhalb des Trochanters die starke Flexions- und Adductionsstellung corrigirt.

Die pelvitrochantere Osteotomie wäre auf der linken Seite leichter gewesen, aber hier war auch nicht die geringste Spur von Musculatur mehr vorhanden, während rechts die Glutäalmusculatur noch reagirte.

Auf der rechten Seite hat sich nun eine ganz brauchbare Pseudarthrose entwickelt, welche Beugung bis zum rechten Winkel zulässt. Die Patientin, welche früher sich aufrecht überhaupt kaum fortbewegen konnte, geht jetzt ohne Stock, sie kann Treppen steigen und bequem sitzen.

Ich übergebe den Fall der Oeffentlichkeit, einerseits um die Osteotomia pelvitrochanterica bei der Behandlung von Hüftgelenksversteifungen, die nicht auf tuberculöser Basis beruhen, mehr zu empfehlen, andererseits um einen Vorschlag zu machen, die technischen Schwierigkeiten dieser Operation, welche sicherlich eine allgemeine Aufnahme derselben bis jetzt verhindert haben, zu vermindern. Die Durchtrennung mit dem Meissel ist meistens wegen der starken Beugecontractur, Adduction und fast völligem Verlust des Kopfes und Schenkelhalses sehr erschwert, oder erfordert eine ausgedehnte Freilegung des Operationsgebietes. Ich möchte deshalb vorschlagen, die Durchtrennung mit der Gigli'schen Drahtsäge vorzunehmen. Es wäre dann das Operationsgebiet durch einen vorderen etwas seitlichen Schnitt, wie ihn Hoffa für die blutige Behandlung der angeborenen Hüftverrenkung angenommen hat, und durch einen kleineren hinteren Schnitt freizulegen. Die Drahtsäge lässt sich jetzt bequem zwischen Becken und Trochanter von vorn nach hinten durchführen und dann von hinten zwischen Oberschenkelschaft und dem Schambein wieder nach vorn bringen. Die Durchtrennung wird so eine sehr einfache sein. Ich bitte, diesen Operationsvorschlag in geeigneten Fällen nachprüfen zu wollen.

XVI.

Ueber Gelenkentzündungen im Säuglingsalter und ihre ätiologischen Beziehungen zu späteren Deformitäten[1]).

Von

Dr. Gustav Drehmann-Breslau.

Mit 5 in den Text gedruckten Abbildungen.

Im frühesten Säuglingsalter kommt eine typische Gelenkentzündung vor, die bis jetzt von Seiten der Orthopäden wenig Beachtung gefunden hat. Gewöhnlich beginnt die Gelenkentzündung am Ende der zweiten Lebenswoche mit Schwellung und Contracturstellung. Die Symptome dauern mehrere Wochen; es kommt in einigen Fällen zur spontanen Entleerung eines hellen schleimigen Eiters oder es bildet sich eine geröthete Stelle, welche zur Incision vom Arzte benutzt wird. Es tritt darauf baldige Heilung auf. In anderen Fällen, und dies scheinen mir die Mehrzahl der Fälle zu sein, dauern die Symptome mehrere Wochen oder Monate an, es kommt nicht zur Eiterung, sondern es tritt ein langsames Nachlassen der entzündlichen Erscheinungen auf und eine nachherige scheinbar völlige Wiederherstellung des Gelenks ein, ohne dass es zum Durchbruch von Eiter kommt.

Die Prognose dieser Entzündung wird in der Literatur gewöhnlich als eine relativ gute angesehen, wenn auch hin und wieder ein Todesfall vorkommt. Der Sitz der Erkrankung ist häufig das Hüftgelenk, ebenso das Kniegelenk, Hand und Ellenbogen scheinen seltener befallen zu werden.

Die Aetiologie dieser Entzündungen ist wenig bekannt. Tuberculöse Entzündungen, die im späteren Leben so häufig sind, werden

---

[1]) Vortrag, gehalten auf dem III. Congress der Deutschen Gesellschaft für orthopädische Chirurgie am 5. April 1904.

in der frühesten Kindheit nicht beobachtet. Syphilitische Gelenkentzündungen kommen sehr häufig in den ersten Lebenswochen zur Beobachtung, sind aber von dem geschilderten Typus ganz abweichend. Hier treten Gelenkschwellungen auf, die wenig schmerzhaft sind; die befallene Extremität, am häufigsten die obere, hängt schlaff gelähmt herab und wird gar nicht bewegt. Die Verwechslung mit wirklicher Lähmung ist sehr leicht und kann auch häufig vorkommen. Es ist das den Kinderärzten wohlbekannte Bild der Pseudoparalyse infolge Osteochondritis syphilitica dissecans. Nach antiluetischer Behandlung verschwinden die Lähmungssymptome sehr schnell. Bei mangelnder Behandlung kommt es zur langwierigen Gelenkdestruction mit Durchbruch des Eiters und chronischer Entzündung. Hier sehen wir im späteren Alter ausgedehnte strahlige Narben, Verkürzung der Extremität und Contracturstellung. Einen derartigen Fall habe ich durch Jahre nach der Abheilung beobachtet.

Bei den Gelenkentzündungen, die ich hier besprechen will, nimmt nach Abnehmen der mehr acuten Symptome die Contracturstellung nach und nach ab, es tritt Beweglichkeit mit normaler Function auf, ja das Gelenk erscheint wieder völlig normal; erst später treten Deformitäten auf, die ich dann besprechen will.

Sehen wir die Literatur durch, so sehen wir unter dem oben erwähnten Bilde verlaufend die zuerst im Jahre 1885 von Lucas (British Medical Journal) beschriebenen Fälle von Entzündungen im Anschluss an Ophthalmoblennorrhoea neonatorum. Gegen Ende der Abheilung der Blennorrhöe nach dem 16. bis 18. Tage, tritt mit Schwellung, Schmerzhaftigkeit und Contracturstellung die Arthritis ein. Nach 4—8 Wochen trat mit einfacher localer Behandlung durch Umschläge Heilung und Restitution des Gelenkes ein. Aehnliche Fälle sind später zahlreich beschrieben, so von Fendik, Deutschmann, Escherich, Vignaudon u. a. Die sämmtlichen Fälle treten im Anschluss an eine Augenentzündung auf. Die Deutung dieser Fälle machte keine Schwierigkeiten, sie wurden ebenso wie die Blennorrhöe als gonorrhoischer Natur aufgefasst. In den 7 Fällen, von welchen ich allerdings nur einen frisch, die übrigen in ihren Folgezuständen beobachtet habe, war nach Angabe der Eltern keine Augenentzündung vorhanden, so dass die Deutung auf Schwierigkeiten stösst.

Neuerdings beschrieb nun Renel, B. Kimball (Medical record November 1903) 8 Fälle von gonorrhoischer Gelenkentzündung bei

5—10 Wochen alten Kindern. Diese Fälle betrafen 7 Knaben und
1 Mädchen. In keinem Falle bestand eine Augenentzündung, ferner-
hin weder Urethritis noch Vulvovaginitis. Die Schleimhäute erschienen völlig normal. Die Gonorrhöe der Eltern wurde geleugnet.
Die Untersuchung des Eiters ergab stets Diplokokken in Semmelform,
diese entfärbten sich nach Gram. Die Mortalität dieser Fälle war
sehr hoch, da 6mal Exitus eintrat. Die Prognose derartiger Gelenkentzündungen scheint demnach nicht so günstig zu sein, wie andere
Autoren annehmen. Kimball kommt zu den Schlussfolgerungen,
dass die Gonorrhöe bei Säuglingen häufiger vorkommt, als bis jetzt
angenommen wird. Die gewöhnliche Form ist die Conjunctivitis
und die Vulvovaginitis; Gelenkentzündungen entstehen im Anschluss an
diese, sie können aber auch ohne derartige sicher nachweisbare Ein-
gangspforten vorkommen und sind ebenfalls gonorrhoischer Natur. Er
glaubt, dass die ohne locale Infection auftretenden Gelenkentzündungen
durch eine gonorrhoische Stomatitis oder Entzündung der oberen
Luftwege zu Stande kommt. Er weist darauf hin, dass durch genaue
mikroskopische Untersuchungen und bacterielle Züchtung die genauere
Natur dieser Erkrankungen noch zu klären ist.

Alle derartigen Gelenkentzündungen auf gonorrhoische Infection
zurückzuführen, ist aber kaum angängig, besonders da wir durch
neuere Untersuchungen von Hess (fränkische Gesellschaft für Ge-
burtshilfe, 30. Januar 1904 zu Würzburg) wissen, dass die Blennorrhöe nicht nur durch den Gonococcus, sondern auch durch andere
Mikroorganismen, wie z. B. Pneumococcus, Bacterium coli, Strepto-
coccus u. a. hervorgerufen wird. Das Bacterium coli dürfte in vielen
Fällen für die Infection der Gelenke haftbar zu machen sein. Wir
können uns vorstellen, dass durch leichte Traumen bei dem Geburts-
act unbedeutende Gelenkverletzungen entstehen, die für die Auto-
infection vom Darm aus guten Boden abgeben. Bei Säuglingen
mit derartigen Gelenkentzündungen findet sich nun sehr häufig Darm-
störung vor, wie ich durch Herrn Prof. Czerny in Breslau, welcher
viele derartige frische Fälle beobachtet hat, erfuhr. Es würde sich
so eine Infection durch das Bacterium coli sehr leicht erklären
lassen.

Was nun die pathologische Anatomie betrifft, so wissen wir
auch hier wenig Sicheres, ob es sich um eine primäre synoviale Infection oder um ostale Processe handelt; hier geben uns die später
sich bemerkbar machenden Deformitäten des späteren Lebens einigen

Aufschluss. In der Regel scheint es sich um eine epiphysäre Erkrankung zu handeln mit secundärer Betheiligung des Gelenks, worauf ich später zurückkomme.

Was die Folgezustände betrifft, so finden wir gewöhnlich angegeben, dass nach Abheilung der Entzündung oder Entleerung des Eiters die Gelenke wieder völlig normale Form und Beweglichkeit zeigen. Ueber die späteren Schicksale oder später sich entwickelnden Deformitäten findet man in der Literatur keine Angaben ausser einer kurzen Bemerkung Hoffa's (Handbuch der praktischen Chirurgie von Bergmann, Bruns, Mikulicz), dass bei Coxitis des ersten Lebensalters Luxationen vorkommen können. Es dürfte daher von Interesse sein, etwas näher auf dieses Gebiet einzugehen. Ich will dies an der Hand meiner Fälle thun.

Von 7 Fällen, welche ich in den letzten 5 Jahren in meiner Privatpraxis beobachtete, betrafen 6 Erkrankungen das Hüftgelenk, ein Fall das Kniegelenk. Nur einen einzigen Fall, das Hüftgelenk betreffend, habe ich während des entzündlichen Stadiums einige Tage beobachtet. Es handelte sich um ein etwa halbjähriges Kind, das schon längere Zeit an Schmerzen und Beugestellung des Hüftgelenks litt. Die Symptome waren die einer Coxitis leichteren Grades. Das Kind wurde bald der Behandlung entzogen und ist später gestorben; die nähere Todesursache habe ich nicht erfahren.

Die übrigen Fälle betrafen ältere Patienten mit Deformitäten. In 3 Fällen handelte es sich um Hüftluxationen, die in ihrer äusseren Gestalt von angeborenen Verrenkungen nicht zu unterscheiden waren und von denen der eine besonders interessant ist.

Ich lasse die Krankengeschichten kurz folgen:

1. Karl D., 3 Jahre alt, trat am 9. März 1899 in meine Behandlung. Zweiter Sohn gesunder Eltern, normal ohne Kunsthilfe geboren. Mit 8 Tagen beobachtete der Hausarzt, welcher mir auch den Knaben zur Untersuchung brachte, eine Flexionsstellung im linken Hüftgelenk. Das Kind äusserte bei passiven Bewegungen des Beines Schmerzen und bewegte die Extremität selbst sehr wenig. Das Kind gedieh sonst gut, so dass eine weitere Therapie ausser Salzbädern nicht angewendet wurde. Mit etwa 14 Tagen wurde an der Aussenseite des Unterschenkels ein Abscess entleert, der bald verheilte. Die Beugestellung blieb bestehen, so dass der Hausarzt an eine Psoascontractur dachte. Die Mutter beobachtete noch etwa bis zu

einem Vierteljahr beim Umbetten des Kindes Schmerzensäusserungen
bei Berührung der linken Hüfte. Mit etwa 4 Monaten wurde das
Bein spontan besser bewegt, die Beugestellung war beseitigt; dabei
fiel der Mutter auf, dass das Beinchen anscheinend kürzer war als
das andere. Mit 6 Monaten wurde von berufener Seite eine congenitale Hüftluxation diagnosticirt und die Behandlung mit dem
Mikulicz'schen Lagerungsapparat eingeleitet. Diese Behandlung
wurde etwa ein Vierteljahr durchgeführt, aber dann, als das Kind
etwas herunter kam, von den Eltern unterbrochen. Im zweiten Jahre
wurde von anderer Seite ebenfalls eine angeborene Luxation angenommen und zu einer unblutigen Einrenkung gerathen, es wurde
auch ein Gipsverband in stärkster Abduction angelegt, der längere
Zeit liegen blieb, den Zustand aber nicht änderte.

Bei der Untersuchung am 9. März 1899 zeigte der gut entwickelte Knabe genau den Gang wie bei congenitaler Luxation;
die Verkürzung betrug 3 cm. Auch sonst unterschied sich die
Luxation nicht im geringsten von einer angeborenen, so dass ich
ebenfalls der Anamnese keine zu grosse Bedeutung beilegen zu müssen
glaubte und auch die Diagnose auf congenitale Luxation stellte.
Das damals aufgenommene Röntgenbild zeigte den Kopf oberhalb
der Pfanne, genauere Structurverhältnisse liessen sich an den damaligen
Bildern nicht nachweisen.

Am 11. März 1899 wurde die typische Einrenkung in Narkose vorgenommen, die nach Dehnung der Adductoren leicht gelang. Die Einrenkung unterschied sich von einer sonstigen Einrenkung einer angeborenen Hüftluxation, deren ich damals schon eine grössere Anzahl
unternommen hatte, gar nicht. Der Kopf trat mit deutlichem Ein-
renkungsgeräusch in die Pfanne, das Bein wurde in rechtwinkliger
Abduction fixirt. Am 11. December 1899 wurde der letzte Verband
entfernt. Der Kopf stand gut in der Pfanne und der Knabe ging
gut. Nach 3 Wochen wurde der Gang schlechter, es stellte sich
eine Beugestellung ein. Eine Untersuchung in Narkose zeigt den
Kopf in der Pfanne, die Beugestellung ist leicht corrigirbar. Der
Knabe bekommt einen abnehmbaren Filzverband, mit dem er gut
ohne Schmerzen umhergeht. Nach 5 Monaten wird der Verband
völlig weggelassen, der Gang war ganz normal und ist es bis jetzt
geblieben. Die Beine sind gleich lang.

Bis auf die vorübergehende Flexionsstellung, welche bei mir
die Diagnose des congenitalen Charakters der Luxation doch schwan-

kend machte und den Angaben des Hausarztes und der Mutter mich
doch mehr Bedeutung beilegen liess, unterschied sich auch nichts
von einer angeborenen Luxation. Ich habe den Knaben die letzten
5 Jahre immer in Beobachtung gehabt. Der Gang ist ein völlig
normaler geblieben, es besteht keine Verkürzung. Um so über-

Fig. 1.

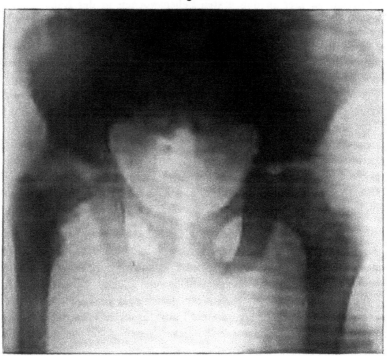

raschender kam mir der jetzt bei der Nachuntersuchung erhobene
Röntgenbefund (Fig. 1). Während die Bilder aus dem Jahre 1899 nur
den grob anatomischen Befund erkennen liessen, sind wir jetzt in
der Lage, genauere Structurverhältnisse am Hüftgelenk zu erkennen.
Das Bild zeigt eine annähernd normal grosse Pfanne, deren oberer
Rand etwas ausgeklüftet ist. Die Reposition ist eine sehr gute, der
Kopf und der Hals ist jedoch auf die Hälfte gegenüber der anderen
Seite reducirt. Die Epiphysenlinie des Kopfes ist zwar noch deut-
lich zu erkennen, aber unregelmässig und schmäler als normal.
Der Kopf und Hals zeigen ausserdem unregelmässige Knochenwuche-

rungen, so dass wir mit ziemlicher Sicherheit annehmen können, dass hier sich ein Entzündungsprocess abgespielt hat. Das Merkwürdige dabei ist, dass keine messbare Verkürzung besteht und ausser dem Röntgenbefund äusserlich auch nicht das geringste Pathologische nachweisbar ist.

Einfacher in der Deutung waren die beiden anderen Fälle von Luxation, da hier in den ersten Lebenswochen in der Nähe des Gelenkes die Incision eines Abscesses vorgenommen wurde.

2. Elly Sch., 12 Jahre alt, hinkt seit den ersten Laufversuchen, mit 8 Tagen wurde rechts am Ansatz der Adductoren vom Hausarzt ein Abscess eröffnet, der schnell heilte. Die Verkürzung beträgt 3 cm, das Röntgenbild zeigt den Kopf dicht am oberen Pfannenrand. Bei Flexion und Adduction ist der anscheinend gut geformte Kopf auf dem Darmbein zu fühlen. Juli 1900 wurde nach manueller Dehnung der Adductoren, die wegen der alten Narbe dort ziemlich schwierig war, die Einrenkung genau wie bei der congenitalen vorgenommen nnd der Gipsverband in stärkster Abduction angelegt. Das Endresultat war ein gutes, das Kind lief bei einer Nachuntersuchung nach 2 Jahren sehr gut, ohne zu hinken und ausdauernd.

3. Elisabeth S., 30 Jahre alt. Mit 14 Tagen wurde seitlich vor dem rechten Trochanter ein Abscess entleert. Als Kind wurde sie in einem orthopädischen Institut und in chirurgischer Klinik an angeborener Luxation mit Extension und Corset behandelt. Der Gang war schmerzlos bis vor kurzem, wenn auch hinkend. Seit einem Jahre bestehen Schmerzen, die die Patientin oft zu mehrwöchentlicher Bettlage zwingen. Dieser Schmerzen wegen sucht sie meine Behandlung auf.

Es besteht eine Luxation mit Verkürzung von 5 cm, Adductionsstellung mässigen Grades, stark ausgeprägtes Trendelenburgsches Hinken. Der Kopf ist hinten auf dem Darmbein fühlbar und anscheinend gut entwickelt.

Juni 1903 wird in Narkose eine manuelle Dehnung der Adductoren vorgenommen und eine Transposition des Kopfes vorn unter die Spina erreicht. Gipsverband in mittlerer Abduction und Aussenrotation. Nach 4 Monaten Abnahme des Verbandes, abnehmbare Hülse bis Januar 1904. 20. März 1904: Patientin geht ohne zu hinken und ohne Schmerzen. Beckensenkung rechts gleicht die Verkürzung von etwa $2^1/_2$ cm aus.

Wenn wir die gewöhnliche Art der congenitalen Hüftluxation betrachten, so finden wir, dass in den ersten Lebensmonaten die Luxation nicht als solche zu erkennen ist. Erst sobald der Gehact einsetzt, wird die Verrenkung deutlich. Wir wissen, dass bei der Geburt nur eine Art von Gelenkmissbildung, eine Dysarthrosis nach

Fig. 2.

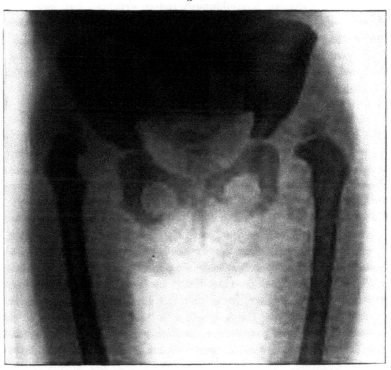

Ammon besteht und erst später das völlige Abgleiten der Gelenkenden von einander zu Stande kommt, genau wie ich es auch für die angeborene Kniegelenkverrenkung nachgewiesen habe (Zeitschrift für orth. Chir. Bd. 7). Diese Gelenkmissbildungen sehen wir jetzt bei der Röntgendurchleuchtung ab und zu als Nebenbefund (Fig. 2). Während auf der einen Seite eine völlige Luxation besteht, zeigt die andere eine mangelhafte Entwickelung des oberen Pfannenrandes, ohne dass besondere Symptome auf dieser Seite vorhanden sind. Derartige Gelenkmissbildungen brauchen nicht stets zur Verrenkung

.zu führen, wie ich an einigen Fällen durch spätere Röntgendurch-
leuchtungen nachweisen konnte; auch ohne Behandlung hatte sich
hier ein normales Gelenk ausgebildet.

Bei den in der Literatur erwähnten Fällen von frühzeitig
diagnosticirten angeborenen Luxationen finden wir, abgesehen von
Fällen mit multiplen Missbildungen todter Früchte, fast immer die
Angabe, dass kurz nach der Geburt eine schmerzhafte Beugecontractur
vorhanden war. Ausserordentlich interessant ist der in der letzten
Zeit veröffentlichte Fall von Michael Cohn (Berl. med. Ges.,
10. Juni 1903, Berl. klin. Wochenschr. 1903, Nr. 34). Der Fall
ist kurz folgender:

Mädchen, 3 Monate alt, bei der ersten ärztlichen Untersuchung.
Am 10. Tage fiel der Mutter auf, dass das Kind das linke Beinchen angezogen hielt und nicht bewegte. Berührungen waren
schmerzhaft. Die Beugung und Bewegungslosigkeit blieb bestehen,
so dass die Mutter mit 5 Wochen den Arzt aufsuchte. Die Untersuchung ergab, dass das Kind das rechte Bein normal bewegte,
während das linke im Hüft- und Kniegelenk absolut still gehalten
wurde. Es bestand eine Beugestellung des Hüft- und Kniegelenks.
Versuchte man durch Zug am Fusse das Beinchen zu strecken, so
hatte man dabei einen gewissen Widerstand zu überwinden, es gelang
auch nicht vollkommen und das Kind schrie dabei. Nach und nach
besserte sich die Beugestellung und das Kind fing an das Beinchen
spontan zu bewegen. Dabei zeigte sich bald eine Verkürzung, die
später 1 1/2 cm betrug und auch am Röntgenbild durch Höherstand
des Trochanters nachweisbar war. Cohn diagnosticirte eine angeborene Luxation, gibt aber keine Erklärung der schmerzhaften
Beugecontractur.

Auffallend ist es, dass diese Beugestellung so lange schmerzhaft war. Dass sie schmerzhaft war, müssen wir sicher annehmen,
weil das Kind das Bein so lange nicht bewegte. Eine traumatische
Ursache ist auszuschliessen, da wir selbst bei stärkeren Geburts-
verletzungen, wie Schlüsselbein- oder selbst Oberschenkelbrüchen,
bald nach wenigen Tagen Bewegungen ausführen sehen. Bei einer
angeborenen Beugecontractur, wie sie ab und zu beschrieben sind
und wie ich sie selbst bei angeborenen Knieverrenkungen beobachtet
habe, bewegen die Kinder das Bein, soweit es die Contractur zu-

lässt, ohne jede Schmerzäusserung. Es bleibt nach meiner Ansicht nur die Annahme einer Gelenkentzündung übrig.

Ich glaube, dass die Annahme gerechtfertigt ist, dass es sich bei derartigen vom gewöhnlichen Typus der congenitalen Luxationen abweichenden Fällen um pathologische Verrenkungen handelt, noch aus dem Grunde, weil alle von mir in der Literatur gefundenen Fälle von frühzeitig diagnosticirten angeborenen Hüftluxationen einseitige Fälle waren. Eine Möglichkeit könnte allerdings bei manchen Fällen noch zugestanden werden, dass es sich um Verrenkungen während der Geburt handelt. Dass derartige traumatische Luxationen vorkommen, scheint mir doch annehmbar; bei doppelseitigen Luxationen habe ich in letzter Zeit häufig die Angabe der Eltern notirt, dass es sich um Steisslagen und Extraction gehandelt habe. Einen interessanten Fall habe ich früher beobachtet: hier war bei der Extraction ein Oberschenkelbruch vorgekommen; derselbe war geheilt, aber gegen Ende des ersten Jahres fiel den Eltern auf, dass das andere Bein verkürzt war. Eine Röntgendurchleuchtung zeigte sehr deutlich eine mit Dislocation geheilte subtrochantere Fractur des einen Beines und eine Hüftluxation des anderen.

Bemerken will ich noch, dass ich bei den zahlreichen Einrenkungen angeborener Hüftluxationen, welche ich vorgenommen habe, nur noch in einem einzigen Falle eine derartige Beugecontractur nach Abnahme des letzten Verbandes habe eintreten sehen. Auch in diesem Falle war schon mit $\frac{1}{2}$ Jahre die Luxation deutlich erkennbar. Auch hier verschwand die schmerzhafte Contractur bald wieder, die Reposition ist eine ideale und besteht jetzt bereits $3\frac{1}{2}$ Jahre. Am letzten Röntgenbild war keine Structurveränderung zu sehen.

Ausser diesen Hüftluxationen habe ich Fälle von Coxa vara im Anschluss an derartige oben geschilderte Gelenkentzündungen entstehen sehen. Die Fälle sind kurz folgende:

1. v. Ch., $2\frac{1}{2}$jähriges Mädchen. Abscess mit $\frac{1}{2}$ Jahre nach länger andauernder Schmerzhaftigkeit der rechten Hüfte in der Inguinalgegend operirt. Die Untersuchung des Eiters ergab nichts für Tuberculose Verdächtiges, sonstige Untersuchungen wurden nicht vorgenom en.

Als das Kind längere Zeit lief, zeigte sich eine zunehmende Verkürzung. Das Kind hinkte und ermüdete sehr leicht, so dass an eine Hüftgelenkentzündung gedacht wurde. Schmerzen bestanden nur bei längerem Laufen, die Bewegungen des Gelenks waren alle frei.

Bei der Untersuchung zeigte sich eine leichte Adductionscontractur, die Abduction war ganz unmöglich, sonst alle Bewegungen

Fig. 3.

schmerzlos. Der Trochanter 2 cm über der Roser-Nélaton'schen Linie. Das Röntgenbild (Fig. 3) zeigt eine deutliche Verbiegung des Schenkelhalses im Sinne der Coxa vara.

2. Marie V., 1 Jahr alt, wird mir wegen Verdachtes auf angeborene Hüftgelenkverrenkung zur Untersuchung gebracht. Es bestand eine Verkürzung des rechten Beines, welche den Eltern schon längere Zeit aufgefallen war. Beim Berühren des rechten Hüftgelenks hat das Kind früher Schmerzen geäussert, auch soll es das Beinchen in den ersten Lebensmonaten stets gebeugt gehalten haben.

Bei der Untersuchung am 8. Juni 1900 stellte ich fest, dass eine deutliche Verkürzung vorhanden war, der Kopf jedoch die Pfanne ausfüllte. Die Bewegungen schmerzlos und frei bis auf die Abduction, die aufgehoben war. Das Röntgenbild (Fig. 4) zeigt den Kopf in

Fig. 4.

der Pfanne, den Trochanter deutlich höherstehend und eine Ver-biegung des Oberschenkelschaftes dicht unterhalb des Trochanters.

Auch in diesem Falle glaube ich die Deformität auf eine Ge-lenkentzündung zurückführen zu müssen. Für eine rhachitische Ver-

biegung sprach sonst gar nichts, die Annahme einer angeborenen
Coxa vara scheint mir noch gewagter. Angeborene Fälle sind meistens
doppelseitig und beruhen nach Hoffa auf einer Hemmungsbildung

Fig. 5.

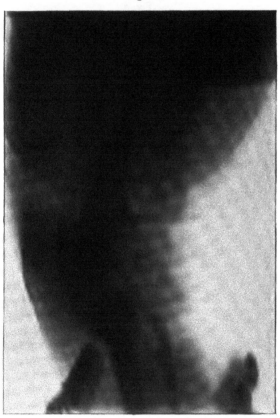

des Schenkelhalses; derartige Fälle sind von Joachimsthal,
Hoffa und Helbing beschrieben.

Ich glaube, dass gerade für die einseitige kindliche Coxa vara
die Annahme der von mir geschilderten Gelenkentzündung häufiger
in Betracht zu ziehen ist. Wir wissen, dass die rhachitische Coxa
vara keine echte Schenkelhalsverbiegung ist, sondern dass es sich
hier um Verbiegungen im Oberschenkelschaft handelt. Traumatische
Coxa vara wird im Kindesalter sicher beobachtet, doch sehen wir

viele Fälle, in welchen jedes Trauma fehlt. Derartige Fälle waren bis jetzt schwer zu deuten. Die von mir angenommene Aetiologie dürfte über manche Schwierigkeiten hinweghelfen.

Ausser diesen Hüftgelenkerkrankungen habe ich nur einen Fall von Erkrankung des Kniegelenks zur Untersuchung bekommen. Es handelt sich um einen Fall von Genu valgum (Fig. 5). Bei dem jetzt 2jährigen Kinde wurde mit 14 Tagen an der Aussenseite des linken Kniegelenks ein Abscess operirt. Das Gelenk war flectirt und stark angeschwollen. Mit $\frac{1}{2}$ Jahre bemerkten die Eltern bereits eine immer mehr zunehmende Verbiegung des Kniegelenks. Diese seitliche Verbiegung nahm, trotzdem das Kind sofort mit Schienen-hülsenapparaten behandelt wurde, ständig zu, so dass die Abweichung des Unterschenkels von der Achse des Oberschenkels bei meiner ersten Untersuchung bereits 45 Grad betrug. Das Kind lief zur rechten Zeit.

Das Röntgenbild zeigt deutlich, dass an der Aussenseite der unteren Femurepiphyse ein Knochenprocess sich abgespielt hat. In-teressant ist hier, dass die Deformität sich bereits entwickelte, ohne dass die Extremität durch das Gehen belastet wurde. Es wird da-durch bewiesen, dass die Verbiegung durch ungleichmässiges Epi-physenwachsthum zu Stande gekommen ist, dies berechtigt uns zu dem Schluss, dass es sich um eine epiphysäre Infection mit secundärer Betheiligung des Gelenks gehandelt hat.

Meine Mittheilung soll den Zweck haben, die Aufmerksamkeit der Fachkollegen auf das Vorkommen derartiger Gelenkentzündungen zu lenken, da ich glaube, dass manche Deformität, deren Aetiologie dunkel ist, so leicht erklärbar wird. Ich habe mich um so mehr zu der Veröffentlichung entschlossen, als ich in der Literatur ein genaueres Eingehen auf dieses Gebiet vermisse. Ich bitte deshalb um Nachprüfung meiner Beobachtungen. Besonders weise ich dar-auf hin, dass die Aetiologie der Gelenkentzündungen noch nicht völlig geklärt ist, und hoffe durch meine kurze Mittheilung ein wei-teres Studium dieser Frage an einem grösseren Material, als es mir zur Verfügung steht, veranlasst zu haben.

XVII.

Multiple Gelenkcontracturen, künstliche Pseudarthrosenbildung an der einen Hüfte[1]).

Von

Prof. Dr. **Froelich-Nancy.**

Das Mädchen, das dieser Fall betrifft, ist 18 Jahre alt. Seine Geschichte ist folgende: Eltern gesund, ein Bruder in seinem 20. Jahre an Lungentuberculose gestorben, eine Schwester gesund.

Das Kind selbst soll vor dem 12. Jahre stets gesund gewesen sein, als plötzlich ohne Ursache das linke Knie anfing zu schmerzen und sich in Flexion zu stellen. Ein herbeigezogener Chirurg schnitt die Sehnen der Kniekehlmuskeln durch, redressirte das Knie, liess es während 6 Wochen in einer Gipsrinne liegen. Das Knie blieb gerade, aber ankylotisch. Die Schmerzen waren verschwunden.

In den nachfolgenden Monaten versteifte die linke Hüfte, ohne vorhergehende Schmerzen oder Fiebererscheinungen, auch soll die Hüfte nie geschwollen gewesen sein.

Ein Jahr nachher wurde auch die rechte Hüfte steif, auch hier ohne Schmerz und ohne Fieber.

Das Gehen war ausserordentlich erschwert und konnte nur mit Krücken oder mit zwei Stöcken geschehen.

Auch verminderte sich die Beweglichkeit beider Ellbogengelenke.

Vor einem Jahre, d. h. 5 Jahre nach dem Anfange dieser multiplen Contracturen, fing die Halswirbelsäule an schmerzhaft zu werden; Kopfbeugen und Drehen wurden während 4 Monaten unmöglich; hiernach verschwand wieder jeglicher Schmerz und jegliche Contractur an der Wirbelsäule.

Am 27. Juli 1903 wurde uns die Patientin durch ihren Arzt Dr. Weiller aus St. Dié zugesandt.

---

[1]) Vortrag, gehalten auf dem III. Congress der Deutschen Gesellschaft für orthopädische Chirurgie am 5. April 1904.

Status praesens: Ziemlich schwächliches Mädchen, dessen Anblick die herumgehenden Photographien illustriren.

Das linke Knie ist ankylotisch, in leicht flectirter Stellung und in einem geringen Grade von Varusstellung. Die Knochen scheinen normal, in dem Gelenke keine Spur von Erguss; keine Verdickung auf der Synovialis.

Beide Hüften sind versteift und in leichter Flexion und Adduction, keine Drüsen in der Inguinalgegend, keine Schwellungen der Knochen und der Weichtheile. Die Hüften scheinen knöchern verwachsen zu sein; diesem widersprach aber ein Röntgenbild. All diese Untersuchungen sind keineswegs schmerzhaft.

Die linke untere Extremität ist 2 cm kürzer als die rechte. Die Verkürzung vertheilt sich 1 cm auf den Femur und 1 cm auf die Tibia, sie bewirkt eine schiefe Haltung des Körpers, der nach links geneigt ist.

Das rechte Knie und beide Sprunggelenke haben ihre freien Bewegungen.

Beide Schultergelenke, beide Handwurzelgelenke, sämmtliche Fingergelenke sind von normaler Beschaffenheit und von normaler Motilität.

Die Extension der Ellbogengelenke geht bis zu 130°, hingegen ist die Flexion complet.

Auch existirt ein mässiger Grad von Contractur der Kiefergelenke. Das Oeffnen des Mundes ist beschränkt.

Die Bewegungen der Halswirbelsäule lassen nichts zu wünschen übrig.

Die Dorsalwirbelsäule ist leicht kyphotisch.

Die Lendenwirbelsäule links convex skoliotisch, auch ist sie ziemlich steif.

Trotz dieser multiplen Contracturen ist die Musculatur erhalten. Die elektrische Erregbarkeit jedoch überall herabgesetzt.

Das Empfindungsvermögen ist überall normal, die Sprache des Mädchens eine leicht stotternde; ihre Intelligenz ist befriedigend, Lungen, Herz und Verdauungsorgane sind gesund.

Eine Röntgenuntersuchung zeigte die Hüftgelenke und die Ellbogengelenke mit normalem Schatten; hingegen im linken Kniegelenk, wie man es auf der herumgehenden Platte sehen kann, scheint die Tibia leicht nach hinten verrenkt und mit den Femurcondylen knöchern verwachsen. Die hinteren Contouren des Kniegelenks sind unregelmässig; dasselbe bemerkt man auch an den vorderen Contouren der Tibia und der Femurcondylen.

Zwischen Patella und Femur erblickt man Knochenwucherungen, die aber keine Synostosen zwischen den zwei Knochen herbeigebracht haben.

Der Gang ist ohne Krücken unmöglich, nur hüpfend und mit einem Stock kann das Mädchen, ohne diese, einige Meter vorwärtsgehen.

Auch ist die Entleerung der Blase und des Dickdarms durch die doppelseitige Contractur der Hüfte sehr erschwert.

Um diesem elenden Zustande abzuhelfen, schlug ich den Eltern vor, an der einen Hüfte eine Pseudarthrose anzulegen.

Die Operation wurde am 4. September 1903 ausgeführt. Nach einer Osteotomia subtrochanterica an dem rechten Femur schaltete ich zwischen den zwei Knochenstücken, von denen ich 1 cm abtrug, eine Celluloidplatte von 5 cm Länge, 4 cm Breite und 1 mm Dicke.

Das Bein wurde in Abduction in einen Gipsapparat gestellt und Dauerextension angebracht.

Die Folgen der Operation verliefen reactionslos.

Nach 14 Tagen wurde der Gipsapparat abgenommen und leichte Bewegungen vorgenommen; dieselben waren sehr schmerzhaft.

An der Operationsnarbe existirte eine Fistel, aus der spärliche Tropfen Blut oder klarer Flüssigkeit sickerten. Die Fistel blieb noch 3 Wochen bestehen.

5 Wochen nach der Operation musste die Patientin aufstehen und mit den Krücken einhergehen.

Während der Nacht wurde die Extension immer noch fortgeführt und die Abduction durch einen Beinspreizer gesichert.

Den 28. September wurde der Patientin zu diagnostischem Zwecke ein Tropfen Tuberculin in 1 ccm Karbollösung injicirt. Während 5 Tagen wurden sämmtliche contracte Gelenke schmerzhaft und Fieber von 38—39° C. dauerte 3 Tage.

2 Monate nach der Operation konnte das Mädchen mühsam mit einem Stocke gehen. Die Pseudarthrose war in der Flexion und in der Abduction beweglich. Willkürlich aber nur in der Flexion.

Diese Bewegungen waren immer noch schmerzhaft, als das Kind zu seinen Eltern zurückfuhr.

Der Hausarzt, der die Nachbehandlung übernahm (Massage und Mobilisation), schrieb mir Anfangs Januar 1904, dass der Zustand sich sehr verbessert hätte; die Schmerzen waren fast ganz verschwunden, und mit einem Stock konnte das Mädchen leidlich im Hause herumgehen.

Anders lautete die Meldung im Februar 1904; die Bewegungen in der Pseudarthrose waren nach 14tägigem Ausbleiben der Massage verschwunden.

Auf einer Reise nach St. Dié, Ende Februar, konnte ich die Patientin untersuchen. Ein knöcherner Callus hatte sich gebildet, und zwar 6 Monate nach der Operation.

Trotzdem war das Bein in Abduction geblieben und der Gang war auffallend besser, wie früher.

Durch die Abduction war die Basis sustentationis vergrössert, das Mädchen stand fester.

Das rechte Knie stand in Valgusstellung, die Bänder des Knies und der zwei Sprunggelenke hatten sich sehr gelockert und durch die Lateralbewegungen, die sie in diesen drei Gelenken machen konnten, war der Gang erleichtert.

Unästhetisch genug blieb er allerdings.

Das Interesse dieses Falles beruht einerseits auf der Aetiologie dieser multiplen Gelenkversteifungen und andererseits auf der Therapie der doppelseitigen Hüftgelenkcontracturen.

Die Aetiologie scheint in dem von Professor Poncet aus Lyon beschriebenen „Rhumatisme tuberculeux" zu suchen zu sein.

Im Jahre 1897 gab Poncet im französischen Chirurgencongress einen Vortrag über die „Polyarthrite tuberculeuse déformante ou pseudorhumatisme chronique tuberculeux".

Er unterschied: 1. Multiple Gelenkentzündungen ohne Eiterbildung bei hereditär belasteten Individuen. 2. Multiple Gelenkentzündungen (polyarthrite sèche) bei Patienten mit Lungen- oder Visceraltuberculose. Endlich 3. Gelenkentzündungen bei Kranken, bei denen zu gleicher Zeit eine Arthritis tuberculosa besteht.

Von Gelenkversteifungen ist in dieser ersten Schrift Poncet's noch nicht die Rede. Seither haben seine Schüler ihre Aufmerksamkeit auf alle Gelenkkrankheiten, die bei tuberculös belasteten Kranken vorkommen, gerichtet.

Poncet selbst hat zu beweisen gesucht, dass es auch einen versteifenden tuberculösen Gelenkrheumatismus gäbe.

Gewisse Fälle von Marie'scher und Bechterew'scher Krankheit (spondylose rhizomelique) wären nichts anderes als ankylosirender tuberculöser Rheumatismus.

Die Arbeiten von Thérenot, Pic und Bombes de Villiers sind dennoch nicht beweiskräftig.

Dass die Versteifungen der Wirbelsäule und der grossen Gelenke mit Tuberculose bei demselben Patienten zusammen vorhanden sein können, hat nichts Aussergewöhnliches, ohne dass es nöthig wäre, die Gelenkerscheinungen auf die Tuberculose zurückzuführen.

Ueberhaupt haben die tuberculösen Processe nur ausnahmsweise das Endresultat, beträchtliche Knochenwucherungen hervorzubringen.

Dennoch hat Poncet auf dem letzten französischen Chirurgencongress (October 1903) einige beweiskräftige Beispiele des plastischen ankylosirenden „Rhumatisme tuberculeux" gegeben.

In unserem Falle waren die klinischen Erscheinungen denjenigen des von Jacoud beschriebenen „Rhumatisme fibreux" ähnlich.

Verwandte Fälle sind auch bei Kindern in der ausführlichen Arbeit von Hans Spitzy (Zeitschr. für orthopädische Chirurgie 1903) beschrieben worden. Interessant war zu sehen, ob diese multiplen Gelenkcontracturen, von denen alle entschieden fibröser Natur waren, eine nur, die des linken Knies, Knochenverwachsungen darbot, tuberculöser Natur wären.

Persönliche Belastungen waren zur Zeit bei unserer Patientin nicht vorhanden. Lungen und Visceralorgane waren normal. Anders war es, was die Heredität anbelangt. Ihr Bruder war in seinem 20. Jahre an Lungenphthise gestorben.

Wie vorher gesagt, wurde eine Tuberculininjection der Patientin beigebracht.

Sämmtliche contracten Gelenke, selbst die Wirbelsäule, wurden schmerzhaft während 5 Tagen, und der Fieberanfall dauerte 3 Tage.

In diesen Verhältnissen kann man mit ziemlich grosser Sicherheit annehmen, dass die chronische Versteifung der Hüfte sowie die knöcherne Verwachsung des Kniegelenks eine Form von tuberculösen Arthritiden vorstellen und in die Kategorie des „Rhumatisme tuberculeux" gehören.

Was die Pseudarthrosenoperation anbelangt, die wir bei unserer Patientin ausführten, kann nur hervorgehoben werden, dass die Einschaltung (nach Osteotomia subtrochanterica und Resection eines 1 cm langen Stücks Femur) von einem ansehnlichen Stück Celluloidplatte zwischen den Knochenenden nicht genügt, um eine dauernde Pseudarthrose herzustellen.

6 Monate nach der Operation kann ein Knochencallus sich noch nachträglich bilden, nachdem schon während 3 Monaten das neue Gelenk in ziemlich guter Weise fungirt hatte.

Bemerkt sei noch, dass diese Fremdkörpereinschaltung während 4 Wochen sich durch eine seröse Fistelbildung kundgegeben hat und dann glatt eingewachsen ist.

XVIII.

(Aus dem Wiener k. k. Universitäts-Ambulatorium für orthopädische Chirurgie.)

Ueber die Entstehung und Behandlung der coxitischen Contracturen[1]).

Von

Dr. Robert Werndorff.

Mit 3 in den Text gedruckten Abbildungen.

Im Kampfe des Orthopäden gegen die Coxitis beherrscht die Contractur die Scene, und ihr begegnet er immer. Im Anfang als reflectorischer Muskelspasmus, der sich durch die Narkose allein beseitigen lässt, dann als secundär fixirte Stellung des nicht behandelten Beines und endlich selbst nach gemachter operativer Correctur in Form des Recidives. Was ist daher erklärlicher, als dass sich das Interesse vieler Orthopäden und Chirurgen der Erklärung und Behandlung dieser Deformität zugewendet hat, freilich ohne dass die Versuche, die zur Erklärung der coxitischen Contractur gemacht wurden, im Stande waren, eine allgemein befriedigende Lösung zu bringen.

Die auf Injectionsversuche gegründete Bonnet'sche Erklärung hat eine frühzeitige Richtigstellung durch König, Krause, Blencke, Lannelongue u. A. erfahren.

Die Ergebnisse des Leichenversuches können nicht als Analogon der Verhältnisse am Lebenden angeführt werden. Gelingt doch das Experiment an der Leiche erst nach Durchschneidung aller Weichtheile und nach Durchsägung des Oberschenkels, ganz abgesehen davon, dass sich wohl schwer jemand zu der Meinung verstehen

---

[1]) Vortrag, gehalten auf dem III. Congress der Deutschen Gesellschaft für orthopädische Chirurgie am 5. April 1904.

wird, es könnte der normale Synovialdruck am Lebenden dem Beine entgegen der Schwere irgend eine Stellung ertheilen.

Die klinischen Erfahrungen endlich sprechen ja gerade gegen die Bonnet'sche Erklärung; denn einerseits kann diese Stellung schon ausgebildet sein, bei ganz unbedeutendem Gelenkinhalt, während auf der anderen Seite oft die Inhaltsvermehrung so langsam erfolgt, dass die durch Infiltration gedehnte Kapsel sich dieser lange angepasst hat, ohne dass es das Bein nöthig hätte, durch Abduction den Gelenkinhalt zu vergrössern.

Die Sayre'sche Adductionserklärung durch Entleerung der perforirten, mit Eiter gefüllten Kapsel, die Barwell'sche Auffassung von dem Ueberwiegen der Beuger über die Strecker eines jeden Gelenkes überhaupt, entbehren jeder näheren Begründung.

Und so finden wir in der Literatur nur noch die Phelps'sche Hypothese und die König'sche Theorie.

Die Phelps'sche Hypothese ist eben Hypothese geblieben. Es war eine unrichtige Beobachtung, wenn Phelps meinte, die Beugung des Oberschenkels auf 25° verwandle die abducirenden Muskeln in Einwärtsroller, und durch diese Störung des Antagonismus resultire die Adduction. Dagegen spricht die klinische Erfahrung, dagegen spricht das Experiment. Sehen wir doch sehr häufig Beugegrade über 25° mit Abduction, während umgekehrt die Adduction oft schon unter 25° auftritt. Das elektrophysiologische Experiment endlich weist die Unrichtigkeit der Phelps'schen These vollends nach, denn ein so klarer und absolut verlässlicher Beobachter wie Duchenne hat gezeigt, dass die von Phelps beschriebene Adduction nur eine scheinbare sei, indem die vorderen Fasern des Glutaeus medius in Streckstellung einwärts rotiren, diese Einwärtsrotation auch in Beugung beibehalten, so lange das Bein des Untersuchten nicht unterstützt ist, sondern frei in der Luft schwebt, dass sich diese Einwärtsrotation aber sofort in eine minimale Annäherung des Beines an die Mittellinie verwandle, wenn der Fuss den Boden berührt und unterstützt wird. Zudem hat Duchenne betont, und darauf legen wir grosses Gewicht, dass diese Bewegung mit minimaler Kraft ausgeführt wird, ich glaube also, dass sie für die Entstehung der coxitischen Adductionscontractur ganz ohne Belang ist.

Erst König hat in die Frage von der Entstehung der coxitischen Deformität einige Klarheit gebracht und ihm gebührt das grosse Verdienst, zuerst die mechanischen Verhältnisse gewürdigt zu haben. Da wir aber seine Ansicht nicht in allen Punkten theilen, will ich seine Worte etwas ausführlicher anführen.

Nach König entsteht die Abduction beim gehenden Coxitiker durch Schonung des schmerzhaften Beines vor der Belastung, die Adduction immer durch das Liegen im Bett auf der gesunden Seite und durch das Krückengehen. König sagt ungefähr wörtlich: Die Abduction entsteht immer durch Schonung des erkrankten und schmerzhaften Beines. Der Kranke sucht sein gesundes Bein durch eine Adductionsbewegung möglichst senkrecht zur Körperachse zu stellen, um das kranke zu entlasten, welches dadurch in Abduction geräth. Gehen mit einem schmerzhaften Bein ohne Krücke ist demnach in einer anderen als abducirten Stellung unmöglich. Dann wird der Process so schmerzhaft, dass der Kranke überhaupt nicht mehr gehen kann, dann legt er sich ins Bett und bekommt durch das Liegen auf der gesunden Seite Adduction — Einwärtsrotation. Oder er geht mit Krücken, indem er das Bein hinaufzieht, das dann den Boden überhaupt nicht mehr berührt.

So die Worte König's. Mir sei es gestattet, den Anschauungen König's im folgenden die Ansichten Lorenz' entgegen zu stellen, Ansichten, welche die Abductionserklärung König's für unrichtig halten, seine Erklärungsversuche der Adduction theilweise einschränken, theilweise wesentlich ergänzen.

Die Abduction entsteht nämlich sicher nicht durch Schonung des erkrankten Beines. Im Gegentheil, wir werden beweisen, dass das abducirte Bein belastet wird, belastet werden kann, ohne besondere Schmerzhaftigkeit; denn in diesem Stadium ist das coxitische Bein gegen Belastung relativ unempfindlich.

Durch die klinische Erfahrung sind wir auf dem Wege der Deduction zu der Erkenntniss gekommen, dass die Coxitis in zwei Phasen verläuft. Die erste Phase enorme Schmerzhaftigkeit bei der leisesten Bewegung, während die Belastung relativ unempfindlich ist.

Die Synovialis ist nach Lorenz, ob jetzt primär wie gewöhnlich, oder secundär erkrankt, der Sitz der Schmerzhaftigkeit, und die geringsten Bewegungen, welche die infiltrirte und geschwellte Synovialis — und in diesem Zustande haben wir letztere bei unseren gelegentlich vorgenommenen Gelenkeröffnungen immer gefunden — zur Berührung bringen, müssen die heftigsten Schmerzen erzeugen. ·Diese zu verhindern, wird das Gelenk nun festgestellt, und dabei ist für seine Stellung weder massgebend der Füllungsraum der Kapsel, (nach Bonnet), noch der Wille des Patienten, worauf König grossen Werth legt, sondern ganz unwillkürlich muss sich auf den Reiz der in der Synovialis liegenden, ungemein empfindlichen Nerven ein Spasmus der das Hüftgelenk umgebenden Muskeln einstellen, der das Gelenk in der Mittellage feststellt, in jener Lage, in der alle Synovialistheile möglichst erschlafft sind, und das ist eben die Abduction — Aussenrotation.

Einmal durch kräftige Muskelaction festgestellt ist nun das Gelenk gegen die Belastung relativ unempfindlich, während es auf eine passive Stellungsveränderung mit grossen Schmerzen antwortet. Ist die Synovialis nämlich durch den Muskelspasmus ruhig gestellt, dann fällt jedes schmerzerregende Moment weg, die Reibung, Faltung und Einklemmung der überaus empfindlichen Theile, und da der Knochen in dieser Phase nicht erkrankt, wenigstens nicht empfindlich ist, da ferner nach den Untersuchungen von Dubois-Reymond dem Jüngeren die Equilibristik beim Stehen nicht durch Knochenhemmung, sondern zum geringen Theil durch das Ligamentum Bertini, zum grössten Theil aber durch das Spiel der Hüftgelenkmusculatur zu Stande kommt, so ist ja theoretisch im vorhinein gar nicht einzusehen, warum der Coxitiker in der ersten Phase Belastungsschmerzen haben soll, wenn einmal die schmerzbewirkende Ursache, nämlich die Bewegung der Synovialis durch Muskelspasmus beseitigt ist.

Und die klinische Beobachtung hat uns ja diese Argumente gelehrt! Denn wie die tägliche Erfahrung zeigt, ist der Abductions-coxitiker gegen die Belastung unempfindlich. Nur die Bewegung macht ihm die grossen Schmerzen, das durch Spasmus fixirte abducirte Gelenk kann er immer belasten. Und wenn er hinkt, so hinkt er nicht deshalb, weil er Schmerzen, sondern weil er ein abducirtes Bein hat; dieses belastet er im Gehen und im Stehen. Und er kann es auch gar nicht entlasten. König hätte Recht mit seiner Erklärung, wenn der Kranke das abducirte Bein in der Luft hielte; in dem Augenblick aber, wo es den Boden berührt, muss es einen Theil der Körperlast tragen, und zwar nicht den kleinsten. Um das schmerzhafte Bein zu entlasten, müsste der Kranke ganz anders stehen. Er müsste die kranke Beckenhälfte hochheben, das Bein in Spitzfussstellung eleviren, nicht aber das Becken senken, die Lende nach der kranken Seite ausbiegen, das Bein von und vor sich spreizen. Dazu ist der Oberkörper immer nach der abducirten Seite hin ver-

lagert (Fig. 1). Im Stehen muss also das abducirte Bein belastet
werden.

Und erst im Gehen! Es wird mir ja nicht schwer fallen zu
beweisen, dass ein Mensch, der überhaupt auf seinen Beinen ohne
Krücken geht, diese abwechselnd belasten muss. Es
müsste demnach der Abductionscoxitiker sein krankes
Bein zumindest in der Phase des Ganges, wo es
das Standbein ist, wie sein gesundes belasten; aber er
ist ja der Belastung gegenüber viel schlechter dran
als jeder andere. Denn im Gehen beschreibt sein
Oberkörper einen weiten Kreisbogen hinaus über die
Unterstützungsfläche des abducirten Beines, und es
muss sich die Körperlast mit viel grösserer Wucht auf
ein abducirtes Bein übertragen, wie auf ein normales
Standbein.

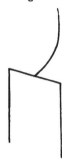

Fig. 1.

König hat also Unrecht, wenn er den Coxitiker die Abduction
wählen lässt als eine Stellung, in der das Bein vor der Belastung
geschützt ist. Denn erstens ist, wie ich gezeigt habe, die Abductionsstellung die denkbar ungünstigste Stellung der Belastung gegenüber, im Gehen sowohl wie im Stehen, und zweitens hat es in dieser
Phase der Coxitiker gar nicht nöthig, sich vor der Belastung zu
schützen. Denn schmerzhaft ist nur die Bewegung, ist diese durch
Muskelfixation beseitigt, dann kann und wird das Gelenk ohne
Schmerzen belastet.

Kommt nun die Coxitis in diesem Stadium zur Ausheilung, so
wird diese Stellung durch secundäre Weichtheilsschrumpfung fixirt
und es erklären sich so die Abductionscontracturen, die wir nach
ausgeheilter Coxitis zu Gesichte bekommen. Leider ist ihre Zahl
sehr gering.

In der Regel ändert sich das Bild bald. Die prompte Fixation
des Gelenkes durch Muskelaction hört auf, wenn die Synovialis mit
ihren empfindenden Nerven zu Grunde gegangen ist. Der Spasmus
weicht der Atrophie und endlich erkrankt auch der Knochen und
wird empfindlich. Der Abduction folgt die Adduction.

Wir sehen von jeder hochgradigen Destruction des Gelenkes ganz
ab, denn es ist klar, dass jede Zerstörung der Gelenkkörper, jede
Ausweitung des Pfannenrandes nach oben Adduction bedingt. Jede
Verkürzung ferner, auch die scheinbare, muss Adduction zur Folge
haben; sie nöthigt den Patienten in Spitzfussstellung zu stehen, jeder

Spitzfuss bedeutet Beckenhebung, jede Beckenhebung Adduction. Und dabei muss jede Verkürzung durch den ausgleichenden Spitzfuss über-corrigirt werden; denn ein Patient, der genöthigt ist, immer mit minimalem Spitzfuss zu stehen, müsste seine Unterschenkelmuskeln zu sehr in Anspruch nehmen und vorzeitig ermüden. Er zieht es darum vor, mit maximalem Spitzfuss zu stehen, weil er in dieser Stellung die Equilibristik der Knochenhemmung seinen Metatarsus-köpfchen überlässt und die Muskeln schont. Die Verkürzung also erzeugt ebenso wie die Destruction immer Adduction.

Aber wenn nur überhaupt der Knochen erkrankt ist, abgesehen von den centralen tuberculösen Sequestern König's, dann muss die Adduction entstehen. In der grossen Mehrzahl der Fälle schreitet der Process von der Peripherie her auf das Centrum, von der Syn-ovialis auf den Knochen fort. Dann aber bekommt der Coxitiker Belastungsschmerzen, dann, aber erst dann wird er sich bestreben, sein erkranktes Bein zu entlasten, und dann bekommt er durch Schonung des erkrankten Beines Adduction und nicht, wie König argumentirte, Abduction. Die Adductionserklärung König's trifft ja nur für die wenigsten Fälle zu. Die Zahl der Bettlieger ist eine verschwindend kleine, das Gros der Patienten läuft herum, und unter dem Einflusse der Belastung entsteht die Deformität im Gehen. Es concurriren bei der Entstehung der Adduction jetzt mehrere Momente, aber immer ist es die Belastung, welche massgebend ist, die Be-lastung im Gehen und im Stehen.

Im Stehen wird sich der Coxitiker jetzt, da er jetzt Belastungs-schmerzen hat, bestreben, „im Wesen das gesunde Bein zu belasten". Wohl! Aber dann entsteht nicht Ab-, sondern Adduction. Jetzt wird er sich bemühen, die Knochen auf der erkrankten Seite zu ent-lasten, er muss so stehen, wie ich es früher gezeigt habe: er hebt mit den gesunden pelvitrochanteren Muskeln die kranke Beckenhälfte hoch, das Bein stellt er in Spitzfuss, elevirt es, also Adduction im Stehen.

Aber auch in jeder Phase des Ganges muss jetzt die Adduction entstehen. Ist in der ersten Gangzeit das kranke Bein das Stand-bein, dann muss, wegen der hochgradigen Insufficienz der atrophischen krankseitigen pelvitrochanteren Muskeln, jedesmal das Becken unter dem Einfluss des Körpergewichtes nach der gesunden Seite hinab-fallen, es wird also beim jedesmaligen Auftreten auf das kranke Bein mit der Kraft des ganzen Körpergewichtes Adduction erzeugt, da die

insufficienten Muskeln unfähig sind, der Körperschwere das Gleichgewicht zu halten.

Ist umgekehrt in der nächsten Phase des Ganges das kranke
Bein das Schwungbein, dann concurriren wieder bei der Entstehung
der Adduction zwei Momente: 1. die Beckenhebung durch die kräftigen pelvitrochanteren Muskeln der gesunden Seite; 2. die Insufficienz der pelvitrochanteren Muskeln auch der erkrankten Seite, die
das Gewicht des nach vorne pendelnden Beines nicht überwinden
können, so dass das Bein der Eigenschwere folgend in Adduction
geräth.

Die zweite Phase also ist es, die dem Coxitiker die Belastungsschmerzen und damit die Adduction bringt. Letztere entsteht immer
durch Schonung des erkrankten Beines, aber nicht, wie König meint,
im Liegen, sondern gerade im Gegentheil unter dem Einflusse der
Belastung im Gehen. Die Adductionscontractur ist vielmehr der
klinische Ausdruck für die Belastungsschmerzen des gehenden Coxi-
tikers und wenn wir jetzt alle möglichen Ursachen zusammenfassen,
so entsteht die Adduction in der zweiten Phase der Coxitis aus folgenden Ursachen:

1. durch die Destruction, Pfannenwanderung;

2. durch den Ausgleich einer jeden Verkürzung mit Spitzfuss;

3. durch Schonung des erkrankten Beines im Stehen;

4. durch die Belastung abwechselnd des erkrankten und gesunden Beines im Gehen;

5. in verschwindend kleiner Anzahl durch das Liegen auf der
gesunden Seite und durch das Krückengehen.

Was nun die Behandlung der nach abgelaufener Coxitis zurückgebliebenen Contractur betrifft, so corrigiren wir die Adduction in
einer Sitzung durch das modellirende Redressement. Die Abductionscontractur ist uns eine erwünschte Stellung, wir werden uns hüten,
sie zu corrigiren, — jene ungemein seltenen Fälle ausgenommen.
wo eine so übergrosse Abductionsstellung vorhanden ist, dass sie eine
grobe Gangstörung gibt.

Wir corrigiren also in einer Sitzung — ohne Furcht vor der Meningitis tuberculosa. Die Furcht vor den üblen Folgen, namentlich vor
der allgemeinen oder Hirnhauttuberculose, hat dem Redressement viele
Gegner gezeugt, und noch heute hören wir allenthalben, wenn es

sich um die Indicationsstellung des Redressements handelt, die Frage: Aber die Meningitis tuberculosa?

Wir fürchten die Meningitis tuberculosa nicht, und gestützt auf eine vielhundertfache klinische Erfahrung können wir wohl behaupten, es gibt keine Meningitis tuberculosa im Anschluss und als Folge des Traumas nach dem modellirenden Redressement. Freilich kann ein Coxitiker auch einmal eine Meningitis tuberculosa bekommen, gewiss kann man auch einen Patienten nach einem Redressement einmal auf diese Weise verlieren. Was kommt nicht alles dem Chirurgen unter! Aber niemals arrivirt eine meningeale oder allgemeine Tuberculose durch das Trauma des schonenden, modellirenden Hüftredressements, und weil ein oder der andere Operateur weniger Glück hatte wie wir, wollen wir doch nicht so viele Coxitiker um den Vortheil dieser Methode bringen. —

Nur müssen die Grenzen der Indication strenge eingehalten werden.

Wir gehen also nur jene Fälle an, die mindestens 1 Jahr lang schmerzfrei waren und weisen natürlich alle jene zurück, wo ein Abscess oder eine Fistel auf das Bestehen eines frischen Krankheitsheerdes hinweist, wir redressiren aber auch nicht jene Contracturen, die klinisch der Ankylose so nahe kommen, wo wir nur „federnde" Bewegungen auslösen können, und die straffe Verbindung des Oberschenkels mit dem Becken ein schonendes unblutiges Verfahren im vornhinein unmöglich erscheinen lässt; diese Fälle verfallen der Osteotomie ebenso wie jene wenigen beweglichen Contracturen, die bei einem Trochanterhochstand von 5—6 cm ungünstige Bedingungen für den Ausgleich der Verkürzung liefern.

Die Kraft nämlich, die zur Correctur der Adductionscontractur angewendet wird, hat den Widerstand der verkürzten Weichtheile an der Adductionsseite zu überwinden, dessen mittlere Grösse und Richtung gegeben sei durch a (Fig. 2). Wie aus dem Kräfteparallelogramm hervorgeht, erzeugt der eine componentale Antheil b die Adductionscontractur, während der andere in der Richtung des Pfeiles wirkende Antheil c keinen Bewegungseffect hat, da er durch den Widerstand der Pfanne aufgehoben wird. Bei der Correctur wird sich also das Femur nur im Sinne der Abduction bewegen können, während das proximale Ende seinen Platz nicht verlässt. In dem Augenblicke aber, wo der Kopf die Pfanne verlassen hat, ändern sich die physikalischen Bedingungen; denn jetzt fällt der feste Widerstand der

Pfanne weg und der Schenkel gleitet der Componente c folgend an
der steilen Darmbeinfläche in die Höhe, und zwar muss dies um
so mehr der Fall sein, je mehr der Kopf von der Pfanne entfernt
ist, je höher also der Trochanter steht, ausgenommen natürlich jene
Fälle, wo es zur Ausbildung einer neuen
Pfanne gekommen ist, die dem Kopf einen
genügenden Widerstand bietet. Man könnte
nun einwenden, dass diese physikalischen Bedingungen immer gegeben sind, wenn überhaupt der Kopf die Pfanne verlassen hat und
dass man nicht gerade den Trochanterhochstand von 5 cm als Grenze annehmen muss;
aber die einfache Ueberlegung lehrt uns, dass
bei geringem Trochanterhochstand dieser Fehler
vernachlässigt werden kann, während er sich
bei 5 cm Trochanterhochstand zu der ohnehin enormen Verkürzung addirt und durch
Abduction nicht mehr ausgeglichen werden
kann.

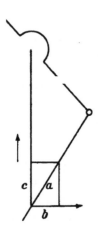

Fig. 2.

Was nun die Technik des modellirenden
Redressements anlangt, so verlangen wir aus-
nahmslos die präliminäre subcutane Durchtrennung aller verkürzten
Weichtheile und üben diesen vorbereitenden Act principiell auch
beim Knieredressement. Nur so ist man in der Lage, das Aufeinanderpressen der Gelenkkörper zu verhindern. Der Einwand,
dass nach Durchtrennung der Sehnen die Gefässe der Kniekehle der Gefahr einer zu starken Ueberdehnung ausgesetzt sind,
besteht nicht zu Recht, da die in der einschlägigen Literatur publicirten Fälle von Zerreissung der Arteria poplitia nur bei narbiger
Verwachsung und Schrumpfung arrivirten und wir bei den vielen
Streckungen, die wir jährlich vornehmen, doch wenigstens einmal
etwas von einer zu starken Ueberdehnung der Gefässe hätten wahrnehmen müssen.

Die Durchschneidung der Weichtheile halten wir für das erste
und allerwichtigste Postulat und darum durchtrennen wir immer mit
dem Tenotom die subspinalen Weichtheile und Adductoren, letztere
schon deshalb, um ihre Componente bei der späteren Bekämpfung
des Recidivs auszuschalten.

Wir führen also unterhalb der Spina ant. inf. von aussen das

Tenotom ein, möglichst weit nach innen vorschiebend, der tastende Finger markirt die gefährliche Nähe der Arteria femoralis, stellen es dann senkrecht auf, den Griff aufwärts, die Schneide nach aussen und beschreiben um die Einstichsöffnung als Mittelpunkt einen Kreisbogen, mit der ganzen Länge der Schneide als Radius alle Muskel- und Fasciensträge ausgiebig durchtrennend. Dann gehen wir medial von der Arterie noch einmal ein und durchtrennen die Adductorencoulisse. Um die Muskel- und Fasciensträge möglichst zu spannen, empfiehlt sich, bei Fixation des Beckens nach Gersuny während der Tenotomic maximal strecken, resp. abduciren zu lassen.

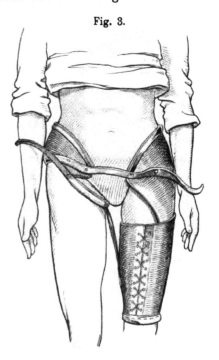

Fig. 3.

Ein aseptischer Verband deckt die Wunde und nun wird redressirt, indem wir uns dabei von folgenden Grundsätzen leiten lassen. Erstens darf bei Vermeidung jeder anderen Bewegung die Correctur nur in deformitätsconträrer Richtung vorgenommen werden — Circumductionsbewegungen nach Kirmisson sind strenge verpönt — und zweitens muss das Bein während der Correctur durch einen Assistenten permanent extendirt werden, wobei wir die manuelle Extension der mit der Lorenzschraube vorziehen, weil der Operateur so die Excursionen controlliren und die Richtung der corrigirenden Kraft eher beherrschen kann. Letzteres namentlich bei der Beseitigung der Beugecontractur zu erleichtern, liegt der Patient mit dem Becken auf einem keilförmigen Kissen, die Basis fusswärts am Rande des Tisches, ein zwischen den Beinen unter dem kranken Becken über die gesunde Leiste geschlungenes Linnen besorgt am Kopfende des Tisches die Contraextension.

Der Operateur tritt nun an die mediale Seite des erkrankten Beines und umfasst den Oberschenkel, während das Becken nach

Gersuny fixirt wird, möglichst nahe dem Gelenke, um durch das
Arbeiten am kurzen Hebelarme eine Fractur zu vermeiden. Er redressirt mit langsam anwachsender Kraft ohne Hebelwirkung bei
permanenter Extension durch einen Assistenten, wobei er sein eigenes
Körpergewicht zu Hilfe nimmt.

Es wird also jede Deformitätsrichtung — Beugung, Adduction —
corrigirt und da durch die permanente, stetig zunehmende Extension
die verkürzten, durch die Tenotomie etwa noch nicht beseitigten
Weichtheile allmählich nachgeben, das Aufeinanderpressen der
Gelenkkörper sicher vermieden wird, genügt ein geringer Kraftaufwand des Operateurs, ohne jegliche Hebelwirkung dem Beine die
erwünschte Stellung zu geben. Durch die Vermeidung jeder über-
flüssigen Bewegung und des Aufeinanderpressens der erkrankten
Gelenkkörper sind wir in Stand gesetzt, alle Reibungen und Malträ-
tirungen der erkrankten Partien möglichst zu umgehen, die ja in
erster Linie verantwortlich gemacht werden müssen für die Ueber-
schwemmung der Blutbahn mit dem tuberculösen Virus.

Wenn wir also resumiren, so liegen die Vortheile des schonenden modellirenden Redressements in dem geringen Kraftaufwand,
den wir nur mehr nöthig haben nach Beseitigung der Widerstände
durch Tenotomie und permanente Extension und in der geringen
Traumatisirung des erkrankten Hüftgelenkes

1. durch die Correctur in nur deformitätsconträrer Richtung bei
Vermeidung jeder anderen Bewegung;

2. durch das mit Tenotomie und Extension vermiedene Aufeinanderpressen der Gelenkkörper;

3. durch den Wegfall jeglicher Hebelwirkung.

Das durch das Redressement gewonnene Resultat wird in einer
einfachen Gipshose fixirt, wir suspendiren und extendiren das kranke
Bein nicht, sondern wir fixiren es in einfachem, bis zum Knie
reichendem Verbande ohne Entlastung. Nach 2 Tagen, wenn der
Verband trocken ist, läuft der Coxitiker, eine erhöhte Sohle unter
dem gesunden Beine, herum. In 3 Monaten nehmen wir den Verband ab und beginnen mit den bekannten Uebungen gegen das Recidiv: activen und passiven Abductionsübungen, Massage der pelvitrochanteren Muskeln, Liege- und Hängesack.

Die activen Uebungen lassen wir in folgender Weise vornehmen.
Der Kranke liegt auf einem Tische auf der gesunden Seite und hebt
sein krankes Bein möglichst hoch in die Luft, dann steht er auf

seinem gesunden Bein und spreizt das andere weit weg, seitlich, im Sinne der Abduction. Endlich steht er auf einem erhöhten Brettchen mit dem gesunden Bein und sucht bei vollkommen gestreckten Kniegelenken mit der kranken Fusssohle plantigrad den Fussboden zu erreichen, er macht also activ das, was wir sonst im Hüftredresseur passiv machen, Beckensenkung — Abduction auf der kranken, Beckenhebung — Adduction auf der gesunden Seite. Alle diese Uebungen sind je 50mal 3mal im Tage zu machen.

Um die Beugecontractur zu bekämpfen, liegt der Kranke auf dem Bauche, nur die Kniee und der Oberkörper sind unterstützt, das Becken schwebt frei und wird mit einem 3—10 kg schweren Sandsack belastet. Die Adduction beeinflussen wir leicht, indem wir den Kranken so lagern, dass sein ganzes krankes Bein vom Hüftgelenk an über den seitlichen Rand des Tisches ragt, während ein Sandsack mittelst einer Gamasche in der Kniegelenksgegend am Ober- oder Unterschenkel befestigt wird. Dazu kommen, wie erwähnt, 2mal des Tages Massage der pelvitrochanteren Muskeln und passive Bewegungen bei fixirtem Becken im Sinne der Abduction und Ueberstreckung.

Ich habe im ersten Theil meiner Erörterungen über das Entstehen der Contracturen aus einander gesetzt, wie bei der Belastung des kranken Beines die gesunde Beckenhälfte unter dem Einflusse der Körperschwere herunter sinken muss wegen der Insufficienz der pelvitrochanteren Muskeln auf der kranken Seite und in diesem Umstande erblicken wir auch die Ursache des gefürchteten Adductionsrecidives, gegen das wir viele Jahre hindurch nach gemachtem Redressement ankämpfen müssen und das oft trotz der sorgfältigsten Nachbehandlung eintritt, eintreten muss, nach unseren Darlegungen. Lehrt uns doch oft die Erfahrung, dass manchmal schon wenige Tage nach dem Redressement genügen, um den Verband des gehenden Patienten auf der gesunden Seite über die Spina superior hinaufsteigen zu lassen; trotz der exactesten Anmodellirung an die Beckenform tritt also im Verband die Adduction auf der kranken, die Abduction auf der gesunden Seite ein.

Von anderer Seite wurde schon lange zur Correctur der Adduction die Aussenschiene (Hoffa-Schede) empfohlen. Aber aus meinen Darlegungen über die Mechanik des erkrankten Hüftgelenkes im Gehen und Stehen geht hervor, dass diese Schiene unmöglich im Stande ist, dem Gewichte des ganzen Körpers entgegen den Ober-

schenkel anzuziehen; in der Ruhelage erfüllt sie ihren Zweck und
wird von uns auch als Nachtapparat verwendet.

Wir haben nun versucht, auch den statischen Anforderungen
gerecht zu werden und glauben der Lösung dieses schwierigen Pro-
blemes in der Orthopädie ein wenig näher gekommen zu sein.

Ein contralateraler Perinealsitzring wird durch eine Schiene
gestützt, die an der Innenseite am Knie des erkrankten Beines befestigt wird. Tritt nun der Kranke auf das kranke Bein auf, so
kann jetzt die gesunde Beckenhälfte nicht mehr herabsinken, da sie
auf dem contralateralen Sitzringe reitet und bei jedem Schritt überträgt sich das Gewicht des ganzen Körpers durch die Schiene auf
den erkrankten Oberschenkel von innen her, es wird also beim jedesmaligen Auftreten auf das kranke Bein die Adduction verhindert.

Eine ähnliche, die mechanische Ursache der Adductionscontractur
berücksichtigende Therapie finden wir nicht in der Literatur, denn
die bekannte Schiene von Tailor-Sayre stützt sich zwar auf das
entgegengesetzte Tuber von innen her, reicht aber bis über die
Fusssohle des erkrankten Beines hinaus und verfolgt ausschliesslich
den Zweck der Extension. Die Bedeutung des Körpergewichtes für
das Entstehen der Adductionscontractur ist dem Autor dabei vollkommen entgangen, ebenso wie die von verschiedenen Seiten angegebenen contralateralen Perinealsitzringe nicht in Würdigung
des mechanischen Problems erdacht wurden, da sie beweglich sind
und nur zur Fixation des Beckentheiles dienen.

Die Lorenz'sche Innenschiene mit contralateralem Sitzring
— Abductionsspreize — erfüllt auch die theoretischen Bedingungen
und kann, da sie sehr einfach herzustellen und im Bedarfsfalle
sofort weggenommen werden kann, neben allen anderen vorher erwähnten Massnahmen in der Nachbehandlung der Adductionscontractur empfohlen werden.

Aber: Redressement, Nachbehandlung durch Massage, active
und passive Uebungen, Aussen- oder Innenschiene, das Adductions-
recidiv muss bei beweglichem Gelenk früh oder später eintreten,
weil sie dem unabänderlichen Gesetze der Mechanik folgt. Und
darum ist der Coxitiker glücklich zu preisen, dessen Coxitis mit einer
Ankylose in brauchbarer Stellung ausheilt.

Literatur.

Blencke, A., Zur operativen Behandlung der schweren Formen von Contracturen und Ankylosen im Hüftgelenk.

Bonnet, Traité des maladies des articulations. Paris 1845, p. 80. Schmid, S.B. V, 363. — Traité therapeutique des maladies articulaires. Paris 1853.

Duchenne, G. B., Physiologie der Bewegungen nach elektrischen Versuchen und klinischen Beobachtungen mit Anwendungen auf das Studium der Lähmungen und Entstellungen. Uebersetzt von C. Wernicke 1885.

du Bois-Reymond, Specielle Muskelphysiologie oder Bewegungslehre. Berlin 1903.

Heussner, Ueber die orthopädische Behandlung der chronischen Hüftgelenksentzündungen. Zeitschr. f. orth. Chir. Bd. 1 S. 91.

Derselbe, Langenbeck's Arch. Bd. 42.

Hoffa, Die Behandlung der nach abgelaufener Coxitis zurückgebliebenen Deformitäten. Samml. klin. Vortr. N. F. Nr. 166, 1896.

Derselbe, Die ambulante Behandlung des tuberculösen Hüftgelenkes. Kiel 1893.

König, I. Die specielle Tuberculose der Knochen und Gelenke. II. Das Hüftgelenk. Berlin 1902.

Derselbe, Ueber die patholog.-anatomische Geschichte der Synovialtuberculose der menschlichen Gelenke. Centralbl. f. Chir. 1894, Nr. 22.

Derselbe, Die Erklärung der Contracturstellung bei Coxitis. Centralbl. f. Chir. 1893, Nr. 52.

Derselbe, Lehrbuch der Chirurgie Bd. 3.

Derselbe, Chirurgencongress 1893.

König-Paschen, Deutsche Zeitschr. f. Chir. III.

Krause, F., Die Tuberculose der Knochen und Gelenke. Deutsche Chirurgie Lief. 28a. Stuttgart 1899.

Kirmisson, Traitement conservateur des tuberc. osseurs et articulaires de l'enfant. Revue d'orth. 1897, 4—6.

Lorenz, Das instrumentelle combinirte Redressement der Hüftgelenkscontracturen. Samml. klin. Vortr. N. F. Nr. 206.

Derselbe, Ueber das unblutige instrumentelle Redressement der Hüftcontracturen. Berichte über die 69. Naturforscher- und Aerzteversammlung. Braunschweig.

Derselbe, Ueber die mechanische Behandlung der Coxitis. Wiener klin. Wochenschr. 1892, Heft 10 und 11.

Derselbe, Orthopädie der Hüftgelenkscontracturen. Wien 1889.

Derselbe, Behandlung der Hüftgelenksankylosen. Berlin. Klinik 1896.

Phelps, A. M., Etiology of the various deformities of the hipjoint disease with twenty illustrations. N. Y. med. record. 1893, Juli 15

Redard, Traité practique de Chir. orth. Paris 1892.

Rosmanit, Zur operativen Behandlung der schweren Formen von Contracturen und Ankylosen im Hüftgelenk.

Sasse, Die conservative Behandlung der tuberc. Coxitis und deren Resultate. Langenbeck's Arch.

Wahncau, Die Behandlung der Knie- und Hüftgelenkscontracturen. Jahrb. der Staatskrankenanst. 9. Jahrg. 1890.

Weber, W. E., Die Mechanik der menschlichen Gehwerkzeuge. Göttingen 1836.

Eine neue Methode der Behandlung der habituellen Patellarluxation[1]).

Von

Dr. W. Böcker,

Specialarzt für orthopädische Chirurgie in Berlin.

Mit 3 in den Text gedruckten Abbildungen.

Meine Herren! Eine ganze Reihe von Methoden zur Behandlung der habituellen Patellarluxation sind bereits in der Literatur angegeben und ausgeführt, die alle in den betreffenden Fällen mit mehr oder weniger Erfolg verwerthet worden sind. Ich will nun nicht die einzelnen Methoden, die in letzter Zeit in den Arbeiten von Steindler, Hoffa und Friedländer zusammengestellt sind, hier anführen. König fasst das leitende Princip der in Anwendung gebrachten Operationen folgendermassen zusammen:

„Im wesentlichen bestehen die Operationen in einer Verlagerung des Ligamentum patellae durch Ablösung und Anfrischung der Tibia auf der Innenseite und in einer Verkürzung durch Faltendurchschneidung und Ausschneidung der inneren Kapsel." Hoffa empfiehlt für die Zukunft, die Methode oder eine Combination verschiedener Methoden dem markantesten Symptom anzupassen, welches als ursächliches angenommen werden muss. Auch will ich nicht im einzelnen auf die Ursachen des Zustandekommens der angeborenen und habituellen Luxationen der Patella eingehen, über die in den letzten Jahren werthvolle Arbeiten von Bereaux Appel, Potel, Steindler und Spitzy erschienen sind, die alles Wesentliche bezüglich des Wesens enthalten. Ich wollte nur kurz über eine Methode berichten, die, wie aus der Literatur hervorgeht, bisher zwecks Beseitigung der habituellen Luxation der Patella noch nicht

---

[1]) Vortrag, gehalten auf dem III. Congress der Deutschen Gesellschaft für orthopädische Chirurgie am 5. April 1904.

geübt ist und wegen ihrer Einfachheit und ihres guten Erfolges einer kurzen Besprechung und Nachprüfung werth erscheint.

Die Operation, die, wie ich später ausführen werde, in einer Sehnenplastik besteht, wurde am 9. November 1903 in der Privatklinik von Herrn Geheimrath Prof. Dr. Hoffa an einem 33 Jahre alten Patienten vorgenommen, der Jahre lang ausser doppelseitiger Luxation der Patella nach aussen noch an freien Gelenkkörpern in beiden Kniegelenken und in der Bursa semimembranosa der rechten Seite gelitten hat. Der Fall ist also doppelt interessant, um so mehr noch, als er sich für die König'sche Theorie der Osteochondritis dissecans verwerthen lässt. Die freien Gelenkkörper, über die ich bereits in der Freien Vereinigung der Chirurgen Berlins am 14. December 1903 einen Vortrag, der in der Deutschen medicinischen Wochenschrift in extenso veröffentlicht ist, gehalten habe, lasse ich heute unberücksichtigt und wende mich ausschliesslich der habituellen Luxation der Patella zu.

Der Fall bot in Bezug hierauf folgendes Bild: Die Musculatur beider Oberschenkel war stark atrophisch, insbesondere der Quadriceps ausserordentlich schwach und schlaff. Bewegungen in den Kniegelenken waren nicht behindert, doch sah man, wie beide Kniescheiben dabei abwechselnd ihre normale Stelle verliessen und an dieselbe wieder zurückkehrten. Bei entspanntem Quadriceps liessen sich beide Kniescheiben leicht nach aussen verschieben, so dass man deren untere Fläche und das Planum patellare femoris in toto abtasten konnte. Liess man Patient die herabhängenden Unterschenkel in wagerechter Richtung erheben, so trat eine Verschiebung der Kniescheiben ganz nach aussen ein.

Die Patella sass dann auf der Aussenseite des Condylus externus fest auf, und beim Beugen des Unterschenkels trat sie annähernd wieder an ihre normale Stelle.

Wurden dagegen bei Rückenlage des Patienten die Kniescheiben in Streckstellung bei entspanntem Quadriceps an ihre normale Stelle gebracht und so festgehalten, so konnte trotz Anspannens dieses Muskels das Bein nicht gehoben werden. Liess man die Kniescheiben los und contrahirte Patient die Quadricepssehne, so sprang die Patella beiderseits sofort wieder nach aussen. Keine Genua valga, dagegen häufig wiederkehrender Hydrops infolge des Reizes der vorhandenen freien Gelenkkörper. Starke Schlaffheit der Kapseln. Die in Streckstellung der Kniee aufgenommenen

Röntgenbilder zeigten die Patella beiderseits neben dem Condylus externus femoris (Fig. 1 und 2).

Nach diesem Befunde und auf Grund der glaubwürdigen Angaben des Patienten, dass die Luxation sich erst viele Jahre nach dem Bestehen des Gelenkleidens ganz allmählich ohne ein bestimmtes Trauma gebildet hat, ist wohl kein Zweifel, dass es sich um eine pathologische Luxation handelt, die eben auf eine Erweiterung und Schlaffheit der Kapsel infolge des wiederholt aufgetretenen Hydrops wie auf die infolge der Atrophie des Quadriceps eingetretene Erschlaffung der Quadricepssehne zurückzuführen ist. Hoffa gibt diese

Fig. 1.   Fig. 2.

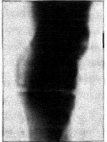

Patella   Patella

Rechtes Knie.   Linkes Knie.

Symptome ausser der Veränderung in der Configuration der Gelenkenden besonders als Ursachen des Habituellwerdens der Luxation an.

Wenn wir nun dem Vorschlage Hoffa's folgen, die Methode dem am deutlichsten hervortretenden, als ursächlich angenommenen Symptom anzupassen, so würde es sich in unserem Falle darum handeln, die Schlaffheit der Kapsel und insbesondere der Quadricepssehne zu beseitigen. Dies würden wir meiner Ansicht nach von den verschiedenen Methoden noch am besten durch die Le Dentu'sche Methode mit Hoffa'scher Modification erreichen:

Le Dentu bildete bekanntlich aus der inneren erschlafften Kapselpartie einen länglichen Wulst und verengte die Kapsel durch Zusammennähen derselben. Hoffa modificirte die Methode in der Weise, dass er 1. den unteren Theil der medialen Kapsel wulstförmig faltete und vernähte und dass er 2. noch das Periost der Patella an die Aponeurose des Condylus internus nähte — aber diese Methode schien uns bei der enormen Schlaffheit des Quadriceps nicht ganz sicher zu sein und darum musste eine Methode ausfindig ge-

macht werden, die dazu geeignet war, dem äusserst erschlafften
Quadriceps ein gehöriges Gegengewicht zu schaffen. Da wir jetzt
einmal in der Aera der Sehnenplastiken leben, lag der Gedanke
nahe, eine medial gelegene Beugesehne des Oberschenkels mit dem
Innenrand der Patella zu verbinden, um so ein günstigeres Gegengewicht für den schlaffen Quadriceps herzustellen. Vermag doch
ein Muskel, der gleichsam als Band wirkt, einen festeren Halt zu
geben und einen kräftigeren Zug auszuüben, als die obigen Methoden
dazu im Stande sind!

Es war dies ja sehr einleuchtend und so führten wir folgende
Methode aus, die auf beiden Seiten die gleiche war.

Nach gründlicher Desinfection des ganzen Operationsfeldes
machten wir in der Kniekehle nach der medialen Seite zu einen
ca. 12 cm langen Längsschnitt und legten die am inneren Condylus
der Tibia inserirenden Muskeln frei. Darauf suchten wir den Musculus semimembranosus, der uns wegen seiner Stärke, Elasticität und
fleischigen Beschaffenheit am geeignetsten erschien, auf, lösten ihn
bis zu seinem Ansatz los und durchschnitten ihn mit der Scheere an
dieser Stelle. Der Muskel wurde durch einen um den Stumpf gelegten
Seidenfaden festgehalten und dadurch an einer stärkeren Retraction
gehindert. Jetzt wurde ein ebenso grosser Längsschnitt an der
Vorderseite des Kniegelenks und zwar am inneren Rand der Trochlea
gemacht, wobei in weiter Ausdehnung das Gelenk zwecks Entfernung
der in demselben durch das Röntgenbild nachgewiesenen freien Gelenkkörper eröffnet wurde. Ich bemerke, dass sonst das Gelenk selbst nicht
eröffnet zu werden braucht. Jetzt wurde mittelst Elevatorium zwischen
Haut und Condylus internus femoris eine Verbindung der beiden Wunden
hergestellt und von der vorderen Wunde aus durch die so geschaffene
Oeffnung eine Kornzange in die hintere Wunde geführt, mittelst
welcher der abgelöste Semimembranosus nach vorn gezogen wurde.
Die nach aussen luxirte Patella wurde nun mit kräftigem Druck
nach innen gedrängt und der Stumpf des Muskels, der straff angezogen wurde, an den oberen inneren Rand der Patella gelegt.
Darauf wurde zuerst im Bereich der Incision die Kapsel, die ausserordentlich schlaff und gedehnt erscheint, genäht und dann der
Muskelstumpf mit dem Periost und sehnigen Ueberzug der Patella
an ihrem oberen inneren Rand durch mehrere Seidennähte vereinigt.
Wenn nun auch allein durch die Kapselnaht die Patella medialwärts
gehalten wurde, so erhielt sie aber ihre wahre Festigkeit erst durch

die Vernähung des Semimembranosus mit dem oberen inneren Rand der Patella. Nachdem es sicher war, dass die Kniescheiben vollkommen medialwärts fixirt lagen, erfolgte die Hautnaht und Schienenverband. Die Heilung nahm einen ganz normalen Verlauf. Bei Entfernung der Hautnähte am 10. Tage zeigte sich keine Nahtausstossung, die auch später nicht aufgetreten ist. Nach 14 Tagen liessen wir bereits Patient die ersten Bewegungen machen, wobei sich zeigte, dass die beiden Kniescheiben zwar jede an normaler Stelle lagen, activ aber gar nicht bewegt werden konnten. Der Quadriceps war beiderseits ausserordentlich schwach; nicht die geringsten Contractionen waren möglich. Wir begannen nun mit Massage, wodurch die Streckmuskeln gestärkt wurden, und nach weiteren 14 Tagen begann Patient mit Gehversuchen und mit der Gymnastik. Schon jetzt konnte man sehen, wie sich der Quadriceps langsam kräftigte. Patient war im Stande, activ leichte Bewegungen mit der Patella durch Contraction des Quadriceps auszuführen.

Die Behandlung wurde in dieser Weise noch 8 Wochen fortgesetzt. Bei seiner Entlassung lagen nicht nur bei Beuge- und Streckbewegungen die Kniescheiben an normaler Stelle, sondern auch der Quadriceps hatte beiderseits seine normale Contractionsfähigkeit fast wiedererlangt. Die Kniescheiben sind gut fixirt, dabei aber in normalen Grenzen verschieblich. Die Patella bleibt nunmehr beiderseits beim Heben des Beines in gestreckter Stellung an normaler Stelle. Bis auf die Bewegungsfähigkeit des Kniegelenkes, die bis zum rechten Winkel möglich ist, zeigt Patient

Fig. 3.

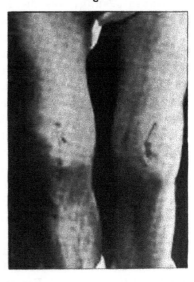

völlig normale Verhältnisse. Dagegen zeigte sich bei der Wiederuntersuchung am 2. April, also 5 Monate nach der Operation, dass die rechte Kniescheibe leicht nach aussen abgewichen war, während links dieselbe sich an normaler Stelle befand, wie beistehende Photographie dies illustrirt (Fig. 3). Dies ist darauf zurückzuführen, dass wir den Semimembranosus der rechten Seite nicht straff genug angezogen hatten. Dass noch eine gewisse Bewegungsbeschränkung der Gelenke vorhanden war, darf bei der sonstigen Natur des Leidens und dem Eingriff nicht Wunder nehmen. Doch das Resultat unserer in Anwendung gebrachten Methode ist immerhin ein gutes und möchte ich dieselbe in Zukunft nicht nur in unserem Falle, wo durch die Natur des Leidens dieser Weg der gegebene zu sein schien, sondern auch für all' die Fälle zur Nachprüfung empfehlen, wo neben der schlaffen und gedehnten Kapsel eine ausserordentliche Schlaffheit des Quadriceps besteht, weil mir durch diese Methode, die technisch keine Schwierigkeiten bietet, der Erfolg gesichert erscheint.

So liegt denn der Vortheil unserer Methode der periostalen Sehnenüberpflanzung einmal ausser der Einfachheit der Technik in der weit sichereren Fixation der Patella, zweitens in dem kräftigeren Gegenzug für den erschlafften Quadriceps und drittens in dem Fehlen der Nahtausstossung, was die Le Dentu'sche Methode selbst mit Hoffa'scher Modification in solchen Fällen in Frage stellen würde.

Zum Schluss will ich noch erwähnen, dass in der Literatur ähnliche Methoden angegeben und beschrieben sind von Bardenheuer, der in einigen Fällen von Luxation der Patella mit Erfolg an der Innenseite des Gelenks die Capsula fibrosa und das Ligamentum patellae extrasynovial durchtrennte, den hinteren Rand der Kapsel über den vorderen zog und vernähte, darauf den abgelösten Vastus internus an die Kniescheibe nähte und den inneren Rand der Quadricepssehne durch Uebereinandernähen verkürzte; von Schanz, der in einem Falle von veraltetem Kniescheibenbruch die aufgehobene Function des Quadriceps durch Loslösung und Lagerung des Sartorius über die Bruchstücke der Patella und Annähung an denselben wiederhergestellt hat; von F. Krause und Lange, die, soweit ich die Literatur übersehe, als die ersten bei Quadricepslähmungen die Beuger des Oberschenkels, den Biceps auf der lateralen, den Semimembranosus, Semitendinosus auf der medialen Seite, ersterer auf die Patella, letzterer, unter Benutzung von seidenen Sehnen, auf die Tuberositas tibiae überpflanzten und damit ein gutes functionelles Resultat erzielten; von Heusner, der in seinem Vortrage auf dem Chirurgencongress vor 2 Jahren „über Dauerresultate der Sehnenüberpflanzung bei arthrogener Kniecontractur", wo er mit gutem Erfolg die Beuger auf die Streckseite überpflanzt hat, kurz einen Fall von doppelseitiger habitueller Patellarluxation nach aussen anführt, bei dem er den Versuch gemacht hat, an dem einen Bein den Semitendinosus an die Quadricepssehne zu nähen, und dabei empfiehlt, die Sehne in möglichst querer Richtung zur Patella zu führen, aber wegen der Kürze der seit der Operation verflossenen Zeit über den Erfolg noch nichts berichten konnte, und jüngst von Ali Krogius, der bei habitueller Luxation der Patella nach aussen durch Resection eines länglichen, brückenförmigen Muskelsehnenlappens aus dem Vastus medialis und der fibrösen Kapsel den erschlafften inneren Kapseltheil, ohne das Gelenk selbst zu eröffnen, verkürzte, den Lappen um den äusseren Rand der Patella herumführte und den durch Incision bis auf die Synovia an der Aussenseite erzeugten Spalt nähte und so den straffen äusseren Kapseltheil verlängerte und eine nach innen ziehende Wirkung des Muskels schaffte und über zwei Heilerfolge und einen Misserfolg berichtet.

Selbst diese von Krogius kürzlich empfohlene Methode, die im Princip mit der Methode von Bardenheuer wohl am meisten Aehnlichkeit hat und vielleicht an Wirksamkeit die des öfteren erprobte Le Dentu'sche eventuell mit Hoffa'scher Modification übertrifft, aber wegen der leichten Eröffnung des Gelenks die grösste Vorsicht erheischt und darum nicht ganz ungefährlich ist, dürfte in jenen Fällen mit stärkerer Quadricepserschlaffung nicht die Aussichten auf Erfolg und die Garantie, die unsere Methode zu leisten verspricht, bieten.

Zunächst bleiben hierüber noch weitere Erfahrungen abzuwarten, und erst weitere Versuche lassen ein entscheidendes Urtheil gerechtfertigt erscheinen.

Literatur.

Steindler, Ueber die angeborene Luxation der Patella. Zeitschr. f. Heilkunde 1898, Bd. 19 Heft 4.

Hoffa, Zur Behandlung der habituellen Patellarluxation. Arch. f. klin. Chir. 1899.

Friedländer, Die habituelle Luxation der Patella. Arch. f. klin. Chir. 1901, Bd. 63.

Bereaux, Des Luxations récidivantes de la Rotule. Thèse. Paris 1894.

Appel, Zur Lehre von der congenitalen Patellarluxation. Münchener medic. Wochenschr. 1895.

Potel, Étude sur les malformations congénitales du genou. Thèse. Lille 1897.

Spitzy, Ueber die pathologische Mechanik eines Kniegelenks mit angeborener Luxation der Patella. Zeitschr. f. orth. Chir. 1899, Bd. 6 Heft 3 und 4.

König, Lehrbuch der spec. Chirurgie 1900, Bd. 3.

Bardenheuer, Ueber Kapselverengerung bei Gelenkaffectionen. Centralbl. f. Chir. 1900, Nr. 41.

Schanz, Erfahrungen mit Sehnen- und Muskeltransplantationen. Verhandl. d. Deutschen Gesellschaft f. orth. Chir. 1903.

F. Krause, Die Flexoren des Oberschenkels als Ersatz für den gelähmten Quadriceps. Deutsche med. Wochenschr. 1902, Nr. 7 und 8.

Lange, Ueber periostale Sehnenüberpflanzungen bei Lähmungen. Münchener med. Wochenschr. 1900, Nr. 15.

Heusner, Ueber Dauerresultate der Sehnenüberpflanzung bei artbrogener Knie-contractur. Verhandl. der Deutschen Gesellschaft für Chirurgie 1902.

Ali Krogius, Zur operativen Behandlung der habituellen Patellarluxation. Centralbl. f. Chir. 1904, Nr. 9.

XX.

(Aus dem Universitäts-Ambulatorium für orthopädische Chirurgie
des Prof. A. Lorenz in Wien.)

Die Peroneuslähmung bei der Behandlung der Kniegelenkscontracturen[1]).

Von

Dr. Rudolf Ritter v. Aberle,

Assistenten des Ambulatoriums.

Mit 5 in den Text gedruckten Abbildungen.

Es ist eine bekannte Thatsache, dass von den Aesten des Nervus
ischiadicus der Nervus peroneus Insulten gegenüber eine weitaus
grössere Empfindlichkeit zeigt als der Nervus tibialis.

Daus[2]) hat im Jahre 1903 die directen und indirecten Schädigungen des Peroneus, die sich aus mechanischen, als auch toxischen Ursachen ergeben, zusammengestellt und kritisch beleuchtet.
Im folgenden soll abgesehen werden von den directen Traumen,
denen der Nervus peroneus infolge seines oberflächlichen Laufes
hart am Fibulaköpfchen besonders leicht ausgesetzt ist. Ich will
mich nur auf die Fälle von Peroneuslähmung beschränken, die sich
im Anschluss an orthopädische Operationen der unteren Extremitäten
einstellen. Von diesen Operationen kommen vor allem das Redressement bei Kniegelenkscontracturen, ferner die Reposition angeborener
Hüftgelenksluxationen und Genu valgum-Operationen in Betracht.
Diese sind nicht so selten von einer mehr oder weniger completen
Lähmung im Ischiadicusgebiet gefolgt, die meist auf den Nervus
peroneus beschränkt bleibt, oder, wenn schon der Nervus tibialis
mitbetheiligt ist, den ersteren doch vorzugsweise betrifft.

Diese unerwünschte Complication findet sich bei den verschiedensten Autoren meist nur als casuistischer Beitrag ohne nähere Be-

---

[1]) Vortrag, gehalten auf dem III. Congress der Deutschen Gesellschaft
für orthopädische Chirurgie am 5. April 1904.

[2]) Daus, Die Pathologie der Peroneuslähmungen. Monatsschrift für
Psychiatrie und Neurologie Bd. 13 S. 389—400, Bd. 14 S. 62—74 und S. 139—155.

rücksichtigung der Aetiologie erwähnt. Codivilla [1]), der unter den
Complicationen bei forcirtem Redressement des Genu valgum 34mal
Peroneuslähmung beobachtete, suchte die Ursache derselben „nicht
etwa in einer Zerrung der Nerven, sondern in einem durch die Con-
tentivvorrichtungen auf die äussere Kniegegend ausgeübten Drucke
vorzugsweise in solchen Fällen, bei welchen Verschwellungen der
dem Wadenbeinköpfchen anliegenden Weichtheile bestehen".

Eingehender haben sich mit diesem Thema Gerhardt jun. [2]),
aber namentlich Hofmann [3]) beschäftigt. In allerjüngster Zeit hat
Bernhardt [4]) im Anschluss an einen neuen näher beschriebenen Fall
die verschiedenen Ansichten über diesen Gegenstand präcisirt. Aus
seinen experimentellen Studien und Untersuchungen über die Erregbarkeit der genannten Nerven nach dem Tode glaubt Gerhardt
schliessen zu müssen, dass eine geringere Widerstandsfähigkeit des
ganzen zu den betreffenden Muskeln gehörenden nervösen Apparates
zu Grunde liege. Hofmann zog zur Erklärung der grösseren Empfindlichkeit des Peroneus die eigenthümlichen Gefässverhältnisse im
Ischiadicusgebiete heran. Auf Grund seiner Beobachtungen und mit
Hilfe der radiographisch aufgenommenen, mit Teichmann-Masse injicirten Präparate kommt er zu dem Schlusse, dass die Gefässvertheilung für den Nervus tibialis eine wesentlich günstigere sei als für
den Nervus peroneus. Der letztere erhalte aus den Hauptarterien
(Art. glutaea inf., Art. circumflexa femoris medialis, perforantes) am
Oberschenkel nur vier zarte Zweige, während für den Nervus tibialis
auf derselben Strecke acht grössere Gefässchen die Blutzufuhr besorgen. Es müsste daher im Peroneusgebiet auch bei gleicher Dehnung viel leichter Ischämie durch Gefässverschluss eintreten, da dem
Nervus peroneus nicht nur zartwandigere, schwächere, sondern auch
überdies noch weniger zahlreiche Zuflüsse zur Verfügung stehen.

Wenn es sich nun schon a priori annehmen lässt, dass auch
der Nervus peroneus de norma hinreichend mit Blutgefässen versorgt ist, haben überdies meine Untersuchungen ergeben, dass eben

---

[1]) Codivilla, Ueber das forcirte Redressement des Genu valgum. Zeitschrift f. orthop. Chir. Bd. 11 S. 131 und S. 137 f.

[2]) Gerhardt, jun., Bernhardt: Die Erkrankungen der peripheren Nerven.
2. Aufl. Th. 1 S. 518.

[3]) Hofmann, Die Gefässverhältnisse des Nervus ischiadicus und ihre
Beziehung zur Dehnungslähmung. Arch. f. klin. Chir. 1903, Bd. 69 S. 676—694.

[4]) Bernhardt, Ueber einige seltener vorkommende periphere Lähmungen. Berl. klin. Wochenschr. 1904, Nr. 10.

die Voraussetzung Hofmann's, beide Nerven würden auf Dehnung gleich stark beansprucht, nicht zutrifft. Bei den genannten Operationen ist der Nervus peroneus thatsächlich dem Tibialis gegenüber einem weit grösseren Trauma ausgesetzt.

Schon Lorenz [1]) vermuthete, dass der Nervus peroneus durch stärkere bindegewebige Fixirung am Capitulum fibulae bei seinem Eintritt zwischen die Insertionsköpfe der Musculi peronei von einem Zerrungsinsult in besonderem Masse betroffen werde.

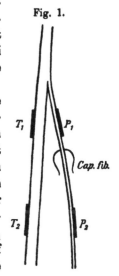

Fig. 1.

Von dieser Voraussetzung ausgehend, habe ich meine Versuche an der Leiche folgendermassen angestellt. Ich habe die betreffenden Nerven an vier Stellen aufgesucht, ohne daselbst die Nerven mehr als unbedingt nothwendig von der Umgebung frei zu präpariren. Zwei Stellen lagen in gleicher Höhe unmittelbar nach der Theilung des Ischiadicus in seine beiden Hauptäste noch oberhalb des Capitulum fibulae (Fig. 1 T_1 und P_1), die zwei anderen im weiteren Verlauf am Unterschenkel. Ein Schnitt, der durch die Mitte der bereits vereinigten Gastrocnemiusköpfe und dann weiter durch das Fleisch des Soleus führte, legte den Nervus tibialis frei (T_2), ein anderer suchte ebenfalls in gleicher Höhe an der Vorderseite zwischen Musculus tibialis anterior und Musculus extensor digitorum longus den Nervus peroneus profundus auf (P_2). In den Verlauf der vorerst vollkommen intact gelassenen Nerven wurden an den vier Stellen Gummischnürchen von 1 mm Durchmesser eingebunden (Fig. 2). Der Durchmesser wurde nicht zu gross gewählt, um bei Dehnung einen möglichst grossen Ausschlag zu erhalten, ohne jedoch eine wesentliche mechanische Aenderung einzuführen. Die Länge der Schnüre betrug 5 cm, so dass jederseits ein genügend grosser Theil von 1 $^1/_2$ cm zum Einbinden mit mehrfachen starken Ligaturen verwendet werden konnte, um das Ausreissen möglichst zu verhindern. In der Mitte blieb ein genau

---

[1]) Lorenz, Ueber die Behandlung der Knieankylosen mittelst des modellirenden Redressements. Wiener klin. Rundschau 1901, Nr. 40, 42, 43 u. 44. — Derselbe, Ueber die Heilung der angeborenen Hüftgelenkverrenkung durch unblutige Einrenkung und functionelle Belastung. Deuticke 1900, S. 252.

2 cm langes Stück ($a-b$) frei dem Nerven anliegend. Zum Versuche blieb die Extremität horizontal gelagert, ausserdem wurde für eine kräftige Fixation gesorgt, um die Beugung im Kniegelenke zu verhindern. Die Kraft liess ich bei den ersten Versuchen am Ischiadicus selbst durch Vermittelung einer starken Rebschnur, die über eine Rolle lief, später an beiden Nerven gesondert, angreifen. Vor Beginn des Versuches, also noch vor Einwirkung der Zugkraft, wurden die Nerven im Bereich der freigelassenen Gummistücke durchschnitten, so dass jetzt diese allein die Continuität herstellten (Fig. 2 bei c). Es wurde sodann nochmals die Länge des Gummistückes von $a-b$ mit Zirkel sorgfältig controllirt und die unveränderte Länge von 2 cm festgestellt. Die angewandte Zugkraft betrug 200 g und wurde nach und nach bis auf 700 g gesteigert. Jeder neuerlichen Gewichtsvermehrung folgte eine genaue Zirkelmessung aller vier Gummistücke.

Fig. 2.

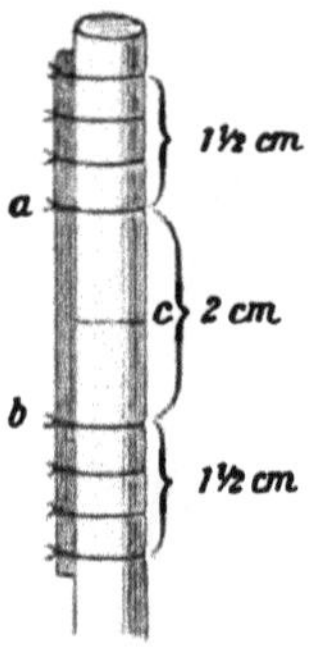

Da bei Mehrbelastung die Gummischnüre T_1 und P_1 ausrissen, bevor sich noch eine Einwirkung auf die entfernter liegenden Stücke T_2 und P_2 zeigte, konnte die weitere Vergleichung des Ausschlages von T_2 und P_2 nur durch directes Angreifen der Kraft am Peroneus communis und tibialis fortgesetzt werden. Bei diesen Versuchen konnte die Zugkraft bis auf 10 kg gesteigert werden.

Die Resultate, die sich aus diesen Versuchen ergaben, sind in kurzem folgende (vergl. beistehende Tabellen):

Tabelle I.

Zug am Nervus ischiadicus.

	1 kg	2 kg	3 kg	Redressirt
T_1	$24^1/_2$ mm	30 mm	34 mm	48 mm $+$
P_1	$25^1/_2$ „	$27^1/_2$ „	$35^1/_4$ „	54 „ $+$
T_2	22 „	$23^1/_2$ „	$23^1/_2$ „	$23^1/_2$ „
P_2	20 „	20 „	20 „	20 „

Tabelle II.

Zug an beiden Nerven.

	200 g	500 g	700 g
T_1	79 mm	83 mm	$102^1/_2$ mm $+$
P_1	79 „	48 „	106 „
T_2	20 „	20 „	$22^1/_2$
P_2	20 „	20 „	20

Tabelle III.

Zug an beiden Nerven.

	1 kg	2 kg	3 kg	4 kg	5 kg	7½ kg	9 kg
T_2	24 mm	27½ mm	30 mm	30 mm	32¼ mm	34½ mm	35 mm
P_2	20 „	20¼ „	20¼ „	20½ „	20½ „	20½ „	20½ „

1. In allen Fällen erlitten die Gummistücke T_1 und P_1 oberhalb der queren Kniegelenkachse eine bedeutend stärkere Dehnung als die Stücke T_2 und P_2.

2. Das Stück T_2 zeigte stets einen grösseren Ausschlag als das entsprechende Stück P_2.

3. P_2 liess auch bei fortgesetzter forcirter Belastung nur eine minimale Verlängerung erkennen (z. B. bei 9 kg Belastung nur ½ mm gegen 15 mm des Stückes T_2).

Dieses Resultat lässt nun keine andere Schlussfolgerung zu, als dass auf dem Wege zwischen P_1 bis P_2 an irgend einer oder mehreren Stellen eine fast vollständige Fixirung des Nerven an die Umgebung stattfindet, welche die Fortleitung des Zuges auf das entfernter liegende Stück P_2 verhindert. Dagegen kann die Zugkraft ihre Wirkung auch auf das Stück T_2 geltend machen, so dass noch ein ganz beträchtlicher Ausschlag resultirt. Für die Dehnungsverhältnisse des Peroneus kommt also nur die Länge bis zu dem zwischen P_1 und P_2 gelegenen Fixpunkt in Betracht, während sich beim Tibialis der Zug auf die ganze Strecke des Nerven bis herab zum Unterschenkel vertheilt. Es wird jedes einzelne Theilstück des Peroneus in viel höherem Grade auf Dehnung beansprucht als im Bereich des Nervus tibialis.

Dadurch, dass ich in meinen weiteren Versuchen, wie früher bemerkt, den gleichen Zug an beiden Nerven gesondert angreifen liess, konnte auch die Fehlerquelle ausgeschlossen werden, dass die grössere Dehnung von T_2 darauf beruhe, dass T_2 in die directe Fortsetzung des Nervus ischiadicus falle, der Nervus peroneus communis jedoch in einem Winkel von ca. 20—30° vom Hauptstamme abzweige.

Ueber die Art der Befestigung gibt nun die nähere Betrachtung der anatomischen Verhältnisse Aufschluss. Diese bestätigen nicht nur die ausgesprochene Vermuthung, sondern zeigen auch, dass bei der Fixation zwei Momente in Betracht kommen:

1. Bindegewebige Fixirung des Stammes.

Der Nervus peroneus communis ist im Bereich des untersten Antheils der Bicepssehne, dann im weiteren Verlaufe auf seinem Wege um das Fibuläköpfchen, endlich entsprechend seiner Eintrittsstelle in die Scheide der Peronealmusculatur durch straffe Bindegewebszüge befestigt. Am Fibuläköpfchen ist er in eine eigene Knochenrinne eingebettet und hier durch ganz besonders straffe Fasern mit dem Periost förmlich verwachsen.

Diese Rinne schliessen vollends die hier ziemlich complicirt angeordneten Fascien[1]) von der lateralen Seite her ab, die ebenfalls mit der Nervenscheide innig zusammenhängen. Durch das Zusammentreten mehrerer Fascienblätter und ihre Ansatzverhältnisse am Knochen bilden sie durch spitzwinkelig sich überkreuzende Faserzüge und aponeurotische Bogen eine Reihe von förmlichen Zwingen um den Nerven (Fig. 3).

Der hintere Antheil der ersten Zwinge ist von der Fortsetzung der Fascie gebildet, welche den Musculus soleus überkleidet, der vordere Schenkel der Zwinge gehört der Fascia lata (resp. Fascia cruris) an, die sich am Fibuläköpfchen und an der Fibula anheftet und sich daselbst mit der ersteren verbindet. Kaum 1 ½ cm weiter abwärts von dieser ersten Stelle[2]) tritt der Nerv in die Peroneusscheide ein, wobei er durch einen straffen aponeurotischen Bogen, der dem Septum intermusculare fibulare posterius angehört, eine ebenfalls stärkere Fixirung erfährt. In der Scheide findet die Theilung des Nerven in seine Hauptendäste statt.

Während man die Isolierung des Tibialis und Peroneus abwärts von P_2 leicht mit Pincette oder Kropfsonde auf stumpfe Weise vornehmen kann, gelingt dies in diesem ganzen Bereich absolut nicht. Man muss hier den Nerv mit dem Scalpell aus seinem Kanal förmlich herausschälen. Erst nach vollkommener Freilegung, so zwar, dass man den Nerv aus seinem Lager herausholen kann, gibt das untere Gummistück P_2 einen grösseren Ausschlag (z. B. bei 5 kg Belastung ca. 4 mm).

Die Dehnung ist aber auch jetzt noch keine so vollständige, wie man nach den Voraussetzungen erwarten könnte. Es muss also noch

---

[1]) Poirier, Traité d'Anatomie Humaine 1896, Tome deuxième, Myologie S. 247.

[2]) Poirier l. c.

ein weiteres Moment dazukommen, welches den Nerven auch jetzt noch in seiner Lage erhält. Da der Nervenstamm von allen Seiten frei präparirt vorliegt, gibt es nur die eine Erklärung, dass er

2. durch seine Nebenäste noch weiter fixirt bleibt.

Das anatomische Präparat gibt nun auch darüber Aufklärung. Während nämlich der Nervus peroneus superficialis keine weitere stärkere Befestigung zeigt, findet der Profundus bei seinem Durchtritt durch das vordere Septum der Peronealscheide durch einen besonders widerstandsfähigen aponeurotischen Bogen eine abermalige, dritte Fixation (Fig. 4). Wenn man nun ausserdem, während die oben geschilderte Extension wirkt, die kurzen motorischen Nervenäste des Profundus und Superficialis betrachtet, erscheinen alle ad maximum gespannt, sie drohen an der Stelle ihrer Einsenkung in die Muskelköpfe abzureissen. Alle in Betracht kommenden Muskeln nehmen nämlich oben in dem eng begrenzten Raume an der Fibula, der **Membrana interossea**, Tibia, auch an der derben **Fascia cruris**, ihren **Ursprung**, sind also in ihren **Ursprungsköpfen** kaum verschieblich. Ihre ganz kurzen Nervenäste (Fig. 4) erhalten sie

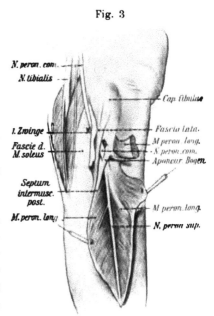

Fig. 3

Unterschenkel von der lateralen Seite. Das proximale Ende des Musc. peroneus longus ist nach oben umgelegt Bei ✕ 1. Zwinge durch Zusammentreten der Fascien. Bei ✕✕ ist die Fascia lata gespalten und der Nervus peron. com. freigelegt. Nach Durchtritt unter dem aponeurot. Bogen des Sept intermusc. post (üb.) Theilung des N. peron. communis. Der N. peron. prof. etwas durchschimmernd.

in ihrem obersten und zugleich am meisten fixirten Antheile. Die ganze Zugkraft bleibt also auf die Nervenäste beschränkt, ohne dass das allenthalben fixirte und mit tendinösen Strängen durchsetzte Muskelfleisch dem Zuge folgen und sich an der aufzubringenden Verlängerung betheiligen könnte. Es dürften also auch die Nervenendapparate an den quergestreiften Muskeln geschädigt werden.

Die vom Nervus tibialis versorgte Musculatur ist dagegen durch ihre Ansatzverhältnisse unter viel günstigere Bedingungen gestellt.

Auf dieses zweite Moment, die Fixirung durch die Muskeläste und die stärkere Betheiligung des vorwiegend motorischen Nervus peroneus profundus an der Fixation ist meines Erachtens besonderes Gewicht zu legen. Es erklärt uns eine Erscheinung, über die wir durch den Hofmannschen Erklärungsversuch keinerlei Aufschluss erhalten, nämlich die oft intacte Sensibilität trotz motorischer Lähmung. „Hingegen lässt sich das Nichtbetroffensein der sensiblen Fasern aus der Gefässvertheilung nicht erklären", gibt Hofmann selbst zu[1]).

Jedenfalls scheint das Verhalten der Sensibilität nur auf graduellem Unterschied des Operationstraumas zu beruhen.

Die Annahme der Mehrbetheiligung des motorischen Profundus an der Fixation hat auch durch den Leichenversuch ihre Bestätigung gefunden. Ich habe denselben für diesen Zweck nur insofern

Fig. 4.

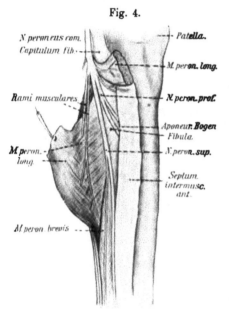

N. peroneus com.
Capitulum fib.
Rami musculares.
M peron. long.

Patella.
M. peron. long.
N. peron. prof.
Aponeur. Bogen Fibula.
N. peron. sup.
Septum intermusc. ant.

M peron. brevis

Unterschenkel von der lateralen Seite. Das proximale Ende des Musculus peroneus longus ist nach oben umgelegt, um die beiden Ursprungsköpfe des M. peron. longus und den Nervenverlauf zur Ansicht zu bringen. Typischer Abgang des Ramus muscularis für den vom Cap. fib. entspringenden Kopf des M. peron. longus noch vor der Theilung des N. peroneus communis. Durchtritt des N. peron. prof. unter dem dem Septum intermusc. anterius (fibulare) angehörenden aponeurotischen Bogen.

abgeändert, dass ich die Gummistücke in den Peroneus superficialis an einer Stelle distal von der Abzweigung seiner Muskeläste und in den Peroneus profundus an der früher beschriebenen Stelle einband. Die Kraft griff am Peroneus communis an. Der Ausschlag war zwar nicht bedeutend, betrug aber immerhin 2—3 mm, während sich das Stück im Nervus peroneus profundus nur um 1 mm dehnen liess.

---

[1]) Hofmann l. c. S. 688.

Wenn nun der Peroneus schon bei Dehnungsversuchen an normalen Leichen in Zwangslagen geräth, muss seine Position beim Redressement wegen Kniecontractur, namentlich nach Fungus des Gelenks ganz offenkundig noch eine bedeutend ungünstigere sein, weil sich hier noch ausserdem die so häufige Subluxation der Tibia nach hinten hinzugesellt. Hier bildet dann, wie man sich stets überzeugen kann, die hintere Condylenbegrenzung der Tibia einen weit vorspringenden Wall, während das Fibuläköpfchen ganz besonders wie ein Eckpfeiler hervortritt. Ich habe diesen Vorgang bei Subluxation des Gelenks an mehreren Leichen ebenfalls nachzuahmen gesucht, indem ich nach Durchschneidung der vorderen Kapselwand, der Kreuz- und Seitenbänder die Tibia unter gleichzeitiger Beugung im Kniegelenke nach hinten luxirte. In die nun frei vorliegenden Femurcondylen schlug ich von unten her kräftige Eisenklammern und Haken ein, dass sie in der Mitte der Condylen parallel der queren Kniegelenkachse eine um einige Centimeter vortretende Wand bildeten. Die Streckung des Kniegelenks konnte jetzt nur bei persistirender Subluxation der Tibia vorgenommen werden, indem die Eisenklammern die Reposition hinderten. Die Dehnung, welche dabei der Peroneus communis und seine motorischen Aeste erlitten, war überraschend; sie waren wie straff angezogene Saiten über den Steg — hier das Capitulum fibulae — gespannt. Der Nervus peroneus profundus dagegen zeigte, wie man sich durch Berührung mit dem Finger leicht überzeugen konnte, nur mässigste Spannung.

Ob meine hier gegebene Erklärung auch für einige andere Formen von Peroneuslähmung traumatischen Ursprungs zutrifft, will ich nicht behaupten, bin aber überzeugt, dass man auf Grund dieser für viele Fälle dieselben Gesichtspunkte auffinden kann. So könnte bei vielen Schwangerschaftslähmungen, insofern sie wirklich nur eine isolirte Lähmung des Peroneus betreffen und nicht doch mit einer wenigstens theilweisen Tibialislähmung combinirt sind[1]), infolge der protrahirten, schweren Geburt die langdauernde Rückenlage mit maximal gebeugten Hüft- und Kniegelenken, die ausserdem vielleicht noch durch irgend eine Beinhaltevorrichtung festgehalten werden, anzuschuldigen sein. Denn auch in dieser Stellung ist die Zerrung

---

[1]) Hünermann, Vorstellung von zwei Kranken mit Peroneuslähmung nach schwerer Entbindung. Berl. klin. Wochenschr. 1892, Nr. 38 S. 960. — Discussion zu dieser Demonstration: Jolly, Bernhardt, Goldscheider.

der Nerven eine bedeutende. Andererseits wäre bei toxischen Lähmungen, z. B. der alkoholischen Neuritis, die Lagerung des Peroneus in dem von allen Seiten von fast unnachgiebigen Wandungen begrenzten, ziemlich langen Kanal nicht ohne Bedeutung. Eine Schwellung in diesem Bereich müsste wohl zu einer Pression des Nerven führen.

Ich möchte nur noch auf die Behandlung der Kniegelenkscontracturen selbst eingehen, wie sie sich aus der Berücksichtigung der grossen Empfindlichkeit des Nervus peroneus ergibt.

Da wir wissen, dass der Nervus peroneus nicht so sehr auf die einzelne kurzdauernde Zerrung während des Operationsactes, als auf die andauernde, maximale Spannung reagirt, ist es unser Princip, nie das zuletzt erhaltene Resultat zu fixiren, sondern die erreichte Spannung zu mildern.

Bei dem unblutigen, modellirenden Kniegelenksredressement üben wir derzeit zwei Methoden. Bei beiden lassen wir für gewöhnlich die subcutane Tenotomie der Kniekehlenmusculatur vorausgehen, um das Operationstrauma auf ein Minimum zu reduciren.

Handelt es sich um eine Contractur, welche überhaupt in einer Sitzung streckbar ist, so beginnen wir mit manuellem Redressement und setzen, wenn auf diese Weise das Ziel nicht erreicht werden kann, die Streckung im Lorenz'schen Redresseurosteoklasten fort. Um dabei eine supracondyläre Fractur zu vermeiden, ist darauf zu achten, dass die Patella noch zwischen den beiden Platten des Osteoklasten eingespannt bleibt. In jedem Falle ist mit kurzem Hebelarm zu arbeiten.

Die Streckung geschieht weiter durch langsame, aber lange fortgesetzte, wiederholte redressirende Bewegungen, welche so lange ausgeführt werden müssen, bis ein ausgesprochenes Genu recurvatum erreicht ist. Durch ein breit zusammengelegtes dreieckiges Tuch, welches um die hintere Unterschenkelfläche nahe der Kniegelenkachse herumgeschlungen und an der Zugvorrichtung des Osteoklasten angebracht wird, können wir uns das Redressement wesentlich erleichtern. Das Redressement kann aber immerhin eine halbe bis eine ganze Stunde in Anspruch nehmen. Sind auf diese Weise alle Elasticitätswiderstände geschwunden, lassen wir mit der äussersten Kraft nach und fixiren das Bein in gerader Stellung im Gipsverband. Sollten wir auch dann noch, wenn der Patient aus der Narkose erwacht, oder auch später, eine Parese des vom Verband freigelassenen Fusses wahrnehmen, lüften wir sofort ein an der Rückseite des Unter-

schenkels gleich nach Anlegung des Gipsverbandes in denselben ein-
geritztes Fenster, welches von oberhalb der queren Kniegelenkachse
bis zum Ende des Verbandes reicht und die ganze hintere Hälfte
des Unterschenkels freizugeben gestattet (Fig. 5).   Dadurch ist sofort ein Nachlassen in der Spannung ermöglicht,
indem sich der Unterschenkel in geringe Beugestellung einstellen kann.   Nach einigen Tagen wird
der Unterschenkel durch Anspannen der Calicotbinden jetzt ohne Gefahr für den Peroneus wieder in die ursprüngliche Stellung zurückgeführt.

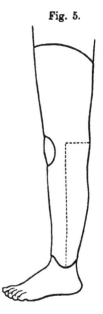

Fig. 5.

Bei hochgradigen Fällen, bei welchen wir
darauf verzichten, in einer Sitzung zum Endresultat zu gelangen, um ja nicht den Peroneus
zu gefährden, wenden wir die Methode an, welche
Lorenz[1]) vor 3 Jahren als sogen. secundäres
Etappenredressement ausführlich beschrieben
hat.   Auch dabei strecken wir wieder nach und
nach bis zur vollen Geraden, ja über dieselbe
hinaus, legen aber von vornherein den ersten
Gipsverband nicht in Streckstellung, sondern in
Winkelstellung des Kniegelenks an.   Die endgültige Streckung, die nun nach diesem vorbereitenden Redressement leicht gelingt, wird nach
2—3 Wochen in einer zweiten Sitzung vorgenommen, wobei wir die
Schädigung des Peroneus nicht mehr zu befürchten brauchen.

Der Gipsverband, der vom Trochanter bis zu den Malleolen
reicht, wird über einem Tricotschlauch unter reichlicher Wattepolsterung, namentlich in Knie- und Peroneusgegend, aber unter
starkem Anziehen der Calicotbinden angelegt.   Auf eine ausgiebige
Wattirung ist ganz besonders Gewicht zu legen.

Bei diesen Vorsichtsmassregeln ist es uns gelungen, die Zahl
der Peroneuslähmungen auf ein Minimum herabzudrücken.   Sie ist
bei uns eine seltene Erscheinung geworden.   In den wenigen Fällen,
wo sie doch aufgetreten war, handelte es sich aber nur um eine
transitorische Lähmung, die nach kurzer Zeit verschwand.

---

[1]) Lorenz l. c. Nr. 44.

XXI.

Die Bedeutung der Nervenplastik für die Orthopädie[1]).

Von

Dr. Hans Spitzy,

Facharzt für orthopädische Chirurgie der Universitätskinderklinik Graz.

Mit Tafel I—II und 8 in den Text gedruckten Abbildungen.

Wir alle wissen, welch grossen Aufschwung in den letzten Jahren die Sehnenplastik genommen — „die Orthopädie steht unter dem Zeichen der Sehnenplastik" citirt Vulpius —, die Methoden sind von den verschiedensten Gesichtspunkten aus theoretisch und praktisch durchprüft worden, so dass man diesen Correctionsarten der Lähmungsresiduen in der Peripherie einen hohen Grad von Vollkommenheit zusprechen muss.

Wenn sich jedoch bei allen unseren Correctionsmethoden der Ruf nach möglichst centraler Correctur erhebt, warum nicht hier auch? Wäre es nicht zweckmässiger, vor endgültigen eingreifenderen Methoden in der Verarbeitung der Muskelreste an eine Wiederbelebung der geschädigten Theile vom Centrum her zu denken.

Diese und ähnliche Fragen waren es, die mich vor mehr als Jahresfrist zu eingehenderem Studium dieser Frage führten; die Ergebnisse der Einzelversuche Ihnen vorzuführen, wäre zu ausgedehnt und vielfach noch verfrüht. Doch glaube ich, dass hier der richtige Ort ist, sich über die allgemeine Berechtigung der Nervenplastik, über ihre praktische Ausführbarkeit, über ihren theoretischen Zusammenhang mit den neurologischen Lehrsystemen, über die an sie gestellten Anforderungen, sowie über die zu erwartenden Erfolge im allgemeinen zu äussern und zur Nachprüfung der Resultate in diesen eminent wichtigen Fragen aufzufordern. Ueber die speciellen Ergebnisse der zeitraubenden und langwierigen Thierexperimente wird eingehend an anderer Stelle berichtet werden; das gegenwärtig Gebotene bitte ich als vorläufige Mittheilung zu nehmen.

---

[1]) Vortrag, gehalten auf dem III. Congress der Deutschen Gesellschaft für orthopädische Chirurgie am 5. April 1904.

Lange hat im Vorjahre an dieser Stelle eine warnende Stimme erhoben gegen die zu weit gehende Zersplitterung der uns in den restirenden Muskelquerschnitten gegebenen Kraftquellen; wenn sich auch ein Muskel an neue Anforderungen anzupassen im Stande ist, so geht dies doch nur bis zu einer gewissen Grenze; mit einer zu grossen Anhäufung von Aufgaben wird dann die Endleistung im umgekehrten Verhältnisse stehen. Lange räth zu möglichster Vereinfachung der Mechanik. Bedenkt man, wie man oft mit dem gegebenen intacten Material sparen muss, so thut es einem doppelt leid um die brachliegenden Muskelgruppen, die man beiseite lässt, als todt und unbrauchbar betrachtet.

Und doch weiss man aus früheren, wie aus neueren Untersuchungen (Koch), dass diesen Muskelschlacken eine hohe Regenerationskraft innewohnt; sobald die Leitung zum Centrum wieder hergestellt ist, leben sie wieder auf und regeneriren sich fast vollständig. Das ist doch werth, alles zu versuchen, den zündenden Funken wieder zu ihnen dringen zu lassen und sie wieder der Willensaction zu unterwerfen. Wir wissen zudem, dass es sich meist nur um eine Unterbrechung der Leitung an bestimmten Stellen handelt, theils ist der Defect im peripheren Verlauf des Nerven zu suchen, theils liegt, wie bei den meisten unserer hier in Betracht kommenden Fälle, in bestimmten Metameren des Rückenmarkes das Trümmerfeld, über das der Willensimpuls den Weg in den peripheren Nerv zum innervirten Muskelbezirk nicht mehr findet.

Sind höhere Centren von einem Insult getroffen, so sehen wir oft die merkwürdige Thatsache, dass gewisse Sphären supplirend für andere eintreten können, wenn diese functionsuntüchtig geworden sind; ja es wurden von neurologischer Seite Fälle publicirt, wo allerdings vor der Geburt entstandene Defecte ganzer grosser Hirntheile durch andere so supplirt wurden, dass intra vitam nur ein minder tief greifender Ausfall vermuthet werden konnte (Anton).

Auch in postembryonalen Entwickelungen kann Neubildung von Centren beobachtet werden, bei Zerstörung der Sprachregion kann die Gegenseite eine neue anbilden. Der Organismus öffnet von selbst eine grosse Menge von Hilfsquellen, er verfügt über eine Fülle von Reservekräften; sie für den speciellen Fall flüssig zu machen, muss mit verbesserter Technik möglich werden.

Es ist nicht einmal nöthig, dass immer neue Centren angebildet werden müssten. Die Aufgabe wird noch dadurch wesentlich er-

leichtert, dass gerade das Centralnervensystem eine grosse Zahl von
Verbindungswegen zwischen den einzelnen Centren besitzt, so dass
gegebenen Falles diese sich gegenseitig suppliren können. — Fallen
die meist gegangenen Wege einem zerstörenden Einfluss zum Opfer,
so gibt es noch viele sonst weniger benutzte Bahnen, die durch
öfteren erzwungenen Gebrauch wieder gangbar werden („Einschlei-
fung neuer Bahnen": Goldscheider), und so werden neue Wege
im Centralorgan geschaffen, die zwar auf Umwegen, jedoch oft bis
zur vollständigen Functionssicherheit den Verkehr übernehmen. Wir
machen ja in der Uebungstherapie schon immer Gebrauch von dieser
Fähigkeit unseres Hauptnervencentrums.

Und warum sollte dies nicht auch bei Centralstellen niedriger
Ordnung möglich sein?

Könnte nicht bei einer Zerstörung der Wurzeln des N. peroneus im Vorderhorne des Rückenmarkes der oft intacte N. tibialis
die Leitung übernehmen und so die Verbindung des Peroneus-
bezirkes mit dem Centrum vermitteln? Handelt es sich doch nur
darum, die degenerirten Rückenmarkspartien zu umgehen und auf
anderen Bahnen zu höheren Centren zu gelangen, sei es, dass dort
die alten auf anderem Wege erreichten Kerne ihre Thätigkeit wieder
aufnehmen oder es hypertrophiren die Kerne der neuen Bahn derart, dass sie in den Stand gesetzt werden, auch den neuhinzu-
gekommenen Muskelbezirk mit Willensimpulsen zu versorgen.

Auch diese supponirten Thätigkeiten verlangen wir schon jetzt
vom Centralnervensystem; wie könnte man sich anders die Func-
tionsmöglichkeit eines antagonistisch getheilten Muskels vorstellen,
die von verschiedener Seite gemeldet wurde?

Theoretisch wird also nichts Neues begehrt; dass man von
einer praktischen Anwendung in der bisherigen Literatur in dem
letzten Jahrzehnt so wenig hörte und erst in den letzten Jahren
sich das Interesse an diesen Fragen wieder zu regen beginnt, hat
mehrfache Gründe:

1. Liegt die Neurobiologie in ihren histologischen und besonders
in ihren physiologischen sehr subtilen und oft vielfach speculativen
Details unserem eminent praktischen Fach etwas ferne, es bedarf
zeitraubender Studien, um sich in den vielfach verschlungenen Pfaden
und Ausdrucksweisen der Neurologie halbwegs zurecht zu finden.

2. Ergeben sowohl Thierversuche wie operative Eingriffe erst
nach langer Zeit die erwarteten Resultate; es fehlt also der Factor,

der hauptsächlich die Beliebtheit der operativen Heilmethoden ausmacht: der augenblickliche Erfolg, obwohl wir in dieser Beziehung geduldiger sind, als unsere Mutterwissenschaft, die Chirurgie.

3. War es insbesondere eine in dem letzten Jahrzehnt bestehende Lehre, welche in ihrer ursprünglich starr dogmatischen Fassung, besonders in anatomisch-physiologischem Hinblicke, den neurochirurgischen Fortschritt gehemmt hat; ich meine die Lehre von den Neuronen.

So viel Vortheil und Aufhellung diese Lehre für die Neuropathologie gebracht, der Weiterentwickelung der chirurgischen Therapie heftete sie sich durch ihr starres „Non possumus" schwer lastend an die Fersen.

Aus der von Waldeyer 1891 aufgestellten Lehre von den Neuronen sei folgendes hervorgehoben:

Die Nervenleitung vom Centrum zur Peripherie zerfällt in Einzelabschnitte. Jeder solche Abschnitt, Neuron genannt, besteht aus einer Ganglienzelle, der aus ihr entspringenden Nervenfaser und ihrem Endbäumchen, das wieder die Ganglienzelle des folgenden Neurons umspinnt und per contiguitatem (durch Berührung) die Verbindung mit dem nächsten Neuron herstellt. Der Reiz pflanzt sich darnach innerhalb eines Neurons per continuitatem, von Neuron zu Neuron per contiguitatem fort.

Jedes solche Neuron stellte darnach eine absolute anatomische, trophische, wie functionelle Einheit vor. Directe anatomische Verbindungen zwischen solchen wurden nicht angenommen. Uns interessirt anfangs nur das letzte bezw. erste Neuron, gebildet von der Ganglienzelle im Vorderhorn, der aus ihr entspringenden Nervenfaser, die einzellig immer fortzieht durch die ganze Bahn des motorischen, peripheren Nerven zu ihrem Endapparat in der Muskelfibrille.

Bei der Durchtrennung einer solchen Bahn müssen logischerweise folgende Erscheinungen auftreten:

Das periphere Stück des Zellfortsatzes, abgetrennt von seinem Mutterboden, seinem trophischen Centrum, muss absterben. Alles peripher Gelegene fällt der Degeneration anheim, das centrale bleibt erhalten (Waller'sches Gesetz). Die Degeneration im peripheren Theil schreitet unaufhaltsam fort bis zum Nervenendapparat im Muskel und führt dadurch zu jener eigenthümlichen Abänderung des Muskelzuckungsgesetzes, die man „Entartungsreaction" nennt; schliess-

lich verödet nach längerem Bestehen der Lähmung das ganze betroffene Nerv-Muskelgebiet, der Muskel selbst fällt der fettigen Degeneration anheim.

Dem centralen Theil jedoch wohnt die Kraft inne wieder aus-
zuwachsen; von der am Ende liegenden Ganglienzelle, die meterweit
entfernt liegt, versorgt, wachsen die einzelnen Achsencylinder wieder
aus; treffen sie auf ihren Wegen den peripheren Stumpf, so wachsen
sie in diesen hinein, benutzen diesen „vollkommen neutral bleibenden
Stumpf" als Weg und legen so in Wochen oder in Monden den
langen Weg bis zu den Endapparaten zurück und beleben aufs
Neue die ihnen zugetheilte Muskelgruppe (Neurotisation nach Vanlair). Von einer Abgabe von Zweigen, einer Spaltung des Achsencylinders, einer Neubildung von Nervenmaterial ist noch nicht die
Rede. Auch Finotti schrieb unter dem Druck dieser Anschauungen
bei seinen Untersuchungen über die Heilungsvorgänge bei der
Nervennaht:

„Niemals sah ich, trotz aller Bemühungen, eine Spaltung der
Achsencylinder, niemals eine Neubildung von Nervenfasern (im centralen Stumpf)."

Bald ging man von der extremen Auffassung der Neuronen-
einheit ab, gab Verzweigungen und Spaltungen der Nervenfasern zu.

Mönkeberg, Bethe und Apathy haben durch eine grosse
Anzahl von Thierexperimenten an wirbellosen und höheren Thieren
den Beweis erbracht, dass eine Nervenneubildung von den Kernen
der Scheide aus stattfindet, und zwar nicht nur im centralen, sondern — bei ganz jungen Individuen — sogar im peripheren Stumpf,
eine Thatsache, wie sie sogar seine Gegner zugaben; nur um die
Deutung des Ursprunges dieser neugebildeten Fasern dreht sich noch
der Streit. Die Einheit der Neuronen ist bis zur „functionellen
Einheit" zusammengeschrumpft, und Münzer, einer der heftigsten
Vertheidiger der Neuronenlehre, definirt das Neuron als die Zu-
sammenfassung aller Fasern, die aus einer Nervenzelle hervor-
gegangen, oder aber „aller Fasern, die nutritiv von einem Proto-
plasten abhängen".

Bethe dagegen verwirft die Neuronenlehre und damit die
Reizleitung per contiguitatem überhaupt, sieht in den Nervenfasern
nur das Product von eigenen in den Scheiden gelegenen Zellkernen,
deren freies Protoplasma sich eigenthümlich schichtet und Nervenfibrillen bildet; eine Summe von solchen Nervenfibrillen bildet einen

Achsencylinder, die Einzelfibrillen gehen in die Ganglienzellen direct über, knäueln sich dort unter vielfachen Verzweigungen und Verbindungen unter einander zu einem Neuripil zusammen, aus welchem wieder direct Fibrillen in andere Leitungen übergehen (Reizleitung per continuitatem). Die Ganglienzelle ist nur ein Knotenpunkt, kein trophisches Centrum.

Es ist nicht überflüssig, diese ja noch nicht entschiedenen Streitfragen zu berühren, da von ihrer Richtigkeit, bezw. endgültigen Entscheidung und Richtigstellung vielfach die Ansicht und Möglichkeit eines operativen Eingriffes abhängt, ausserdem ist ihre Kenntniss zum Verständniss der geschichtlichen Entwickelung der verschiedenen Operationsversuche unbedingt nothwendig.

Nehmen wir den Fall einer versuchten Nervenplastik heraus; Letiévant schlägt zuerst die Verbindung verschiedener Nerven (Greffe nerveuse) vor. Er frischte den intacten Nerven an, um an dieser Stelle das periphere Stück eines anderen durchtrennten Nerven anheilen zu lassen. Dass diese wenigen Achsencylinder, denen man durch das „Anfrischen" Gelegenheit gegeben, in den angegliederten Nerv hinein zu wachsen, diesen wirklich „neurotisiren" würden, könnte man nach der alten Anschauung kaum für möglich halten.

Noch weniger rationell wäre es danach gewesen, wenn man den peripheren Stumpf in einen Längsschlitz des intacten Nerven einpflanzen würde, da wäre noch wenigeren Achsencylindern ein Einwachsen möglich. Und trotzdem wurden beide Methoden mit Erfolg ausgeführt und durch Präparate eine Theilung der Achsencylinder erwiesen (vergl. Manasse). Nach der älteren Lehre waren diese Versuche von vornherein aussichtslos, da sie ja auf der Voraussetzung einer reichlichen Sprossung von Nervenfasern und Theilung der Achsencylinder zum Mindesten vom centralen Theile aus basiren.

Ausser den bereits citirten Beobachtungen, sowie den von Bethe vertheidigten autogenen Regenerationen sind noch andere beruhigende Beobachtungen in letzterer Zeit berichtet worden.

So theilte Marenghi 1898 mit, dass in einem Falle nach Durchschneidung des N. ischiadici beim Hunde nach der Naht in klinischer Beziehung Heilung eintrat. Bei Blosslegung des Nerven zeigte es sich jedoch, dass die Muskeln nur dann vom Nerven aus erregt werden konnten, wenn der Reiz peripher von der Narbe dem Nerven applicirt wurde, central von der Narbe angreifende Reize

riefen keinerlei periphere Erscheinungen hervor. Der Schlüssel liegt
im Verhalten des N. cruralis. Nach Durchschneidung desselben war
nicht nur sein Muskelgebiet gelähmt, sondern auch eine totale Ischia-
dicuslähmung da. Und wenn dieses Beispiel auch zur Vorsicht in
der Beurtheilung von „Heilungen" mahnt, so ist es doch andererseits wieder ein Beweis, dass den Nerven die Fähigkeit zur Bildung
von Collateralen, von Anastomosenbildung und Sprossung innewohnt,
die in diesem Fall zu einer spontanen Greffe nerveuse geführt hat.

Und wenn mir schon die Lehre Bethe's von der autogenen
Regeneration wie eine wahre Erlösung für die Frage der Nervenplastik und ihrer Möglichkeit erschien, so kann es immerhin auch
ein Trost sein, dass wir uns auch mit den älteren Lehren, allerdings in ihrer geänderten Fassung, nicht im Widerspruche befinden.

Die Versuche, auf chirurgischem Wege neue Nervenleitungen
zu schaffen, auf welchen sich Willensimpulse von den centralen Kernen
zu den peripheren motorischen Mechanismen fortpflanzen, haben also
nach den neueren Forschungen entschieden wissenschaftlichen Boden
und sind nicht als unsichere Trugschlösser oder gewagte Specula-
tionen zu betrachten.

Die anatomischen Erwägungen über die einer Nervendurchschneidung und Verbindung folgende Nervendegeneration- und Regeneration sind dieselben, die schon in einer grossen Zahl von
Arbeiten in letzterer Zeit berichtet wurden.

Wird ein peripherer Nerv leitungsunfähig gemacht, sei es dass
seine Ursprungskerne zerstört werden oder er an einer Stelle seines
Verlaufes eine Zusammenhangstrennung oder eine sonstige, gröbere
Verletzung erfährt (Quetschung, Vergiftung), so fällt der periphere
Abschnitt einer Degeneration anheim, die rasch fortschreitend in
wenigen Stunden auch den Nervenmuskelapparat ergreift und zur
Entartungsreaction der Muskeln führt.

Die ältere Ansicht führt diese Degeneration im peripheren
Theile auf die Abtrennung vom trophischen Centrum zurück. Doch
auch im centralen Stumpfe treten Degenerationserscheinungen auf,
nicht nur bis zum Renvier'schen Schnürring, wie anfänglich geglaubt wurde, sondern auch höher hinauf verfolgbar. Dieser Widerspruch (die retrograde Degeneration) wurde durch die Einwirkung
des Traumas und sich eventuell an dieses anschliessende neuritische
Processe erklärt (Raimann, Engelman).

Bethe sieht überhaupt nur im Trauma den Degenerationsfactor, sowohl im peripheren, wie im centralen Theil, der im peripheren Theil unverhältnissmässig mehr zur Geltung kommt, „weil ein relativer Unterschied in der Lebenskraft des centralen und peripheren Theiles existirt, den man als eine Art Polarisation auffassen kann".

Man sieht, jede der Anschauungen hat schwache Punkte und innere Widersprüche, wie es bei einer so subtilen und schwer besiegbaren Materie kaum anders zu erwarten ist.

Die Degenerationserscheinungen offenbaren sich in einer Trübung des Nervenmarkes, in kurzer Zeit geht dieses eine fettige Metamorphose ein, es zerfällt in Klümpchen und Tröpfchen; der Achsencylinder beginnt aufzuquellen, später zerbröckelt er unter Vacuolenbildung. Nach den Untersuchungen Bethe's gehen die einzelnen Fibrillen einem körnigen Zerfall entgegen, die einzelnen Körner lösen sich allmählich auf und geben dadurch Veranlassung zur Vacuolenbildung. Nur die Kerne der Schwann'schen Scheide wuchern lebhaft mitten in diesem Degenerationsvorgang, nur diese und das Epineurium bleiben nach längerer Zeit vom Nerven übrig, wenn es bei persistirender Lähmung endlich zu einer fibrösen Induration des Nerven kommt.

Der Zeitraum, in dem diese Degeneration abläuft, erstreckt sich auf 4—5 Tage. Nach kurzer Zeit beginnen jedoch wieder Regenerationserscheinungen. Schon 1776 wurde von Cruishank die Entdeckung gemacht, dass die Enden eines durchschnittenen Nerven sich nach einigen Wochen wieder vereinigten, bald darauf wurde die Möglichkeit der Wiederherstellung der Function durch Haighton erwiesen, und von da an zieht sich durch die Literatur eine lange Kette von Beobachtungen über Verheilung der Nerven durch primäre und secundäre Naht.

Nachdem man erkannt hatte, dass hauptsächlich der periphere Theil immer zerfällt, begann auch schon der Streit über die Art der Regeneration.

Gemäss dem Waller'schen Gesetze kann die Regeneration nur durch Auswachsen des centralen Stumpfes in das Stützgewebe des peripheren Theiles vor sich gehen. Von dieser Lehre (Vanlair, Ströbe, Nothaft, Münzer) bis zur autogenen Regeneration Bethe's gibt es alle Uebergänge (Philipeaux, Vulpian, Ziegler, Kennedy, v. Büngner, Mönkeberg, Siegmund Mayer). Nach Bethe's Ansicht vermag sich ein Nerv aus sich selbst zu regeneriren. Die Regenerationskraft ist im „centralen" Theil ungleich

grösser als im peripheren und bei jugendlichen Individuen stärker
ausgeprägt. Die Zellen der Scheide beginnen zu wuchern, ihr Proto-
plasma bildet neue Fibrillen, die mit den alten und zum Theil auch
neugebildeten des centralen Stumpfes verwachsen.

Es ist also doch wieder eine Secunda intentio nervorum, die
bis da fast ebenso heftig bekämpft wurde, wie die einst von Gluck
behauptete und nie zurückgenommene Beobachtung einer Prima intentio mit sofortiger Functionsherstellung.

Auch gegen die alte Lehre von der Neurotisation im Sinne
Vanlair's weiss Bethe eine Menge Einwendungen. Die grösste
Länge der Fasern, die man bei frei auswachsenden centralen Nervenstücken beobachten kann, beträgt im günstigsten Fall einige Centimeter. Wenn es aber das peripher degenerirte trifft, so soll es
gleich meterweit auswachsen können; ob wohl wirklich der schon
gewohnte Weg, das bereitliegende Stützgewebe, der gute Nährboden,
die bestehende Gefässversorgung etc. diesen Widerspruch zu erklären im Stande ist? Die Physiologen mögen es zur Endklärung
bringen.

Die Wiedervereinigung oder die Neurotisation dauert immer
Wochen oder Monate, es kann auch ein Jahr darüber verstreichen,
bevor die Leitungsfähigkeit wiederkehrt und da oft nur unvollständig.
Auch eine gewisse Gesetzmässigkeit in der Zeit der Wiederkehr der
Function wurde gefunden. Wölfler gab an, dass, je weiter sich
der Ort der Continuitätstrennung vom Centrum befinde, desto rascher
gehe die Wiederinnervation des entsprechenden Nervenbezirkes vor
sich. Dieselbe Beobachtung constatirten Etzold, Albrecht. — Eine
grosse Anzahl von Publicationen beweisen die Möglichkeit der Nervenregeneration, sowohl bei deren primären wie bei der secundären
Vereinigung. Die Resultate jedoch sind quoad Wiederherstellung
der Function sehr verschieden: ein grosser Theil vollkommene Wiederherstellung, andererseits wieder grössere und kleinere Defectreste, bei
einem geringen Theil blieb der Erfolg ganz aus. Welche Factoren
hier mitspielen, ist uns noch verschlossen, so viel steht fest, dass
eine Primaheilung das erste Postulat zu dem functionellen Gelingen
einer Nervennaht ist. Eiterungen bilden festere Narben zwischen
beiden Stümpfen, so dass ein Durchwachsen dieser callösen Masse
von den Nervenelementen fraglich, zum Mindesten erschwert ist.
Ausserdem ist die Möglichkeit einer toxischen Schädigung des Nerven-
gewebes durch die Eiterungsproducte nicht von der Hand zu weisen,

ja die Zerfallsproducte der Nervensubstanz selbst wirken nach Mott toxisch.

Je glatter die Heilung, je besser die Adaptirung und je geringer das interponirte Narbenmaterial, je jünger das Individuum, desto leichter erfolgt die functionelle Wiederherstellung.

Der Vollständigkeit halber gehören hierher auch die Versuche, grössere Substanzverluste im Verlaufe eines Nerven auszufüllen, schon deshalb, weil der theoretische Begründer der Nervenplastik, Letiévant, auf diesem Wege zur Vorstellung der Nervenpfropfung (Greffe nerveuse) kam. Er proponirte eine Nervenverkettung zu

Fig. 1.

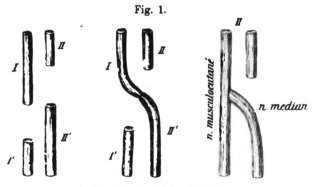

Greffe nerveuse nach Letiévant.

schaffen, wie sie aus beiliegender Skizze ersichtlich ist (Fig. 1). Doch vermied er es, in Wirklichkeit dieses Experiment zu machen. Letiévant gab selbst seiner „Autoplastie nerveuse à lambeaux" den Vorzug, bei welcher er durch Abspaltung von Lappen die Enden zu nähern suchte.

Gluck, Vanlair, Asssaky, Braun, Hahn, Rawa, Payr suchten die auswachsenden Fasern durch Zwischenschaltung von artfremden Nervenstücken oder überhaupt heterogenem Material zu „leiten"; Catgutfäden, Seidenfäden, Knochenröhren, Magnesiumröhren etc. wurden dazu verwendet.

Eine andere Art, die Vereinigung der Enden zu ermöglichen, war, sie durch weitgehende Ablösung von der Grundlage zu mobilisiren und sie durch Dehnung einander zu nähern (Schüller, v. Hacker).

Wie viel man zu opfern bereit ist, nur um eine exacte Vereinigung der Enden zu erzielen, beweist der Vorgang von Löbker

und v. Bergmann, die bei Nervenverletzungen an den Extremitäten so viel von den Knochen des betreffenden Gliedes resecirten,
als nothwendig war, um eine directe Nervennaht anlegen zu können.

Die eigentliche Nervenplastik endlich wurde, wie schon erwähnt, von Letiévant inaugurirt, der sie bei einer eventuell eintretenden Unmöglichkeit der Vereinigung bei zu grosser Diastase
der Stücke anrieth, besonders dann, wenn auch eine Lappenplastik
aussichtslos wäre (Lorsque l'autoplastie avec ou sans lambeaux est
rendu impossible).

Voici ses procedés:

Un nerv vient d'éprouver une grande perte de substance, re-
cherche son bout inferieur l'avive et le suture à un bout appartenant
à un autre nerf aussi par la blessure mais plus bas que le premier
et moins important que lui (Fig. 1 *I*).

Und bald darauf:

Le chirurgien pourrait encore tenter la greffe du bout inferieur
du median sur le nerf musculo-cutané auquel il aurait pratiqué une
petite surface d'avivement dans un point de son parcour et sur un
de ses bords (Fig. 1 *II*).

Der erste derartige Versuch wird von Deprès gemeldet. Er
vereinigte den peripheren Medianusstumpf mit dem unverletzten Ulnaris in der Weise, dass er die Fasern des letzteren mittelst einer
Pincette auseinanderschob und nun die Fäden des ersteren hinein-
schob (nach Tillmans). Von einem eigentlichen Zerfasern der
vereinigten Nerventheile, wie es Dumstrey und Manasse darstellen, ist bei diesem Autor nicht die Rede. Die Originalarbeit
war mir nicht zugänglich. Die Wunde heilte per secundam, unter
fortgesetzter elektrischer Behandlung besserten sich die gelähmten
Muskeln, so dass der Patient mit völlig „brauchbarer" Hand entlassen werden konnte. Dumstrey rechnet diesen Fall zu den
günstigen Resultaten, Manasse zu den ungünstigen.

Ein weiterer Fall ist von Gunn (Fig. 2 *II*):

Dieser nähte das periphere Ende des N. ulnaris in die gespaltene Scheide des Medianus. Vier Monate später konnte der
Patient die Hand mit Kraft adduciren und den Musc. flex. carpi
ulnaris etwas contrahiren. Die Fingerbewegungen gingen noch nicht.

Fig. 2 *III*. Neugebauer erwähnt eine Implantation eines
durchschnittenen N. peroneus in einen Schlitz des N. tibialis. Nach
8 Monaten noch keine Regeneration. Weitere Nachrichten fehlen.

Fig. 3 *I.* **Faure** und **Furet** vernähten den abgeschnittenen N. facialis mit dem N. accessorius, der ebenfalls vor seinem Eintritt in den Kopfnicker durchtrennt wurde. Keine Heilung.

Fig. 3 *II.* **Sick** und **Sänger** erreichten ein schönes Resultat durch Einpfropfung des N. radialis in den Verlauf des N. medianus in der Weise, dass sie auf dem Medianus einen Lappen wegpräparirten (analog wie vom Kraftspender bei der Sehnenplastik) und

Fig. 2.

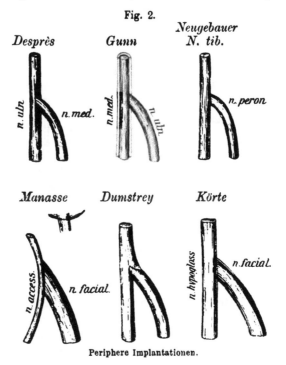

Periphere Implantationen.

diesen circa die Hälfte des Medianusquerschnittes einnehmenden Lappen mit dem Radialis verbanden. Der Erfolg war völlige Gebrauchsfähigkeit der Hand.

Manasse schliesst nach diesen mitgetheilten Ergebnissen sehr pessimistisch, „man sei zwar nicht berechtigt, nach diesen Erfahrungen die Greffe nerveuse überhaupt zu verwerfen, aber er mahnt zur Vorsicht".

Und gerade er hat durch glänzende Thierexperimente, bei denen er den peripheren Facialisstamm mit dem unverletzten N. accesorius

mit Erfolg zur Verheilung brachte, der Greffe nerveuse eine physiologische Basis und durch seine Präparate den histologischen Beweis
der Existenzberechtigung geschenkt. Aus den letzteren geht zweifellos hervor, dass Fasern aus dem bahngebenden Stamm in den bahnsuchenden und umgekehrt ziehen.

Fig. 1, 5. Dumstrey schob den peripheren Stumpf des N.
ulnaris in einen Schlitz des N. medianus ein, den er so gewann, dass
er ca. ¹/₃ des Medianus durch einen schrägen Schnitt lostrennte und
in diesen Schlitz den am Ende zugeschärften Ulnarisstumpf ein-
schob und ihn dann durch eine quere Naht dort fixirte. Das Re-

Fig. 3.

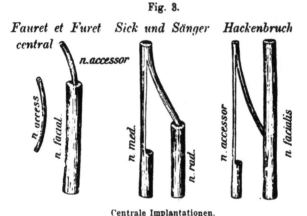

Centrale Implantationen.

sultat waren bald auftretende Parästhesieen im Ulnarisgebiet, Weicher-
werden der Contracturen; die activen Excursionen in den Gelenken
zwischen Grundphalangen und Mittelhandknochen gingen zwar noch
in bescheidenen Grenzen, aber doch deutlich sichtbar vor sich, und
vor allem stellte sich das Spreizen und Schliessen der Finger ein,
so dass leichtere Gegenstände zwischen den Fingern festgehalten
werden konnten.

Fig. 3 III. Hackenbruch heilte eine alte, 8 Jahre bestandene
Facialislähmung eines Kindes durch die Einpflanzung eines Accessorius-
bandes in einen Schlitz des Facialisstammes. Ausserdem kündigte
er eine Neurotisation eines gelähmten N. peroneus durch einen
Tibialislappen an.

Gelegentlich der Discussion dieses am vorjährigen Chirurgen-
congresse vorgestellten Falles demonstrirte Körte einen Patienten.

bei welchem der bei einer ausgebreiteten Felsenbeinoperation durchschnittene Facialis mit seinem peripheren Ende an den Hypoglossusstamm angeheftet wurde (Fig. 2 *VI*).

Bei beiden Fällen begann die Functionswiederkehr erst nach ½ Jahr, nach 1—1½ Jahren bestand keine grosse Differenz mehr zwischen beiden Gesichtshälften, wenigstens nicht bei der Muskelruhe. Der Erfolg war zwar nicht ganz vollkommen, „jedoch verhältnissmässig besser, als wenn eine Facialislähmung bestünde". Bei beiden Fällen werden Mitbewegungen im Gebiete der bahngebenden Nerven erwähnt: dort im Accessorius, hier im Hypoglossusgebiete, jedenfalls ein Beweis der gemeinschaftlichen Bahnbenutzung beider Gebiete.

Da sich im Falle Körte's auch eine leichte Zungenatrophie zugesellte, so schlägt Körte selbst vor, bei ähnlichen Fällen zur Pfropfung den Accessorius vorzuziehen.

Sprengel erwähnte gleichzeitig einen Fall von Nervenpfropfung mit negativem Resultat.

Das Resumé der Erfolge ist also sammt dem negativen Fall Sprengel's 3:6, also 50% Heilungen, bezw. Besserungen, wenn man nach einer so kleinen Statistik überhaupt urtheilen darf. Die Möglichkeit aber einer Wiederherstellung einer obsolet gewordenen Nervenbahn ist dadurch auch für den Menschen absolut sicher gestellt.

Thierexperimente liegen ja auch in den verschiedensten Variationen vor.

Bethe zählt eine Reihe von durchgeführten Zusammenheilungen auf.

Flourens (1842) kreuzte die durchschnittenen beiderseitigen Plexus brachialis beim Huhn, die Flugfähigkeit kehrte nach einigen Monaten wieder.

Weitere Versuche von Rawa, Stefani, Forsmann. Letzterer bewies, dass bei Kreuzung vom N. tibialis und N. peroneus die Functionsherstellung ebenso rasch wieder erfolgt, wie bei gleichsinniger Vereinigung. Auch wenn zwei periphere Enden zweier durchschnittener Nerven nur mit einem centralen Stück vereinigt werden, erfolgt ausgiebige Neurotisation. 1900 veröffentlichte im Gegensatze zu Forsmann, Cunningham als Ergebniss von Experimenten, dass bei Kreuzung von antagonistischen motorischen Nerven auch nach gelungener Heilung die Coordination in den Muskelbewegungen geschwunden sei. Innervirte früher einer von den gekreuzten beiden Nerven rhythmisch wirkende Muskeln, so bleibt die rhythmische Action dauernd vernichtet.

Caligareau und Henri kreuzten Vagus und Hypoglossus bei Hunden mit verschiedenen Erfolgen, so viel ersahen sie jedoch daraus, dass die Vagusfasern auch vom Hypoglossuskern die zur normalen Function gehörigen Reize bekommen können.

Die letzteren Versuche sind besonders von neurologischem Interesse, da sie beweisen, dass rein motorische Nerven mit sensiblen mit Erfolg zu Verheilung und Functionsübernahme gebracht werden können (Langley, Sympaticus vagus, Floresco etc.).

Manasse übt bei den Thierversuchen ausschliesslich die Vereinigung des N. facialis mit dem N. accessorius bei Hunden und zwar legt er die abgeschnittenen peripheren Facialisäste an den Stamm des N. accessorius.

Für den Nachweis des vollkommenen Erfolges der Greffe nerveuse im Thierexperiment fordert er:

a) Klinische Wiederherstellung der Function im Gebiete des gelähmten Nerven.

b) Wiederkehr der elektrischen Erregbarkeit der gelähmten Muskeln und Nerven.

c) Anatomische Verbindung der mit einander vernähten Nerven an der Stelle der Nervenplastik.

d) Den histologischen Beweis dafür, dass im Bereiche der Neuroplastik Nervenfasern aus dem Stamm des intacten Nerven in das periphere Ende des verletzten Nerven continuirlich übergehen.

Wegen häufiger Supplirung von Bewegungen durch Anpassung erhaltener Muskeln verwirft Manasse Thierversuche an den Extremitätennerven, weil hierbei sehr leicht Irrthümer in der Beurtheilung der klinischen Regeneration unterlaufen könnten.

Da ich es nun vorziehe, als Vorstudie für Neuroplastiken, wie sie in unserem Fache vorzukommen pflegen, gerade Extremitätennerven zu nehmen, so bin ich wegen des Kriteriums des Erfolges Aufklärung schuldig. Ich möchte zu diesem Zwecke die Beschreibung eines Falles aus der Versuchsreihe anführen (Fig. 4):

Ein 2jähriger Hund wurde am 8. November 1903 in Aether-Morphium-Narkose operirt, der rechte Ischiadicusstamm wurde blossgelegt, und zwar bis unter die Theilung in den N. peroneus und N. tibialis. Der Peroneus wurde durchschnitten und in einen Längsschlitz des Tibialis durch eine Längsnaht befestigt. Das centrale

Peroneusende wurde zurückgeschlagen, durch den Musculus biceps durchgezogen und an dessen medialer Seite, also in einem anderen Muskelinterstitium durch Nähte fixirt, um so eine spontane Vereinigung der durchtrennten Nervenstücke zu verhindern (nach Bethe). Heilung per primam. Durch 3 Wochen Gebrauchsunfähigkeit des Beines, darauf vorsichtige Bewegungen, die Streckmusculatur des Fusses fühlt sich schlaff an, ist faradisch nur mit stärksten Strömen erregbar. Streckbewegungen werden nicht ausgeführt. Der Zustand bessert sich zusehends. Am 4. Februar, also nach 3 Monaten, wurde bei dem Hunde auch am rechten linken Hinterbeine eine Plastik vorgenommen. Der Hund war jetzt gezwungen, auf dem erst operirten Beine zu gehen. Er hob die Pfote ebenso wie andere Hunde. Am 17. März, also nach 4 1/2 Monaten, war auch der Tonus in den Streckmuskeln wieder zurückgekehrt, sie fühlten sich so hart wie die der anderen Beine an.

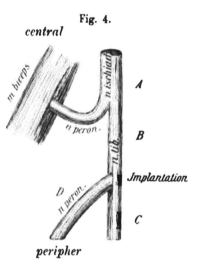

Fig. 4.

central

peripher

A

B

Jmplantation

C

Die Stelle der Plastik wird frei gelegt, in einer Fettmasse eingebettet lag der N. ischiadicus, von der Stelle der Plastik ·sah man den Tibialis und aus diesem heraus aus einer knopfartigen Auftreibung, den N. peroneus ziehen. Ca. 4 cm höher liegt der umgeschlagene, durch den M. biceps gehende centrale Peroneustheil. Die Nervenverheilung ist also anatomisch sicher gestellt, von einer Verbindung mit dem centralen Peroneustheil keine Rede.

Die Nerven werden isolirt und in folgender Reihenfolge gereizt (s. Fig. 4):

1. Auf elektrisch-galvanische und mechanische Reizung des Ischiadicusstammes, central der Narbe bei *A*: Zucken im Peroneus- und Tibialisgebiet.

2. Auf Reizung des Tibialisstammes central der Narbe bei *B*: Zucken im Peroneus- und Tibialisgebiet.

3. Reizung des Tibialisstammes peripher der Narbe bei *C*: Zuckung im Tibialisgebiet (leichtes Mitzucken im Peroneusgebiet).

4. Reizung des Peroneusstammes peripher der Narbe bei *D*:
Zuckung im Peroneusgebiet.

Darauf Durchschneidung des N. tibialis, ca. 1 cm peripher der
Nahtstelle bei *C*.

5. Reizung des Ischiadicus bei *A*, oder Tibialis bei *B* central
der Narbe ruft nur Zuckung im Peroneusgebiet hervor, das Tibialisgebiet ist unbeweglich.

6. Reizung des peripheren Stumpfes des N. tibialis bei *C* ruft
Zuckung im Tibialisgebiet ohne Mitbewegung des Peroneusgebietes
hervor.

Durch diese Anordnung ist jede Zweideutigkeit oder die Möglichkeit einer Neurotisation durch Nervenverbindungen, theils vom
centralen Stumpf, theils peripher der Naht vom intacten Nerven aus
ausgeschlossen.

Nun wurden die Nerven an der Stelle der Plastik einige Centimeter peripher und central derselben abgetrennt, und in physio-
logischer Spannung fixirt, um zu histologischer Untersuchung verwendet zu werden.

Die Präparate wurden in Zenkerlösung gehärtet, in Paraffin
eingebettet, nach Pal gefärbt und zum Zwecke von Uebersichts-
präparaten ziemlich dick geschnitten. Die Schwierigkeit besteht
hauptsächlich darin, dass die verschiedenen Theile in verschiedenen
Ebenen liegen, es also auch unter einer grossen Anzahl von Schnitten
schwer ist, solche auszulesen, auf welchen die in Frage stehenden
Objecte auf weitere Strecken verfolgt werden können. Taf. I, 1, 2, 3,
Taf. II, 4 zeigen Mikrophotogramme, aus welchen ersichtlich ist,
dass eine anatomische Verheilung des implantirten N. peroneus in
den N. tibialis an gewünschter Stelle stattgefunden hat. Auch das
Bestehen von bereits regenerirten functionstüchtigen Fasern im peripheren Peroneustheil resultirt daraus, wie auch insbesondere aus
Taf. II, 5, auf welcher man ein directes Uebergehen von Faserzügen
aus einem Nerven in den anderen beobachten kann.

Das Bindegewebe ist ungefärbt.

Schöner und reiner bieten sich noch die Bilder einer später
vorgenommenen Implantation des N. tib. in den N. peroneus. Die
ebenso behandelten Präparate wurden auch nach Weigert-Pal gefärbt, Celloidineinbettung und sehr dünn geschnitten.

Wieder der Beweis der Einheilung an gewünschter Stelle (es
ist noch der Seidenfaden sichtbar), von der Nahtstelle ziehen schräg

Fasern in den implantirten Tibialisstumpf, es sind noch reichliche, schollig zerfallene Achsencylinder da, aber in der ganzen Breite (Textfig. 5—8) bereits neue Achsencylinder, die alle ihren Weg schräg zum bahngebenden Peroneus nehmen. Der Stamm des N. peroneus hat durch die Operation wenig gelitten. Die peripher der Narbe gelegenen Fasern sind etwas blässer, es sind aber wenig degenerirte Fasern zu finden.

Ich glaube, gegen dieses Versuchskriterium wird auch nach Manasse nichts einzuwenden sein.

Wenn man auch Schede's Warnung beherzigt, dass „die Thierexperimente nicht ohne weiteres auf den Menschen zu übertragen sind, da das allgemeine Gesetz, dass das Regenerationsvermögen mit der höheren Entwickelung der Thiere stufenweise abnimmt," sich auch hier wiederholt, so sind wir doch nicht nur berechtigt, sondern sogar fast verpflichtet, nach diesen Chancen immer vorerst die Neurotisation zu versuchen, bevor wir bei einer Sehnenplastik die gelähmten Muskeln ganz ausschalten.

Damit ist auch die Indicationsstellung zur Vornahme eines Versuches der Nervenplastik gegeben: Die Nervenplastik ist als ultimum refugium zu versuchen: 1. bei alten Facialislähmungen, nachdem die anderen Hilfsmittel der Wiederbelebung versagt und die Zeit einer noch möglichen spontanen Regeneration verstrichen ist. 2. Vor einer eingreifenden Sehnenplastik, bei der grössere gelähmte Muskelbezirke ganz bei Seite geschoben und endgültig aufgegeben werden, und andere intacte durch Abspaltung geschwächt werden — vorausgesetzt, dass die übrigen Umstände ein Zuwarten bis zum Regenerationstermin gestatten.

Das grösste Fragezeichen bei diesem Thema ist nach meiner Ansicht die Technik der Nervenplastik.

Die Ursache des scheinbar grundlosen Schwankens der Resultate bei gleichscheinenden Prämissen ist jedenfalls häufig hier zu suchen. Alle bisher geübten Methoden unterscheiden sich nicht wesentlich von den bei der Sehnenplastik geübten (beiderseitige Trennung, Verbindung mit directer Naht oder eventuell Aneinanderlegung, Durchknüpfung etc., Abspaltung der Sehnenzipfeln etc.), und doch haben wir es hier mit einem viel empfindlicheren Substrat zu thun, nicht mit blossen Verbindungsstücken oder -Theilen mechanischer Systeme, sondern wir haben feine Leitungseinheiten vor uns mit Functionen, deren Art und Weise uns noch vielfach unbekannt

ist. Ein möglichst subtiles Vorgehen, eine möglichst peinliche
Schonung alles intacten Materiales ist dringendst geboten. Wenn
schon überall, so ist besonders hier der alte Satz an die Spitze aller
Vorschriften zu stellen: Nil nocere.

Die Erfolge sind ja nicht sicher, wir dürfen also nichts vom
Bestehenden, Guten riskiren.

Fig. 5.

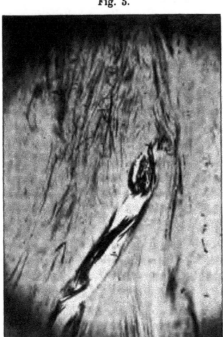

Färbung: Weigert-Pal. Reichert Obj. 3. Vergrösserung 45.

Wenn wir nach diesen Gesichtspunkten die bisher angeschlagenen
Methoden einer Kritik unterziehen, so ergibt sich daraus folgendes:

Die von Letiévant vorgeschlagene Methode ist wegen der
damit seiner Meinung nach nöthigen Anfrischung und der damit
verbundenen Preisgabe einer grossen Anzahl von intacten Nerven-
wegen nicht zu empfehlen, besonders da über die topographische
Anordnung der einzelnen Bahnen im Areale der Hauptstämme zu
wenig bekannt ist und man gar nicht weiss, ob der Anfrischungs-
schnitt nicht wichtige Nervenleitungen trifft.

Manasse näht den Facialis ohne Anfrischung seitlich an den Accessorius und es erfolgt eine anatomisch nachgewiesene Verbindung der Achsencylinder beider Nerven.

Dieselbe Methode beobachtete Körte, als er den N. facialis an den Hypoglossus legte. Bezüglich der Nahtführung siehe weiter unten.

Fig. 6.

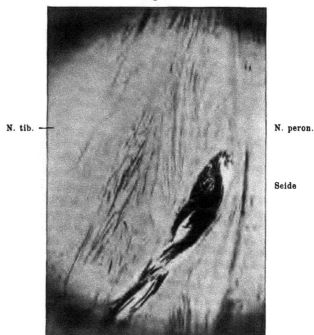

N. tib. —   N. peron.

Seide

Färbung: Weigert-Pal. Reichert Obj 3. Vergrósserung 45.

Als wenig verletzend fand ich bei Thierversuchen die Implantation eines peripheren Nervenstückes in einen Längsschlitz eines benachbarten; die Fasern des bahngebenden Nerven können stumpf zum Auseinanderweichen gebracht werden, um ja eine zu grosse Zerstörung zu vermeiden. Anfassen mit Pincetten, sowie jede Quetschung oder Zerrung ist zu meiden.

Déprès operirte nach dieser Methode mit ziemlich gutem Erfolge.

Der Schlitz muss natürlich längsverlaufend parallel zur Nervenfaserung gehen und nicht wie beim Falle von Dumstrey,

der den bahngebenden Nerven schräg anschnitt und ausserdem den
Stumpf des implantirten Nerven durch eine quere Naht in dem
Schlitze fixirte (nach der der Arbeit beigegebenen Zeichnung).

Die Nähte müssen alle längs gelegt und locker geknüpft sein.
Quer geknüpfte Fixirungsschlingen schnüren die dazwischen gerathenen
Achsencylinder ab und ziehen bei der grossen Empfindlichkeit der

Fig. 7.

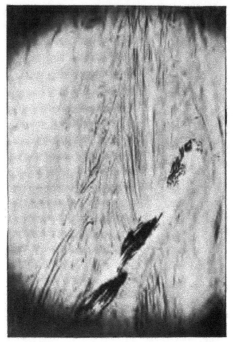

N. peron.

N. tib.

Färbung: Weigert-Pal. Reichert Obj. 3. Vergrósserung 45.

Nervenelemente gegen Druck Leitungsunfähigkeit und die typischen
Degenerationsvorgänge nach sich. Nach vier von mir diesbezüglich
angestellten Thierversuchen bewährt sich die Einknüpfung eines
peripheren Stumpfes in einen Längsschnitt durch eine Längsnaht
ganz vorzüglich; eine Schädigung des bahngebenden Nerven war nie
zu bemerken.

Principiell von dieser Methode verschieden ist die von Sick,
Sänger, Hackenbruch geübte Lappenbildung. Sie spalten vom
benachbarten intacten Nerven bandartige Lappen mit centralwärts

gelegener Basis ab und implantiren diese in den gelähmten Nerven. Die Erfolge sind zweifellos gute; wenn durchführbar, so hat diese Methode gewiss viel Aussichten für sich. Der centrale Lappen steht auch nach den neueren Auffassungen der Regeneration unter günstigeren Lebens- bezw. Regenerationsverhältnissen und ausserdem wird der bahnsuchende, gelähmte Nerv in seiner ihn ernährenden Umgebung belassen.

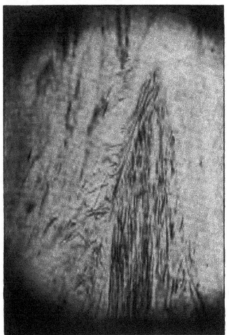

N. tib.   N. peron.

Färbung: Weigert-Pal. Reichert Obj. 3. Vergrösserung 45.

Es ist jedoch nicht immer möglich, diesen Weg zu wählen: Nehmen wir an, es handle sich um zwei Nerven, von welchen der eine gelähmt ist; beide jedoch haben wichtige Muskelgruppen zu versorgen. Da wäre es doch ein gewagtes Unternehmen, von dem gesunden einen Theil abzuspalten und damit den gelähmten neurotisiren zu suchen. Schlägt der Versuch fehl, so hat man das Lähmungsgebiet beträchtlich erweitert, denn die Ansicht Hackenbruch's, dass bei motorischen Nerven, wenn man einen Theil wegnimmt, die innervirten Muskelgruppen keinen grossen Schaden leiden, möchte ich doch nicht ohne weiteres unterschreiben, wenigstens nicht, bevor man über die Lagerung der einzelnen Fibrillen genauer orientirt ist. Eine supponirte Peroneuslähmung bei intactem Tibialis vermag obige Annahme zu illustriren.

Ueber Werth und Wahl dieser concurrirenden Methoden wäre ungefähr folgendermassen zu bestimmen:

Liegt in der Nachbarschaft der gelähmten neu zu bahnenden Nerven ein weniger wichtiger, motorischer Nerv, auf dessen Muskelgebiet man im gegebenen Falle zur Noth verzichten könnte, so ist ein centraler, möglichst grosser Lappen von diesem zur Implantation in den gelähmten zu verwenden (centrale Implantation [Fig. 3]: Facialis-Accessorius, Cruralis-Obturatorius, Obturatorius-Ischiadicus).

Liegen jedoch in erreichbarer Nähe nur andere, ebenso wichtige Nerven, so ist die Einpfropfung des peripheren Stückes des abgeschnittenen bahnsuchenden Nerven in einen Längsschlitz des bahngebenden Nerven vorzuziehen (periphere Implantation [Fig. 2]: Tibialis-Peroneus, Medianus-Ulnaris).

Vielleicht wird die Vervollkommnung der Technik im Stande sein, die Möglichkeitsvariationen zu mehren, vorläufig wird man gut daran thun, sich an diesen Numerus clausus zu halten.

Ein Wort wäre noch über die Ausführung der Naht selbst hinzuzufügen. Dass circuläre Nähte absolut auszuschliessen sind, wurde bereits erwähnt, im übrigen ist die paraneurotische Naht, die das Nervenmaterial am meisten schont, vorzuziehen, doch darf um ihren Preis die genaueste Adaptirung der zu vereinigenden Flächen nicht beeinträchtigt werden, eher soll man zu nicht zu fest geknüpften, durch den Nerven selbst gezogenen Längsnähten greifen. Nähmaterial: Catgut oder auch feine Seide.

Der weitere natürlich prima conditione aseptische Wundverlauf ist wie bei anderen Nervennähten, die Nahtstelle ist durch entsprechende Lagerung und Verbandtechnik vor jeder Zerrung (activ und passiv) sorglich zu behüten.

Am Status wird sich, wie bei einer sonstigen primären oder secundären Nervennaht, in den ersten Monaten wenig ändern. Bei Kaninchen nach 2 Monaten, bei Hunden nach 3 Monaten, begann sich die active Beweglichkeit in den ausgeschalteten Muskelgruppen bei meinem Thierversuche einzustellen. Beim Menschen erfolgt sie oft erst nach mehreren bis zu 8 Monaten (Hackenbruch). Zu-

erst scheint sich die sensible Sphäre zu regeneriren, das Gefühl kehrt
unter parästhetischen Begleiterscheinungen wieder zurück, doch ist
ihr Erscheinen noch kein Kriterium für den positiven Ausgang des
Falles; denn

1. verhalten sich nach Schede die einzelnen Sensibilitäts-
qualitäten zu verschieden, um hier eine genaue eindeutige Prüfung
durchführen zu können;

2. scheinen gerade zwischen den sensiblen Nervenendigungen
weitverzweigte Verbindungsnetze zu bestehen, so dass oft auch nach
vollkommener Zerstörung einer Nervenbahn sein Sensibilitätsbezirk
nur unbedeutend oder wenigstens doch nicht seinem Verbreitungs-
gebiete entsprechend eingeschränkt erscheint; diese oft beobachtete
Thatsache (sensibilité souple nach Létievant) wurde theils durch
Miterschütterung benachbarter Tastkörperchen (Létievant), theils
durch Versorgung der collateralen Nervenzüge erklärt (Siegmund
Mayer, v. Bruns), die analog den collateralen Blutgefässen die
Nervenstämme begleiten, oder aber man führt sie auf die Uebernahme der wichtigsten Functionen (trophische und sensible) durch
benachbarte Nerven zurück, entweder dass von diesen Zweige und
Sprossen in das gelähmte Gebiet hineinwachsen (Schuch) oder aber
die bereits vorhandenen feinsten Anastomosen zwischen den Nerven-
enden zur Reizleitung ausgenützt werden. Besonders beim N. ulnaris
und medianus, an deren sensible Functionen bei der Versorgung
der Palma und der Fingerspitzen die grössten Anforderungen gestellt werden, wurde die vicariirende Sensibilität häufig beobachtet.

Nur die Wiederkehr der Motilität ist für die gelungene anatomische und physiologische Heilung beweisend.

Die von Létievant angegebene Motilité souple wird vielfach angezweifelt und wird wohl theils in Beobachtungsfehlern, theils
in gezwungener Anpassung der noch intacten, von anderen Nerven
versorgten Muskeln ihren Grund haben. An diese werden natürlich vermehrte Anforderungen herantreten, sie wissen sich oft so
gut mit der neuen Aufgabe abzufinden, dass sie ein Wiedererwachen
der erloschenen Beweglichkeit der gelähmten Bewegungssysteme vor-
zutäuschen im Stande sind (Bardenheuer).

Eine principielle Frage drängt noch zur Kritik. In welchem
Zeitpunkt ist die Nervenplastik vorzunehmen, oder besser, bis zu
welchem Zeitpunkt soll damit bei bestimmten Fällen gewartet werden? Es ist durchsichtig, dass ich damit hauptsächlich auf spinale

Kinderlähmungen oder ähnliche Lähmungen mit mehr centraler Localisation abziele. Dass man bei Verletzungen sofort die primäre Naht, bei gröberen Substanzverlusten die übrigen Plastikmethoden und erst bei Unmöglichkeit dieser Vorschläge sich auf eine Nervenpfropfung einlassen wird, ist ohnehin klar.

Aehnlich liegen die Verhältnisse bei alten Lähmungen, peripher-traumatischer Natur. Die secundäre Naht ist jedenfalls zu versuchen, da sie auch nach jahrelanger Leitungsunterbrechung doch Functionswiederherstellung zu bewirken vermag (Kennedy). Bei Leitungsunterbrechungen, bei welchen die Läsionsstelle nicht zugänglich ist, wie oft bei Facialislähmung, gelten dieselben Grundsätze wie bei Lähmungen mit centraler Läsionslocalisation. Bei diesen, sowohl bei spinalen, wie bei cerebralen Lähmungen ist mit der Nervenplastik nicht früher vorzugehen, als alle übrigen Methoden der Wegsammachung erschöpft sind und besonders ist es nothwendig, zuzuwarten, bis die solchen Attaquen folgende Periode der Spontanregeneration aufhört. Bei der spinalen Kinderlähmung pflegt sich das Lähmungsgebiet im Verlaufe eines halben Jahres auf seinen Dauerbezirk einzugrenzen, $^3/_4$—1 Jahr nach erfolgter Attaque wird man den Versuch der Nervenplastik machen dürfen; bleibt der Erfolg aus, oder ist er unvollkommen, so haben wir in den Methoden der Sehnenplastik immer noch ein Mittel, das Fehlende zu ersetzen oder zu verbessern, insbesondere um eventuell restirende Ueberdehnung oder mangelhaften Tonus zu corrigiren.

Den Muskeln selbst wohnt eine kolossale Regenerationskraft inne, nach Monaten, nach Jahren können sie sich wieder entfalten; erst kürzlich sind mir auszugsweise Koch's Studien über dieses Thema bekannt geworden. Nach seinen Untersuchungen ist der fettige Zerfall der Muskelsubstanz kein durchgehender, sondern nur heerdweise auftretend, dabei findet überall eine reichliche Regeneration von neuen Fasern statt, so dass eine Wiederaufnahme seiner Functionen nach Regeneration der Nervenendapparate im Muskel sehr wohl denkbar ist. Thatsächlich erfolgte im Falle Hackenbruch's nach 8 Jahre bestehender Lähmung eine Wiederbelebung der Musculatur durch die Einpfropfung functionstüchtiger Nervenbahnen. Der Neurologie ist es längst bekannt, dass auch Muskeln, die bereits lange hindurch typische Entartungsreaction zeigten, gelegentlich auch spontan wieder zu normaler Thätigkeit erwachen können, wenn ihr nervöser Zusammenhang mit dem Centrum wieder hergestellt wird. Eine Grenze nach oben ist also kaum anzugeben, der Versuch ist auch bei desperat aussehenden Fällen langbestandener Lähmung in Anbetracht des doch möglicherweise winkenden Erfolges jedenfalls zu machen, besonders wenn man dabei die Norm vor Augen hält, durch den Eingriff nichts zu riskiren.

Cerebral sitzende Processe werden ohnehin eine geringere Rolle spielen, da sie meist entweder grössere Gruppen von Bewegungssystemen, grössere Körperabschnitte betreffen, oder mehr durch den Defect von ganzen Bewegungstypen, als durch den Ausfall bestimmter, von einzelnen Nerven versorgter Muskeln gekennzeichnet sind. So sehen wir häufig, dass gerade bei der cerebralen Hemiparese gewisse coordinirte Bewegungstypen eine empfindliche Einbusse in ihrer Executionsweite erlangen, Gruppen von Bewegungen, die von Muskeln ausgeführt werden, die von anatomisch ganz verschiedenen Nervenstämmen versorgt werden. So schildert uns Mann das häufige Betroffensein jenes Muskelcomplexes, der die Auswärtsrollung des Armes bewirkt, sowohl die Hand mit dem Unterarm wie Oberarm sind in dieser Excursion gehemmt, auch der Schluss der Auswärtsrollung, die Annäherung des Schulterblattes an die Wirbelsäule ist unmöglich, es ist also „der ganze Mechanismus in toto gelähmt" oder geschädigt. Ebenso ist die Fingerbeugung mit Dorsalflexion der Hand, wie die Fingerstreckung mit der Palmarflexion coordinirt. Für diese Art der Lähmungen wird ja nun in der Neuroplastik kein grosser Heilfactor liegen, hier erreichen wir mehr durch constant fortgesetzte Uebungstherapien, durch Ausschleifung neuer Bahnen und können auf diese allerdings etwas mühsame Weise die Neuanbildung oder Vermehrung der Kerne dieser Bewegungscomplexe anstreben.

Für die Lähmungen des cerebralen Typus sinken die Chancen allerdings durch diese Beobachtungen, in gleichem Maasse steigen sie für alle anderen Typen. Wenn die motorischen Centren im Cerebrum nicht nach den einzelnen Muskelactionen, sondern nach Bewegungsgruppen geordnet sind (Hering), so sind ja dadurch viel mehr Wege, zu ihnen zu kommen, geöffnet. Wenn ohnehin zur Erreichung einer intendirten Bewegung die von einem Punkte der Hirnrinde ausgehenden Bewegungsimpulse oft in verschiedenen oder meist in antagonistischen Nervenstämmen ihren Weg nehmen müssen, so wird sich der Organismus auch leichter an eine Veränderung oder Vertauschung dieser Bahn accommodiren können. Die Beob-

achtung Cunningham's, dass nach Vertauschung antagonistisch
wirkender Nerven die Coordination in den Bewegungscomplexen jener
von diesen Nerven versorgten Muskeln schwindet, ist danach verständlich, doch für ebenso sicher halte ich es, dass sie wiederkehrt,
sie muss eben neu eingeübt werden, wie von Anfang an; wenn ein
Hund, dem Medianus und Radialis vertauscht wurden, nicht mehr
nach erfolgter Heilung die Pfote geben kann, trotzdem die einzelnen
Muskelbewegungen ausführbar sind, so wird dieser Bewegungs-
complex jedenfalls wieder central neu angebahnt werden können.
Bei meinen sämmtlichen an den Hinterpfoten operirten Hunden war
die diesbezügliche Beobachtungsreihe folgende:

Anfänglich hielt der Hund das Hinterbein immer aufgezogen
und lief auf den übrigen dreien. Nach ca. 4 Wochen begann er
es aufzustellen, zog es aber noch etwas ungeschickt nach, in verschiedener Haltung, je nachdem die Beuger oder Strecker erhalten
waren. Nach weiteren 4 Wochen begann er es beim Laufen zu be-
nützen, es wurde noch nicht so schön gehoben wie das andere, doch
dies besserte sich zusehends, besonders als ich Ende des dritten
Monats auch am linken Hinterbeine operirte und er jetzt gezwungen
war, das rechte ausschliesslich durch längere Zeit zu gebrauchen.
Nach dem vierten Monate konnte ich keinen Unterschied gegen die
sonstigen üblichen Hundebewegungen bemerken.

Der aus dem Studium der Wirkung der Complexcentren zu
ziehende Schluss ist weniger der, die Bindung oder Kreuzung ant-
agonistischer Nerven zu meiden, als vielmehr solche Nervencombina-
tionen zu unterlassen, die gar keine Bewegungscomplexe gemeinsam
haben.

Dass es schwer zu einer Functionsübertragung oder Functions-
cumulation zwischen Hypoglossus und Vagus kommen kann und
dass daraus die Seltenheit und die grosse Verschiedenheit im Grade
des Erfolges erhellt, ist eigentlich ganz natürlich, dass es doch gelegentlich geht, zeugt nur von den wunderbaren Communications-
systemen im Centralorgan und ihrer Ausbildungsfähigkeit; dass bei
Vertauschung von einfachen motorischen und von solchen Nerven,
die rhythmische Bewegungen innerviren, der Rhythmus verloren geht,
ist ohne weiteres klar (Vagus hypoglossus sympath. hyp.).

Bei den Operationen, die beim Menschen in Frage kämen,
handelt es sich ohnehin fast immer um functionsverwandte Nerven,
synergetische Combinationen verdienen natürlich immer den Vorzug

Doch werden wir es nach Obigem nicht ablehnen, auch antagonistische Nervenstämme zu binden, besonders wenn es aus topographischen Gründen so leichter und sicherer auszuführen ist.

Literatur.

Vulpius, Der heutige Stand der Sehnenplastik. Wiener Klinik 1903.

Lange, Die Sehnenverpflanzung. Verhandl. der Gesellschaft f. orth. Chirurg. 2. Congress.

Koch, 135. Sitzung der freien Vereinigung d. Chirurgen, Berlin, 14. December 1903.

Anton, Ueber einen Fall von beiderseitigem Kleinhirnmangel. Wiener klin. Wochenschr. 1903, Nr. 49.

Goldscheider, Die Bedeutung der Reize im Lichte der Neuronenlehre. Leipzig 1898.

Waldeyer, Ueber einige neue Forschungen im Gebiete der Anatomie des Centralnervensystems. Deutsche med. Wochenschr. 1891.

Vanlair, De la régénération de nerfs. Arch. de Biolog. 1882, Bd. 3.

Derselbe, Nouvelles recherches sur la régénération de nerfs. Arch. de Biolog. 1885, Bd. 6.

Finotti, Beiträge zur Chir. u. patholog. Anat. der peripherischen Nerven. Virchow's Arch. Bd. CXLIII.

Mönkeberg, Die Degeneration der markhaltigen Nervenfasern. Arch. f. mikroskop. Anat. 1899, Bd. 54.

Bethe, Allg. Anatomie u. Physiologie d. Nervensystems. Leipzig 1903.

Apathy, citirt nach Bethe.

Münzer, Neurolog. Centralbl. (Mendel) 1902, 1903, 2.

Létievant, Traité des sections nerveuses. Paris 1873.

Marenghi, Arch. italian. de biolog. 1898, XXIX. Ref. Neurolog. Centralbl. 1899.

Raimann, Wiener klin. Rundschau 1899, 49.

Engelmann, Pflüger's Arch. Bd. 13.

Cruikshank, Versuche über die Nerven. Reil's Arch. f. Physiologie 1897, Bd. 2, citirt nach Bethe.

Haigthon, Versuche über die Reproduction d. Nerven. Reil's Arch. f. Physiolog. 1897, Bd. 2, citirt nach Bethe.

Ströbe, Experimentelle Untersuchungen über Degeneration und Regeneration peripherer Nerven. Ziegler's Beiträge zur pathol. Anat. 1893, Bd. 13.

Nothaft, Neue Untersuchungen über den Verlauf der Degenerationsprocesse. Zeitschr. f. Zoologie 1892, Bd. 55.

Philipeaux, citirt nach Bethe.

Vulpian, Arch. d. Physiolog. norm. et path. 1873, Bd. 5; 1874, Ser. 2 Bd. 1.

Ziegler, Arch. f. klin. Chir. 1896, Bd. 51. Untersuchung über die Regeneration des Achsencylinders.

Kennedy, ref. Centralbl. f. Chir. 1901.

v. Bungner, Ueber die Degenerations- und Regenerationsvorgänge am Nerven. Ziegler's Beiträge z. path. Anatomie 1891, Bd. 10.

Siegm. Mayer, Ueber die Vorgänge der Deg. u. Regen. im unverletzten peripheren Nervensystem. Zeitschr. f. Heilkunde 1881, Bd. 2.

Wölfler, Ueber Nervennaht und Nervenlösung. Prager med. Wochenschr. 1895.

Etzold, Ueber Nervennaht. Deutsche Zeitschr. f. Chir. Bd. 29, S. 5, 6.

Albrecht, Klin. Beiträge z. Nervenchirurgie. Deutsche Zeitschr. f. Chir. Bd. 26 S. 5.

Gluck, Demonstration eines Präparates von Nervenregeneration nach Resection und Reimplantation. Berlin. klin. Wochenschr. 1895, 28.

Braun, Neuroplastische Resection am N. uln. und N. med. Deutsche Zeitschr. f. prakt. Med. 1876, 25.

Hahn, Ueber Nervennaht und Nervenplastik. Diss. Leipzig 1897.

Rawa, citirt nach Eulenburg's Encyclop. XIV. Arch. f. Physiolog. 1885, Bd. 9.

Schüller, Die Verwendung der Nervendehnung z. operat. Heilung von Substanzverlusten am Nerven. Wiener med. Presse 1888, 5.

v. Hacker, Ein Beitrag z. secund. Nervennaht. Wiener klin. Wochenschr. 1894.

Löbker, citirt nach Schede.

v. Bergmann, citirt nach Schede.

Tillmanns, Ueber die operative Behandlung von Substanzverlusten am peripheren Nerven. Arch. f. klin. Chir. Bd. 32.

Dumstrey, Ueber Nervenpfropfung. Deutsche Zeitschr. f. Chir. Bd. 62.

Depres, citirt nach Tillmanns.

Gunn, Centralbl. f. Chir. 1886.

Neugebauer, Zur Neuroraphie und Neurolysis. Beitr. z. klin. Chir. Bd. 15, 2.

Faure et Furet, Gaz. hebd. de méd. et chir. 1898.

Sick und Sänger, Arch. f. klin. Chir. Bd. 54.

Hackenbruch, Verhandlungsschr. d. 32. Congresses f. Chir. 1903.

Körte, ebenda.

Sprengel, ebenda.

Flourens, Recherches expériment. sur le propriété et les fonctions du système nerveuse des animaux vertébrés. Paris 1842.

Stefani, L'incrociamento dei nervi. Rivista clin. Bologna 1885.

Forsmann, Beiträge z. path. Anat. Bd. 24.

Caligareau et Henri, Suture croisée de nerfs. Journ. de physiol. et de pathologie générale 1900, 5.

Floresco, Suture croisée de nerfs. Arch. de méd. exp. 1901, Juli.

Cunningham, The restoration of coordinated movement after nerv. crossing. Americ. Journ. of physiol. 1900, 1.

Manasse, Ueber die Vereinigung des N. facialis mit dem N. access. durch Nervenpfropfung. Arch. f. klin. Chir. Bd. 62.

Langley, Arch. f. klin. Chir. 1900, LXII.

Schuh, Nervenresectionen. Wiener med. Wochenschr. 1863, XIII.

v. Bruns, citirt nach Tillmanns.

Bardenheuer, citirt nach Schede.

Mann, Ueber den Lähmungstypus bei der cerebralen Hemiplegie. Samml. klin. Vorträge, Volkmann. Neue Folge. Nr. 132.

Hering, Beitrag zur Frage der gleichzeitigen Thätigkeit antag. wirkender Muskeln. Zeitschr. f. Heilkunde 1895, XVI.

Mann, Ueber das Wesen und die Entstehung der hemiplegischen Contractur Monatsschr? f. Psychiatr. u. Neurolog. Bd. 4.

Vor der Drucklegung dieser Arbeit kam mir noch eine Arbeit zur Kenntniss von

Frank E. Peckham, Providence, R. J., Nerve grafting.   The Providenc⸱ Med. Journ. 1900, 1,

über zwei gelungene Fälle von Nervenplastik.

XXII.

Ueber einen Fall von veralteter supracondylärer Femurfractur mit secundärem Bluterknie, geheilt durch schiefe Osteotomie[1]).

Von

Dr. med. Ahrens,
Specialarzt für Chirurgie und Orthopädie in Ulm.

Meine Herren! Ich erlaube mir, Ihnen heute über einen Fall von Oberschenkelbruch zu berichten, welcher wegen der Seltenheit der dabei vorhanden gewesenen Einkeilung der Bruchenden in einander an der **unteren** Epiphyse schon allein Aufmerksamkeit verdient, um so interessanter aber noch wird, als infolge einer schlechten Heilung dieser Fractur ein richtiges Bluterknie entsteht, welches nach längerem Bestehen durch Fortnahme seiner Entstehungsursache durch eine Operation beseitigt wird.

Ich gehe gleich zur Krankengeschichte über:

Im October 1902 wurde ich zu einem 28jährigen Hausknecht geholt wegen einer stark schmerzhaften Anschwellung des linken Kniegelenks. Derselbe stammt aus gesunder Familie und ist sonst nie ernstlich krank gewesen. Am 17. Februar 1902 fiel ihm im Lagerkeller ein 300 l haltendes volles Spiritusfass, welches von einer steilen Treppe mit dem Kopf voran aus einer Höhe von ca. 3 m herunterrutschte, gegen seinen linken Oberschenkel, diesen gegen die Kellermauer pressend. Patient kam nicht zu Fall, sondern hielt sich an einem Lattenverschlag aufrecht. Als er, nachdem herbeigeeilte Leute das Fass von seinem Bein entfernt hatten, aber auftreten wollte, verspürte er einen heftigen Schmerz im linken Oberschenkel und getraute sich deshalb nicht, seinen Fuss fest aufzusetzen. Er wurde aus dem Keller hinaufgetragen, dachte aber nicht daran,

---

[1]) Vortrag, gehalten auf dem III. Congress der Deutschen Gesellschaft für orthopädische Chirurgie am 5. April 1904.

dass sein Bein gebrochen wäre, sondern meinte, nur eine starke
Quetschung erlitten zu haben, da die Knochen scheinbar fest zusammen geblieben waren und auch eine geringe Belastung, soweit es
die Schmerzhaftigkeit erlaubte, gestatteten. Der gleich zu Rathe gezogene praktische Arzt hielt die Verletzung, wohl aus denselben
Gründen, gleichfalls nur für eine Quetschung, verordnete Bleiwasser-
umschläge und fing der starken Schwellung wegen gleich mit Massage
an, welcher er von Anfang an passive Bewegungen im Kniegelenk
hinzufügte. Ein fixirender Verband wurde nicht angelegt. Bereits
nach 3 Wochen stand Patient wieder auf und machte vorsichtige
Gehversuche. Wenn er dabei auch noch heftige Schmerzen verspürte, so trug doch jetzt schon das verletzte Bein wieder die Last
des Körpers. Weitere 10 Wochen bis zum Ablauf der Kranken-
kassenbehandlung wurde er täglich massirt und passiv bewegt.
Während dieser Zeit traten schon — etwa 10 Wochen nach dem
Unfall zum erstenmal — ganz plötzlich nach längerem Gehen ohne
jede ersichtliche Ursache sehr heftige mit starker Anschwellung desselben verbundene Schmerzanfälle im linken Kniegelenk auf, welche
eine sofortige Bettlägrigkeit erforderten. Erst nach 3 Tagen war
das Knie wieder abgeschwollen, wieder annähernd normal configurirt,
und waren die Schmerzen abgeklungen.

Von der Zeit an wiederholten sich solche Anfälle regelmässig
etwa alle 14 Tage, sowohl hier in Ulm, als auch in einem aus-
wärtigen Institut, wohin Patient nach Ablauf von 13 Wochen von
seiner Berufsgenossenschaft zur medico-mechanischen Nachbehandlung
geschickt wurde. Nach 11wöchentlicher Behandlung wurde Patient
mit 50 %iger Rente dort entlassen, aber es wiederholten sich auch hier
wieder ca. alle 14 Tage die schmerzhaften Gelenkanschwellungen,
und in einem solchen Anfall liess mich der Patient rufen.

Ich fand einen jungen kräftigen Mann von gesunder Gesichtsfarbe. Das linke Kniegelenk war durch einen intraarticulären Erguss stark angeschwollen und gespannt; es war weder geröthet, noch
druckempfindlich, noch fühlte es sich heiss an. Fieber war nicht
vorhanden. Das Bein hatte starke O-Beinstellung und war um
$3^1/_2$ cm verkürzt, der Oberschenkel war oberhalb der Kniescheibe
erheblich verdickt. Der Unterschenkel konnte nur wenig gebeugt
werden, aber auch die Streckung war nicht vollständig möglich.
Aus diesen Symptomen ergab sich die Diagnose „schlecht geheilte
Oberschenkelfractur" ja sofort; wie erklärten sich aber die Folge-

zustände, die häufigen ohne jeden besonderen Anlass auftretenden
Gelenkexsudationen? Zuerst dachte ich, worauf man wohl am ersten
verfallen musste, an die Absprengung eines Knochen- oder Knorpel-
stückes von einem der Gelenkenden und hielt die Anfälle für Einklemmungserscheinungen einer Gelenkmaus, dachte aber sogleich
auch an die Möglichkeit eines Bluterkniees und stellte meine diesbezüglichen Fragen, auf welche der Patient antwortete, dass er sich
früher viele Zähne hätte ausziehen lassen und immer 3—4 Stunden
dabei nachgeblutet hätte; jeder kleinste Riss oder Schnitt wäre
immer von einer erst mit Mühe zu stillenden Blutung gefolgt gewesen.
In seiner Familie wäre keine Bluterkrankheit, so viel er wisse, vorhanden gewesen, sein Vater wäre mit 40 Jahren an einer Lungenentzündung, seine Mutter in gleichem Alter an einem Herzleiden
gestorben. Kinder hätte er nicht. Noch am selben Abend punktirte
ich zur Sicherstellung meiner Wahrscheinlichkeitsdiagnose „Bluterknie“ das Gelenk und entleerte durch einen Trocar etwa eine Tasse
voll flüssigen Blutes. Damit war meine Vermuthung bestätigt. Die
Ursache für diese erste ernstere Manifestation der Hämophilie sich
zu erklären, war nicht schwer: Durch die Einkeilung des (merkwürdigerweise) unteren dickeren in das obere dünnere Fragment, welche
Sie deutlich auf diesem Röntgenbilde hier sehen, hatte sich neben der
Verkürzung und O-Beinstellung des Beines eine starke Knochen-
verdickung an der Einkeilungsstelle oberhalb des Kniegelenks heraus-
gestellt, welche auf die kleinsten Venen der Synovialmembran stauend
wirkte und es bei der grösseren Durchlässigkeit der letzteren und der
hämophilen Constitution des Verletzten leicht zur Diapedese kommen liess.

   Ich machte nun zunächst immobilisirende Compressions- und
Gipsverbände und entschloss mich, als es unter dieser Ruhekur nach
½ Jahr nicht wieder zur Blutung ins Gelenk gekommen, die Hämophilie also nicht eine sehr hochgradige war, so dass ich wohl, ohne
einen Exitus durch Verblutung zu riskiren, eine wenig eingreifende
Operation wagen konnte, die schiefe Osteotomie des Oberschenkels
an der Stelle der eingekeilten Fractur vorzunehmen, um 1. durch
Herunterziehen des unteren an dem oberen Fragment die Knochen-
verdickung zu vermindern und damit die Stauung als Ursache der
Blutungen in dem Gelenk fortzunehmen, um 2. die Verkürzung des
Beines auszugleichen, um 3. die O-Beinstellung und um 4. eine durch
Dislocatio ad axin entstandene Beugestellung des Kniegelenks zu
corrigiren.

Die Osteotomie wurde auf dem Schede'schen Extensionstisch gemacht, die Knochenenden stark an einander vorbei gezogen und die starke Extension des Beines durch einen gut anmodellirten Gipsverband aufrecht erhalten und hierdurch der Erfolg erzielt, dass nach 6 Wochen bei fester Knochenconsolidation die Verkürzung bis auf 1 cm ausgeglichen und die O-Bein- und Beugestellung beseitigt war. Jetzt wurden Uebungen an Pendelapparaten gut vertragen, bald konnte Patient wieder ordentlich gehen, nach einigen Wochen sogar schon grössere Märsche von 4—5 Stunden Dauer ausführen und etwa $1/4$ Jahr post operat. wieder eine nicht leichte Stelle als Hausknecht annehmen und dabei jede Arbeit verrichten, ohne dass es je wieder — es ist seitdem über 1 Jahr verflossen — zu einer Gelenkblutung gekommen wäre. Nur eine geringe Steifigkeit im Kniegelenk, wohl auf Kapselschrumpfung durch die wiederholten Blutergüsse beruhend, liess sich nicht ganz beseitigen, und bekommt Patient deshalb von seiner Berufsgenossenschaft noch eine 10%ige Rente.

Ich glaube, meine Herren, dass dieser Fall von secundärem Bluterknie bei dem verhältnissmässig seltenen Vorkommen von Bluterknien überhaupt, von welchen bisher aber nur die primäre essentielle Form bekannt war, einen interessanten Beitrag zur Casuistik der Bluterkniee gegeben hat und dass er deshalb besonders von praktischer Wichtigkeit ist, weil er lehrt, bei derartigen plötzlich auftretenden schmerzhaften Gelenkexsudationen unter anderem immer auch an das bei der Differentialdiagnose noch viel zu wenig gewürdigte Bluterknie zu denken, damit man mit einer medicomechanischen Behandlung nicht einen Misserfolg erzielt oder geradezu noch der Heilung entgegenarbeitet.

XXIII.

Beitrag zur Frage der Coxa valga[1]).

Von
Dr. Max David-Berlin.

Mit 4 in den Text gedruckten Abbildungen.

Seit den grundlegenden Arbeiten von E. Müller, Hofmeister und Kocher ist die Pathologie und Therapie der Coxa vara trotz des relativ kurzen Zeitraums, in dem diese Deformität die Würdigung der Forscher gefunden hat, so eingehend Gegenstand des Studiums der Chirurgen und Orthopäden gewesen, dass man wohl im grossen und ganzen dieses Kapitel als abgeschlossen betrachten darf. Die eingehende Debatte über Coxa vara auf dem vorjährigen Congress unserer Gesellschaft hat ja auch eine völlige Uebereinstimmung der pathologisch-anatomischen und klinischen Auffassungen der Autoren ergeben.

Ganz im Gegensatz hierzu ist die entsprechende Valgusdeformität des Hüftgelenkes bisher wenig beachtet geblieben. In der Literatur finden sich nur vereinzelte Hinweise auf eine derartige Verbildung, ja selbst die speciellen Lehrbücher der orthopädischen Chirurgie erwähnen sie nur andeutungsweise. Etwas eingehender mit diesem Gegenstand haben sich nur wenige Autoren beschäftigt. Albert[2]) bespricht die Deformität in einer Monographie „Zur Lehre von der sogen. Coxa vara und Coxa valga", Manz[3]) in einer Arbeit „Die Ursachen der statischen Schenkelhalsverbiegung", Hofmeister[4]) erwähnt in seiner reichen Casuistik einen

---

[1]) Vortrag, gehalten auf dem III. Congress der Deutschen Gesellschaft für orthopädische Chirurgie am 5. April 1904.

[2]) E. Albert, Zur Lehre von der sogen. Coxa vara und Coxa valga. Wien 1899.

[3]) O. Manz, Die Ursachen der statischen Schenkelhalsverbiegung. Beiträge zur klin. Chir. Bd. 28 S. 29.

[4]) F. Hofmeister, Coxa vara. Eine typische Schenkelhalsverbiegung. Beitr. z. klin. Chir. Bd. 12 S. 245.

einzigen klinisch beobachteten Fall von Coxa valga, und Lauenstein[1]) berichtet von 3 Fällen von vergrössertem Neigungswinkel des Schenkelhalses, bei denen es sich in dem einen Falle um eine rhachitische Verbildung handelte, während die beiden anderen Fälle an Amputationsstümpfen zur Beobachtung gelangten.

Ausserdem führt Thiem[2]) in seinem „Handbuch der Unfallerkrankungen" einige von ihm, Bruns, König und Hoffa beobachteten Fälle an, bei denen nach einer Fractur des Schenkelhalses Kopf und Hals des Femur sich aufgerichtet haben und derart zur Wiedervereinigung gelangten, dass Kopf, Hals und Schaft mehr oder weniger annähernd eine gerade Linie mit einander bilden, und in der neuesten Auflage seines „Lehrbuches der Fracturen und Luxationen" reproducirt auch Hoffa[3]) selber einen Fall von Coxa valga traumatica, die durch Aufrichtung des Kopfes nach Fractur des Schenkelhalses entstanden ist.

Unter normalen Verhältnissen bilden Kopf und Hals mit dem Schaft des Femur einen Winkel von ca. 125°, den Mikulicz den Neigungswinkel benannt hat.

Alsberg[4]) hat sich bemüht, eine präcisere Bestimmung des Winkels zu treffen. Bei der Mittelstellung des Hüftgelenkes verläuft eine durch die Basis der überknorpelten Schenkelkopffläche gelegte Ebene annähernd parallel der äusseren Pfannenapertur. Eine Linie dieser Ebene, die die Längsachse des Oberschenkelschaftes schneidet, bildet mit derselben einen Winkel, welcher in der Norm 41° beträgt. Diesen Winkel hat Alsberg „Richtungswinkel" benannt.

Derselbe ist (ich halte mich hier an den Wortlaut des Hoffaschen Lehrbuches) ziemlich grossen individuellen Schwankungen unterworfen, dürfte aber selbst bei den Extremen des Normalen nicht unter 29° herabgehen und nicht über 51° steigen. Ein vergrösserter Richtungswinkel bedeutet eine Abductionsstellung des Oberschenkels bei Mittelstellung der Gelenkflächen zu einander, also Coxa valga,

---

[1]) C. Lauenstein, Bemerkungen zu dem Neigungswinkel des Schenkelhalses. Arch. f. klin. Chir. Bd. 40 S. 248.

[2]) C. Thiem, Handbuch der Unfallerkrankungen 1898, S. 225.

[3]) A. Hoffa, Lehrbuch der Fracturen und Luxationen 1904, S. 410.

[4]) A. Alsberg, Anatomische und klinische Betrachtungen über Coxa vara. Zeitschr. f. orth. Chir. Bd. 6 S. 106.

während der verkleinerte oder gar negativ gewordene Winkel eine entsprechende Adductionsstellung, also Coxa vara bedeutet.

Albert[1]) schlägt in der eben erwähnten Monographie statt des Namens Coxa valga die Benennung „Collum valgum" vor. Während nämlich, nach seiner Definition, die Coxa vara ein schweres klinisches Leiden ist, stellt die Coxa valga lediglich einen anatomischen Zustand, eine steilere Richtung des Schenkelhalses resp. eine Vergrösserung des Richtungswinkels vor.

In der der Monographie beigegebenen Casuistik werden einige Fälle von Coxa valga vorgeführt, die Albert[2]) bei verschiedenen pathologischen Zuständen der unteren Extremitäten an Präparaten des Wiener anatomischen Museums gefunden hat.

Wir sehen da zunächst einige Fälle, bei denen nach Paralyse des einen Beines durch das Jahre lang hängende und schlenkernde Bein eine ständig extendirende Wirkung auf den Schenkelhals und dadurch in weiterer Folge eine Vergrösserung des Neigungs- resp. Richtungswinkels erzeugt wurde. (Unter dieselbe Rubrik dürften wohl auch die beiden Fälle von Lauenstein zu rechnen sein, bei denen Coxa valga an Amputationsstümpfen auftrat.)

Einen gleichartigen Zustand trifft man bei Beinen mit wesentlich verminderter Activität, aber ohne Lähmung. Dieselben waren infolge eines schweren Kniegelenkleidens nicht tragfähig; es fehlte ihnen daher auch die Belastung beim Gehen, und dieser Factor, der übrigens auch bei der eben erwähnten Paralyse des einen Beines noch als verstärkend hinzuaddirt werden muss, ist ätiologisch für das Zustandekommen der Deformirung des Schenkelhalses zu beschuldigen.

Aus demselben Grunde ist bei linksseitiger Osteomyelitis des Darmbeins ein Collum valgum entstanden.

Endlich sind noch bei Rhachitis, Osteomalacie, multipler Exostosenbildung, Genu valgum und congenitaler Luxation der anderen Hüfte Fälle von Coxa valga von Albert beobachtet.

Auf das Vorkommen dieser Schenkelhalsverbiegung bei angeborener Hüftgelenksverrenkung weisen übrigens auch Schulthess und Lüning[3]) in ihrem „Atlas und Grundriss der orthopädischen

---

[1]) l. c. S. 28.
[2]) ibid. S. 28—34.
[3]) A. Lüning und W. Schulthess, Atlas und Grundriss der orthopädischen Chirurgie 1901, S. 475.

Chirurgie" hin, und Schede[1]) gibt in der Monographie „Die angeborenen Luxationen des Hüftgelenkes" einige Röntgenbilder von vergrössertem Neigungswinkel des luxirten Beines.

Diese aufgeführten wenigen Ausführungen sind alles, was ich in der Literatur über die Coxa valga gefunden habe.

Fast alle bisher beschriebenen Fälle haben das eine Gemeinsame, dass bei ihnen das Vorkommen der Schenkelhalsverbiegung als eine Folge- oder doch mindestens Begleiterscheinung anderer Affectionen aufzufassen ist.

Eine einwandsfreie primäre Coxa valga, sei es als angeborene, sei es als erworbene statische Belastungsdeformität, ist bisher nicht mitgetheilt worden.

Unter den 4 von Manz[2]) beschriebenen und als primäre statische Coxa valga bezeichneten Fällen ist 3mal ein mehr oder minder schweres Trauma erfolgt, bevor sich subjective Beschwerden bei den Patienten zeigten und diese zur Beobachtung gelangten, und Hofmeister[3]) erklärt selbst ausdrücklich, dass bei seinem Patienten, den Manz als höchstwahrscheinlich an primärer statischer Coxa valga erkrankt anführt, in der Jugend Rhachitis bestanden habe. Nur ein Patient aus der Manz'schen Casuistik hat, ohne je ein Trauma erlitten zu haben, die Symptome gezeigt, die Hofmeister und Manz als für Coxa valga sprechend anführen, nämlich stärkere Aussenrotation und Abduction bei behinderter Adductionsfähigkeit des Beines. Leider haben beide Autoren ihren Arbeiten keine Röntgenaufnahmen beigegeben, so dass eine Information über die Stellung des Schenkelhalses nicht möglich war.

Unter diesen Umständen dürfte es nicht unangebracht sein, hier über einen Fall zu berichten, den ich zu beobachten Gelegenheit hatte, bei dem es sich um eine doppelseitige, angeborene Coxa valga handelt. Derselbe unterscheidet sich also von allen oben genannten Fällen dadurch, dass bei ihm die Deformität nicht als Folge-, sondern als Grundzustand anzusehen ist.

Der 5jährige Knabe A. S. war nach Angabe der Eltern stets gesund, im speciellen ist er niemals an Rhachitis oder Kinderläh-

---

[1]) M. Schede, Die angeborene Luxation des Hüftgelenkes. Fortschritte auf dem Gebiet der Röntgenstrahlen Heft 4.

[2]) l. c. S. 39 ff.

[3]) l. c. S. 260, 270, 296.

mung erkrankt gewesen, hat auch kein Trauma erlitten. Im Beginn
des 2. Lebensjahres hat er angefangen zu laufen. Den Angehörigen
fiel es bald auf, dass das Kind einen sonderbaren, steifen Gang hatte,
beim Bücken leicht hinfiel und sich schwer wieder erheben konnte.
Im Anfang des Jahres 1903 wurde die innere Poliklinik eines hiesigen
Krankenhauses aufgesucht und dort der Verdacht rege, dass es sich
um den Beginn einer Dystrophia muscularis progressiva mit Pseudo-
hypertrophie handeln könnte. Der Knabe wurde in der Poliklinik
längere Zeit genau beobachtet und regelmässig elektrisirt. Ein Erfolg, d. h. eine Aenderung des Ganges, wurde nicht erreicht, es trat
aber auch keine Verschlimmerung des Zustandes ein, derselbe blieb
sich völlig gleich, so dass sich in der nächsten Zeit keine Anhaltspunkte für eine bestimmte Diagnose ergaben, und man dieselbe in
dubio lassen musste, zumal weder an der zuerst verdächtigten Becken-
gürtelmusculatur, noch sonst irgend wo etwas Abnormes zu finden
war. Schliesslich wurde die Vermuthung, dass eine progressive
Muskeldystrophie vorliege, endgültig fallen gelassen.

Im October 1903 kam der Knabe in meine Behandlung. Ich
konnte damals folgenden Befund aufnehmen:

Es handelt sich um ein etwas anämisches, aber sonst völlig
gesundes, gut genährtes Kind. Die Musculatur ist kräftig, der Panniculus adiposus genügend reichlich. Der kleine Patient klagt sub-
jectiv nicht über Schmerzen.

Bei der Inspection fallen sofort der eigenartige Gang und die
Haltung des Oberkörpers auf. Die Beine werden beiderseits in
starker Abductionsstellung und Aussenrotation bei leichter Flexion
der Hüft- und ziemlich starker Streckstellung der Kniegelenke gehalten. Die Fussgelenke sind leicht plantarflectirt. Der Oberkörper
ist etwas vornüber gebeugt. Die physiologischen antero-posterioren
Krümmungen der Wirbelsäule, namentlich die Lendenlordose, sind
vermindert.

Der Gang erinnert entschieden an den bei der spastischen
Spinalparalyse, derart, dass die Füsse nur wenig vom Boden entfernt
werden, denselben etwas schleifen, und dass das eine Bein im Bogen
herumgeführt vor das andere gesetzt wird. Beim Gehen schwankt
der Oberkörper nach der Seite des Gangbeines hinüber; es entsteht
dadurch aber nicht das bekannte Watscheln, wie bei der doppelseitigen congenitalen Luxation oder auch zuweilen bei der doppelseitigen Coxa vara, sondern mehr ein wiegender Gang, ein abwech-

selndes Hinüber- und Herüberschwanken des Oberkörpers, wie man es oft bei Seeleuten findet.

Das Stehen auf einem Bein ist nur möglich, wenn der Knabe gestützt wird; es geschieht dann in der Weise, dass der Patient das andere Bein mit stark gestrecktem Kniegelenk etwas vorstreckt.

Bei der eingehenderen Untersuchung findet sich der Trochanter beiderseits in der Roser-Nélaton'schen Linie.

Die passive Beugung und Streckung ist in allen Gelenken unbehindert und schmerzfrei, dagegen die Adduction und die Innenrotation der Beine erheblich vermindert.

Das Röntgenbild (Fig. 1) zeigt auf beiden Seiten die normal gebildeten Köpfe in der sehr gut entwickelten Pfanne. Auf den ersten Blick fallen die ausserordentlich steil aufsteigenden Schenkelhälse auf. Irgend eine andere Abnormität ist dagegen nicht zu sehen, insbesondere keine Verbiegung des Schenkelhalses nach vorn oder hinten.

Die genaue Messung ergibt

für den **Neigungswinkel** . . . 165^0
„ „ **Richtungswinkel** . . . 79^0

und zwar sind diese Maasse auf beiden Seiten völlig gleich.

Die von Alsberg als äusserste Grenze des normalen Richtungswinkels angegebenen 51^0 sind also um 28^0 überschritten, und die Differenz zwischen dem durchschnittlichen Neigungswinkel von 125^0 und dem hier festgestellten beträgt 40^0.

Fassen wir das Wesentliche aus der Krankengeschichte zusammen, so ist dies der Befund der Abductionsstellung der Beine verbunden mit Aussenrotation und Behinderung der Adduction; das sind also genau dieselben Symptome, die Hofmeister und Manz aus ihren klinischen Beobachtungen als pathognomonisch für die Coxa valga festgestellt haben. Völlig sicher gestellt wird die Diagnose durch das Röntgenbild, denn hier liegt ohne Zweifel dasjenige Verhältniss vom Kopf und Hals zum Schaft des Femur vor, das als Coxa valga zu bezeichnen ist.

Der völlig symmetrische Befund an beiden Extremitäten in Verbindung mit dem Umstande, dass weder eine constitutionelle, noch eine Knochen-, eine Muskel- oder Nervenkrankheit bisher an dem Patienten beobachtet ist (ich muss hier noch bemerken, dass ich selbstverständlich die eingehendste Prüfung auf Sensibilität, elektrische und mechanische Erregbarkeit der Muskeln, Entartungs- reaction u. s. w. vorgenommen habe), sowie endlich die Thatsache, dass der abnorme Gang von dem Moment an, wo das Kind mit seinen ersten Gehversuchen begann, constatirt wurde, alle diese Fac- toren lassen die Annahme als berechtigt erscheinen, dass es sich hier um eine angeborene Deformität handelt.

Fig. 1 a.

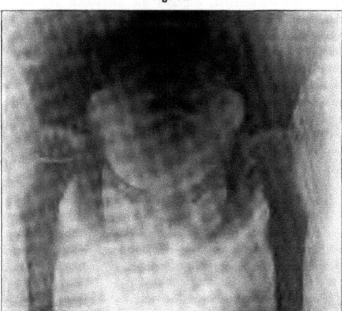

Suchen wir die klinischen Erscheinungen aus dem vorliegenden objectiven Befund des Röntgenbildes zu deuten, so können wir uns wohl vollinhaltlich der von Manz [1]) gegebenen Erklärung anschlies- sen, der logisch folgert, dass ebenso wie eine Abwärtsbiegung des Schenkelhalses die Abduction, so eine Aufwärtsbiegung die Adduc- tion hindert.

Die dauernde Abductionsstellung der Beine ist wohl auch als ursächliches Moment des schwankenden Ganges anzusehen und zwar

---

[1]) Manz, l. c. S. 42.

ganz im Sinne Trendelenburg's. Die Abductoren, die Mm. glutaei medii et minimi, sind durch ihre permanente übermässige Inanspruchnahme functionell derart geschwächt, dass sie ihrer Aufgabe, das Becken beim Gehen in horizontaler Lage zu erhalten, nicht mehr gerecht werden können.

Ueber die Aetiologie kann ich mich nur vermuthungsweise äussern.

Fig. 1b.

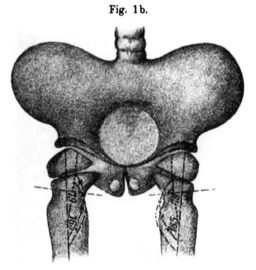

Lauenstein[1]) nimmt an, dass bei den drei Knochenpräparaten, an denen er vergrösserte Richtungswinkel von 140°, 146° und 155° gesehen hat, die abnorme Grösse des Winkels auf mangelnde Belastung des betreffenden Beines zurückzuführen ist.

Albert[2]) beansprucht, wie wir gesehen haben, für einen Theil seiner Fälle denselben Factor.

Für den von mir beobachteten Fall ist dieses ätiologische Moment ausgeschlossen, und ich versage es mir daher, des Näheren darauf einzugehen.

Auch die ausserordentlich geistvollen Ausführungen von Manz[3]) über die Entstehung der primären statischen Coxa valga muss ich

---

[1]) l. c. S. 248.
[2]) l. c. S. 32.
[3]) l. c. S. 80.

ausser Betracht lassen, da dieses mich weit über den Rahmen der mir gestellten Aufgabe hinausführen würde.

Bei der angeborenen Coxa vara nehmen Hoffa[1]) und Schanz[2]) intrauterinen Raummangel resp. überhohen intrauterinen Druck als Entstehungsursache an. Ob dieses Moment auch bei der angeborenen Coxa valga zu beschuldigen ist, wage ich nicht zu entscheiden. Man

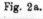

Fig. 2a.

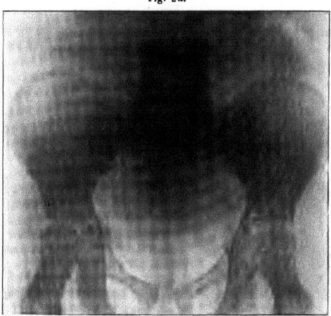

müsste dann aber wohl annehmen, dass dieser Druck von den beiden Seiten her in völlig gleicher Richtung und Stärke auf die Buckel der Schenkelhalswinkel gewirkt hat, so dass diese flacher geworden und sich einem Winkel von 180° genähert haben. Die Geburt ist nach der bestimmten Angabe der Mutter völlig normal in Schädellage erfolgt und ein Mangel an Fruchtwasser nicht aufgefallen.

Vielleicht liegt aber auch eine fehlerhafte Keimanlage vor, doch ist eine hereditäre Veranlagung nicht eruirbar gewesen.

---

[1]) A. Hoffa, Lehrbuch der orthop. Chir. 1902, S. 676.

[2]) A. Schanz, Coxa vara — die statische Belastungsdeformität des Schenkelhalses. Verhandlg. der Deutschen Ges. f. orth. Chir. 1903, S. 101.

Bei der vorzunehmenden Therapie liess ich mich von folgenden Erwägungen leiten:

Schanz[1]) fasst die Coxa vara als eine exquisit statische Belastungsdeformität auf, entstanden durch ein Missverhältniss zwischen statischer Inanspruchnahme und Leistungsfähigkeit. Daraus folgt, dass durch Herstellung normaler statischer Verhältnisse

Fig. 2b.

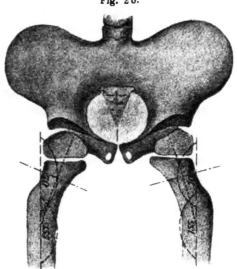

die Deformität beseitigt werden kann. Diesen Standpunkt theile ich als Schüler von Julius Wolff durchaus. Gelingt es, normale statische Verhältnisse herzustellen, so wird durch die normale Function auch wieder eine normale Form herbeigeführt.

Ich brachte daher die Beine in die möglichst zu erreichende Adductionsstellung und Innenrotation und fixirte sie so in einem Gipsverband, der den Körper von den Brustwarzen bis zu den Kniegelenken umfasste. In diesem Verband, der 6 Wochen liegen blieb, liess ich das Kind umherlaufen.

An dem nach der Abnahme des Verbandes gewonnenen Röntgenbild ergaben die Messungen folgende Resultate:

Neigungswinkel . . . 155⁰

Richtungswinkel . . . 70⁰

<hr />

[1]

Wenn diese Messresultate in ihren Details auch mit aller Vorsicht aufgenommen werden müssen, so ist das Eine doch sicher, dass auf der zweiten Röntgenplatte sowohl der Richtungs- als auch der Neigungswinkel wesentlich kleiner sind als auf der ersten, also, obwohl immer noch der anatomische Zustand der Coxa valga besteht, um ein Beträchtliches sich der Norm genähert haben (Fig. 2).

Zu diesem objectiven Befund kommt nun aber auch noch die Thatsache hinzu, dass der functionelle Erfolg des Verbandes ein recht zufriedenstellender ist. Der Knabe kann die Beine jetzt ziemlich gut adduciren, die starke Aussenrotation der Beine ist beseitigt, das Hin- und Herschwanken des Oberkörpers wesentlich gebessert. Auch die starke Streckstellung der Knie- und die Plantarflexion der Fussgelenke ist nicht mehr vorhanden, so dass der Gang des Kindes zwar noch nicht ganz normal, aber gegenüber dem vor der Behandlung ein recht guter ist. Ich glaube, dass der Erfolg immerhin so ermuthigend sein kann, dass versucht werden darf, auf diesem Wege weiter zu gehen.

Ich lasse mit dem Knaben zur Zeit fleissig Marschier- und gymnastische Uebungen vornehmen und werde eventuell versuchen, durch einen zweiten redressirenden Verband, der ja dann unter viel günstigeren Bedingungen angelegt werden kann, noch ein vollkommeneres Resultat zu erreichen.

Wenn ich mich zum Schluss resümire, so darf ich, ohne irgend welche verallgemeinernden Schlüsse ziehen zu wollen, doch wohl sagen, dass es sich bei dem von mir beobachteten Falle um eine primäre, angeborene doppelseitige Coxa valga handelt. Dieselbe stellt anatomisch lediglich eine Vergrösserung des Schenkelhalswinkels dar, äussert sich functionell aber in recht erheblicher Beeinträchtigung der Gehfähigkeit. Durch Herstellung normaler oder doch wenigstens annähernd normaler statischer Verhältnisse sind wir im Stande, eine corrigirende Wirkung auf den reformirten Schenkelhals im Sinne des Wolff'schen Transformationsgesetzes auszuüben.

XXIV.

Die Behandlung der Oberschenkelfracturen im Greisenalter[1]).

Von

Dr. med. **Brodnitz**-Frankfurt a. M.

Mit 1 in den Text gedruckten Abbildung.

Meine Herren! Die Oberschenkelfracturen sind im hohen Greisenalter bekanntlich besonders gefahrdrohend, da sie die Verletzten zu längerem Bettliegen nöthigen. Die Gefahr der hypostatischen Pneumonie, die Gefahren des ausgedehnten Decubitus sind kaum zu vermeiden.

Die Gesichtspunkte, von denen wir uns bei der Behandlung leiten lassen müssen, sind natürlich die gleichen, wie bei jeder Fractur überhaupt, nämlich Reposition der dislocirten Fragmente und Fixation derselben. Diese Fixation erfolgt nun entweder durch erhärtende Verbände oder durch Extensionsverbände; bei beiden Methoden pflegt nun im hohen Alter nur gar zu bald dort, wo die Verbände angreifen, trotz bester Polsterung Decubitus aufzutreten, der uns nöthigt, den Verband abzunehmen, und deshalb pflegt man gewöhnlich in diesen Fällen von einem Verbande überhaupt abzusehen. Man sieht dann vielfach solche Patienten, das Bein zu beiden Seiten durch einen Sandsack gestützt, ihrem Schicksale überlassen, und dieses Schicksal erfüllt sich nun entweder sehr bald, indem der Patient, ich möchte sagen an der ersehnten Pneumonie zu Grunde geht, oder aber er bleibt dauernd bettlägerig, indem die Consolidation völlig ausbleibt oder mit einer solchen Verkürzung einhergeht, welche die Gebrauchsfähigkeit aufhebt.

Wir befinden uns solchen Patienten gegenüber in einer wenig rühmlichen Position.

---

[1]) Vortrag, gehalten auf dem III. Congress der Deutschen Gesellschaft für orthopädische Chirurgie am 5. April 1904.

So wurde ich vor einiger Zeit zu einer 93jährigen Patientin
gerufen, die zwar durch ihr Alter gebückt, aber sonst noch recht
rüstig, auf einen Stock gestützt, im Zimmer umher zu gehen pflegte;
sie war auf dem glatten Boden ausgerutscht und ich constatirte eine
Fractura intertrochanterica mit einer Verkürzung von 8 cm, die durch
leichten Zug fast völlig auszugleichen war, um beim Nachlassen sich
sofort wieder einzustellen. An einem Gips- oder Extensionsverband
war bei dem aus Haut und Knochen bestehenden Mütterchen nicht

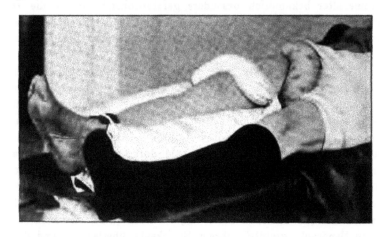

zu denken; sie einfach ihrem Schicksale zu überlassen, widersprach
meinem ärztlichen Empfinden, und so suchte ich mir auf folgende
Weise zu helfen:

Ich liess einen Sack anfertigen, der etwa so breit wie das halbe
Becken und so lang war, wie der Abstand vom Darmbeinkamme bis
zu den Malleolen. Dieser Sack wurde zu ³/₄ mit weichem Sand
gefüllt und auf die Matratze gelagert; in seine Längsrichtung wurde
eine Furche dem Beine entsprechend hineingedrückt und die Patientin nunmehr, während das Bein am Fusse stark extendirt wurde,
so auf den Sack gelagert, dass das Bein bis dicht oberhalb der
Malleolen in der Furche lag; nunmehr wurden die beiden Enden
des Sackes durch ein an ihnen befestigtes Band dicht oberhalb der
Malleolen einander genähert, während die an beiden Seiten des
Beines befindlichen Sandmassen sich diesem anschmiegten.

Liess man nun den Fuss los, so stemmten sich die Ferse und
die Malleolen gegen den Sandsack an, und es trat kaum eine Ver-

kürzung ein. Der Sand schmiegte sich als plastische Masse dem Beine fest an und wirkte wie ein Gipsverband. Die Fixation des Beines wurde gesichert durch je einen schmalen Sandsack, der dicht oberhalb der Patella und schräg über das Becken gelegt wurde.

Diese Lagerung wurde täglich erneuert, indem hierbei die Patientin von einer Person am Becken gehoben und gleichzeitig das Bein von einer zweiten Person am Fusse extendirt wurde. Diese Zeit des Umlagerns wurde benutzt, um Gesäss und Schenkel mit Spiritus abzuwaschen und einzufetten. Da in den ersten Tagen diese Umlagerung recht schmerzhaft war, so bekam die Patientin 1 Stunde vorher 0,02 Codein, von der zweiten Woche war das nicht mehr nöthig. Beim Unterschieben der Bettpfanne wurde das Becken gehoben, während das Bein im Sandlager liegen blieb. Nach 3 Wochen war dieses Sandlager nicht mehr nöthig, es genügte, durch zwei seitliche Sandsäcke das Bein zu stützen, nach 4 Wochen konnten vorsichtig passive Bewegungen ausgeführt werden, nach 6 Wochen wurden activ die Bewegungen im Liegen ausgeführt, nach 9 Wochen ging Patientin auf beiden Seiten gestützt, und nach 12 Wochen konnte sie wieder am Stock wie vorher im Zimmer umher gehen. Die Verkürzung betrug 2 cm, es war völlige knöcherne Consolidation eingetreten. Ich hatte bald nochmals Gelegenheit, diese Methode bei einer 70jährigen, sehr dürftig genährten Patientin, die eine Schenkelhalsfractur ohne Einkeilung erlitten hatte, anzuwenden und zwar mit gleich gutem Resultat, so dass ich dieses Verfahren in geeigneten Fällen empfehlen möchte.

Es gewährt den Vortheil, dass der Sand als plastische Masse sich wie ein fixirender Verband dem Körper anschmiegt, ohne wegen der täglichen Umlagerung und der dabei vorgenommenen körperlichen Pflege einen Decubitus befürchten zu lassen. Diese Umlagerungen und die damit verbundenen unwillkürlichen Reibungen an der Bruchstelle fördern die Callusbildung und die durch die Umlagerung hervorgerufenen, wenn auch kurz dauernden Schmerzen, rufen Schmerzäusserungen hervor, welche eine erwünschte, energische Ausdehnung der Lunge zur Folge haben.

Die Einfachheit des Verfahrens dürfte sein grösster Vorzug sein.

XXV.

Apparat
zur Behandlung von Rückgratsverkrümmungen[1]).

Von

Dr. med. **Ferd. Schultze**-Duisburg,
chirurgischer Oberarzt am St. Vincenz-Hospital.

Mit 2 in den Text gedruckten Abbildungen.

Im Laufe der Jahre ist eine grosse Anzahl von Apparaten construirt worden, welche den Zweck hatten, die Verkrümmung der Wirbelsäule in irgend einer Weise zu beeinflussen. Die zweckmässigsten dieser Art sind die Constructionen von Zander, Schulthess und Wullstein. Es bestehen noch zwei getrennte Lager, auf der einen Seite wird die Behandlung der Skoliose mit starren Verbänden bevorzugt, auf der anderen Seite wird lediglich durch gymnastische Uebung die Verkrümmung der Wirbelsäule zu corrigiren versucht. Ich stehe auf dem Standpunkt, beiden Richtungen gerecht zu werden. Das Princip, welches bei allen Verkrümmungen in der orthopädischen Chirurgie massgebend ist, muss auch bei der Behandlung der Skoliosen zum Ausdruck gebracht werden, das ist die Mobilisation und die Fixation. Deshalb sind bei der gymnastischen Behandlung die passiven Apparate, wie solche Zander zuerst angegeben, von besonderer Bedeutung. Durch diese Apparate wird die Wirbelsäule mobilisirt, bis dass dieselbe leicht durch einen starren Verband in der gewünschten Stellung — der Uebercorrectur — gehalten werden kann. Uebercorrecturen gerade bei der Skoliosenbehandlung anzustreben, ist von grösster Wichtigkeit, es ist massgebend für die Prognose. Bei der Construction von Apparaten müssen wir also diesem Hauptgesichtspunkt, der Uebercorrectur, ge-

---

[1]) Vortrag, gehalten auf dem III. Congress der Deutschen Gesellschaft für orthopädische Chirurgie am 5. April 1904.

recht werden. Wir erreichen dies durch Apparate, welche eine horizontale Streckung mit einer verticalen verbinden.

Seit einiger Zeit habe ich Gelegenheit gehabt, in diesem Sinne die Skoliosen zu behandeln. Der erste Apparat, welchen ich construirte, bestand in einem Tisch und einem Schaukelstativ. Auf dem Tisch vollzog sich die horizontale Extension, auf dem Stativ die verticale. Diesen Apparat habe ich s. Z. in der orthopädischen Zeit-

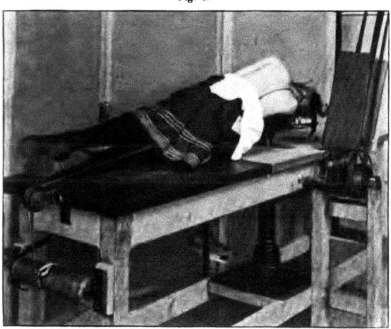

schrift beschrieben. Die vielen Mängel, welche demselben anhafteten, vor allem die Schwerfälligkeit im Betrieb, haben mich veranlasst, einen Apparat herstellen zu lassen, wie Sie solchen hier vor sich sehen (Fig. 1). Derselbe ist einfachster Construction, ebenso einfach in der Handhabung. Sie sehen hier den ziemlich massiv gebauten Tisch, welcher am Kopf- und Fussende eine Welle trägt mit vorgeschaltetem Dynamometer. Diese besorgen an unserem Tisch die horizontale Extension. Ferner sehen Sie unter dem Tisch ein eisernes Stativ (Fig. 2). Letzteres enthält ein Schneckenzahnradgetriebe, dessen Anordnung Sie der Zeichnung entnehmen können. Durch die Schnecke

wird nur eine mit Zahnradkerbung versehene Stange auf- und nieder-
bewegt. Am Ende der Stange befindet sich ein gepolstertes Brett.
Die Schnecke mit der verlängerten Achse nimmt das Schwungrad
bezw. die Riemscheibe auf. Neuerdings habe ich die Welle durch
den von mir angegebenen Extensionsapparat ersetzt. Letzterer hat
den Vorzug der Einfachheit und der bequemen Handhabung. Es ist
ein kleiner Kasten, welcher ohne besondere Vorkehrungen allenthalben angebracht werden kann.

Fig. 2.

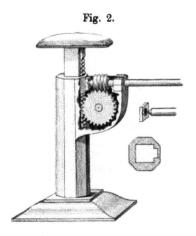

Am besten wird der Antrieb des Skoliosenapparates durch einen
Motor regulirt. Durch Motoranschluss erreicht man einen gleichmässigen Gang des Apparates; Einrücker, welche auf beiden Seiten
sich vorfinden, lassen den Apparat leicht und sicher handhaben.
Auf jeder beliebigen Höhe ist der Apparat festzustellen, kann von
hier auch niedriger und höher gestellt werden. Habe ich z. B. die
Wirbelsäule bis zu einer bestimmten Grenze gedehnt, so kann ich
von hier aus die Wirbelsäule auf dem Höhepunkt der Correctur noch
durch Auf- und Niedergehen des Apparates in kurzen Excursionen
sehr günstig beeinflussen.

Die Handhabung des Apparates vollzieht sich nun in folgender
Weise. Der Patient wird so auf den Tisch gelegt, dass der zu cor-
rigirende Theil dem gepolsterten Brett aufruht. Ein Extensionsgurt
(Fig. 1) umfasst das Becken, eine Kopfschlinge den Kopf. In dieser
Lage werden die beiden Extensionsapparate am Kopf- und Fussende
angedreht. Nun ist der Patient fertig zur Mobilisation resp. Ueber-

correctur der Wirbelsäule, welche durch Einstellung des Schnecken-betriebes sich glatt abwickelt.

Methodisch gehen wir nun in folgender Weise vor. Zunächst werden die Patienten in Rückenlage gestreckt, dann legen sich die-selben auf die kranke Seite. Hier kann sowohl eine Drehung des Oberkörpers, als des Unterkörpers resp. des Beckens in entgegen-gesetzter Richtung eingeschaltet werden.

Dynamometer vom Kopfende erlaubt die genaue Controlle der Extension, welche ausgeübt wird. Ich habe zwischen 20 und 80 kg Belastung constatiren können. Es hat sich folgende Belastungsscala ergeben. Die horizontale Extension bewegt sich zu Anfang zwischen 10 und 20 kg bei Kindern bis zu 10 Jahren. Bei Kindern bis zu 16 Jahren steigt die Belastung allmählich auf 30 kg. Dieser hori-zontale Zug wird durch die verticale Extension erhöht, und zwar bei Kindern bis zu 10 Jahren auf 30—40 kg; bei den älteren Kindern auf 50—80 kg. Zu bemerken ist, dass sich bei geringer horizontaler Extension durch die folgende verticale Extension eine bessere Ueber-correctur der Wirbelsäule erzielen lässt. Wenn nun zu Anfang hori-zontal, z. B. auf 20 kg extendirt wurde, so geht dieser Zug durch das Nachgeben des Zugmaterials incl. Körper allmählich auf 10 bis 15 kg zurück, so dass dann bei Fortsetzung der Uebungen eine stärkere Uebercorrectur sich ergibt.

Was nun die Leistungsfähigkeit des Apparates angeht, so glaube ich es wohl als einen besonderen Vorzug ansehen zu dürfen, dass eine exacte Dosirung möglich ist, dass ferner eine Uebercorrectur leicht und sicher ausgeführt werden kann. Gerade die Mobilisation der Wirbelsäule, welche doch jeder Fixation durch Verbände natur-gemäss vorangehen soll, kann mittelst exacter Dosirung des Appa-rates in kürzester Zeit erreicht werden. So kann man bei den mobilen Skoliosen des ersten Decenniums, selbst bei den schwersten Formen, nach einer 8tägigen Behandlung eine absolute Uebercorrectur von rechts nach links oder umgekehrt erreichen.

Die Uebungen werden täglich 1—2mal vorgenommen. Die weitere Behandlung ist nun verschieden. Eine Fixation mittelst Gipscorset geschieht nur ausnahmsweise. Wenn eine Fixation in Gips erfolgt, so lege ich stets in Uebercorrectur den Verband an. Einen grösseren Werth lege ich auf das Tragen eines rationellen Stützapparates. Da erscheint mir das von Bade angegebene Corset (Congress 1903) am besten allen Anforderungen zu entsprechen. Zu schätzen ist an diesem Apparat die Dosirung und die Ausschaltung der Belastung für Bauch und Brust. Letztere bleiben frei und können sich ausdehnen. Ein ganz besonderer Vorzug des Corsets ist die Verstellbarkeit, entsprechend den Fortschritten der Mobilisation der Wirbelsäule. Neben diesem Hilfsapparat wird es unsere Aufgabe sein, auch für die Nachtzeit den Patienten ein geeignetes Lager zu schaffen. Zur Zeit sind die bekannten in Correcturstellung gewonnenen Lagerungsapparate allgemein in Gebrauch. Der Werth dieser Apparate kann erst dann gewürdigt werden, wenn häufiger eine Erneuerung desselben stattfindet, damit dem durch die Behandlung gewonnenen Resultat Rechnung getragen wird. Ich habe deshalb Lagerungsapparate construirt, welche in ihrer Stellung verändert werden können und eine exacte Dosirung täglich zulassen. Bisher hat derselbe nur bei kleinen Kindern als portativer Apparat Verwendung gefunden, ich werde denselben auch auf die Nachtbehandlung übertragen und demnächst veröffentlichen.

XXVI.

Ein neuer Osteoklast[1]).

Von

Dr. med. **Ferd. Schultze**-Duisburg,
chirurgischer Oberarzt am St. Vincenz-Hospital.

Mit 7 in den Text gedruckten Abbildungen.

Die Bestrebungen, bei allen Correcturen des Klumpfusses den
blutigen Eingriff zu vermeiden, stehen schon zwei Decennien im
Vordergrund orthopädisch-chirurgischer Leistungen. Die blutigen
Operationen sind mit Recht wohl ganz zurückgedrängt. Nur hier
und da werden Stimmen laut, welche für diese Methoden eine Lanze
brechen. Es mögen verschiedene Gründe hierfür massgebend sein
und zwar einerseits die erschwerte Modellirfähigkeit des jugendlichen
Klumpfusses, andererseits die erhöhte Neigung zu Recidiven. Nicht
leugnen lässt sich, dass die Klumpfusstherapie durch Einführung der
verschiedenen Hilfsapparate von Lorenz, Heusner etc. wesentlich
erleichtert und vereinfacht worden ist. Nichtsdestoweniger bedarf
es doch ganz besonderer Massnahmen, um die Uebercorrectur eines
Klumpfusses zu bewerkstelligen. Den Fuss aus der Spitzfussstellung
herauszubringen und in die Normalstellung überzuführen, kann unter
Umständen in eine Kraftleistung ersten Ranges ausarten. Die von
Heusner angegebenen, dem Fuss angepassten grossen Hebel leisten
hier schon grosse Dienste und bewirken eine ausgeprägte Correctur
und Mobilisation des Fusses. Bei kleinsten Füssen in der erwähnten
Weise die Widerstände zu brechen, war häufig, wie dies auch von
anderen Seiten seine Bestätigung finden wird, mit grössten fast unüberwindlichen Schwierigkeiten verknüpft. Dies hat mich veranlasst,
einen einfachen Apparat herzustellen, welcher eine Beseitigung jeg-

---

[1]) Vortrag, gehalten auf dem III. Congress der Deutschen Gesellschaft
für orthopädische Chirurgie am 5. April 1904.

lichen Widerstandes auch bei den kleinsten Füssen in kurzer Zeit
bewirkt.

Der Apparat (Fig. 1) ist folgendermassen construirt. Zwei
derbe Bretter aus Buchenholz sind durch ein festes Charnier verbunden. Das eine Brett ist 60 : 20 cm, das andere 50 : 20 cm.
Ersteres ruht auf dem Tisch und wird mit einer Schraubzwinge an
demselben befestigt; das zweite lässt sich auf- und zuklappen und

Fig. 1.

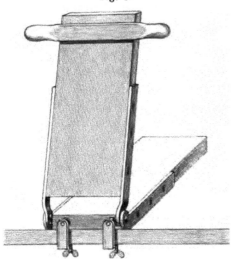

hat an seinem äussersten Ende einen festen Querstab mit Handgriffen. Gummiplatten oder dickster Filz dienen als Polstereinlagen.

Die Handhabung des Apparates ist nun folgende. Erst nachdem die Supinationsstellung des Fusses beseitigt — dies ist conditio
sine qua non — kann der Apparat seine Wirksamkeit entfalten.
Durch den Lorenz'schen Osteoklasten oder auch manuell erreichen
wir in kurzer Zeit die volle Beseitigung der Supination. Es verbleibt uns nunmehr die grosse Arbeit, die Spitzfussstellung zu beseitigen. Nicht mit einer Tenotomie ist dies zu machen, so ver-
führerisch dies auch zu sein scheint. Hier soll die Tenotomie stets
streng contraindicirt sein. Ein Redressement des Knochens ist unbedingt erforderlich, um den Sinus tarsi modellirfähig zu gestalten.
Dies ist nun Aufgabe unseres neuen Osteoklasten. Das Bein wird
auf den offen geklappten Apparat gelegt und das Knie auf dem-

selben in Rotation nach innen von einem Assistenten festgehalten. Der Operateur umfasst mit der Rechten das Fussgelenk, mit der Linken übernimmt er die Führung des Fusses. Durch die Rotation des Beines ist der Fuss ebenfalls einwärts rotirt. Letzterer muss nun vom Operateur etwas aufgerichtet werden. Man umfasst daher den Vorderfuss und sucht denselben in die Normalstellung überzuführen. In dieser Position lässt man dann den Apparat wirken.

Fig. 2.

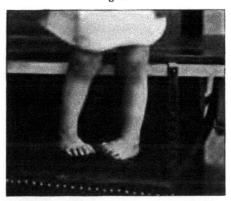

Doppelseitiger Klumpfuss eines 2jährigen Knaben.

Die Stellung des Fusses wird verändert, sobald nothwendig; die Widerstände werden controllirt und jedesmal die Stelle des Fusses eingestellt, deren Widerstand noch nicht gebrochen. Dies erreicht man dadurch, dass man den Vorderfuss allmählich in Aussenrotation überführt. Die Hand des Operateurs wird etwas mitgequetscht, ohne zu Schaden zu kommen. Durch sein Commando wird er dies leicht verhüten können. Ist der erste Widerstand überwunden, so genügt es durch Zug an der kleinen Zehe den Fuss einzustellen. Auch kann man durch Anlegen von Bindenzügeln die Führung des Fusses besorgen, am besten dirigirt jedoch die Hand des Operateurs.

Unter der Einwirkung des Apparates sind in kurzer Zeit die Widerstände beseitigt. Die Kraftwirkung ist eine allmähliche, aber jedesmal in kurzer Zeit eine so intensive, dass jeder Widerstand weichen muss. Die sichere Wirksamkeit des einfachen Apparates beruht darauf, dass eine ganz momentane, sehr schwere Gewalt einwirken kann, ohne zu schaden. Die Gewalteinwirkung ist ganz ad

libitum zu verändern, je nach dem Commando des Operateurs.
Correctur in einer Sitzung ist das Ideal, wenn nicht, so muss das
Redressement nach einigen Tagen wiederholt werden. Jedoch nie
soll man zu lange warten, weil alsdann wieder Vernarbung und neue
Verletzungen resultiren. Durch die vielen Correcturen werden die
Gelenke der Fusswurzel ganz ankylotisch, indem bald hier, bald dort
eine Verletzung gesetzt wird. Der Fusswurzelbezirk verwandelt sich

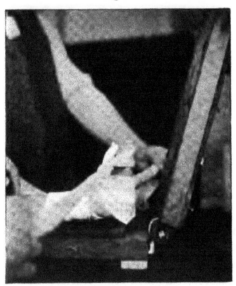

Anlage der Bindenzügel.

dadurch in eine starre Masse, er wird der Correctur schwerer zugänglich und erhöht die Functionsstörungen.

Die kleinsten Füsse machen uns bekanntlich die grössten
Schwierigkeiten. Wesentlich sind wir auf die Handcorrectur angewiesen und können von keinem Hilfsapparat Gebrauch machen.
Gerade hier lässt uns vielfach die Hand im Stich, ebenso auch der
für kleine Füsse construirte Lorenz'sche modificirte Osteoklast von
Stille. Es kommt dann zu Halbcorrecturen und die sogen. Recidive
sind sicher. So hat denn Lauenstein auf Grund ungünstiger Erfahrungen jüngst wiederholt die blutige Operation nach Ogston
ausgeführt, ebenso Wicsinger. Ich glaube nun, dass letztere

Fig. 4.

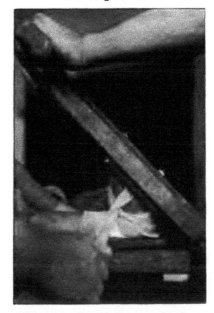

Wirkung des Osteoklasten unter Zügelzug.

Fig. 5.

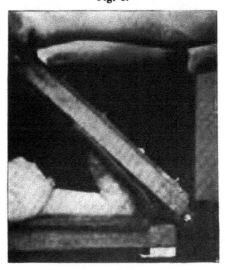

Beseitigung aller Widerstände.

Autoren diesen operativen Eingriff sicher entbehren können, wenn sie von dem Osteoklasten Gebrauch machen.

Fig. 6.

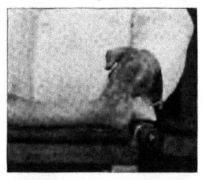

Correctur, durch Fingerdruck gehalten.

Der Osteoklast vereinigt seine Vorzüge in äusserster Einfachheit und in sicherer Wirksamkeit. Seit einem Jahre habe ich denselben in Gebrauch. Es ist wirklich erstaunlich, in welch kurzer

Fig. 7.

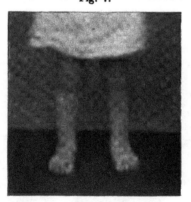

Vollcorrectur.

Zeit gerade bei den kleinsten Klumpfüssen die Widerstände überwunden werden. Irgend eine äussere Verletzung ist bei dieser Methode nicht zu befürchten. In einzelnen Fällen habe ich nach dem ersten Verband — nach 8 Tagen — das Redressement wiederholen müssen.

Auch beim Eingipsen mache ich vom Princip meiner Methode Gebrauch. Ich benutze nämlich zur bequemen und sicheren Uebersicht einer rechtwinkligen Fussstellung ein rechtwinklig stehendes Brett, welches durch seine Charniere ein Zuklappen gestattet. Dieses verwerthe ich auch bei der Anlage des Gipsverbandes. Es ist nämlich eine wohl allgemein gemachte Beobachtung, dass bei den kleinsten Klumpfüssen die Widerstände, welche man eben beseitigte, bereits beim Anlegen des Gipsverbandes sich in bestimmtem Maasse wieder einstellen. Durch das Brett bekomme ich eine bequeme Handhabe, die Widerstände völlig wieder auszuschalten. Der Fuss wird auf das Brett gelegt und einfach im Gipsverband in die Uebercorrectur gebracht, man kann, ohne zu schaden, einen Druck ausüben. Bricht der Verband, wie dies meist und zwar oberhalb des Fussgelenks der Fall ist, so lässt man den Verband erst trocknen, legt dann die Bruchstellen an einander und fixirt mit einer Binde, welche man beliebig fest auziehen kann, da der Verband erstarrt ist.

Zum Schluss füge ich zur besseren Orientirung eine Anzahl von Bildern bei, welche die einzelnen Phasen der Correctur darstellen.

Fig. 2 stellt den doppelseitigen Klumpfuss eines 2jährigen Knaben dar, welcher seit dem ersten Lebensmonat in Behandlung war. Anfangs mit Schienen und Gipsverbänden behandelt, soll er in den letzten Monaten Schienenapparate getragen haben.

Fig. 3 demonstrirt die Anlage der Zügel. Ein Zügel um den Hinterfuss, ein Zügel um den Vorderfuss. Ich betone hier, dass ich die Zügelführung nur in Ausnahmefällen für nothwendig halte. Im allgemeinen genügt die Hand, welche zweifellos eine sichere Einstellung der Widerstände gewährleistet.

Fig. 4 zeigt die Wirkung des Osteoklasten unter Zügelzug.

Fig. 5 gibt ein Bild in extremer Dorsalflexion, nachdem alle Widerstände beseitigt.

Fig. 6 präsentirt den corrigirten Fuss, welcher durch Fingerdruck in der corrigirten Stellung gehalten wird.

Fig. 7 bietet das Bild der Vollcorrectur.

XXVII.

Die Therapie der Klumpfüsse Neugeborener in den ersten Wochen nach der Geburt[1].

Von

Julius Finck.

Mit 21 in den Text gedruckten Abbildungen.

Meine Herren! Vor mehr als 3 Jahren beschrieb ich, als Anhang zu meiner Arbeit „Zur Klumpfussbehandlung" (Volkmann'sche
Vorträge N. F. Nr. 285) meine ersten Versuche, den Klumpfuss der
Neugeborenen möglichst unmittelbar nach der Geburt zu redressiren.
Es waren nur Versuche gewesen, gering an der Zahl, aber in
ihren schönen Resultaten derartig aufmunternd, dass ich nicht umhin
konnte, darüber zu berichten, trotzdem die Technik noch vieles zu
wünschen übrig liess. Ich zog es aber vor, nicht länger damit zu
warten, weil die Aussicht, in absehbarer Zeit über genügendes
Material zu verfügen, eine sehr geringe war.

Die Nachprüfung, um welche ich bat, wurde auf Veranlassung
Sr. Exc. v. Bergmann von Dr. v. Oettingen, Assistenzarzt der
Berliner chirurgischen Klinik, vorgenommen.

An der Hand des reichen Materials der Klinik kam er zum
Schlusse, dass das Redressement der Klumpfüsse Neugeborener ein
lohnender und völlig gefahrloser Eingriff sei, dass aber die von mir
angegebene Methode, sowohl des Redressements selbst, wie des nachfolgenden Verbandes, sich nicht gut dazu eigneten, besonders weil
der Verband eine zu sorgfältige Beaufsichtigung verlange, was bei
poliklinischen Fällen nicht gut möglich sei.

Er arbeitete in der Folge eine eigene Methode aus, über welche
und über die mit ihr erzielten Resultate er in der Berliner klinischen
Wochenschrift 1902 Nr. 26—28 berichtete.

---

[1] Vortrag, gehalten auf dem III. Congress der Deutschen Gesellschaft für
orthopädische Chirurgie am 5. April 1904.

Die Methode v. Oettingen's zeichnet sich durch eine fast verblüffend einfache Verbandtechnik aus und auch der zur Nachbehandlung verwendete Gummiriemen lässt an Einfachheit und — das will schon was bedeuten — Billigkeit nichts zu wünschen übrig. Sie ist aber nicht einwandsfrei.

Nach meiner Ueberzeugung ist eine der Hauptursachen des Recidivs das Zurückbleiben der Ferse in Supinationsstellung. Das Princip der Uebercorrectur ist entstanden aus der Beobachtung, dass immer ein Zurückgehen um ein bestimmtes Maass zur fehlerhaften Stellung hin stattfindet. Bei der Uebercorrectur erwarten wir daher ein Zurückgehen auf eine gewünschte gute Mittelstellung, welche der normalen entspricht. Bleibt daher die Ferse beim Klumpfusse auch nur um ein geringes in der fehlerhaften Stellung zurück, dann müssen wir ein noch weiteres Zurückgehen mit grosser Wahrscheinlichkeit erwarten.

Es muss also bei der Correctur des Klumpfusses die supinirte Ferse in gleicher Weise stark pronirt werden, wie der vordere und mittlere Fussantheil. Ein Verband aber, welcher die Ferse nicht mit fasst, wird daher letztere mehr weniger in Supinationsstellung zurücklassen und zwar um so mehr, je schwerer und starrer der Klumpfuss ist.

Der Oettingen'sche Verband fixirt aber den redressirten Fuss mit einer Binde so, dass die Ferse frei bleibt; dasselbe macht der zur Nachbehandlung gebrauchte Gummizügel.

Bleibt nun eine auch noch so geringe Supinationsstellung der Ferse nach, dann können die Kranken wohl die ganze Sohle aufsetzen, sie rotiren aber die Füsse einwärts. Es tritt also das ein, was v. Oettingen durch die Innenrotation erklärt wissen will.

Dass eine Innenrotation existirt, ist für mich zweifellos. Ebenso zweifle ich aber nicht daran, dass nur ein verhältnissmässig kleiner Theil sie hat. Ich habe nicht gefunden, dass die Innenrotation ein Hinderniss gegen das gerade Aufsetzen der Füsse zu sein braucht, weil ein gewisses Plus an Abduction im Talocruralgelenk resp. Aussenrotation genügt, um sie zu paralysiren. v. Oettingen verlegt aber die Correctur der Innenrotation ins Kniegelenk, indem er dieses, bei rechtwinkliger Beugung, kräftigst nach aussen rotirt. Ob dadurch aber eine wirkliche Correctur im Sinne eines Dauerresultates entsteht, erscheint mir fürs erste noch fraglich. Vorläufig sehe ich daher in der Fixirung des Fusses bei Beugestellung des Knies nur

ein gewandtes technisches Manöver, dazu dienend, der Binde eine
feste Angriffsfläche zu verschaffen. Mir scheint es aber auch, dass
diese Art der Fixirung ihre Nachtheile hat. Denn 1. leidet darunter
die Beurtheilung, ob der Fuss selbst genügend abducirt ist, 2. kann
eine Cachirung einer noch vorhandenen Spitzfussstellung stattfinden,
da ja der M. gastrocnemius bei rechtwinkeliger Beugung im Knie
bedeutend erschlafft.

Nichtsdestoweniger sehe ich die v. Oettingen'sche Methode
als eine recht werthvolle Errungenschaft an, vor allen Dingen deshalb, weil sie wegen ihrer einfachsten Mittel für jedermann zu handhaben ist, was ich von meiner Methode nicht sagen kann. Auf dem
flachen Lande, in kleinen Städten, überall dort, wo eine orthopädische
Anstalt schwer zu erreichen ist, wird durch diese poliklinische Methode jedem Chirurgen ein Mittel in die Hand gegeben, durch that-
kräftiges Eingreifen die verzweifelten Mütter schnell zu trösten.
Ich habe schon in meiner oben erwähnten Arbeit darauf hingewiesen,
dass, wenn das Resultat auch nicht immer gleich ideal sein sollte,
man doch späterhin, bei der Nachcorrectur, leichte Arbeit vorfinden wird.

Ich persönlich bin hoch erfreut, dass meine Idee, den Klumpfuss des Neugeborenen womöglich unmittelbar nach der Geburt zu
redressiren, in solch einfacher Art, wie sie die Oettingen'sche
Methode gibt, verkörpert wurde.

Wenn ich es dennoch unternehme, Ihnen meine Methode vorzulegen, so geschieht es deshalb, weil sie der Oettingen'schen entschieden überlegen ist, sowohl in den Resultaten, als auch in der
Zeit, während welcher diese erzielt werden können.

Meine Methode ist eine chirurgisch-orthopädische, sie arbeitet
mit Mitteln, wie sie zum Theil wenigstens nur dem orthopädisch
geschulten Arzte zur Verfügung stehen. Ohne im geringsten complicirt zu sein, stellt sie an die technischen Fertigkeiten ziemlich
hohe Anforderungen, sie verlangt daher vor ihrer Anwendung gründliche vorherige Einübung.

Die Behandlung umfasst das Alter bis zu 3 Monaten, man kann
sie unbedenklich beginnen, sobald nur das Kind einige Tage alt ist.
Meine jüngste Patientin war 5 Tage alt. Das Redressement findet
ohne Narkose statt und je jünger das Kind ist, um so unempfind-
licher verhält es sich gegenüber dem Eingriff. Das Alter von 3 Monaten ist, wie ich gefunden habe, die Grenze nach oben, bis zu

welcher ohne Narkose redressirt werden kann, später wird es zur
Quälerei und muss die Narkose zu Hilfe genommen werden. Auch
muss man die Fälle von sehr schwerem Klumpfusse, wenn sie älter
als 3 Wochen zur Behandlung kommen, für eine spätere Narkose
hinausschieben.

Die Methode zerfällt in 5 Abtheilungen.

1. Das Redressement.
2. Der Verband.
3. Das Nachcorrigiren mit dem Verbande bis zur Uebercorrectur.
4. Die Ruheperiode.
5. Die Nachbehandlung.

1. Das Redressement.

Dabei erfasst man das Füsschen zwischen die Daumen beider
Hände einerseits und die Zeige- und Mittelfinger andererseits. Die
Daumen liegen auf- oder nebeneinander auf dem Klumpfusshöcker,
Zeige- und Mittelfinger umklammern einerseits von hinten herum-
greifend die Ferse, andererseits von oben herübergreifend den
Vorderfuss. Man fasst kräftig zu, stemmt die Daumen fest gegen
den Taluskopf und zieht und biegt mit den übrigen Fingern. Man
arbeite schnell und gleichmässig, dann hat man das winzige Füsschen
in längstens einer Minute redressirt. In manchen Fällen begegnet
man einem stärkeren Widerstande, dann arbeite man etwas länger,
begnüge sich aber, falls das Redressement zu schwer sein sollte,
mit dem Ausgleich der Adduction des Vorderfusses. Die Correctur
der Adduction muss immer vollkommen gelungen sein, das ist Bedingung für den Erfolg. Immerhin wird es in den meisten Fällen
gelingen, die ganze Correctur bis auf den Spitzfuss besorgt zu haben.
Wenn nicht, dann kann man am nächsten Tage noch eine Etappe
dransetzen. Damit muss aber das Redressement sein Ende gefunden
haben. Den Spitzfuss lässt man bestehen.

2. Der Verband.

Das Material dazu muss bis aufs letzte Stück fertig daliegen,
damit kein unnützer Aufenthalt entstehe. Während der Verbandanlegung fixirt man das Füsschen in Correcturstellung mit einer
Hand und arbeitet von jetzt an mit einer Hand weiter, leiht sich
aber die freie Hand des Assistenten. Bewegungen des Fusses müssen

vermieden werden. Man wird die Wahrnehmung machen können,
dass in den meisten Fällen die Kleinen sich ruhig verhalten, wenn
ihr Fuss nur nicht gerührt wird.

Das Beinchen wird jetzt vom unteren Drittel des Oberschenkels
an bis zur Fussspitze mit der von mir schon in meiner oben erwähnten Arbeit angegebenen Klebeflüssigkeit bestrichen. Diese hat
folgende Zusammensetzung:

Terebinth. venetian. 15,0
Mastix   12,0
Colophonium   25,0
Resina alb.   8,0
Spirit. vini 90 %   180,0
M. Filtra!

Dr. v. Oettingen nimmt 28,0 Colophonium und dazu noch
20,0 Aether, mir hat aber bisher in allen Fällen mein Recept
genügt.

Ein Stück fertiggeschnittener Rollwatte wird nun schnell um das
Füsschen bis zu den Knöcheln incl. herumgelegt und mit einer Mullbinde festgezogen. Darauf wird das Füsschen in die innen durch
Kratzer angerauhte Aluminiumsohle hineingedrückt, und nun folgt
das Legen der Binde. Die Binde besteht aus feinstem weichem
Flanell und ist 2½—4 cm breit und 5—7 m lang. Indem man
die Bindenrolle mit der gleichnamigen Hand fasst, legt man das
Ende derselben recht schräg von oben aussen nach unten innen über
dem Knie an den Oberschenkel des Kindes an. Ein Assistent stellt
sich hinter das Kind und umfasst mit ganzer Hand von unten her
so hoch oben als nur möglich den Oberschenkel des Kindes. Mit
seinem Daumen drückt er das Bindenende an die Haut an, wo es
auch sogleich anklebt (Fig. 1).

Die Binde wird nun unter dem Knie durch von innen nach
aussen in 1—2 Spiraltouren um den Unterschenkel herum geführt bis
zum lateralen Knöchel. Sie soll, ohne zu schnüren, der Haut glatt
und faltenlos anliegen. Eine Deckung des Unterschenkels mit den
Spiraltouren soll nicht stattfinden, im Gegentheil, es muss zwischen
den Touren Haut frei bleiben. Ueber der Fussbeuge, welche gepolstert ist, geht die Binde auf die mediale Fussseite über, um die
Sohle herum die Ferse fassend, und nun directen Wegs nach oben,
längs der äusseren Wadenseite zum Daumen des Assistenten, um
welchen sie einmal herumgeschlungen wird, nachdem man sie fest

angezogen hat. Indem der Assistent den Daumen an die Haut des
Kindes andrückt, erhält er die Binde gespannt. Die Häkchen der
Sohle verhindern ein Abrutschen der Binde.

Fig. 1.

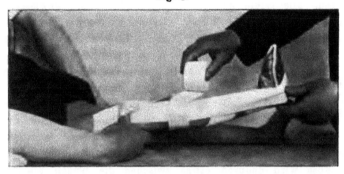

Durch von oben nach unten laufende Circulärtouren wird weiter
dieser so gebildete erste Zügel, welcher die Ferse pronirt, an den
Unterschenkel angedrückt und zum Ankleben gebracht. Man vermeide eine Schnürung, welche nie stattfinden darf. Die Circulär-

Fig. 2.

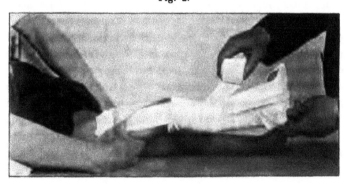

touren setzt man bis zur Fussspitze fort; sie müssen fest dem Fusse
anliegen. Jetzt bildet man einen vorderen äusseren Zügel, mit
welchem man ebenso verfährt, wie mit dem hinteren (Fig. 2). Den
Bindenrest benutzt man dazu, um den Verband am Fussgelenk und
am Knie zu verstärken und zum Schluss die vom Daumen des Assistenten herabgestreiften Bindenschleifen, nachdem man sie herunter-
geklappt hat, zu befestigen.

Damit ist der Zweizügelverband fertig und wird man sich
überzeugen, dass er ganz tadellos die Correctur erhält. Der hintere
Zügel hat die Aufgabe, die Ferse zu proniren, der vordere die, den
vorderen Fusstheil zu abduciren, zu proniren und dorsalwärts zu
flectiren. Die Sohle hat die Aufgabe, das Ganze gewissermassen
zusammen zu halten, den Fuss als Ganzes zu fassen. Zudem schützt
sie den äusseren Fussrand vor Druck. Hat man die Adduction des
Vorderfusses vollständig vernichtet, dann wird der
innere Sohlenrand nicht drücken. Man überzeugt

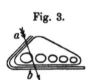

Fig. 3.

sich davon am nächsten Tage und muss man, falls
man die Spitze der grossen Zehe stark geröthet
vorfindet, den Verband abnehmen und die Sohle nachbiegen, indem man sie etwas zusammendrückt und
zwar in der Richtung des Pfeils auf beistehender Skizze (Fig. 3).
Der Fuss wird dadurch etwas zwischen die beiden Flächen der
Sohle geklemmt und sein medialer Rand vor Berührung mit der
Sohle geschützt.

Zu Decubitus darf es auf keinen Fall kommen. Wenn es
irgendwo drückt, dann sind die Kinder unruhiger als gewöhnlich.
Man sehe lieber einmal zu viel als zu wenig nach und findet man,
dass der Fuss noch zur Adduction hin federt, so muss man kurz
entschlossen das Federn durch erneute Redression vernichten. Ein
offener Decubitus stört das weitere Behandeln ungemein. Findet
man, dass eine Druckstelle schwarz ist, dann bedeckt man sie mit
einer dicken Schicht Xeroform, welches sehr gut trocknet und die
Abstossung des Decubitus verhindert. Es ist gut, wenn man seiner
Sache nicht sicher ist, gleich am Anfange, vor dem ersten Verbande
ein kleines Depot von Xeroform am Capitulum metatarsi I abzulagern.
Ich habe nur im Anfange hier und da einen leichten Decubitus bekommen, später nie mehr. Zur Röthung kommt es öfter noch, nie
aber zum Brandigwerden.

3. Die Nachcorrectur.

Der Verband bleibt nach einem gut gelungenen Redressement
3—4 Tage unberührt. Darauf wird folgendermassen weiter corrigirt.

Der Verband wird bis auf den vorderen äusseren Zügel los-
gemacht, alles übrige bleibt am Fusse daran. Die Binde wird aufgerollt und nun legt man wieder einen hinteren und einen vorderen

Zügel an, indem man jedesmal beim Anspannen des Zügels mit der Hand den Fuss leicht corrigirt. Macht man die Etappe in dieser

Fig. 4.

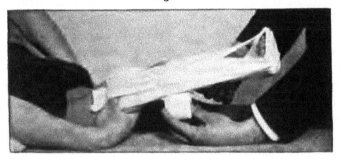

Art täglich einmal, dann ist sehr bald die äusserste Uebercorrectur erreicht, bis auf einen kleinen Rest Spitzfuss, gegen welchen der

Fig. 5.

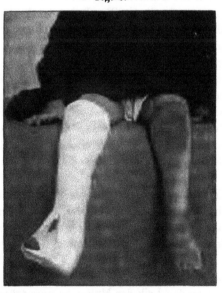

Zweizügelverband machtlos ist. Zur ausgiebigen Dorsalflexion kommt der Dreizügelverband in Anwendung (Fig. 4).

Man verfährt folgendermassen: Nachdem der vordere äussere Zügel über den Assistentendaumen geschlungen ist, kehrt er zum

inneren Fussrande zurück, umschlingt vorne die Sohle und geht als
Verdoppelung des vorderen äusseren Zügels wieder zum Daumen
zurück. Während der Anspannung des vorderen inneren Zügels wird
der Spitzfuss mit der Hand etwas corrigirt. Wie der fertige Dreizügelverband aussieht, zeigt Fig. 5.

Von dem Redressement an gerechnet bis zur absoluten Uebercorrectur vergehen im Mittel 2 Wochen. Während dieser Zeit wird
hier und da zwecks Controle die Binde ganz entfernt und eine neue
genommen. Auch wird dann, nach Entfernung des Klebstoffes mit
Spiritus, das Beinchen leicht massirt. Gewöhnlich ist der Fuss etwas
geschwollen.

4. Die Ruheperiode.

Nach vollendeter Correctur wird der Verband entfernt und ein
Modell zum Apparate gemacht. Darauf folgt mit einer neuen Binde
der Zweizügelverband bei äusserster Correcturstellung, wobei jetzt
die Dorsalflexion keine Hindernisse erfährt. Wer Acetoncelluloid vorräthig hat, thut gut, damit die Oberfläche des Verbandes leicht ein-
zureiben. Nothwendig ist das nicht. Der Verband hält auch so vor,
wenn man nur dafür sorgt, dass die obersten gelockerten Schichten
wieder angezogen werden, was die Mutter selbst besorgen kann. Kam
früher der Patient täglich, so wird er jetzt jeden dritten Tag bestellt. Die Mutter wird streng angewiesen, den Verband trocken zu
erhalten. Der beste Nässeschutz ist das Herauslassen
des verbundenen Fusses aus den Windeln und Decken.
Dr. v. Oettingen empfiehlt einen dicken wollenen Strumpf auf den
Verband zu ziehen und ihn mit Lycopodiumsamen zu bestreuen. Die
Mutter erhält auch noch folgende strenge Vorschrift, welche auch
für die ganze Zeit der Nachbehandlung gilt: Beim Herumtragen darf
das kranke Beinchen nicht an den Leib der Mutter herankommen, weil
das Füsschen sonst in die Varusstellung gedrängt wird. Bei doppelseitigem Leiden muss das Kind so getragen werden, dass beide
Beinchen frei heraushängen. Bei Kindern, deren Mütter diese Regel
nicht begreifen, wird das Füsschen recidiviren, welches beim Herumtragen beständig an den Leib der Mutter herangedrückt wurde. Auch
dürfen die Füsse nie mit einer schweren Decke bedeckt werden.

Der Ruheverband bleibt so lange liegen, bis jede Spur von
Schwellung vorüber ist, und noch etwas darüber. 10—14 Tage sind
in den meisten Fällen genügend. Unterdessen ist der Apparat fertig

geworden. **Von Beginn der Behandlung bis hierher ist ein Zeitraum von circa einem Monat verstrichen.**

5. Die Nachbehandlung.

Diese besteht nur im Tragen des Gummizügelapparates und in Massage. Eine mobilisirende Gymnastik ist absolut unnöthig. Das Mobilisiren und das Einschleifen der Gelenke besorgen die Kleinen selbst. Ein kleines Kind, welches frei daliegt, bewegt seine Beinchen fortwährend, indem es sie abwechselnd beugt und streckt. Die drei Gummizüge des Apparates (s. Fig. 6) hindern die Plantarflexion

Fig. 6.

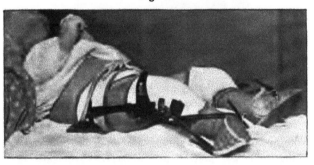

nicht. Sie werden aber jedesmal dabei angespannt und führen den Fuss wieder richtig in die corrigirte Lage zurück. Durch dieses beständige Hin und Zurück erfolgt eine so ausgiebige Mobilisirung der Gelenke in einer bestimmten Richtung durch den kleinen Patienten selbst, wie man sie sich besser gar nicht wünschen kann. Und gerade dieser Umstand bewegt mich, auf diesen Apparat, welcher mir bei der Behandlung älterer Kinder unschätzbare Dienste leistet (Fig. 7 u. 8), bei der Behandlung des Neugeborenen nicht zu verzichten, obgleich er wegen des beständigen Wäschewechselns manche Scheererereien macht. Die Mütter nehmen die Mühe aber ganz gerne auf sich, und haben es bald gelernt, mit dem Apparat kunstgerecht umzugehen. Das Massiren überlasse ich ebenfalls den Müttern, welche schon zeitig, eventuell am gesunden Bein oder am Arme, im Streichen und Kneten unterwiesen werden.

Der Apparat wird einen Monat ununterbrochen getragen, darauf allmählich während des Tages fortgelassen bis auf 2 Stunden, welche der oben erwähnten Gymnastik dienen. Des Nachts schläft der kleine

Patient im Apparate, bis 6 Monate herum sind, worauf der Apparat
ganz fortgelassen wird. Dazwischen haben sich die Patienten einmal

Fig. 7.

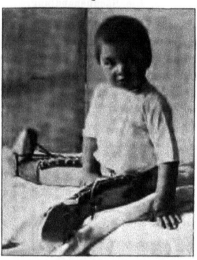

vorzustellen. Die Nachbehandlung ist somit die denkbar einfachste
und verlangt von der Mutter nur einige Sorgsamkeit im Anziehen
des Apparates.

Was nun den Apparat anbetrifft, so wird er aus Acetoncelluloid gemacht. Celluloid ist wohl das einzige Material, welches ein

Fig. 8.

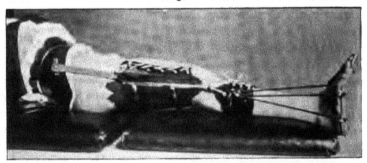

häufiges Nasswerden verträgt. Der Apparat besteht aus Beckenstück,
Kniehülse und Sohle. Beckenstück und Kniehülse werden durch ein
Riemchen aussen mit einander verbunden, Kniestück und Sohle durch

drei Gummizüge. Der Zug der letzteren wird somit auf das Becken übertragen, ohne dass irgendwo ein Charnier angebracht wird, welches nur die freie Bewegung hindern könnte.

Das Modell zum Apparate wird mit Gipsbinde gemacht, der Beckentheil, während das Kind über einer Lücke zwischen zwei Polsterkissen liegt. Man wird die Bemerkung machen können, dass ein neugeborenes Kind in einer ganz typischen Stellung daliegt. Die Beinchen sind etwas an den Leib herangezogen und nach aussen rotirt, die Kniee flectirt. Dieser Lage entsprechend wird der Apparat gebaut. Das Modell zum Beckentheil muss also etwas auf den Oberschenkel herübergehen, während das Bein in der Hüfte flectirt gehalten wird. Dadurch erhält der untere Rand des Beckentheils eine aufwärts gebogene Form, welche wichtig ist, damit der untere Rand nicht drückt, wenn das Kind seine Beinchen heranzieht. Da man bei einem kleinen Kinde von Taille nicht reden kann, so wird beim Hartwerden des Gipses eine Rinne eingerieben, welche wenigstens ins Unterhautfett sich eindrückt. Das Modell zum Knie wird bei stumpfwinkliger Beugung genommen, dasjenige zur Sohle mit einem weichen dünnen Carton, auf welchen man sich die Contour der Fusssohle anzeichnet. Den medialen Rand zeichnet man aus freier Hand daran, schneidet das Stück aus, und probirt es am Fusse an. Da die Sohle über der Wattepolsterung passen soll, so muss diese natürlich berechnet werden. Das Modell muss die Form beistehender Skizze (Fig. 8a) haben, a ist die eigentliche Sohle, b der mediale Rand, welcher am a und b verbindenden Stege aufwärts gebogen wird. Die Kanten c—d, e—f werden durch Biegen entsprechend zur Berührung gebracht, bei b wird der Rand über den Fussrücken hinübergebogen. Die Punkte 1, 2 und 3 bezeichnen die Stellen an der Sohle, wo die drei Häkchen angeniethet oder angelöthet werden. Die Häkchen müssen die Form haben, wie sie Fig. 9 wiedergibt, sie werden aus Kupferdraht gebogen. Die Sohle selbst wird aus Aluminiumblech oder aus ganz dünnem verzinktem Eisenblech gemacht; man muss sie mit grösster Leichtigkeit mit den Fingern nachbiegen können. — Die Kniehülse reicht nach innen so weit, dass die Genitalien nicht mit ihr in Berührung kommen, nach hinten und seitlich bis zur queren Glutäalfalte. Sie wird durch einen

Fig. 8a.

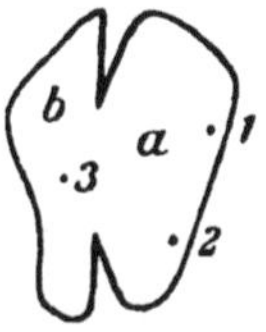

Fig. 9.

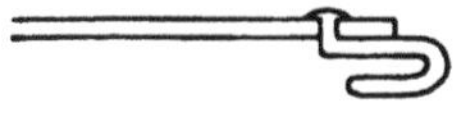

Lederriemen aussen auf eiuem Knöpfchen geschlossen. Nach unten reicht sie vorne bis zur Knielinie, hinten bis etwas auf die Wade. Das Kniestück hat aussen auf der Höhe des Fibulaköpfchens einen Spiralhaken, auf welchen zwei kleine Ringe kommen. Der eine Ring ist für die beiden äusseren Gummizüge, der andere für den inneren bestimmt.

Das Beckentheil wird vorne geschnürt, vorne ist es ganz schmal, hinten breiter. Der Lederriemen, welcher Becken- und Kniestück zusammenhält, muss genau seitlich angebracht werden. Am Beckenstück muss er sich drehen können, am Kniestück ist eine kleine Schnalle angenäht, durch welche er durchgezogen wird. Die Celluloidhülsen werden so dünn wie nur möglich hergestellt, die Ränder werden nicht vernäht, sondern mit Acetoncelluloid verstrichen.

Der Apparat wird so angezogen: Zuerst wird das Beckenstück angelegt und gut verschnürt. Darauf legt man das Kniestück daran, und zieht es mit dem Seitenriemen etwas höher hinauf, als es eigentlich kommen soll, worauf es geschlossen wird.

Die Sohle wird folgendermassen angebracht: In die beiden Ringe, welche im Spiralhaken hängen, werden die Gummizüge sicher eingebunden, am besten mit Seide, welche man bindet, während der Gummi lang ausgezogen wird. Jetzt wird die Sohle angelegt, während der Fuss in Correcturstellung gehalten wird, je ein Gummizug in die Sohlenhäkchen eingeklemmt, indem man dem Gummizug gerade nur leichteste Spannung gibt. Man wird, wenn man darauf den Fuss loslässt, sofort bemerken, dass er in der gewünschten Stellung gehalten wird. Der hohe Sohlenrand muss der medialen Fussseite gut anliegen. Auf alle Fälle müssen die beiden äusseren Züge kräftiger ziehen, als der innere. Man muss die Kraftwirkung jedes einzelnen Zuges genau reguliren.

Weiterhin werden beim Abnehmen der Sohle vom Fusse die beiden Ringe vom seitlichen Haken abgehakt, beim Anziehen wieder darangesetzt.

Zur Apparatensohle benutzt man dieselbe, welche beim Verbande war, nachdem man eine dünne Filzschicht hineingeklebt hatte. Das Füsschen ist unterdessen gewachsen und passt ziemlich genau. Für späterhin wird, falls das Füsschen herauswachsen sollte, eine etwas grössere Sohlennummer mitgegeben. Es ist zweckmässig, sich drei Nummern vorräthig zu halten, sie können für alle Füsse nach derselben Schablone hergestellt und nach Bedarf zurechtgebogen und geschnitten werden. Gleichfalls ist es möglich, sich drei Modellgrössen für das Becken- und Kniestück aufzubewahren. Das Modellmachen für jeden einzelnen Fall fällt dann weg, die kleinen Körperchen sind sich ja fast alle gleich.

Die Gummizüge spanne ich bei grösseren Kindern so stark an, dass die Sohle ohne jedes andere Hilfsmittel, nur durch die elastische Kraft fest am Fusse sitzt. Bei ganz kleinen zarten Kindern ist das nicht möglich, der stark gespannte Gummizug wirkt weiter corrigirend und erzeugt neben Schmerzen ein unerwünschtes Uebermaass.

Fig. 10.

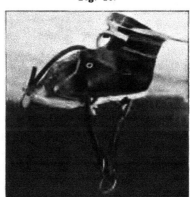

Um dieses leicht eintretende Zuviel zu vermeiden, werden die Züge nur so weit angespannt, dass sie bei Ruhelage des Fusses gerade die Sohle noch halten. Sobald das Kind aber die Beine bewegt, treten Verschiebungen ein, und um das zu vermeiden, muss die Sohle noch extra befestigt werden. Dieses kann geschehen

1. durch eine Binde, welche aber unter den Gummizügen durchgezogen werden muss;

2. durch Ankleben der Sohle mit der oben genannten Klebemasse an den Fuss, was möglich ist, da die Sohle eine Filzeinlage hat;

3. dadurch, dass man aus weichem Leder einen kleinen Schuh anfertigen lässt (Fig. 10), welcher an den Sohlenfilz angenäht wird.

In Anbetracht der Länge der Zeit ist vielleicht letzterer Modus am praktischsten.

Fig. 11 gibt die Zeichnung des kleinen Apparates, wie er jetzt verwendet wird. Es ist noch nachzutragen, dass für die Züge sich die in allen Gummiwaarenhandlungen erhältliche, solide Schwarzgummischnur, kantig, von 3 mm Dicke, am besten bewährt hat.

Fig. 11.

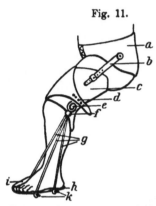

a Beckenstück. c Kniestück. h Sohle.
b Verbindungsriemen mit Schnalle und
drehbarem Knopf. d Schliessriemen
für c. e Spiralhaken. f kleiner Ring.
g drei Gummizüge k Sohlenhäkchen.
i Ueberstehender Sohlenrand.

Bei einseitigem Klumpfusse ist es rathsam, für beide Füsse den Apparat zu machen, da der anscheinend gesunde Fuss immerhin die leichteste Varusform darstellt und beim Gehen einwärts auftritt. Ausserdem hält sich der ganze Apparat viel besser, wenn er für beide Füsse gemacht ist.

Wenn das Kind aufgesetzt wird (ältere Kinder), dann muss der das Becken- und Kniestück verbindende Riemen angespannt werden, da er beim Sitzen erschlafft.

Der Vortheil, welchen die früh eingeleitete radicale Behandlung der Klumpfüsse Neugeborener bringt, ist ein ganz eclatanter, insofern als die Füsse sich ganz normal weiter entwickeln, sowohl was die Form, als auch was die Function anbetrifft. Nur ein Kennerauge vermag späterhin den ehemaligen Klumpfuss zu erkennen. Es ist eine Freude, zu sehen, wie solche Kinder, sobald sie

Fig. 12.

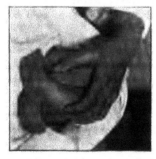

zu gehen beginnen, ganz richtig ihre Füsse aufsetzen und bewegen. Ich benutze die Gelegenheit, Ihnen das Bild eines Kindes zu zeigen, welches nun bald 3 Jahre alt ist. Margarethe H. aus Charkow, congenitaler doppelseitiger Klumpfuss, ein schwerer Fall. Geboren am 21. Juli 1901. Trat in Behandlung am 10. September 1901, als es also noch nicht 2 Monate alt war. Da ich verreist war, als das Kind geboren wurde, hatten die Eltern meine Rückkehr abgewartet und unterdessen nichts gethan. Das Redressement wurde zweizeitig gemacht, am 10. und am 11. September. Am 12. Behandlungstage wurde der Dauerverband

auf 2 Wochen angelegt und darauf der Apparat, nach dessen Anlegung noch ein Schmerzenstag zu verzeichnen war; dafür waren aber
die Füsse ganz exquisit corrigirt. Bei täglicher Massage wurde der
Apparat 6 Monate getragen. Damit wurde die Behandlung abge-

Fig. 13.

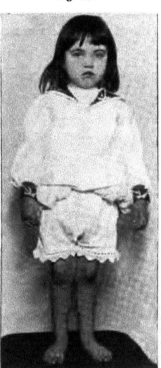

Fig. 14.

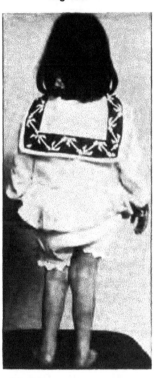

schlossen und ist bis heute nichts weiter geschehen. Fig. 12 zeigt die
Klumpfüsse des 6 Wochen alten Kindes. Auf Fig. 13 ist das Kind
am 16. März 1904 von vorne, auf Fig. 14 von der Rückseite photographirt, letzteres, um die ganz normale Stellung der Fersen zu
demonstriren. Man erkennt die hübsche Entwickelung der Waden
und des Fusses. Letzterer ist etwas breiter als ein normaler sein
sollte und ein leichter Plattfuss, die Zehen spreizen sich etwas beim
Auftreten. Das Kind wurde photographirt, wie es sich hingestellt
hatte. Es geht ohne zu ermüden weite Strecken, der Fuss ist weich,

pronirt activ ganz normal und mit genügender Kraft. Beim Gehen
werden die Füsse gerade nach vorne gestellt.

   Ein zweiter Fall. Maria K. aus Charkow. Der Fall ist von
mir schon in meiner oben angeführten Arbeit beschrieben worden.
Der Fall war leicht und wandte ich damals noch keinen Apparat
zur Nachbehandlung an, sondern den Zweizügelverband, in dessen
Anlegung die Wärterin unterrichtet wurde. Es ist aber interessant
zu sehen, wenn man Fig. 15 u. 16 vergleicht, welche Umwandlung

Fig. 15.   Fig. 16.

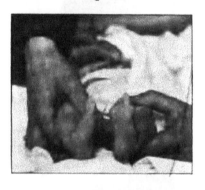 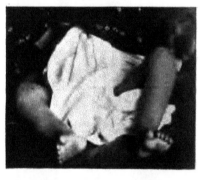

die Füsse erfahren haben. Das erste Bild zeigt die Füsse des 5 Tage
alten Kindes, das zweite die Füsse 11 Monate nachher. Patientin ver-
zog aus Charkow, es geht ihr aber gut.

   Die folgenden Bilder zeigen Klumpfüsse vor und 1 Monat nach
Beginn der Behandlung.

   I. Samson K. aus Ssimferopol, Krim. Bei Beginn der Behandlung 1 Monat alt. Doppelseitiger sehr schwerer Klumpfuss. Zweizeitiges Redressement am 13. und 14. März 1903, wurde am 14. April
1903 mit Gummizügelapparat entlassen, erschien 3 Monate darauf
bei vorzüglicher Stellung der Füsse, erhielt, da der Apparat zu klein
geworden war, einen neuen (Fig. 17 u. 18).

   II. Aaron K. aus Melitopol. Doppelseitiger mittelschwerer
Klumpfuss. Bei Beginn der Behandlung 5 Wochen alt. Einseitiges
Redressement am 17. October 1903, Nachcorrectur bis zur Uebercorrectur am 30. October beendet. Wurde am 18. November 1903
mit Gummizugapparat aus der Behandlung entlassen (Fig. 19 u. 20).

Von den übrigen Patienten habe ich keine guten Abbildungen, dagegen habe ich eine kleine Zahl Gipsabdrücke vor der Bebandlung

Fig. 17. Fig. 18.

Fig. 19. Fig. 20.

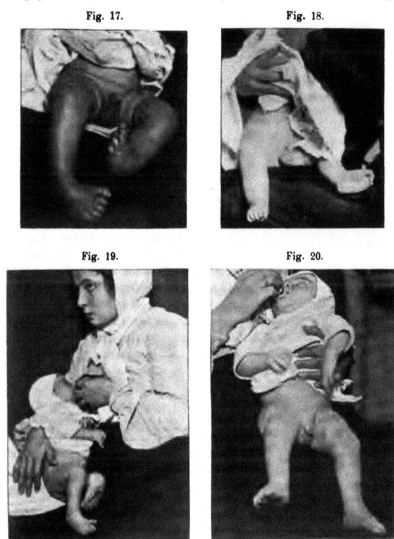

und bei der Entlassung. Lehrreich ist der Fall Friedrich D. aus Friedrichsfeld, Gouv. Taurien. Doppelseitiger sehr schwerer Klumpfuss, intrauterine Zehenamputation, bei Beginn der Behandlung

2 Wochen alt. Atrophisches Kind. Zweizeitiges Redressement am
2. und 3. Mai 1902. Der rechte Fuss machte keine Schwierigkeiten,
beim linken gelang es auf keine Weise, den Equinus zu corrigiren,
so dass ich schliesslich nach 6wöchentlicher Behandlung, nachdem
alles übrige in Ordnung gekommen war, gezwungen war, die Achillessehne zu tenotomiren, was unter Localanästhesie ausgeführt wurde.

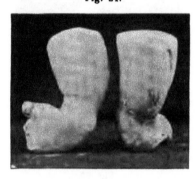

Fig. 21.

Nichtsdestoweniger erhielt ich nach
ca. ³/₄ Jahren die Nachricht, dass
der linke Fuss in Spitzfussstellung
recidivirt sei. Das Kind erschien
nicht zur Nachcorrectur. Der Fall
ist insofern noch bemerkenswerth,
als am linken Beine überall, wo
nur irgend ein leichter Druck statt-
fand, Decubitus auftrat, sogar über
dem Knie, während der rechte Fuss
nichts Besonderes darbot. Fig. 21
zeigt die Gipsabgüsse des rechten
Fusses, welcher viel stärker verkrümmt war als der linke, vor und
nach 5wöchentlicher Behandlung. Man erkennt die kräftige Pronation der Ferse.

Was nun die Recidive anbetrifft, so habe ich unter 21 Fällen,
welche nicht später als 3 Monate nach der Geburt zur Behandlung
kamen, 3 Recidive zu verzeichnen, d. h. soweit ich von jedem einzelnen Falle genaue Nachricht erhalten konnte. Wirklich genaue
Berichte zu erhalten ist aber schwer. Immerhin ist der Totalein-
druck ein sehr befriedigender, so dass ich mit gutem Gewissen diese
Behandlungsart empfehlen kann. Wie es mit den Spätrecidiven
werden wird, darüber kann ich auch noch nicht urtheilen, bin aber
der Ueberzeugung, dass manches Mal eine Nachcorrectur nothwendig
sein wird. Diese Nachcorrectur hat aber mit dem Gummizügel-
apparate gar keine Schwierigkeiten, eine Erfahrung, welche ich bei
der Behandlung älterer Kinder gewonnen habe, so dass ich über die
endlichen Resultate meiner Klumpfussbehandlung ganz beruhigt bin.

Auf alle Fälle sind die Mütter mit der Weisung zu entlassen,
den Apparat nicht früher fortzulassen, als bis 6 Monate vorüber
sind, auch wenn das Füsschen schon „sehr schön" geworden sei,
und weiter, den Apparat sofort wieder anzulegen, falls es sich zeigen
sollte, dass die Füsse wieder anfangen, sich nach einwärts zu kehren.

XXVIII.

Combinirter Zug-Gips-Verband[1]).

Von

H. Gocht-Halle a. S.

Mit 5 in den Text gedruckten Abbildungen.

In der Extremitäten- und Gelenkchirurgie gibt es eine Ueber-
fülle von pathologischen Zuständen, in denen ein ständig weiter-
wirkender Zugverband angezeigt erscheint. Es sei nur erinnert an
die Knochenbrüche, an Gelenkentzündungen und deren Folgezustände,
an veraltete traumatische Luxationen, an die angeborene Hüftverrenkung bei älteren Kindern etc.

Gerade die letzte Erkrankung ist es gewesen, die diesen combinirten Zug-Gips-Verband veranlasst hat. Wir stehen öfters bei
beträchtlichem Hochstand der Schenkelköpfe einer so enormen Verkürzung aller das Hüftgelenk umgebenden Gewebstheile gegenüber,
dass in Anbetracht eines möglichst schonenden Repositionseingriffes
eine langsam zunehmende, aber beträchtliche Dehnung aller verkürzten Theile unbedingt geboten ist. Um diese zu erreichen, wurde
bisher nach blutiger oder unblutiger Durchtrennung der betreffenden,
sich am meisten anspannenden Theile (Sehnen, Muskeln, Fascien)
die Gewichtsextension angewandt. Diese fesselt aber unsere Patienten
ans Bett.

Legt man aber unter einem stärkeren Zug einen Gipsverband
an das Bein, so findet der Zug und Gegenzug statt: oben am
Tuber ischii und am Schambein, unten am Fussrücken und hinten
direct an und oberhalb der Ferse. Steigert man nachträglich diesen
Zug noch mehr, so hilft die exacteste Polsterung am und um den
Fuss nicht, es muss hier Decubitus geben, oder der Fuss rutscht
innerhalb des Gipsverbandes hoch; der Zug wird illusorisch. Der

---

[1]) Vortrag, gehalten auf dem III. Congress der Deutschen Gesellschaft
für orthopädische Chirurgie am 5. April 1904.

Druck oben gegen das Tuber und das Os pubis lässt sich dagegen durch eine sorgsame Polsterung, einen Sitzring vermeiden.

Es kam also darauf an,

1. einen fortwirkenden, steigerungsfähigen Zug auf das Bein auszuüben,

2. den Patienten frei zu machen vom Bett, ihm mit dem Zugverband völlige Bewegungsfreiheit zu geben,

3. jeden schädigenden Druck zu vermeiden.

Fig. 1.

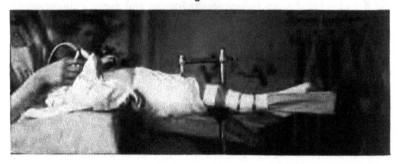

Alle diese drei gleichwichtigen Momente werden aufs einfachste und exacteste erreicht durch den combinirten Zug-Gips-Verband.

An dem Beispiele eines hochgradigen Coxa vara-Falles sei die Technik des Verbandes kurz geschildert.

Nach Ausführung der Knochenoperation, Schluss der Wunde durch Naht und sterile Verbandstoffe wird Patient, so wie es Fig. 1 zeigt, auf unserer Beckenstütze gelagert und ein Zugverband angelegt. Als Material dient Heftpflaster, Zinkpflaster, Filzstreifen mit Klebemasse (Heusner) oder mit Zinkleim (Lange). Diese Beckenstütze[1]) besteht aus drei Theilen (Fig. 2):

1. der senkrechten Führungsstange, welche am Tisch festgeschraubt wird,

2. dem wagerechten Arm, der in beliebiger Höhe oberhalb des Tisches festgestellt wird,

3. der eigentlichen Lager- und Stützvorrichtung für das Becken.

Letztere endet nach oben in einer verschiebbaren, feststellbaren, runden Stange, nach unten in einer herzförmigen Auflage. Die Vor-

---

[1]) Beckenstütze von Gocht-Lossen, Lieferant: Fr. Baumgartel, Halle a. S.

züge dieser neuen Beckenstütze vor allen bisher üblichen sind in der Hauptsache folgende:

1. Die Beckenstütze wird unterhalb der Tischplatte, nicht an dieser selbst angebracht.

2. Die Beckenstütze gestattet aufs bequemste jede Höhenverschiebung und Drehbewegung.

3. Die Beckenstütze ist für Kinder und Erwachsene gleich brauchbar.

4. Die Beckenstütze gestattet, da die Auflage drehbar ist, den Patienten mehr rechts oder links oder in der Mitte zu unterstützen.

Fig. 2.

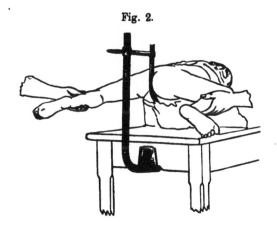

5. Da die Lagervorrichtung hängt (und nicht, wie sonst, von unten her getragen wird), ist eine absolute Freiheit bei Anlegung des Gipsverbandes und allen sonstigen Becken- und Bauchverbänden gewährleistet. Die ganze Glutäalgegend liegt von unten her frei.

6. Die Beckenstützvorrichtung wird mit eingegipst, beim Zurücklagern des Patienten nach Lösung der oberen Schraube im Verband gelassen und erst nachträglich leicht entfernt.

Für alle die Fälle, in denen ein manueller Zug ausreicht, genügt diese oder eine ähnliche Beckenstütze. Der Oberkörper des Patienten ruht auf einem Kissen, das Becken und der Damm stützen sich gegen die eigentliche herabhängende Lager- und Stützvorrichtung, das gesunde Bein ist mittelst einer Gummibinde an der senkrechten Führungsstange in überstreckter Stellung festgewickelt.

von der Stelle. Auf diese Weise wird selbst der nur lose einge-
gipste Fuss mit seiner Sohle an der Sohle des Gipsverbandes festgehalten, und es kommt weder zu einem Druck auf den Fussrücken
noch hinten an der Fersengegend. Der Fuss kann sogar, da eben
nicht an ihm, sondern an dem ganzen Bein gezogen wird, im Fussgelenk geringe Bewegungen ausführen. Wenn wir uns erinnern,
dass uns Herr Codivilla auf dem Congress 1903 mittheilte, er
schlage einen Nagel quer durch das Fersenbein, an dem der Gipsverband Halt gewinne gegen den Decubitus, so lässt sich das

Fig. 5.

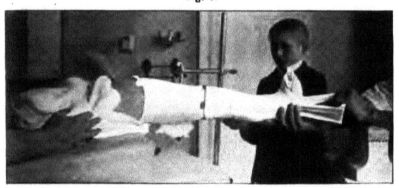

Schonende und Wirksame dieser Combination von Gips- und Zugverband recht ermessen. In diesem Zug-Gips-Verband wirkt also
der während des Eingipsens gegebene Zug weiter und erschöpft sich
durch die Dehnung der verkürzten Gewebstheile oder durch ein Distra-
hiren der in unserem Fall schräg durchtrennten Knochentheile etc.
Das Spreizbrett wird schliesslich weggenommen, und die freien
Pflasterstreifen werden provisorisch mit einer Mullbinde an den Gipsverband angewickelt. Nach einigen Tagen wird der Gipsverband im
Oberschenkeltheil circulär aufgeschnitten (Fig. 5) und an dem wieder
unten eingelegten Spreizbrett so stark gezogen, dass ein Klaffen an
der circulären Schnittstelle im Gipsverband entsteht. Aus Kork ge-
schnittene flache Stücke legt man ringsherum in den Spalt ein, so
dass die Gipshülsen aus einander gedrängt bleiben. Jede Stellungsveränderung im Sinne einer Rotation etc. kann jetzt gleichzeitig,
z. B. durch Drehen des unteren Gipsverbandabschnittes, gegen den
oberen erwirkt werden. Eine Stärke- oder Gipsbinde fixirt zum
Schluss das gewonnene Resultat.

Auf ganz analoge Weise kann noch 2—3mal der Zug gesteigert werden.

In allen Fällen, z. B. bei doppelseitigen Hüftverrenkungen,
wenn einmal der manuelle Zug nicht genügen sollte, oder wenn man
ganz ohne Assistenz arbeiten will, wird der Patient sorgfältig auf
einem Extensionstisch[1]) (Schede, Heusner) gelagert; der maschinelle
Zug greift wieder an dem Spreizbrett an.

Es ergibt sich von selbst, dass eine Zugwirkung auf das Kniegelenk allein erreicht wird, indem man die Pflasterstreifen erst vom
Kniegelenk abwärts anlegt.

Soll z. B. nur das Fussgelenk distrahirt werden, so legt sich
ein Zinkpflasterstreifen breit und glatt über den Fussrücken beiderseits schräg nach hinten, ein zweiter umgreift die Ferse von hinten
schräg nach vorn, so dass also vier getrennte Pflasterstreifen aus
dem Gipsverband seitlich unten heraustreten.

Wenn ich zum Schluss hinzufüge, dass mich dieser combinirte
Zug-Gips-Verband bisher seit mehr als $^3|_4$ Jahren in keinem einzigen
Falle mit seiner Wirkung im Stich gelassen hat, dass ich seitdem
einen Decubitus am Fuss nicht wieder erlebt habe, dass schliesslich
die Patienten in dem Verband wohl herumgehen können, so glaube
ich genug zu seiner Empfehlung gesagt zu haben.

---

[1]) Eschbaum-Bonn fertigt für den Schede-Tisch ebenfalls unsere hängende
Beckenstützvorrichtung.

XXIX.

Zur Technik der Etappengipsverbände[1]).

Von

Dr. **Julius Finck.**

Mit 1 in den Text gedruckten Abbildung.

Die Wolff'schen Etappenverbände haben bei all ihren Vor-
zügen auch ihre Schattenseiten. Durch das vielfache Aufpacken von
Gips auf eine und dieselbe Stelle werden sie 1. dick und unförm-
lich, 2. schwer und 3. werden sie zu einer wahren Plage, wenn es
ans Aufschneiden geht. Daher ist das Verlangen nach einer, sagen
wir, eleganteren Methode ein ganz natürliches. Es lag nahe zu versuchen, den die Etappe fixirenden Verband abnehmbar zu machen.

Ich bin so zu einem Verfahren gekommen, welches nur die
Vorzüge, nicht die Nachtheile der Etappenverbände besitzt. Es hat
sich bei mir schon seit einigen Jahren so gut bewährt, dass ich
auch vor den schwierigsten Aufgaben nicht zurückschrecke.

Setzen wir beim Knie den einfachsten Fall einer uncomplicirten
Flexionscontractur voraus, so wird, wie gewöhnlich, bei guter Unterpolsterung der Stellen, welche Druck auszuhalten haben, der Verband auf Watte angelegt. Ohne die geringste Correctur vorzunehmen,
wird das völlige Erhärten des Verbandes abgewartet. Nachdem
dieses geschehen, durchtrennt man mit einem scharfen Scalpell in
glattem Schnitt den Gips rund um das Knie herum. Der Schnitt
verläuft an dem vorderen Rande der Patella vorbei in einem Oval
von vorne unten nach hinten oben (siehe Fig. $a-k$). Der Keil wird
vorne unterhalb dieses Schnittes durch einen zweiten, die halbe
Circumferenz des Knies umlaufenden Schnitt b aus dem Unter-
schenkeltheil des Verbandes herausgeholt. Durch eine solche Spaltung
des Verbandes bildet man sich ein Dach über dem Knie und verhindert es so am Ausweichen.

---

[1]) Vortrag, gehalten auf dem III. Congress der Deutschen Gesellschaft
für orthopädische Chirurgie am 5. April 1904.

Weiter schneidet man an der äusseren Seite, parallel zum
Contractionswinkel, aus dem Verbande eine schmale Rinne *cd* heraus,
3—4 mm breit und je nachdem 10—15 cm lang.

Jetzt wird das Knie circulär mit zwei bis drei Schichten Mullbinde von der Marke *e* bis *f* umwickelt, das obere und das untere
Ende der seitlichen Rinne bleiben davon frei.

Nachdem die Correctur erfolgt ist, wird sofort ein dickes Gipspflaster unausgedrückt herumgelegt und mit einer klitschnassen Gipsbinde festgezogen. Die Touren derselben reichen aber auch über
die Grenzen der Mullbindenlage, also über *e* und *f* nach *g* und *h* auf
den primären Gipsverband hinüber (die schrägschraffirte Partie der
Figur), aber nicht mehr als in zwei Lagen. Sie werden dort

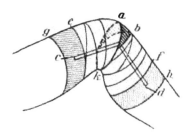

zwischen *g* und *e*, *f* und *h* sorgfältig mit dem unterliegenden Gipsverbande verrieben. Bedingung ist, dass die Gipsbinde vollkommen
nass auf diese Stellen daraufkommt. Dadurch wird das Gipspflaster
oben und unten mit dem primären Gipsverbande verbunden. Bei
schweren Beinen wird es wohl auch nöthig sein, die Gipsbinde fest
in den Spalt hineinzuziehen.

Während der Gips erhärtet, drückt man die seitliche Rinne
mit irgend einem stumpfen Instrumente ein, um damit den Verlauf
derselben zu bezeichnen.

Vor der nächsten Etappe stösst man die Zunge der Stille-
schen Scheere durch die die Enden der Rinne bedeckende dünne
Gipsschicht hindurch und die Zunge längs der Rinne führend schneidet
man so mit Leichtigkeit den secundären Verband auf.

Nachdem dieses geschehen, fasst man mit beiden Händen in
den Schnitt hinein und reisst fast ohne Kraftanstrengung vorsichtig
den secundären Verband vom primären herunter. Dank der Mull-
bindenzwischenschicht ist der Verband dort nicht mit der Unterlage

verklebt und dort, wo er verklebt ist, ober- und unterhalb, wird er leicht durchrissen.

Auf diese Weise präsentirt sich uns der Verband nach Abnahme der secundären Schicht in der Gestalt, wie am Anfange und bleibt er so, bis die letzte Etappe gemacht ist.

Erwähnen möchte ich noch, dass es Arbeit und Aerger sparen heisst, wenn man bei jedem Etappenverbande am Knie in den Verband das Becken einschliesst, ebenso den Fuss.

Was die Etappenverbände des Hüftgelenkes anbetrifft, so sind sie meines Wissens noch nicht bekannt und doch sind sie sehr empfehlenswerth. Aber was am Kniegelenk möglich ist: die unbeschränkte Anzahl von Etappen, ist hier nicht zu erreichen, weil man den secundären Verband nicht abnehmbar einrichten kann[1]). Wir kommen aber in den meisten Fällen mit zwei bis drei Etappen aus, vorausgesetzt, dass es sich nicht um schwere veraltete arthrogene Contracturen handelt, bei welchen sie überhaupt nicht indicirt sind.

Eine Hauptbedingung für das Gelingen der Streckung von Hüftcontracturen ist eine absolut sichere Fixirung des Beckens durch den Verband.

Der Verband muss erstens hoch hinaufreichen, fast bis an die Achselhöhle, der Fuss muss mit im Verbande sein bis zu den Zehen. Die Beckenkämme müssen genau anmodellirt sein, die Nates dürfen nur so weit frei bleiben, wie es gerade eben angeht. Weiter müssen Dammzügel aus einem unnachgiebigen Stoffe angelegt werden. Sie werden mehrfach genommen und straff angezogen, in den Beckentheil des Verbandes mit eingegipst, bevor dieser ganz fertig ist.

Während der Verbandanlegung muss die Extremität genau in der pathologischen Stellung gehalten werden.

Sobald der Verband erhärtet ist, spaltet man ihn, während der Patient noch auf der Beckenstütze (Gersuny'sche) liegt mit einem bogenförmigen nach oben convexen Schnitte. Der Keil wird aus dem Oberschenkeltheile des Verbandes dort herausgeholt, wo es sich als nothwendig erweist.

Nun wird corrigirt. Ueber die durch die Correctur entstandene Lücke klebt man sofort ein nasses Gipspflaster und klemmt darauf

---

[1]) Nachtrag. Es ist mir inzwischen, während der Drucklegung dieser Arbeit, schon gelungen, den secundären Verband abnehmbar zu machen und werde demnächst darüber berichten.   Der Verf.

in die entstandene Lücke nach Gersuny's Vorschlag Korkstücke ein. Darüber kommt ein zweites grosses Gipspflaster, welches man durch Circulärtouren über Becken und Oberschenkel so befestigt, dass vom Pflaster kein freier Rand nachbleibt.

Der Kranke kommt ins Bett mit erhöhter Lagerung des Beckens.

Die zweite Etappe kann nicht gut auf der Beckenstütze vorgenommen werden. Da man nun, um freies Actionsfeld zu bekommen, den Kranken weit über den Tischrand hinausrücken müsste, so würde der Kranke sich bei dieser Lagerung unsicher fühlen. Es wird daher ein zweiter, gleich hoher kleiner schmaler Tisch an die eine Hälfte der schmalen Seite des Verbandtisches herangerückt. Auf diesen zweiten Tisch kommt das gesunde Bein zu liegen. Der Oberkörper liegt auf dem Haupttische, die Spina ilei schneidet mit der Tischkante ab, das kranke Bein wird gehalten. Jetzt rückt man den Nebentisch so weit von dem Haupttische ab, dass der Rand des Beckenverbandes noch gerade auf der Kante des Nebentisches Stütze findet. Mit der Stille'schen Scheere wird nun in der durch die erste Correctur entstandenen Lücke des primären Verbandes der secundäre aufgeschnitten. Darauf verfährt man ebenso, wie beim ersten Male.

Es steht nun frei, für die dritte Etappe einen neuen Verband anzulegen oder so zu verfahren, wie bei der zweiten. Da der Kranke so wie so liegen muss, so schadet es nichts, wenn der Verband dick wird, das Aufmachen ist immer leicht.

Die Etappen werden nun je nach dem Falle in Intervallen von 5 Tagen bis zu 2 Wochen wiederholt.

Die Correcturen von Hüftcontracturen gelingen bei etappenmässigem Vorgehen überraschend leicht und sind verhältnissmässig wenig schmerzhaft. Bewährt haben sie sich besonders bei den relativ frischen Coxitisformen, bei denen die Spasmen noch vorhanden sind. Ist grosse Schmerzhaftigkeit da, dann macht man die erste Etappe erst dann, wenn das kranke Kind Vertrauen zu seinem Verbande gewonnen hat, wenn es weiss, dass ihm nichts geschehen kann, solange der Verband noch daran ist. In solchen Fällen ist die Correctur gemacht, ehe noch das Kind es gemerkt hat, was mit ihm geschehen ist. Bei starker Flexionscontractur ist es nöthig, um eine bequeme Lagerung zu ermöglichen, das Knie leicht gebeugt einzugipsen. Diese Beugung wird, sobald das Hüftgelenk gestreckt ist, in einer Etappe corrigirt.

XXX.

Zur Reposition
congenitaler Oberschenkelluxationen[1]).

Von

Dr. **Hoeftman**-Königsberg.

Mit Tafel III—IV und 1 in den Text gedruckten Abbildung.

Meine Herren! Wenn ich wiederum kurz die Frage der Behandlung der congenitalen Luxationen berühre, geschieht es, weil ich die Hoffnung hege, darin einen Schritt vorwärts gethan zu haben.

Ich muss dazu kurz auf den Unterschied der gewöhnlichen, sozusagen normalen, und der congenitalen Hüftgelenksverrenkungen eingehen.

Bei der gewöhnlichen Hüftgelenksluxation nach hinten wird nach Austritt des Kopfes hinter die Gelenkpfanne (nur diese Luxationen kommen hierbei in Frage) das Bein vornehmlich durch das Ligament. Y (Bigelow) oder Bertini mehr oder weniger stark nach innen rotirt erhalten. Am stärksten ist die Innenrotation und Adductionsstellung bekanntlich, wenn der Kopf nach hinten und unten austrat, so dass er noch durch die Sehne des Obturator internus (Luxation unter die Sehne: Bigelow) aufgehalten wird.

Bei den congenitalen Luxationen fehlt diese Innenrotation fast immer, und es hat dieses seinen Grund darin, dass fast ausnahmslos bei denselben der Kopf in Anteversionsstellung zum Schenkelhalse steht, die in den extremen Fällen so stark ist, dass der Kopf gegen den Schenkelhals rechtwinklig nach vorn gedreht erscheint. Infolgedessen steht der Fuss nach der Reposition häufig fast direct nach innen gerichtet, in extremen Fällen sogar derart, dass die Spitze des Fusses etwas nach hinten sieht. Bei den früher von mir ausgeführten blutigen Repositionen habe ich wenigstens fast ausnahmslos einen

---

[1]) Vortrag, gehalten auf dem III. Congress der Deutschen Gesellschaft für orthopädische Chirurgie am 5. April 1904.

derartigen Befund erheben können. Ich war dann gezwungen, um
die Innenrotation zu bekämpfen, den Kopf entsprechend abzumodeln
oder Theile vom hinteren Pfannenrande abzumeisseln, was immerhin
misslich war, da dieses so wie so der schwache Punkt ist. Als
ultimum refugium blieb nach der Reposition eine darauf folgende
Durchmeisselung unterhalb des Trochanter übrig, um die fehlerhafte
Innendrehung zu beseitigen.

Die übrigen Untersucher berichten ja auch fast durchgehend
alle von dieser Anteversion. Infolge dieses Verhaltens des Schenkelhalses fehlt bei der congenitalen Luxation die Innenrotation. Der
Kopf hat bei starker Vorwärtsneigung des Beckens hinter der Pfanne
Platz, und es entsteht dadurch die typische Lordose. Ich zeige Ihnen
hier ein Präparat, das ich mir in der Weise zubereitet habe, dass
ich nicht eine extreme Stellung, sondern eine Anteversion von etwa
45° nach Durchsägung des Schenkelhalses hergestellt habe. Sie sehen
hier leicht die typischen Verhältnisse (Demonstration, s. Fig. 1 und 2).

Infolge dieser anatomischen Details muss man natürlich bei
der Reposition etwas anders vorgehen, als bei normal gebautem
Schenkelhalse. Wenn man aber diese Verhältnisse berücksichtigt,
wird es wohl in jedem Falle nicht zu schwer sein, den Kopf der
Pfanne gegenüber zu stellen. Natürlich, wo kein Kopf vorhanden
ist und die Pfanne wie in ganz alten Fällen verödet ist, wird man
zufrieden sein, wenn man einfach eine Transposition ausführt und
den Kopf unter das Ligamentum Bertini hakt: es verschwindet dann
die Lordose und das Pendeln des Beckens. Die Transposition ist
ja doch bisher in einem grossen Theile der Fälle das Endresultat
gewesen. Ich habe daher eine Zeitlang einfach von vornherein nur
eine Transposition gemacht. Man erreicht dadurch eine ganz erhebliche Abkürzung der Behandlung mit recht guten Resultaten. Immerhin ist dies natürlich kein ideales Resultat.

Sehen wir uns aber die übliche Methode der Reposition an, so
ist es leicht durch extreme Flexion bei Innenrotation den Kopf nach
unten seitlich vor die Pfanne zu bringen (s. Fig. 3). Während man
bei der gewöhnlichen Luxation jetzt den Schenkel bei leichter Aussenrotation abducirt und in Extension bringt (Demonstration), wird
dieses bei den anatomischen Verhältnissen der congenitalen Luxationen den Kopf wieder nach hinten herausgleiten machen (zum Theil
wegen der fehlerhaften Stellung des Kopfes, zum Theil wegen der
mangelhaften Entwickelung des hinteren Pfannenrandes). Es ist

daher nothwendig, nach der Hyperflexion bei Adduction gleich eine
starke Rotation nach aussen bei Ueberführung in Hyperextension
vorzunehmen. Hierbei bewirkt das Aufrollen des Ligamentum Bertini
ein Andrängen des Kopfes gegen die vordere Pfannengegend (Demonstration, s. Fig. 4). Um die Reposition bis hierher auszuführen, sind
übrigens so gut wie gar keine Pumpenschwengelbewegungen oder
andere forcirte Repositionsmanöver nothwendig, wenn man die erwähnten anatomischen Details berücksichtigt.

So weit sind auf die eine oder andere Art fast alle gekommen.
Es wurde dann das Bein in der bekannten fast rechtwinkligen Stellung
bei etwas Hyperextension und starker Aussenrotation eingegipst und
darauf das Kind damit kürzer oder länger herumgehen gelassen. Von
den meisten wurde dazu ein erhöhter Absatz benutzt, ich habe dafür
verschiedene Stelzen construirt. Bei dem späteren Ueberführen in
die gestreckte Stellung trat dann aber in verhältnissmässig nur geringem Procentsatz eine wirkliche Heilung, in einem grossen Theile
eine Transposition, in einem nicht unerheblichen eine Reluxation
ein. Erwägt man aber die anatomischen Verhältnisse, so wird von
vornherein klar, dass man aus der Stellung, in die es eingegipst
war, das Bein nicht nach unten führen kann, ohne den Kopf durch
Anpressen des Trochanter gegen das Becken aus der Pfanne zu
hebeln (s. Fig. 5). Flectirt man den Schenkel dabei mehr, so wird
der Kopf gegen den defecten hinteren Pfannenrand getrieben und
reluxirt. Wird die Bewegung bei mehr extendirter Stellung ausgeführt, tritt Transposition ein. Hält man dagegen das Bein in
Hyperextension und lässt langsam in der Aussenrotation etwas nach,
während man das Bein streckt, so wird durch das gespannte Y-Liga-
ment der Kopf andauernd nach vorn gepresst, so dass die hintere
Pfannengegend vom Druck ganz frei ist, dabei wird zugleich der
Trochanter vom Becken entfernt, und zwar um so sicherer, je mehr
man das Bein abducirt (s. Fig. 6 u. 7). (Bei Abduction muss man mehr
Aussenrotation beibehalten, da sonst das Ligamentum Y entspannt
wird.) Im schlimmsten Falle wird man bei zu starker Hyperextension eine
Transposition erzielen, also immerhin noch ein annehmbares Resultat.
Es steht nun aber nichts im Wege, diese Manipulation gleich von
vornherein vorzunehmen. Man hyperflectirt also bei Adduction das
Bein und rotirt es sodann stark nach aussen: der Kopf steht in der
Pfannengegend. Hierauf sucht man das Bein nach hinten zu hyper-
extendiren, was nur möglich ist, wenn man die starke Rotation nach

aussen etwas ermässigt und dadurch das Y-Band etwas entspannt
wird. Hierauf bei andauernder Hyperextension eine Circumduction
nach innen, so dass aber noch immer am Ende eine leichte Aussenrotation bestehen bleibt. Danach Eingipsen in leicht hyperextendirter und leicht aussenrotirter Stellung, bei der man die Aussenrotation um so mehr verringern kann, je mehr man das Bein der
Adductionsstellung nähert, da durch Adduction das Ligamentum Y
gespannt erhalten wird. Der Vortheil liegt auf der Hand: die
Kinder können gleich in verhältnissmässig guter Stellung gehen und

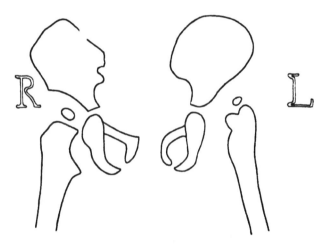

ihnen sowie den Eltern ist die Monate lange Qual der starken Abduction erspart. Ich habe nach diesen theoretischen Erwägungen
2 Fälle in Behandlung genommen [1]), wie es scheint mit Erfolg.
Das Röntgenbild zeigt den Kopf in der Pfanne.

Die Fälle sind zu frisch, um schon ein Endresultat vorstellen
zu können, ermuntern jedoch zu weiteren Versuchen. Natürlich wird
man auch nicht erwarten, dass man durch diese Methode alle Fälle
ideal wird heilen können. Immerhin glaube ich, dass die Endresultate nicht schlechter, sondern besser sein werden als die durch
die bisherige Methode erreichten, und dass eine erhebliche Abkürzung
der Behandlungszeit wird erreicht werden können.

---

[1]) Seitdem ist noch ein dritter Fall mit dem gleichen Erfolg behandelt.
Ich füge das Röntgenbild des ersten reponirten Falles hinzu nebst schematischer
Zeichnung, wie der Fall vor der Reposition aussah (Fig. 8 und 9).

Erklärung der Abbildungen auf Tafel III—IV.

Fig. 1. Seitenansicht eines Modells einer congenitalen Hüftgelenksluxation. Kopf hinter der Pfanne. Bein leicht nach aussen rotirt. Innerer Schenkel des Lig. Bertini mehr gespannt als äusserer.

Fig. 2. Congenitale Hüftgelenksluxation von hinten.

Fig. 3. Hyperflexion und Adduction bei Rotation nach aussen, Kopf gleitet vor die Pfanne.

Fig. 4. Rechtwinklige Abductionsstellung, in der bisher gewöhnlich das Bein eingegipst wurde.

Fig. 5 zeigt das Anstemmen des Trochanter major gegen das Becken, wodurch bei etwas Hyperextension eine Anteposition, bei etwas Flexion eine Reluxation erfolgen musste.

Fig. 6. Seitenansicht. Schenkel in etwas Hyperextension. Hinterer oberer Pfannenrand frei, so dass man den kleinen Finger zwischen Pfanne und Kopf legen kann. Das straffe Lig. Y presst den Kopf stark nach vorn.

Fig. 7. Endstellung, Vorderansicht. Das straffe Lig. Y presst den Kopf an die vordere Pfannenwand. Oberschenkel etwas adducirt, fast gar keine Rotation. Bei Abduction wird das Y-Band erschlafft, um dabei eine Reluxation zu verhindern, muss das Bein mehr in Aussenrotation gestellt werden.

Fig. 8. Röntgenbild des ersten derartig reponirten Falles in Bauchlage.

XXXI.

Das decimetrische Messgitter.

Ein Vorschlag zur einheitlichen orthopädischen Rückenmessung [1].

Von

Dr. Oskar v. Hovorka,

Chefarzt für Orthopädie am Wiener Zanderinstitut.

Mit 2 in den Text gedruckten Abbildungen.

Ueber die Messung der Skoliose ist bereits so viel gesprochen und geschrieben worden, an Messvorrichtungen zu diesem speciellen Zwecke gibt es bereits eine ·solche Fülle, dass es beinahe als gewagt erscheinen dürfte, mit Neuerungen aufzutreten. Es liegt mir auch durchaus die Absicht ferne, Ihnen, meine Herren, einen neuen Apparat vorzuführen.

Aber gerade der Umstand, dass bei einer so grossen Anzahl von Methoden und Vorrichtungen für die Messung des menschlichen Rückens ein einziges, von allen Orthopäden angenommenes Messbildverfahren noch nicht existirt, birgt in sich das Zeichen der Thatsache, dass unsere bisherige orthopädische Rückenmessung noch immer verbesserungsfähig ist. · Weder die ganz einfachen, von einem jeden praktischen Arzte leicht zu handhabenden Messvorrichtungen, noch die äusserst complicirten, eine grosse Geschicklichkeit seitens des Specialisten erheischenden Präcisionsapparate vermochten sich einen allgemein anerkannten Platz in der Orthopädie zu erobern, geschweige denn auch dem Praktiker von Nutzen zu sein.

Der Grund hierfür ist theils in der Uneinigkeit der Fachärzte, theils in dem Umstande zu suchen, dass nur bei wenigen von den vorgeschlagenen Methoden alle drei Grundbedingungen eines wirklich guten Messverfahrens entsprechende Berücksichtigung finden, nämlich die Einfachheit, Genauigkeit, Billigkeit.

---

[1] Vortrag, gehalten auf dem III. Congress der Deutschen Gesellschaft für orthopädische Chirurgie am 5. April 1904.

Der Uneinigkeit der Fachärzte, welche allerdings wohl auch unter den Aerzten im allgemeinen und zwar seit Hippokrates' Zeiten fast immer nicht gerade klein gewesen ist, können wir einen schätzenswerthen Factor entgegenstellen: es ist dies die conventionelle Vereinbarung, wie sie ja auf allen Gebieten des menschlichen Wissens bereits erfolgreiche Früchte getragen hat. Ich greife als Beispiel aus dem medicinischen Gebiete nur die Vereinbarung über die anatomische Nomenclatur, die Frankfurter Verständigung der Anthropologen heraus. Ich hoffe auch unter den anwesenden Fachcollegen auf keinen Widerspruch zu stossen, wenn ich hervorhebe, dass gerade ein Congress der competenteste Ort sei, auf welchem derlei Fragen am leichtesten gelöst werden können.

Der zweite Grund, warum wir trotz der ehrlichsten Bestrebungen noch immer nicht über ein einheitliches orthopädisches Messsystem verfügen, ist wohl viel schwieriger zu analysiren.

Ein Messbildapparat nämlich, welcher in gleicher Weise allen drei Elementarforderungen entsprechen würde, welcher also zugleich einfach, genau und billig wäre, existirt bis heute eigentlich nicht.

In einem Vortrage, welchen ich heuer in der anthropologischen Gesellschaft zu Wien gehalten habe[1]), habe ich das Thema der Rückenmessung im allgemeinen, soweit es für die Anthropologie und Orthopädie von Interesse ist, in ausführlicher Weise behandelt, und dabei nebst einer Beschreibung aller bestehenden Messmethoden deren kritische Sichtung versucht. Bei der systematischen Eintheilung derselben bin ich von anderen Gesichtspunkten ausgegangen, als es Hoffa gethan hat. Hoffa stellt bekanntlich für die Messungs- und Zeichnungsmethoden und -apparate für Rückgratsverkrümmungen sechs Hauptgruppen auf, welche er folgendermassen kennzeichnet:

I. Messung.
II. Contourzeichnung.
III. Perspectivische Zeichnung.
IV. Röntgenphotographie.
V. Plastische Darstellung.
VI. Systematische Messung.

---

[1]) Dr. O. v. Hovorka, Ueber die anthropolog.-orthopäd. Messmethoden des Rückens. Mittheilungen der anthropologischen Gesellschaft in Wien 1904, Bd. XXXIV.

Ich versuchte nun die systematische Eintheilung des orthopädischen Messbildverfahrens in der Weise zu vereinfachen, indem ich zwei grosse Hauptgruppen aufstellte, und zwar:

A Messung,

B Abbildung.

Die erstere arbeitet mit Hilfe von 1. Punkten, 2. geraden Linien und 3. Curven. Die letztere erfolgt 1. auf dem Wege der Zeichnung in einer Ebene, oder 2. mittelst der plastischen Abbildung in allen Ebenen. In diesem Systeme lassen sich alle Messmethoden und Apparate leicht unterbringen. Beide Hauptgruppen repräsentiren die zwei vorzüglichsten Tendenzen, durch welche wir uns bei der Ausführung des Messbildverfahrens in der Orthopädie leiten lassen. Dort, wo wir ein Maass behufs rascher Orientirung über den Zustand eines Kranken oder behufs Anfertigung eines einfachen orthopädischen Hilfsapparates etc. benöthigen, wird in den meisten Fällen die einfachste Art der Messung ausreichend sein; dort hingegen, wo es sich um die genaue wissenschaftliche Feststellung eines bestimmten Skoliosengrades, um die Herstellung eines genau sitzenden orthopädischen Apparates oder des Fortschrittes in der Behandlung etc. handelt, wird die vollkommenste Art der Messung gerade noch die beste sein; schematische oder auch nur halbschematische Feststellungen einer Skoliose werden für diesen letzteren Zweck stets minderwerthig bleiben. Dasselbe gilt von Messungen, bei welchen unsere Sinneswahrnehmung eine subjective Hauptrolle spielt, also je nach der individuellen Auffassung verschieden sein kann. Als Beispiel führe ich den Pendelstab von Heinecke, den Diopter-Lothapparat von Bühring, den Tachygraph von Pansch an. Wenn wir demnach solchen Darstellungen in Bezug auf eine rasche Orientirung oder kurze Uebersicht durchaus nicht jeden Werth absprechen dürfen, so wird uns stets jenes Messbildverfahren am besten dienen, welches uns das Object in seiner vollkommenen, nicht skizzirten oder schematisirten Gestalt vor die Augen führt. Dies kann wiederum nur auf dem Wege der Abbildung erfolgen.

Es ist nun auf den ersten Blick klar, dass die Abbildung in einer Ebene, also die bildliche Darstellung, wegen ihrer Einfachheit und Billigkeit einen grossen Vorzug hat vor der plastischen Abbildung. Die Photographie einer Skoliose — denn nur diese Art der Abbildung in einer Ebene kommt hier in Betracht — ist allerdings nicht so genau wie die Plastik, aber für unsere Zwecke wohl in der Regel genügend. Die Photographie eines skoliotischen Rückens als solche bietet dem Orthopäden sowohl Vortheile als Nachtheile. Ueber die letzteren werden wir später sprechen. Den Vortheil einer

Fig. 1.

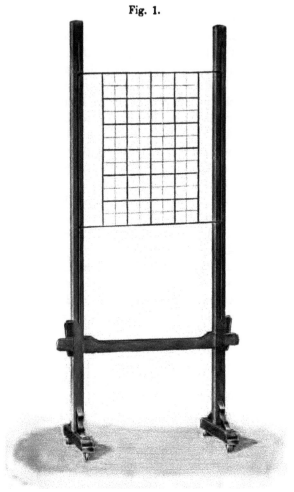

Messgitter.

raschen Uebersicht, einer raschen Ausführbarkeit, einer klaren Orientirung wird ihr wohl niemand absprechen. Eine halbwegs gut gelungene Abbildung eines Gegenstandes wird stets den Vorzug behalten vor einem Schema, oder sogar vor einer spaltenlangen, noch so ausführlichen Beschreibung. Ein weiterer Vortheil der Photographie ist ferner der, dass die subjective Sinneswahrnehmung bei ihr

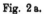

Fig. 2 a.

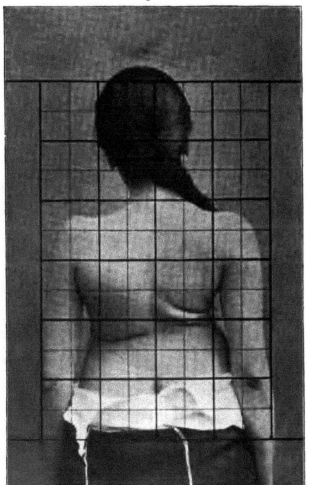

Messbild, aufgenommen mittelst der centrirten Messgitterphotographie.
Vor der Behandlung.

vollkommen in Wegfall kommt, indem dabei nicht unser Auge, sondern die Linse des photographischen Apparates arbeitet.

Von diesen Erwägungen geleitet, habe ich an der orthopädischen Abtheilung des Wiener Zanderinstitutes ein Messbildverfahren eingeführt, welches beide Grundideen desselben, sowohl die Messung, als auch die Abbildung, in einer harmonischen Weise in sich ver-

Fig. 2b.

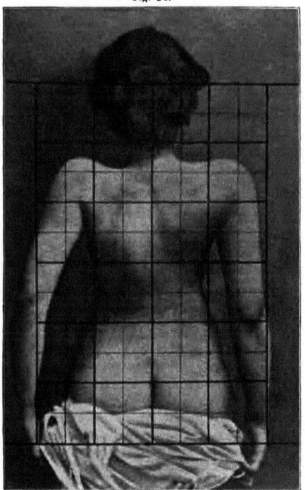

Messbild, aufgenommen mittelst der centrirten Messgitterphotographie.
18 Monate nach der Behandlung.

einigt. Mit Hilfe einer Correctur sind wir im Stande, sogar genaue Messungen auszuführen und erhalten zugleich ein möglichst getreues Bild des zu messenden Rückens. Ausserdem gehört jedoch zu diesem Messbildverfahren — und dies muss ich besonders betonen — e i n e einheitlich vorzunehmende Einstellung des Messobjectes, welche von einem conventionell zu vereinbarenden Basalpunkte ausgeht.

Die Ausführung ist sehr einfach.

Ich gehe in der Weise vor, dass ich vor dem Rücken des zu photographirenden Kindes ein in Decimeterquadrate eingetheiltes Messgitter (s. Fig. 1) aufstelle, so zwar, dass der Kreuzungspunkt zweier Drahtstäbe genau dem obersten Ende der Rima ani aufliegt. Es ist dies der Basalpunkt, einer jener wenigen Punkte, welche auf den Weichtheilen des Körpers mit einer ziemlichen Genauigkeit festgestellt werden können. Ein zweiter, wenn auch nicht mehr so constanter, jedoch trotzdem eine gewisse Sicherheit bietender Punkt ist die Vertebra prominens, also die Mitte der Nackenbasis. Ich stelle nun das zu photographirende Kind jedesmal so auf, dass der Mitteldraht meines Messgitters diese beiden Punkte schneidet. Auf diese Weise gelangen wir durch Verbindung zweier Hauptpunkte zu einer Grundlinie, wodurch der Rücken gewissermassen centrirt wird. Eine wichtige Forderung dieser centrirten Messgitterphotographie besteht ferner in der stets peinlichen Einhaltung einer constanten Entfernung zwischen dem Messgitter und der photographischen Linse, welche ein für allemal festgestellt werden kann. Für meine Zwecke erwies sich als die beste die Distanz von 250 cm (s. Fig. 2a und Fig. 2b).

Meine Herren! Man wird mir nun einwenden, dass manche auf diese Weise aufgestellten Kinder, besonders in den höheren Graden ihrer Skoliose, oft eine gezwungene Haltung werden einnehmen müssen, dass man die Handhabe zur Beurtheilung der Taillendreiecke verliert, dass diese Art der Messung vielleicht dennoch zu ungenau ist.

Die Nachtheile einer gezwungenen Haltung sind nur scheinbar. Wenn man die bisherigen Skoliosenphotographien von wahllos aufgestellten oder willkürlich stehenden Kindern betrachtet und unter einander vergleicht, so werden wir leicht zur Ueberzeugung gelangen, dass in den meisten Fällen von einer Vergleichung überhaupt kaum wohl je die Rede sein kann. Der Werth einer Vergleichung solcher auf die bisherige Art und Weise hergestellten Photographien nimmt um so mehr ab, je hochgradiger die Skoliose, je stärker die Torsion ist. Ich erlaube mir hiervon einige abschreckende Beispiele vorzuzeigen.

Denn so wie es eine „denkbar beste Haltung" der Skoliotischen gibt, kann man wohl auch von einer „denkbar schlechtesten Haltung" derselben sprechen.

Diesen Umstand wissen viele nichtärztliche Orthopäden sehr schlau auszunutzen und bilden zu Reclamezwecken das ihrer „Behandlung" anvertraute Kind in dieser soeben genannten Stellung bei der Aufnahme ab, um es bei der Entlassung wieder in der denkbar besten Stellung darzustellen. Was dazwischen liegt, kommt natürlich auf die Rechnung der „vorzüglichen Behandlung" des Kurpfuschers. Wenn auch das geübte Auge des Facharztes den Werth solcher Bilder auf das richtige Maass sofort zurückzuführen vermag, so verbleibt der Laie gegenüber dieser absichtlichen Täuschung meistens ohne Schutz. Es ist deshalb der Werth einer solchen conventionell zu vereinbarenden Orientirung des Körpers bei der photographischen Aufnahme nicht hoch genug auszuschlagen. Wenn jedoch jemand durchaus einen besonderen Werth auf die Beurtheilung der Taillendreiecke etc. legt, nun, so bleibt es ihm ja unbenommen, dass er überdies noch in dieser Stellung eine zweite Aufnahme vornehme.

Das in Decimeter eingetheilte Messgitter habe ich überdies mittelst eines feinen Drahtes noch in Quadrate zu 5 cm eingetheilt, was bei der Messung gewisse Vortheile bietet (Fig. 1). Wer jemals mit den Fadennetzen intensiv gearbeitet hat, wie dies besonders Zander, aber auch andere (Gramcko, Oehler, Grünbaum, Bühring u. a.) für das Centimetersystem angegeben haben, wird mir zugeben müssen, wie wenig übersichtlich solche kleinquadrirte Diagramme aussehen und wie bald sie das Auge ermüden.

Bei dem decimetrischen Messgitter ist man ferner nicht genöthigt, wie beispielsweise bei der Schulthess- oder Zandermessung, die schematischen oder halbschematischen Contouren vorerst direct abzutasten und dann erst auf das Papier zu übertragen, sondern der photographische Apparat liefert uns gemeinschaftlich mit den Messquadraten direct die wirklichen, messbaren Contouren, wie beim Messverfahren von Oehler — allerdings zum Theile in perspectivischer Verkürzung.

Aber gerade Oehler war es, welcher uns eine Correcturformel angegeben hat, durch welche wir diesen optischen Fehler zwischen Messobject und Fadennetz vollends eliminiren können.

Die Formel lautet:

$$s = v \left(1 + \frac{d}{D}\right),$$

oder gekürzt:

$$s = v \cdot \frac{d + D}{D}.$$

Dabei bedeutet s die zu messende Strecke am Körper, v das am Netz abgelesene Maass vom Mittelpunkte des Bildes gerechnet, d die Distanz zwischen Netz und Körper, D die Distanz vom photographischen Apparat zum Netz.

Man kann auch diese Formel vollkommen umgehen, indem man das Kind und das Messgitter gesondert aufnimmt und nachher beide Negative gleichzeitig copirt.

Das Messgitter ist ein relativ sehr billiger Apparat, welcher aus einem Drahtnetze besteht, welches an einem Holzrahmcn befestigt ist; der letztere kann mit Hilfe eines fahrbaren Ständers am Holz in der senkrechten Richtung leicht verschoben und für das oberste Ende der Rima ani eingestellt werden.

Obwohl die von mir bisher ausgeübte centrirte Messgitterphotographie des skoliotischen Rückens noch immer nicht das Ideal einer orthopädischen Messung darstellt, so halte ich sie dessen ungeachtet wegen ihrer zahlreichen Vortheile für discussionsfähig und annehmbar. Sie steht auch in der von mir aufgestellten systematischen Reihenfolge (s. Anhang) nahe an jenem Ende, welches im Vergleich zu dem Anfang derselben sozusagen phylogenetisch die Vervollkommnung bedeutet. Ausserdem ist sie auch einfach; denn welcher Orthopäde wird heute ohne photographischen Apparat sein Auskommen finden? Auch das Messgitter ist einfach, billig, weit billiger, als die Apparate von Zander, Schulthess, Heinleth etc. Diese Messmethode ist auch ziemlich genau, wenngleich nicht vollkommen.

Die Seitencontouren, den Stand der Schultern und der Hüften können wir mit ihrer Hilfe sehr leicht abmessen, ebenso die seitliche Deviation der Dornfortsatzlinie, und zwar noch besser, wenn wir sie vorher mit dem Tintenstift markiren. Und gerade diese seitliche Deviation ist es ja, auf welche es uns bei allen Messungen hauptsächlich ankommt.

Die Torsion und Horizontalprojection des Rumpfes vermögen wir allerdings mit ihr nicht festzustellen. Doch dieser Mangel besteht — wenn wir vorzugsweise von den Präcisionsapparaten absehen — auch bei den meisten übrigen bisherigen Messmethoden.

Dessen ungeachtet ist es feststehend, dass zur raschen Orientirung für den vielbeschäftigten Orthopäden zumeist die Frontalansicht des Rumpfes vollkommen genügt.

Wenn wir demnach alle Vortheile und alle Nachtheile der centrirten Messgitterphotographie gegen einander abwägen, so gelangen wir zu dem Resultate, dass die letzteren von den ersteren bedeutend überwogen werden. Auch die Frankfurter Verständigung der Anthropologen hat ihre Nachtheile und Mängel, aber wir sehen heute, was ein einheitliches Vorgehen aller Fachcollegen in einer Disciplin auf einer gemeinsamen Basis gerade in diesem Falle geleistet hat. Warum sollten nun einmal nicht auch die Orthopäden einheitlich vorgehen?!

Meine Herren! Wie ich bereits anfangs hervorgehoben habe, wollte ich Ihnen durchaus nicht etwa ein neues Messbildverfahren vorführen; weder das von mir bisher benutzte Messgitter stammt von mir, noch habe ich die Photographie der Skoliose erfunden; nicht einmal die Combination beider habe ich als erster angewendet. Das, was ich vorschlage, ist lediglich die Vereinbarung über ein einheitliches Vorgehen aller Orthopäden, sagen wir vorläufig in Deutschland. Und wenn es uns thatsächlich gelingt, auf diesem eng begrenzten Felde ein bischen Eintracht und Einigkeit zu erzielen, so können wir mit dem Bewusstsein heimkehren, dass wir einen Schritt vorwärts gethan haben. Und damit schliesse ich.

Uebersicht des orthopädischen Messbildverfahrens.

A. Messung.

    I. Punkte: Bandmaass (biegsam oder steif),

                      Messrädchen (Hübscher),

                      Tasterzirkel,

                      Gleitzirkel (Glissière),

                      Stangenzirkel,

                      Glasröhren (Fischer,,

                      Wasserwage (Lorenz),

                      Nivellirzirkel (Schulthess),

                      Nivellirtrapez (Schulthess),

                      Skoliosometer (Bradford),

                      Nivellirzirkellibelle (Reiner),

                      Punktirmethode (Seeger),

                      Pendelstab (Heinecke),

Skoliosometer (Beely-Kirchhoff),
Skoliosometer (Mikulicz),
Scoliosis gauge (Barwell),
Rückgratmesser (Gramcko).

II. Gerade Linien: Rumpfmessapparat (Zander),
Messapparat (Bigg),
Diastrophometer (Robert),
Systematische Messung (Schanz),
Uebersichtstafeln (Sargent).

III. Curven: Bleidraht (Schildbach),
Zinndraht (Roth),
Kyrtometer (Voillez).

Rolle (Weigel),
Notograph (Virchow),
Delineator (Elkinton),
Messbildapparat (Murray).

Curvenmesser (Weil),
Messapparat (Murray),
Stäbchenkyrtometer (Beely),
Coordinatenapparat (Pansch),
Querschnittsmessapparat (Zander).

Tachygraph (Pansch),
Storchschnabelapparate (Scudder, Walter, Biondetti),
Thoracograph (Hübscher),
Thoracograph (Schenk),
Thoracometer (Heinleth).

Diopter-Lothapparat (Bühring),
Messapparat (Ghillini),
Messapparat (Lange),
Projectionszeichenapparat (Milo),
Mess- und Zeichnungsapparat (Schulthess).

Camera lucida (Wollaston),
lkonometer (Grünbaum),
Dikatopter (Epper),
Camera obscura (Schildbach).

B. Abbildung.
I. Bild: Freihandzeichnung (Seeger),
Photographie (Berend),
Netzphotographie (Spelissy, Young, Oehler),

Centrirte Messgitterphotographie (v. Hovorka),
Stereoskopische Photographie (Schanz),
Radiographie (Hoffa, Baer),
Netzradiographie (Joachimsthal),
Röntgenmessapparat (Kienböck und Kraus),
Orthodiagraph (Moritz).

II. Plastik: Gipsabguss (Delpech, Heine),
Modellverband (Beely),
Reliefbild,
Segmentaler Gipsstreifenabdruck (Dollinger),
Plattenmodellirung (Hübscher).

XXXII.

Ein orthopädischer Operations- und Verbandtisch[1]).

Von

Dr. F. Lange-München.

Mit 15 in den Text gedruckten Abbildungen.

Meine Herren! Das Röntgenbild hat uns gezeigt, dass bei vielen Leiden, und besonders hochgradig und regelmässig bei der Gelenktuberculose, ein acuter Schwund der Kalksalze im Knochen auftritt.

Ich zeige Ihnen das an instructiven Röntgenbildern von kindlichen Knietuberculosen, bei denen ausser der kranken Seite regelmässig auch die gesunde Seite aufgenommen ist und einen Vergleich gestattet (Fig. 1).

Durch diesen Mangel an Kalksalzen oder durch diese acute Knochenatrophie muss die Druckfähigkeit des Knochens ausserordentlich leiden, und diese Thatsache verdient meines Erachtens bei der Technik des modellirenden Redressements von Gelenkcontracturen mehr berücksichtigt zu werden, als das bisher geschehen ist.

Wenn man z. B. eine tuberculöse Kniebeugecontractur streckt — so wie es Lorenz gelehrt hat (Fig. 2) —, so hängt das Resultat des Redressements davon ab, ob die Druckfestigkeit des kranken Knochens oder ob die Zugfestigkeit der verkürzten Sehnen vom Biceps und Semitendin. etc. grösser ist. Wenn das letztere der Fall, d. h. wenn der Knochen nachgiebiger ist als die Sehne, so werden bei dieser Methode nicht die verkürzten Sehnen verlängert, sondern es wird der morsche Knochen zusammengedrückt und dadurch eine künstliche Destruction der Gelenkenden geschaffen.

Um dies zu vermeiden, scheint es rationell zu sein, die verkürzten Beugesehnen in der Kniekehle offen zu durchschneiden.

---

[1]) Vortrag, gehalten auf dem III. Congress der Deutschen Gesellschaft für orthopädische Chirurgie am 5. April 1904.

Ich habe das früher wiederholt gemacht; aber ich habe mich überzeugt, dass das ein s e h r g e f ä h r l i c h e r Eingriff ist. Denn

Fig. 1.

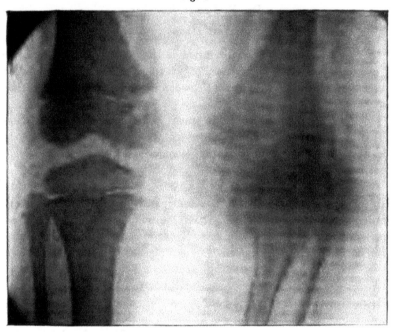

Fig. 2.

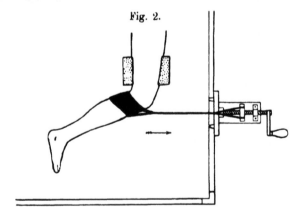

wenn die drei Sehnen durchtrennt sind, überträgt sich der redressirende Zug fast unvermittelt auf das Gefäss- und Nervenbündel,

so dass dasselbe wie ein straff gespanntes Seil in der Kniekehle vor-
springt. Dass eine solche brüske, unvermittelte Anspannung der

Fig. 3.

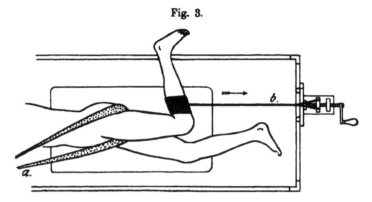

Gefässe und Nerven nicht ungefährlich ist, brauche ich nicht erst
zu begründen.

Deshalb empfehle ich, von der Durchschneidung der Beugesehnen möglichst abzusehen, bei jedem Redressement von Knie-

Fig. 4.

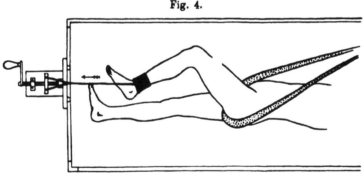

beugecontracturen aber den grössten Nachdruck auf er-
giebige Verlängerung der verkürzten Beugesehnen zu
legen.

Wenn ich z. B. eine schwere, spitzwinkelige Kniebeugecontractur zu redressiren habe, so lege ich zunächst den Patienten in
Bauchlage hin, fixire den Körper durch einen am Tuber ischii der
kranken Seite angreifenden Wollstrang (Fig. 3a) und lasse auf den
Unterschenkel einen Zug einwirken, welcher genau der Verlaufs-

richtung der verkürzten Muskeln entspricht und dieselben direct verlängert (Fig. 3 b). Wenn ich auf diese Weise die Deformität so
weit corrigirt habe, dass der Unterschenkel zum Oberschenkel einen
rechten oder stumpfen Winkel bildet, dann lege ich den Patienten
auf die kranke Seite und lasse einen Zug an den Knöcheln angreifen, welcher ebenfalls die verkürzten Muskeln verlängert, gleichzeitig aber die Gelenkenden kräftig distrahirt und die Contractur
weiter beseitigt (Fig. 4).

Wünschenswerth wäre, dass man nach dieser Methode das
ganze Redressement ausführen könnte. Bei schweren Contracturen

Fig. 5.

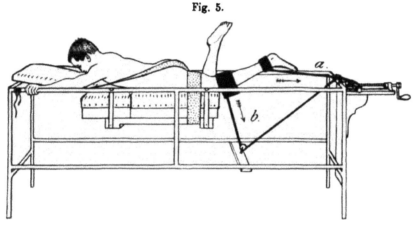

bleibt aber nach meinen Erfahrungen stets ein Rest von 30—40⁰,
den man auf andere Weise beseitigen muss, entweder in derselben
oder in einer späteren Narkose.

Der Patient kommt wieder in Bauchlage. Zunächst wird straff
der distrahirende Zug (a) angelegt, dann kommt ein zweiter Zug (b)
hinzu, der direct den Unterschenkel in Streckstellung überführt und
gleichzeitig den Unterschenkel möglichst nach vorn verschiebt und
dadurch die häufig vorhandene Subluxation nach hinten bekämpft,
soweit das möglich ist (Fig. 5).

Die Vorzüge dieses Verfahrens sind wohl ohne weitere Erklärung zu erkennen.

Aehnlich gehe ich bei Hüftbeugecontracturen vor. Zunächst führe ich eine energische Distraction aus und dehne dadurch
die verkürzten Beuger und Adductoren des Hüftgelenkes. Dabei
wird das Bein aus der meist vorhandenen Adductionsstellung in

Abductionsstellung übergeführt, und gleichzeitig wird die Beugecontractur etwas gebessert (Fig. 6). Zur vollständigen Streckung
der schweren Beugecontracturen muss nach meiner Erfahrung aber,
ebenso wie bei den Kniecontracturen, schliesslich ein directer Zug,
nach unten wirkend, hinzugefügt werden.

Fig. 6.

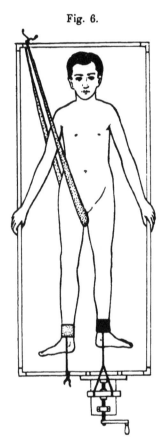

Die Anordnung ist ebenso wie beim Knie
(Fig. 7).

Die Fixation des Beckens wird dadurch erreicht, dass der gesunde Oberschenkel in extremer Beugestellung durch
den Gurt *a* festgehalten wird.

Um diese Methoden auszuführen,
bedarf man des Tisches [1]), den ich Ihnen
hier zeige, und der die Arbeit von mehreren Assistenten ersetzt. Was man in
der Orthopädie überhaupt unblutig durch Schraubenzug redressiren kann, ist auf diesem
Tisch ausführbar.

Ich zeige Ihnen zunächst das Ge-
stell des Tisches, der im wesentlichen
aus zwei horizontal liegenden Rahmen
von Gasrohren besteht, die durch vertical
verlaufende Gasrohrstücke verbunden sind
(Fig. 8). In dem oberen Rahmen sind
zwei Holzplatten *b* und *c* einzuhängen
und in der Längsrichtung beliebig zu
verschieben. Auf diese Holzplatten werden zwei hartgepolsterte Kissen *d* und
e gelegt, auf welchen der Patient während der Narkose oder zum Zweck der
Untersuchung ruht (Fig. 9).

Zur Beseitigung von Fussdeformitäten dient die Fixirungsvor-
richtung *f* (Fig. 10), die an jeder Stelle des oberen horizontalen Gasrohrrahmens einzuhängen ist. Der central von der Deformität gelegene Gliedabschnitt wird zwischen zwei Gummiplatten, ähnlich wie

---

[1]) Bezugsquelle: Ingenieur Zähringer Hannover-Linden. Preis: gegen
200 Mark.

Fig. 7.

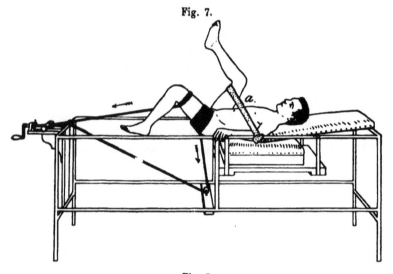

Fig. 8.

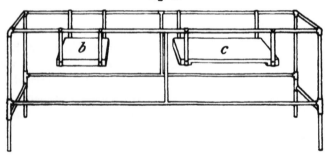

Fig. 9.

F. Lange.

Fig. 10.

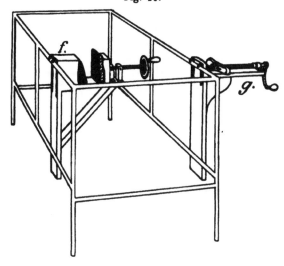

Fig. 11a.

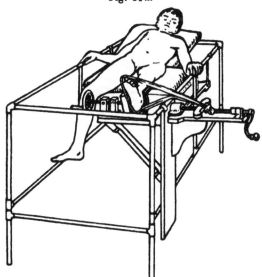

beim Lorenz'schen Apparat, fixirt. Das Redressement des peripheren Gliedabschnittes endlich besorgt die Schraube *g* (Fig. 10),
welche ebenfalls an jeder beliebigen Stelle des oberen Gasrohrrahmens

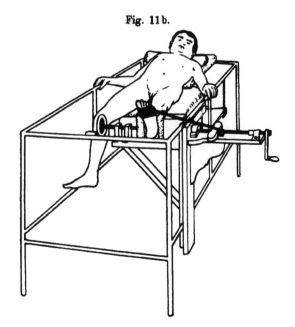

Fig. 11 b.

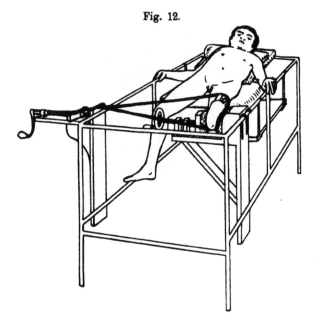

Fig. 12.

Fig. 13.

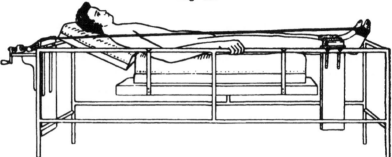

eingehängt und durch einen Stift fixirt werden kann. Als angreifenden Zug benutze ich 5 cm breite gewaschene Matratzengurte, die
weich und doch fest sind. Bei

Fig. 14.

schwierigen Aufgaben schalte
ich endlich noch einen einfachen
Federmanometer ein, um jeder-
zeit die zur Anwendung gelan-
gende Kraft controlliren zu
können.

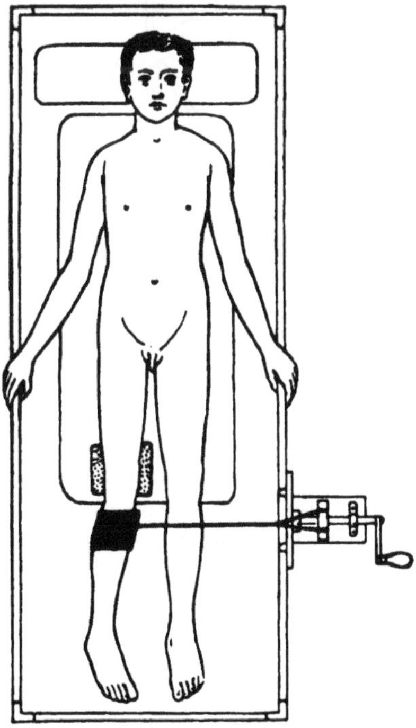

Ich zeige Ihnen in Zeich-
nungen das Redressement vom
Klumpfuss (Fig. 11a u. b),
vom Plattfuss (Fig. 12), vom
Spitzfuss (Fig. 13) und vom
X- und O-Bein (Fig. 14).

Die Chirurgen, die noch
das gewaltsame Redressement
der spondylitischen oder
skoliotischen Wirbelsäule
vornehmen — ich selbst thue es
nicht mehr —, können diese
Operationen auf diesem Tische
in wirksamster und doch scho-
nendster Weise ausführen.

Vorzügliche Dienste hat
mir der Tisch bei der Reposition
der angeborenen Hüftverrenkung geleistet, um den Kopf möglichst tief in die Pfanne hineinzutreiben. Die Anordnung des

fixirenden und des redressirenden Zuges veranschaulicht diese Zeichnung (Fig. 15).

Ich glaube es der Mitarbeit dieses stummen Assistenten zu verdanken, wenn ich in den letzten 2½ Jahren bei 43 in Betracht kommenden Gelenken 86,5 % volle ideale Reposition, 4,5 % excentrische Reposition und nur 9 % Reluxationen bei der Entfernung des Verbandes zu verzeichnen hatte.

Fig. 15.

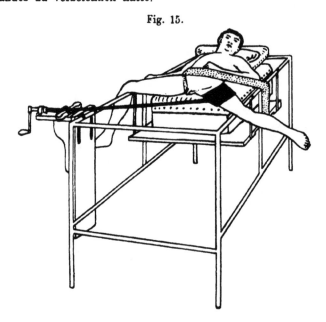

Ein weiterer Vorzug des Tisches ist, dass er gestattet, das volle Resultat des Redressements im Gipsverband ohne Mitwirkung von Assistenten festzuhalten, weil in jeder Richtung sich Bindenzügel anbringen lassen.

Und endlich ermöglicht der Tisch die Anfertigung von Gipsabgüssen bei bestredressirter Stellung des Gliedes. In der Beziehung hat sich mir der Tisch besonders bei Behandlung von Fracturen zur Anfertigung von Gehapparaten bewährt.

Ich benutze diesen Tisch seit 7 Jahren. Er hat sich mir bei über 2000 orthopädischen Eingriffen bewährt, und ich glaube ihn deshalb mit gutem Gewissen zur Benutzung empfehlen zu dürfen.

XXXIII.

(Aus dem Universitäts-Ambulatorium für orthopädische Chirurgie
des Prof. A. Lorenz in Wien.)

Ueber einen blutig reponirten Fall von angeborener Kniegelenksluxation[1]).

Von

Docent Dr. **Max Reiner,**
Assistent des Ambulatoriums.

Mit 4 in den Text gedruckten Abbildungen.

Von dieser relativ seltenen angeborenen Missbildung hat Drehmann im Jahre 1900 doch 122 veröffentlichte Fälle sammeln können. Seither hat sich die Zahl weiter vermehrt. Es kommen hinzu die 5 Fälle aus Drehmann's eigener Beobachtung, 1 Fall von Roberts, 2 Fälle von Bisping und 2 Fälle von Joachimsthal.

Wenn ich es trotzdem unternehme, über einen neuen Fall zu berichten, so geschieht dies mit Rücksicht auf mehrere Besonderheiten, welche derselbe bietet. Der hier zu beschreibende Fall ist zunächst darum von Interesse, weil es sich um ein älteres Kind (8 Jahre) handelt und weil er zu jener äusserst geringen Zahl von Fällen zählt, bei welchen die Luxation zu einer totalen geworden ist. Ferner konnte durch die blutige Reposition eine Autopsie in vivo gemacht werden, was vorher, meines Wissens, bloss in 2 Fällen möglich war, nämlich im Falle von J. Wolff und in jenem von Roberts. Ferner bietet der Fall durch zahlreiche begleitende Missbildungen und durch die Art, wie das Kind seine Locomotion bewerkstelligte, weitere Besonderheiten dar.

Der Knabe ist zur Zeit 8 Jahre alt, von normaler Intelligenz, für sein Alter etwas klein. Anamnese nicht erhältlich. Der Kopf

---

[1]) Vortrag, gehalten auf dem III. Congress der Deutschen Gesellschaft für orthopädische Chirurgie am 5. April 1904.

ist hydrocephal, Umfang 51 cm, Strabismus divergens. Pect. carinat., Eversion der unteren Brustaperturen.

Wie aus Fig. 1 und 1a ersichtlich, benützt der Knabe beim Stehen seine Waden als Fusssohlen. Die Kniegelenke sind also nahezu rechtwinkelig recurvirt.

Aufgefordert zu gehen, erfasst der Patient mit den beiden Händen die beiden Füsse und hebt so mit der gleichnamigen Hand

Fig. 1.    Fig. 1a.

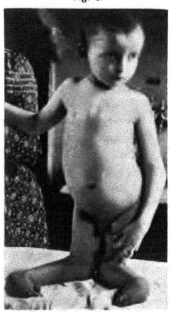   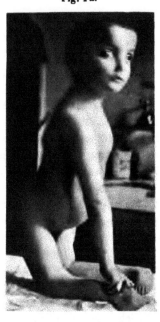

das jeweilige Schwungbein vorne auf, indem er seinen Körper gleichzeitig nach der Seite des Stützbeines wirft, und dadurch das Schwungbein auch hinten, d. i. dem Kniegelenke entsprechend, vom Boden abhebt. Trotzdem auf diese Weise bloss die Pendellänge der Oberschenkel beim Gehen ausgenützt wird, hat es der Knabe doch erlernt, sich ziemlich rasch fortzubewegen.

Der Knabe weist nun folgende Deformitäten auf:

1. **O bere Extremität.** Habituelle Luxation des rechten Cubitus. Beugecontractur der meisten Finger im 2. Interphalangealgelenk resp. congenitale Subluxation. Andeutung von Flughautbildung **an** denselben Fingern.

2. Untere Extremität. Luxat. coxae congen. dext. Luxat. genu praefemoralis congen. bilateral. Pes equino-varus congen. magni gradus bilateral.

Die rechtsseitige Hüftgelenkverrenkung weist einen Trochanterhochstand von 3 cm auf. Der Kopf ist gross, gut geformt, nicht antevertirt.

Das rechte Kniegelenk ist vor mehreren Jahren an anderem Orte (nicht bekannt, wo) einer blutigen Operation unterzogen worden. An der inneren Fläche des Kniegelenkes befindet sich eine ca. 12 cm lange longitudinale Operationsnarbe. Der Erfolg der Operation ist äusserst gering; es ist nur erreicht worden, dass die totale Luxation in eine Subluxation verwandelt wurde. Die active und passive Beweglichkeit im Sinne der Beugung fehlt auch jetzt noch. Die einzige Ebene, in welcher active Beweglichkeit möglich ist, befindet sich zwischen Hyperextension und Abduction.

Das linke bisher nicht operirte Kniegelenk ist im anteroposterioren Durchmesser beträchtlich vergrössert.

Die Gegend der Kniekehle weicht von der normalen Form beträchtlich ab. Die beiden seitlichen Coulissen, welche sonst durch die vorspringenden Sehnen der Kniebeuger erzeugt werden, fehlen, die Höhlung ist durch eine starke Prominenz ersetzt, welche durch die Condylen des Femur hervorgebracht wird; zwischen den beiden Condylen kann man die Arteria poplitea deutlich durch die Haut pulsiren sehen. Die beiden Condylen sind gut tastbar, scheinen in ihrer Form nicht wesentlich verändert, aber auffallend zart. Der äussere Condylus ist einige Millimeter kürzer und in seinem queren Durchmesser etwas kleiner, als der innere. Distal vom Gelenkfortsatze des Femur lässt sich die Haut tief eindrücken, so dass die Condylen gut abgetastet werden können. An der Kuppe der Femurcondylen befinden sich Gehschwielen.

An der Vorderfläche des Kniegelenkes lässt sich die Kante der Tibiagelenkfläche in grossem Umfange deutlich palpiren. Die Tuberositas tibiae sendet nach vorne oben einen stachelartigen Fortsatz. Die äusseren Weichtheile sind hier weniger eindrückbar und daher lässt sich kein so genaues Urtheil über die Formation der Gelenkfläche gewinnen, als rückwärts.

Die klinische Messung ergibt, dass die Dislocatio ad longitudinem der proximalen Tibiagelenkfläche gegenüber der distalen Femurgelenkfläche ca. 35 mm beträgt.

Die Patella, fast von normaler Grösse, lässt sich deutlich abtasten und weist keine seitliche Luxationsstellung auf.

Passive Beweglichkeit des luxirten Kniegelenkes aus der
Streckhaltung im Sinne der

> Beugung . . . . 15°
> Ueberstreckung . . . . . 75°
> Adduction (Genu var.) . . 20°
> Abduction (Genu valg.) . . 35°
> Rollung nahezu . . . . . 0°

Bei dem Versuche, die Ueberstreckung weiter als über 75°
zu treiben, stösst man auf einen harten, knöchernen Widerstand. Es
macht den Eindruck, als ob man mit dem oberen stachelartigen
Fortsatze der Tuberositas tibiae gegen die Vorderfläche des Os femur
anstiesse. Forcirt man die Beugung über die Grenze von 15°, so
werden Schmerzen ausgelöst und man stösst auf einen federnden
Widerstand. Derselbe wird offenbar durch die sich spannenden Ligamenta lateralia hervorgerufen. Selbstverständlich handelt es sich
bei dieser Bewegung überhaupt nicht um eine wirkliche Beugung,
bei welcher die Gelenkfläche der Tibia an jener des Os femur gleiten
würde, sondern um eine einfache Abhebelung des oberen Tibiaendes
von seiner Unterlage.

Die active Beweglichkeit ist nur im Sinne der Ueberstreckung vorhanden und bis zu einem Winkel von ca. 30° möglich. Wenn der Patient der Aufforderung, das Knie überstreckt
zu halten, nachkommt, spannt sich der sonst vollkommen er-
schlaffte Musc. quadriceps deutlich an, und Patella und Ligam.
proprium erheben sich brückenartig aus der tiefen Nische, in welcher
sie liegen. Ausser dem Musc. quadriceps wirkt aber immer der
Musc. sartorius noch kräftig mit, besonders wenn der Patient, am
Rücken liegend, den Oberschenkel gleichzeitig mit erhebt. Deshalb
ist die Flexionsbewegung im Hüftgelenk immer auch mit leichter
Aussenrotation in der Hüfte verbunden.

Im Sinne der activen Beugung ist die Beweglichkeit der Kniegelenke vollkommen Null. Hebt man, während der Patient Bauchlage einnimmt, den Unterschenkel innerhalb der geringen vorhandenen passiven Excursionsbreite nach oben, beugt also im Kniegelenke, so vermag Patient nicht, diese dem Unterschenkel ertheilte
Stellung aus eigener Kraft inne zu halten. Bei dem Versuche, dies

zu thun, erfolgt zwar eine wahrnehmbare Contraction der inneren Kniebeuger, jedoch kein mechanischer Effect derselben. Der Unterschenkel fällt wieder kraftlos herunter. Eine Contraction des Musc. biceps fem. lässt sich überhaupt nicht nachweisen.

Fig. 2.

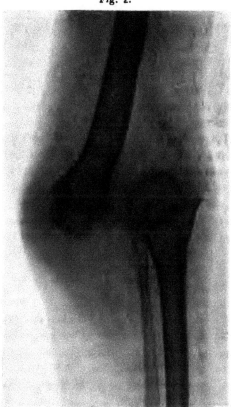

Die Sehnen der inneren Kniebeuger weichen knapp oberhalb der oberen Circumferenz des Condylus int. nach vorne ab und verlaufen über den Condylus hinweg zu ihrer Ansatzstelle an der Tibia.

Die Röntgenbilder, für deren Aufnahme ich Herrn Dr. Holzknecht zu Dank verpflichtet bin, weisen zunächst einen hohen Grad von Porosität (excentrischer Atrophie) aller Knochen der unteren Extremitäten nach.

Die knöchernen Constituentien des linken Kniegelenkes (Fig. 2) fallen ausserdem durch ihre ausserordentliche Zartheit (concentrische Atrophie) auf. Die Knochenkerne der Epiphysen sind relativ klein. Der Tibiakopf, dessen Gelenkknorpel sich am Negativbilde sehr gut umgrenzen lässt, hat nicht die gewöhnliche flache Form, sondern ist

Fig. 3.

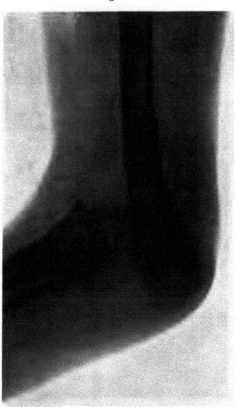

halbrund gestaltet, ganz ähnlich einem Humeruskopfe. Die Halbkugel sitzt aber dem Schafte nicht rechtwinkelig auf, sondern in einer nach rückwärts geneigten Ebene, welche mit der Tibiaachse einen Winkel von ca. 70 ⁰ einschliesst.

Auch das Gelenkende des Femur ist mehr halbkugelig gestaltet und lässt die normalerweise vorhandene kräftige Ausladung der Condylen nach rückwärts vermissen. Der Femurschaft ist oberhalb des Gelenkendes etwas abgeknickt, so dass er einen nach hinten offenen stumpfen Winkel bildet.

Der Gelenkkopf der Tibia liegt mit seinem hinteren unteren Rande der vorderen oberen Umrandung des Femurgelenkkopfes

Fig. 4.

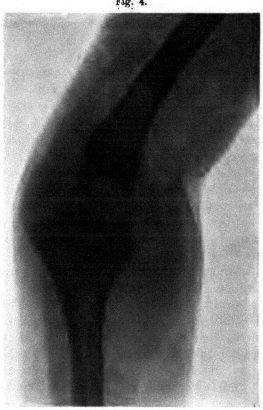

direct auf. Die Dislocatio ad longitudinem beträgt, auch am Röntgenbilde gemessen, 35 mm. Sehr schön treten am Röntgenbilde die topographischen Verhältnisse der Patellen am Ligam. proprium hervor.

Das Röntgenbild (Fig. 3) ist bei maximaler Ueberstreckung aufgenommen.

Die vom rechten Kniegelenk stammenden Bilder ergeben die Subluxationsstellung desselben, zeigen aber, dass die Knochen dieses vor Jahren operirten Gelenkes weniger atrophisch sind, und dass die Ossification der Epiphysen weiter vorgeschritten ist, als links.

Die Reposition des linken Kniegelenkes habe ich, nachdem etwa 1 Jahr vorher ein Versuch der unblutigen Reposition missglückt war, am 26. November 1903 ausgeführt. Querer Hautschnitt von einem Epicondylus zum anderen. Das Ligam. patellae wird in der Mitte seiner Länge quer durchtrennt. Sehr viel Fettgewebe. Bei Eröffnung der Kapsel erfolgt der Lufteintritt ins Gelenk unter pfeifendem Geräusch. Die Kapsel wird in ganzer Ausdehnung des Hautschnittes quer gespalten. Der Knorpelüberzug sämmtlicher Gelenke zeigt fast durchaus normale Beschaffenheit. Der mediale Meniscus fehlt vollständig, vom lateralen ist nur ein schmaler, sehr verdünnter halbmondförmiger Saum vorhanden. Die Ligam. cruciata zu dünnen Strängen ausgezogen. Die vielfach beschriebene Facettirung der Femurgelenkfläche ist nicht constatirbar. Die normalerweise vorhandenen Gelenkfacetten der Tibia sind ganz flach, kaum durch eine Vertiefung angedeutet. Nach Einkerbung der beiden Seitenbänder lässt sich die Reposition durch Extension, sowie durch Druck am unteren Femurende nach vorne und am oberen Tibiaende nach hinten leicht bewerkstelligen.

Die Reposition ist aber ganz labil. Daher werden jetzt die Gelenkfacetten der Tibia in ihrem vorderen Antheile mittelst des Hohlmessers vertieft und die gegenüber liegenden Condylenflächen gleichfalls zurecht gestutzt. Ueberdies wird durch eine Seidensutur, welche durch die Vorderkante beider Gelenkflächen hindurchgeht, die Stabilität der Reposition gesichert. Nun wird die Kapsel, dann das Ligam. patellae proprium, endlich die Haut vernäht und ein Gipsverband in Streckstellung angelegt. Es sei hier bemerkt, dass nicht der mindeste Zug angebracht werden musste, um die beiden Schnittflächen der Ligam. patellae proprium einander zu nähern. Es ist also keinerlei Verkürzung des Musc. quadriceps vorhanden gewesen.

Nach 8 Tagen werden die Hautnähte entfernt; prima intentio.

Gipsverband in leichter Beugestellung.

Nach 2 Monaten wird der Gipsverband behufs Anfertigung eines Modelles für einen Schienenhülsenapparat abgenommen. Es zeigt sich, dass die Reposition unverändert besteht und dass leichte Be-

weglichkeit im Sinne der Beugung vorhanden ist. Die beiden Knie-
gelenksenden weisen aber noch beträchtliche Verschiebbarkeit auf.

Ende Juni, also ca. 7 Monate post operationem ist die pathologische Beweglichkeit der Gelenksenden bereits äusserst gering,
ebenso die Hyperextensionsfähigkeit des Gelenkes. Active Beugung
bis zum Winkel von 60—70 °.

XXXIV.

(Aus dem Universitäts-Ambulatorium für orthopädische Chirurgie des Prof. A. Lorenz in Wien.)

Einiges über Functionsstörung nach Extensorlähmung und über Indication zur Transplantation an der unteren Extremität[1]).

Von

Docent Dr. **Max Reiner,**
Assistent des Ambulatoriums.

Mit 2 in den Text gedruckten Abbildungen.

Bekanntlich war Volkmann der erste, welcher der Frage näher trat, auf welche Weise ein Bein, dessen Kniestreckmusculatur gelähmt ist, seine Gehfunction auszuführen vermag. Er gelangte hierbei zur Ansicht, dass in der überwiegend grossen Mehrzahl der Fälle von Parese oder vollständiger Paralyse des Quadriceps ein Genu recurvatum sich einstellen müsse, unabhängig davon, ob die Flexoren des Kniegelenkes theilweise functionsfähig geblieben sind oder nicht. Zur Erklärung des Mechanismus dieser nach der Seite des gelähmten Muskels hin erfolgenden Deviation zog Volkmann das seither viel citirte Beispiel vom Taschenmesser heran.

So treffend nun dieser Hinweis Volkmann's auf bekannte einfache mechanische Verhältnisse ist, mussten doch betreffs der Allgemeingültigkeit der thatsächlichen Angabe Volkmann's Vorbehalte gemacht werden. Es ist nämlich nicht richtig, dass die Mehrzahl der Patienten mit gelähmtem Quadriceps im Laufe der Zeit durch die Gehfunction ein Genu recurvatum acquirirt. Dies trifft in der Regel nur dann zu, wenn die Beuger des Kniegelenkes in erheb-

---

[1]) Vortrag, gehalten auf dem III. Congress der Deutschen Gesellschaft für orthopädische Chirurgie am 5. April 1904.

licher Weise an der Paralyse participiren. Sind sie dagegen von der Lähmung verschont geblieben oder nur in geringem Grade betroffen, so stellt sich meist eine Contractur nach der Seite der weniger gelähmten Muskeln ein, und die Kranken acquiriren ein Genu flexum. Sie gehen aber trotz des Genu flexum ohne Stütze und werden hierbei gerade von jenem mechanischen Moment unterstützt, welches Volkmann zuerst richtig erkannt, und aus welchem er die Nothwendigkeit einer Recurvation ableiten zu können geglaubt hat. Die Kranken müssen bekanntlich, um im Kniegelenke nicht in dem Momente einzuknicken, in dem das entsprechende Bein in die Stützphase übergeht, ihren Oberkörper stark nach vorne werfen, um dadurch die Schwerlinie des Rumpfes vor die Kniegelenksachse zu bringen und das Gewicht des Körpers im Sinne der Streckung des Kniegelenkes wirken zu lassen. Solche Kranke müssen also bei jedem Schritt eine tiefe Verbeugung nach vorne machen, welche immer in die Stützphase des gelähmten resp. contracten Beines fällt. Diese Bewegung ist äusserst unschön und so auffällig, dass man à distance die Diagnose Quadricepslähmung stellen kann [1]).

Ist die Contractur des paralytischen Kniegelenkes eine hochgradige, dann reicht das Vornüberwerfen des Körpers nicht mehr aus; dann pflegen die Patienten, besonders Kinder und Halberwachsene, durch Vermittelung der auf das Knie aufgestützten gleichnamigen Hand das Körpergewicht direct auf dasselbe zu übertragen und hierdurch das Einknicken zu verhindern.

Sowohl bei Genu recurvatum als auch bei Genu flexum beobachten wir ausserdem sehr oft eine Aussenrollung des contracten Beines. Dieselbe ist manchmal eine Contracturstellung, wenn Muskeln mit einwärts rollender Componente gelähmt sind, dürfte aber zum Theil auch auf eine instinctive Neigung der Patienten zurückzuführen sein, die Bewegungsrichtung des Kniegelenkes senkrecht zur Richtung der Schwerpunktsbeschleunigung beim Gange zu stellen und auch hierdurch der Einknickungsgefahr zu begegnen.

Im ganzen und grossen kennt man also zwei Arten des Ganges bei Quadricepslähmung, u. z.: die eine mit dem Vorschleudern des gelähmten Beines und der Ueberstreckung im Kniegelenke, die andere

---

[1]) Allerdings ist man bei solchen à-distance Diagnosen auch Irrthümern ausgesetzt. So muss beispielsweise bei arthrogener Beugecontractur in der Hüfte, wenn die Beugung so hochgradig ist, dass sie durch Lendenlordose nicht mehr compensirt werden kann, ein ganz ähnlicher Mechanismus eintreten (s. u.).

mit dem Vorbeugen des Körpers und der Beugecontractur des Gelenkes. Die erstere Gangart machen sich vorzugsweise Erwachsene, die eine Lähmung acquiriren, zu eigen.

Ich habe aber wiederholt Kinder und Halberwachsene gesehen, welche mit totaler Quadricepsparalyse behaftet waren, aber keine dieser beiden Gangarten aufwiesen. Sie gingen mit gebeugtem Kniegelenke, aber ohne das oben beschriebene Vorbeugen des Körpers bei jedem Schritt, nur mit einer ganz leichten, kaum merkbaren Vorbeugehaltung. Sie gingen so schön, dass ihre Gangart sich nur wenig von jener normaler Menschen unterschied.

In weiterer Verfolgung dieser auffallenden Thatsache liess sich constatiren, dass diese schöne Gangart trotz Quadricepslähmung nur bei jenen Patienten zu beobachten ist, welche nebst ihrer Kniebeugecontractur auch einen gewissen Grad von Pes equinus besitzen.

Es wird also die bei Quadricepsparalyse sich ergebende Gangart wesentlich modificirt durch den Contracturzustand der übrigen Gelenke des Beines.

Um dem Verständniss der einschlägigen Fragen näher zu kommen, habe ich zunächst getrachtet, bei Fällen mit möglichst incomplicirter Lähmung des Quadriceps den Functionsausfall zu prüfen. Ein recht willkommenes Object bot mir hier ein sehr intelligenter 11jähriger Knabe, welcher nach Poliomyelitis eine nahezu isolirte Lähmung des Quadriceps auf beiden Seiten acquirirt hatte.

Die Attaque war 3 Jahre vorher eingetreten und hatte zu schwerer Schädigung der unteren Extremitäten und der Rumpfmusculatur geführt. Infolge der Lähmung der Rückenmuskeln und halbseitiger Lähmung der Bauchdeckenmuskeln war auch eine paralytische Skoliose aufgetreten. Wenngleich die Skoliose zum grössten Theil geblieben ist, haben sich doch die Rücken- und Bauchdeckenmuskeln zu nahezu normaler Kraft wiederum erholt. An den unteren Extremitäten sind die Adductoren, sowie die Extensoren des Kniegelenkes auf beiden Seiten vollkommen gelähmt. Der Knabe ist absolut nicht im Stande, die Unterschenkel aus der horizontalen Rückenlage dem Zuge der Schwere entgegen zu heben. Das Bestehen eines minimalen Restes von Function der Extensoren des Kniegelenkes lässt sich aber daraus erschliessen, dass bei der Intention, den Unterschenkel zu heben, die seitliche Beweglichkeit der Patella geringer wird. Ferner kann der Knabe, wenn die beiden Unterschenkel herunterhängen, dieselben um etwa 15° aus der Gleichgewichtslage heben, doch ist der Rest der Muskelkraft so gering, dass der Knabe diese minimale Bewegung nicht ausführen kann, wenn er sitzt. Wie er selbst herausgefunden hat, muss er sich zuerst auf den Rücken legen, um mit dem herabhängenden Unterschenkel diese Streckbewegung ausführen zu können. Der Zweck dieses Sichzurücklegens ist klar. Die Verkürzungsfähigkeit des Rectus (denn offenbar handelt es sich um diesen Kopf des Quadriceps) ist so gering, dass sie erst nach Verlängerung des Muskels durch Entfernung der beiden Ansatzpunkte von einander zur Geltung kommen kann. Im übrigen sind alle Muskeln der unteren Extremitäten vollkommen intact. Da der Ausfall der Adductorenwirkung sich nur bei wenigen Versuchen zum Zweck der Functionsprüfung geltend gemacht hat, konnte man denselben meistens vernachlässigen und den Fall als reine Lähmung beider Kniestrecker auffassen.

Dieser Knabe weist nun keine Kniebeugecontractur auf, es sei denn, dass man die eben wahrnehmbare Verringerung der Streckfähigkeit des Kniegelenkes um etwa 3—4 ⁰ als Kniebeugecontractur gelten lassen will.

Wenn der Knabe steht, so merkt man von der Lähmung der Kniestrecker nichts.

Bekanntlich ist auch normalerweise der Quadriceps bei der sogen. bequemen Stehhaltung vollkommen schlaff und unthätig. Es rührt dies daher, dass die Schwerlinie des Körpers vor der Achse des gestreckten Kniegelenkes vorübergeht, so dass nur die Muskelkraft der Beuger des Kniegelenkes in Anspruch genommen wird, u. z. um der Schwerkraft das Gleichgewicht zu halten, resp. die Ueberstreckung des Kniegelenkes zu verhindern.

Auch die vielen Arten des asymmetrischen Stehens beanspruchen nur selten eine Quadricepsfunction.

Mit Ausnahme jener Stehhaltung, welche fast die gesammte Musculatur des Körpers in Anspruch nimmt, das ist also die militärische Grundstellung, fällt dem Quadriceps beim Stehen nur selten und auch dann nur eine äusserst leichte Aufgabe zu.

Beim Gange dagegen hat der Quadriceps in einer bestimmten Phase des Schrittes Spannung zu entwickeln. In dem Moment nämlich, wo das dem Boden aufgesetzte Bein die Rolle des Stützbeines übernimmt, ist es im Kniegelenke noch leicht flectirt, oder es ist aus der vollen Streckstellung, die es kurz vor der Beendigung des Vorschwunges angenommen hatte, wieder in Beugestellung über-

gegangen, gerade bevor die Ferse den Boden berührt hat. Die
Schwerlinie geht in diesem Moment hinter der Achse des Knie-
gelenkes vorbei, wirkt also im Sinne der Vermehrung der Beugung.
Dieser Beugungstendenz nun hat normalerweise die Spannung des
Quadriceps entgegenzuarbeiten.

Wie deckt nun unser Patient den Ausfall?

Einfach durch eine vermehrte Beschleunigung, welche er dem
Schwerpunkt des Körpers durch das jeweilige Stemmbein ertheilt.
Es muss daran erinnert werden, dass auch normalerweise die Gefahr, in der genannten Phase des Schrittes nach hinten umzukippen,
ausser durch die Spannung des Quadriceps noch durch ein zweites
und zwar dynamisches Moment beseitigt wird. In jenem Zeitpunkte
nämlich, wo das hintere Bein den Boden verlässt, ist der Schwerpunkt des Körpers noch gar nicht so weit nach vorn verlagert, dass
die Schwerlinie in die neue Unterstützungsfläche fallen könnte; sie
geht in diesem Stadium nicht nur hinter der Kniegelenksachse,
sondern auch hinter der Ferse des eben nach vorne aufgesetzten
Beines vorüber. Als statisches Problem aufgefasst, ist diese Stellung
demnach auch normalerweise undenkbar. Beim Gehen jedoch wird
der Schwerpunkt durch die Beschleunigung, welche das Hinterbein,
knapp bevor es vom Boden gehoben wurde, dem Körper durch die
kräftige Plantarflexion ertheilt, über diesen todten Punkt hinüber-
geschwungen.

Unser Patient gestaltet nun das Abstossen des jeweiligen
Stemmbeines vom Boden etwas kräftiger und bewirkt dadurch eine
stärkere Beschleunigung des Schwerpunktes, welche, da sie nach
vorne wirkt, die Function des Quadriceps entbehrlich macht. Indem
er aber dadurch eine bestimmte Phase des Schrittes (zeitlich) verkürzt, verliert der Gang ein wenig an Gleichmässigkeit; ausserdem
ist verständlich, dass der Patient, da er eine starke Schwerpunktsbeschleunigung von Seiten des Stemmbeines nothwendig hat, auch
im allgemeinen besser geht, wenn er rasch ausschreiten kann, als
wenn er ein langsames Tempo einzuhalten hat.

Noch in einer zweiten Phase des Schrittes kommt normalerweise die Quadricepsfunction zur Geltung. Wenn das vorne aufgesetzte Stützbein eine starre Strebe wäre, so müsste der Schwerpunkt unter dem Einflusse der ihn vorwärts treibenden lebendigen
Kraft über dem unterstützenden Fusse einen Kreisbogen beschreiben,
dessen Halbmesser durch die Länge des Beines bestimmt ist. Die

Höhe dieses Bogens wird nun normalerweise dadurch beträchtlich verringert, dass das Stützbein fast um 15° (R. du Bois-Reymond) im Knie gebeugt wird, um dann erst, wenn der Schwerpunkt senkrecht über dem Fusse steht, in Streckung überzugehen.

Unserem Patienten gestattet nun zwar seine kräftige Schwerpunktsbeschleunigung auch eine leichte Kniebeuge, jedoch nicht in normalem Ausmaasse. Die Folge davon ist, dass er, wie aus den obigen Ausführungen verständlich wird, dem Schwerpunkte seines Körpers höhere Elongationen in verticaler Richtung ertheilen muss, als es de norma der Fall ist. Von der Richtigkeit dieser Thatsache konnte man sich durch Beobachtung seines Scheitels beim Gange überzeugen.

Im Ganzen und Grossen unterscheidet sich also sein Gang von dem normalen durch eine vermehrte horizontale Schwerpunktsbeschleunigung und eine vermehrte verticale Schwerpunktselongation. Diese Differenzen sind aber bei dem Gange auf ebenem Boden des Zimmers so gering, dass sie einer oberflächlichen Beobachtung fast entgehen. Bei dem Gang auf dem unebenen Boden der Strasse wird der Unterschied auffälliger, wobei allerdings auch noch der Ausfall der Adductorenwirkung bei der Erhaltung des Aequilibriums in Betracht kommen dürfte.

Viel wichtiger als die Function beim Gehen und Stehen ist jene Function, welche der Quadriceps als synergistischer Agonist beim Aufstehen und Treppaufsteigen zu erfüllen hat.

Das Aufstehen beruht auf dem Zusammenarbeiten der Strecker des Unterschenkels, des Knies, des Beckens und des Rumpfes. Durch die plötzlich frei werdende grosse Spannung in den genannten Extensorgruppen wird dem Schwerpunkt des Körpers die nothwendige Beschleunigung nach vorne oben ertheilt. Es hängt ganz von der Geschwindigkeit, mit welcher die Bewegung ausgeführt wird, ab, in welcher Lage die Schwerlinie des Körpers und die durch die Fusssohle repräsentirte Stützfläche sich zu einander befinden müssen. Befindet sich der Schwerpunkt ziemlich weit hinter der Unterstützungsfläche, so kann das Sicherheben vom Sitze nur in raschem Tempo erfolgen. Durch die dem Schwerpunkte ertheilte lebendige Kraft gelangt er sehr bald über die Stützfläche. Soll das Aufstehen langsam erfolgen, dann muss schon vorher die Schwerlinie über die Unterstützungsfläche gebracht werden, entweder durch Anziehen des Fusses unter den Sitz oder durch starke Vorneigung des Rumpfes.

Ist nun der Synergismus der Bewegung, wie in unserem Fall, durch das Fehlen der Quadricepswirkung gestört, so ist das Aufstehen in den geschilderten Abarten überhaupt nicht mehr möglich. Die Art und Weise, wie der Patient die Aufgabe des Sicherhebens durchführt, hängt nun ganz davon ab, wie hoch sich die Sitzfläche, die der Patient einnimmt, über dem Fussboden befindet. Ist der Sitz für ihn relativ hoch, wie es die gewöhnlichen Subsellien für den 11jährigen Knaben naturgemäss sind, so gelingt ihm das Aufstehen vom Stuhle am leichtesten. Er beugt seinen Oberkörper ein wenig nach vorne und streckt die Oberschenkel gegen das Becken, so dass die Hinterflächen der Oberschenkel eine schiefe Ebene darstellen, an welcher er entlang der Vorderkante der Sitzfläche herunterrutscht. Dadurch, dass er sich nicht auf die volle Sohle, sondern auf die Fussspitze fallen lässt, wirkt eine Componente der Tricepsspannung im Sinne der Beugung des proximalen Tibiaendes nach hinten, d. h. im Siune der Streckung des Kniegelenkes.

Unter weiterer Vorbeugung des Körpers sowie unter weiterer Anspannung der Glutaei und der Wadenmuskeln schiebt er seinen Schwerpunkt weit genug nach vorne, um rasch die vollständige Aufrichtung des Körpers durchführen zu können. Im ganzen bringt er das Aufstehen von einem relativ hohen Sitz rasch fertig.

Muss sich Patient von einer Sitzfläche erheben, die niedriger ist als die vorher in Betracht gezogene, die sich also in Kniehöhe oder noch etwas tiefer befindet, so stützt er seine beiden Hände an der Vorderkante der Sitzfläche, aussen neben beiden Oberschenkeln auf, und hebt seinen Körper zunächst mit Hülfe der Oberarmkraft, bis der Grad der Kniebeugung so weit vermindert ist, dass er mittelst der Spannung der Glutaei und der Tricipites, sowie mittelst der Vorneverlagerung des Schwerpunktes seines Körpers den Rest der Streckung vollführen kann.

Von einem niederen Schemel kann er sich in derselben Weise nur erheben, wenn er neben demselben höher gelegene Stützpunkte für seine Hände findet. Sind solche dagegen nicht vorhanden, so dreht er sich auf dem Schemel um, so dass er auf demselben kniet, und erhebt sich nun, indem er sich an seinem eigenen Körper ebenso hinaufrankt, wie wir es etwa bei Kindern mit progressiver Muskelatrophie zu sehen gewohnt sind. Ebenso muss er es anstellen, wenn er sich direct von dem Erdboden erheben will. Selbstverständlich ist es dem Patienten ganz unmöglich, eine Kniehocke auszuführen.

Als antagonistische Synergisten haben die Kniestrecker beim Niedersetzen und Treppabsteigen zu fungiren. Der Oberschenkel beugt sich beim Niedersetzen successive gegen den Unterschenkel. Da die Schwerkraft im Sinne der Vermehrung dieser Beugung wirkt, muss der Quadriceps Spannung entwickeln, um der Schwerkraft entgegen zu wirken und die Bewegung zu einer dosirten, gleichmässigen zu gestalten.

Unser Patient deckt den Ausfall des Quadriceps beim Niedersetzen, ähnlich wie wir es früher beim Aufstehen gesehen haben, am leichtesten, wenn er einen Sitz einnehmen soll, der für ihn relativ zu hoch ist. Auf einen der gewöhnlichen Stühle setzt er sich, indem er sich zunächst hart vor denselben hinstellt, seine hinteren Oberschenkelflächen an die vordere Kante der Sitzfläche anlehnt, und diese Stellung zugleich durch Vorbeugen des Körpers sichert. Dann lässt er sich, indem er das Rumpfgewicht zurückwirft, auf die Sitzfläche niedersinken, wobei die Bewegung dadurch moderirt wird, dass die Oberschenkel an der Kante der Sitzfläche eine Stütze finden. Ist das Subsellium niedriger, so muss er sich, wenn er keine Gelegenheit hat, sich mit den Händen an einer höher gelegenen Handhabe zu stützen, auf dasselbe fallen lassen. Die normalerweise beim Niedersetzen eintretende Bewegung des proximalen Tibiaendes nach vorn bleibt hierbei aus und der Oberschenkel knickt im Knie einfach nach rückwärts um.

Sehr interessant ist die Art und Weise, wie der Patient die fehlende Quadricepswirkung beim Treppabsteigen ersetzt. Hierbei hat bekanntlich der Quadriceps des (hinteren) Stützbeines Spannung zu entwickeln, um durch die Beugung im Kniegelenke die Verkürzung des Beines um die Höhe der Stufe zu bewirken.

Unser Patient weiss nun in der Art ohne diese Verkürzung auszukommen, dass er die dem jeweiligen Schwungbeine entsprechende Beckenhälfte nach vorne dreht, so dass das Schwungbein jetzt oberhalb der unteren Stufen schwebt, und nun lässt er sich einfach auf dieses vordere Schwungbein resp. auf die untere Stufe niederfallen. Er lässt sich aber nicht auf die Sohle des Schwungbeines nieder, sondern bloss auf die Fussspitze und gewinnt dadurch nach zweierlei Richtung. Erstens verringert er die Fallhöhe um die durch die Equinusstellung gewonnene Verlängerung des Beines, und zweitens

sichert er durch den Zug des gespannten Triceps seinem oberen
Tibiaende und dadurch auch dem Kniegelenke eine nach rückwärts
wirkende Componente, so dass er sich auf das Schwungbein fallen
lassen kann, ohne die Gefahr des Zusammenknickens im Kniegelenke
im Momente des Auffallens fürchten zu müssen.

Resumirend wollen wir also constatiren, dass die Lähmung der
Extensoren des Kniegelenkes, wenn der Eintritt schwerer Contracturen verhütet wurde, nur im geringen Grade beim Gehen und Stehen
störend empfunden wird, dass sie aber beim Niedersetzen und Aufstehen sowie beim Treppensteigen, selbst wenn keine Contractur vorhanden ist, eine schwere Störung verursacht.

Die beim Gehen und Stehen öfters nothwendig werdende Function dieser Muskelgruppe kann zwar (abgesehen von der Wirkung
der Schwerkraft) noch in anderer Weise zum Theil ersetzt werden.
Es ist nämlich verständlich, dass eine (Rückwärts-)Streckung des
Oberschenkels im Hüftgelenke, verbunden mit gleichzeitiger Rück-
wärtsdrehung des Unterschenkels im Talocruralgelenke, eine rein
passive Streckung des Kniegelenkes bewirken kann (R. du Bois-
Reymond). Von diesen Hilfsmitteln macht unser Patient, wie wir
gesehen haben, ausgiebigen Gebrauch; er benützt also die Glutaei
und die Tricipites zur Extension im Kniegelenke. Bei jenen Bewegungen jedoch, welche, wie das Hinsetzen und Aufstehen, das
Treppauf- und Treppabsteigen, auf dem kräftigen Synergismus aller
drei grossen Extensorgruppen beruhen, fällt der Ausfall einer Gruppe
natürlich schwer ins Gewicht.

Welche Aussichten bieten sich nun, wenn man versucht, die
verloren gegangene Quadricepsfunction durch Transplantation gesunder
Muskeln zu ersetzen? Man braucht bloss das gross angelegte und
modernste Buch über diesen Gegenstand, jenes von Vulpius, zur
Hand zu nehmen und das Resumé über das Kapitel: „Die Sehnenverpflanzung am spinalgelähmten Oberschenkel" S. 187 aufzu-
schlagen, um sofort die Beantwortung der Frage zu erhalten. Sie
lautet: „Der functionelle Erfolg ist gerade hier so überraschend,
dass er auch hartnäckige Zweifler überzeugen muss", und weiter:
„Selbst wenn die active Streckung nicht oder nicht in erheblichem
Grade erzielt wird, zeigt sich doch oft eine wesentliche functionelle

Besserung, indem das Gehen ermöglicht wird, das vorher wohl hauptsächlich durch die Action der Beuger gestört wurde."

Von diesen beiden Sätzen scheint mir der zweite den Geltungsbereich des ersten doch wesentlich einzuschränken. Ich bin sogar durchaus geneigt, jeden Fall von Sehnentransplantation zum Ersatze des Quadriceps, infolge deren sich nur die vorher fehlende Gehfähigkeit wieder hergestellt hat, während die active Streckfähigkeit ganz oder zum grossen Theil ausgeblieben ist, als einen vollständigen Misserfolg des Transplantationsversuches zu bezeichnen. Die Wiederherstellung der Gehfunction ist auch vor der Transplantationsära bei einseitiger und oft selbst bei doppelseitiger Quadricepslähmung, bloss durch das modellirende Redressement der Kniecontractur möglich gewesen, und so kommt auch jetzt dieser Gewinn sehr oft lediglich auf das Conto des implicite vorgenommenen Redressements, nicht auf jenes der Transplantation. Aber auch dann, wenn das Erheben des Beines aus der Rückenlage bei völliger Streckhaltung des Kniegelenkes möglich ist, ist damit noch nicht ein grosser Erfolg bewiesen, weil diese Bewegung, die im gewöhnlichen Leben ausser zum Zwecke der ärztlichen Untersuchung kaum jemals zur Anwendung kommt, nur einen geringen Kraftaufwand erfordert, während jene Bewegungen, bei welchen die Quadricepswirkung unerlässlich ist, eine sehr hohe Kraftentfaltung des Muskels beanspruchen. Die Mittheilungen über erfolgreiche Versuche zum Ersatze des Quadriceps müssten, glaube ich, gerade darüber ausführlicher berichten, wie der Patient sich beim Aufstehen und Niedersetzen, beim Treppensteigen, bei der Kniehocke etc. verhält. Hierbei darf allerdings nicht übersehen werden, dass bei einseitiger Affection die Function des intacten Beines zum Zustandekommen der genannten Bewegungen vielfach allein ausreicht.

Ueberhaupt liegen die Bedingungen für erfolgreichen Ersatz des Quadriceps durch Muskeltransplantation nicht so günstig, als im allgemeinen angenommen zu werden scheint. Um sich hierüber eine klare Vorstellung verschaffen zu können, erscheint es nothwendig, die Kraft, welche die Extensoren des Kniegelenkes normalerweise aufbringen, mit jener Kraft zu vergleichen, welche die Beuger des Kniegelenkes, die ja in erster Linie bei jedem Transplantationsplane in Betracht kommen, normalerweise zur Verfügung haben. Für normale Verhältnisse sind diese Kräfte durch Herz und Bum vermittelst des von Herz construirten Gewicht-Hebel-Dynamo-

meters gemessen worden. Sie lassen sich aber nicht durch eine
einzige Zahl ausdrücken, wie aus Folgendem hervorgeht. Beispielsweise ist eine Muskelgruppe A ohne weiteres im Stande, eine Last
von einem bestimmten Gewicht zu heben, während eine Muskelgruppe
B dieselbe Last nicht bewältigt. Aber die scheinbar schwächere
Muskelgruppe B kann vielleicht ein wenn auch kleineres Gewicht
um so viel höher heben als die Gruppe A, dass sie damit eine grössere
Gesammtarbeit leistet als die stärkere, aber eine geringere Hubhöhe erzielende Gruppe A.

Diese beiden verschiedenen Aeusserungen der Muskelkraft
werden als „mittlere Zugkraft" und als „specifische Energie" des
betreffenden Gelenkmuskelapparates bezeichnet. Herz und Bum
haben dieselben an allen in Betracht kommenden Bewegungen des
menschlichen Körpers gemessen und, auf relative Werthe reducirt,
tabellarisch zusammengestellt. Diese Tabelle gibt uns ein Mittel an
die Hand, wenigstens annähernd die Zugkraft zu bestimmen, welche
jeder einzelnen Muskelgruppe zukommt, wenn wir bei einem Individuum auch nur die Zugkraft einer einzigen Muskelgruppe kennen.
Zum Zwecke des Vergleichs der gewonnenen Resultate wäre es gewiss von Vortheil, wenn die Autoren, die über glücklich transplantirte Fälle berichten, in Zukunft dieselben auch durch Zahlen prä-
cisirten. Diese Zahlen wären mittelst des Gelenkdynamometers am
transplantirten Gelenke, sowie zum Vergleiche auch an anderen voll-
kräftigen Gelenken desselben Individuums zu gewinnen.

Um aber wieder zur Kniegelenksbewegung zurückzukommen,
wollen wir das gegenseitige Kräfteverhältniss der Beuger- und der
Streckergruppe kennen lernen. Um relative Vergleichszahlen zu
erhalten, mussten Herz und Bum die mittlere Zugkraft und die
specifische Energie der Bewegung eines bestimmten Gelenkes als
Vergleichsgrösse aufstellen. Sie wählten hierzu das Kniegelenk und
setzten die mittlere Zugkraft der Kniestreckung = 100, ebenso
die specifische Energie derselben Bewegung = 100 Arbeitsein-
heiten.

Für die Kniebeugung lauten nun die resp. Zahlen der
mittleren Zugkraft und der specifischen Energie 82 und 115. Das
heisst, die Kniebeuger vermögen, wenn ihre Hubhöhe voll ausgenützt
werden kann, im ganzen mehr Arbeit zu leisten als die Strecker.
Wenn von ihnen aber nur jene kleinere Hubhöhe in Anspruch genommen wird, welche der Streckbewegung normalerweise eigen

ist und den auf die Streckseite transplantirten Beugern gleichfalls
zu eigen wird, dann können alle Beuger zusammengenommen noch
nicht die Leistung aufbringen, welche jener der Strecker adäquat wäre.

Weiters muss betont werden, dass es durchaus unstatthaft wäre,
etwa die gesammten Beugemuskeln zu transplantiren, um eine kräftige
Streckwirkung zu gewinnen. Der Ausfall der Beuger würde, wie
immer von neuem bestätigte Erfahrung lehrt, unfehlbar zu einer
Recurvation des Kniegelenkes führen. Ist doch die Auffassung, dass
die Ueberstreckung des Kniegelenkes beim Gehen, Stehen etc. durch
den intraarticuläen Hemmungsapparat des Gelenkes verhindert wird,
längst als irrthümlich erkannt worden. Die Beugemuskeln des Kniegelenkes sind es, welchen die wichtige Aufgabe zufällt, die Ueberstreckung des Kniegelenkes jeweilig durch rechtzeitige Contraction
zu verhindern. Der vollständige Wegfall der Beugemusculatur hat
also Genu recurvata schwersten Grades zur Folge, welche sich unter
dem Einflusse des Körpergewichtes und der Zugwirkung der neu
gewonnenen Strecker entwickeln. Ein solcher Patient ist aber viel
ärger daran, als ein mit einer ganz leichten Kniebeugecontractur
behafteter. Denn während bei Lähmung des Quadriceps, wenn nur
die Beuger intact sind, die durch das Redressement erreichte Streckstellung durch entsprechende Pflege des Gelenkes, tägliche Belastung
im Sinne der Streckung mittelst eines Schrotsackes etc., also überhaupt durch gymnastische Einwirkungen dauernd erhalten werden
kann, ist der Gymnast dem Genu recurvatum gegenüber vollkommen
machtlos. Der Patient muss jetzt zur Verhinderung weiterer Ueberstreckung einen Apparat tragen, den er sonst hätte entbehren können.
Es wäre gewiss von grossem Interesse, wenn die Autoren ihre Fälle
darauf hin nachprüfen und feststellen wollten, in wie vielen ihrer
Fälle sich diese unerwünschte Folgeerscheinung eingestellt hat.

Es ist also durchaus unrichtig, wenn gesagt wird, „dass es sich
empfiehlt, möglichst viele Muskeln heranzuholen“.

Es ist auch die Angabe fehlerhaft, dass, „was die Einbusse an
activer Beugungsfähigkeit anlangt, die natürlich durch die Verlagerung der drei Flexoren entstehen muss, dieselbe unbedeutend sei
im Vergleiche zum Gewinn“.

Endlich ist auch die tröstliche Versicherung irrthümlich, dass
„der Gastrocnemius eine immerhin noch bemerkenswerthe Beugefähigkeit behalte“; denn bei der gewöhnlichen Beanspruchung, wo
der Fuss am Boden festgestellt und der Körper der bewegte Theil

ist, wirkt der Gastrocnemius als Strecker, nicht als Beuger des Kniegelenkes.

Ich glaube also, dass man es sich zur Regel machen
müsse, nur in solchen Fällen die verloren gegangene
Function des Quadriceps durch Transplantation zu
ersetzen, wo auch genügend wirksame Antagonisten
in Form von Kniebeugern reservirt werden können.

Auch der von Vulpius vor Jahresfrist ausgesprochene Satz,
dass nicht der Befund einer Quadricepslähmung an sich, sondern nur
der Nachweis erheblicher Functionsstörung die Indication zur Transplantation abgeben dürfe, bedarf demnach einer gewissen Correctur,
weil bei dieser Indicationsstellung nur die Gehfunction in Betracht
gezogen wurde und auch die oben geschilderten Verhältnisse unberücksichtigt geblieben sind.

Ausser den Beugern kommen der topographischen Lage nach
allerdings noch der M. sartorius, die Adductoren und der M. gracilis
in Betracht, von welchen der letztere als „Kraftspender" wohl nicht
schwer in die Wagschale fällt, während die Adductoren sich zur Transplantation wohl nicht besonders eignen. Zur Verhütung des Eintrittes
eines Genu recurvatum müssen Beuger stehen bleiben, und da überdies
weder ein Genu valgum noch ein Genu varum producirt werden
soll, so muss je ein Beuger an der lateralen und an der medialen
Seite des Kniegelenkes verbleiben. Da man überdies den Biceps
kaum wird spalten können, so ergibt sich von selbst die Regel, nur
dann zu transplantiren, wenn alle vier oder oder fünf genannten
Muskeln intact geblieben sind, und als Kraftspender nur zwei von
ihnen zu verwenden, und zwar den M. sartorius einerseits und den
M. semitendinosus oder den M. semimembranosus andererseits.

Es ist schon einleitend hervorgehoben worden, dass die Function des Beines bei Quadricepslähmung wesentlich vom Contractur-
zustande der übrigen grossen Gelenke desselben Beines beeinflusst
wird. Es bestünde beispielsweise eine Beugecontractur im Hüftgelenke. Ist dieselbe gering, so kann sie der Patient durch Lordose
im Lumbalsegmente vollständig compensiren, und die Function des
Beines wird kaum leiden. Denn durch die Lordose wird der Schwerpunkt des Rumpfes nach vorne verlagert, die Schwerlinie fällt vor

dem Kniegelenke herunter, wirkt also im Sinne der Streckung auf
dasselbe. Ist die Beugecontractur grösser, so wird sie nicht mehr
vollständig compensirt werden können und ein Theil derselben bleibt
auch im Gehen manifest; jetzt wird in dem Momente, wo das vordere
Bein aus der Schwungphase in die Stützphase tritt, die Unterstützungsfläche vor die Schwerlinie zu stehen kommen, die Schwerkraft wirkt jetzt im Sinne der Beugung des Kniegelenkes, und die
Erhaltung des Körpergleichgewichtes wird erschwert oder ganz unmöglich gemacht.

In ähnlicher Weise ist es mit dem Sprunggelenke und den
übrigen Gelenken des Fusses bestellt. Fassen wir zunächst den
kräftigsten Muskel des Fusses, den Wadenmuskel, ins Auge, so hat
dieser zunächst die statische Aufgabe zu erfüllen, den Unterschenkel
auf dem Fusse beim Stehen im Gleichgewicht zu halten; da die
Tibia normalerweise etwas nach vorne übergeneigt ist, fällt die
Schwerlinie des Körpers vor dem Sprunggelenke herunter. Die Schwerkraft würde also die Neigung der Tibia nach vorne noch vermehren,
wenn ihr die Spannung der Wadenmusculatur nicht das Gleichgewicht
halten würde.

Die beistehende Fig. 1 illustrirt die einschlägigen Verhältnisse.
Der Fuss _d e_ ist auf dem Boden aufgesetzt. Die Schwerlinie _a b_
fällt vor dem Drehpunkte des Systems in _c_, das
ist vor der Sprunggelenksachse, herunter, sucht
also den Winkel _a c d_ zu verkleinern. Die in der
Richtung _a e_ wirkende Kraft des M. gastrocnemius
würde für sich allein den Winkel _a c d_ vergrössern,
wirkt also genau im entgegengesetzten Sinne als
die Schwerkraft und kann ihr das Gleichgewicht
halten.

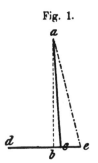

Fig. 1.

Nun denken wir uns den Muskel _a e_ verkürzt
(Fig. 2), wobei es für die Betrachtung vorläufig
gleichgiltig ist, ob die Verkürzung die Folge einer
willkürlichen Contraction oder einer pathologischen Contractur ist.
Die Verkürzung des Muskels involvirt eine Annäherung der beiden
Insertionspunkte desselben. Wird diese Annäherung von dem Punkte _a_
allein besorgt, so bedeutet dies eine Streckbewegung im Kniegelenke, welche so lange währen kann, als es der Hemmungsapparat
des Gelenkes gestattet. Die weitere Annäherung muss vom Punkte _c_
geleistet werden. Damit wird _e_ gehoben, _d_ gesenkt und es resul-

tirt Spitzfussstellung. In dem Momente aber, als das Auftreten in Spitzfussstellung erfolgt, ändern sich die mechanischen Verhältnisse am Fusse wesentlich. Denn jetzt ist ein neuer Drehpunkt geschaffen, der durch die Capitula metatarsium repräsentirt wird und vor der in *b* auftreffenden Schwerlinie sich befindet. Fassen wir also nun zunächst den Fuss und Unterschenkel als starres System auf, bei welchem ein Drehpunkt im Sprunggelenke nicht existirt, so wirkt jetzt die Körperlast nicht mehr im Sinne der Vorwärtsdrehung des oberen Tibiaendes, sondern im Sinne der Rückwärtsneigung desselben, und diese Tendenz bleibt so lange gewahrt, als sich die Schwerlinie des Körpers noch hinter dem neuen Drehpunkte befindet. Ein Patient mit einem spastischen Pes equinus infolge Contractur des Triceps surae gewinnt also durch die Rumpflast eine kräftige Componente zur Streckung des Kniegelenkes.

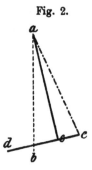

Fig. 2.

Bevor wir diesen Fall weiter verfolgen, müssen wir gleich dem etwaigen Einwande begegnen, warum unser 11jähriger Knabe mit Quadricepslähmung nicht willkürlich auf den Fussspitzen einherschreitet, wenn diese Fussstellung bei vielen Formen der Beanspruchung in dem Sinne nützlich ist, die sonst dem Quadriceps zukommende Function der Kniestreckung zu übernehmen? Er thut dies beim Gehen deshalb nicht, weil ein schwacher Grad von Spitzfuss eine enorme Beanspruchung der Zugkraft des M. triceps nothwendig hat, welche für die Dauer nicht aufgebracht werden kann. Für kurzdauernde Beanspruchungen, z. B. beim Treppabsteigen, macht er, wie wir gesehen haben, von diesem mechanischen Moment Gebrauch. Wir wissen von Coxitikern mit geringgradiger Verkürzung des Beines, dass dieselben ihren geringen Grad von Verkürzung niemals durch leichten Spitzfuss ausgleichen. Viel lieber übercorrigiren sie die Verkürzung durch hochgradigen Spitzfuss, weil sie mit einer um so geringeren Innervation des M. triceps auskommen, je mehr sie die Capitula metatarsium unter das Sprunggelenk zu bringen im Stande sind. Dass durch diese Uebercorrectur die Adductionsneigung der kranken Hüfte wieder gefördert wird, ist freilich eine unerwünschte Zugabe.

Besteht nun aber bei einem quadricepslahmen Patienten ein leichter Grad dauernder Contractur des Triceps surae, so hat der

Muskel naturgemäss keine active Arbeit zu leisten, um die Spitzfussstellung einzuhalten. Die Schwerkraft trachtet, das ganze System
d e a um *d* als Drehpunkt nach hinten zu drehen, und deshalb trifft
auch der in Fig. 2 supponirte Fall zu, dass *c* als Drehpunkt nicht
existirt. Die durch die Spitzfussstellung veränderte Mechanik des
Fusses kommt dem Kniegelenke zu gute, so dass dasselbe bei
Quadricepslähmung jetzt auch dann noch gestreckt erhalten bleibt,
wenn die Schwerlinie nicht mehr vor der Achse desselben vorbeizieht.

Dies alles gilt aber nur insolange, als der Projectionspunkt
der Schwerlinie *b* hinter dem Unterstützungs- oder Drehpunkte *d* sich
befindet. In dem Momente, als die Schwerlinie über diesen Punkt
nach vorne wandert, tritt wieder der umgekehrte Fall ein, die
Schwerkraft wirkt wieder im Sinne der Vorwärtsneigung des proximalen Tibiaendes, also wieder im Sinne der Beugung des Kniegelenkes.

Deshalb geht auch der Vortheil der Spitzfussstellung bei Quadricepsparalyse wieder verloren, wenn es sich um höhere Grade
handelt. Denn erstens wird bei Steilstand der Linie *d e* die Projection derselben auf die Horizontale verkleinert und damit die Gefahr vergrössert, dass die Schwerlinie vor den Unterstützungspunkt
gelangt; zweitens erfordert jeder höhere Grad von Spitzfussstellung
eine stärkere Vorneigung der Tibia, so dass auch darum wieder das
Kniegelenk und die Schwerlinie des Körpers vor den Unterstützungspunkt gelangen würde.

Wenn wir also aus dem bisher Vorgebrachten den Schluss
ziehen, dass für einen mit Quadricepsparalyse behafteten Patienten
ein leichter Grad von spastischem Spitzfuss von grossem Nutzen sei,
so haben wir damit den Fall im Auge gehabt, dass der Spitzfüssige
wirklich mit der Fussspitze auftritt, was aber nicht immer der Fall
ist. Sehr viele Spitzfüssige treten mit der vollen Sohle auf, haben
aber dafür ein Genu recurvatum.

Wir kommen damit zur Beurtheilung eines weiteren Factors
zur Contracturbildung im Kniegelenke bei Quadricepsparalyse. Von
zwei Patienten, welche ganz gleiche Lähmungszustände am Oberschenkel aufweisen, wobei aber die Beuger noch über die Strecker
des Kniegelenkes etwas überwiegen können, wird derjenige mit normalem Triceps in der Regel ein Genu flexum acquirirt haben. Beim
zweiten aber, der nebenbei mit spastischem Pes equinus behaftet ist,
wird sich sicherlich ein Genu recurvatum eingestellt haben.

Es gibt ausserdem Patienten in grosser Zahl, bei welchen die Lähmung so vertheilt ist, dass sie eine vollständige Paralyse des Quadriceps, keine oder eine nur geringe Parese der Beuger und nebenbei noch einen leichten Grad von Spitzfuss aufweisen. Diese Patienten sind beim Gehen sehr gut daran. Denn so oft dieses Bein in der Phase des Stützbeines sich befindet, wird in dem durch den M. triceps und den Fuss repräsentirten elastischen Systeme Kraft aufgespeichert, welche in dem Momente als lebendige Kraft frei wird, als es als Stützbein functionirt. Diese Patienten gewinnen also auch aus ihrem gelähmten Stemmbeine einen gewissen Grad von Schwerpunktsbeschleunigung.

Im Gegensatze hierzu weist derjenige Patient, der nebst seiner Quadricepslähmung und seiner Spitzfussstellung noch ein Genu recurvatum acquirirt hat, eine viel schwerere Gangstörung auf. Dieser kann wegen der Rückwärtsneigung seiner Tibia den Fuss nicht vom Boden abwickeln, er muss ihn senkrecht vom Boden abheben. Um dies thun zu können, muss er immer erst sein gesundes Bein neben das gelähmte hingestellt haben. Er gewinnt daher nicht nur keine Schwerpunktsbeschleunigung, wenn sein gelähmtes Bein aus der Stützphase in die Schwungphase übergeht, sondern muss im Gegentheil den Rest der lebendigen Kraft, welchen er von der Wirkung seines gesunden Beines noch besass, in diesem Momente aufzehren.

Für die Praxis ergibt sich daraus die Regel, bei Lähmung der Extensorgruppen des Kniegelenkes einen gleichzeitig bestehenden Pes equinus vollständig zu corrigiren, wenn ein Genu recurvatum vorhanden ist, einen leichten Grad von Spitzfuss jedoch nicht zu corrigiren, wenn ein leichter Grad von Genu flexum vorhanden ist. Ein schwerer Grad von Spitzfuss soll in diesem Falle durch plastische Sehnenverlängerung zu einem leichten Grade umgestaltet werden. Ist der Triceps auch an der Lähmung betheiligt, und ein Pes calcaneus aufgetreten, so schaffe man den bei Genu flexum erwünschten leichten Spitzfussgrad künstlich durch das modellirende Redressement mit darauffolgender Tenodese der Achillessehne.

Es braucht wohl nicht besonders betont zu werden, dass es Ursache mit Wirkung verwechseln hiesse, wenn man in dem letzterwähnten Falle versuchen wollte, den erwünschten Grad von Spitzfussstellung durch einen höheren Absatz im Schuhe herzustellen.

Wir haben jetzt nur noch den Fall in Betracht zu ziehen, dass die Lähmung des Triceps surae für sich allein, also ohne wesentliche Alteration der Oberschenkelmuskeln bestünde. Welche Muskeln wollen wir zum Ersatze des Triceps heranziehen? Darauf ist meines Erachtens nur die eine Antwort möglich: „Gar keinen."

Bezüglich der mächtigen Gruppe der Glutäalmuskeln ist man auch früher auf diesem Standpunkte gestanden, einfach ·aus dem Grunde, weil eine Transplantation aus topographisch-anatomischen Gründen unmöglich ist. Beim Triceps ist topographisch-anatomisch die Möglichkeit zur Transplantation gegeben, und deshalb ist auch transplantirt worden, ohne dass man sich darüber genügend Rechenschaft gegeben hätte, ob durch die Transplantation auch ein einigermassen brauchbarer Ersatz geschaffen werden kann.

Es ist bekannt, dass die Tricepsgruppe eine grössere Fleischmasse besitzt als alle anderen Muskeln des Unterschenkels zusammengenommen. Nach Herz sind die Zahlen für die specifische Energie und die mittlere Zugkraft der Tricepsgruppe 60 und 130. Der Triceps ist daher im Stande, grosse Gewichte zu heben, verfügt aber nur über eine geringe Hubhöhe. Die bezüglichen Zahlen für die Dorsalflexion lauten 47 und 101. (Supination und Pronation sind nicht angeführt.)

Wenn schon deshalb die Chancen, brauchbaren Ersatz für den Triceps zu schaffen, äusserst gering sind, so werden dieselben noch weiter verringert durch einen Umstand, welchen schon Lange gelegentlich der Besprechung seiner Transplantationserfolge bei paralytischem Klumpfusse hervorhebt. Der eine Theil der Patienten ging stets sicher und schön, der andere Theil konnte zwar im Zimmer am ebenen Boden ebenfalls gut gehen, sobald er aber im Freien sich bewegte und auf unebener Strasse gehen musste, wurde der Gang unschön, unsicher und hinkend. Wie die genauere Untersuchung lehrt, war hier die Möglichkeit der activen Supination und Pronation des Fusses ausschlaggebend; der sichere Gang war nur in jenen Fällen möglich, bei welchen der Fuss sich in seiner Stellung jeder Unebenheit des Bodens anpassen konnte.

Es dürfte sich also auch hier als zweckmässig herausstellen, die vorhandenen Muskelkräfte als Pronatoren, Supinatoren und Dorsalflexoren nutzbringend zu verwerthen resp. zu vertheilen, für die Plantarflexion aber keine active Muskelkraft zu vergeuden. Wir haben schon oben gesehen, wie gut die elastische Kraft des durch das

Körpergewicht gespannten M. triceps (sowie des Fusses) ausgenützt werden kann, auch wenn die active Contraction unmöglich ist. Der Triceps gehört eben zu jenen Muskeln, bei welchen die Hubhöhe ausserordentlich gering ist im Verhältniss zur mittleren Zugkraft. Je geringer nun im allgemeinen die erstere im Verhältniss zur letzteren wird, desto öfter kommt der betreffende Muskel in die Lage, lediglich durch eine dauernde und sich gleichbleibende Contraction und die dadurch hervorgerufene Feststellung des Systems zu wirken, als durch den stetigen Wechsel von Anspannung und Erschlaffung. Solche Muskeln werden daher gelegentlich auf ihre Elasticität mehr beansprucht als auf ihre active Verkürzungsfähigkeit.

Ist der Triceps gelähmt, so besteht demnach die therapeutische Aufgabe lediglich darin, einen dauernden Contracturzustand desselben herbeizuführen, und diese Aufgabe ist durch die Tenodese der Achillessehne (an die hintere Fläche von Tibia und Fibula) zu lösen. Die Tenodese ist in diesem Falle auch der Arthrodese vorzuziehen, weil sie die Bewegung nicht vollständig ausschliesst.

Aus dem oben Erörterten ergeben sich die folgenden therapeutischen Gesichtspunkte. 1. Bei Lähmung des Quadriceps ist nur dann zu transplantiren, wenn von den vier, resp. fünf, topographisch-anatomisch hauptsächlich in Betracht kommenden Kraftspendern keiner in seiner Leistungsfähigkeit wesentlich alterirt ist. Zwei Muskeln sind auf die Streckseite zu bringen, die anderen, symmetrisch vertheilt, auf der Beugeseite zu belassen.

2. Ist die Unterschenkelmusculatur und insbesondere der Triceps surae normal, so kann eine vorhandene Kniebeugecontractur mit Vortheil bis zu einer leichten Uebercorrectur (Genu recurvatum) corrigirt werden, vorausgesetzt, dass das Kniegelenk durch genügend kräftige Beuger vor weiterer Recurvation geschützt ist.

3. Besteht gleichzeitig ein leichter Grad von Spitzfuss, so wird eine indifferente Streckstellung des Kniegelenkes oder eine leichte Beugecontractur mit grossem Vortheile belassen. Abweichungen der Fussform im Sinne der Varus- oder Valgusstellung sind selbstverständlich zu corrigiren.

4. Ein schwerer Grad von Spitzfuss ist in solchen Fällen durch Sehnenverlängerung bis zu leichtem Spitzfussgrade zu corrigiren, ein Pes calcaneus durch Tenodese zu einem leichten Equinus umzugestalten.

5. Besteht Spitzfuss bei gleichzeitigem Genu recurvatum, so ist die Equinusstellung vollständig zu corrigiren.

6. Vorhandene Kraftspender am Unterschenkel sind nicht zum Ersatze des Triceps, sondern für die Pronation, Supination und Dorsalflexion zu verwenden. Die Achillessehne wird durch Tenodese mit Tibia und Fibula vereinigt.

XXXV.

(Aus der orthopädischen Abtheilung der Königl. chirurgischen
Klinik zu Breslau.)

Zur Pathogenese und Therapie der Kniegelenkcontracturen[1]).

Von

Dr. **K. Ludloff,**

Privatdocenten der Chirurgie in Breslau.

Mit 44 in den Text gedruckten Abbildungen.

Indem ich mich auf den eben gehaltenen Vortrag meines Chefs,
des Herrn Geheimraths von Mikulicz-Radecki beziehe, durch den
unter anderem ausführlich dargethan ist, weshalb wir uns auf die
Kniegelenkcontracturen allein in unserer Arbeit beschränken, möchte
ich zum Ausgangspunkt meines Vortrages die schematischen Strichpausen unserer Röntgenbilder machen.

Die Anordnung dieser verschiedenen Serien der neurogenen
und arthrogenen Contracturen ist so getroffen, dass in der oberen
a-Reihe immer das gesunde, in der unteren b-Reihe immer das
kranke Knie in derselben Stellung steht, die Patella nach links gerichtet.

Die contracten Kniee sind in ihrer ohne Gewalteinwirkung
möglichen Streckstellung, die gesunden in einer dieser möglichst
gleichen Stellung wiedergegeben.

Betrachten wir zunächst die Gruppe der neurogenen Contracturen (I—IV), so haben wir 3 bei spinaler Kinderlähmung mit
Quadricepsparalyse (2 vor Verknöcherung der Epiphysenfuge, 1 im
25. Lebensjahre) und 1 mit spastischer Contractur nach Poliencephalitis
bei einer 70jährigen Frau.

---

[1]) Vortrag, gehalten auf dem III. Congress der Deutschen Gesellschaft
für orthopädische Chirurgie am 5. April 1904.

Fig. 1.

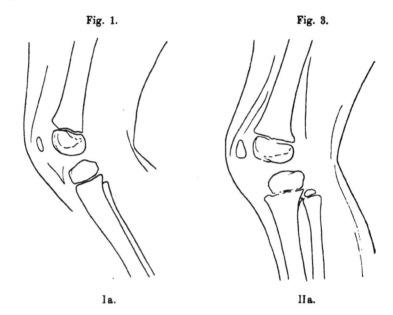

Fig. 3.

Ia.   IIa.

Fig. 2.

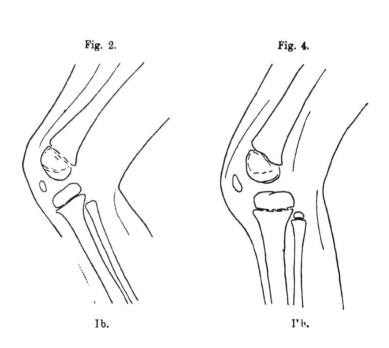

Fig. 4.

Ib.   IIb.

Fig. 5.

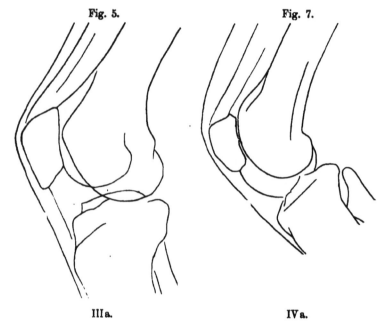

IIIa.

IVa.

Fig. 7.

Fig. 6.

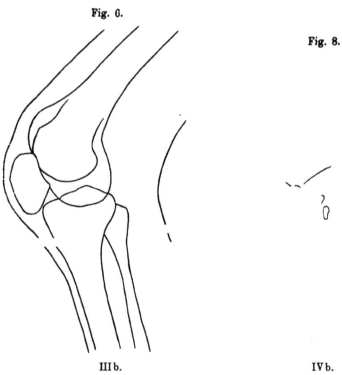

IIIb.

Fig. 8.

IVb.

Bei den 3 fällt zunächst die Schmächtigkeit der Diaphysen des Oberschenkels und Unterschenkels auf, besonders bei I, während die Epiphysen verhältnissmässig wenig verändert sind; nur bei III nimmt auch die Epiphyse an der allgemeinen Knochenatrophie Theil.

Dagegen ist bei allen 3 ein Tiefstand der Patella auf der kranken Seite auffallend; dieselbe liegt hier direct vor dem Kniegelenksspalt, während sie auf der gesunden Seite vor der Femurepiphyse liegt. Bei IIIb ist dieselbe wesentlich kleiner. Eine Subluxationsstellung ist auf dem Röntgenbild allenfalls bei II angedeutet.

Bei IV (der spastischen Contractur) sind die Knochen auf beiden Seiten fast ganz gleich stark, dagegen ist die Femurepiphyse auf der kranken Seite etwas mehr rechtwinkelig abgebogen als auf der gesunden Seite, eine Subluxation besteht nicht.

Der Winkel beträgt bei den 3 ersten ca. 35—70°, bei IV ca. 90°.

Die 3 ersten können ad maximum gebeugt, aber nicht ad maximum gestreckt werden. Während man bei den 3 ersten keine Muskelaction sieht oder fühlt, wenn man sanft untersucht, sieht man bei IV die Ansätze der Beuger coulissenartig vorspringen und fortwährend Spasmen in der Musculatur sich abspielen.

Wir kommen nun zur Gruppe der arthrogenen Contracturen und haben da

1. tuberculöse (V—XIV),
2. eine postosteomyelitische (XV),
3. gonorrhoische (XVI—XVIII).

Bei den tuberculösen betrachten wir zunächst die 7 Paare, bei denen die Epiphysenfugen noch persistiren, dann die 3 Paare der Erwachsenen.

Soweit die Weichtheile angedeutet sind, ragen diese in der b-Reihe (den kranken Knieen) alle in der Gegend der Patella und unterhalb derselben halbkreisförmig viel weiter heraus als bei den gesunden. Besonders hervorzuheben ist in dieser Beziehung noch IX. Während auf der gesunden Seite IXa der „rautenförmige Fleck" zwischen dem unteren Patellarrand, Condylenvorderfläche und Tibiakopf deutlich und klar hervortritt, ist dieser bei IXb undeutlich und von Granulationen erfüllt, die stärkeren Weichtheilschatten werfen. Es ist dies die Stelle der Plicae alares, deren pathologische Veränderung auch auf dem Röntgenbild klar zu erkennen ist; hier auf den Strichpausen konnten die auf den Platten sehr deutlichen Veränderungen nur

schematisch angedeutet werden. Die wichtige Rolle, die diese fungösen
Wucherungen in der Gegend der Plicae alares bei der Entstehung
der Contractur spielen, wird nachher ausführlicher erörtert werden.

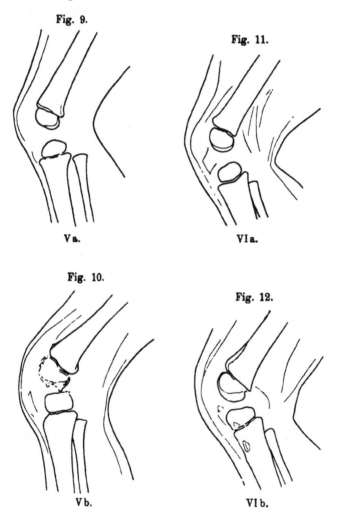

Fig. 9.

V a.

Fig. 11.

VI a.

Fig. 10.

V b.

Fig. 12.

VI b.

Die **Knochen** der einzelnen Paare weisen folgende Unterschiede auf.

1. Die Diaphysen des Oberschenkels erscheinen auf der kranken
Seite überall mehr oder weniger schmächtig, besonders bei VIII b.

2. Die Femurepiphysen nehmen an dieser Verschmächtigung nicht Theil, sondern sie sind alle mehr oder weniger vergrössert,

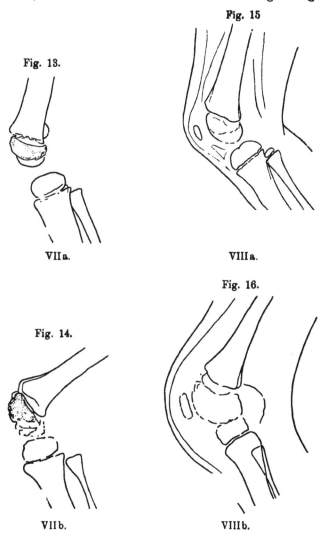

Fig. 13.

VIIa.

Fig. 14.

VIIb.

Fig. 15

VIIIa.

Fig. 16.

VIIIb.

am auffallendsten bei Vb, VIIb, VIIIb und Xb. Diese Epiphysen sind nicht nur in toto vergrössert, sondern sie haben auch unregel- mässige Formen erhalten, besonders die Condylen; und wenn wir ihre Stellung zur Femurachse genauer ins Auge fassen, so finden

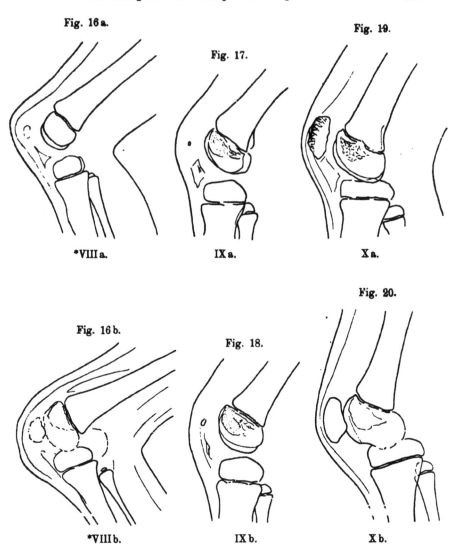

Fig. 16 a.

Fig. 17.

Fig. 19.

*VIII a.   IX a.   X a.

Fig. 20.

Fig. 16 b.

Fig. 18.

*VIII b.   IX b.   X b.

wir, dass die Epiphysen der kranken Seite mehr nach vorn ausgebogen sind.

3. Die Patellen sind auf der kranken Seite vergrössert [1]).

[1]) Cf. Ludloff, Zur Diagnostik der Kniegelenkstuberculose. Langenbeck's Archiv Bd. 71 S. 613.

4. Eine Subluxationsstellung finden wir bei Xb und XIb.

Bei diesem Paar aber erscheint auch auf der gesunden Seite der Unterschenkel etwas nach hinten verschoben.

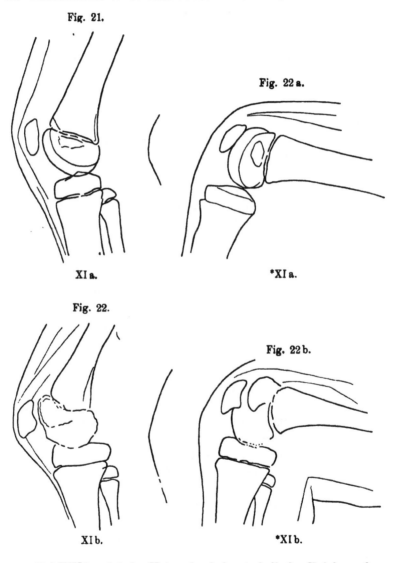

Fig. 21.

Fig. 22 a.

XI a.

*XI a.

Fig. 22.

Fig. 22 b.

XI b.

*XI b.

Bei VIIIb zeigt der Unterschenkel unterhalb der Epiphysenfuge eine leichte Biegung, nach vorn concav.

*VIIIb und *XIb zeigen uns die beiden oben genannten Kniee nochmals in flectirter Stellung, wobei keine Spur von Subluxation wahrzunehmen ist.

Alle haben einen ausgesprochenen Fungus mit Ausnahme von XI. Grösserer Flüssigkeitserguss im Gelenk, Eiter war nicht nachzuweisen. Alle Gelenke stehen in einem Winkel von ca. 40—60°, active Beweglichkeit fehlt, nur bei XI kann der Unterschenkel bis 90° gebeugt werden. In Seitenansicht bieten alle mehr oder weniger das Bild der Subluxation, in Vorderansicht Vergrösserung des Condylus internus und Abweichung im Sinne des Genu valgum oder bei XI des Genu varum.

Hervorspringende Muskelwülste, auffallendes Hervorragen der Sehnenansätze, Contractionszustände der Beugemusculatur konnten nicht constatirt werden.

Bei der nächsten Gruppe, den tuberculösen Kniecontracturen der Erwachsenen, erscheinen weder bei XII noch bei XIII oder XIV die Condylen vergrössert; im Gegentheil, ausser dem Fungus ist bei XIIb eine grössere Zerstörung des Condylus externus und bei XIIIb eine partielle Zerstörung des Tibiakopfes zu finden. Subluxation besteht nicht.

Trotz der Fungusmassen bei XIIIb, der Fungus- und Eiteransammlung bei XIIb und des grossen Ergusses bei XIVb ist die Contractur eine verhältnissmässig geringe. Active Beweglichkeit ist bei XII und XIII ganz aufgehoben, bei XIV herabgesetzt, bei XIIb ist Neigung zur Ueberstreckung vorhanden.

Bei der osteomyelitischen Contractur XV zeigt sich eine unregelmässige Knochenwucherung des Tibiakopfes als Ursache der Contractur, der Unterschenkel ist nach vorn etwas concav verbogen. Eine Vergrösserung der Femurcondylen besteht nicht, eine Subluxation ebenfalls nicht; dagegen sind die Condylen auf der kranken Seite etwas mehr rechtwinkelig abgebogen als auf der gesunden Seite. Der oberflächliche Anblick zeigt scheinbar Subluxation, bei genauerem Zusehen findet man aber, dass die Subluxation bloss vorgetäuscht wird durch eine Verbiegung in der Tibiadiaphyse (concav nach vorn). Das Gelenk lässt sich etwas beugen und strecken. In diesem bescheidenen Umfang ist die Beweglichkeit vollständig frei. Die Bewegung wird vorn und hinten durch knöchernen Widerstand gehemmt.

Bei XVI, XVII, XVIII, Contractur nach Gonorrhöe, ist ebenfalls keine Vergrösserung der Condylen, keine Subluxation, aber geringe

Fig. 23.

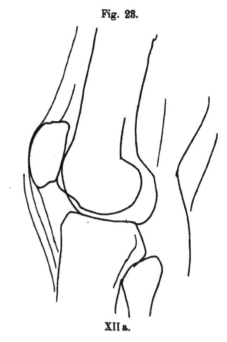

XII a.

Fig. 24.

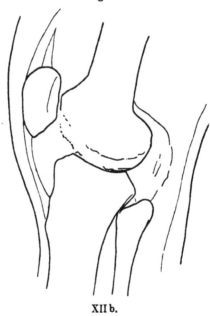

XII b.

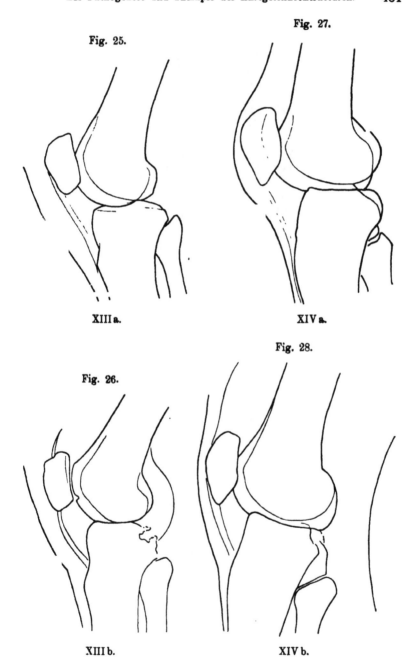

Fig. 25.

Fig. 27.

XIII a.

XIV a.

Fig. 26.

Fig. 28.

XIII b.

XIV b.

Zerstörung und Knochenneubildung der Knochenknorpelgrenze der Femurepiphyse vorhanden. Die übrigen Theile der Condylen und des Tibiakopfes erscheinen im Röntgenbild vollständig normal und weisen keine Knochenerweichung auf. Diese kleinen auf dem Röntgenbild sichtbaren Knochenusuren bei sonst nicht atrophischen Knochen sehe ich für Gonorrhöe als pathognomonisch und für die Differentialdiagnose dieser Erkrankung durch das Röntgenbild für sehr wichtig an.

Fig. 29.

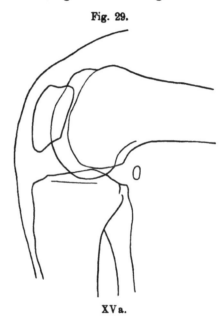

XVa.

Fassen wir das zusammen, was wir Thatsächliches aus dieser Zusammenstellung gefunden haben, so bieten uns

die paralytischen Contracturen: Tiefstand der Patella, Verschmächtigung der Diaphysen, normale jedesfalls nicht wesentlich verkleinerte Epiphysen, geringe Achsenverschiebung der Gelenkcomponenten, mässige Contractur, vollständige Beuge-, aber eingeschränkte Streckfähigkeit,

die spastische Contractur: rechtwinklige Contractur, stärkere Entwickelung der Musculatur, besonders der Beuger und ihrer Ansätze, weder ausgiebige Beuge- noch Streckfähigkeit,

die tuberculösen Contracturen: a) bei Kindern Vergrösserung der Epiphysen mit unregelmässiger Knochenneubildung, Ver-

grösserung der Patella, mässige Achsenverschiebung, aber deutliches
Vorspringen der Oberschenkelepiphyse des Gelenkes, fast aufgehobene
Beweglichkeit, mässige Contracturen ohne Muskelspasmen, b) bei
Erwachsenen geringe Contracturen, partielle Knochenzerstörung ohne
jede Knochenvergrösserung oder Neubildung, keine Subluxationsstellung, höchstens etwas Genu recurvatum, geringe passive Beweglichkeit, ohne Muskelspasmen,

Fig. 30.

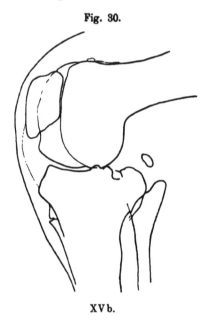

XVb.

    die gonorrhoischen Contracturen: mässige Contractur, par-
tielle Knochenzerstörung an der Knorpelknochengrenze mit kleinen
Knochenauflagerungen, keine Knochenerweichung,
    die osteomyelitische Contractur: rechtwinklige Beugung,
circumscripte Knochenvergrösserung, im kleinen Umfang freie Beweglichkeit.
    Wie können wir nun diese Befunde für die Entstehung der
Contracturen verwerthen? Ehe wir das beurtheilen können, müssen
wir uns erst wieder kurz die normale Anatomie und Physiologie des
Kniegelenkes in die Vorstellung zurückrufen.
    Die Vorderwand des Knies wird durch die fibröse Kapsel
mit dem synovialen faltenreichen Ueberzug, das Lig. patellae, das

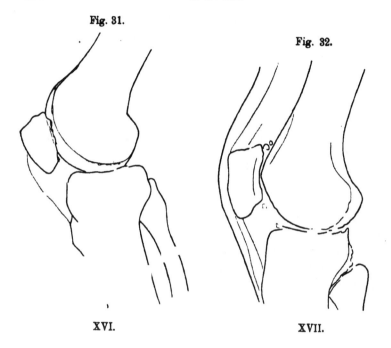

Fig. 31.

Fig. 32.

XVI.   XVII.

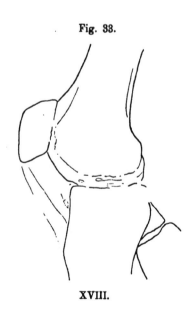

Fig. 33.

XVIII.

Retinaculum patellae und Patella gebildet. Die so gebildete Vorderwand inserirt nur an einer Seite unten am Knochen, oben aber ist sie an die Muskeln angeheftet.

· Die Hinterwand wird durch die fibröse Kapsel, das Lig. arcuatum, Lig. popliteüm obliquum gebildet. Mit dieser hinteren Kapselwand ist mehr oder weniger lose · das Lig. Roberti und das Lig. cruciatum posterius verbunden. Alle diese hinteren Bänder ziehen vom Knochen zum Knochen ohne Einschaltung von Muskeln.

An der lat. Seite liegt das runde Lig. collaterale fibulare, an der medialen Seite das breite Lig. collaterale tibiale. Beide ziehen vom Knochen zum Knochen.

Das vordere Kreuzband setzt sich hinten an der inneren Seite des Condylus lateralis an, das hintere Kreuzband vorn an der inneren Seite des Condylus medialis.

An der vorderen Kapselwand zu beiden Seiten der Patella und nach unten liegen die Plicae alares, die sich in den vorderen Gelenkspalt hineinlegen (cf. Fig. 34).

Fig. 34.

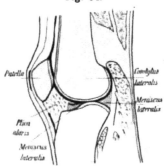

Vom unteren Ende der Patella zieht die Plica synovialis patellae quer durchs Gelenk zum vorderen Kreuzbandansatz.

Ich möchte noch besonders auf die grosse Rolle, die die Lig. cruciata in der Mechanik des Kniegelenks spielen, hinweisen, die selbst bei weitestgehenden Zerstörungen noch intact befunden werden, und auf die Wirkung der Plicae alares zu beiden Seiten der Patella, die bei der Tuberculose des Kniegelenks sehr bald ergriffen und verändert werden.

Die Wirkung der Kreuzbänder sieht man am deutlichsten, wenn man alle übrigen Bänder durchschneidet. Dann kann man

trotzdem das Knie nicht überstrecken, der Ueberstreckung wider-
setzen sich die beiden über einander gedrehten Bänder. Dagegen
kann man bequem den Unterschenkel nach aussen rotiren. Sobald
die Drehung so weit getrieben ist, dass die Tuberositas tibiae unter
dem Epicondylus lateralis steht, laufen die beiden Kreuzbänder
parallel mit einander und der Gelenkspalt erweitert sich. Sobald
aber der Unterschenkel wieder zurückgedreht wird, kreuzen sich die
Kreuzbänder wieder und verkürzen sich wie ein gedrehter Strick,
Tibiakopf und die Condylen werden auf einander gepresst und lassen
sich nicht überstrecken.

Diese Ueberstreckung wird ferner noch weiter gehindert durch
die Ligamente der hinteren Kapselwand. Die Aussenrotation bei
gestrecktem Knie wird verhindert durch das Lig. collaterale tibiale,
das breiter angelegt ist, als das fibulare. Die beiden Seitenbänder
werden gespannt bei der Streckstellung, wobei bekanntlich unter
normalen Verhältnissen die Rotation des Unterschenkels unmöglich ist.

Sobald die Streckung durch Muskelzug aufhört, erschlaffen die
Seiten- und Kreuzbänder etwas durch geringe Zurückdrehung nach
aussen und das Knie flectirt sich; dabei gleitet der Tibiakopf auf
den hinteren Theil des Condylus.

Die Extension ist mit einem Gleiten des Tibiakopfes nach
vorn, die Flexion mit Gleiten des Tibiakopfes nach hinten verbunden.

Die Extension, die Geradestellung des Kniegelenkes ist ein rein
activer, mit Contraction des Quadriceps verbundener Vorgang, wenn
nicht die Schwere bei Rückenlage, oder die Verlagerung des Schwerpunktes nach vorn beim Stehen die Streckung bewirkt.

Die Mittelstellung des Gelenkes ist die, in der sämmtliche
Bänder ohne Muskelaction gleichmässig gespannt oder entspannt sind.
Wir erhalten sie im warmen Vollbad oder durch Injection ins Ge-
lenk nach Bonnet, sie beträgt ungefähr 50^0.

Die Anspannung der Hemmungsbänder gegen die Ueberstreckung tritt bei Neugeborenen und im 1. Jahr schon viel früher
auf, als bei Erwachsenen.

Normale Gelenkconfigurationen, besonders der Knorpel, werden
hauptsächlich im Lebensabschnitt des grösseren Wachsthums nur
durch ihre fortwährende Function erhalten.

Die Kreuzbänder reichen mit ihrer Länge bei ihrer Ueber-

drehung gerade so weit, dass bei normal gestalteten und nicht vergrösserten und verbildeten Condylen die Ober- und Unterschenkel-
achse eine Gerade bilden.

In gestreckter Stellung des Knies werden die Gelenkenden
durch die Wirkung der Kreuzbänder und Seitenbänder fest auf
einander gepresst.

Die Flexionshemmung ist eine rein musculäre. Die Extensions-
hemmung kann schon allein nur durch die hinteren Verstärkungs-
bänder bewirkt werden.

Vorn liegt das Kniegelenk ganz ohne Muskelbedeckung vor
und hinten ziehen auch nur die Köpfe oder die Endsehnen der
Muskeln am Gelenk mehr weniger seitwärts vorbei. Jedenfalls
liegt hier, im Gegensatz zum Hüftgelenk, kein Muskelbauch dem
Gelenk selbst auf.

In welcher Weise verändert sich nun das tuberculös erkrankte
Knie und wie wirken diese Veränderungen auf die Mechanik ein?

Diese Veränderungen des Gelenkes sind ja seit König genug
bekannt, so dass wir des Weiteren darauf nicht einzugehen brauchen.

Sobald die Erkrankung, sei es nun, dass die Synovialis vorher
allein oder der Knochen allein oder beide zugleich afficirt sind, eine
gewisse Ausdehnung im Gelenk erreicht hat, muss zunächst die Streckfähigkeit leiden; denn bei der Streckung durch den Quadriceps werden
die Plicae alares, die Plica synovialis patellae mit der Patella nach
oben gezogen, gezerrt und gedrückt, ebenso werden die Kreuzbänder
und die hintere Kapselwand gespannt, der Unterschenkelkopf gleitet
auf den Condylen nach vorn und wird nun mit Hilfe der oben erwähnten Bänder fest auf die Condylen gepresst und die hintere
Synovialwand gegen den hinteren Theil der Condylen gedrückt.

Sobald nun diese Synovialisfalten (Plicae alares) mit Tuberkeln
übersät sind, werden durch diese Zerrung und Pressung natürlich
heftige Schmerzen ausgelöst. Infolge dessen wird die Quadriceps-
anspannung unterlassen. Wenn diese aufhört, geht das Gelenk
infolge des Zurückfederns der Kreuzbänder in die Mittelstellung
zurück, mehr oder weniger, je nachdem der Patient Rücken- oder
Seitenlage einnimmt. In Rückenlage wird übrigens die Entspannung
nicht etwa durch die Beuger, sondern durch Flexion und dadurch
Erhebung des Oberschenkels in der Hüfte vorgenommen.

Jede einzelne Extension durch Quadricepscontraction verursacht von neuem einen Schmerzanfall, besonders bei Stellungs-

veränderung. Dasselbe gilt ebenso bei der Synovitis gonorrhoica und rheumatica. Je weiter nun diese Synovitis fortschreitet, je grösser die fungösen Massen werden, desto lieber wird das Gelenk in Mittelstellung gelassen, wobei ebensowohl die Synovialfalten der vorderen Kapsel wie die der hinteren nicht entfaltet werden.

Ungefähr zu gleicher Zeit entwickelt sich aber auch, wie wir seit König wissen, der Pannus an den typischen Stellen und auch die Meniskusränder werden von Fungus überwuchert. Dadurch wird zunächst die Gleitfähigkeit des Knorpels beeinträchtigt, und durch diese fungösen Meniskusauflagerungen wird ein Missverhältniss der Gelenkcomponenten zur Länge der Kreuzbänder geschaffen, die, wie gesagt, selbst bei hochgradigen Erkrankungen intact bleiben.

Jetzt wird die Mittelstellung nicht allein mehr wegen der Schmerzen eingehalten, sondern sie kann überhaupt auch bei Streckversuchen nicht mehr aufgegeben werden, da die Knorpel durch die Pannusentwickelung nicht mehr normal gleiten können.

Diese Mittelstellung ist eine rein passive, durch keine zur Kniefunction gehörige Muskelaction bedingte, weder der Strecker noch der Beuger.

Während der Zeit können sich aber auch Knochenheerde entwickeln, sei es nun secundär vom Pannus aus oder primär an der Knochenknorpelgrenze. Wir haben gesehen, dass diese Knochenheerde mit Vorliebe an der vorderen Knorpelknochengrenze des Condylus medialis sitzen.

Bei Kindern ist mit dieser Infection eine Knochenneubildung und Vergrösserung neben der Zerstörung verbunden, bei Erwachsenen überwiegt aber bei weitem die Knochenzerstörung.

Dieses Knochenwachsthum bei Kindern vergrössert das vorhin angeführte Missverhältniss der Condylen zu der Länge der Kreuzbänder und der hinteren Kapselwand oder führt es unter Umständen allein herbei.

Diese Stellung wird ferner durch fungöse oder bindegewebige Verwachsungen fixirt.

Nun ist es aber ein grosser Unterschied in dem weiteren Schicksal der Contractur, ob ein Kind oder ein Erwachsener von der Tuberculose befallen wurde.

Beim Erwachsenen tritt, entsprechend dem mehr destructiven Charakter der Tuberculose, in diesem Alter eher eine Verkleinerung der Condylen resp. eines der Gelenkenden ein, beim Kinde aber

wachsen die Gelenkenden in der Richtung des verminderten Widerstandes weiter und ganz besonders noch durch den Entzündungsreiz
an den Condylen. Die Flexionscontractur muss also noch vergrössert
werden und ausserdem kommt es auch zur Valgusstellung, da, wie
gesagt, besonders der Condylus medialis betroffen ist. Dieses kindliche Epiphysenwachsthum ist aber auch mit die Ursache für die
als Subluxation bezeichnete Achsenverschiebung der beiden Gelenkenden. So entstehen die Stellungen, die in den schematischen Zeichnungen wiedergegeben sind.

Bisher hatten wir die Contractur bis zur Flexionsstellung wenig
über die Mittelstellung hinaus verfolgt und gesehen, dass die fungös
entarteten Plicae alares eine grosse Rolle dabei spielen (cf. IXb und
Fig. 34). Aber wir finden viele Contracturen, die eine weit grössere
Flexion aufweisen.

Im weiteren Verlauf des Processes gibt es zwei Möglichkeiten.
Entweder der Process heilt aus oder er geht in Eiterung über.

In den Fällen, die ohne nennenswerthe Eiterung ausheilen,
kommt es zu Schrumpfungen der erkrankt gewesenen Synovialis.
Hierdurch treten die Conturen der vergrösserten Condylen etc. noch
stärker und deutlicher hervor. Die einmal eingenommene Flexionsstellung wird mindestens festgehalten, indem auch die hintere
Synovialwand schrumpft. Entsprechend aber der fortschreitenden
Heilung und abklingenden Schmerzhaftigkeit fängt nun das Kind an,
das Bein wieder mehr zum Stehen und Gehen zu benutzen. Von
diesem Augenblick der wiedererlangten Function wirken zwei neue
Momente auf die Contractur ein:

I. die Belastung,

II. die functionelle Muskelthätigkeit.

Die Belastung muss natürlich die bestehende Flexion noch vergrössern. Beim Stehen wirken die Beuger Semimembranosus etc.
und auch die Wadenmusculatur. Letztere in diesem Fall ganz besonders, da das Individuum zum Ausgleich der Contractur Spitzfussstellung einnehmen muss.

Die Wirkung dieser beiden Muskelgruppen an der Beugeseite,
die sich hinter dem Knie kreuzen, muss abermals zur Vergrösserung
der Flexion beitragen, besonders da der einzige Antagonist, der
Quadriceps, in der Wirkung durch die Fixation der Patella geschwächt
ist. Das ausheilende Knie wird also erst recht im Sinne der
Flexion beeinflusst.

Bei den Knieen, die nach Eiterung mit allen den Complicationen ausheilen, ist die noch hochgradigere und unregelmässige Contracturstellung aus den ausgedehnteren Knochenzerstörungen und infiltrirenden Weichtheilsprocessen mit allen ihren Folgen noch leichter einzusehen.

Bisher hatten wir angenommen, der Kniegelenksprocess wäre sich selbst überlassen geblieben, resp. exspectativ behandelt worden.

Der grösste Theil der Fälle wird aber wohl auf diese oder jene Weise behandelt werden.

Die Zeichnungen VIIIb, Xb, XIb (Fig. 16, 20, 22) und die ganze Serie von XIX—XXIV (Fig. 35—40) stammen von solchen Fällen.

Die ersteren drei sind mit nicht forcirten orthopädischen Massnahmen behandelt worden. Sie haben alle die Achsenverschiebung des Ober- und Unterschenkels gemeinsam. Aber bei VIIIb ist sie entstanden durch Verkrümmung des Unterschenkels concav nach vorn, während die Epiphysen ihre flectirte Stellung behalten haben, bei Xb und XIb ragt die Tibiaepiphyse weiter nach hinten hinaus.

Letztere bezeichnen wir als die sogen. Subluxation.

Wie kommt diese zu Stande? Man hat angenommen, durch Hinuntersinken des Unterschenkels bei Bettruhe in Rückenlage.

Das Hinuntersinken ist unmöglich wegen der bestehenden Adhäsionen und der Wirkung der Kreuzbänder.

Wir glauben, die Erklärung für alle 3 Fälle im folgenden zu finden.

Bei allen 3 Fällen ist die Gleitfähigkeit der Epiphysen auf einander aufgehoben und zwar durch Vergrösserung der Epiphysen und ausserdem durch Adhäsionen. Was geschieht nun bei mässigen Streckversuchen?

Der Tibiakopf wird an seinem normalen Gleiten nach vorn bei der Streckung gehemmt; wenn nun die hintere Kapselwand von Fungus und Schwartenmassen belegt ist, wenn die Epiphysenvergrösserung so weit gegangen ist, dass schon bei Flexion die Lig. cruciata ziemlich gespannt sind, so kann also im Gelenk keine Streckstellung mehr stattfinden und es kommt zu einer Verbiegung in den pararticulären Segmenten. Bei VIIIb ist in der That eine ganz enorme Vergrösserung der Condylen vorhanden, mehr als bei Xb und XIb. In letzteren Fällen kann die hintere Kapsel und das hintere Kreuzband noch nachgeben, und so kommt es zu einem Klaffen des hinteren Gelenkspaltes.

Das Charakteristische für diese sog. Subluxation ist das Missverhältniss zwischen dem Grade der Extensionsstellung des Unterschenkels zum Grade der Extensionsstellung der Tibiagelenkfläche zu den Condylen.

So sehen wir ein, weshalb die Contractur bei tuberculöser Kniegelenkentzündung sich bei jugendlichen Individuen anders gestalten muss, als bei Erwachsenen.

Die Hochgradigkeit bei ersteren, sowohl in Bezug auf Flexion, Valgusstellung und Achsenverschiebung wird hauptsächlich bedingt durch das Wachsthum, sowohl das normale wie pathologische infolge des Entzündungsreizes an der Knochenknorpelgrenze.

Zum Ausgangspunkt hatten wir die Mittelstellung des Gelenkes gemacht, bei der wir alle Muskeleinflüsse für ausgeschaltet gehalten haben.

Finden wir hochgradige Contracturen mit Subluxation bei Erwachsenen, so ist immer erst zu eruiren, ob der Process nicht schon aus der Kindheit mit ins spätere Lebensalter hinüber geschleppt ist.

Bei acuten Gonitiden Erwachsener werden meistens die Contracturen kaum über die Mittelstellung hinausgehen, ja sogar oft in gestreckter Stellung bleiben, weil hier fast von Anfang an Bettruhe und Rückenlage festgehalten werden. Pathognomonisch für Gonorrhöe scheinen mir, wie oben gesagt, die auf dem Röntgenbild sehr deutlich sichtbaren Knorpelusuren und Knochenauflagerungen bei nicht atrophischem Knochen, wodurch bald eine feste Fixation erzeugt wird.

Auch die Erklärung der Contractur bei Osteomyelitis bietet keine Schwierigkeiten, wenn man auch hier die Mittelstellung zum Ausgang nimmt und aus dieser sich das Gelenk umformen lässt, mit den eventuell durch die Jugend bedingten Modificationen. Pathognomonisch für diese Contracturen scheint die freie Beweglichkeit in bescheidenem Umfang zu sein.

Sind nun diese für die arthrogenen Contracturen angenommenen Entstehungsmomente auch für die neurogenen gültig?

Von vornherein ist man geneigt, anzunehmen, dass bei Quadricepslähmung die Contractur dadurch entsteht, dass sich nun die Beuger anspannen und den Unterschenkel flectiren. Dem steht aber entgegen, dass die Contractur auch dann anfangs dieselbe Form hat, wenn auch alle Muskeln gelähmt sind. Es geht daraus hervor, dass auch in diesem Falle anfangs das Kniegelenk die Mittelstellung ohne jede Muskelthätigkeit einnimmt. Besonders da ja in der ersten Zeit nach dem Ausbruch der Krankheit fast immer die ganze Extremität gelähmt ist und erst allmählich wieder in einzelnen Muskeln die Contractionsfähigkeit erwacht. Dass später die Contractur sich anders gestaltet, je nachdem alle Muskeln oder nur wenige betroffen sind, ist klar.

Modificirt wird die Stellung dann durch das Stehen und Gehen der Kinder, durch Belastung und einseitige Muskelfunction und durch das Wachsthum in der Richtung des geringsten Widerstandes; wodurch es bald zur Incongruenz der Gelenktheile kommt. Kein Wunder, dass man dann auch nicht nach der Tenotomie derartige Kniee ganz strecken kann.

Der Tiefstand der Patella ist wohl nur als der Ausdruck der Insufficienz des Quadriceps aufzufassen und zeigt deutlich die Abhängigkeit der Ausgestaltung der vorderen Kniegelenkswand von der Quadricepsthätigkeit.

Wenn wir bei der Little'schen Krankheit abnormen Hochstand der Patella, beim Neugeborenen Tiefstand beobachten, so geht daraus hervor, dass die Patella erst durch die Quadricepsfunction in die gewöhnliche Stellung gebracht wird.

Die Contractur bei der spastischen cerebralen Lähmung zu erklären, ist nicht schwer, hier kommt sie von Anfang an durch Muskelaction zu Stande und zeigt deutlich das Ueberwiegen der Beuger über die Strecker. Sie unterscheidet sich aber auch wesentlich von den übrigen durch

1. rechtwinklige Stellung des Unterschenkels zum Oberschenkel, wobei die Beuger die grösste Angriffsmöglichkeit haben,

2. deutliches Hervortreten der einzelnen Muskelgruppen und ihrer Sehnen und ihrer Contractionen,

3. Fehlen der Subluxation.

Wie verhalten sich nun unsere Ansichten zu denen anderer?

Die Bonnet'sche Auffassung, die Contracturstellung der Gelenke daraus zu erklären, dass in dieser Stellung die Raumentfaltung des Gelenkes am grössten ist, erklärt weniger die Contractur im einzelnen Fall, sondern hat uns einwandfrei die Mittelstellung der Gelenke gezeigt. Durch die Bonnet'schen Versuche wird vor allem dargethan, welche Stellung die Gelenkenden zu einander haben,

wenn jede Muskelaction ausgeschaltet ist, und die einzelnen Kapseltheile und Bänder im Gleichgewicht stehen.

Für die Erklärung der Entstehung der Contracturen sie schlecht-
hin zu verwenden, geht wohl nicht an, denn:

1. Bei welchen pathologischen Zuständen kommt denn ein solch
enormer Secretionsdruck vor, wie er zur Erzeugung dieser Stellung
durch Injection nothwendig ist?

2. Es giebt viele Fälle mit grossem Flüssigkeitserguss, bei
denen keine Contractur eintritt.

3. Bei einer grossen Zahl von ausgesprochenen Contracturen
haben wir auch im Anfang sehr geringen oder gar keinen Erguss.

Dann hat man diese Contracturen als Reflexcontracturen aufgefasst.

Durch Reizung der Synovialis sollen Muskelspasmen erzeugt
werden. Es ist uns aber in keinem dieser Fälle ausser bei IV gelungen, Spasmen nachzuweisen. Hier ist aber der Spasmus cerebralen Ursprungs, und die Form der Contractur eine ganz andere.

Wenn man beim Hüftgelenk annimmt, dass durch Muskelspasmen ein Theil der Contracturen mit bedingt ist, ist das nicht zu
verneinen, denn hier ziehen wirklich Muskelbäuche dicht über die
Gelenkkapsel; es ist also nicht unmöglich, dass sich der Entzündungsreiz direct auf die Muskelsubstanz fortpflanzt und in ihr Spasmen
erregt. Dazu bietet aber das tuberculöse Kniegelenk weniger Gelegenheit, da die Muskeln mehr vorbeiziehen und nur ihre Sehnen
oder Köpfe in Betracht kommen. Anders ist es bei der Osteomyelitis
der Oberschenkeldiaphyse, hier kann wirklich eine Reizung der
Beuger durch den Process bedingt sein und die Ursache für eine rein
myogene Contractur werden. Aber auch bei der tuberculösen Hüft-
contractur scheint mir der Einfluss des Ligamentum teres auf die
pathognomische Stellung noch nicht genügend gewürdigt zu sein.
Dieses Ligament und die die Incisura acetabuli ausfüllenden Fett- und
Synovialfalten scheinen eine ähnliche Rolle bei tuberculöser Erkrankung der Hüftgelenkssynovialis zu spielen wie die Plicae alares bei
der Gonitis.

Wenn man freilich einen Fall brüsk untersucht, darf man sich
nicht wundern, wenn das betreffende Individuum seine Beuger contrahirt; diese Contractionen verhalten sich aber ähnlich, wie die
Contractionen anderer Muskelgruppen, die zu Abwehrbewegungen
gebraucht werden.

Dass ein Theil der Contractur anfangs in Narkose zurückgeht, kann uns nicht wundern. Die Narkose schaltet eben das durch die rohere Untersuchungsmethode gegebene Hinderniss der Streckung aus. Anfangs lässt sich dann beim betäubten Individuum natürlich die Synovialis comprimiren resp. sie weicht nach vorn aus, wenn der Quadriceps nicht auch gleichzeitig angespannt ist. Wie oft sind wir aber enttäuscht gewesen, wenn weder durch Narkose noch durch Tenotomie der Beuger die Kniecontractur nur wenig beeinflusst werden konnte.

Wir nehmen also als reflectorisch nur das Unterlassen schmerzhafter Muskelactionen an, sowohl Streckung wie Beugung aus der Mittelstellung, gerade so wie jemand nicht auf seine blossliegende Pulpa beisst.

Ich glaube auch nicht, dass der Wille bei der Einnahme der Stellung eine active Rolle spielt, sicher nicht bei ganz kleinen Kindern und höchstens insofern, als mit Willen alle Stellungen weggelassen werden, die Schmerzen machen; also die Veränderung aus der Mittelstellung.

Das Individuum macht das Bein nicht krumm, um dadurch die Schmerzen abzuhalten, sondern das Bein hat sich nach anderen Gesetzen gekrümmt, und der Kranke wacht nun ängstlich darüber, dass diese Krümmung erhalten bleibt.

Nun wird man aber einwerfen, wenn wirklich intraarticuläre Verhältnisse die Ursache für die Contractur sind, woher kommen dann die postoperativen hochgradigen Contracturen? Hier sind ja die erkrankte Kapsel und Knochentheile ausgeschaltet. Wenn das pathologisch gereizte Knochenwachsthum die Contractur mit bedingt, sollte man doch annehmen, dass nach Eliminirung keine hochgradige Contractur mehr auftreten könnte.

Diese Contracturen, die Hofmeister in klarer Weise beleuchtet hat, entsprechen unseren Contracturen im secundären Stadium (cf. S. 489), die sich aus der primären Mittelstellungscontractur durch einseitige Muskelfunction und Belastung beim Gehen und Stehen entwickelt haben.

Wir kommen damit zur Frage der Behandlung.

An der Spitze der ganzen Contracturbehandlung steht der Satz:

Jede Kniecontractur, auch die geringfügigste, muss gestreckt werden. Die Gründe brauchen wir nicht aus einander zu setzen. Bei jeder Contractur ist das leicht im Anfang, mag sie neurogen oder arthrogen sein, es ist aber schwer und wird unter Umständen ganz unmöglich, wenn sie sich erst einmal ganz entwickelt hat.

Deshalb müssen wir, wenn wir es in der Hand haben, der Prophylaxe unsere grösste Aufmerksamkeit schenken und um so mehr, je jünger das betreffende Individuum ist, denn hier spielt das in falsche Bahnen gedrängte Wachsthum der knöchernen Componenten eine höchst verderbliche Rolle.

Das ist nicht allein der Fall bei den arthrogenen entzündlichen, sondern auch bei den neurogenen.

Wie bewerkstelligen wir nun diese Prophylaxe zweckmässig?

Bei schlaffen Lähmungen der spinalen Kinderlähmung muss womöglich vom Tage der Erkennung der Lähmung an ein Verband angelegt werden, der jede active oder passive Krümmung des Knies verhindert, selbstverständlich leicht und abnehmbar, um auch Gelegenheit für andere Massnahmen, Massage, Elektricität, Bäder, passive Bewegungen zu lassen, denn nur durch diese letzteren wird eine Verbildung der Gelenkenden verhindert, worauf Hoffa schon früher hingewiesen hat. Wenn so verfahren wird, können wir dann ruhig abwarten, bis sich die wirklich stationär bleibende Lähmung bestimmter Muskelgruppen offenbart hat. Dann können wir uns in Ruhe entscheiden, ob wir die Apparatbehandlung fortsetzen oder Arthrodese oder Sehnentransplantation vornehmen wollen. Wenn nur wenige Muskeln gelähmt sind, die sich durch gleichartig wirkende Muskeln ergänzen lassen, wird natürlich die Sehnentransplantation die Operation der Wahl sein. Ob wirklich die Verwendung der Beuger als Strecker am Kniegelenk wenigstens sehr grosse Vorzüge vor der Arthrodese hat, davon haben wir uns noch nicht so ganz durch wirklich „ideale" Resultate überzeugen können. Aber nach dem Programm des Chirurgencongresses werden wir vielleicht auch für das Knie überzeugt werden. Das Hauptkriterium bleibt die gute Function beim Treppensteigen, nicht das Hochhalten des gestreckten Beines. Die functionellen Resultate der Arthrodese sind gute, wenn wir auch hier bei Kindern doch wohl die Befürchtungen wegen postoperativer Contracturen ebenso wie bei der Resection nicht von der Hand weisen können.

Bei spastischen Lähmungen beginnt die Prophylaxe mit der Tenotomie und ebenfalls mit dem portativen Apparat in gestreckter Stellung. Dann ist dem Patient für alle Fälle die Möglichkeit selbstständiger Fortbewegung wenigstens gewährleistet.

Das tuberculöse Knie gehört unter allen Umständen in den
Verband in gestreckter Stellung, sei es nun in einen portativen oder
mit Gewichtsextension, denn hier ist besonders bei Kindern die Contractur am drohendsten. Wer hier nicht schnell handelt, kommt
meistens zu spät. Wenn erst eine Incongruenz der Gelenktheile da
ist, ist eine unblutige Ausgleichung mit Apparaten unmöglich, und
durch den blutigen Eingriff wird das Gelenk natürlich meistens für
immer zerstört.

Ob Gewichtsextension oder portativer Apparat, darüber kann
man streiten. Jede Methode hat ihre Vortheile, jede ihre Nachtheile [1],
die sociale Indication fordert meistens gebieterisch den billigen, einfachen portativen Apparat. Jedesfalls muss dieser aber so eingerichtet sein, dass er nicht nur streckt, sondern auch fixirt und entlastet. Wenn es auch wünschenswerth ist, noch zu gleicher Zeit dem
tuberculösen Process durch Jodoforminjectionen oder Stauung etc.
beizukommen, so würde man doch nach der ersten Injection für die
nächste Zeit lieber auf die Abnehmbarkeit verzichten, wenn nur die
Fixirung eine gute ist. Schon diese allein hat einen enorm heilenden
Einfluss. Der amobile Gipsverband wird im Anfang am besten vor
der Contractur schützen. Während wir bei den Lähmungen Rücksicht
auf wenigstens passive Beweglichkeit nehmen mussten, fällt dies bei
der Tuberculose vollständig fort.

Bei acuten arthrogenen Gelenkprocessen wird die Volkmann-
sche Blechschiene immer am zweckmässigsten sein, weil sie uns jeder
Zeit Zugang zum Gelenk zu allen möglichen Massnahmen lässt.

Leider kommen wir aber häufig erst zu solchen Fällen, wo von
Prophylaxe keine Rede mehr ist.

Hier zeigt sich nun deutlich sehr häufig unser Unvermögen,
wenigstens bei Kindern, eine schon entwickelte Contractur
wirklich noch zu strecken.

Es muss einerseits die Flexion, andererseits aber auch die
Achsenverschiebung bekämpft werden. Letzteres ist deshalb so
schwierig, weil erstens die beiden Gelenkflächen durch feste Adhäsionen an einander fixirt sind und nicht mehr gleiten, ferner die
Gelenkenden durch Vergrösserung incongruent geworden sind.

Infolge dessen kommt es bei der Apparatbehandlung oder bei

---

[1] Cf. Ludloff, Die Behandlung der tuberculösen Coxitis. Langenbeck's
Archiv Bd. 63 S. 728.

Extensionsbehandlung entweder zu pararticulären Verbiegungen, oder die erweichten Knochen werden in einander getrieben, wie die Zeichnungen XIX—XXIV zeigen.

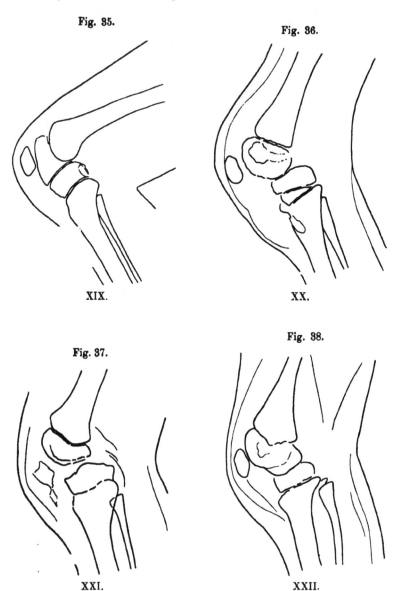

Fig. 35.

Fig. 36.

XIX.

XX.

Fig. 38.

Fig. 37.

XXI.

XXII.

Fig. 39.

Fig. 40.

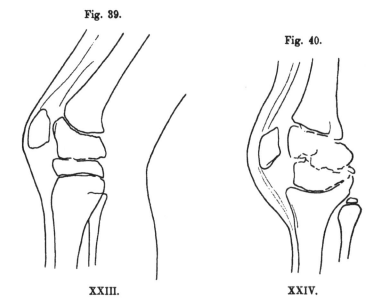

XXIII.   XXIV.

Aber nicht nur unser Unvermögen der idealen Streckung setzt dem Redressement ein Ziel (meistens geschieht das nur in den par- articulären Segmenten), sondern auch die Gefahren der Wieder- anfachung der Tuberculose und die mehrfach beobachtete Fettembolie.

Ueber die Wirkungen der verschiedenen Apparate werden wir noch aus berufenem Munde hören.

Ich möchte nur noch einige Worte zur Resection sagen:

Es ist kein Zweifel, dass man derartige Contracturen, die sonst unstreckbar, durch Resection vollständig beseitigen kann. Ausserdem beseitigt am Knie die Resection den Krankheitsprocess vollständig.

Da nun erwiesen ist, dass die Gelenkfunction an solchen schwer- erkrankten Knieen unter allen Umständen vernichtet ist, und das Haupterforderniss immer die tragende und stützende Function bleibt, so muss man sich nur wundern, dass nicht mehr resecirt wird.

Es werden hauptsächlich zwei Einwände gemacht.

1. Jugendliche Individuen bekommen nach der Resection wieder Contracturen.

2. Durch Resection entstehen hochgradige Verkürzungen.

Darauf erwidern wir:

1. Contracturen bekommen beide, die resecirten und nicht resecirten, wenn nicht längere Zeit Apparate getragen werden.

2. Schädliche Verkürzungen entstehen nur durch Eliminirung der Epiphysenfugen.

Diese können wir aber verhüten:

a) wenn wir bei der Resection unter allen Umständen die Epiphysenfugen schonen und die einzelnen Heerde auskratzen, die wir bei der Operation die Fuge durchbrechend finden;

b) wenn wir möglichst früh reseciren, ehe die Heerde, die anfangs doch meistens an der Knochenknorpelgrenze sitzen, sich der Fuge zu weit genähert haben.

Für die Resection derartiger Gelenke wird aber immer mehr Boden gewonnen werden, wenn wir die Factoren ausschalten, die nach Hofmeister die eigentliche Ursache der postoperativen Contractur sind, nämlich die Oberschenkelbeuger: zunächst durch Tenotomie oder durch Einpflanzung auf die Streckseite.

Die schlechtesten Resultate geben jedenfalls die Contracturen ad vitam et valetudinem, die zu spät resecirt werden.

Den Zeitpunkt für die Resection richtig abzuwägen, wird nicht leicht sein, aber auch hier ist „zu früh" besser als „zu spät".

Selbstverständlich wird man immer in den Anfängen erst mit weniger eingreifenden Massregeln auszukommen suchen. Vielleicht verspricht die Auslöffelung des kranken Heerdes am kranken Condylus einen günstigen Einfluss auf den Process und mit ihm auf die Contractur in den Fällen, in denen das Röntgenbild einen primären Knochenheerd mit Sicherheit erkennen lässt.

Die tuberculöse Contractur bei Erwachsenen macht viel weniger Schwierigkeiten, bei ihr treten bei leichterer Erkrankung die portativen Apparate in ihre eigentliche Wirksamkeit, weil hier die Subluxation selten, wenn sie nicht aus früher Jugend mit herübergenommen ist. Ueber die Nothwendigkeit und Nützlichkeit der Resection bebestehen hier keinerlei Zweifel.

Bei der Contractur nach Gonorrhöe und Rheumatismus wird die Resection selten in Frage kommen, da die Knochen selbst nie so erkrankt sind, dass sie eliminirt werden müssten, wenn auch die Knochenknorpelgrenze meistens usurirt ist, und es hier zu Verwachsungen gekommen ist.

Während bei der Tuberculose die Patienten, froh, ihrer Schmerzen und ihres Krankenlagers ledig zu sein, sich bald mit ihrem steifen

Bein abfinden werden, bleibt hier die Sehnsucht nach einem beweglichen Knie immer lebendig. Dieses Drängen hat uns in 3 Fällen dazu geführt, Versuche mit energischen Mobilisirungen zu machen, die von Erfolg waren. Eine dringende Nothwendigkeit wird meistens nicht vorliegen, da das Bein häufig in gestreckter Stellung versteift ist. Es ist uns in diesen Fällen gelungen, eine Beweglichkeit von ca. 20° zu erreichen, so dass die Patienten jetzt ohne Schmerzen viel besser umhergehen können.

Den Erfolg rechnen wir der lange ausgiebig fortgesetzten Heissluftbehandlung nach Bier an, durch die entschieden die Folgen des Redressements in Narkose, Schwellungen und Schmerzen im Gelenk, schnell zurückgingen. Massage und Medicomechanik sind natürlich die Hauptfactoren bei der Behandlung. Nach 3 Monaten haben wir so den Quadriceps derartig gekräftigt, dass er der anderen geraden Seite mindestens gleichwerthig ist. Wir sind hier mit Massage und Medicomechanik zur Muskelkräftigung ausgekommen und hoffen das auch fürderhin in solchen Fällen; sollte nach längerer Zeit wirklich der Quadriceps nicht wieder gekräftigt werden können, dann bleibt uns in der Transplantation der Beuger auf die Strecker nach Heusner immer noch ein vorzüglicheres Mittel, ein Contracturrecidiv zu verhindern, als zur Resection seine Zuflucht nehmen zu müssen.

Nun bleibt uns aber noch die Behandlung solcher Gelenke übrig, die in contracter Stellung z. B. von ca. 90° nach Osteomyelitis eine beschränkte aber freie Beweglichkeit aufweisen. In dieser Stellung nützt dem Patienten der Rest von Bewegung gar nichts, und doch sträubt man sich, ein auch nur gering bewegliches Gelenk zu reseciren. Vielleicht ist in solchen Fällen die Osteotomie oberhalb und unterhalb des Kniegelenks zweckmässig. Patient erhält dann allerdings ein Kniegelenk, welches vollständig vor der Achse des Beines liegt. Er wird es aber trotzdem wohl gut als Stütze gebrauchen können und kann nun den Rest der Beweglichkeit ausnützen. Die Natur hat bei ihm in der Verbiegung des Unterschenkels concav nach vorn etwas ähnliches aber unvollkommen angebahnt.

Zum Schluss möchte ich nun unsere Ansicht so zusammenfassen:

Wir haben in dieser Untersuchung hauptsächlich mit Hilfe des Vergleichs von Röntgenbildern der Kniee nachzuweisen gesucht,

1. dass die Kniegelenkscontractur rein mechanisch aus der passiven Mittelstellung ihren Anfang nimmt und später erst durch

Belastung und Muskelaction bei der Function des Beines im Sinne der Flexionscontractur modificirt wird;

2. dass für alle Contracturen des Knies das Lebensalter, in dem die Contractur erworben wird, von einschneidender Bedeutung ist;

3. dass wir deshalb vor allem prophylaktisch die Contracturen bekämpfen müssen, da eine Ausgleichung mehr entwickelter Contracturen ohne bedeutendere blutige Eingriffe nicht mehr möglich ist.

XXXVI.

Die Behandlung des statischen Plattfusses mittelst des Redressement forcé und der Sehnenplastik[1]).

Von

Dr. med. **Ferd. Schultze**-Duisburg,

chirurgischer Oberarzt am St. Vincenz-Hospital.

Mit 26 in den Text gedruckten Abbildungen.

Die therapeutischen Massnahmen, welche im Laufe der Jahre im allgemeinen zur Heilung des Plattfusses in Vorschlag gebracht worden sind, lassen sich in drei Gruppen zusammenfassen. Als erste bezeichne ich die gymnastische Methode, welche darauf hinzielt, durch methodische Uebungen die normale Gestalt wiederherzustellen. Die zweite Gruppe betrifft orthopädische Einrichtungen, Einlagen, bestimmte Fussbekleidung, portative Apparate, welche das Fussgewölbe erhalten sollen. Die dritte Gruppe endlich umfasst die operativen Eingriffe, dazu bestimmt, das eingesunkene Gewölbe zu reconstruiren. Diese blutigen Operationen beziehen sich nun vorwiegend auf das Skelet, neuerdings sind Operationen des Muskelapparates vorgeschlagen worden. Bei der Behandlung des statischen Plattfusses kommt die letzte Gruppe allein in Betracht, wir müssen daher kurz auf die einzelnen Methoden zurückgreifen.

Trendelenburg und Hahn empfahlen zur Behandlung des acquirirten traumatischen Plattfusses die Osteotomia cruris supra malleolaris. Das Kahnbein wurde von Golding-Bird exstirpirt; Ogston entfernte einen Keil aus dem inneren Fussrand, entsprechend dem Gelenk zwischen Talus und Naviculare; Storkes resecirte ein Stück vom Kopf und Hals des Talus, Weinlechner ebenso, Morestin entfernte den ganzen Talus. Phelps suchte im umgekehrter Weise seine Klumpfussmethode auf den Plattfuss zu über-

---

[1]) Vortrag, gehalten auf dem III. Congress der Deutschen Gesellschaft für orthopädische Chirurgie am 5. April 1904.

tragen, indem er die Weichtheile bis auf den Knochen durchschnitt, durch Excision verkürzte und so dem Fussgewölbe mehr Halt zu geben versuchte. Gleich brachte die Durchsägung des Calcaneus mit Verschiebung dieses Stückes nach vorn in Vorschlag. Operationen von Hoffa und Franke beziehen sich auf den Muskelapparat. Beide empfehlen eine Verkürzung des Musc. tibial. posticus bei Knickfuss.

Neben diesen blutigen Eingriffen sind dann noch von Schultze Vorschläge zur Correctur des statischen Plattfusses gemacht worden und jüngst von Nicoladoni. Die Methoden dieser Autoren haben den Vorzug, dass dieselben zunächst die Bedingungen, welche man an die Correctur des Plattfusses stellt, erfüllen und ferner den blutigen Eingriff am Knochen vermeiden. Schultze's Methode der Correctur des statischen Plattfusses bezog sich auf das Redressement forcé, verbunden mit Tenotomie der Achillessehne. Das Redressement war jedoch abweichend von dem bisher üblichen. Zunächst wurde die Achillessehne tenotomirt und der Fuss in Hackenfussstellung (Supination und Adduction) eingegipst. Dies war darauf berechnet, den durch den starken Zug des Triceps nach oben gezogenen Calcaneus herunter zu holen. In einer zweiten Sitzung wurde das wesentlichste Redressement ausgeführt durch Knickung des Vorderfusses zum Hinterfuss, so dass das Dorsum pedis annähernd in der Ebene der Patella lag. Die Adduction und Supination wurde stets dabei wahrgenommen und der Fuss in dieser Pes paralyticus-Stellung eingegipst. Im Laufe der Zeit hat diese Methode verschiedene Modificationen erfahren, auf die ich unten zurückkomme.

Es ist nun in einer kurzen sehr instructiven Arbeit von Nicoladoni ein Vorschlag zur Behandlung des schweren statischen Plattfusses gemacht worden. Derselbe geht dahin, die Correctur durch Redressement mit nachfolgender Sehnenplastik auszuführen. Nicoladoni geht von der Ansicht aus, dass der Triceps surae einen gewaltigen Zug auf den Calcaneus ausübe und diesen nach aufwärts ziehe. Ferner soll eine Herabsetzung der Function des Musc. tibial. posticus die Folge sein, indem dieser Muskel verlängert und somit sein Gleichgewicht verliert. Von diesem Gedankengang ausgehend, ist Nicoladoni zu dem Vorschlag gekommen, den Triceps surae zu vermindern und den Musc. tibial. posticus zu verstärken. Somit spaltet er den Triceps und überträgt die Hälfte auf den Posticus. Kurz nach der Publication dieser Operationsmethode erschien dann ein zweiter Aufsatz, in dem er das eben erwähnte Verfahren als nicht richtig verwarf. Nicoladoni präcisirte in dieser letzten Arbeit seinen Standpunkt dahin, dass die Sohlenmusculatur die wesentlichste Stütze für das Fussgewölbe abgebe. Als Beweismaterial führt er die entsprechenden essentiellen Paralysen an. Er sagt, wir haben bei Lähmung des Triceps surae und Tibialis posticus einen ausgesprochenen Hohlfuss; wir haben auf der anderen Seite bei Lähmung der Sohlenmusculatur und Erhaltung des Triceps surae und Tibialis posticus einen Plattfuss. Auf Grund dieser Beobachtungen spricht sich Nicoladoni nun für die temporäre Ausschaltung der Achillessehne aus, er verwirft seinen kurz zuvor gemachten Vorschlag, den Triceps zu schwächen, den Posticus zu stärken.

Hoffa macht in der neuesten Auflage seines Lehrbuches darauf aufmerksam, dass die Tenotomie der Achillessehne einen wichtigen Factor bei der Behandlung des Plattfusses bilde. „Ein Punkt, der bisher noch fast gar nicht von den Collegen gewürdigt worden ist, ist das Verhalten der Achillessehne beim Plattfuss. Bei jedem stärkeren Plattfuss finden wir fast ausnahmslos eine starke Spannung und Verkürzung der Achillessehne, indem sich die Wadenmuskeln der plantarflectirten Stellung des Talus und Calcaneus anpassen. In Deutschland hat schon vor Jahren Kraus auf diese Thatsache aufmerksam gemacht, in Amerika neuerdings Schaffer. Die Tenotomie der Achillessehne ist nun ein ausgezeichnetes Hilfsmittel, um die forcirte Redression beim Plattfuss zu erleichtern. Ich möchte dringend empfehlen, bei schweren Plattfüssen zu diesem Hilfsmittel zu greifen. Man wird dann erstaunt sein, zu sehen, welch mächtiges Hinderniss die gespannte Achillessehne der Redression dargeboten hat.“ Hoffa macht weiter den Vorschlag, schon nach 3 Wochen den Verband zu entfernen, den Patienten mit geschmiedeten Einlagen gehen zu lassen, und weiter mit Massage, Gymnastik und Redression zu behandeln.

Heusner steht der Plattfusstherapie noch sehr skeptisch gegenüber, er vertritt jedoch in seiner letzten Arbeit den Standpunkt, dass die Correction des fehlerhaften Fussgewölbes die Hauptsache ist. Heusner plaidirt für kurze Fixirung des corrigirten Fusses und frühzeitige Nachbehandlung.

Die im Vorstehenden erwähnten Methoden für die Behandlung des statischen Plattfusses sind in zwei Hauptgruppen unterzubringen. Die erste umfasst alle blutigen Operationen, welche das Skelet angreifen, sei es durch Resection oder Exstirpation des Fusswurzel-knochen. Die zweite bezieht sich auf eine unblutige Correctur des Skelets und damit einhergehender Correctur des Muskelapparates. Es steht fest, dass die operativen Eingriffe am Skelet mit wenigen Ausnahmen eine directe Verstümmelung repräsentiren, ebenso wie dies bei den analogen Vorschlägen zur Klumpfussoperation zutrifft. Wir sehen dabei ganz ab von der Gefahr, welche doch mit jeder schweren Knochengelenkoperation — zumal hier durch die Eröffnung gesunder Gelenke — verbunden zu sein pflegt. Infolge dessen haben die blutigen Knochenoperationen keinen festen Fuss fassen können, zumal die Resultate nach den Mittheilungen verschiedener Autoren keineswegs den Erwartungen entsprachen (Morestin, Vincent).

In voller Würdigung dieser Methoden habe ich dem ortho-pädisch-chirurgischen Eingriff den Vorzug gegeben, bestehend in dem Redressement forcé und Tenotomie des Achillessehne. Im Laufe von 12 Jahren hat nun diese Methode verschiedene Wandlungen erfahren. Kurz muss ich im Interesse der Sache zurückgreifen.

Vor ca. 10 Jahren publicirte ich eine Methode zur Behandlung des Plattfusses, welche wesentlich dem letzten Vorschlag Nicola-doni's entsprach. Die Correctur des Plattfusses habe ich nun seit Jahren geübt und relativ günstige Erfolge zu verzeichnen. Im Laufe der Zeit haben sich gewissermassen drei Typen des Verfahrens her-ausgebildet.

1. Ursprüngliche Methode. Zunächst wurde nur die Tenotomie der Achillessehne vorgenommen, um den um seine Querachse nach oben gezogenen Calcaneus wieder herunter zu bringen. Es folgte dann die Eingipsung des Fusses in Hackenfussstellung unter Ad-duction und Supination. In dieser Stellung verblieb der Fuss ca. 8 Tage und wurde dann in einer zweiten Sitzung die Knickung des Vorder-zum Hinterfuss vorgenommen, so dass das Dorsum pedis mit der Patella in derselben Ebene lag. Gehverband.

2. Modification. In extremer Hackenfussstellung wird der Fuss in dem Lorenz'schen Osteoklasten eingespannt, und alsdann der Vorderfuss im Sinne der Hyperplantarflexion mobilisirt und ein-gegipst. Gehverband. Nach ca. 6 Wochen Tenotomie und Gipsver-band in rechtwinkeliger corrigirter Stellung.

3. Modification durch primäre Verlängerung der Achillessehne nach Baier, wodurch die Hackenfussstellung erreicht wurde, dann Correctur im Osteoklasten wie oben.

Stets habe ich die in dieser Weise behandelten Patienten in
Spitzfussstellung umhergehen lassen, nachdem durch Ausfüllung der
Hackenpartie eine genügend grosse Gehfläche geschaffen war.

Vergegenwärtigen wir uns den zweiten Vorschlag Nicoladoni's, Redressement mit nachfolgender temporärer Ausschaltung der
Achillessehne, so werden wir gestehen müssen, dass beide Methoden
nicht von einander verschieden sind.

Nach diesem Verfahren behandelte Patienten (Fig. 1) befinden
sich in guter und schlechter Verfassung. Gerade das Letztere kann
bei der Schwere des Leidens nicht Wunder nehmen. Im grossen
ganzen kann man jedoch mit den Erfolgen zufrieden sein. Es unterliegt keinem Zweifel, dass auf diese Weise ein günstiger, wenn auch
nicht normal anatomischer, so doch beschwerdefreier Zustand herbeigeführt werden kann. Jenseits der Wachsthumszone werden die
Resultate schlechter. Für diese Fälle ist jedoch die erzielte Besserung der Beschwerden nicht zu unterschätzen, wenn auch das kosmetische Resultat viel zu wünschen übrig lässt. Deshalb habe ich
mich auch in diesem Alter, sowie im 3. und 4. Decennium nicht
zurückhalten lassen, eine Correctur vorzunehmen, trotz der wirklich
unangenehmen Ueberraschungen, schon nach kurzer Zeit, nach 3 bis
4 Monaten und schon früher, statt eines kunstvoll aufgebauten Gewölbes, eines Hohlfusses, wieder ein total eingesunkenes Fussgewölbe
mit beginnender Abduction vor sich sehen. Eine Besserung des Zustandes jedoch erreichen wir meistens, und dadurch erweisen wir dem
Patienten schon den grössten Dienst. Eine grössere Stabilität des
Fussgewölbes glaube ich erreicht zu haben, nachdem ich die Knochencorrectur mit grösster Kraftanstrengung ausführe, und aus dem Sinus
tarsi eine Convexität mache.

Die nach dem erwähnten Verfahren operirten Fälle betreffen
47 Patienten in einem Zeitraum von 12 Jahren. Davon befanden
sich 6 im 1., 29 im 2. und 12 im 3. Decennium. Von 11 Recidiven
betrafen 8 das 3. und 3 das 2. Decennium. Einen Fall will ich
hier besonders erwähnen, da der Patient nach ½jähriger Dienstzeit
beim Militär sein Recidiv acquirirte. Vor 6 Jahren war die Correctur
gemacht worden (Fig. 2).

Im Verfolg meiner Fälle habe ich mich häufig des Eindruckes
nicht erwehren können, dass bei normal-anatomischem Aufbau des
Fusses die Lockerung im Fussgelenk abnorm war. Gerade diese
unbequeme Erscheinung gab die Veranlassung, den Nicoladoni-

schen Vorschlag der Sehnenplastik aufzunehmen. Ich will zugeben, dass unter dem Einfluss einer veränderten Fussstellung, also in diesem Falle Pes equino varus-Stellung, der Musc. tibial. posticus sich zusammenzieht und sein Antagonist der Musc. peronaeus sich verlängert. Ich bin jedoch der Ansicht, dass dieses Verhältniss auch bis zu einem bestimmten Grade bestehen bleiben muss. Die grösste Garantie hierfür wird durch die Verstärkung des Musc. tibial. posticus durch den Musc. triceps surae gegeben.

In weiterer Erwägung der pathologischen Verhältnisse des Plattfusses habe ich mich der Ansicht nicht verschliessen können,

Fig. 1.

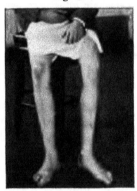

Fig. 2.

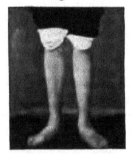

Correctur.   Derselbe.   Recidiv nach 6 Jahren.

dass die sämmtlichen bisher in Anwendung gekommenen Methoden einseitiger Natur sind. Wir haben es aber bei dem Plattfuss nicht mit einem einseitigen Leiden zu thun, nicht allein einem veränderten Skelet, sondern auch dem an diesem Skelet fixirten, nicht mehr normal wirkenden Muskelapparat ist vollste Beachtung zu schenken und in geeigneter Weise Rechnung zu tragen. Deshalb kann für die Correctur des Plattfusses nur die Methode wirksam sein, welche beide Theile beeinflusst, das Skelet sowie die betheiligten Muskeln. Letzteres geschieht schon zum Theil durch das von mir vorgeschlagene Redressement. Jedoch ist dies nicht immer genügend und dürfte es nothwendig sein, jeden Muskel in den normalen Rahmen seiner Thätigkeit zurückzuführen, Verlängerungen oder Verkürzungen folgen zu lassen. Die Gleichgewichtsstörung der Muskeln hält gleichen Schritt mit der der Knochen. Hier das Gleichgewicht allein wieder

herzustellen, würde nicht richtig sein. Es muss vielmehr unser Bestreben sein, die eine Klumpfussstellung begünstigenden Muskel-

Fig. 3.

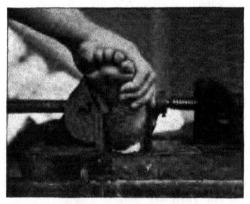

Correctur im Osteoklasten.

gruppen zu stärken und denselben ein dauerndes Uebergewicht zu
verschaffen. Andererseits darf es nicht unterlassen werden, eine
gründliche Correctur der Knochen vorzunehmen (Fig. 3, 4, 5 u. 6).

Fig. 4.

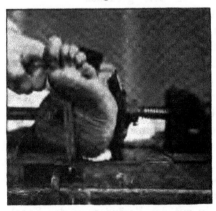

Im Osteoklasten vollendete Correctur

Was zunächst das Knochengerüst beim statischen Plattfuss angeht, so ist dasselbe in seinen sämtlichen Gelenkverbindungen verändert, worauf Hoffmann in seiner Arbeit aus der Nicoladoni'schen

Klinik hingewiesen hat. Die Stellung der Fusswurzelknochen zu einander ist verschoben worden, dementsprechend hat sich eine Veränderung der Gelenkflächen ausgebildet, ebenfalls eine solche der Kapsel und des Bandapparates. Auf die Verschiebung der einzelnen Gelenke wollen wir hier nicht näher eingehen und nur betonen, dass der Talushals und das Kahnbein durch ihre starken Verschiebungen dem statischen Plattfuss den Typus geben.

Dass Reizzustände wie bei jeder chronischen Gelenkentzündung sich in den Fusswurzelgelenken etabliren, ist von Kirmisson und Bize nachgewiesen worden. Ge-

Fig. 5.

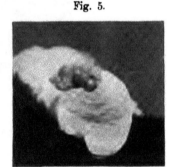

Corrigirter Plattfuss im Gipsverband.

nannte Autoren haben bei einem 15jährigen doppelseitigen schweren Plattfuss Ogston's Operation vorgenommen und das Knochenmaterial makro- und mikroskopisch untersucht. Es wurde constatirt, dass ein Theil der Gelenkfläche, der Taluskopf, welche mit der entsprechenden Gelenkfläche des Kahnbeins articulirte, verändert war; er erschien makroskopisch verfärbt durch Injection des darunter liegenden Knochens und zwar von dem gesunden Abschnitt durch zarte Furchen und Leisten getrennt. Mikroskopisch wurde eine Vermehrung der Plattenzellen der oberflächlichen Knorpelschicht constatirt, schichtweise Anordnung und stärkere Abplattung derselben. Die Zwischensubstanz war gleichfalls geschichtet und von abnormer fibrillärer Beschaffenheit. Die Knorpeloberfläche scheint von einer feingestreiften fibrillären Membran überzogen zu sein. In der Schicht der runden Zellen scheinen die Zellen vermehrt, die Intercellularsubstanz vermindert. Die Dicke des Knorpels ist im allgemeinen vermindert und scheint in der Tiefe der Furche auf jenes feine fibrilläre Häutchen reducirt zu sein. An den schwer erkrankten Stellen ist der Knochen stark rareficirt, das Mark injicirt.

Gleichmässig mit der Veränderung der Knochen hat sich eine solche der einzelnen Muskelgruppen herausgebildet. Beim Plattfuss ist die Sohlenmusculatur in abnormer Verfassung, ferner besteht eine Veränderung der übrigen am Fuss thätigen Muskelgruppen. Die Sohlenmusculatur ist vollständig überspannt, dieselbe kann infolge dessen nicht mehr arbeiten, sie verfällt naturgemäss der fettigen Degeneration. Der Triceps surae hat sich contrahirt, da seine Insertion durch die Drehung des Calcaneus um seine Querachse ver-

Fig. 6.

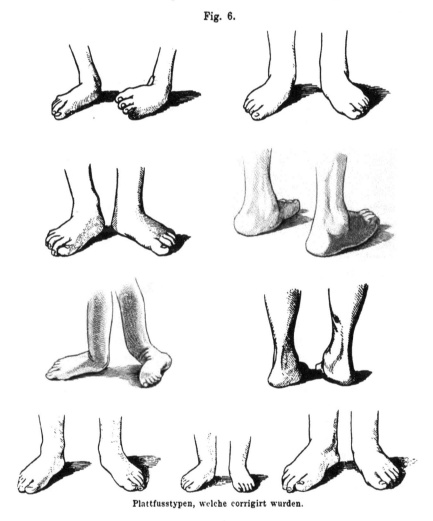

Plattfusstypen, welche corrigirt wurden.

lagert wurde. Die Peronäen haben sich ebenfalls contrahirt, sowie sämmtliche Extensoren; die Flexoren hingegen sind gedehnt. Der Muskelapparat hat also auf der einen Seite eine Verkürzung, auf der anderen eine Verlängerung erfahren.

Nicoladoni stellt die Bedeutung des Musc. tibial. posticus als Gewölbespanner in Abrede und will deswegen eine Aenderung des Operationsplanes für juvenile Plattfüsse. Ganz kann man nicht dieser Ansicht beipflichten. Durch Verstärkung des Posticus und Schwächung des Triceps tritt eine wesentliche Verlagerung der Muskelkraft ein, welche darin besteht, dass

1. die Neigung, den Calcaneus anzuspannen, herabgesetzt wird;

2. das Bestreben des Fusses, in der Richtung des Tib. posticus zu wirken, erhöht wird.

Hierdurch wird indirect die Sohlenmusculatur entlastet und kann sich zusammenziehen.

Hoffmann hat durch seine Untersuchungen bewiesen, dass die Sehne des Musc. tibial. posticus durch Insertion am Os cuneiforme III und Metatarsus III eine Aneinanderpressung der Mittelfussknochen vermittelt. Dadurch wird ein Einsinken der Fusswölbung in transversaler Richtung verhindert. Sind diese Voraussetzungen richtig, und diesen möchte ich in vollem Umfange beipflichten, so dürfte doch dem Musc. tibial. posticus eine wichtige Aufgabe bei der Correctur des Plattfusses zufallen. Nicoladoni's Standpunkt würde nicht ganz zu theilen sein. Ich bekenne mich vielmehr jetzt zu der Ansicht, dass eine vermehrte Leistungskraft des Tibial. posticus — und dies geschieht durch die Verstärkung mittelst des halben Triceps — auch einen grösseren Nutzungswerth zur Folge haben wird, d. h. es wird die Spannung des Fussgewölbes in transversaler Richtung in höherem Maasse garantirt. Die Untersuchungen von Hoffmann haben ferner ergeben, dass eine Muskeldegeneration der Sohlenmusculatur in bestimmten Fällen resultirt. Die wichtige Thatsache muss bestimmend sein für die Therapie. Die Sohlenmusculatur ist von grösster Wichtigkeit für die Erhaltung des Fussgewölbes.

Unter Berücksichtigung der vorliegenden pathologisch-anatomischen Verhältnisse ist uns der Weg, welcher zur Correctur des statischen Plattfusses führen soll, vorgezeichnet. In erster Linie ist der Aufbau des Knochengerüstes, des Fussgewölbes, nothwendig. Dies erreichen wir durch das Redressement forcé. Die Fixirung des Fusses in Adduction (Roser) genügt nicht, die Knickung des Vorderfusses zum Hinterfuss muss noch angeschlossen werden. Es ist vortheilhaft, auch hier den bei allen orthopädischen Massnahmen bewährten Grundsatz der Uebercorrectur zu wahren. In zweiter Linie hat die Regulirung des Muskelapparates zu erfolgen. Das Gleich-

gewicht der Musculatur muss wieder hergestellt werden; auch hier
ist durch Uebercorrectur das Ziel zu erstreben. Die Muskeln werden
in folgender Weise wieder hergestellt. Nach dem Vorschlag Nicoladoni's ist der Triceps surae zu mindern, damit der Zug am Calcaneus herabgesetzt wird; der Musc. tibial. posticus ist zu verstärken,
damit eine Spannung des Gewölbes in transversaler Richtung gewährleistet wird, ein Factor, der für die Aufrechterhaltung des Fussgewölbes von wesentlicher Bedeutung ist, wie dies Hoffmann
nachgewiesen hat. Der Posticus producirt die Kletterstellung des
Fusses (Hirtl). Diese Stellung in übertriebener Form kommt der
Plattfusscorrectur gut zu statten. Mit Rücksicht auf diesen letzten
Gesichtspunkt allein möchte ich mich schon für den ersten und gegen
den zweiten Vorschlag Nicoladoni's aussprechen. Vom Standpunkt
der Statik betrachtet ist sehr bald einzusehen, dass die erwähnte
Muskelverstärkung sehr werthvoll ist. Oben ist bereits bemerkt
worden, dass der Sinus tarsi verschwinden und eine Convexität an
seine Stelle treten soll. Dies lässt sich nur dadurch erreichen, dass
die Knochen an dieser Stelle eine andere Winkelstellung einnehmen.
Die Erhaltung dieser Winkelstellung ist Sache des Posticus; zieht
dieser Muskel unter gegebenen statischen Verhältnissen am Vorderfuss, so wird diese Stellung consolidirt. Wird nun diese Kletter-
fussstellung durch den Posticus aufrecht erhalten, so ist dadurch ein
Einfluss auf die Sohlenmusculatur gewährleistet. Letztere sowohl,
als auch die Ligamente werden sich contrahiren und besser arbeiten,
begünstigt durch die Schwächung des Triceps surae. Eine Verlängerung der Extensoren dürfte nicht immer nothwendig, jedoch stets zu
überlegen sein.

Nach diesen Erwägungen bin ich zu dem Entschluss gekommen,
die Correctur des statischen Plattfusses zu bewirken:

1. durch das von mir angegebene Redressement;

2. durch Nicoladoni'sche Plastik;

3. durch eventuelle Verlängerung der Extensoren, mit Ausnahme des Tibial. anticus.

Die Operation wird nun in folgender Weise ausgeführt. Der
in Narkose befindliche Patient wird mit dem Hinterfuss in Hackenfussstellung in den Lorenz'schen Osteoklasten gespannt. Das Kniegelenk wird vom Assistenten fixirt und der Operateur beginnt nun
mit dem Redressement. Um die nothwendig starke Gewalt ausüben
zu können, stellt sich der Operateur auf einen Schemel. In $\frac{1}{4}$ Stunde

ist meistens die Correctur erledigt. Zum Herunterholen des Calcaneus leistet der von Heusner angegebene Hebel vorzügliche
Dienste und ist bei schweren Fällen dem Osteoklasten vorzuziehen.
Principiell ist, wie auch bei der Klumpfussbehandlung, daran festzuhalten, dass der Fuss erst nach vollständiger Mobilisation eingegipst wird. Nach Anlage des mit genügender Filzpolsterung versehenen Gipsverbandes stellt sich der Fuss so, dass das Dorsum
pedis ungefähr in derselben Ebene liegt wie die Patella, ferner in

Fig. 7.

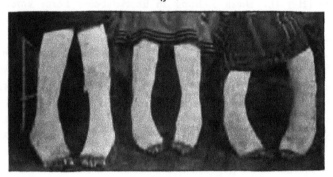

Gehverbände.

Adduction und Supination. So befindet sich nun der Vorderfuss zum
Hinterfuss im rechten Winkel. Durch Ausfüllung dieses Winkels
mit fest gewickelter Holzwatte und anschliessender Verstärkung aus
plastischem Filz lässt sich eine bequeme Auftrittfläche für den Gehverband schaffen (Fig. 7).

Nun folgt die Plastik der Flexoren und die eventuelle Correctur
der Extensoren. Entweder wird die Plastik dem Redressement direct
angeschlossen oder später ausgeführt, nachdem der Patient seine veränderte Fussstellung eingelaufen. Meistens habe ich dieselbe später
ausgeführt, bin aber jetzt dazu übergegangen, dieselbe direct dem
Redressement anzuschliessen. Die Technik ist folgende:

Bei horizontaler Lage des Patienten wird der Unterschenkel in
gebeugter Stellung (45°) auf ein Bänkchen von ca. 20 cm Höhe
gelegt, so dass die innere Seite des Unterschenkels gut zugänglich
ist. Schnittführung auf der Innenseite, mitten zwischen Tibia und
Triceps surae vom Malleolus int. crur. bis zur Mitte des Unterschenkels, ergibt die Freilegung der Achillessehne und deren Muscu-

latur, welche bis in Mitte des Unterschenkels median gespalten wird.
Es folgt nun Trennung am peripheren Ende des Triceps, welcher
letzterer mit einer Klemme gefasst in seiner Muskelschicht vollständig von dem bestehen bleibenden Theil des Triceps getrennt
wird (Fig. 8). Die breite dicke Sehne des Tibial. posticus, welche direct
der hinteren Tibia anliegt, wird mit zwei Klemmen hervorgezogen und
zwischen denselben ein Spalt für den partiellen Triceps surae präparirt, ca. 2—3 Finger breit oberhalb des Mall. intern. Tiefer ist
der Spalt nicht anzulegen, weil alsdann das durchgezogene Triceps-

Fig. 8.   Fig. 9.   Fig. 10.

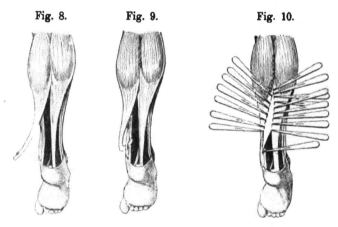

ende sich nicht oben bis zum äussersten Winkel des gespaltenen
Muskels ziehen lässt. Der gespaltene Triceps wird nun in der Richtung von vorn nach hinten — nicht umgekehrt — durch den Spalt
gezogen (Fig. 9) und dann wieder in der Wundfläche des Triceps
surae vernäht. Von grundsätzlicher Bedeutung ist die Ausführung
der Naht, welche sich in folgender Weise erledigt (Fig. 10).

Die Schlinge, welche fest durch den Spalt gezogen, wird im
Wundwinkel des Triceps mit Roser'schen Arterienklemmen fixirt.
Weiterhin erfolgt, lateral und medial, eine Vernähung der durchgezogenen Tricepsschlinge, nachdem letztere entfaltet und durch
Klemmen fixirt war (Fig. 10). Auch die Wundfläche des auf die Hälfte
reducirten Triceps surae wird durch einige Klemmen geschlossen und
vernäht. An der Stelle, wo die Schlinge den Posticus passirt, werden
zwei Nähte angelegt. Von Wichtigkeit ist die Haltung des Fusses
während der Operation. Der Assistent muss den Fuss in denkbar

grösster Uebercorrectur erhalten, welche auch durch den Verband zu fixiren ist.

Zur Technik will ich noch bemerken, dass man die Operation unter exacter Blutleere ausführen soll. Die Arbeit mit den Klemmen hat den Vorzug, dass eine Berührung der Wunden mit dem Finger vermieden wird, dass ferner eine ganz exacte Adaption der Wundflächen stattfindet. Die Naht ist dadurch erheblich erleichtert. Sind die Klemmen allenthalben angelegt, so ist die ganze Umgebung, mit Ausnahme des Nahtbezirks, mit feuchten Tupfern zu bedecken. Nach Herstellung der Naht wird die exacte Blutstillung besorgt. Meistens ist keine Blutung vorhanden und folgt dann die Hautnaht. Zur Hautnaht möchte ich bemerken, dass zunächst die ganze Wunde mit Klemmen geschlossen wird, und zwar mit Rücksicht auf die bessere Adaption der Wundränder nur die oberflächliche Haut mit den Klemmen gefasst. Zwischen jede Klemme legt man eine Naht, welche auch nicht mehr Haut fasst als die Klemme. Tiefere in die Fettschicht gehende Nähte werden principiell vermieden. Als Nahtmaterial benutze ich nur feinste Seide.

Zunächst legt man nur einen Schienenverband an, und zwar mit einer Holzschiene, welche vom Trochanter ausgehend den Fuss um Handbreite überragt. Der Fuss wird unter möglichster Wahrung der erreichten Correctur bandagirt.

Nach Erledigung der Wundbehandlung können die Patienten im Gehverband sich bewegen; es wird nach ca. 8 Wochen der Verband entfernt. Tägliche Bäder und später medico-mechanische Behandlung bleiben der Nachbehandlung vorbehalten. Mit einer der Fusswölbung entsprechenden starken Fussbekleidung wird der Patient entlassen.

Wir kommen jetzt zur Kritik der Operationsmethode. Von ausschlaggebender Bedeutung ist die Knochencorrectur und zwar die Art und Weise, wie dieselbe ausgeführt wird. Die primäre Tenotomie habe ich verlassen, seitdem ich die Correctur mit dem Osteoklasten sowie die Sehnenplastik ausführe. In Hackenfussstellung wird der Fuss in dem Osteoklasten fixirt und dann die Plantarflexion des Fusses vorgenommen. Stets hört man bei den ersten Bewegungen ein Krachen. Dasselbe Princip der Mobilisation, wie bei der Correctur des Pes equino varus, muss auch hier befolgt werden. Der redressirte Fuss muss auf leichten Druck in die gewünschte Stellung übergehen. Es ist geradezu erstaunlich, welche Umwandlung die

ausgeprägtesten Plattfüsse, mit starker Prominenz des Talushalses
und des Os scaphoideum im Zeitraum von $1/4 - 1/2$ Stunde durch
diese Manipulation erfahren. Die Patienten vertragen diese Correctur sehr gut und ist die Schmerzäusserung meistens nicht nennens-
werth. Die Patienten pflegen ca. 10 Tage im Bett zu bleiben, um
alsdann mit einem Gehverband umher zu gehen. Der Verband wird
ausgepolstert und eine genügende Gehfläche wird durch Unterstützung
des plastischen Filzes, welche bei allen Gehverbänden sehr gute
Dienste leistet, erzielt. Zum Auspolstern benutze ich fest aufgerollte
Holzwatte. 8 Wochen die Patienten in dieser Stellung umherlaufen
zu lassen, ist empfehlenswerth. Anfangs habe ich die Muskelplastik
erst in der 4. Woche, später dann in der 2. Woche, dann direct in
einer Sitzung ausgeführt. Letztere Modification dürfte der Normal-
methode entsprechen. Der Schienenapparat wird zweckmässig direct
durch einen Gipsverband ersetzt. Es ist der Gang anfangs etwas
unbequem und tappig, jedoch gewöhnen sich die Patienten bald an
diesen klumpfussähnlichen Gang. Nach Entfernung des Verbandes
befinden sich die Füsse in Spitzfussstellung, welche allmählich unter
Bettruhe vom Patienten durch Uebung ausgeglichen werden muss.
Zum Gegentreten habe ich am Fussende der Betten ein die ganze
Fusswand des Bettes einnehmendes Brett einstellen lassen, welches
beiden Füssen eine schiefe Ebene bietet.

Nun kommt es vor, dass die Dorsalflexion länger auf sich
warten lässt, oder auch dass dieselbe, wie es uns mehrmals passirte,
durch eine Tenotomie beseitigt werden musste. In diesen Fällen
haben auch wir stets die Baier'sche Verlängerung der Sehne gemacht. Sobald die Patienten die rechtwinkelige Stellung des Fusses
erreicht haben, sollen sie mit medico-mechanischen Uebungen beginnen. Abgesehen von den allgemeinen Uebungen zur Stärkung
der Musculatur sind für den Fuss solche im Sinne der Adduction
und Supination von besonderer Bedeutung. Von Ellis und Roth
sind für den beginnenden Plattfuss eine Reihe gymnastischer Uebungen zur Stärkung der Supination vorgeschlagen. Diese Idee, welche
auch bei dem von mir vorgeschlagenen Redressement Verwendung
findet, dadurch, dass die Patienten später in extremer Supination und
Spitzfussstellung einhergehen, muss auch den corrigirten Füssen zu
Gute kommen. Diese Uebungen sind sehr zu empfehlen, zumal sich
dies zu Hause abwickeln lässt.

Störungen im Wundverlauf sind 2mal unterlaufen, ohne jedoch

Folgen zu hinterlassen. Decubitus wurde nicht beobachtet; prophylaktisch wurden bei allen Gipsverbänden die typischen Stellen mit Zinkpflaster beklebt.

Eine Fussbekleidung wird von den Patienten angelegt, sobald die rechtwinkelige Stellung erreicht ist.

Bevor ich zur Besprechung der Prognose übergehe, möchte ich noch kurz auf den kindlichen Plattfuss eingehen. Die angeborenen Plattfüsse nach der Untersuchung von Küstner betragen 5 %, Bessel-Hagen stellt einen viel niedrigeren Satz, etwa 0,25 % fest, ebenso Selter. Letzter Autor macht eingehende Mittheilung über den infantilen Plattfuss, dessen Literatur selten zu nennen ist. Die Ansicht Selter's, dass die anatomisch-physiologischen Bedingungen für die Entstehung des Plattfusses im kindlichen Alter die günstigsten sind, dass die Patienten sich infolge mangelhafter Auffassung und Angaben über Plattfussbeschwerden nicht melden, ferner dass der stationäre Charakter des Plattfusses fehlt, theile ich in vollem Umfange. Dadurch wird auch die Ansicht Karewski's unterstützt, dass der juvenile Plattfuss seine Entwickelung in der Kindheit hat; erst die professionellen Schädlichkeiten fixiren die pathologische Stellung.

Die grosse Menge wird also erworben, sei es nun im 1. oder 2. Decennium. Die Ursachen — Erkrankung des Knochen- und Muskelsystems — sind verschiedener Natur und ist hier nicht der Ort, näher darauf einzugehen. Es bildet sich auf Grund einer pathologischen Unterlage zweifellos eine Summe von Wechselwirkungen, die einerseits das Skelet, andererseits den Muskelapparat betreffen. Sobald hier eine Störung des Gleichgewichts eintritt, kommt es zu einer Verschiebung, sowohl der Knochen- als der Muskelleistung. Sehr deutlich tritt dies beim Kind zu Tage in der Adductionsstellung des Fusses. Diese Varusstellung mag zum Theil noch Effect der intrauterinen Lage sein, unterhalten wird dieselbe sicherlich durch den noch vorhandenen Ausfall in der Knochenproduction. Die Knochenkerne des das Fussgewölbe bildenden Knochen, Naviculare, Ossa cuneiformia, Calcaneus, sind noch nicht vorhanden (Henke). Diesen Ausfall sucht das Kind dadurch auszugleichen, dass es den Vorderfuss in Adduction bringt. Das Kind schützt sich, wie Selter sehr richtig bemerkt, durch die Adductionsstellung des Vorderfusses vor einem völligen Einsinken des inneren Fussgewölbes, und vor allem vor einer Pronations-(Valgus-)Stellung des Fusses.

Diese Adductionsstellung des Kindes ist wesentlich bedingt durch eine besondere Leistung des Musc. tibial. posticus. In dieser physiologischen Stellung des Kinderfusses finden wir somit einen Fingerzeig, in welcher Weise der Fuss behandelt werden soll, um der Plattfussstellung vorzubeugen. Es deckt sich diese physiologische Thatsache mit dem oben gemachten Vorschlag zur Beseitigung des statischen Plattfusses.

Bei dieser Gelegenheit möchte ich zu einem Passus des Selterschen Aufsatzes Stellung nehmen. Dort heisst es: „Wie wunderliche Blüthen die Therapie manchmal treibt, zeigt die neuerliche Empfehlung der von Heusner für die Aussendrehung des Klumpfusses empfohlenen Feder auch für den nach innen rotirten normalen Fuss." Selter hat ganz Recht, sofern die von Heusner vorgeschlagene Methode darauf hinausginge, die kindliche, sagen wir compensatorische Stellung zu beeinflussen. Dies ist jedoch keineswegs der Fall und liegt nicht im Sinne der Indication Heusner's. Diese Methode hiesse ja orthopädisch Plattfüsse züchten. Die Indication Heusner's beschränkt sich auf die Patienten, welche in späteren Jahren, z. B. im 5.—6. Lebensjahre, noch diese für die erste Kindheit physiologische, in dem Alter aber pathologische Stellung beibehalten haben. Diese Stellung resp. diesen Gang findet man nicht selten. Sicherlich ist es angebracht, denselben zu bekämpfen, und suche ich dies ebenfalls durch die von Heusner vorgeschlagene Methode oder durch gleichartige Manipulationen zu erreichen. Ich zweifle nicht daran, dass Selter diese Indication für die Verwendung der entsprechenden Heusnerschiene berechtigt finden wird. Ich würde es als Fehler bezeichnen, wollte man dieser pathologischen Fussstellung durch entsprechende Behandlung nicht Rechnung tragen.

Den statischen Plattfuss haben wir beim Kind nicht, der Fuss bleibt mobil in seinen Gelenkverbindungen, da alles im Wachsen begriffen. Besteht nun hier eine Schwäche der Musculatur, so des Tibialis posticus, so sind die besten Bedingungen für den späteren statischen Plattfuss geschaffen. Schon unter fehlerhaften statischen Verhältnissen entwickelt sich der Knochenapparat, infolge dessen werden auch nicht die Stützpunkte sich ausbilden können, welche massgebend sind für die spätere Haltung des Gewölbes. Schon im 1. und 2. Lebensjahr, wie Selter angibt, findet man Kinder mit enorm lockeren Fussgelenken und schwacher Musculatur, die beim

Gehen den Pes valgus bekommen. Die Beobachtung habe auch ich gemacht.

Für die Therapie dieser Fälle hat Selter nun im grossen ganzen die conservative Behandlung vorgesehen. Für die schweren Formen reservirt er den Gipsverband und die Schienenhülsenapparate. Die Herstellung der Adduction des Fusses dient als Grundlage der Behandlung. Mit Rücksicht darauf wird die Sohle des Schuhes so geschnitten, als wäre der Vorderfuss im Chopart adducirt. Die schiefe Ebene und Ledereinlage werden verwandt. Mit diesem Schuh hat Selter gute Resultate erzielt.

Der von Selter vorgeschlagene Weg wird ja zweifellos in einer Anzahl von Fällen zum Ziele führen. Die von ihm empfohlene Adductionssohle, wenn man diese so nennen darf, kann nur einen guten Einfluss anf die Stellung des Fusses ausüben und vortheilhaft wirken. Mit diesen Vorschlägen möchte ich jedoch nicht die Therapie des kindlichen Plattfusses abgeschlossen betrachten. Gerade für das kindliche Alter möchte ich das Redressement und auch unter Umständen die Muskelplastik in den Rahmen der therapeutischen Massnahmen aufnehmen. Was wir allmählich durch die orthopädischen Schuhe erreichen, wird mit einem Schlage durch das Redressement fertig gestellt. Dieses Resultat aufrecht zu erhalten, ist Sache einer entsprechenden Fussbekleidung. Nicht allein bei den schweren Fällen würde ich dies auszuführen vorschlagen, sondern auch bei den leichteren Formen, lediglich geleitet von dem Princip, die Fusswurzelknochen unter correcter Stellung in die normalen Wachsthumsbahnen zu verweisen. Sind Störungen des Muskelapparates vorhanden, so würde man in leichten Fällen durch das Redressement zum Ziele kommen, besonders wenn man berücksichtigt, dass die Patienten Wochen lang in Klumpfussstellung herumlaufen. Finden sich jedoch erhebliche Gleichgewichtsstörungen im Muskelapparat, ist z. B. der Knickfuss vorhanden, oder bestehen die sogen. lockeren Gelenke, so würde ich stets einer Muskelplastik das Wort reden. Wenn man bedenkt, dass der Eingriff, das Redressement forcé, ein ungefährlicher ist, ebenso die Muskelplastik, so dürfte es zweifellos im Interesse des kindlichen Plattfusses liegen, diesen möglichst früh operativ zu behandeln. Die mangelhafte Entwickelung der Fusswurzelknochen, des Os scaphoideum, der Ossa cuneiformia, geben keine Contraindication, im Gegentheil, deren Entwickelung dürfte durch den Eingriff günstig beeinflusst werden.

Was die Prognose angeht, so können die bescheidenen Zahlen
einstweilen noch nicht absolut massgebend sein. Im allgemeinen
aber können wir auf Grund früherer Erfahrungen bestimmt wiederholen, dass nur durch die Reconstruction des Knochen- und Muskelapparates eine Heilung erfolgen kann, welche den physiologischen
Vorgängen entspricht. Dies wird erreicht durch unsere Operationsmethode.

Mit dem auf ca. 1 Jahr sich vertheilenden kleinen Material
habe ich keine schlechte Erfahrung gemacht. Behandelt wurden im
ganzen 11 statische Plattfüsse mittelst des Redressements und der
Plastik und zwar 7 doppelseitige und 4 einseitige. Die Plastik wurde
also im ganzen 18mal ausgeführt.

Ueber die Dauerresultate wage ich ein abschliessendes Urtheil
noch nicht abzugeben. Wenn die momentanen Verhältnisse nicht
trügen, so glaube ich auch über günstige Dauerresultate demnächst
berichten zu können.

Keinen Augenblick wollen wir uns verhehlen, dass die hypertrophischen Gewölbe, welche meist an Pes cavus zu erinnern pflegen,
im weiteren Gebrauch wieder einsinken. Dies ist auch wünschenswerth, aber nicht in dem Sinne, dass der Vorderfuss wieder eine
abweichende Stellung einnimmt und den Talushals und das Naviculare vordrängen lässt. Prognostisch ungünstig sind die anatomischen
Verhältnisse, welche eine ausgesprochene Contractur der Extensoren
nachweisen liessen. Unter solchen Verhältnissen darf es nicht vergessen werden, die Tenotomie der Extensoren auszuführen. Das absolute Hinderniss für die Correctur bildet die Degeneration der
Sohlenmusculatur, wie solche von Hoffmann nachgewiesen wurde.
Eine Beseitigung der häufig vorkommenden pathologischen Zehen-
stellung zu unterlassen, ist für die Prognose von wesentlicher Bedeutung. Eine Unterlassung dieser Correctur begünstigt zweifellos
ein Recidiv. Ich habe den Eindruck gewonnen, dass sowohl bei der
Correctur des Pes varus, wie auch Pes valgus, dieser Abnormität
viel zu wenig Beachtung geschenkt wird. Principiell auch diese fast
stets vorhandenen Abnormitäten zu beseitigen, habe ich mir zur
Aufgabe gemacht. Es wird dies in hochgradigen Fällen operativ
erledigt oder in milden Fällen manuelles Redressement mit nachfolgendem Heftpflasterverband in Uebercorrectur. Nach Abschluss
der Behandlung pflegen die Patienten anfangs schwerfällig zu gehen.
Im Laufe von einigen Wochen bessert sich dies bis zur Norm. Eine

Patientin theilte mir ca. 3 Monate nach der Entlassung mit, dass sie seit Jahren wieder ihren ersten Walzer flott hätte tanzen können. Stundenlange Märsche werden von den Patienten ohne Beschwerden ertragen. Eine Patientin beklagte sich noch über eine mangelhafte Dorsalflexion, welche besonders auf der Treppe beim Abstieg sich unangenehm bemerkbar mache. Ernstere Beschwerden sind nicht zur Meldung gekommen.

Bei der Nachuntersuchung der Patienten waren die übertriebenen Fussgewölbe, wie solche sich nach Entfernung des Verbandes zeigen, nicht mehr vorhanden, aber statt dessen ein normal ausgeprägtes Fussgewölbe. In einem Falle habe ich eine Neigung zur Abductionsstellung beobachtet. Auch hier war eine Gleichgewichtsstörung der Muskelgruppen zu constatiren. Vor der Operation hatte eine deutliche Contractur der Extensoren bestanden; die Tenotomie dieser Muskeln war bei Vornahme der Correctur nicht ausgeführt worden. Ich ziehe die Lehre aus dem Fall, dass man selbst bei geringer Contractur eine Tenotomie dieser Muskelgruppen nicht unterlassen soll.

Noch ein Wort zur Plastik Nicoladoni's.

Der halbe Triceps wird durch einen Spalt des Tibialis posticus gezogen und zwar mit ziemlicher Gewalt, so dass der Spalt leicht centralwärts aufreisst und dadurch die gewünschte Spannung wieder herabsetzt. Deshalb ist die Frage berechtigt, ob es nicht zweckmässig ist, den Musc. tibial. posticus unter starker Spannung seines peripheren Endes mit dem halben Triceps zu vernähen, im Muskel- und im Sehnentheil. Versuche müssen ergeben, ob dieser Vorschlag nicht zweckentsprechender ist und die Prognose unterstützt.

Einem Kapitel, welches prognostisch von grösster Bedeutung, müssen wir noch besondere Beachtung schenken, das ist das Kapitel „Fussbekleidung". Das mühsam aufgerichtete Fussgewölbe bedarf einer gut präparirten Fussbekleidung, um ein Einsinken des Fussgewölbes zu verhüten. Die Fussbekleidung ist in seiner Wirksamkeit abhängig einerseits von der Construction, andererseits von der Pflege. Was die Construction angeht, so ist die Wölbung des Fusses massgebend für die Wölbung der Schuhe. Eine Verstärkung durch Plattfusseinlage ist eine unbedingte Nothwendigkeit. Die von Lange angegebenen Einlagen sind am zweckmässigsten. Von allen Arten erfüllt der Schnürschuh am besten seinen Zweck. Da der Fuss corrigirt, so wird bei der Schuhconstruction von selbst der Indication

Selter's — Adductionssohle — Rechnung getragen. Die Zehen-
kappe muss steif und nicht eindrückbar sein, zugleich genügend breit
als Spielraum für die Zehen. Der Absatz muss in seiner Höhe sich
nach der Höhe der Wölbung richten, je höher die Wölbung, desto
höher der Absatz. Dadurch erreiche ich eine begrenzte Auftrittfläche
des Vorderfusses. Durch den Schnürschuh wird der Fuss gewissermassen eingespannt, ein Einsinken wird verhindert und ein Druck
der Zehen durch den Spielraum verhütet, ein Rutschen des Fusses
ist durch die Schnürung unterbunden. Es geht der Patient in
mässiger Spitzfussstellung, wir erreichen durch diese Stellung eine
grössere Garantie für die Erhaltung der Correctur. Die Schuhe mit
niedrigen Absätzen der Mode entsprechend haben zweifellos sehr
viel Unheil angerichtet. Ebenso wie für den Normalfuss der niedrige
Absatz zu verwerfen ist, so gilt dies ganz besonders vom corrigirten
Plattfuss. Die Abwickelung des Fusses vollzieht sich beim hohen
Absatz leichter. Für die nothwendige Auftrittfläche muss gesorgt
sein, alsdann ist ein Umschlagen des Fusses, wie Hoffa dies be-
fürchtet, nicht so leicht möglich. Die Art der Absätze sind von
Bedeutung. Seit Jahren verordne ich meinen Patienten drehbare
Gummiabsätze (System Nölle). Ich trage dieselben seit 10 Jahren
und finde, dass die Elasticität des Ganges dadurch wesentlich erhöht
wird. Diese Absätze haben vermöge ihrer Drehbarkeit noch den
Vorzug, dass bei Verordnung einer schiefen Schuhebene der Absatz
stets gleichmässig abgelaufen werden kann. Ich möchte die Gummiabsätze nicht mehr entbehren, sie schwächen die Erschütterung beim
Gehen erheblich ab.

Die Pflege der Fussbekleidung bedarf einer besonderen Be-
tonung, da nach dieser Richtung hin sehr viel unterlassen wird. Von
grösster Bedeutung für den Plattfussschuh ist Erhaltung der Form.
Sobald diese verloren und das Mittelstück des Schuhes eingetrieben
oder auch nur die Neigung hat, so ist eine Reparatur resp. Ersatz
dringend angezeigt. Um die Schuhe in bester Verfassung zu erhalten, ist in erster Linie der tägliche Wechsel eine unbedingte
Nothwendigkeit. Dann muss dieser Wechsel durch eine grössere
Anzahl von Paaren, 3—4, unterhalten werden. Die Schuhe werden
während der Ruhe auf Leisten gezogen, um die Form möglichst zu
wahren. Das letztere halte ich für eine wirklich sehr geeignete
Beigabe zur Vervollkommnung der Schuhpflege. Dem Plattfüssigen
den Auftrag zu geben, niemals ohne Schuhe zu gehen, bedarf kaum

des Hinweises, da es den Patienten meist nicht möglich ist. Hingegen muss man ihnen scharf einprägen, dass sie nicht mit unvorschriftsmässiger Fussbekleidung sich bewegen sollen.

Nun noch einige Worte zur photographischen Aufnahme des Plattfusses. Die Aufnahmen mit der Stereoskoplinse geben die beste Uebersicht bei allen Aufnahmen. Der Aufnahmetypus muss ein bestimmter sein. Als erste Aufnahme pflege ich von vorn in etwas offenem Winkel und Zwischenraum zwischen beiden Calcaneus zu photographiren. Dadurch wird die Fussstellung gut übersichtlich. Die Stellung bei der zweiten Aufnahme nach der Correctur muss analog sein. Auf diese Art und Weise kann man am besten das Resultat beurtheilen. Stets müssen die Füsse in aufrechter Körperstellung photographirt werden. Letzteren Gesichtspunkt habe ich bei meinen Aufnahmen nicht genügend gewahrt und nehme ich deswegen Gelegenheit zu diesen kurzen Bemerkungen.

Röntgenaufnahmen wurden von jedem Plattfuss stets in derselben Stellung ausgeführt. Aus dem Studium der Platten bestimmte werthvolle Schlüsse zu ziehen, war mir bis jetzt noch nicht möglich.

Die vorstehenden Ausführungen fasse ich in folgenden Schlusssätzen zusammen:

1. Der statische Plattfuss kann corrigirt werden.

2. Die Indication zur Correctur ist gegeben im 1., 2., 3. und unter Umständen im 4. Decennium.

3. Die conservative Behandlung des Plattfusses in der Jugend ist im allgemeinen zu verwerfen; nur in leichten Fällen ist dieselbe indicirt.

4. Bei der Correctur ist wiederherzustellen:
   a) das Skelet,
   b) die Musculatur.

5. Dies kann erreicht werden durch die Verlängerung der Achillessehne mit folgendem typischen Redressement.

6. Die von Nicoladoni vorgeschlagene Plastik, Schwächung des Triceps und Stärkung des Tibialis posticus, ist in den schweren Fällen nicht zu entbehren; im allgemeinen ist die Plastik der unter 5. angegebenen Methode vorzuziehen.

7. Die Tenotomie des Extensor digitor. und halluc. ist im Falle einer Contractur nothwendig.

8. Der Gehverband in übercorrigirter Stellung unterstützt nicht unwesentlich den Erfolg.

Krankengeschichten.

1. J. K., 25 Jahre, Büffetfräulein, Duisburg.
Diagnose: Pes valgus sin. et dextr. (Fig. 11 u. 12).
Aufnahme: 9. Juni 1903.
Operation: 12. Juni 1903; 6. Juli 1903; 29. Juli 1903.
Entlassung: 15. October 1903.

Anm. Patientin hat im October 1902 an Gelenkrheumatismus in allen
Gelenken gelitten. Seit dieser Zeit hätten sich ihre Füsse gesenkt, sie wurden
schmerzhaft, so dass Patientin zuletzt kaum mehr gehen und stehen konnte.

Fig. 12

Fig. 11.

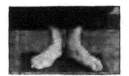

Plattfüsse.   Correctur.

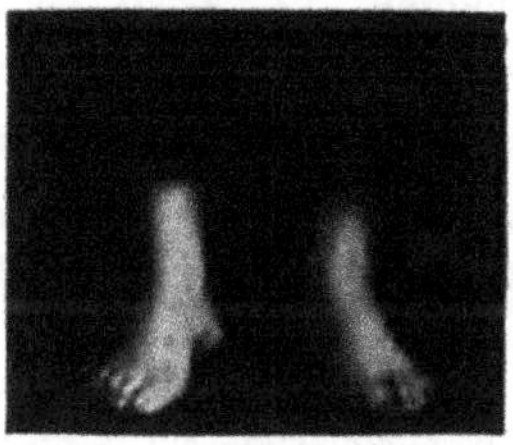

Status praesens: Patientin klagt über heftige Schmerzen in den Füssen
auf dem Fussrücken aussen und in der Ferse, sowohl beim Stehen als beim
Gehen, Abends am stärksten; sie sei nicht mehr im Stande zu arbeiten.

Beide Füsse, besonders der linke, stehen in ausgesprochener Valgusstellung mit starker Abduction. Die Extensoren spannen sich zuweilen. Beugung
und Streckung ist eingeschränkt. Supination ist beiderseits aufgehoben.

12. Juni 1903. Operation: Narkose. Redressement im Osteoklasten. Gipsverband in Uebercorrectur.

6. Juli 1903. Abnahme des Gipsverbandes und Eingipsen in derselben
Stellung.

8. Juli 1903. Verstärkung zum Gehverband.

28. Juli 1903. Abnahme des Gipsverbandes. Füsse stehen in starker
Uebercorrectur.

29. Juli 1903. Narkose. Sehnenplastik. An beiden Unterschenkeln wird
auf der Innenseite Incision gemacht. Die innere Hälfte der Achillessehne wird
bis ungefähr zur Mitte des Unterschenkels aufwärts abgetrennt und durch ein
der Mitte dieses Stückes gegenüber liegendes Loch in der Sehne des Musc. tib.
post. schleifenförmig durchgezogen. Das durchgezogene Stück der Achillessehne wird dann wieder nach aufwärts in sich und mit der äusseren Hälfte der
Achillessehne vernäht. Hautnaht. Stärkeverband.

Nach Abnahme des Verbandes findet sich Heilung per primam. Salbenverband. Fussübungen.

17. August 1903. Uebungen im medico-mechanischen Institut.

1. October 1903. Die Füsse stehen noch etwas in Spitzfussstellung. Deshalb wird heute die Achillessehne verlängert. Das Fussgewölbe ist gut ausgebildet. Gipsverband in rechtwinkliger Stellung.

9. October 1903. Abnahme der Gipsverbände; Füsse stehen gut.

15. October 1903. Patientin erhält orthopädische Schuhe mit gut ausgearbeitetem verstärktem Gelenk; Gang ist noch sehr unsicher.

29. März 1904. Untersuchung ergibt keinerlei Beschwerden, flotter Gang. Etwas unbequem beim Abstieg der Treppe. Fussstellung gut, Gewölbe gut erhalten.

2. J. Sch., 20 Jahre, Küchemädchen aus Barmen (Fig. 13, 14 u. 15).

Diagnose: Ulcus cruris sin., Pes valgus sin. et dextr.

Aufnahme: 17. April 1903.

Operation: 16. Juni 1903; 19. Juli 1903.

Entlassung: 15. November 1904.

Anm. Vor 10 Jahren entstand zuerst ohne Veranlassung ein Ulcus cruris, welches nach 2 Jahren verheilte. 5 Jahre später stiess Patientin wieder gegen das linke Schienbein, worauf sich das Geschwür bildete. Da seit 14 Tagen Verschlimmerung eingetreten, sucht Patientin das Hospital auf. Vor 2 Jahren hat Patientin Rheumatismus sämmtlicher Gelenke durchgemacht. Seit Jahren ist sie fussleidend.

Status praesens: Patientin klagt über heftige Schmerzen in beiden Füssen, besonders im linken. Am Abend sollen die Füsse geschwollen sein und die Schmerzen heftiger. Morgens wenn sie aufstehe, habe sie anfangs sehr heftige Schmerzen.

Am linken Unterschenkel etwa in seiner Mitte vorn findet sich ein etwa handtellergrosses mit nekrotischen Fetzen bedecktes Geschwür.

Fig. 13.

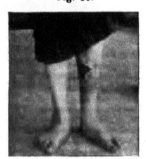

Plattfüsse.

Beide Füsse, besonders der linke, stehen in starker Plattfussstellung, der linke in stärkerer Abduction. Naviculare und Collum tali springen stark vor, besonders links.

An beiden Unterschenkeln leichte Varicenbildung. Die Extensoren des linken Fusses spannen sich an; die Flexion und Extension ist eingeschränkt, Supination aufgehoben.

Bettruhe. Salbenverband.

21. April 1903. Feuchte Umschläge.

Operation 16. Juni 1903. Nachdem das Geschwür fast verheilt ist, wird heute im Osteoklasten die Fussstellung corrigirt.

Gipsverband an beiden Füssen in Uebercorrectur.

18. Juli 1903. Abnahme der Gipsverbände. Beide Füsse stehen gut in Uebercorrectur.

19. Juli 1903. Operation. Sehnenplastik. Incision an der Innenseite beider Unterschenkel. Achillessehne und Muskel wurden im unteren Drittel nach aufwärts halbirt und losgelöst. Dieses losgelöste Stück wird durch ein

Fig. 14.

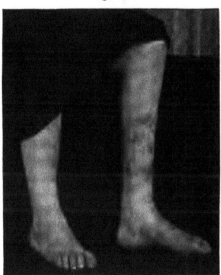

Correctur links.

seiner Mitte gegenüber liegendes Loch in der Sehne des Musc. tib. post. schleifenförmig hindurchgezogen nach oben und in sich vernäht.

Hautnaht. Stärkeverband. Füsse bleiben in Uebercorrectur.

Bei Abnahme des Verbandes findet sich das linke Bein per primam verheilt. Gipsverband. Rechts besteht in der Mitte der Narbe eine kleine Eiterung. Erweiterung der Oeffnung. Tamponade. Schienenverband.

24. August 1903. Gipsverband entfernt. Gute Stellung des linken Fusses. Am rechten Fuss tritt allmähliche Heilung ein.

8. October 1903. Beide Füsse stehen gut. Am linken Fuss ist die Dorsalflexion noch etwas eingeschränkt, weshalb die Verlängerung der Achillessehn am 4. November 1903 vorgenommen wird.

29. November 1903. Patientin hat gute Fussstellung und normale Function.

Wegen des Ulcus ist längere Bettruhe nothwendig, da Zerfall der Haut eingetreten war. Durch Transplantation wird Heilung erzielt, nachdem nur einige Inseln erhalten blieben.

1. Februar 1904. Heilung.

Während des Krankenlagers hat Patientin zum Gegentreten am Fuss-ende stets eine schiefe Ebene.

25. Februar 1904. Mit gut sitzenden im Gewölbe verstärkten Schuhen entlassen.

1. April 1904. Patientin kann gut gehen und hat keine Beschwerden. Die Fussstellung ist gut, das Gewölbe ausgeprägt.

Fig. 15.

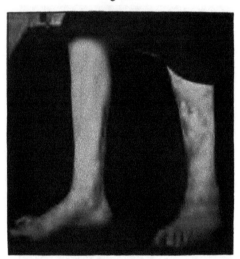

Correctur rechts.

3. Ch. S., 18 Jahre, Burchsteinfurt, Küchemädchen (Fig. 16 u. 17). Diagnose: Pedes valgi.
Aufnahme: 12. Mai 1903; 28. Juli 1903.
Operation: 16. Mai 1903; 2. Juli 1903.
Entlassung: 5. September 1903.

Anm. Patientin gibt an, dass sie schon seit 12 Jahren Beschwerden in den Füssen habe, sie habe nie gut gehen können, stets besondere Schuhe tragen müssen. Mit Jahren hätten die Beschwerden zugenommen und gegenwärtig so stark, dass sie kaum gehen und stehen könne.

Status praesens: Patientin klagt über hochgradige Schmerzen im Fussgelenksbezirk innen und aussen, in der Ferse und im ganzen Fuss.

Beide Füsse stehen in hochgradiger Valgusstellung, der Talushals tritt hervor, sowie das Naviculare. Die Supination ist aufgehoben, die Beugung und Streckung ist um ½ cm eingeschränkt. Die Musculatur ist etwas atrophisch. Es bestehen Schweissfüsse.

Operation: 16. Mai 1903. Redressement im Osteoklasten. Eingipsen in Uebercorrectur.

1. Juni 1903. Neuer Gipsverband in derselben Stellung. Stellung gut.
2. Juni 1903. Im Gehverband nach Hause entlassen.
28. Juni 1903. Wiederaufnahme. Abnahme des Gipsverbandes.
2. Juli 1903. Schnenplastik. An beiden Unterschenkeln wird auf der Innenseite Incision gemacht. Die innere Hälfte der Achillessehne wird bis ungefähr zur Mitte des Unterschenkels aufwärts abgetrennt und durch ein der Mitte dieses Stückes gegenüber liegendes Loch in der Sehne des Musc. tibialis

Fig. 16.

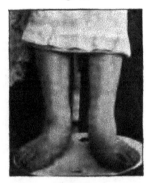

Fig. 17.

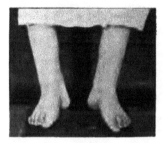

Plattfüsse.   Correctur.

post. schleifenförmig durchgezogen. Das durchgezogene Stück der Achillessehne wird dann wieder nach oben hin in sich vernäht.

Hautnaht. Schienenverband.

10. Juli 1903. Nach Abnahme des Verbandes findet sich Heilung per primam. Salbenverband. Uebung der Fussbewegungen.

17. Juli 1903. Beginn der medico-mechanischen Uebung.

12. August 1903. Operation. Tenotomie resp. Verlängerung beider Achillessehnen, da die Dorsalflexion nicht genügend ausgeführt werden konnte. Gipsverband.

21. August 1903. Abnahme der Gipsverbände, Füsse stehen gut, Dorsalflexion ohne Beschwerden ausführbar. Gute Wölbung und Stellung.

5. September 1903. Patientin wird mit orthopädischen Schuhen entlassen.

1. Februar 1904. Der Gang ist ein guter. Patientin schreibt, dass sie bereits wieder getanzt habe.

1. April 1904. Patientin stellt sich vor, hat keinerlei Beschwerden, hat noch nie so gut laufen können wie jetzt. Der Gang ist flott. Am rechten Fuss ist das Gewölbe gut erhalten, die Fussstellung ist normal zu bezeichnen. Am linken ist das Gewölbe nicht so gut, es zeigt sich hier deutlich Neigung zur alten Stellung, auch spannen sich hier die Extensoren.

Auf wiederholtes Befragen erklärt Patientin, dass sie keinerlei Beschwerden an diesem Fuss habe. Mit Rücksicht darauf wurde denn auch mein Vorschlag, einen Gehverband in Correctur anzulegen, abgelehnt.

4. Karl Niedecker, 15 Jahre, aus Oberbröhl, Schneider (Fig. 18 u. 19).

Diagnose: Pes varus sin., Pes valgus dextr.

Aufnahme: 12. September 1903; 4. December 1903.

Operation: 15. September 1903; 23. September 1903.

Entlassung: 3. December 1903 (Fig. 14).

Fig. 18.

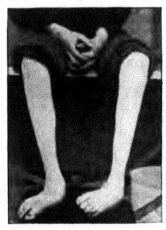

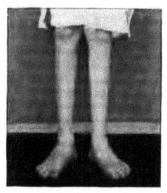

Fig. 19.

Pes valg. dextr.; Pes eq var. sin.   Correctur.

Anm. Patient gibt an, dass der rechte Fuss im Laufe der Jahre immer schlimmer geworden sei. Seit mehr als einem Jahre verursache derselbe viel Schmerzen, welche nach dem Unterschenkel und Knie ausstrahlen. Der rechte Fuss mache ihm keine Schmerzen, aber wegen des linken könne er häufig nicht gehen.

Status praesens: Die Planta pedis des linken Fusses liegt dem Planum des Tisches völlig auf, Vorderseite des Unterschenkels und Fussrücken liegen in einer horizontalen Ebene. Der Vorderfuss steht zum Hinterfuss und Unterschenkel in einem Winkel von ca. 110° nach innen gebogen. Am äusseren Fussrand, über dem Grundgelenk der kleinen Zehe eine fast fünfmarkstück-grosse Druckschwiele mit Schleimbeutel.

Das Fussgewölbe des rechten Fusses ist total geschwunden, Talus und Naviculare sind völlig nach unten gesunken und prominiren stark am inneren Fussrand.

Vorderfuss und Hinterfuss stehen statt in gestrecktem Winkel hinter einander hier in einem nach aussen offenen Winkel von ca. 120°. Es besteht Abductionsfuss, der äussere Fussrand ist gehoben.

Beide Füsse sind gleich lang; die Musculatur des linken Unterschenkels zeigt deutliche Atrophie.

15. September 1903. Operation. Redressement beider Füsse im Osteoklasten; nachfolgende manuelle Correctur (Gipsverband). Tenotomie der Achillessehne des linken Klumpfusses. Gipsverband an beiden Füssen in Uebercorrectur.

23. September 1903. Operation. Incision an der Innenseite des rechten
Unterschenkels; Halbirung des M. triceps, welches durch eine in dem M. tib.
post. angelegte Oeffnung hindurchgezogen und in sich vernäht wird. Hautnaht.

Sofort Gipsverband in Uebercorrectur, der Wunde entsprechend Fenster
im Gipsverband. Heilung per primam.

Patient erhält Verstärkung: Laufverband. Dann entlassen bis am 24. October 1903. Verbände haben sich gut gehalten. In der Narbe am rechten
Unterschenkel hat sich ein kleiner Abscess gebildet. Derselbe wird incidirt und
austamponirt. Verband.

Für den corrigirten Klumpfuss erhält Patient einen Schuh mit schiefer Ebene.
Erneuerung des Gipsverbandes am rechten Fuss in Uebercorrectur. Mit
Gehverband entlassen.

Am 8. November 1903 kommt Patient wieder. Der Gipsverband ist noch
in Ordnung. Er gibt an, beim Gehen im linken Fuss (corrigirter Klumpfuss)
keinerlei Beschwerden verspürt zu haben. Er geht sehr gut.

Abnahme des Gipsverbandes ergibt gute Correctur.

Zur Beschleunigung des Heilverfahrens wird die Verlängerung der Achillessehne gemacht, da Patient den Ausfall in der Dorsalflexion nur langsam beseitigen konnte.

18. November 1903. Heilung. Medico-mechanische Uebungen.

3. December 1903. Patient wird mit gutem Gewölbe in entsprechender
Fussbekleidung entlassen.

29. März 1904. Patient geht mit Ausdauer, nur beim Bergabsteigen
klagt er über geringe Beschwerden. Die Fussstellung ist gut auf beiden Seiten.
Das Gewölbe ist genügend ausgebildet.

5. Karl S. aus H., 17 Jahre, Lehrling.

Diagnose: Pedes valgi.

Aufnahme: 27. Juli 1903.

Operation: 29. Juli 1903; 7. August 1903.

Entlassung: 7. October 1903.

Anm. Patient gibt an, in seiner Kindheit schon an Plattfüssen gelitten
zu haben, er habe zeitweise besondere Schuhe getragen. Die Beschwerden
seien nicht sehr stark gewesen, er habe nicht mit Ausdauer längere Zeit marschiren können. Seit einem Jahre seien allmählich zunehmende Beschwerden
eingetreten, die vorübergehend ihn arbeitsunfähig gemacht hätten. Wegen Zunahme der Beschwerden habe er seine Stelle aufgeben müssen.

Status praesens: Schlanker, mittelgrosser Patient, klagt über heftige
stechende Schmerzen in der Ferse, innen und aussen unterhalb des Knöchels,
nach dem Unterschenkel ausstrahlend.

Die Füsse stehen in starker Plattfussstellung, so dass das Naviculare und
Collum tali stark hervortreten. Die grossen Zehen sind pronirt, Stellung ist
nicht vorhanden; die Extensoren spannen sich mässig an. Die Dorsal- und

Plantarflexion ist erheblich eingeschränkt. Die Supination ist aufgehoben, die Adduction ebenfalls. Der Gang ist schwerfällig, Patient ermüdet leicht.

29. Juli 1903. Operation. Redressement beider Füsse im Osteoklasten starkes Krachen. Gipsverband.

7. August 1903. Plastik der Achillessehne. Triceps in der Mitte gespalten und peripher getrennt; Loch in dem Tibial. post. nimmt den gespaltenen Triceps auf, welch letzterer kräftig durchgezogen fixirt und vernäht wird unter extremer Uebercorrectur des Fusses. Naht. Schienenverbände.

Verlauf normal.

14. August 1903. Gehverband.

26. August 1903. Entfernung des Verbandes. Fussstellung ist gut; es besteht hochgradiger Hohlfuss beiderseits. In Bettruhe fleissige Bewegungen des Fussgelenks. Als Fussstütze dient die schiefe Ebene, am Fussende eingestellt.

14. September 1903. Medico-mechanische Uebungen.

7. October 1903. Mit guter Stellung entlassen. Der Gang ist noch etwas beschwerlich.

15. März 1904. Patient theilt mit: „Die Bewegungen des Fusses haben sich sehr bald gebessert. Jetzt kann ich stundenlang ohne Beschwerden laufen. Die Schuhe sind noch in Ordnung und wechsle ich stets.“

6. Mäschig, Johann, 18 Jahre, Bochum bei Crefeld (Fig. 20 u. 21).
Diagnose: Pes valgus sin.
Aufnahme: 28. Juli 1903; 1. October 1903.
Operation: 30. Juli 1903; 2. October 1903; 12. October 1903.
Entlassung: 7. December 1903.

Fig. 20.   Fig. 21.

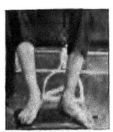 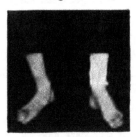

Pes valg. sin.   Correctur.

Patient, der als Kupferschmied bei der Arbeit sehr lange Zeit stehen muss, bemerkte vor 1½ Jahren, dass sein linker Fuss eine anormale Bildung annahm. Zunächst geringe Schmerzen bei längerem Gehen.

Bisherige Behandlung war ohne Erfolg.

Patient klagt hauptsächlich über heftige Schmerzen in der Fusssohle, innerer Rand im mittleren Theil des Fussrückens und im Fussgelenk. Er hat schon längere Zeit orthopädische Schuhe getragen, keine Linderung.

Status: Das Fussgewölbe ist völlig geschwunden, Talushals und das Kahnbein sind stark prominent.

Chopart- und Lisfranc'sches Gelenk völlig steif, Bewegungen im Fussgelenk schmerzhaft, Flexion und Extension mässig eingeschränkt, Adduction ist aufgehoben, ebenso die Supination. Ganz schleppend mit auswärts rotirtem Fuss, ohne Abwickelung.

Therapie: Tenotomie der Achillessehne nach Beier. Bei Dehnung völlige Zerreissung.

Nun Correctur im Osteoklasten, der Fuss wird in typischer Stellung eingegipst.

17. August 1903. Patient erhält den zweiten Gipsverband. Das Fussgewölbe ist gut ausgeprägt. Der Fuss wird in Correcturstellung wieder eingegipst.

5. September 1903. Patient nach Hause entlassen.

1. October 1903. Abnahme des Gipsverbandes.

2. October 1903. Operation. Sehnenplastik in typischer Weise, durch Spaltung des Triceps, welcher durch einen Schlitz des Tib. posticus gezogen in sich vernäht wird.

10. October 1903. Entfernung der Nähte. In der Mitte der Narbe eitert ein Stichkanal.

12. October 1903. Gipsverband; Fuss in rechtwinkeliger Stellung nebst Correctur der Varusstellung des Vorderfusses. Die Wunde beginnt zu secerniren, daher Oeffnung der Naht. Sehr langsamer Heilungsverlauf.

Abnahme des Gipsverbandes. Das Fussgewölbe ist sehr gut ausgeprägt.

7. December 1903. Patient geheilt entlassen.

20. März 1904. Sehr gute Stellung. Patient ist wieder als Kupferschmied thätig und vollkommen beschwerdefrei.

7. O. S., 17 Jahre, Lehrling, aus D. (Fig. 22 u. 23).

Diagnose: Plattfuss, links.

Aufnahme: 10. September 1903.

Operation: 12. September 1903; 15. October 1903.

Entlassung: 15. December 1903.

Anm. Patient gibt an, dass er wegen starker Schmerzen am linken Fuss nicht mehr arbeiten könne. Er könne schlecht gehen und stehen. Häufig habe er Stechen in der Ferse und am äusseren Knöchel. Seit dem letzten Jahr will er zunehmend diesen Zustand beobachtet haben.

Status: Das Fussgewölbe des linken Fusses ist abgeflacht, der Talushals und Os naviculare sind nach unten getreten und prominiren an der Innenseite des Fusses. Der ganze Fuss steht in deutlich ausgeprägter Abductionsstellung. Linker Fuss 1—2 cm länger als der rechte. Bewegungen im Chopartschen Gelenk sind nur minimal ausführbar und schmerzhaft.

Patient hat hinkenden Gang, schont den linken Fuss.

Diagnose: Pes valgus sin.

12. September 1903. Operation. Redressement im Osteoklasten. Der Fuss wird dann in Uebercorrecturstellung eingegipst.

Abnahme des Gipsverbandes am 24. September 1903.

Sehnenplastik: Tibialis post. wird an seinem Ansatze am Os navic. abgelöst und mit den dieser Stelle entsprechend auf dem Fussrücken liegenden
Extensorensehnen vernäht. Klemmnaht.

Verband mit Innenschiene.

Heilungsverlauf gut.

20. September 1903. Verband entfernt.

Gipsverband in Uebercorrecturstellung angelegt.

15. October 1903. Abnahme des Gipsverbandes.

Fig. 23.

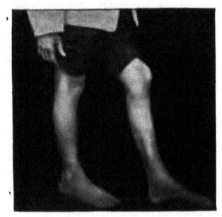

Fig. 22.

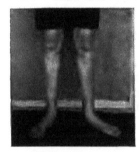

Pes valgus sin.   Correctur.

Operation: Sehnenplastik nach Nikoladoni. Incision an der
Innenseite des Unterschenkels. Der Achillesmuskel resp. -Sehne wird im unteren
Drittel bis ca. zweiquerfingerbreit oberhalb des Ansatzes am Calcaneus halbirt
(der Länge nach). Das innere Stück wird unten abgelöst und durch eine der
Mitte dieses Muskelstückes gegenüber angelegte Oeffnung in der Sehne des
Tibialis post. hindurchgezogen (nach innen zu) dann nach oben zurückgebogen
und vernäht. Hautnaht. Verband mit Aussenschiene.

Verlauf: Normal. Gipsgehverband.

20. November 1903. Verband entfernt. Fuss steht gut. Bewegungen
bei Bettruhe. Schiefe Ebene. Medico-mechanische Uebungen.

15. December 1903. Mit guter Fussstellung, hohes Gewölbe, entlassen.
Orthopädischer Schuh.

11. März 1904. Guter Gang, mit Ausdauer. Stellung normal. Keine
Beschwerden.

8. F. S., 14 Jahre, Schüler aus K.

Diagnose: Pedes valgi.

Aufnahme: 5. Januar 1904.

Operation: 8. Januar 1904; 17. Januar 1904.

Entlassung: 15. April 1904.

Patient gibt an, dass er als Kind schon platte Füsse gehabt habe; er habe nach Anstrengungen dann stets Schmerzen in den Füssen gehabt. Patient hat in der Jugend englische Krankheit nicht durchgemacht, ebenfalls keine anderen Krankheiten. Vor einigen Monaten will Patient Rheumatismus durchgemacht haben, hauptsächlich habe er aber Schmerzen in den Füssen gehabt, die Schmerzen im Kreuz und in der rechten Schulter seien nicht so erheblich gewesen.

Status: Etwas blass aussehender, gracil gebauter Mensch, klagt über heftige Schmerzen an der Innenseite, besonders beim Gehen. Dieselben sind in der letzten Zeit schlimmer geworden. Anderweitige Schmerzen sind nicht vorhanden.

Die Untersuchung ergibt hochgradige Plattfussstellung. Talushals und Kahnbein springen stark vor. Die Sehnen auf dem Fussrücken spannen sich stark, besonders links.

Functionen sind dorsal und plantar um ein Drittel eingeschränkt, bewegen sich bei der extremen Pronationsstellung des Fusses in einer anderen Ebene. Die Supination ist ganz aufgehoben, ebenso die Adduction und die Rotation.

Der Gang ist tappig; mit ganzem Fuss wird bei der Auswärtsstellung der Fussspitze aufgetreten.

An der Fusssohle sind die Linien verstrichen.

Die Musculatur des Unterschenkels ist mässig. Patient leidet an Schweissfüssen. Die Stellung der Zehen ist rechts normal zu nennen, links besteht Valgusstellung mit Drehung der grossen Zehe um seine Längsachse, so dass der äussere Rand der Zehe etwas gehoben ist.

8. Januar 1904. Operation. Correctur im Osteoklasten, welche leicht gelingt, unter starkem Krachen.

17. Januar 1904. Typische Plastik beiderseits, Verstärkung des Tib. posticus mittelst Schlingenbildung durch den ersten bis zweiten Triceps. Naht. Heilung per primam.

5. Februar 1904. Gehgipsverband in Pes equin. var.-Stellung.

10. März 1904. Verband entfernt, gute Stellung beider Füsse mit hochgradigem Gewölbe. Brett mit schiefer Ebene wird eingestellt.

15. April 1904. Mit noch etwas unbeholfenem Gang entlassen. Fussbekleidung mit Einlage und Gummiabsätze.

9. Happ, Heinrich, 25 Jahre, Kellner (Fig. 24 u. 25).

Diagnose: Hallux valgus sin.; Pes valgus dextr.

Aufnahme: 2. März 1904.

Operation: 2. März 1904; 15. März 1904; 30. März 1904.

Anm. Patient wurde mehrere Monate auf der inneren Station wegen gonorrhoischer Arthritis, die sich bald in den Knie- und Fussgelenken, bald in Schulter und Arm resp. Handgelenken zeigte, behandelt.

Status: Die linke grosse Zehe steht in starker Valgusstellung, die übrigen Zehen ebenfalls in geringerem Grade. Der linke Fuss zeigt eine geringe Neigung zur Plattfussbildung. Die Bewegungen im Fussgelenk sind stark eingeschränkt und schmerzhaft.

Rechts besteht ausgeprägter Plattfuss; das Fussgewölbe ist total abgeflacht, äusserer Fussrand höher, Talus nach unten getreten.

Bewegungen im Fussgelenk nur minimal ausführbar und schmerzhaft.

Fig. 25.

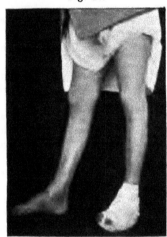

Fig. 24.

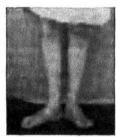

Pes valg. dextr.   Correctur.

Der Gang des Patienten ist beschwerlich, das rechte Bein wird fast völlig steif in starker Abductionsstellung gehalten.

Beide Fussgelenke sind in toto geschwollen. An der Calx calcanei findet sich eine Exostose.

2. März 1904. Operation.

Links: Osteotomie: Keilexcision aus Metatarsus I, Correctur: Klemmnaht.

Rechts: Redressement im Osteoklasten. Gipsverband in Uebercorrectur.

Heilungsverlauf normal, keine Temperatursteigerungen.

14. März 1904. Abnahme des Gipsverbandes: Es ist keine Schwellung, keine Drucknekrose vorhanden. Osteotomie geheilt. Gute Correctur des Hallux valgus.

15. März 1904. Sehnenplastik nach Nikoladoni. Resection der Exostose des Calcaneus. Naht. Schienenverband.

Heilung per primam. Es wird auch die Correctur der übrigen Zehen des linken Fusses vorgenommen: Verband durch Zinkpflasterstreifen.

30. März 1904. Es wird wieder Gipsverband in Uebercorrectur angelegt. Patient befindet sich noch in Behandlung. Die Correctur ist vollständig.

10. L. S., 15 Jahre, aus D.

Diagnose: Pes valg. dextr. et sin.

Aufnahme: 3. Februar 1904.

Operation: 7. Februar 1904.

Anm. Patientin gibt an, dass sie in der Jugend die englische Krankheit durchgemacht habe. Eine Zeit lang habe sie besondere Schuhe getragen; Plattfüsse habe sie immer gehabt. Eine Verschlimmerung sei in den letzten Jahren eingetreten.

Status praesens: Patientin klagt über Schmerzen in der Fusssohle und unterhalb des äusseren Knöchels. Die Plattfüsse sind beiderseits hochgradig mit typischem Vordrängen des Talushalses und des Scaphoideum. Functionen eingeschränkt. Supination und Adduction aufgehoben. Gang typisch unter Aussenrotation, ohne Abwicklung.

Operation: Correctur im Osteoklasten, anschliessend daran die Muskelplastik des Triceps und Posticus. Naht. Gipsverband in Uebercorrectur. Verlauf normal. Nach Entfernung der Naht Gehverband.

29. März. Verband entfernt. Gute Stellung.

Durch Bewegen in Bettruhe wird allmählich die Stellung corrigirt unter Application der schiefen Ebene. Patientin befindet sich noch in medico-mechanischer Behandlung. Der Gang ist noch etwas beschwerlich, Schmerzen bestehen nicht.

11. Elly L., 15 Jahre, aus Duisburg, Dienstmädchen (Fig. 26).

Diagnose: Pedes valgi.

Aufnahme: 26. Februar 1904.

Operation: 1. März 1904.

Fig. 26.

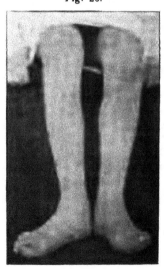

Plattfüsse.

Patientin hat als Kind Plattfüsse gehabt; die Beschwerden waren nur gering. Jetzt, wo sie seit 9 Monaten in Stellung ist, sind die Beschwerden erst aufgetreten und immer schlimmer geworden, so dass sie arbeitsunfähig ist.

Status praesens: Patientin klagt über heftige Schmerzen aussen und innen nach dem Kniegelenk ausstrahlend. Beide Füsse stehen in ausgesprochener Valgusstellung. Der linke schlimmer als der rechte. Der linke Vorderfuss steht zum übrigen Fuss in Abduction.

Die Extensoren sind besonders links stark gespannt. Die Bewegungen im Fussgelenk sind gemindert, die Adduction ist aufgehoben, die Supination ebenfalls. Der Gang ist plump, tappig, mit auswärts gedrehten Füssen.

1. März 1904 Operation. Correctur im Osteoklasten und Sehnenplastik, in der typischen Weise. Der Extensor digit. et hall. wird beiderseits tenotomirt. Gipsverband mit Fenster.

Verlauf reactionslos. Patientin befindet sich noch in Behandlung. Die Correctur ist vollständig.

Literatur.

1. Franke, Therapeut. Monatshefte 1901.
2. Gleich, Arch. f. klin. Chir. 1893, Bd. 46.
3. Heusner, Arch. f. Orthop. 1903, S. 57.
4. Derselbe, Chirurgencongress 1903.
5. Hoffa, Münch. med. Wochenschr. 1900, Nr. 15.
6. Derselbe, Lehrbuch 1902.
7. Hoffmann, Deutsche Zeitschr. f. Chir. Bd. 67.
8. Karewski, Chir. Krankheiten des Kindesalters 1894.
9. Kirmisson und Bize, Revue d'orthop. 1903, Nr. 1.
10. Lücke, Deutsche Zeitschr. f. Chir. Bd. 34.
11. Morestin, Bull. et mémoires de la soc. anatom. 1901, Nr. 3.
12. Derselbe, Bull. et mémoires de la soc. anatom. de Paris 1901, XXVI.
13. Nikoladoni, Deutsche Zeitschr. f. Chir. Bd. 67.
14. Schultze-Duisburg, Deutsche med. Wochenschr. 1895, Nr. 28.
15. Selter, Jahrbuch f. Kinderheilkunde 1902.
16. Trendelenburg, Chirurgencongress 1898.
17. Vincent, Archiv. provincial. de Chir. 1901, Nr. 2.

Tafel I.

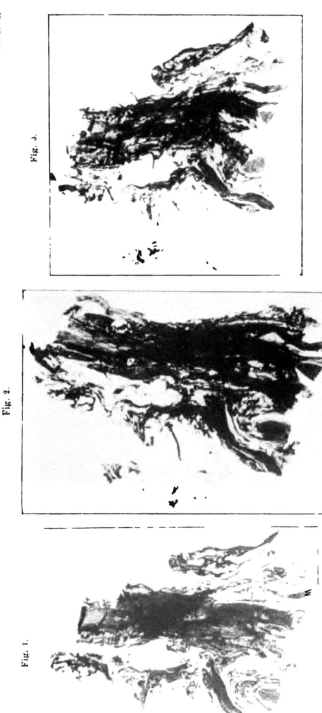

Fig. 1.

Fig. 2.

Fig. 3.

Uebergangsstelle

...tionsstelle des N. peron. in den N. tib. des Hunde-, 129 Tage nach der Operation, Färbung Weigert-Pahl, Reichert, Project. obj. 70 mm. Vergrösserung 6,5.

ig 4.

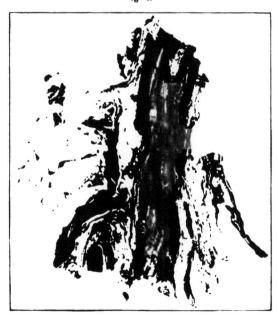

Fig. 5. Vergrösserung 75.   Fett- u. Bindegewebe.

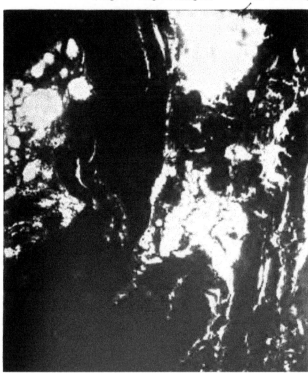

N.
peron.

N. tib.

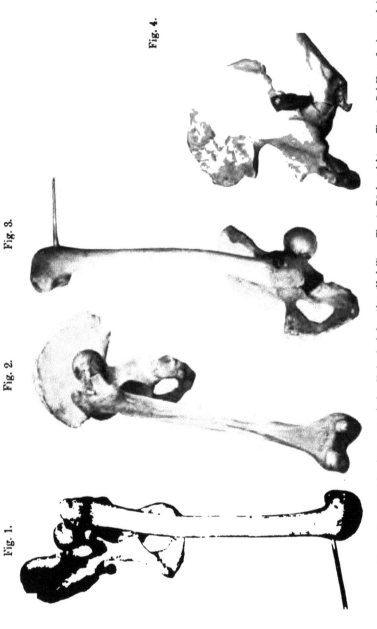

Fig. 1.   Fig. 2.   Fig. 3.   Fig. 4.

Fig. 1: Seitenansicht einer congenitalen Hüftgelenksluxation (Modell). — Fig. 2: Rückansicht. — Fig. 3: Bei Hyperflexion und Adducti
Fig. 4: Reponirt in rechtswinkliger Abduction.

Tafel IV.

Fig. 8.

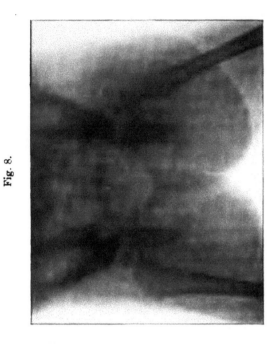

5.

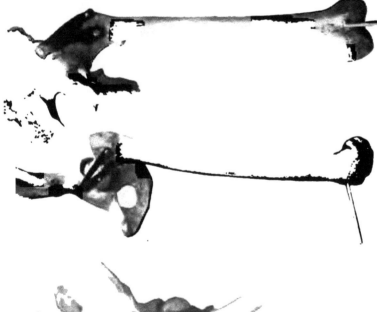

Herausheheln durch Trochanter major. — Fig. 6: Seitenansicht. Ligamentum Y presst den Kopf nach vorn. — Fig. 7: Vorderansicht.

XXXVII.

(Aus der chirurgisch-orthopädischen Klinik von Geheimrath
Prof. Dr. A. Hoffa zu Berlin.)

Die Little'sche Krankheit.

Von

Dr. Paul Glaessner,

Assistent der Klinik.

Das Symptomenbild der Little'schen Krankheit, das, was Freud
infantile diplegische Cerebrallähmung nennt, ist bereits zu wiederholten
Malen Gegenstand der Bearbeitung der Chirurgen und Orthopäden
gewesen [1]), und eine Durchsicht der diesbezüglichen Literatur beweist,
dass sich mit dieser trotz aller Bemühungen der Neurologen noch
immer nicht völlig geklärten Erkrankung die Orthopäden mehr zu
befassen scheinen als Kinderärzte und Neurologen. Der Grund hierfür
liegt wohl hauptsächlich in den Erfolgen, welche eine orthopädische
Behandlung der genannten Erkrankung in den meisten Fällen zu
erzielen vermag, während auf anderem Wege der beklagenswerthe
Zustand der armen Kranken kaum gebessert werden kann.

So mag denn auch eine neuerliche Bearbeitung dieser Erkrankung auf Grund von 70 Fällen der Klinik meines verehrten Chefs
und Lehrers Herrn Geheimraths Prof. Hoffa gerechtfertigt erscheinen,
um so mehr als die Erfolge unserer Behandlungsmethoden von Jahr
zu Jahr bessere werden, und weil gerade in den letzten Jahren recht
wenig über diesen Gegenstand bekannt gegeben wurde. Bevor wir
aber in die nähere Besprechung der recht zahlreichen Fälle eingehen,
scheint es nöthig, nochmals in Kürze auf die Stellung hinzuweisen,
welche die Little'sche Erkrankung unter den Nervenkrankheiten
gegenwärtig einnimmt, und die verschiedenen Formen derselben auf
Grund der gemachten Beobachtungen aus einander zu halten.

---

[1]) Die Geschichte der infantilen diplegischen Cerebrallähmung ist von
Freud so ausführlich behandelt worden, dass es sich erübrigt, darauf nochmals
einzugehen.

Trotz der grossen Bemühungen Freud's, der in seiner Monographie und später in seiner grossen äusserst sorgfältigen Arbeit in
Nothnagel's specieller Pathologie und Therapie [1]) die Little'sche
Krankheit in die infantilen Cerebrallähmungen einreiht, nimmt sie
selbst in den modernen Lehrbüchern der Kinder- und Nervenheilkunde noch immer eine ziemlich selbständige Stellung ein. Nicht
bloss das Symptomenbild, das die Little'sche Erkrankung bietet und
das mit dem gar mancher anderer Gehirn- und Rückenmarkskrankheiten grosse Aehnlichkeit zeigt, macht es so schwierig, derselben
eine bestimmte Stellung unter den Nervenkrankheiten zuzuweisen,
sondern auch die recht zahlreichen und immer mannigfacher werdenden
pathologisch-anatomischen Befunde, welche man für einen und denselben Symptomenkomplex erhoben hat, sowie der gleiche Krankheitsprocess bei verschiedenartigem Symptomenbild.

Freud reiht die Little'sche Erkrankung, wie schon oben bemerkt, in die Gruppe der infantilen Cerebrallähmungen ein, unter
denen er, wie bekannt, hemiplegische und diplegische streng von
einander scheidet. Auch Hoffa gibt in seinem Lehrbuch der orthopädischen Chirurgie (1902, IV. Auflage) eine Unterscheidung zwischen
cerebralen Diplegien und Hemiplegien, wenn auch in seiner Eintheilung, die lediglich einem klinisch-praktischen Standpunkte dient,
die Scheidung zwischen Hemiplegien und Diplegien nicht so streng
durchgeführt ist wie bei Freud. Hoffa reiht die Little'sche Krankheit auch in die Gruppe der cerebralen Diplegien und er bezeichnet
die Diplegien als Little'sche Krankheit im weiteren Sinne. Andere
Autoren, z. B. v. Strümpell, handeln die genannte Krankheit im
Anschlusse an die sogen. spastische Spinalparalyse der Erwachsenen
ab, wieder andere rechnen sie zu den cerebralen Erkrankungen.

Wie in vielen Fällen, in denen es sich um so divergente
Meinungen handelt, wird man wohl auch in diesem nicht fehlgehen,
das Richtige als in der Mitte liegend zu suchen; wir stehen nicht
an, die Little'sche Krankheit als eine cerebro-spinale zu bezeichnen
und werden weiter unten sehen, was uns zu dieser Anschauung berechtigt und welche Schlüsse wir aus derselben ziehen können.

Es wird immer seine Schwierigkeiten haben, Krankheiten mit
vielgestaltigen Symptomenbildern zur übersichtlichen Darstellung in

---

[1]) Die infantile Cerebrallähmung. Nothnagel, Specielle Pathologie und
Therapie 1897, Bd. 9.

Gruppen einzutheilen, und diese Schwierigkeiten werden um so grösser sein, je mannigfacher die Aetiologie, je verschiedenartiger der pathologisch-anatomische Befund und je ungleicher der Verlauf derselben ist, wenn man eine Eintheilung schaffen will, in welche die einzelnen Krankheitsbilder auch mit Leichtigkeit einzureihen sind und man nicht weit mehr Uebergangsformen als Typen haben will. Auch für die Little'sche Krankheit finden wir eine Reihe von Eintheilungen, die jede in ihrer Art Ausgezeichnetes leistet, die bisher aber jede von einem anderen Eintheilungsprinzip ausgehend, einen inneren Zusammenhang unter einander vermissen lassen. Oddo gibt in seinen Diplégies spasmodiques [1] eine zusammenfassende Darstellung der von älteren und neueren Autoren über die spastische Lähmung im Kindesalter vorgebrachten Anschauungen und theilt auf Grund seiner Untersuchungen die spastischen Diplegien folgendermassen ein.

1. Cerebrale Diplegien:

   a) verschiedene corticale Läsionen (Sklerose, Porencephalie, Cyste u. s. w.). Ursachen: am häufigsten infectiös u. a. hereditäre Lues;

   b) hämorrhagische Meningitis: Geburtshinderniss, asphyktische Geburt; gewisse Charaktere: cerebrale Störungen, Intelligenzdefecte, Epilepsie, Convulsionen, angeborene Chorea, Athetose; stationärer Verlauf; unheilbar.

2. Spinale Diplegien: Little'sche Krankheit; angeborene Ursache (Frühgeburt), Agenesie der Pyramidenbahnen, paraplegische Erscheinungen ohne cerebrale Symptome, regressiver Verlauf.

3. Familiäre Diplegien: Beginn in verschiedenen Altersperioden, wechselnde klinische Typen. Einzelne specielle Symptome, die bei den anderen Formen fehlen (Nystagmus, Intentionszittern), combinirte Sklerose der Pyramidenstränge, Kleinhirn-Seitenstrangbahnen, der Goll'schen Stränge, progressiver Verlauf.

Diese gewiss sehr vollständige Eintheilung, deren Princip allerdings nicht streng einheitlich ist, berücksichtigt wohl Aetiologie, pathologische Anatomie und Prognose in weitgehender Weise, ist aber deshalb klinisch weniger brauchbar, weil wohl gleichartige

---

[1] Archives de médecine des enfants 1899, 2, 3.

Krankheitsbilder in verschiedene Gruppen einzureihen wären, andererseits die Zahl der Uebergangsformen gewiss eine übergrosse würde.
Freud [1]) theilt die cerebralen Diplegien in sechs Gruppen ein:

1. Die allgemeine Starre; von Geburt ab, Muskeln allgemein
   gleichmässig gespannt, im unteren Körpertheil am stärksten
   ausgesprochen (Adductoren-Contractur), Verlauf ohne Besserung, psychische und intellektuelle Entwickelung verlangsamt oder aufgehalten; articulatorische Störungen, langsame
   Sprache. Ursache: asphyktische Geburt, durch alle möglichen Hindernisse bedingt. Verlauf regressiv bis zur Wiederherstellung der Functionen an Armen, befriedigende geistige
   Entwickelung.
2. Die paraplegische Starre. Unterschied von a) durch völliges
   Freibleiben oder leichteste Andeutung von Spannungen, bezw.
   Ungeschicklichkeit in den oberen Extremitäten, häufig Strabismus: ätiologisch spielt Frühgeburt die Hauptrolle.
3. Die paraplegische Lähmung oder spastische Paraplegie:
   seltener — neben der Muskelsteifigkeit an den Beinen hohe
   Grade von motorischer Lähmung, von trophischer Verkümme-
   rung. Krankheitsbild ein schweres, ätiologisch: congenitale
   Bedingungen und infectiöse Krankheiten von Wichtigkeit.
4. Die bilaterale Hemiplegie (spastische Diplegie). Erscheinungen einer verdoppelten cerebralen Hemiplegie mit Contracturstellungen und Atrophie. Oft mit schweren Graden
   psychischer Hemmungsbildung. Aetiologisch wie bei 3.
5. Die allgemeine Chorea. Spontanbewegungen (weiche, in
   einander übergehende, unregelmässiger Art) grösserer Körperabschnitte meist von kleinerem Umfang. (?)
6. Die bilaterale Athetose. Grosse Aehnlichkeit mit der Hemi-
   athetose Vulemonts und der choreatischen Parese von Freud-
   Rie mit stärkeren Lähmungserscheinungen. Aetiologisch:
   mütterliche Bedingungen, besonders Schreck erkennbar. Intelligenz ist oft weit weniger gestört als bei den anderen
   Formen.

Diese symptomatisch äusserst scharf gegliederte Eintheilung,
deren einzelne Glieder eine gewisse Bedeutung als klinische Durch-
schnittsbilder für sich in Anspruch nehmen, haben einen wesentlichen

---

[1]) a. a. O.

nosographischen Werth, auf welchen sie nach Freud auch nur Anspruch erheben.

Die Hoffa'sche Eintheilung der cerebralen Diplegien unterscheidet:

1. Die Little'sche Krankheit im engeren Sinne des Wortes oder sogen. angeborene spastische Gliederstarre (Rupprecht). Obere Extremitäten frei, häufig etwas Strabismus, Intelligenz völlig normal, Prognose sehr gut.

2. Allgemeine Starre: neben den unteren auch die oberen Extremitäten befallen; daneben cerebrale Störungen (Strabismus, Sprachstörungen). Intelligenzdefecte und nicht selten epileptische Anfälle. Prognose für die Therapie schlecht.

3. Allgemeine Athetose. Prognose relativ günstig.

Für den Kliniker besitzt zweifellos die von Hoffa angegebene Eintheilung eine weit grössere Bedeutung, denn sie setzt uns in den Stand, den hilfesuchenden Kranken zu erklären, ob günstige oder ungünstige Aussichten für eine möglichst gute Function der betreffenden Körperabschnitte vorhanden ist.

Es bedarf keines besseren Beweises für die Zweckmässigkeit dieser Eintheilung als die Gruppirung der seinerzeit von Boecker[1]) in seiner schönen Arbeit über cerebrale Kinderlähmungen veröffentlichten Fälle, um zu erkennen, dass man all die scheinbar so verschiedenen Krankheitsbilder ganz gut in drei grosse Gruppen unterbringen kann. Natürlich wird es auch hier fliessende Uebergänge von der einen zu der anderen Gruppe geben, indess ist die Eintheilung auch theoretisch interessant und bedeutungsvoll, wie die zahlreichen angeführten Krankengeschichten beweisen, die auch ich in die drei oben genannten Gruppen scheiden werde. Von den mir vorliegenden 70 Fällen habe ich 53 Krankengeschichten hier zusammengestellt. 17 Krankengeschichten habe ich zum Theil ihres geringen Interesses wegen, zum Theil aus äusseren Gründen hier nicht mit aufgenommen.

Erste Gruppe.

1. Vera v. S., 10 Jahre alt, Frühgeburt im 7. Monat nach einer Schwangerschaft, in deren Beginn tiefer Kummer und nervöse Depressionen fielen. Es war eine Zwillingsgeburt. Gleich nach der Geburt bemerkte man, dass der Rumpf stärker entwickelt

---

[1]) Hoffa, Zeitschr. f. orthopäd. Chirurgie Bd. 7 S. 102 ff.

war als die verhältnissmässig kleinen Beine. Die Intelligenz entwickelte sich normal. Die Nahrungsaufnahme ging gut von statten. Im 3. Jahre machte sich dann ein Einknicken der Beine, die bei den ersten Gehversuchen gleich einwärts rotirt waren, bemerkbar. Das Kind lernte mit 16 Monaten sprechen. Krämpfe hat es nicht durchgemacht. Es wurde als zweites geboren. Drei Brüder leben, sind gesund und normal entwickelt. Geistige Begabung normal; das Kind ist in seiner Schulausbildung infolge der Krankheit um 2 Jahre zurückgeblieben. Von durchgemachten Krankheiten weiss V. nur Masern und Scharlach anzugeben. Elektricität und Massage, die nicht systematisch angewendet wurden, hatten keinen Erfolg. — 1904. Normale Sprache. Die oberen Gliedmassen von normaler Entwickelung und Function. Das Kind ging auf den Hacken balancirend, die Kniee beugend, den rechten Fuss kann Patientin mit Anstrengung beugen, den linken nicht. Gang ohne Ermüdung 20 Minuten möglich, Patientin hat täglich 3—4 Stunden Unterricht. Der Mangel an weiterer Behandlung hemmt, nach Aussagen des Vaters, die weiteren Fortschritte.

Therapie: Tenotomie der Adductoren, offene Durchschneidung der Sehnen in den Kniekehlen. Tenotomie der Achillessehnen. Uebliche Nachbehandlung, während welcher Patientin sehr rasche Fortschritte macht. Schienenhülsenapparate für verhältnissmässig kurze Zeit.

2. Lilli G., 12 Jahre alt, Frühgeburt am Anfang des 8. Monats. Lebensfähig; ziemlich klein. Nahrung bekam das Kind von einer Amme, die viel Alkohol zu sich nahm. Im 1. Lebensjahre bemerkte man, dass das sonst gesunde und blühende Kind nicht ohne Stütze sitzen konnte, und auf die Beine gestellt, die Füsse kreuzweise aufsetzend, widerstandslos zusammenknickte. Im 3. Jahre erfolglose erste Gehversuche. Die Intelligenz entwickelte sich normal. Von durchgemachten Krankheiten werden angegeben: 2mal schwere Influenza; im 3. Lebensjahre Krämpfe, später eine schwere Angina, Windpocken, Masern und Keuchhusten. Von therapeutischen Bemühungen, die ohne wesentlichen Erfolg blieben, ein Kuraufenthalt in Oeynhausen. Im 4. und 5. Jahr schwedische Massage; eine Behandlung bei Hessing. Corset und Schienenhülsenapparate mit anfänglichem Fortschritt, später aber vollkommen erfolglos. Ein älterer Bruder litt an Asthma. Krämpfe im 3. Lebensjahre begannen unter

plötzlichem Fieber mit Zuckungen des ganzen Körpers und wurden durch Chloroformirung des Kindes und Packungen behoben. Eltern gesund. Ein Bruder des Vaters an einer Geisteskrankheit gestorben. Ziemlich grosses, gut genährtes, gewecktes, ausserordentlich leicht reizbares und nervöses Kind; nervöse Herzpalpitationen bei kleinen Erregungen. Intelligenz gut entwickelt, gutes Gedächtniss und Sprachtalent. Typischer Gang, wie häufig bei Little'schen Erkrankungen, dabei ein Vorschieben der linken Beckenhälfte, Sinkenlassen des Kopfes. An den oberen Extremitäten keine spastischen Erscheinungen. Sprache leicht singend. Lig. patellae verlängert.

Therapie: November 1902 beiderseits Tenotomie der Achillessehnen, Durchschneidung der Beugesehnen in den Kniekehlen. Tenotomie der Adductoren. November 1903 Resection des Nervus obturatorius links. Nachbehandlung mit 2mal täglicher Massage, Uebungen an Pendelapparaten, elektrischen Bädern (Vierzellenbad „Schnee"), Gehübungen. Der gegenwärtige Zustand, nach Angabe der Mutter sehr wechselnd, Aussehen blühend. Ernährungszustand sehr gut. Sprache normal, bei Erregung und Verlegenheit etwas schwerfällig. Intelligenz normal entwickelt, die nervösen Erregungen lassen einen regelmässigen Unterricht des Kindes nicht zu, wodurch das Kind etwas zurückgeblieben erscheint. Die Hände sind etwas ungeschickt. Die Sehkraft auf dem linken Auge bedeutend herabgesetzt; rechts mangelhaft. Der Gang ist schwerfällig, etwas wackelnd, mit einwärts rotirten Beinen. Die Beine werden nur durch Anstrengung des ganzen Körpers gehoben. Das Gehen ist nur mit Unterstützung einer Person auf der einen und eines Stocks auf der anderen Seite möglich. Das Gehen mit zwei Stöcken gelingt nur zuweilen und dann nur für wenige Schritte. Apparate werden seit ungefähr einem $1/2$ Jahre nicht mehr getragen. Meist wird ein Corset gebraucht, doch ist das Kind im Stande, auch ohne dasselbe Gehübungen vorzunehmen und auch ohne Stütze einige Zeit zu sitzen. Zur besseren Stellung des Fusses, besonders zur Erzielung der Aussenrotation, werden Drahtspiralen verwendet. In letzter Zeit, weil das Kind dadurch angegriffen wird, werden sie weggelassen. Das Kind kann bis 15 Minuten ohne Ermüdung gehen. Die Dauer des Ganges hängt dabei sehr von dem psychischen Befinden des Kindes ab.

3. Hans L., künstliche Frühgeburt, mehr nicht zu eruiren. Ein frühgeborener Bruder gesund. Mutter sehr nervös.

Mit 1½ Jahren wurden die ersten Krankheitserscheinungen bemerkt. Keine Kinderkrankheiten. Kräftig entwickelt; gesundes Aussehen; Intelligenz intact; keine Störungen der oberen Extremitäten; leichter Strabismus convergens. Füsse in Spitzfussstellung. Stellung corrigirbar. Spasmus der Adductoren. Gang spastisch, langsam ohne Stütze.

Therapie: Verlängerung der beiden Achillessehnen (nach Bayer), Gipsverband; später Massage des Quadriceps. Füsse stehen gut. Erfolg ausgezeichnet.

4. Edgar M., 9 Jahre. Frühgeburt im 7. Monat. Trauma der Mutter 14 Tage vor der Geburt Fall über eine Schwelle. Verschiedene Kinderkrankheiten und Lungenentzündung durchgemacht. Die ersten Krankheitserscheinungen wurden beim Gehenlernen bemerkt; Intelligenz entwickelte sich ganz normal. Eine Schwester gesund. — Patient steht auf den Fussspitzen, die Knie leicht flectirt, die Patellae schauen nach innen. Die Oberschenkel stehen in Adductions- und leichter Innenrotationsstellung. Patient vermag jedoch das linke Knie vollkommen zu strecken und den linken Fuss bis zum rechten Winkel zu beugen, so dass er auf dem ganzen Fuss stehen kann. Gang in typischer Stellung auf den Fussspitzen. Ziemlich starke Lordose der Lendenwirbelsäule und geringe rechtsconvexe statische Dorsalskoliose. Die Füsse stehen in ziemlich starker Spitzfussstellung fixirt. Achillessehnen sehr stark gespannt. Beugung und Streckung im Kniegelenk beiderseits gut. Die völlige Streckung im Kniegelenk ist möglich, doch spannen sich die Beugemuskeln in der Kniekehle recht stark an. Adductorenspasmus. Bewegungen der Arme und des Kopfes frei. Leichter Strabismus convergens. Patellarsehnenreflexe, besonders links, gesteigert.

Therapie: Beiderseits Verlängerung der Achillessehne nach Bayer, subcutane Tenotomie der Adductoren, offene Durchschneidung der Muskeln in der Kniekehle. Gipsverband in üblicher Weise. Nachbehandlung: Massage, Gymnastik etc. Erfolg gut.

5. Emilie W., 15 Jahre alt, Frühgeburt im 7. Monat. Mit 2½ Jahren spastische Krämpfe mit Bewusstlosigkeit von ¼stündiger Dauer. Mit 5 Jahren soll die Krankheit ihren Höhepunkt erreicht haben. — Normal entwickelt, nur die Beine zeigten geringe Schwäche. Eine Behandlung mit Massage und Gymnastik hatte keinen nennenswerthen Erfolg. Keine Intelligenzstörungen.

Arme und Hände vollkommen intact. Hochgradig spastischer Gang. Beine im Kniegelenk leicht flectirt, können nur passiv gestreckt werden. Adductoren sehr, Beuger des Unterschenkels weniger stark gespannt. Geringe Beweglichkeit der Füsse, leichte Spitzfussstellung. Gang schleppend, nur mühsam mit Krücken möglich; dabei tritt bald Ermüdung ein.

Therapie: Massage, Gymnastik, Nachts Lagerungsapparat; später, da dies nicht genügte, Redression der Contracturstellung im Kniegelenk in Narkose, Gipsverband. Nach 4 Wochen Geh- und Pendelübungen, durch längere Zeit fortgesetzt, erreichen, dass Patientin bei der Entlassung beide Beine gestreckt hielt und bis zu einem Winkel von 45° spreizen konnte. Gang entschieden besser. Kurze Strecken können auch ohne Stock zurückgelegt werden. Im ganzen der Gang noch etwas schleppend, mit leicht nach vorn geneigtem Oberkörper. 1904 keine Nachricht erhalten.

6. D. G. Bl., 20 Jahre alt. Wurde vorzeitig geboren. Patient hat ein gutes Gedächtniss und lernt leicht. Er spricht fünf Sprachen. Keine Sprachstörung. Nur die unteren Extremitäten sind befallen. Hochgradiger spastischer Gang. Die Beine stellen sich sehr stark nach einwärts; beiderseits erhebliche Adductorenspannung. Die Füsse stehen in Spitzfussstellung; Patient tritt nur mit den Fussspitzen auf und geht mit gebeugten Knien. Patellarreflexe nicht erheblich gesteigert.

Therapie: Tenotomie der Achillessehnen. Redression des Spitzfusses. Gipsverband, der 4 Wochen liegen bleibt. Nach Abnahme desselben Behandlung mit Massage und Gymnastik. Patient liegt täglich 3—4 Stunden auf dem Lagerungsapparat. Der Gang bessert sich zusehends, ebenso die Beweglichkeit in beiden Fussgelenken. Beugung und Streckung sowie Rotation beiderseits leidlich ausführbar. Die Spannung in den Adductoren hat wesentlich nachgelassen, so dass Patient seine Beine weit aus einander zu spreizen vermag. Bei der Entlassung nach 1½ Jahren ist der Gang recht gut. Patient geht stundenweit, ohne zu ermüden; kann sogar tanzen. Er tritt mit der ganzen Fusssohle auf, wenn auch noch leicht stampfend. 1904 keine Nachricht erhalten.

7. Auguste L., 26 Jahre alt, Frühgeburt, in der Kindheit Convulsionen und Hallucinationen. Gang unsicher, schleppend, Arme und Hände frei; leichte Intelligenzstörungen; spas-

tischer Gang, leichte Flexionscontractur und Innenrotation der Kniee,
starker Adductorenspasmus. Bewegungen im Fussgelenk behindert.
Infolge von Tobsuchtsanfällen wurde die Behandlung nach kurzer
Zeit eingestellt, der Erfolg war infolge dessen vollkommen negativ.
1904 keine Nachricht erhalten.

8. Hans A., 16 Jahre alt, Frühgeburt, sehr schwächlich und
klein; mit 1½ Jahren die ersten Stehversuche mit sehr geringem Erfolg und rasch eintretendem Zusammensinken in den Knieen. Später
mühsamer Gang in Schienenhülsenapparaten. Nach zunehmender
Besserung stellte sich nach Scharlach 1897 eine derartige Verschlimmerung ein, dass Patient keinen Schritt mehr gehen konnte.
Entwickelung nur langsam; Intelligenz völlig intact; nervös,
leicht erregbar. Sprache stossweise sprudelnd, hin und wieder gehemmt. Stil fliessend und correct. Der Gang mit grosser Mühe
an Krücken möglich, dabei Beine im Hüftgelenk einwärts rotirt,
Kniee gebeugt, nur die Fussspitzen berühren den Boden. Beim Gehen
werden die Beine nicht gekreuzt; beim Stehen stellt Patient das
eine Bein in Kreuzstellung vor das andere. Adductorenspasmus geringeren Grades. Active Beugung und Streckung im Hüftgelenk bei
Rückenlage möglich, weitere Beugung im Kniegelenk möglich,
Streckung auch nicht annähernd ausführbar. Abduction der Beine
unmöglich.

Therapie: Subcutane Tenotomie der Beuger in der Kniekehle
und subcutane Adductorendurchschneidung. Gipsverband in übercorrigirter Stellung. Nach 4 Wochen Abnahme desselben. Nachbehandlung mit Massage und gymnastischen Uebungen; Nachts Lagerung auf dem Spreizbrett. Erste Gehversuche nach 6 Wochen an
Krücken mit völlig durchgedrückten Knieen, Auftreten der ganzen
Fusssohle möglich. Der Oberkörper wird noch etwas nach vorne
gebeugt gehalten. Der Gang noch schleifend. 1½ Jahre nach der
Operation kann Patient mit etwas nachschleifenden Füssen bei aufrechter Körperhaltung an einem Stock gehen. 1904 keine Nachricht.

9. Friederike R., 3 Jahre alt, Zwillingsgeburt, Frühgeburt. Das Kind hat weder stehen noch gehen können. Unter
den Armen unterstützt, stand es auf den äussersten Fussspitzen mit
gebeugten Kniegelenken und gekreuzten Beinen. Die Adductoren
hochgradig gespannt. Die Hüftgelenke beiderseits leicht gebeugt.
Intelligenz normal. Arme und Hände gut gebrauchsfähig.

Auch an ein Fortbewegen auf allen Vieren war bei der Unbeholfenheit des Kindes nicht zu denken. Alle Heilungsversuche blieben erfolglos, bis unsere Therapie, Tenotomie der Adductoren, Achillessehnen und Beuger der Kniekehle, Redressionen im Gipsverband und übliche Nachbehandlung, den Effect hatten, dass Patientin nach einigen Monaten, an der Hand geführt, auf ganzer Sohle und mit durchgedrückten Knieen, ohne Beinkreuzung gehen konnte. In diesem Zustande wurde sie entlassen und vermochte schon 1900, nach Angabe der Mutter, mit etwas stampfendem und hie und da schwankendem Gang allein zur Schule zu gehen. 1904 keine Nachricht.

10. Armin Pr., 14 Jahre, etwas vorzeitig geboren. Die ersten Krankheitserscheinungen gleich nach der Geburt in einer gewissen Steifigkeit der Beine von den Eltern bemerkt. Gang schwerfällig. Mit den Händen balancirend. Die Kniee stiessen beim Gehen an einander. Die Fussspitzen stellten sich immer mehr einwärts. Schnell eintretende Ermüdung.

1896. Der Schädel difform, in der Querrichtung zusammengedrückt. Intelligenz normal. Sprache ohne Besonderheiten. Patient zeigt ein aufgeregtes, nervöses Wesen. Geht Patient, so stossen die leicht gebeugten Kniee zusammen, so dass ein Knie vor das andere zu liegen kommt. Er tritt nur mit den nach innen rotirten Fussspitzen auf, die Unterschenkel stehen in einem nach unten offenen Winkel von ca. 30° zu einander. Der rechte Fuss in Spitzfussstellung.

Therapie: Tenotomie der Beuger des Unterschenkels und der Adductoren, Gipsverband in übercorrigirter Stellung. Patient tritt mit ganzer Fusssohle auf, geht mit durchgedrückten Knieen an zwei Stöcken. Die Beine in normaler Stellung. Gang normal, abgesehen von einem ganz geringen Nachschleifen des rechten Beines.

1904. Patient kann sich allein gut fortbewegen. Der Gang ist noch etwas wackelnd und den Boden schleifend, doch völlig sicher und werden keinerlei Stützen gebraucht. Intelligenz vollkommen gut entwickelt; Gebrauchsfähigkeit der oberen Gliedmassen ausgezeichnet.

11. Toni H., 2. Juli 1900, 7 Jahre alt, Frühgeburt, Schwangerschaftsalbuminurie und Eklampsie der Mutter. Das Kind begann erst nach mehreren Stunden zu schreien, hat aber während dieser Zeit geathmet; Nachts sehr unruhig, nach 6 Wochen leichte Krämpfe, lernte sehr langsam sprechen, mit 3 Jahren die

ersten Gehversuche; erstes Kind; die beiden jüngeren Geschwister gesund. Jüngere Schwester congenitale Hüftgelenksluxation. Durchgemachte Krankheiten: Sommerdiarrhöe, doppelseitige Lungenentzündung, halbseitige epileptische Krämpfe mit Bewusstlosigkeit. Behandlung mit Soolbädern, Massage, Elektricität, Jodothyrin ohne sonderlichen Erfolg. Kind geht auf den Fussspitzen mit stark abducirten Beinen und gebeugten Kniegelenken; Patientin ist vollkommen idiotisch.

Therapie: Tenotomie der Achillessehnen; übliche Nachbehandlung. 1904. Aussehen und Ernährungszustand recht gut, Sprache nur das Nothwendigste. Intelligenz recht gering; besucht eine Schule für geistig Zurückgebliebene. Gebrauchsfähigkeit der oberen Gliedmassen gut. Gang spastisch ohne Unterstützung von ¼stündiger Dauer, leichte Ermüdung, seit 1½ Jahren keine Krämpfe; die Intelligenz nimmt langsam zu.

12. Siegfried K., gegenwärtig 7 Jahre alt, Frühgeburt; erste Krankheitserscheinungen nach 1 Jahr bemerkt, da das Kind nicht sitzen wollte. Mit 1½ Jahren begann es zu sprechen. Intelligenz gut entwickelt; erstes von fünf Geschwistern. Aussehen, Ernährungszustand vollkommen befriedigend; typisches Symptomenbild. Behandlung wie bei Nr. 11.

1904. Nach kürzlich eingelaufenen Nachrichten befindet sich Patient sehr gut, spricht gut, die Gebrauchsfähigkeit der oberen Gliedmassen ist normal; auch mit dem Gang ist der Vater zufrieden. Patient geht mit Stützen noch etwas stampfend; ohne Stützen 3 Minuten freilaufend. Geistige Fähigkeiten gut entwickelt. Strabismus.

13. Lotte B., gegenwärtig 8 Jahre, Frühgeburt Ende des 7. Monats, im Anfang schwierige Ernährung; zunächst wurde Rhachitis angenommen, mit 1½ Jahren die richtige Diagnose gestellt. Das Kind lernte zur normalen Zeit sprechen. Die Intelligenz entwickelte sich gut; Krankheiten und Krämpfe hat das Kind nicht durchzumachen gehabt. Es ist nie gegangen, bevor es in Behandlung kam. Es bekam in Gögginen Corset und Beinapparate, die ein mühsames Fortbewegen möglich machten; nach Ablegen derselben und weiterer Behandlung gingen die Beine in die alte Stellung zurück. Status: wie Nr. 10. Typische Behandlung. 1904. Gross, gut ge-

nährt, isst wenig und langsam. Sprache gut, geistig sehr geweckt, liest und rechnet weit über ihr Alter.

Die Arme zu jeder Arbeit und zum Schreiben fähig, bis krampfartige Zusammenziehung der Finger eintritt, die aber aufhört, sobald der Griffel oder die Nadel weggelegt und von Neuem ergriffen werden. Der Gang mit zwei Stöcken, seit 4 Wochen auch zeitweilig allein möglich, dabei noch unsicher, etwas steif und mehr auf die Hacken auftretend. Je nach körperlichem, besonders psychischem Befinden kann Patientin bis zu 1 Stunde an der Hand geführt oder mit zwei Stöcken allein gehen; seit Ostern 1903 ausser klinischer Behandlung.

14. Wilhelm H., 12 Jahre alt, Frühgeburt im 8. Monat. Die ersten Krankheitserscheinungen nicht zu einer bestimmten Zeit anzugeben. Patient hat nach normaler Zeit sprechen gelernt; nach 2 Jahren fing er an auf dem Boden herumzurutschen; ist eigentlich nie allein gegangen, mit Mühe Fortbewegung an zwei Stöcken möglich. Intelligenz entwickelte sich sehr gut; Patient hat keine Krankheiten durchgemacht mit Ausnahme einer Bronchitis; keine Krämpfe. Vater Neurastheniker, eine Schwester des Vaters sehr nervös und zeitweilig geistesgestört. Grossvater starb an Apoplexie; mütterlicherseits nichts Pathologisches nachweisbar; einziges Kind. War des Oefteren in medico-mechanischer Behandlung, hat auch Badekuren in Nauheim durchgemacht. Status: geistig normal entwickelter Knabe; Ohren abstehend, Schädel in der Querrichtung verschmälert — Strabismus convergens — Zähne gut, unregelmässig; Arme normal functionirend; kann kaum allein stehen, geht, an einer Hand geführt, mühsam mit stark spastischen Beinen, lässt die Fussspitzen am Boden kleben. Füsse und Unterschenkel livid verfärbt, fühlen sich kalt an; Patellarsehnenreflexe gesteigert; infolge Beckensenkung steht das rechte Bein stark abducirt und erscheint verlängert; beim Gehen tritt Patient nur mit der Fussspitze auf; am linken Bein bei Streckbewegungen stärkerer Widerstand als rechts; beiderseits Patellarclonus. Spreizung in Rückenlage bei gestreckten Beinen bis auf eine Entfernung der Patellae von einander auf 25 cm möglich. Starke Spannung der Adductoren; weiterer Spreizung wird starker Widerstand entgegengesetzt; active Dorsalflexion der Füsse bis zu einem Winkel von ca. 45°. Musculatur der Beine fühlt sich hart an. Operation: ein abgespaltener Zipfel der Achillessehne wird auf die Peroneen verpflanzt beiderseits.

Gipsverband in übercorrigirter Stellung. Erfolg: Füsse in annähernd normaler Stellung, Spasmen gebessert.

1904. Gegenwärtig 16³/₄ Jahre alt; Grösse, Aussehen und Ernährungszustand normal; kein Strabismus mehr; Intelligenz ausgezeichnet, lernt sehr gut und leicht („fremde Sprachen, sowie exacte Wissenschaften, hat sich auch viel mit Zeichnen beschäftigt"); möchte gern sein Einjährigenzeugniss ausserhalb erwerben; grosse Kraft und normale Gebrauchsfähigkeit der oberen Extremitäten. Ist gegenwärtig wieder in Behandlung (Sodenthal); trägt Schnürstiefel und Plattfusseinlage links. Gang leidlich gut.

15. Albert R., 12 Jahre, Frühgeburt in der Mitte des 7. Monats. Grosse Schwäche des Kindes. Sehr mühsame Ernährung. Die ersten Krankheitserscheinungen im 4. Lebensjahr bemerkt durch Spitzgang. Durchschneidung der Achillessehnen. Die ersten Gehversuche fallen in das 7. Lebensjahr. Die Entwickelung war im ganzen verzögert; die Intelligenz mässig gut. Von durchgemachten Krankheiten: Lungenentzündung, Keuchhusten, Scharlach. Eine Schwester gesund. Vater an Phthise gestorben. Mutter gesund. Typische Little'sche Krankheitssymptome. Schädel seitlich platt gedrückt. Sprache besonders im Beginnen und bei Erregung leicht stotternd. Obere Extremitäten vollkommen frei, kräftig entwickelt. Untere Extremitäten in bezeichnender Stellung. Leichter Strabismus.

Therapie: Tenotomie der Achillessehnen beiderseits, Durchschneidung der Beugesehnen in den Kniekehlen, Durchschneidung des Quadriceps beiderseits, beiderseitige Resection des Nervus obturatorius. Uebliche Nachbehandlung, nach Sodenthal zum Kuraufenthalt entlassen.

16. Jacob R., 9 Jahre alt; Frühgeburt im 7. Monat. Asphyxie des Kindes. Belebungsversuche nach längerer Zeit von Erfolg. 13 Geschwister. Zehn leben und sind gesund. Jüngstes Kind; schwächlicher Junge mit gesunder Gesichtsfarbe und ganz intelligentem Aussehen. Strabismus. Rumpf und die oberen Extremitäten normal. Gang mühsam, ungeschickt. Oberschenkel adducirt; leichte Beugung in den Kniegelenken. Füsse beiderseits in leichter Pes equino-valgus-Stellung. Jeder Versuch der activen und passiven Spreizung der Beine ruft stärkere Spasmen hervor. Musculatur der Ober- und Unterschenkel atrophisch.

Therapie: Massage und gymnastische Uebungen. Gutes Resultat. 1904 keine Nachricht erhalten.

17. Georg W., 7 Jahre alt, Frühgeburt im 7. Monat. Zwillinge. Spontangeburt beim Knaben. Beim Mädchen Vollendung der Geburt durch Wendung. Mädchen starb nach 20 Stunden. Mit 2 Jahren begann Georg zu sprechen. Intelligenz entwickelte sich sehr gut. Er hat Scharlach, Nierenentzündung, allgemeine Wassersucht, Hodenentzündung durchgemacht. Litt während des Scharlachs kurze Zeit an Krämpfen. Das Kind hat eine antirhachitische Behandlung durchgemacht, hat einen stark deformen Schädel, der seitlich abgeplattet ist. Zwei Geschwister gesund. Kam als zweites zur Welt. Aussehen, Ernährungszustand, Sprache gut. Geistige Fähigkeiten sehr gut entwickelt, singt, ist sehr musikalisch. Gebrauchsfähigkeit der oberen Gliedmassen vollkommen normal. Angeborener doppelseitiger Leistenbruch, typische Krankheitserscheinungen. Operation am 5. Mai, gegenwärtig noch in poliklinischer Behandlung.

18. Martha K., 3 Jahre alt, Frühgeburt, letztes von drei Geschwistern. Die beiden anderen Kinder vollkommen gesund. Im Alter von 2 Jahren machte Patientin die ersten Gehversuche, mit $1\frac{1}{2}$ Jahren hat sie sprechen gelernt. Keine Krämpfe, auch sonst keine Krankheiten durchgemacht.

Intelligenz gut entwickelt, Sprache normal. Geringer Strabismus, der früher angeblich hochgradiger war. Die oberen Extremitäten vollkommen frei beweglich. Die Musculatur der unteren Extremitäten normal entwickelt. Bei Bewegungen derselben bemerkt man eine deutliche Spannung im Gebiete der Adductoren, besonders links, ferner einen Spasmus beider Achillessehnen und eine durch die Spannung der Beuger des Oberschenkels hervorgerufene leichte Beugestellung des linken Kniegelenks.

Der Gang sehr charakteristisch. Das Kind geht nur auf den Fussspitzen, mit etwas nach innen rotirten, besonders am linken Kniegelenk leicht gebeugten Beinen, indem es die Füsse meist über den Boden hinschleift.

Therapie: Offene Verlängerung der beiden Achillessehnen nach Bayer. Gipsverband in redressirter Stellung der Füsse bis zu den Knieen. Nach 4 Wochen Anlegen eines Schienenhülsenapparates für das linke Bein. Uebliche Nachbehandlung mit Massage und Gymnastik. Das Kind geht schon nach 6 Wochen nicht mehr auf den Fussspitzen, sondern tritt auf der ganzen Sohle sicher auf. Gang noch etwas schleifend. Gegenwärtig noch in Behandlung.

19. Alois Z., 5 Jahre alt, normale Geburt im 9. Monat nach normaler Schwangerschaft. Harn- und Stuhlbeschwerden nach der Geburt. Mit 2 Jahren konnte das Kind sprechen, bis zu 3 Jahren konnte das Kind nur kriechen; nachher mühsames Gehen im Laufstuhl. Intelligenz normal; eine ältere Schwester blutarm. Durchgemachte Rhachitis, epileptische Anfälle. Intelligenz vollkommen normal entwickelt, Arme und Hände vollständig frei, in beiden Beinen Spasmen, links etwas stärker, hochgradige Beugecontractur in den Kniegelenken. Die Unterschenkel in etwas rechtwinkeliger Stellung zum Oberschenkel. Starke Adductorenspannung, wodurch die Beine sich beim Stehen kreuzweise über einander legen. Füsse stehen in Spitzfussstellung. Sehnenreflexe allgemein gesteigert.

Therapie: Tenotomie der Achillessehnen, der Beugesehnen in den Kniekehlen und Adductoren, Gipsverband in maximaler Abduction. Nach 4 Wochen neuer Verband, mit dem das Kind nach 4 Wochen entlassen wird. Nach späteren Nachrichten soll das Kind an zwei Stöcken gehen können, beide Beine aber nachschleppen. 1904 indessen Reposition doppelseitiger Hüftluxation durch Geh.-Rath Hoffa. Aussehen, Ernährungszustand, Sprache ohne Besonderheiten. Intelligenz ausgezeichnet entwickelt, besucht die Schule. Gebrauchsfähigkeit der oberen Extremitäten vollkommen normal; Gang schleppend, mühsam, Patient kann eine kurze Zeit frei gehen, wird meistens geführt. Gehen ohne Ermüdung 10 Minuten möglich. Seit 7 Jahren ausser Behandlung.

20. Albert Fr., 10 Jahre alt, Zwillingsgeburt. Das erste Kind starb nach wenigen Minuten; das zweite (Albert) wegen hochgradiger Wehenschwäche nach Blasensprengung durch die Zange entwickelt. Erste Krankheitserscheinungen: geringe Bewegungen der Beine des Kindes beim Baden bemerkt. Zahlreiche Versuche mit Bädern, Massage Elektricität. Durch Prof. Lorenz Tenotomie der Beugesehnen in der Kniekehle und Achillotomie. Gipsverband, Massage und gymnastische Uebungen. Der Gang wurde dadurch wesentlich gebessert, war mit Hilfe Anderer möglich, doch war Patient sehr unbeholfen und fiel ohne Unterstützung jedesmal zu Boden. Behandlung: mehrere Monate lang Massage, Elektricität,

Bäder, gymnastische Uebungen, möglichst exact ausgeführt. Dadurch wurde bewirkt, dass Patient bei seiner Entlassung mit Hilfe eines Stockes grössere Strecken gehen konnte, ohne zu fallen, und sogar einige Schritte ohne Beihilfe machte. Die Beine waren gestreckt, es bestand noch eine gewisse Unsicherheit und Steifigkeit in denselben.

21. Paula St., 3 Jahre alt, rechtzeitig geboren, normale Geburt, während der Schwangerschaft kein Trauma. In den ersten Monaten zeigten sich die ersten Zeichen der Erkrankung. „Die Beine konnten kaum aus einander gebracht werden." Mit $1\frac{1}{2}$—2 Jahren lernte das Kind sprechen, mit 2 Jahren machte es die ersten Gehversuche. Die Intelligenz entwickelte sich langsam, auch wurden Krämpfe bemerkt, die man angeblich als Leibschmerzen deutete; mit 3 Jahren Diphtheritis. Eine ältere Schwester gesund.

Folgsames, mässig intelligentes Kind, Beine in starker Adduction und Innenrotation, beiderseits Pes equino-varus. Mit Unterstützung steht Patientin mit gebeugten Hüft- und Kniegelenken auf den Fussspitzen. Die Beine sind gekreuzt, Patientin kann ein bis zwei Schritte machen, fällt dann wieder zusammen. Patellarsehnenreflexe beiderseits gesteigert.

Therapie: Tenotomie der Adductoren — der Muskeln in der Kniekehle und der Achillessehnen in einer Sitzung. — Gipsverband in überkorrigirter Stellung. Nachbehandlung mit gymnastischen Uebungen und Massage. Hoffa'scher Lagerungsapparat. Resultat befriedigend. Im Jahre 1900 Umhergehen längere Zeit möglich; gegenwärtig (1904) wieder anderweitig in Behandlung. Ernährungszustand, Aussehen, Sprache sehr gut, geistige Fähigkeiten mittelmässig; Gang wackelnd, geht ohne Stützen; Ausdauer beim Gehen ca. 1 Stunde. Gegenwärtiges Alter $9\frac{1}{2}$ Jahre.

22. Emmy W., 24 Jahre alt, normale Geburt nach normaler Schwangerschaft. Keine störende Entwickelung. Die ersten Krankheitserscheinungen wurden zwischen dem 4. und 5. Jahre bemerkt, Nachziehen des rechten Fusses. Entwickelung der Intelligenz langsam, niemals Krämpfe. Mit 14 Jahren Masern. 10 Geschwister; ein älterer Bruder leidet an ähnlicher Erkrankung (nach Prof. Roser und v. Volkmann Kinderlähmung infolge Keuchhustens). Patientin ist nervös, leicht erregbar. Die Adductoren stark gespannt; Knie kreuzen sich beim Gehen. Gang möglich mit

zwei Stöcken bei gebeugten Knieen, einwärts rotirten Beinen auf den
Fussspitzen. Seitliche Rumpfbewegungen deutlich.

Therapie: Massage, Gymnastik, Lagerungsapparat, Uebungen
an den Kruckenberg'schen Pendelapparaten. Später Tenotomie
der Achillessehnen; Redression der Spitzfussstellung, Gipsverband.
Darauf folgend Schienenhülsenapparate, mit denen die Patientin auf-
steht und herumgeht. Massage und Gymnastik werden fortgesetzt.
Wegen Spannung der Adductoren und der Beuger des Unterschenkels
Tenotomie derselben in einer Sitzung, desgleichen offene Durchschneidung der Fascia lata. Nach 6 Wochen Abnahme des Gipsverbandes. Patientin geht in aufrechter Stellung, tritt mit der ganzen
Fusssohle noch etwas stampfend auf. Activ können die Beine 35—40 °
abducirt werden. 1900: Patientin ist glücklich über das erreichte
Resultat und die Eltern nicht minder zufrieden. Augenblicklich
wieder in der Klinik zwecks weiterer Kräftigung der Musculatur,
Patientin zieht die Beine beim Gehen noch leicht nach. 1904: Gegenwärtiger Zustand befriedigend; Aussehen zart; Ernährungszustand
normal. Sprache, geistige Fähigkeiten normal. Gebrauch
der oberen Extremitäten vollkommen normal. Gang
schleppend und langsam, blos bei Spaziergängen wird ein Stock als
Stütze gebraucht. Dauer des Gehens ohne Ermüdung ausserhalb der
Stadt in guter Luft ca. 1 Stunde. Nur orthopädische Schuhe; keine
Apparate. Seit 2 Jahren ausser Behandlung.

23. Therese B, 1901: 10 Jahre alt, normale Geburt am
Ende einer normalen Schwangerschaft. Mit 15½ Monaten
schwerer Allgemeinzustand, der von der Mutter ungefähr
folgendermassen beschrieben wird: „Das Kind war müde, schläfrig
und launisch und verlangte stets ins Bett; des Nachts wechselte es
mit Schlafen und Weinen, in der folgenden Nacht schrie es fortwährend, war sehr unruhig und hatte einen heissen Kopf, am folgenden
Morgen schlief es endlich ein und blieb in diesem Zustand 9 volle
Tage; auf Fragen reagirte es mit ja und nein." (Meningitis?!)
Das Kind hat zur normalen Zeit sprechen gelernt; im 13. Monat lief
es fest und sicher; beide Füsse stehen in mässiger Pes equino-varus-
Stellung, durch Spannung der Achillessehne ziemlich stark fixirt.

Therapie: Links subcutane Tenotomie der Achillessehne, rechts
subcutane Verlängerung der Achillessehne. Redression im Gipsverband ohne Schwierigkeit; übliche Nachbehandlung.

1904: Aussehen, Ernährungszustand, Sprache gut, geistige Fähigkeiten normal entwickelt; besucht die höhere Töchterschule. Die oberen Gliedmassen vollkommen normal beweglich; der Gang hinkend, das linke Bein ist angeblich um 2 cm kürzer; „beim Gang sind die Knie vorgebeugt"; ohne sich anzuhalten kann Patientin überhaupt nicht stehen. Anamnestisch ist noch nachzutragen, dass das Kind das sechste, drei Geschwister leben, zwei sind gestorben, eines todtgeboren. Gestorben sind das zweite und fünfte. 3—4 Wochen vor der oben erwähnten Erkrankung soll das Kind von einem Stuhl gefallen und auf den Hinterkopf aufgeschlagen sein. Krampfattacken nur 1mal beobachtet.

24. Emma K., 9 Jahre alt, von früher Jugend an gelähmt, auch mit Apparaten nicht im Stande zu gehen. Gut genährt, blass, von wenig intelligentem Gesichtsausdruck, Nase verdickt, Lippen gewulstet, Mund offen, Zunge oft etwas aus dem Munde hervorgestreckt. Sprache singend, Articulation nicht gestört. Ausdrucksweise dem Alter entsprechend. Intelligenzdefect nicht anzunehmen.

Strabismus convergens. Beim Sitzen Rücken stark gekrümmt, kann nicht ohne Unterstützung der Hände gerade gestreckt werden. Rückenmuskeln gelähmt. Die Beine im Hüftgelenk leicht flectirt, adducirt und nach innen rotirt. Passiver Abduction wirkt starker Spasmus entgegen. Flexion im Kniegelenk; active Streckung des Kniees beiderseits nicht möglich. Die Füsse in Spitzfuss- und leichter Varusstellung. Die Sehnenreflexe enorm gesteigert. Starker Patellar- und Fussclonus, der schon bei schwacher Dorsalflexion des Fusses und bei Beklopfen des Unterschenkels auftritt; desgleichen bei dem Versuch, das Kniegelenk zu strecken. Die Arme sind frei.

Therapie: Offene Durchschneidung der Beugesehnen in der Kniekehle und Tenotomie der Achillessehnen. Gipsverband, Massage, Uebungen, Schienenhülsenapparate. Resultat: Beine sind im Kniegelenk fast vollkommen gestreckt; der linke Fuss kann activ dorsal und plantar flectirt werden, im rechten Fuss keine Beweglichkeit. Im Hüftgelenk active Flexion möglich. Starker Spasmus der Adductoren noch vorhanden. In ihren Schienenhülsenapparaten kann sich Patientin allein fortbewegen. 1904 keine Nachricht.

25. Max H., 19 Jahre. Das Leiden besteht seit der Geburt. Eltern und fünf Geschwister sind gesund. Die ersten Gehversuche

mit 5 Jahren gemacht. Kräftig, von gesundem Aussehen, Intelligenz und Sprache normal. Gesicht und obere Extremitäten vollkommen frei. An den unteren Extremitäten starke Abductions-
hemmung im Hüftgelenk beiderseits infolge Adductorenspasmus.
Leichtere Contracturen in den Kniegelenken; die Füsse in starker
Pes equinus-Stellung, Varusstellung ist nur angedeutet. Patient kann
ungefähr 1 Stunde gehen, ohne zu ermüden.

Therapie: Tenotomie der Adductoren und Achillessehnen.
Schienenhülsenapparate. Erfolg: Wesentliche Besserung.

26. Ludwig A., 9 Jahre. Bezüglich der Geburt nichts
Näheres zu eruiren. Das Leiden angeblich angeboren. Normale
Entwickelung. Gute Intelligenz. Obere Extremitäten frei.
Untere Extremitäten im Knie- und Hüftgelenk gebeugt. Die Füsse
in Spitzfussstellung. Spasmus der Adductoren und der Beugemuskeln
in der Kniekehle. Tenotomie der Achillessehnen. Gipsverband.
Uebliche Nachbehandlung. Gutes Resultat.

Zweite Gruppe.

27. Hanna Sch., 4 Jahre alt, asphyktische Geburt nach
normaler Schwangerschaft. Nach 10 Minuten hatten Wiederbelebungs-
versuche Erfolg. Die Ernährung des sehr schwächlichen Kindes
machte grosse Schwierigkeiten; die Nahrung musste ihm eingeflösst
werden. Wenige Tage nach der Geburt Krämpfe. Das Kind lernte
mit 3 Jahren mit grosser Mühe sprechen, mit 3½ Jahren machte
es die ersten, fast erfolglosen Gehversuche. Erstes Kind. Intelligenz
entwickelte sich langsam. Bisherige Behandlung keine specielle,
lediglich antirhachitische. Typisches Bild der Little'schen Erkrankung. Gegenwärtiger Zustand und Aussehen befriedigend. Sprache
schleppend langsam, etwas singend. Geistige Fähigkeiten wenig entwickelt. Das Kind fragt sehr viel. Rechte obere Extremität weniger
gebrauchsfähig, adducirt, im Ellbogengelenk gebeugt, Finger überstreckt. Anfang Juni operirt; noch in Behandlung.

28. Paul P., 5 Jahre alt, nach normaler Schwangerschaft
asphyktische Geburt. Kind in den ersten Wochen sehr schwach;
konnte nur mit Mühe Nahrung zu sich nehmen, „im Alter von
½ Jahr bekam er Kopfkrämpfe". Die ersten Gehversuche im
3. Jahre. Sonst keine Krankheiten durchgemacht. Mutter starb an

Schwindsucht. Vater lebt und ist gesund. Zwei Geschwister starben an unbekannter Krankheit. Wurde längere Zeit ohne Erfolg mit Elektricität behandelt. Kleiner, schwächlicher, blasser Junge, etwas deformirter Schädel. Geistige Fähigkeiten normal. Strabismus. Sprache langsam ohne Besonderheiten. Der linke Arm an den Oberkörper angedrückt, im Ellbogengelenk gebeugt; der Vorderarm pronirt, activ wenig beweglich, ungeschickt, schwächer. Kann weder gehen noch stehen. Der Befund an den unteren Extremitäten wie bei Nr. 1.

Therapie: Offene Durchschneidung der Beuger in der Kniekehle, subcutane Tenotomie der Adductoren und Achillessehnen, Gipsverband. Seit 3 Wochen ausser Verband; in ziemlich hochsitzenden Schnürschuhen läuft Patient jetzt verhältnissmässig ausgezeichnet. Ist den ganzen Tag auf den Beinen. Steht gegenwärtig noch in poliklinischer Behandlung.

29. Sophie H., 22 Jahre alt, schwere Geburt durch Kunsthilfe beendet. Am 3. Tage Krämpfe. An dem linken Unterschenkel und Fuss soll sich die Haut in Blasen abgehoben haben. Bald darauf Gangrän, so dass am 12. Tage zur Amputation geschritten werden musste. Glatte Heilung. Das Kind entwickelte sich sehr langsam; lernte erst mit 1 Jahr sitzen; mit Hilfe eines Apparates erst im 4. Jahre etwas laufen. Sprache schlecht. Speichelfluss. Intelligenz ebenfalls schlecht entwickelt. Seit dem 2. Jahr regelmässig epileptische Krämpfe, jetzt nur 1—2mal monatlich. Häufig Kopfschmerzen. Patientin hat bisher stets Apparate an beiden Beinen getragen. Kräftig gebautes, mittelgrosses Mädchen in mässigem Ernährungszustand. Blöder Gesichtsausdruck. Kopf im fronto-occipitalen Durchmesser stark verkürzt. Der linke Unterschenkel endet in seiner Mitte mit einem konischen Stumpf. Das Ende der Tibia und Fibula dicht unter der sehr gespannten Haut fühlbar. Das rechte Knie kann nur bis zu einem Winkel von 120° gestreckt werden infolge Verkürzung der Beugemusculatur. Der rechte Fuss steht in Equino-varus-Stellung. Die zweite Zehe in Hammerstellung. Der Fuss kann leicht redressirt werden. Die Musculatur des Unterschenkels paretisch. Peroneen vollkommen gelähmt. Die rechte Hand meist in Beugestellung leicht einwärts rotirt gehalten. Die Finger überstreckt; die Daumen eingeschlagen. Alle Bewegung des rechten Armes langsam mit leichter Koordinationsstörung. Zungen- und Gaumenmusculatur zeigen gleichfalls un-

koordinirte Bewegungen. Strabismus. Intelligenz etwas herabgesetzt. Die Haltung des Körpers beim Stehen nach vorne leicht übergeneigt. Der rechte Unterarm wird gebeugt gehalten, die Kniee sind flectirt. Gang spastisch.

Therapie: Offene Durchschneidung der Sehnen in der Kniekehle; Verlängerung der Achillessehne nach Bayer, Gipsverband. Nach Spaltung der Haut über dem Amputationsstumpf wird das Periost von Tibia und Fibula zurückgeschoben und von beiden je 1½ cm mit Hilfe einer Luer'schen Knochenzange abgekniffen. Nach Glättung der Wundränder Hautnaht, Verband. Neuerliche Operation: Lineäre Osteotomie des rechten Oberschenkels; das untere Fragment wird etwas nach aussen rotirt. Gipsverband. Heilung p. p. Uebliche Nachbehandlung mit Massage, Gymnastik, Schienenhülsenapparaten. Patientin geht ohne jede fremde Hilfe ziemlich aufrecht. Beugung im rechten Kniegelenk bis zum rechten Winkel schmerzfrei. Bewegung der Hand und Finger gebessert. Prothese für das linke Bein sitzt sehr gut. 1904 keine Nachricht erhalten.

30. Kurt E., 12 Jahre alt, nach normaler Schwangerschaft protrahirte Geburt mit Zange beendet. Während der Schwangerschaft hatte die Mutter einen Schreck, der wie lähmend auf ihre Beine wirkte. Das Leben des Kindes war in den ersten Wochen sehr in Frage gestellt. Die rechte Seite des Kopfes und der rechte Unterkiefer waren durch den Zangenlöffel eingedrückt, so dass in den ersten Tagen die Nahrung eingeflösst werden musste. Die ersten Krankheitserscheinungen traten schon frühzeitig auf. Beim Zufassen nach Gegenständen griff Patient immer daneben; wurde er auf dem Arm getragen, so beugte er den Kopf stark nach hinten. Gehversuche wurden überhaupt nicht gemacht. Die Sprache entwickelte sich nur langsam und schwerfällig. Patient ist gewiss nicht von normalen geistigen Fähigkeiten. Ausser Masern und in späteren Jahren Erkältungskrankheiten hat er niemals schwere Krankheiten durchgemacht.

Die Behandlung wurde mit dem ganzen Arsenal der zur Verfügung stehenden Methoden der Behandlung der Nervenkrankheiten versucht, doch ohne jeglichen Erfolg. Eine homöopathische Kur, über deren Wesen nichts Genaueres zu erfahren ist, hat angeblich gute Dienste geleistet. Erstes Kind nach 3monatlicher, durch Heben einer schweren Last hervorgerufenen Fehlgeburt. Ein Bruder gesund

und kräftig. Aussehen und Ernährungszustand vollkommen normal. Sprache langsam, etwas singend. Geistige Fähigkeiten trotz des guten Gedächtnisses recht gering, fragt sehr viel. Grosser, kräftiger, gutmüthiger Junge mit stark vornüber gebeugter Haltung, deformirtem Schädel, mit starken Spasmen an den Beinen, speciell der Adductoren, Kniekehlensehnen und Achillessehnen. Gang vollkommen dem Befund entsprechend.

Therapie (1904): Beiderseits Tenotomie der Achillessehnen, Durchschneidung der Beugesehnen in den Kniekehlen, Durchschneidung des Quadriceps. Uebliche Nachbehandlung; Massage, Uebungen, Schienenhülsenapparate. Nach Sodenthal zum Kuraufenthalt entlassen.

31. Gertrud H., 10 Jahre, Steissgeburt, Asphyxie, Belebung durch Schulze'sche Schwingungen; sofort nach der Geburt setzten häufig wiederkehrende Krämpfe ein; am rechten Arm soll ein dicker Strang verlaufen sein, von dem aus durch Druck die Krämpfe auslösbar waren. Sprechen auch jetzt, 1904, im Alter von 13½ Jahren noch nicht deutlich. Gehversuche bis nach der Behandlung in der Klinik völlig erfolglos; ein älterer Bruder gesund; Intelligenz gut entwickelt; durchgemachte Krankheiten: Keuchhusten, Erkältungskrankheiten; wurde früher mit Stützapparat und Massage behandelt, der Gang besserte sich, so dass der Apparat weggelassen werden konnte, nachher Verschlechterung des Zustandes; Gang sehr wechselnd. Rechter Fuss in Spitzfussstellung, linker Fuss Pes equinovarus. Achillessehnen, Adductoren stark gespannt, rechte Hand weniger kräftig als die linke.

Therapie: Sehnenplastik links, ein Theil der Achillessehne wird an die Peroneen angenäht, der stehen gebliebene Theil der Achillessehne wird verlängert, auf der anderen Seite Achillotomie.

1904 Aussehen, Ernährungszustand gut, Gebrauchsfähigkeit der oberen Gliedmassen ziemlich gut (isst allein, spielt Ball). Gang mit Corset und Stützapparat am rechten Bein; Spaziergänge von 3—4 km möglich; Füsse werden gewöhnlich nach einwärts gesetzt; sich in Gleichgewicht zu halten, macht Patientin etwas Schwierigkeit; störend ist noch das Ausfliessen von Speichel aus dem Munde. Intelligenz gut entwickelt, seit 3 Jahren ausser klinischer Behandlung.

32. Max G., gegenwärtig 7 Jahre, nach normaler Schwangerschaft Zangengeburt nach protrahirtem Geburtsverlauf. Vollkommen normale Entwickelung als Kind; erste Krankheits-

erscheinung im 9. Monat nach starkem Husten (Keuchhusten?!).
Einziges Kind; Entwickelung der Intelligenz sehr gut! Von
durchgemachten Krankheiten Gehirnkrämpfe, öfters Magenkatarrh
und Durchfall. Die Erscheinungen an den oberen Extremitäten bestehen in leichter Adduction des Vorderarms und Pronationsstellung
desselben und Ueberstreckung der Finger, Ungeschicklichkeit bei
Bewegungen. Die der unteren Extremitäten in starken Adductorenspasmen, Spasmen der Beuger des Unterschenkels und der Wadenmusculatur.

Therapie: Bäder, Elektricität, Massage. Wesentliche, fortschreitende Besserung des Zustandes an den oberen Extremitäten,
während die Beine unbeeinflusst blieben. Operativer Eingriff wurde
nicht vorgenommen.

Aussehen, Ernährungszustand, Sprache und Intelligenz ausgezeichnet; Gebrauchsfähigkeit der oberen Extremitäten fast völlig
normal. Wird zur Schule gefahren; Gang sehr schlecht, kann weder
stehen noch gehen; hat keine Apparate, trägt Corset; seit ungefähr
4 Jahren ausser klinischer Behandlung; gegenwärtig zu Hause mit
Bädern und Massage behandelt, will wieder in die Klinik kommen.

33. Marie J., 1904 12½ Jahre alt, Zangengeburt nach
normaler, durch einen heftigen Schreck gestörter Schwangerschaft,
Asphyxie. Nach 2 Stunden hatten Belebungsversuche Erfolg. Leben
des Kindes in den ersten Wochen sehr in Frage gestellt. Nahrungsaufnahme erschwert, nur mit vieler Mühe möglich. „Der Hals war
lang gezogen, die eine Stirnseite durch den Zangenlöffel tief eingedrückt, Kinn und Mund verletzt." Im 4. Lebensjahre lernte das
Kind sprechen; im 3. Jahre machte es die ersten Gehversuche.
Keine besonderen Krankheiten durchgemacht, doch immer elend,
krank und blutarm. Stets in ärztlicher Behandlung; in den ersten
Lebenswochen allgemeine Krämpfe; eine jüngere Schwester gesund.
Intelligenz ganz gut. Die oberen Extremitäten unsicher und steif.
Die unteren Extremitäten zeigen Spasmen, welche den Gang fast
unmöglich machen.

Therapie: Wie bei 1. und 2.

Gegenwärtiger Zustand gegen früher bedeutend gebessert;
Aussehen blühend; Ernährungszustand gut. Die früher in den
Händen vorhandene Unsicherheit und Steifigkeit macht all-
mählich einer gewissen Sicherheit Platz. Schreiben macht Mühe,

Schrift zur Noth leserlich; fängt an mit dem Löffel zu essen und kann schon allein trinken. Sprache langsam, der Sprachunterricht in der Klinik zu Würzburg hatte guten Erfolg. Gang auch etwas gebessert, hebt die Füsse nicht mehr so hoch und bei ganz langsamem Gehen tritt sie ziemlich richtig auf, dazwischen, wenn sie wenig geführt wird, kreuzt sie gelegentlich die Beine. Ohne Unterstützung kann sie einige Schritte gehen, stehen kann sie lange, doch unruhig. An beiden Händen geführt, kann sie 2 Stunden ohne Ermüdung gehen. Seit kurzem fährt sie ein Dreirad, das sie selbst tritt und auf dem sie sich 2—3 Stunden fortbewegen kann. Patientin trägt Hessing-Corset; 4 Jahre aus der Behandlung; besucht die zweite Klasse der Volksschule.

34. Frieda B., 3 Jahre alt, protrahirte Steissgeburt, hat nie gehen gelernt und kann nicht stehen. Keine Sprachstörungen. Hände und Arme frei. Unter den Armen in die Höhe gehalten, steht das Kind auf den Fussspitzen. Beine im Knie- und Hüftgelenk leicht flectirt, Unterschenkel etwas nach innen rotirt, Kniee an einander gepresst.

Therapie: Achillotomie beiderseits; Gipsverband. 3 Wochen später subcutane Tenotomie der Adductoren, Gipsverband in abducirter und extendirter Stellung. Uebliche Nachbehandlung. Gehen im Laufstuhl mit gestreckten Knieen. Die Fusssohle wird ganz aufgesetzt. Abduction der Beine bis zu einem Winkel von 35° möglich. Gehen ohne fremde Hilfe nicht möglich. 1900: Mit Hilfe eines Stockes kann Patientin in aufrechter Körperhaltung, ohne zu fallen, grössere Strecken zurücklegen. 1904 keine Nachricht.

35. Asta v. P., 5 Jahre alt, Krämpfe ohne bekannte Ursache wenige Wochen nach normaler Geburt. Bei den Gehversuchen wurden die ersten Krankheitserscheinungen bemerkt. Das Kind knickte um, konnte sich nicht auf den Beinen halten, war beim Gehen sehr schwerfällig. Intelligenz ungestört. Arm und Hände frei. Keine Sprachstörung. Kein Strabismus. Füsse in leichter Equino-varus-Stellung. Beine nach innen rotirt. Kniegelenke im Winkel von 150° gebeugt. Unter Beihilfe steht das Kind mit an einander gelegten Knieen und leichter Abduction der Unterschenkel auf den Fussspitzen. Gehen ganz unmöglich. Passive Streckung und Abduction möglich, daher nur Gipsverband beider Beine in gestreckter und abducirter Stellung. Nach 6 Wochen konnte das Kind mit der

ganzen Fusssohle auftreten, wenn es gehalten wurde. Doch war das Gehen ebenso wenig möglich als das Stehen. In Schienenhülsenapparaten konnte Patientin, an beiden Händen geführt, ein Bein vor das andere setzen. 1900: Das Kind kann allein gehen, ermüdet aber bald und zeigt einen schleifenden Gang. 1904: Ich selbst hatte im letzten Jahr Gelegenheit, Patientin 2mal 4 Wochen hindurch zu behandeln und konnte feststellen, dass der Gang gegenwärtig wohl nicht völlig normal, jedoch vollkommen sicher, ziemlich rasch und ausdauernd ist, dass in den Beinen, besonders im rechten, noch ein geringfügiger, leicht zu überwindender Spasmus vorhanden und dass die Pes equino-varus-Stellung, besonders des rechten Fusses, während der letzten Behandlung, aber auch die des linken eine ganz wesentliche Besserung erkennen liess. Patientin kann eine Stunde ohne Stützen und ohne geführt zu werden in ihren bis ans Knie reichenden Schienenhülsenapparaten gehen. Die Intelligenz ist sehr gut entwickelt, doch zeigt sich bei dem Kind noch eine leichte Erregbarkeit.

36. Robert Z., 5½ Jahre alt, normale Geburt. In den ersten Wochen und auch später angeblich krampfartige Zuckungen in den Därmen. Geh- und Sprechversuche im 3. Lebensjahr begonnen. Körperlich und geistig machte sich frühzeitig ein gewisser Schwächezustand bemerkbar. Die Intelligenz entwickelte sich langsam. Hereditär nicht belastet. Als erstes Kind geboren. Keine Geschwister.

Wenig kräftiger, blasser Knabe von mässig gut entwickelter Intelligenz. Sprache zeitweilig bei psychischer Ruhe sehr gut. Obere Extremitäten vollkommen frei. Die Beine leicht nach innen rotirt, im Kniegelenk wenig gebeugt. Deutliche Spitzfussstellung beider Füsse. Gang auf den Fussspitzen, schwankend, doch vermag Patient, wenn er sich Mühe gibt, mit dem ganzen Fuss aufzutreten. Rechter Arm etwas schwächer als der linke.

Therapie: Massage, Gymnastik, Gehübungen. Zustand etwas gebessert, doch noch nicht ganz normal. Gegenwärtig steht Patient noch in Behandlung.

37. Guido S., 12 Jahre alt. Geburt normal nach normaler Schwangerschaft; im 3. Schwangerschaftsmonat starke Erregung der Mutter durch den Tod ihres ersten Kindes. 2—3 Monate nach der Geburt wurden an dem Kinde grosse Unruhe und Nervosität bemerkt; mit Zuckungen in den Beinen und Armen, ungeschicktem Greifen, Verdrehen der Augen. Diese Unruhe hat

sich nie ganz verloren. Erst im 3. Lebensjahre begann Patient zu sprechen, machte nur langsam Fortschritte und konnte nie ordentlich sprechen. Die ersten Gehversuche, fast ohne Erfolg, im 4. bis 5. Jahr. Gehen und Stehen nur unter grosser Anstrengung bei völliger Ruhe des Patienten in ganz geringem Grade möglich. Intelligenz anfangs sehr gering, hat sich in den letzten Jahren bei regelmässigem Unterricht leidlich entwickelt. Seit 1898 werden orthopädische Apparate ohne besonderen Erfolg getragen. Gross, kräftig, gut genährt. Wenig intelligenter Gesichtsausdruck. Sprache zeitweilig sehr undeutlich, stossend, von mässig guter Articulation. Gutmüthiger Charakter; kann zeitweilig sehr heftig, lärmend werden, schlägt dann mit Armen und Beinen um sich und erhebt ein fürchterliches Heulen. Leichte atethotische Bewegungen in den Händen und Armen, gröbere Bewegungen der gleichen Art in den unteren Extremitäten. Schädel deformirt. Kein Strabismus. Die Beine im Hüft- und Kniegelenk stark flectirt, im Hüftgelenk stark adducirt und nach innen rotirt, die Füsse in Pes equino-varus-Stellung. Der Gang sehr stark spastisch-atactisch, nur mit Unterstützung unter beiden Armen und unter grosser Mühe des Unterstützenden möglich. Die Sehnenreflexe sehr lebhaft.

Therapie: Offene Durchschneidung des Quadriceps beiderseits, der Beugesehnen in den Kniekehlen, subcutane Verlängerung der Achillessehnen nach Bayer. Gipsverband. Nachbehandlung in üblicher Weise. Schienenhülsenapparate. Patient läuft schon nach 8 Wochen im Heusner'schen Laufstuhl ohne grosse Mühe, auch sein psychisches Verhalten ist wesentlich gebessert. Wird nach Sodenthal zur weiteren Behandlung entlassen.

38. Adolf G., 13 Jahre alt, Eltern gesund, Mutter hatte im 5. Monat der Schwangerschaft starke Blutungen. Mit 18 Monaten zeigte sich im Anschluss an einen fieberhaften Magendarmcatarrh eine Verkürzung des rechten Beines und eigenthümliche Bewegungen der Finger. Im 6. Jahr wurde das rechte, kürzere Bein gestreckt und mit Stützapparaten versehen. Ziemlich grosser, intelligent aussehender, schwächlicher, blasser Knabe mit typischen Little'schen Symptomen, ohne Strabismus und mit verhältnissmässig geringer Betheiligung der oberen Extremitäten. Linksseitige hochgradige Coxa vara. Gang unmöglich.

Therapie: Subtrochantere Osteotomie der linken Seite wegen

Coxa vara; der rechten Seite wegen einer Verkürzung von 10 cm. Tenotomie der Achillessehnen beiderseits und Durchschneidung der Beugesehnen in beiden Kniekehlen. Dies alles in einer Sitzung. Gipsverband unter möglichster Ausgleichung der Längendifferenz der Beine. Nach 6 Wochen Resection des Nervus obturatorius beiderseits. Nachbehandlung in der üblichen Weise mit Bügelcorset, Schienenhülsenapparaten, Massage, Gymnastik, Gehübungen. Nach ca. 6 Monaten Entlassung in wesentlich gebessertem Zustand. Patient kann im Laufstuhl seine Füsse vollkommen auf den Boden setzen und sich ziemlich gut fortbewegen.

39. Frieda S., 7¼ Jahre, normale Geburt nach normaler Schwangerschaft. Mit 5 Jahren allmählich die ersten Krankheitserscheinungen ohne bekannte Ursache, indem zuerst das rechte und dann das linke Bein typische Contracturstellungen einnahmen. Mit 1 Jahre konnte Patientin schon gehen. Drei Geschwister gesund. Viertes Kind. Intelligenz wenig gut entwickelt; keine hereditäre Belastung. Typische Krankheitserscheinungen; kein Strabismus. Sprache minder gut; geringe geistige Fähigkeiten, Gebrauchsfähigkeit der oberen Gliedmassen normal. Ist gegenwärtig anderweitig in Behandlung.

40. Carl W., 4 Jahre alt, normale Geburt nach normaler Schwangerschaft, nach 3 Monaten convulsivischer Husten ca. ¼ Jahr lang; mit 1½ Jahren die ersten Zeichen der Erkrankung, mit 3 Jahren die ersten Gehversuche. Intelligenz gut entwickelt, durchgemachte Krankheiten: Keuchhusten, Masern, zeitweilig Krämpfe während der Krankheiten; drittes von vier Geschwistern, die übrigen gesund, kräftig, gut entwickelt, Muskeltonus an beiden unteren Extremitäten vermehrt, rechts mehr wie links — wo eigentlich nur die Adductoren spastisch contrahirt erscheinen. Rechts besteht eine Contractur des Kniegelenks von ungefähr 170°, die sich nur schwer ausgleichen lässt, ferner besteht ein erheblicher Grad von Pes equinus, der sich manuell nicht ganz corrigiren lässt. Adductoren und Flexorensehnen alle stark gespannt; alle Sehnenreflexe sind erhöht. Die oberen Extremitäten frei, doch auch hier erhöhte Sehnenreflexe. Als Nebenbefund Hypospadia scrotalis.

Therapie: Offene Durchschneidung der Beugesehnen in der rechten Kniekehle. Tenotomie der rechten Achillessehne nach Bayer. Gipsverband, übliche Nachbehandlung. Spasmen wie vorher. 1904, jetzt 8 Jahre, Befinden gut; sehr gut befähigt, Gebrauchsfähigkeit der oberen Gliedmassen normal; verschiedene Buchstaben, r, s, werden schlecht ausgesprochen, beim Anfangen etwas Stottern; Gang hinkend. Das rechte Bein ein wenig erhebend, vom Boden im Bogen aufsetzend, das linke ein wenig schleifend. Patient kann mit Anstrengung eine Stunde ohne Unterstützung gehen. Seit ca. 2 Jahren ausser klinischer Behandlung.

41. Arthur Z., 8 Jahre, October 1899, bei normaler Geburt ohne Kunsthilfe ausgetragenes Kind, bei der Geburt sehr kräftig und lebensfähig, begann mit 14 Monaten zu sprechen, mit 14—15 Monaten konnte er laufen wie irgend ein anderes Kind. Zwei Schwestern, eine älter, eine jünger als Patient, „körperliche und geistige Musterexemplare"; eine Fehlgeburt. Die ersten Krankheitszeichen nach vollendetem 4. Lebensjahre. Intelligenz vollkommen normal entwickelt. Von durchgemachten Krankheiten im Alter von 10 Monaten zwei Fieberanfälle mit krampfartigen Erscheinungen und Nesselausschlag infolge Genusses schlechter Milch; angeblich Scharlach. Während des Gehens in den ersten Jahren wurde ein häufiges Hinfallen des Knaben beobachtet. Der Junge fing an auf den Fussspitzen, überhaupt schlechter zu gehen. Behandlung mit Jodbädern in Bad Hall ohne Erfolg. Massage und passive Gymnastik in Alt-Aussee in den Jahren 1896/97 erzielten kein besseres Resultat; im Gegentheil, der Zustand wurde schlechter, Patient fiel sehr oft hin, besonders nach rückwärts, konnte aber immer noch allein gehen. Der Gang war so, dass das Kind auf den Fussspitzen, mit nach innen gedrehten Oberschenkeln gebend, „um das Gleichgewicht beizubehalten, mit ausgebreiteten Armen das Gleichgewicht herstellte, so dass er wie ein Neuling mit den Schlittschuhen auf dem Eise aussah." Eine dreimonatliche Kneippkur in Wörishofen 1897 hatte eine geringe Besserung zur Folge; nach fortgesetzter Kaltwasserbehandlung verschlechterte sich der Zustand wieder, so dass Salzbäder in Lakusarat, Rumänien, während zweier Sommer gebraucht werden; auch diese hatten keinen Erfolg. 1899 Aufnahme in die Klinik in Würzburg. Anamnestisch ist noch von Wichtigkeit, dass der Vater des Patienten der leibliche Onkel der Mutter ist. Ferner, dass Patient im Alter von 9 Monaten von seiner Amme während eines Traumes aus dem Bett geschleudert wurde und angeblich wie eine leblose Masse aufgelesen werden musste. Ein Arzt konnte das Kind bald wieder zum Leben zurückbringen.

Status: Von gutem Ernährungszustand, normaler Intelligenz. Sprache sehr undeutlich und langsam. Gehen und Stehen unmöglich. Beine im Hüftgelenk stark flectirt und adducirt; im Kniegelenk gebeugt; Füsse stehen in starker Spitzfussstellung fixirt, der Rücken wird gebeugt gehalten, die Wirbelsäule als Ganzes nach vorne gekrümmt, auch die Schultern nach vorne gesunken.

Therapie: Subcutane Tenotomie der Adductoren und Achillessehnen; Redression der Spitzfüsse; Gipsverband in starker Abduction, Hoffa'scher Lagerungsapparat, Massage 2mal des Tages, active Bewegungen, Schienenhülsenapparate nur Nachts; tagsüber Gehversuche ohne Apparate, 2mal täglich Uebungen am Kniegelenkpendel, Spreizbrett und Apparat zur Bewegung des Fussgelenks. Entfernung der hypertrophischen Tonsillen mittelst geknöpften Messers; später geht Patient an 2 Stöcken in aufrechter Haltung mit ziemlich steifen Beinen und langsamen Schritten, allmählich kann er allein stehen und auch kurze Strecken langsam und unsicher gehen. 1904, Patient ist gegenwärtig 13 Jahre alt, Aussehen und Ernährungszustand, geistige Fähigkeiten vollkommen normal entwickelt. Sprache schwierig, schleppend, ganze und halbe Worte verschluckend, bei Erregung scheint die Stimme zu versagen; er erhält täglich Unterricht. Gebrauch der oberen Gliedmassen stark beeinträchtigt; Unsicherheit beim Gebrauch derselben. Gang mühsam, ohne menschliche Unterstützung unmöglich, in nach rückwärts gelehnter Haltung mit mühsamen Schritten. Apparate, Schuhe etc. werden nicht verwendet, das Gehen kann ohne merkliche Ermüdung, falls Patient sich Mühe gibt, durch 20 Minuten und in einer Entfernung von 100 m bei möglichst normalen Schritten vollführt werden. Seit 1900 ohne Behandlung; gegenwärtig nur Gehübungen und Radfahren auf einem Dreirad mit angeschnallten Füssen.

42. Mathilde H., 19 Jahre alt, normale Geburt. Das Kind zeigte einen zweiten Daumen an der rechten Hand, der operativ entfernt wurde. Angeblich bis zum 11. Jahre vollkommen gesund. Im Anschluss an eine Influenza Klagen über anhaltendes Schwächegefühl in den Beinen. $3/4$ Jahre nach der Influenza plötzlich Lähmung des linken Fusses, an die sich im Verlauf von 8 Tagen eine Lähmung sämmtlicher Extremitäten und der Rumpfmusculatur angeschlossen haben soll. Mit Bädern ohne Erfolg behandelt. Seit 8 Jahren vollkommen hilflos zu Bett. In der ganzen körperlichen

Entwickelung zurückgeblieben. Auch die geistige Entwickelung hat eine Einbusse erlitten. Patientin liegt vollkommen zusammengekauert im Bett, so dass die Arme krampfhaft im Ellenbogen zusammengepresst und im Handgelenk stark volarflectirt gehalten werden. Die Oberschenkel sind zum Körper unter einem Winkel von 45° nach rechts gestellt, bei mässiger Flexion der Hüftgelenke und starker Flexion der Kniegelenke. Hochgradiger Adductorenspasmus. Patientin kann weder gehen noch stehen. Der Spasmus in den Kniegelenken gleichfalls sehr stark ausgeprägt; beiderseitig Pes equino-varus mit starker Spannung der Achillessehne. Alle Spasmen werden bei passiven Bewegungen viel heftiger; auch die oberen Extremitäten zeigen Spasmen, doch ist die active Beweglichkeit derselben weit besser, als die der unteren. Mit den Händen und Armen werden ungeschickte Greifbewegungen gemacht. Die Vorderarme stehen gebeugt, stark pronirt. Die Handgelenke in Volarflexion, desgleichen die Fingergelenke. Deutliche Spasmen bei passiven Bewegungen. Sprache langsam, stossend, abgerissen. Strabismus. Die Finger stehen bei Bewegungen der Hände in den Interphalangealgelenken hyperextendirt. Besonders der rechte Daumen. Tenotomie der Adductoren. Achillotomie beiderseits. Gipsverband in Spreizstellung, Schienenhülsenapparate. Uebliche Nachbehandlung. Gutes Endresultat.

43. M. W., 9 Jahre, anamnestisch nichts zu eruiren. Intelligenz sehr gering. Sprachstörungen, Hydrocephalus; an Stelle der früheren Vorderhauptfontanelle befindet sich eine tiefe Einsenkung des Schädelgewölbes. Gehen vollkommen unmöglich; Stehen unterstützt möglich. Ausgesprochener Spasmus der Beugesehnen, der oberen und unteren Extremitäten. Die Finger werden eingeschlagen gehalten. Die Beine befinden sich in leichter Adduction, Flexion- und leichter Innenrotation, doch so, dass sich die Beine nicht kreuzen. Tenotomie der Adductoren und Achillessehnen. Gipsverband. Uebliche Nachbehandlung. Erfolg gut.

44. Alfred L., 20 Jahre alt, anamnestisch nichts Genaueres zu erheben, ausser, dass er im ersten Lebensjahre seine Beine nicht gut bewegen konnte. Später verschlimmerte sich der Zustand, so dass er bei der Aufnahme in die Klinik nur an Krücken gehen konnte, trotz zahlreicher, verschiedenartiger therapeutischer Massnahmen. Geistig etwas zurückgeblieben; leichter Strabismus. Hände und Arme zeigen einen ge-

ringen Grad von Spasmus der Beugesehnen. Beine stark flectirt.
Unterschenkel bilden mit den Oberschenkeln beim Gehen einen
Winkel von 45 °. Musculatur auffallend schwach. Beim Sitzen vergrössert sich der Winkel bis zu einem rechten und beim Liegen
können die Unterschenkel noch um 20 ° gestreckt werden. Die Oberschenkel so stark adducirt, dass die Kniee einander berühren, die
Unterschenkel dagegen nach innen und aussen verbogen. Füsse in
hochgradiger Spitzfussstellung, so dass Patient den Boden meist nur
mit der grossen Zehe berührt. Die grossen Zehen sind unter die
Nachbarzehen geschoben. Bewegungen in den Hüftgelenken ziemlich
frei. Adductoren so stark gespannt, dass eine Abduction nur in ganz
minimaler Weite möglich ist.

Therapie: Subcutane Tenotomie der Achillessehnen und offene
Durchschneidung der Beuger in der Kniekehle, subcutane Tenotomie
der Adductoren, Gipsverband in corrigirter Stellung, da Uebercorrectur
unmöglich. Später Schienenhülsenapparat. Nachts Lagerungsapparat.
Massage und gymnastische Uebungen Tags über. Bei seiner Entlassung konnte Patient ohne Apparate und ohne jede Stütze mit fast
gestreckten Beinen im Zimmer umhergehen und mit der ganzen
Fusssohle auftreten. Auch das Spreizen ging gut. In Anbetracht
der langen vorhergehenden Behandlung mit Apparaten, Gipsverbänden
und inneren Mitteln, die alle ohne Erfolg blieben, kann man mit
dem erzielten Resultat zufrieden sein.

45. Elfriede M., 18 Jahre alt, Frühgeburt, schwierige
Ernährung, als Kind sehr zart, litt an Schlafstörungen. Mit 1 ½ Jahren
die ersten sehr mühsamen Gehversuche; Intelligenz im allgemeinen
gut. Durchgemachte Krankheiten: Masern und Diphtherie. Krämpfe
wurden nicht beobachtet. Mit 2 ½ Jahren konnte sie gar nicht mehr
stehen, aufgestellt sank sie gleich wieder zusammen; auch bemerkte
die Mutter eine gewisse Unruhe an ihr, Zuckungen an allen Theilen
des Körpers; allmählich eintretende Steifigkeit in den Gelenken; Zustand von Jahr zu Jahr schlimmer. Ein jüngerer Bruder leidet an
ähnlichen Erscheinungen geringeren Grades. Tenotomie der Achillessehne in unserer Klinik. Drei Schwestern gesund und frisch; in der
Familie mütterlicherseits zahlreiche organische und functionelle Nervenkrankheiten. Vater ehemals luetisch.

1898, Patient kann weder gehen noch stehen; mit den Händen
werden ungeschickte Greifbewegungen ausgeführt, besonders links

spastische Palmarflexionen der Mittelhandfingergelenke. Die Beine
im Kniegelenk in leichter Beugestellung können passiv vollkommen
gestreckt werden; die inneren Condylen der Oberschenkel liegen fest
aneinander. Die Füsse stehen in Equino-varus-Stellung; Gesichtsmusculatur gleichfalls spastisch afficirt; Sprache undeutlich, langsam
und abgerissen. Strabismus. Intelligenz wenig gestört.

Therapie: Tenotomie der Achillessehnen und Correcturstellung der Füsse im Gipsverband. In Schienenhülsenapparaten kann
Patientin von zwei Seiten an den Armen geführt, ein Bein langsam
vor das andere setzen, allein stehen und mit ganzer Fusssohle auftreten. Da die Arme eine Stütze nicht halten können, könnte man
mit diesem, wenn auch nur geringen Erfolg, zufrieden sein.

1904, nach eingelaufenen Nachrichten im Alter von 21 Jahren
an allmählicher Entkräftung gestorben.

46. Johann B., 12 Jahre alt, protahirte schwierige Geburt.
Asphyxie des Kindes. Die ersten Gehversuche im 3. Lebensjahre;
dabei die ersten Krankheitserscheinungen. Das Kind fiel beim Gehen
immer hin. Allmähliche Verschlimmerung, so dass das Kind weder
gehen, stehen, noch sitzen konnte. Mit 8 Jahren war das Kind nicht
mehr im Stande, die unteren Gliedmassen auch nur im Geringsten zu
bewegen. Die oberen Extremitäten zeigen nur eine geringe
Beweglichkeit. Das Kind hat niemals sprechen gelernt. 1898,
das Kind lag zusammengekauert da, konnte nur unarticulirte Laute
von sich geben, doch hatte es den Anschein, als ob das Kind alles
verstünde. Der Kopf wurde nach hinten gehalten. Leichter Strabismus convergens; der Rumpf seitwärts geneigt. Die Arme beiderseits im Ellenbogengelenk spitzwinklig flectirt; die Oberarme fest an
den Rumpf gepresst. Die Hände stark palmarflectirt, pronirt und
ulnarwärts flectirt. Die Finger wurden gestreckt gehalten. Die
unteren Extremitäten im Kniegelenk so stark gebeugt, dass die Fersen
beim Liegen die Glutäen berührten. Die Kniee fest aneinander
gepresst, die Oberschenkel stark adducirt und im Hüftgelenk leicht
flectirt. Die Füsse in Spitzfussstellung.

Therapie: Bei dem üblen Zustand des Patienten erschien die
Prognose als eine wenig günstige. Trotzdem wollte man doch aus
dem vollkommenen Krüppel einen gehfähigen Menschen machen und
versuchte mit den üblichen Behandlungsmethoden dieses Resultat zu
erreichen. 12 Stunden nach der Operation, nach welcher sich noch

epileptische Anfälle eingestellt hatten, erfolgte plötzlicher Tod. Section wurde leider verweigert.

47. H. K., 9 Jahre; Eltern leben und sind gesund; schwere Geburt, mit Zange vollendet; fing spät zu laufen an, Beine in typischer Stellung; erfolglos mit Massage, Elektricität, Bädern und Schienenhülsenapparaten behandelt. Status: Kopf gross, asymmetrisch; Sprache stotternd, abgebrochen; Gesichtsausdruck wenig intelligent. Gang typisch mit adducirten, im Hüft- und Kniegelenk flectirten, einwärts rotirten Beinen; tritt mit den Fussspitzen auf, klebt beim Gehen am Boden und schleift darüber hin. Abduction so gut wie ausgeschlossen; Adductoren sehr stark gespannt; passive Streckung des Knies bis zu 160° möglich; Füsse in Plattfussstellung plantarflectirt, Achillessehnen gespannt.

Therapie: Offene Durchschneidung aller Sehnen, Muskeln und Fascien in der Kniekehle; subcutane Tenotomie der Adductoren, Gipsverband (Becken, beide Beine) in extremer Spreizstellung mit überstreckten Knieen, Füsse nach auswärts rotirt, etwas pronirt und dorsal flectirt. Später Schienenhülsenapparate; täglich mehrere Stunden Lagerung auf dem Spreizbrett, Massage, Uebungen; nach 14 Tagen geht der Knabe schon recht gut, nur noch etwas nach vorne vorgeneigt; Gang im Laufe der folgenden Wochen sehr gebessert; Spasmen haben bedeutend nachgelassen; Nachbehandlung in Bad Sodenthal. 1904, keine Nachricht.

48. Pauline P., 1876 geboren, drittes Kind; Vater gesund; Mutter lebt, doch hat dieselbe wiederholt an nervösen Erkrankungen gelitten; zwei Brüder gesund; Schwangerschaft und Geburt normal; im Alter von 2 Monaten Erkrankung unter Fieber und Benommensein. Im Anschluss daran blieben die Glieder steif gelähmt, so dass das Kind erst mit 7 Jahren laufen lernte. Im Alter von 14 Jahren ging die Gehfähigkeit allmählich wieder verloren; verschiedene Apparate sollen den Zustand noch verschlimmert haben. Neben den Contracturen der Gesichts-, Arm- und Beinmuskeln schwere, fortwährende Kopfschmerzen am Hinterkopf. Eine energische Kaltwasserkur in Wörishofen beseitigte die Kopfschmerzen und besserte den Allgemeinzustand. 1899, Gang sehr schwerfällig, an der Hand oder unterm Arm geführt, Patientin wackelt dabei mit dem Kopf, verzieht das Gesicht, fuchtelt und balancirt mit dem freien Arm in der Luft umher. Zum Alleingehen ist sie nicht zu bewegen,

ebenso wenig zum Alleinstehen; manchmal besteht leichter Strabismus. Kopf etwas gedunsen; Gesichtsausdruck nicht sehr intelligent, Patientin wissenschaftlich sehr gut unterrichtet, macht einen kindlichen Eindruck; allgemein sehr starkes Fettpolster. Patientin geht und steht mit im Hüft- und Kniegelenk gebeugten Beinen; die Oberschenkel stark adducirt, so dass die Kniee aneinander reiben und schrittweise vor einander liegen. Die Füsse stehen ganz einwärts rotirt; die inneren Fussränder von der Unterlage abgehoben; tritt nur mit der vorderen äusseren Fusssohlenfläche auf; die Gelenke sind stark spastisch afficirt, die Spasmen lassen sich nur mühsam ausgleichen. Gang in sehr starker Lordose; die Arme, besonders der rechte etwas spastisch gelähmt. Supination am rechten Vorderarm unmöglich, doch schreibt Patientin sehr gut.

Therapie: Der äussere abgetrennte Zipfel der Achillessehne beiderseits wird auf die Peronäen verpflanzt, bei starker Pronationsstellung der Füsse. Die Adductorencoulissen werden beiderseits subcutan tenotomirt. Gipsverband in der üblichen Weise. Spreizbrett, Schienenhülsenapparate, Massage, lassen stetige Fortschritte erzielen, welche durch ein dem nach vorne Sinken des Oberkörpers und der zu starken Lordose entgegenwirkendes Stoffcorset, das mit den Beinapparaten durch Schienen verbunden ist, noch wesentlich gesteigert werden. Gang schon bald recht gut. Patientin kann ganz allein gehen und hat eine recht gute Haltung bekommen. Neben der Massage der Beine wird auch der Rücken täglich massirt. Patientin kann jetzt activ die Beine wie ein gesunder Mensch spreizen, sie kann activ die Füsse nach aussen rotiren und supiniren. Das Resultat, schon jetzt sehr gut, verspricht ein ganz ausgezeichnetes zu werden.

1904, nach kürzlich eingetroffenen Nachrichten kann Patientin jetzt an einem Stock ohne jede weitere Unterstützung gehen. Die Kniee streifen einander nicht mehr beim Gang und die Patientin hält sich vollkommen sicher im Gleichgewicht. Mit dem schönen Resultat ist sie sehr zufrieden.

49. M. H., 7 Jahre alt, schwere Geburt, Zangenextraction, enges Becken. Asphyxie des Kindes. 2 Stunden künstliche Athmung. Unter sehr sorgfältiger Pflege des Kindes erholte sich dasselbe einigermassen. Die Eltern bemerkten aber bald, dass das Kind im Rücken keinen Halt hatte. Mit 2½ Jahren die ersten Gehversuche: sehr schwierig. Die Füsse konnten nicht fest aufgestellt

werden. Mit 5 Jahren bemerkten die Eltern, dass die Extremitäten
sich bei jeder activen und passiven Bewegung spastisch contrahirten,
besonders die unteren Extremitäten. Das Leiden verschlimmerte sich
seit dieser Zeit fortwährend. Thyreoïdin wurde ohne sichtbaren Erfolg angewendet. Ein folgendes Kind wurde ebenso mittelst Zange
entwickelt. Das Kind ist völlig gesund, leidet angeblich nur an
einer schiefen Brust, deren Ursprung auf die schwere Geburt zurückzuführen ist. Das Kind mässig entwickelt. Es besteht Strabismus
und sehr beträchtliche Sprachstörungen. Patellarsehnenreflex
gesteigert. Das Kind kann nur gehen, wenn es geführt wird; es
hält dann die Beine im Hüftgelenk gebeugt, adducirt und nach innen
rotirt. Die Füsse hängen in Spitzplattfussstellung herunter und
werden kreuzweise vor einander gesetzt. Der passiven Ausgleichung
setzen sie starke Spasmen entgegen; der Rücken wird krumm gehalten; der Kopf fällt nach vorne. Die Oberarme liegen dem Leib
dicht an; die Handflächen schauen in extremer Pronationsstellung
nach aussen. Die Finger werden gewöhnlich im Metacarpophalangealgelenk gebeugt gehalten und sind nicht im Stande, einen Gegenstand festzuhalten. Die Bewegung der Arme erfolgt unsicher und
zitternd, oft von unwillkürlichen Greifbewegungen unterbrochen. Die
Beugestellung der Extremitäten lässt sich nur mit grosser Gewalt
ausgleichen. Die Intelligenz ist nicht sehr gestört; es zeigt viel
Interesse an seiner Umgebung und äussert oft den Wunsch, geheilt
zu werden.

Therapie: Der innere Zipfel der Achillessehne wird verpflanzt
auf die Innenseite des Tibialis anticus. Gipsverband von den Fussspitzen bis ans Becken in gut gestreckter und stark gespreizter
Stellung. Die Füsse werden in leichter Klumpfussstellung dorsal
flectirt gehalten. Schienenhülsenapparate, Stoffcorset, Kopfhalter.
Tägliche Massage der Beine und sorgfältige active Uebungen; zugleich Massage der Arme und des Rückens und methodische Sprachübungen. Der Zustand der Patientin hat sich wesentlich gebessert.
Sie kann jetzt schon allein gehen und stehen; die athetotischen Bewegungen sind nahezu völlig verschwunden. Auch das Sprach-
vermögen ist ein ungleich viel besseres geworden.

Dritte Gruppe.

50. Florenz O., 8 Jahre alt. Nach normaler Schwangerschaft Zangengeburt. Starke Gelbsucht in den ersten Monaten. Kind sehr schwächlich. Bis zu 1 ½ Jahren vollkommen theilnahmslos; dann begann er langsam zu sprechen und zu gehen; beides sehr unsicher. Kräftiger, gut entwickelter Junge. Der ganze Körper in fortwährenden unwillkürlichen uncoordinirten groben Bewegungen, die sich besonders in der Halsmusculatur, der Musculatur der Arme und Beine abspielen. Der Gesichtsausdruck wenig intelligent. Der Schädel leicht deformirt. Der Mund stets etwas offen. Speichelfluss. Kein Strabismus. Der Kopf, meistens etwas nach links gedreht und rechts geneigt, wird fortwährend bewegt. Die Sprache sehr undeutlich, schlechte Articulation. Die oberen Extremitäten stets in den oben angeführten Bewegungen begriffen. Die Ellbogen beiderseits überstreckt. Intendirte Bewegungen aller Gelenke, der Arme mit grosser Mühe, unsicher und ausfahrend, ausgeführt. Der Gang unruhig, ataktisch. Intelligenz ohne wesentliche Defecte; etwas in der Entwickelung zurückgeblieben. Sehnenreflexe gesteigert, Sensibilität normal.

Therapie: Tägliche methodische exact ausgeführte Uebungen und Massage. Corset mit Kopfstütze. Verlauf: In wenigen Monaten hat sich der Zustand bereits um vieles gebessert. Die Bewegungen sind viel weniger heftig und deutlich geringer geworden; der vorgenommene Sprachunterricht hat wesentlich zur Besserung der Articulation beigetragen. Der Speichelfluss hat fast vollkommen aufgehört. Patient steht noch in Behandlung.

51. Albert W. In der Krankengeschichte lassen sich keine Angaben über Schwangerschaft und Geburt vorfinden. 6 Jahre alt; in den ersten Lebensmonaten viel an Convulsionen gelitten. Hat nie gehen gelernt. Die ersten Krankheitserscheinungen wurden schon im 1. Lebensjahre bemerkt und bestanden in fortwährenden Zuckungen im Gesicht, in unwillkürlichen Bewegungen der Gliedmassen, von ständig gleicher Intensität. Das Stehen war wohl für Augenblicke möglich. Patient fing aber bald zu schwanken an und fiel zu Boden. Das Gehen war unmöglich. Schon bei den geringsten Gehversuchen, wobei er geführt werden musste, traten stets unwillkürliche uncoordinirte Bewegungen sämmtlicher Extremitäten auf, dabei wurden

lebhafte Zuckungen in der Gesichtsmusculatur wahrgenommen, die Augen wurden gross aufgerissen; der Mund mit lächelnder Miene verzogen. Dabei stiess Patient unarticulirte Laute aus. Die Beweglichkeit sämmtlicher Gelenke war frei. Die Sprache etwas stotternd; dabei wurde der Mund ebenfalls stets unwillkürlich verzogen. Bei geringen, selbst freudigen Ereignissen schrie er sehr stark und laut. Ganz geringer Grad von Schwachsinn. Die Finger wie die Zehen zeigten athetotische Bewegungen.

Therapie: Massage, exact durchgeführte gymnastische Uebungen. Das Resultat war insofern recht günstig, als schon nach einigen Monaten die Unruhe in den Gliedern nachgelassen und Patient dieselben viel besser in seiner Gewalt hatte. Ausserdem konnte er jetzt viel besser gehen, wenn er auch noch öfter zu Boden fiel und die Beine noch etwas hoch schleuderte. Gang allein ohne Hilfe längere Zeit möglich. Neben den auf Kommando möglichst exact ausgeführten Uebungen, die sich allmählich auf alle Körpermuskeln ausdehnten, wurden ganz besonders zur Besserung der stotternden und lallenden Sprache Sprachübungen ausgeführt. Daneben innerlich zuerst Jodkali, später Arsen, Soolbäder. Unter Mithilfe einer geschulten Wärterin lernte er sehr gut sprechen, Gedichte hersagen u. s. w. Eine völlige Heilung steht in Aussicht.

1904. Keine Nachricht erhalten.

52. A. N., 12 Jahre alt, aus gesunder Familie, schwere Zangengeburt und schwere Asphyxie des Kindes. Dasselbe konnte nur mit viel Mühe und Sorgfalt am Leben erhalten werden. Frühzeitig schon machten sich die ersten Krankheitserscheinungen geltend; es traten athetotische Bewegungen auf, so dass ein richtiges Gehen überhaupt nicht möglich wurde. Alle nur denkbaren Heilmethoden zur Besserung des Zustandes blieben ohne wesentlichen Erfolg. Im ganzen gut genährter Knabe, von seinem Alter entsprechender Grösse, gut entwickelter Intelligenz, Sprache stotternd. Der ganze Körper in fortwährender Bewegung. Der Kopf wird fortwährend nach hinten und zur Seite geschleudert und der Junge vermag ihn nicht einen Augenblick still zu halten. Die Arme sind in fortwährender Thätigkeit, namentlich die Finger werden fortdauernd bewegt. Am Rücken ist eine linksconvexe Lenden- und rechtsconvexe Brustskoliose vorhanden. Die Skoliose rührt von einem Hochstand des Beckens auf der rechten Seite her. Das rechte Bein

ist stark adducirt und dementsprechend scheinbar 5 cm kürzer als
das linke. Auch beide Beine sind keinen Augenblick ruhig. Der
Junge zappelt mit ihnen beständig hin und her, und ist auch das Gehen
mit stampfenden Schritten nur bei genügender Unterstützung möglich.

Therapie: Schienenhülsenapparate mit Corset und Kopfhalter.
Arsen. Später Massage des ganzen Körpers am Morgen und gymnastische Uebungen durch ½ Jahr lang. Der Erfolg war ein ganz
ausgezeichneter. Zunächst besserten sich die Beine; dann liessen die
athetotischen Bewegungen in den Armen nach und auch die Kopfhaltung ist ruhiger geworden, trotzdem es sehr schwierig war, dieses
zu bewerkstelligen. Patient hat gelernt, sicher und gut auf einem
Zweirad zu fahren. Das Resultat wäre ein vollkommenes gewesen,
wenn es gelungen wäre, die Adductionsstellung zu corrigiren. Mit
Gipsverbänden wurden wiederholte Fehlversuche gemacht. Zur Tenotomie konnten sich die Eltern des Patienten nicht entschliessen;
dieselben waren mit dem erreichten Resultat vollkommen zufrieden.

53. P. G., 8 Jahre alt, normale Geburt nach normaler
Schwängerschaft, hereditär nicht belastet, in den ersten Lebens-
monaten vollkommen normal; im 9. Monat zeitweiliges Auftreten
von Krämpfen; doch lernte das Kind mit 1½ Jahren das Laufen.
Im 3. Lebensjahr Masern und Scharlach; im Anschluss daran
soll sich das Krankheitsbild entwickelt haben. Befund: beständige
Action der Extremitäten; Arme und Beine können nicht ruhig an
einem Platze gehalten werden, letztere befinden sich in fortwährender
Abductions-, Adductions-, Flexions- und Extensionsbewegung. Die
Bewegungen ziemlich ruckartig, unwillkürlich, incoordinirt und ziellos.
Die Absicht, nach einem Gegenstand zu fassen, wird meist durch
Danebengreifen vereitelt. Gleichzeitig mit den Zwangsbewegungen
der Extremitäten stellen sich die Finger in einer eigenthümlichen
Hyperextensions- und Abductionsstellung der Metacarpalknochen. Es
erfolgt eine Ueberstreckung im Metacarpalgelenk. Aehnlich verhalten
sich die Zehen. In der Ruhestellung der Hand sind die Finger gewöhnlich im Metacarpophalangealgelenk gebeugt, der Daumen etwas
nach innen geschlagen, die Finger im übrigen gestreckt. Intelligenz
nicht sehr herabgesetzt, kann gut rechnen und lesen, hat Interesse an seiner Umgebung. Sprache sehr gestört, lallend und
zusammenhanglos. Leichter Strabismus convergens. Gehen vollkommen unmöglich. Im Schlaf Zwangsbewegungen weniger intensiv.

Therapie: Regelmässige Massage; im Anschluss daran exacte methodische Uebungen, Corset, Schienenhülsenapparate, später Soolbäder. Zustand hat sich wesentlich gebessert.

1904 keine Nachricht.

Wenn wir die grosse Reihe der Krankenbilder etwas kritisch überblicken, so können wir die Dignität der einzelnen Fälle in einer Curve darstellen, welche ihren Höhepunkt in der zweiten Gruppe findet. Wir haben es in der ersten Gruppe lediglich mit Störungen zu thun, die die unteren Extremitäten betreffen und die höchstens mit etwas Strabismus vergesellschaftet sind. Veranlassend spielt die Frühgeburt die Hauptrolle (33 $\frac{1}{3}$ %), d. h. es kommen im allgemeinen mechanische Momente bei der Krankheitsentstehung wenig in Betracht, und der pathologische Process beruht wohl im wesentlichen auf einer Agenesie der Pyramidenbahnen. Die Prognose ist sehr günstig. Wir kommen auf die pathologische Anatomie der Little'schen Krankheit unten nochmals zurück.

Bei der zweiten Gruppe mit sehr verschiedenen ätiologischen Momenten (Geburtshinderniss, asphyktische Geburt, Trauma post partum oder infectiöse Erkrankung), von denen einige, ohne die gleichen klinischen Störungen zu setzen, gewiss auch bei der Entstehung der Krankheitsformen der ersten Gruppe von Bedeutung sind, handelt es sich neben den Erscheinungen an den unteren Extremitäten um Mitbetheiligung der oberen in verschiedenen Graden sowie um eine Reihe von rein cerebralen Symptomen: mangelnde Intelligenz oder Intelligenzdefecte, Augenmuskelstörungen und Sprachstörungen. Der pathologische Process spielt sich lediglich in den oberen Theilen des Centralnervensystems ab und weist die verschiedenartigsten Befunde auf. Die Prognose ist ungünstig.

. Die dritte Gruppe endlich, die der Athetose, wird ätiologisch mit psychischen Traumen, welche die Mutter während der Gravidität erlitten, in Zusammenhang gebracht, doch lassen unsere Fälle dafür kaum Anhaltspunkte gewinnen. Auch bei dieser Gruppe spielen Geburtshindernisse eine grosse ätiologische Rolle. Es kommen aber auch Fälle vor, wo die Erscheinungen zweifellos lange latent geblieben und erst später, in den ersten Kinderjahren, auftraten. Die klinischen Erscheinungen lassen auf eine vorwiegende Rindenbetheiligung der Grosshirnhemisphäre schliessen, welche sich ja durch die

Aetiologie (Geburtstrauma) vollkommen erklären liesse. Die Prognose ist eine günstige.

Nach obigem bleiben wir also bei der von Hoffa gegebenen Eintheilung, welche praktisch gewiss die meisten Vortheile bietet, berücksichtigen aber auch die anderen, speciell die Eintheilung Oddo's. Wir haben auf diese Weise insofern einen Zusammenhang zwischen den einzelnen Formen angebahnt, als wir neben der Prognose in der Eintheilung das veranlassende Moment in Betracht ziehen und indem wir auf die von der ersten bis zur dritten Gruppe immer höher im Centralnervensystem aufsteigenden anatomischen Störungen hinwiesen.

Frequenz: Genauere Angaben über die Frequenz auf Grund unserer Erfahrungen über die Little'sche Krankheit zu machen, ist meiner Meinung nach nicht recht angängig. Denn wenn man bedenkt, dass wir im letzten Jahre allein ca. 20 Fälle von Little'scher Erkrankung behandelt haben und wenn man damit das Material selbst grosser Nervenkliniken vergleicht, so würde man in seinen Schlüssen aus dieser Zahl gewiss eine zu hohe Frequenz der Krankheit berechnen. Wie schon eingangs erwähnt, sammeln sich derartige Fälle mehr bei den Orthopäden wegen der ganzen Behandlungsart und der damit im Zusammenhang stehenden günstigen Prognose, und es kann deshalb nicht gut auf ein bestimmtes Procentualverhältniss der Little'schen Krankheit zu den überhaupt zur Behandlung kommenden Krankheiten geschlossen werden.

Das Geschlecht hat auf die Entwickelung der Krankheit wohl keinen Einfluss; ein kleines Ueberwiegen des männlichen Geschlechtes über das weibliche führe ich auf Zufälligkeiten zurück.

Aetiologie: Wenn Freud den Satz aufstellt, es wäre sicherlich berechtigt, die cerebralen Diplegien nach ihrer Ursache einzutheilen in congenital oder besser pränatal bedingte Geburtslähmungen und extrauterin erworbene und die Berechtigung dieser Eintheilung auf Grund der geringen praktischen Brauchbarkeit in Frage stellt, so scheint dies auch nach unseren eigenen Erfahrungen, die wir an den beantworteten Fragebogen und bei unseren Anamnesen gemacht haben, vollkommen zutreffend.

So sehr wir auch die bereits öfter erwähnten ätiologischen Momente der Little'schen Krankheit anerkennen, es macht sich doch immer wieder das Bedenken geltend, ob nicht neben diesen noch tiefere Ursachen für die Entstehung der Krankheit vorhanden sind, die Freud als pränatale bezeichnet und die uns bisher völlig verborgen blieben. Alles, was man diesbezüglich annehmen könnte, bleibt vorläufig doch nur Hypothese. Denn erstens kommen für die Beurtheilung der Krankheitsursache oft mehrere Momente in Betracht, deren Einfluss auf die Entstehung der Krankheit sich gar nicht gesondert feststellen lässt, und zweitens darf die Bedeutung einzelner Momente, welche man allgemein als Krankheitsursache hinzustellen pflegt, keineswegs zu hoch angeschlagen werden. In dem, was man aber als Veranlassung der Little'schen Krankheit — nicht als deren Ursache — ansehen kann, lassen sich zweckmässig gewisse Ordnungen aufstellen, welche einen Ueberblick leichter ermöglichen.

Die Little'sche Erkrankung kann demnach veranlasst sein

1. Durch mütterliche Momente, als welche man a) Allgemeinerkrankungen (Cachexien, Tuberculose und physisches oder psychisches Trauma während der Gravidität), b) Anomalien und Erkrankungen des Geburtsapparates ansehen kann (Rigidität der Weichtheile, abnormes Becken, Zwillingsschwangerschaft).

2. Durch kindliche Momente, als welche a) Entwickelungsanomalien und Hemmungsbildungen oder intrauterine Erkrankungen, z. B. Syphilis; b) Traumen während oder nach der Geburt (Wendung, Zange; Fall auf den Kopf); c) durchgemachte acute Infectionskrankheiten (Masern, Scharlach, Keuchhusten, Influenza) in Betracht kommen.

3. Durch mütterliche und kindliche Momente, als welche Frühgeburt, räumliches Missverhältniss zwischen Kind und Beckengrösse, Asphyxie aufgefasst werden können.

All die oben genannten Momente können zweifellos eine Rolle bei der Entstehung der Little'schen Krankheit spielen, wenn die Bedeutung dieser Rolle auch sehr verschieden sein mag. Ja dieselben Momente können auch völlig bedeutungslos bleiben, und es gibt eine grosse Zahl von Beispielen, welche beweisen, dass die gleichen Momente glücklicherweise in der Mehrzahl der Fälle gar keine Störungen veranlassen.

Wenn wir an der Hand unserer Krankengeschichten die Bedeutung der einzelnen oben angeführten Veranlassungsursachen durchgehen, so können wir das Vorkommen aller für die erste Gruppe in Betracht kommenden bestätigen. In den meisten Fällen kann man wohl neben den Krankheitserscheinungen anamnestisch eines oder sogar mehrere der angeführten angeblich ätiologischen Momente

erheben, indess ist ein causaler Zusammenhang beider nur in wenigen
mit Sicherheit nachzuweisen. Dies gilt vor allem von der Gruppe Ia,
die oben angeführt ist, aber auch zum grossen Theil von Ib. In
wie weit ein psychisches Trauma, das die Mütter während der Gravidität erlitten, für die Entstehung des Krankheitsbildes in Betracht
kommen kann, ist ebenso schwierig mit Sicherheit festzustellen wie
seine Bedeutung für die Entstehung von angeborenen Krankheiten
überhaupt. Die geburtshilflichen Kliniken mit grossem Material
würden sich Dank erwerben, wollten sie diesbezügliche Forschungen
in die Wege leiten. Bei der geringen Selbstbeobachtung der meisten
dort aufgenommenen Frauen aber und bei der geringen Bedeutung,
welche diese Frauen solchen psychischen Einflüssen beilegen, wird
man auch da nicht zu völlig einwandsfreien Resultaten kommen.

Anders natürlich verhält es sich mit jenen Momenten, welche
bestimmte anatomische Störungen setzen und welche wir besonders
in der Gruppe 2b und 2c finden. Gewiss macht ein intrameningealer
Bluterguss seine mechanischen Störungen an der Grosshirnrinde, gewiss können schwere Quetschungen des Schädels an den verschiedensten Theilen des Gehirns anatomische Läsionen setzen, die secundär
Krankheitserscheinungen, wie das Bild der Little'schen Krankheit,
im Gefolge haben, aber dann ist es eben der intrameningeale Bluterguss, die schwere Schädelquetschung und nicht die Zangengeburt
oder das räumliche Missverhältniss im Becken, welches die Krankheit verursacht hat, denn eine grosse Zahl von Zangengeburten und
Geburten unter anderen erschwerenden Umständen verläuft, ohne eine
Little'sche Krankheit im Gefolge zu haben. Auch die Infectionskrankheiten können, insofern sie Entzündungsheerde an bestimmten
Stellen des Gehirns entstehen lassen, Ursache der genannten Erkrankung werden, und doch ist die Frequenz einer solchen Aetiologie
eine verhältnissmässig sehr seltene.

Schwerer abfinden können wir uns mit der dritten Gruppe,
speciell mit der Frühgeburt. Wenn wir in Bezug auf die psychischen
Traumen die Möglichkeit einer ätiologischen Bedeutung nicht geleugnet haben, trotzdem ausser der Anamnese nicht die Spur eines
Anhaltspunktes für dieselbe vorhanden ist, so können wir bezüglich
der Frühgeburt eine solche Bedeutung erst recht nicht in Abrede
stellen, wenn auch das pathologische Substrat bei der Frühgeburt
für das Auftreten der Krankheitserscheinungen durchaus keinen
sicheren Schluss zulässt. Ein Zurückbleiben der Pyramidenbahnen,

wie es vielfach angenommen wird und wie es besonders van Ge-
huchten[1]) vertreten hat, mit frühen Stadien der Entwickelung durch
die Frühgeburt, würde mit Leichtigkeit die Erscheinungen erklären,
wenn alle frühgeborenen Kinder die Symptome der Little'schen
Krankheit darböten. Dem ist aber durchaus nicht so. Im Gegentheil, nur ein verhältnissmässig sehr kleiner Theil aller Frühgeborenen
zeigt diese Symptome[2]).

Auch über die Bedeutung der asphyktischen Geburt für die
Entstehung der Little'schen Krankheit kann man nur mit grosser
Vorsicht urtheilen. Es ist keine Frage, dass die Asphyxie ätiologisch
eine grosse Rolle spielt, aber auch hier sollte man nie vergessen zu
fragen, wie viele asphyktisch zur Welt gekommene Kinder bekommen keine Little'sche Krankheit? Wir werden am Schlusse der
Arbeit in einer übersichtlichen Tabelle unsere selbst beobachteten
Fälle nach Aetiologie, nach den wichtigsten Symptomen, nach Therapie
und Erfolg zusammenzustellen suchen, und es soll aus dieser Uebersicht hervorgehen, wie schwierig es immer bleiben wird, die Werthig-
keit der angeblich ätiologischen Momente zu bemessen und wie
nöthig es ist, doch für die meisten Fälle der in Frage stehenden
Erkrankung noch tiefer liegende angeborene Ursachen anzunehmen,
welche den Veranlassungsmomenten erst den geeigneten Angriffspunkt
für ihre Wirkung bieten.

Bezüglich der Aetiologie der Little'schen Krankheit noch ein
Wort über die Bedeutung der Syphilis. Wie aus unserer Zusammenstellung hervorgeht, spielt die Syphilis bei der Entstehung der
Little'schen Krankheit nur eine sehr geringe Rolle. Ich möchte
dies indess nicht als einen unbedingt bindenden Schluss ansehen.
Ein jeder weiss, wie schwierig es ist, gerade dort, wo es sich um
Gehirn- oder Rückenmarkskrankheiten handelt, das Zugestehen durch-
gemachter Syphilis von Seiten der Eltern zu erlangen. Wenn also
in unseren Fällen diese Angabe in der Anamnese so selten auftritt,

---

[1]) Faisceau pyramidal et maladie de Little. Journal de neurologie et
hypnologie 1896, 13 und 16. — Contribution à l'étude du faisceau pyramidale.
Ibid. 1896, 17 und 18. — L'exagérations des reflexes et la contracture chez le
spasmodique et chez l'hémiplegie. Ibid. 1897, 4, 5 und 6. — Ref. im Centralblatt für Nervenheilkunde und Psychiatrie 1897, S. 255 ff.

[2]) Nach einer Zusammenstellung von Burckhardt konnten bei 54 frühzeitig und asphyktisch geborenen Kindern nur 1 als von Little'scher Krankheit befallen festgestellt werden. Zeitschr. f. Geburtsh. und Gynäkol. Bd. 41
Heft 3.

dürfen wir noch nicht schliessen, dass in den übrigbleibenden gewiss
die Syphilis nicht im Spiele ist. Aber auf der anderen Seite möchte
ich auch hier der Verallgemeinerung einer solchen Aetiologie nicht
das Wort reden, um so weniger als sich aus einer derartigen Annahme Directiven für die Therapie ergeben, die keineswegs gleichgültig und für eine grosse Zahl von Fällen bestimmt nicht am
Platze sind [1]).

Ein aus unserer Tabelle berechnetes Procentualverhältniss der
einzelnen veranlassenden Momente ergibt:

für die Frühgeburt 33,8 %;

für die asphyktische Geburt 13,2 %;

für die schwere Geburt ohne Asphyxie 13,2 %;

für das psychische Trauma der Mutter während der Gravidität 5,6 %;

in 22,5 % ist kein veranlassendes Moment zu erheben;

für die infectiösen Erkrankungen 9 %.

Aus all dem ergibt sich: die Little'sche Erkrankung kann
durch die verschiedenartigsten Momente, welche Mutter oder Kind
oder Beide betreffen, veranlasst sein. Nach unseren bisherigen Erfahrungen aber wie auf Grund der vorhandenen Literatur lässt sich
eine einheitliche Ursache für die Little'sche Krankheit nicht angeben. Der Symptomencomplex hat wahrscheinlich eine bestimmte
Disposition als Ursache, welche den veranlassenden Momenten, die
wir oben alle aufgezählt haben, den Boden schafft, auf dem sie
ihren Einfluss geltend machen können. Mit Recht wird man dieser
Ausführung den Vorwurf machen, dass sie doch wieder nur mit etwas
Unbekanntem rechnet, aber sie hat sich wenigstens bemüht nachzuweisen, dass keines der sogen. ätiologischen Momente allein die
Krankheit nothwendig zur Folge hat.

Symptome: In unseren voranstehenden Krankengeschichten
sind die Symptome so oft und so ausführlich geschildert, dass es
sich eigentlich erübrigen könnte, sie an dieser Stelle zu wiederholen.
Indess ich möchte der besseren Uebersicht wegen doch in Kürze die
charakteristischen Symptome, welche unsere drei Gruppen besonders

---

[1]) Gallois und Springer (Maladie de Little très ameliorée par le
traitement mercuriel; annales de Chirurgie et d'Orthopédie 1902, 12) empfahlen
für die Behandlung der Little'schen Krankheit die Quecksilberkur selbst dann,
wenn keinerlei Symptome von erworbener oder hereditärer Syphilis bestehen.

kenntlich machen, nochmals hervorheben. Im allgemeinen handelt es sich zu der Zeit, in welcher man die Kinder in Behandlung bekommt, um kräftige wohlgenährte Kinder von gesundem, oft sogar von blühendem Aussehen und sehr gutem Allgemeinbefinden.

Die Patienten der ersten Gruppe zeigen eine verschieden hochgradig ausgebildete spastische Lähmung beider Beine, oft mit etwas Strabismus vergesellschaftet.

Die Beine selbst können rechts und links verschieden stark von der Krankheit ergriffen sein und zeigen in ihrer Stellung ein so charakteristisches Aussehen, dass man — hat man einmal einen Fall genau angesehen — gar nicht mehr zweifeln kann, um was es sich handelt. Die Beine sind im Hüft- und Kniegelenk gebeugt, etwas nach einwärts rotirt und adducirt; letzteres bisweilen so stark, dass es selbst schon bei kleinen Kindern Mühe macht, ja sogar ganz unmöglich sein kann, die Beine passiv zu spreizen. Die Kniee werden beim Stehen, besonders oft aber beim Gehen über einander geschoben, die Füsse stehen in Equinus-, Equino-varus-, zeitweilig auch in Equino-valgus-Stellung. Im übrigen kann auch die Stellung des Fusses auf beiden Seiten (rechts und links) verschieden sein. Die Kniescheibe ist ausserordentlich hoch hinaufgerückt. Bei den Kranken, die ich selbst zu behandeln Gelegenheit hatte, konnte ich die Verlängerung des Lig. patellae proprium (Schulthess) fast durchweg nachweisen, in den älteren Krankengeschichten ist auf dieses Symptom noch recht wenig Werth gelegt. Der Gang ist, wenn überhaupt möglich, höchst schwerfällig, schleppend und langsam. In der oben beschriebenen Stellung der Beine bewegen sich die Patienten mit grosser Mühe vorwärts, indem sie, meist auf den Fussspitzen auftretend, die Beine über den Boden schleifen, dieselben sogar überkreuzen, das Becken seitliche Bewegungen ausführen lassen und dasselbe entweder rechts oder links nach vorne schieben. Auch die Haltung des Rumpfes ist in vielen Fällen eine schlechte, indem derselbe ohne Stütze stark nach vorne gekrümmt ist; der Kopf ist gleichfalls oft nach vorne gesunken und wie zwischen den beiden Schultern eingeklemmt. In anderen Fällen ist das Stehen und Gehen überhaupt unmöglich; stellt man einen solchen Patienten auf, so knickt er gleich in den Knieen zusammen. Er ist vollkommen hilflos und kann nicht einmal auf allen Vieren rutschen. Auch das Sitzen ist in solchen Fällen oft sehr erschwert dadurch, dass der Oberkörper der Kranken stark nach vorne sinkt. Untersucht man den Kranken im Liegen, so findet man keine Atrophie der Extremitätenmusculatur, im Gegentheil, dieselbe ist gut und kräftig entwickelt, hingegen eine erhebliche Steigerung aller Sehnenreflexe. Die Bewegungen der oberen Extremitäten sind in den meisten Fällen der ersten Gruppe vollkommen frei und ohne Spasmen. Wie schon oben erwähnt, kommen ja auch Uebergangsformen zu der zweiten Gruppe vor, doch lassen sich diese Uebergänge sehr leicht erkennen und bewerthen. So zeigen z. B. die Finger in ihren Gelenken eine eigenthümliche Beschaffenheit; sie sind bei einigen Patienten während intendirter Bewegungen, bei anderen auch während der Ruhe, besonders im ersten und zweiten Interphalangealgelenk, etwas überstreckt. Bisweilen zeigt sich im Zusammenhang damit eine gewisse Schwäche der Arme und Hände. Die Bewegungen der unteren Extremitäten sind beträchtlich erschwert, von den ganz leichten Graden, bei denen man bei der Ausführung passiver Bewegungen, z. B. bei der Abduction im Hüftgelenk, nur einen verhältnissmässig geringen Widerstand erfährt, bis zu den starren, fast unüberwindlichen Ad-ductorenspasmen finden sich alle Uebergänge. Eine active Streckung der Beine im Hüftgelenk lässt sofort alle Muskeln enorm anspannen, der Patient gibt sich sichtlich die erdenklichste Mühe, doch ist die Bewegung für ihn nicht ausführbar. Ganz ähnlich verhält es sich mit dem Knie- und Fussgelenk. Ich brauche wohl kaum zu er-wähnen, dass die Spannung auch gelegentlich so gross sein kann, dass active Bewegungen der Streckung im Hüft- und Kniegelenk und der Dorsalflexion im Fussgelenk völlig ausgeschlossen sind. In dem Momente, in welchem eine passive Bewegung der genannten Gelenke versucht wird, spannen sich fast alle Muskeln der unteren Extremi-täten stark an und setzen der Bewegung einen heftigen Widerstand entgegen. Die Sensibilität ist vollkommen normal, desgleichen das Gefühl für Lage und Stellung der Glieder. Von einer echten Ataxie kann man nicht sprechen. Die Bewegungen erscheinen nur deshalb ataktisch, weil erst die Spasmen überwunden werden müssen, bevor der Effect des Willensimpulses erreicht wird. Die Intelligenz der Patienten ist im allgemeinen vollkommen intact. Ja, die Zahl der geistig sehr Regsamen unter den von uns beobachteten Patienten ist eine verhältnissmässig sehr hohe. Ganz auffallend tritt bei den sonst durch ihre lange Krankheit recht verzogenen Kindern ein hohes Maass von Herzensgüte hervor. Voll Dankbarkeit verfolgen sie jeden Fortschritt, den ihnen die oft Monate währende Behandlung bringt, und sind unermüdlich in der Ausführung der vorgeschriebenen

Uebungen. Der oft vorhandene Strabismus ist meist ein Strabismus convergens.

Die Kranken der zweiten Gruppe zeigen ein Krankheitsbild, das von denen der ersten Gruppe sich, wie schon oben erwähnt, durch das Vorhandensein mehr oder weniger schwerer cerebraler Störungen, speciell Intelligenzdefecte und Sprachstörungen, sowie durch die spastische Affection auch der oberen Extremitäten wesentlich unterscheidet. Der Schädel zeigt meist Asymmetrien und erscheint recht gross, der Gesichtsausdruck ist wenig intelligent, die Sprache langsam, schleppend, meist etwas singend, die Articulation undeutlich. Nicht selten tritt zu Beginn des Sprechens Stottern auf, das sich auch bei jeder psychischen Erregung wieder zeigt. Die Betheiligung der oberen Extremitäten an dem Krankheitsbild ist eine verschieden hochgradige. Im Anfang sind die Erscheinungen meist viel deutlicher ausgeprägt, und allmählich macht sich eine bessere Gebrauchsfähigkeit von Armen und Händen bemerkbar. Indess eine gewisse Ungeschicklichkeit bleibt auch dann noch zurück. In besonders typischen Fällen sind die Arme im Ellenbogengelenk flectirt, die Oberarme an den Rumpf angepresst, die Hände stark palmarflectirt, pronirt und ulnarwärts flectirt, die Finger überstreckt. An den unteren Extremitäten dieselben Erscheinungen wie in Gruppe I, meist nur noch stärker ausgeprägt. Die Intelligenz zeigt die verschiedensten Abstufungen in der Entwickelung. In den meisten Fällen ist dieselbe nicht vollkommen normal, und diese Anomalie kann sich bis zur völligen Verblödung steigern. In anderen Fällen, allerdings sind das die Ausnahmen, ist die Intelligenz völlig intact, ja wir beobachteten Fälle, in denen sie für das Alter des Patienten sogar sehr hoch entwickelt war. Dass gelegentlich auch epileptische Anfälle bei den Kranken dieser Gruppe auftreten, ist schon erwähnt worden. Den Uebergang zu der dritten Gruppe vermittelt eine Reihe von Fällen, welche neben den oben genannten Erscheinungen noch zeitweilig, besonders im Zustand stärkerer Erregung auftretende unwillkürliche Bewegungen in gewissen Muskelgruppen ausführen, welche Bewegungen als rein athetotische gedeutet werden können.

Der vierten Gruppe gehören schliesslich Fälle an, welche folgendes Krankheitsbild bieten: Die im übrigen gesunden Patienten zeigen meist ein gutes Aussehen, sind wohl genährt und kräftig. Ihr Gesichtsausdruck verräth geringe geistige Veranlagung, der Mund ist meist etwas geöffnet, und in vielen Fällen besteht Speichelfluss

Der Kopf ist etwas deformirt, asymmetrisch, seitlich leicht abgeplattet, die Stirn breit, die Tubera frontalia ziemlich stark vorspringend. Auch in diesen Fällen findet sich häufig Strabismus convergens. In der ganzen Körpermusculatur bemerkt man eine fortwährende Unruhe, deren Intensität zwar auf äussere Reize hin zunimmt, die aber auch im Zustand völliger psychischer Ruhe ständig vorhanden ist. Diese Bewegungen prägen sich besonders in der Musculatur des Gesichtes, des Halses und der oberen Extremitäten aus, während die unteren Extremitäten sich im allgemeinen etwas ruhiger verhalten. Die Bewegungen sind unwillkürlich, meist uncoordinirt, grob, stark ausfahrend. Der Kopf wird oft seitlich gedreht und gleichzeitig nach einer Seite geneigt, der Gesichtsausdruck ist dabei der eines einfältig Lächelnden. Bei stärkerer psychischer Erregung (Schmerz, Freude) steigern sich all diese Bewegungen, und es werden kräftige unarticulirte Laute ausgestossen. Mit Armen und Beinen werden dann schleudernde Bewegungen ausgeführt, der Gang wird ganz unregelmässig, und die Richtung des Weges nimmt etwa die Form einer Zickzacklinie an.

Die zu wiederholten Malen bereits erwähnten Uebergangsformen und Combinationen der Krankheitsbilder der einzelnen Gruppen, für die sich auch in unseren Krankengeschichten mehrere Beispiele finden, brauchen hier wohl nicht noch gesondert beschrieben zu werden.

Pathologische Anatomie[1]). Zahlreiche Sectionsbefunde über Fälle von Little'scher Krankheit liegen vor, zahlreiche Untersuchungen wurden angestellt, und trotzdem ist man nicht im Stande, wenigstens mit einiger Sicherheit über den ursächlichen Zusammenhang zwischen klinischen Symptomen und pathologisch-anatomischem Befund etwas auszusagen. Der Grund für diese Verhältnisse liegt wohl hauptsächlich in der Mannigfaltigkeit der pathologischen Veränderungen, auf welche wir weiter unten gleich eingehen wollen, sowie in dem Fehlen jeglicher Localisation der Erkrankung in bestimmten Theilen des Centralnervensystems.

Unter den Veränderungen, die man bei Sectionen nach Little-scher Erkrankung erhoben hat, muss man mit Freud zweckmässig unterscheiden zwischen Initialläsionen und Endveränderungen. Freud hat in seiner schon oft citirten Arbeit sich darüber so ausführlich

[1]) Literatur sehr ausführlich bei Freud a. a. O.

verbreitet, dass ich mich darauf beschränken kann, nur in Kürze auf das Wichtigste hinzuweisen, um so mehr, als uns eigene pathologisch-anatomische Erfahrungen auf diesem Gebiete vollkommen fehlen.

Als Initialläsionen werden aufgeführt:

    I. traumatische;

    II. vasculäre;

    III. entzündliche.

Als Endveränderungen:

    a) die diffuse, lobäre und partielle atrophische Sklerose;

    b) die hypertrophische (knollige) Sklerose;

    c) die Porencephalie.

Little hat selbst schon die erschwerte Geburt als ätiologisches Moment für die von ihm beschriebene Krankheit aufgefasst und hat sich deren Wirkung so erklärt, dass die Schädelknochen unter der langen Geburt zusammengedrückt würden. Später betonte er den Einfluss der Asphyxie stärker und wies darauf hin, dass infolge letzterer intensive venöse Congestion und capillare Hämorrhagien, sowie Blutungen aus den Meningealgefässen aufträten.

Sarah Mac Nutt konnte nun 1885 nachweisen, dass einmal unter erschwerten Verhältnissen geborene Kinder solche Meningeal-blutungen zeigen, und dass zweitens diese Schädigungen bei längerer Lebensdauer eine Sklerose und Atrophie der betreffenden Windungs-bezirke zur Folge haben. Die Ursache dieser Meningealblutungen bei erschwerter Geburt liegt, wie Virchow gezeigt hat, in einer Ueber-einanderschiebung der Schädelknochen und dadurch bewirktem Ab-reissen von Venen, die von der Pia in die grossen Hirnsinus ein-treten.

Von den vasculären Initialläsionen sind besonders die Thrombose, die Embolie und Hämorrhagie zu erwähnen, Störungen, welche wie bekannt die grösste Rolle bei den Gehirnlähmungen der Erwachsenen spielen. Auch hiefür sind zahlreiche Sectionsbefunde angeführt. Es muss ausdrücklich stets darauf hingewiesen werden, dass dieselben anatomischen Störungen sowohl hemiplegische wie diplegische Läh-mungen zur Folge haben können.

Was die entzündlichen Initialläsionen betrifft, so will ich, um einer eingehenderen Schilderung dieser Verhältnisse, welche gleichfalls aus der Klinik meines verehrten Chefs, des Herrn Geheimrath Hoffa, hervorgeht, nicht vorzugreifen, mich nur damit begnügen, festzustellen, dass auch entzündliche Initialläsionen bei der Little'schen Krank-

heit vorkommen können, dass ihr Vorkommen aber im Vergleich zu
dem der anderen, speciell der ersten Gruppe (traumatische Initialläsionen) gewiss seltener ist.

Die oben genannte, in Vorbereitung befindliche Arbeit wird
sich gleichfalls mit den Endveränderungen genauer zu befassen
haben.

Neben den oben angeführten Initialläsionen spielen Entwickelungshemmung (Mikrocephalie, Mikrogyrie), Hydrocephalus chronicus
und Meningoencephalitis, Meningitis chronica vielleicht auch eine
Rolle bei der Entstehung der Little'schen Krankheit.

Insbesondere kann man bezüglich der Entwickelungshemmung
eine solche Annahme für die Fälle nach Frühgeburt nicht ganz von
der Hand weisen. Vielleicht ist die Frühgeburt eine ähnliche Ver-
anlassungsursache wie die Asphyxie oder die Zangengeburt, oder
handelt es sich bei derselben um eines jener Momente, welche Freud
als pränatale bezeichnet, und wäre die Frühgeburt dann selbst ein
Ausdruck einer tiefer liegenden Störung. Solange noch keine anderen
Zeichen gefunden sind, wird man zweckmässig als bedeutsam für die
Fälle von Little'scher Krankheit nach Frühgeburt die Agenesie der
Pyramidenbahnen ansehen müssen.

Ob der Hydrocephalus chronicus, den man gelegentlich bei der
Section von Kindern mit Little'scher Krankheit findet, als eine
ursprüngliche und daher ursächliche Veränderung anzusehen ist, oder
ob nicht vielmehr die neben dem Hydrocephalus, der doch vielfach
völlig symptomlos verläuft, noch vorkommenden sonstigen Störungen
als ursächlich angeschuldigt werden müssen, darüber will ich nicht
entscheiden. Hinsichtlich der Meningoencephalitis oder Meningitis
chronica wird ein ursächlicher Zusammenhang mit unserer Erkrankung in Abrede gestellt.

Wenn wir nun pathologisch-physiologisch die anatomischen Befunde mit den klinischen Symptomen in einen gewissen Zusammenhang bringen wollen, dessen Erkenntniss ja für unsere ganze
Krankheitsauffassung so bedeutungsvoll scheint, so hat das insofern
etwas Unsicheres, als die Befunde durchaus nicht constant und nicht
gleichartig localisirt sind, mithin für die functionelle Bewerthung
sehr wenig Anhaltspunkte bieten. Mit Rücksicht darauf aber, dass
die selbst so verschiedenartig localisirten Krankheitsheerde doch oft
die Pyramidenbahnen an irgend einer Stelle ihres Verlaufs innerhalb
des Gehirns treffen, schädigen, aber nicht völlig zerstören, ist es, wie

Hoffa so geistvoll gezeigt hat, wenigstens für eine Reihe von Fällen möglich, das Bestehen gewisser Symptome zu erklären. Die in den meisten Fällen vorhandene Steigerung der Sehnenreflexe und die mit derselben in engem Zusammenhang stehende, bei jeder activen und passiven Bewegung eintretende reflectorische Starre in gewissen Muskelgruppen führt Hoffa zurück auf eine Schädigung der Nervenbahnen, welche vom Gehirn bis zu den grossen Ganglienzellen der grauen Vorderhörner führen. Durch diese Schädigung wird der Willensimpuls von den Grosshirnhemisphären ausgehend innerhalb der Leitung abgeschwächt, es fallen gewisse Hemmungen der Reflexthätigkeit des Rückenmarkes weg, und es kommt dann zu jenen spastischen Bewegungen, welche unserer Krankheit ein so charakteristisches Gepräge geben. — Eine ähnliche Erklärung liesse sich auch für die Fälle von Athetose geltend machen, indem man auch hier an einen Wegfall oder an eine Einschränkung gewisser Hemmungsvorgänge denken könnte.

Auch für die Functionsstörungen in der Sprachmusculatur und in den Augenmuskeln lassen sich ähnliche Ursachen annehmen, wenn auch der Vorgang hier sicher ein viel complicirterer sein muss.

Verlauf und Prognose. Der Verlauf der Little'schen Krankheit ist im allgemeinen kein progressiver. Allerdings kommt es nach lange dauernder Inactivität der Extremitäten zu hochgradiger Muskelatrophie und schweren oft nicht mehr zu beseitigenden Contracturstellungen, welche den Kranken völlig hilflos und elend machen. Aber das sind wesentlich mechanische und functionelle Momente. welche eine solche Verschlimmerung des Leidens herbeiführen, und nicht in der Natur der Krankheit selbst gelegene. Je nach den verschiedenen Formen kann man den Verlauf in einen regressiven und einen stationären scheiden. Nur wenige Fälle schwerster Art zeigen auffallende Verschlechterungen und auch diese hängen meist von dem psychischen Verhalten der Kranken ab. Sonst sind die Störungen unmittelbar nach der Geburt oder kurze Zeit später, wenn darauf geachtet worden ist, meist als hochgradige angegeben und bilden sich im Laufe der Zeit allmählich zurück. So findet man vielfach Fälle, in denen ursprünglich die oberen Extremitäten, allerdings in geringerem Maasse, betheiligt waren, in späterer Zeit so weit gebessert, dass sich keinerlei Functionsstörungen mehr an denselben nachweisen lassen oder nur noch eine gewisse Schwäche resp. Ungeschicklichkeit in den Armen vorhanden ist. Aehnlich verhält es sich auch mit den Sprachstörungen. Auch da kommen ganz wesentliche Besserungen zur Beobachtung. In anderen Fällen, mit schweren Intelligenz-störungen, stellen sich immer häufiger werdende epileptische An-fälle ein, die dann auch den Allgemeinzustand wesentlich beein-trächtigen.

Die Prognose ist selbst in schweren Fällen in Bezug auf das Leben des Kranken eine günstige. Quoad sanationem ist die Prognose mit Bezug auf die Therapie nur gut für die leichten Fälle der ersten Gruppe; wenn man aber auch bei den schweren Fällen berücksichtigt, in welch traurigem Zustand sich die völlig hilflosen, unbeweglichen Kranken befinden, und welche Erfolge eine zweckmässig geleitete Behandlung zu erzielen vermag, so kann man selbst bezüglich dieser Fälle die Prognose quoad functionem als eine recht günstige be-zeichnen.

Wenig Aussicht auf eine Besserung bieten die schweren Fälle von allgemeiner Starre, also die Fälle der zweiten Gruppe, die Fälle von Athetose hingegen lassen wesentliche Besserungen, wenn auch keine vollkommenen Heilungen erwarten.

Diagnose. Aus der Lektüre der voranstehenden Kranken-geschichten und der Schilderung der Symptome der in Rede stehenden Krankheit erkennt man mit Leichtigkeit, dass die Diagnosestellung bei der Little'schen Krankheit keine grossen Schwierigkeiten machen kann, ja dass selbst die Einreihung des einzelnen Falles in eine der drei von Hoffa angegebenen Gruppen eine leichte ist. Trotzdem erscheint es nöthig, noch in Kürze auf die Unterscheidung von ge-wissen anderen Krankheiten mit ähnlichem Symptomenbild hinzu-weisen, als welche Ziehen die spastische Spinalparalyse, die multiple Sklerose, gewisse combinirte Systemerkrankungen des Rückenmarks, doppelseitige Heerderkrankungen des Gehirns, Meningealblutungen im Bereiche des medianen Mantelspalts, welche die beiden Para-centralläppchen in Mitleidenschaft ziehen (so namentlich bei Zangen-geburten), ansieht.

Im allgemeinen werden hier Anamnese, eine genaue Beobach-tung der Erscheinungen, das Fehlen jeglicher Sensibilitätsstörungen, die Muskelspasmen, die eventuelle Combination mit Augenmuskel-störungen und Sprachstörungen genügende Anhaltspunkte zur Siche-rung der Diagnose bieten.

Zahl	Name	Aetiologie	Wie-vieltes Kind?	Krämpfe?	Obere Extremitäten	Untere Extremitäten
1	Vera v. S.	Frühgeburt (Zwillinge), (psychisches Trauma der Mutter).	2.	Nein.	Frei.	Befallen.
2	Lilli G.	Frühgeburt.	1.	Im dritten Lebensjahr.	Frei, etwas ungeschickt.	Befallen.
3	Hans L.	Frühgeburt (künstliche), (Mutter sehr nervös).	2.	Nein.	Frei.	Befallen.
4	Edgar M.	Frühgeburt (Trauma der Mutter 14 Tage a. p.).	?	Nein.	Frei.	Befallen.
5	Emilie W.	Frühgeburt.	?	Mit 2½ Jahren.	Vollkommen frei.	Befallen.
6	Diego G. Bl.	Frühgeburt.	?	Nein.	Vollkommen frei.	Befallen.
7	Auguste L.	Frühgeburt.	?	Ja.	Frei.	Befallen.
8	Hans A.	Frühgeburt (später Scharlach mit consecutiver Verschlimmerung des Zustandes).	?	Nein.	Frei.	Befallen.
9	Friederike R.	Frühgeburt (Zwillinge).	—	Nein.	Gut gebrauchsfähig.	Befallen.
10	Armin Pr.	Frühgeburt.	2.	Nein.	Sehr gut entwickelt.	Befallen.

Intelligenz	Sprache	Therapie	Erfolg	Anmerkung
Sehr gut (spricht vier Sprachen).	Normal.	Tenotomie d. Adductoren und Achillessehnen, offene Durchschneidung d. Beuger in der Kniekehle (Nov. 1903).	1904. **Kann durch** 20 Minuten ohne Ermüdung im Schienenhülsenapparate und Corset ohne Stütze und Stock gehen.	
Normal.	Etwas singend, sonst normal.	Nov. 1902. Tenotomie der Achillessehnen. Offene Durchschneidung der Sehnen in den Kniekehlen. Tenotomie der Adductoren. Nov. 1903. Resection des Nerv. obturatorius links.	1904. **Kann je nach** dem jeweiligen psychischen Zustand, auf einer Seite durch eine Person, auf der anderen auf einen Stock gestützt, ohne Apparate u. Corset 15 Min. gehen.	Hochgradige Nervosität.
Normal.	?	Verlängerung der beiden Achillessehnen nach Beyer.	Erfolg ausgezeichnet.	
Normal.	?	Verlängerung der Achillessehnen nach Beyer.	Erfolg gut.	Eine Schwes an gleicher Krankheit.
Sehr gut.	Gut.	Behandlung mit corrigirenden Verbänden.	Kurze Strecken können ohne Stock zurückgelegt werden, Gang noch etwas schleppend.	
Sehr gut.	Sehr gut.	Tenotomie der Achillessehnen.	Geht stundenweit. Kann tanzen, tritt mit der ganzen Fusssohle auf.	
Leichte Störungen.	Gut.	Wegen Tobsuchtsanfällen entlassen.		
Völlig intact.	Stossweise sprudelnd.	Durchschneidung der Beuger in der Kniekehle. Tenotomie der Adductoren.	Gang an einem Stocke mit etwas nachschleifenden Füssen möglich.	
Völlig normal.	Gut.	Tenotomie der Achillessehnen und Adductoren. Durchtrennung der Beuger in den Kniekehlen.	Gang etwas stampfend. Patientin geht allein zur Schule.	
Vollkommen normal.	Gut.	1896. Tenotomie d. Adductoren. Durchschneidung der Beuger in den Kniekehlen.	Gang etwas wackelnd, doch völlig sicher, ohne Stützen und dauernd ohne Ermüdung.	

Name	Aetiologie	Wie-vieltes Kind?	Krämpfe?	Obere Extremitäten	Untere Extremitäten
Toni H.	Frühgeburt (Eclampsia grav.).	1.	Ja.	Frei.	Befallen.
Siegfried K.	Frühgeburt.	1.	Nein.	Frei.	Befallen.
Lotte B.	Frühgeburt.	1.	Nein.	Vollkommen brauchbar: nach längerer Zeit leichte Spasmen.	Befallen.
Wilhelm H.	Frühgeburt.	1.	Nein.	Vollkommen frei.	Befallen.
Albert R.	Frühgeburt.	1.	Nein.	Vollkommen frei, kräftig.	Hochgradig ergriffen.
Jacob R.	Frühgeburt (Asphyxie).	13. jüngstes	Nein.	Frei.	Mässig ergriffen.
Georg W.	Frühgeburt (Zwillinge), (Wendung), (später Scharlach).	2.	Ja, kurze Zeit.	Vollkommen normal.	Befallen.
Martha K.	Frühgeburt.	3. jüngstes	Nein.	Fast vollkommen normal.	Sehr gering ergriffen.
Hanna Sch.	Asphyktische Geburt.	1.	Wenige Tage nach der Geburt.	Rechte obere Extremität weniger gebrauchsfähig.	Befallen.
Paul P.	Asphyktische Geburt.	—	Im Alter von 1 Jahr.	Linker Arm ungeschickt, schwächer, activ wenig beweglich.	Befallen.

Intelligenz	Sprache	Therapie	Erfolg	Anmerkun
Vollkommen idiotisch.	Spricht sehr wenig, nur das Nöthigste.	Tenotomie d. Achillessehnen.	Gang spastisch, ohne Unterstützung, von ¼stündiger Dauer. Intelligenz hebt sich langsam.	Schwester congenitale gelenksluxat
Normal.	Normal.	Tenotomie d. Achillessehnen und Adductoren.	1904. Gang gut, mit Stützen, etwas stampfend, ohne jegliche Stütze 3 Minuten ohne Ermüdung.	
Sehr gut.	Normal.	Tenotomie d. Achillessehnen.	1904. Gang mit zwei Stöcken ziemlich gut. Gegenwärtig auch ohne Stütze möglich.	
Sehr gut entwickelt, sehr begabt.	Normal.	Sehnenplastik.	1904. Leidlich gut und ausdauernd.	
Mässig gut.	Bei Erregung leicht stotternd.	Tenotomie d. Achillessehnen und Adductoren, Durchschneidung des Quadriceps u. d. Muskeln in den Kniekehlen. Später beiderseitige Resection d. Nerv. obturatorius.	1904. Gegenwärtig noch in Behandlung. Bereits wesentlich gebessert.	
Ziemlich gut.	Normal.	Massage und gymnastische Uebungen.	Guter Erfolg.	
Sehr gut (sehr musikalisch).	Normal.	Tenotomie d. Achillessehnen und Adductoren, Durchschneidung der Beuger in d. Kniekehle.	Noch in Behandlung.	
Gut entwickelt.	Normal.	Verlängerung der Achillessehnen nach Beyer.	Noch in Behandlung.	
Mässig entwickelt.	Langsam.	Tenotomie der Achillessehnen und Adductoren, Durchschneidung der Beuger in der Kniekehle.	1904. Gang gebessert. Noch in Behandlung.	
Normal entwickelt.	Langsam.	Tenotomie der Adductoren und der Achillessehnen. Durchschneidung der Beuger in den Kniekehlen.	1904. Seit mehreren Wochen aus dem Verband. Läuft in hohen Schnürstiefeln ausgezeichnet.	

Name	Aetiologie	Wievieltes Kind?	Krämpfe?	Obere Extremitäten	Untere Extremitäten
Sophie H.	Schwere Geburt mit Kunsthilfe.	—	Seit dem zweiten Jahr epileptische Krämpfe.	Rechter Arm ungeschickt, weniger beweglich, in typischer Stellung	Befallen.
Kurt E.	Protrahirte Geburt mit Zange beendigt (psychisches Trauma der Mutter).	2.	Nein.	Normal.	Befallen in typischer Weise.
Gertrud H.	Steissgeburt (Asphyxie).	—	Häufig wiederkehrend.	Rechte Hand weniger kräftig als die linke.	In verschieden hohem Grade befallen.
Max G.	Protrahirte Geburt mit Zange beendet. Nach starkem Husten im 9. Monat erste Krankheitserscheinungen.	1.	Nein.	Fast völlig normal.	In typischer Weise befallen.
Marie J.	Zangengeburt. Asphyxie, psychisches Trauma der Mutter.	1.	In den ersten Lebenswochen.	Unsicher und steif.	In typischer Weise befallen.
Frieda B.	Protrahirte Steissgeburt.	—	Nein.	Vollkommen frei.	Leicht befallen.
Albert Fr.	Zangengeburt (Zwillinge).	—	—	—	Befallen.
Alois Z.	(Normale Geburt.) ?	—	Epileptische Anfälle.	Vollkommen frei.	Stark befallen.
Asta v. P.	(Normale Geburt.) ?	—	Wenige Wochen nach der Geburt.	Rechter Arm etwas schwächer und weniger geschickt als der linke.	Stark befallen.

Intelligenz	Sprache	Therapie	Erfolg	Anmerkung
Sehr gering.	Schlecht.	Verlängerung der Achillessehne rechts. Durchschneidung der Sehnen in der rechten Kniekehle.	Wesentliche Besserung des Ganges. Kann ohne jede fremde Hilfe ziemlich aufrecht gehen.	Linker Unterschenkel wege Gangrän in de ersten Lebenswochen amputirt.
Mässig gut entwickelt.	Langsam und schwerfällig.	1904. Durchschneidung des Quadriceps und der Beugesehnen in den Kniekehlen. Tenotomie der Achillessehnen.	1904. Nach Sodenthal zum Kuraufenthalt entlassen, steht noch in Behandlung.	
Gut entwickelt.	Undeutlich.	Links: Sehnenplastik. Rechts: Achillotomie.	1904. Gebrauchsfähigkeit der oberen Extremitäten besser; Spaziergänge von 3 bis 4 km möglich.	
Sehr gut entwickelt.	Sehr gut.	Bäder, Elektricität, Massage.	1904. Keine Besserung. Will wieder klinische Behandlung aufsuchen.	
Ganz gut entwickelt.	Langsam, undeutlich.	Tenotomie der Adductoren und Achillessehnen. Durchschneidung der Beuger in den Kniekehlen.	1904. Ohne Unterstützung einige Schritte möglich. An beiden Händen geführt, Gang 2 Stunden ohne Ermüdung möglich.	
Keine Angabe.		Achillotomie beiderseits. Tenotomie der Adductoren.	1900. Mit Hilfe eines Stocks in aufrechter Haltung Gang über grössere Strecken möglich.	
Keine Angabe.		Tenotomie d. Beugesehnen in den Kniekehlen und der Achillessehnen.	1904. Mit Hilfe eines Stockes können grössere Strecken zurückgelegt werden.	
Durchaus normal.	Normal.	Tenotomie der Achillessehnen, der Beugesehnen in den Kniekehlen und Adductoren.	1904. Kann kurze Zeit frei gehen, wird meist geführt. 10 Minuten ohne Ermüdung.	Luxatio coxae congenita utriusque.
Völlig normal entwickelt.	Normal.	Gipsverband in corrigirter Stellung.	1904. Kann eine Stunde und mehr ohne fremde Hilfe in Schienenhülsenapparaten ohne Ermüdung laufen.	

Name	Aetiologie	Wie-vieltes Kind?	Krämpfe?	Obere Extremitäten	Untere Extremitäten
Robert Z.	(Normale Geburt.) ?	—	In den ersten Wochen.	Rechter Arm schwächer als der linke.	Befallen.
Guido S.	(Normale Geburt), starkes psychisches Trauma der Mutter.	—	—	Zeigen zeitweilig starke Unruhe; leichte Spasmen.	Hochgradig ergriffen.
Adolf G.	Fieberhafter Magendarmkatarrh im Alter von 18 Monaten.	—	—	Geringgradig ergriffen, Schwäche in den Händen.	Hochgradig befallen.
Frieda S.	(Normale Geburt.)	4.	—	Normal.	Typisch befallen.
Carl W.	(Normale Geburt.) Mit 1½ Jahren die ersten Krankheitszeichen. ?	3. von vier Geschw.	—	Normal.	Rechts stärker befallen als links.
Arthur Z.	(Normale Geburt.) Nach 4 Jahren die ersten Krankheitszeichen. (Inzucht, Vater ist der Onkel der Mutter.) Fall aus dem Bett auf den Boden.	—	—	Gebrauch derselben stark beeinträchtigt.	Stark befallen.
Paula St.	(Normale Geburt.) Erste Zeichen in den ersten Lebensmonaten. ?	2.	Ja.	Frei.	Befallen.
Emmy W.	(Normale Geburt.) Erste Zeichen zwischen viertem und fünftem Lebensjahr. ?	10. jüngstes	Nein.	Frei.	Typisch befallen.

Intelligenz	Sprache	Therapie	Erfolg	Anmerkung
Mässig entwickelt.	Wechselnd, zeitweise gut.	1904. Massage und Uebungen.	Geringer Erfolg.	
.nfangs sehr ering; hebt ch langsam.	Schlechte Articulation. Stottert bei Erregung.	1904. Durchschneidung des Quadriceps beiderseits, der Beugesehnen in den Kniekehlen, subcutane Verlängerung der Achillessehnen.	Gang nach kurzer Zeit in Schienenhülsenapparaten wesentlich gebessert. Nach Sodenthal zum Kuraufenthalt entlassen.	
!ehr intelligent.	Sehr gut.	1904. Subtrochantere Osteotomie links (Coxa vara), desgl. rechts (wegen Verkürzung). Tenotomie der Achillessehnen, Durchschneidung der Beugesehnen in den Kniekehlen.	Gang etwas gebessert.	Linksseitige hochgradige Coxa vara.
Wenig entwickelt.	Nicht gut.	Steht in anderweitiger Behandlung.		
Gut entwickelt.	Im Anfang etwas Stottern.	Offene Durchschneidung der Beugesehnen in der rechten Kniekehle, Tenotomie der rechten Achillessehne.	1904. Mit Anstrengung kann C. eine Stunde ohne Unterstützung gehen.	
ollkommen normal.	Schwierig, schleppend.	Subcutane Tenotomie der Adductoren und der Achillessehnen.	1904. Gehen ohne merkliche Ermüdung, falls Pat. sich Mühe gibt, ca. 20 Minuten lang möglich, dabei aber gestützt; mühsamer u. schwerfälliger Gang.	
ntwickelte :h langsam, aber fast normal.	Sehr gut.	Tenotomie der Adductoren und Achillessehnen. Durchschneidung der Muskeln in den Kniekeblen.	1904. Gang etwas wackelnd, ohne Stützen von circa 1 Stunde Dauer ohne Ermüdung. Erfolg ausgezeichnet.	
Normal.	Normal.	Tenotomie der Achillessehnen und Adductoren, Durchschneidung der Beuger in den Kniekehlen und der Fascia lata.	1904. Bloss bei Spaziergängen wird ein Stock als Stütze benutzt. Dauer des Gehens ohne Ermüdung ca. 1 Stunde.	Ein älterer B der leidet glei falls an Litt scher Krankhe

Name	Aetiologie	Wievieltes Kind?	Krämpfe?	Obere Extremitäten	Untere Extremitä...
Mathilde H.	(Normale Geburt.) Erste Krankheits-erscheinungen im elften Lebensjahr nach Influenza.	—	—	Beide gleich schwer ergriffen.	
Therese B.	(Normale Geburt.) Wahrscheinlich Meningitis mit 5½ Monaten. Trauma des Kindes. Fall auf den Kopf.	6. jüngstes	1mal beobachtet.	Frei.	Befallen.
Emma K.	?	—	Nein.	Frei.	Typisch befallen.
Max H.		—	Nein.	Frei.	Typisch erkrankt.
Ludwig A.		—	Nein.	Frei.	Typisch erkrankt.
M. W.		—	—	Beide typisch befallen.	
Alfred L.		—	—	Geringe Spasmen.	Befallen.
Elfriede M.	Frühgeburt. In der Familie der Mutter zahlreiche organische und functionelle Nervenkrankheiten. Vater luetisch inficirt.	—	—	Spasmen mit leichten athetotischen Bewegungen.	Schwer befallen.
Johann B.	Protrahirte Geburt. Asphyxie.	—	—	Geringe Beweglichkeit, typische Spasmen und Stellungen.	Typisch befallen, sehr hochgradige Störungen

Intelligenz	Sprache	Therapie	Erfolg	Anmerkung
Gering.	Nicht angegeben.	Tenotomie der Adductoren u. Achillessehnen.	Zufriedenstellender Erfolg.	Ueberzähliger Daumen rechts.
Normal.	Normal.	Subcutane Tenotomie der Achillessehne links, subcutane Verlängerung der Achillessehne links.	Gang hinkend, mühsam, nur mit Stützen möglich.	
Normal.	Normal.	Tenotomie der Achillessehnen, offene Durchschneidung der Beugesehnen in den Kniekehlen.	1904. Kann sich in ihren Schienenhülsenapparaten allein fortbewegen.	
Normal.	Normal.	Tenotomie der Adductoren u. Achillessehnen.	Wesentliche Besserung.	
Normal.	Normal.	Tenotomie der Achillessehnen.	Gutes Resultat.	
Sehr gering.	Sehr schwer und langsam.	Tenotomie der Adductoren u. Achillessehnen.	Erfolg gut.	Hydrocephalus.
Etwas zurückgeblieben.	Nicht angegeben.	Tenotomie der Adductoren u. Achillessehnen. Offene Durchschneidung der Beuger in den Kniekehlen.	Verhältnissmässig guter Erfolg.	
Wenig gestört.	Undeutlich, langsam, abgerissen.	Tenotomie der Achillessehnen.	1904. P. konnte allein stehen, mit ganzer Fusssohle auftreten und gestützt langsam gehen. Im Alter von 21 Jahren an Entkräftung gestorben.	Jüngerer Brude leidet an ähnlichen Erscheinungen geringren Grades.
Sehr wenig entwickelt.	P. konnte nur unarticulirte Laute von sich geben.	Tenotomie der Achillessehnen etc.	12 Stunden nach der Operation epileptische Convulsionen und Exitus letalis.	

Name	Aetiologie	Wie-vieltes Kind?	Krümpfe?	Obere Extremitäten	Untere Extremitäten
K. H.	Protrahirte Geburt. (Zange.)	—	—	Nicht betheiligt.	Typisch befallen.
Pauline P.	Nach einer fieberhaften Erkrankung mit Bewusstseinsstörungen erste Krankheitserscheinungen.	3. von fünf Geschw.	—	Mässig ergriffen, hauptsächlich rechts.	Sehr stark afficirt.
M. H.	Schwere Geburt, enges Becken (Zange). Asphyxie.	—	—	Beide oberen Extremitäten schwer spastisch afficirt. Athetotische Bewegungen.	In typischer Weise ergriffen.
Florenz O.	Zangengeburt.	—	—	Athetotische Bewegungen.	
Albert W.		—	In den ersten Lebensmonaten.	Starke Athetose sämmtlicher Extremitäten.	
A. N.	Schwere Zangengeburt, schwere Asphyxie.	—	—	Fortwährende starke athetotische Bewegungen	
P. G.	Im Anschluss an Scharlach traten die ersten Krankheitserscheinungen auf.	—	Im neunten Monat.	Starke athetotische Bewegungen. Besonders Finger und Zehen stark von der Athetose befallen.	

ntelligenz	Sprache	Therapie	Erfolg	Anmerkun
enig intelligent.	Stotternd, abgerissen.	Tenotomie der Adductoren, offene Durchschneidung der Muskeln in den Kniekehlen.	Schon nach einigen Wochen ist eine wesentliche Besserung des Gangs zu bemerken.	
Ausgezeichnet.	Normal.	Sehnenplastik an beiden Füssen, Subcutane Tenotomie der Adductoren.	Ausgezeichnet. P. geht allein, auf einen Stock gestützt, vollkommen sicher und gut.	
Verhältnissmässig wenig gestört.	Sehr beträchtliche Sprachstörungen.	Sehnenplastik (der innere Zipfel der gespaltenen Achillessehne wird auf die Innenseite des Tibialis anticus verpflanzt).	P. kann allein stehen und gehen, athetotische Bewegungen nahezu völlig verschwunden. Sprache bedeutend gebessert.	
Leidlich gut entwickelt.	Schlechte, undeutliche Articulation.	Massage, Gymnastik, Uebungen. Corset mit Kopfstütze. Sprachunterricht.	Gegenwärtig noch in Behandlung. Deutliche Besserung schon jetzt bemerkbar.	
Geringer Grad von Schwachsinn.	Stotternd, lallend.	Massage, Gymnastik, Uebungen. Jodkali, Arsen, Soolbäder.	Deutliche Besserung. Auch in der Sprache grosse Fortschritte.	
Verhältnissmässig gut entwickelt.	Stotternd.	Massage, gymnastische Uebungen. Corset mit Kopfstütze. Innerlich Arsen.	Sehr gutes Resultat.	
Nicht sehr stark herabgesetzt.	Lallend, zusammenhanglos.	Regelmässige Massage, methodische Uebungen. Corset u. Schienenhülsenapparate.	Zustand hat sich wesentlich gebessert.	

Therapie. Wir haben oben schon darauf hingewiesen, welche
Erwägungen uns zu einer man könnte sagen fast causalen Therapie
gebracht haben. Nach dem, was wir auf S. 590 auseinandergesetzt,
wird man es vollkommen begreifen, was Hoffa sagt: Wir müssen
mit allen uns zu Gebote stehenden Mitteln die Energie des cortico-
motorischen Neurons (jener Bahn, welche von der Grosshirnrinde
bis zu den grauen Vorderhörnern des Rückenmarks führt) zu heben
und dagegen die Wirkung des peripheren Neurons (jener Nervenbahn, welche von den grauen Vorderhörnern des Rückenmarks zu
den Endverzweigungen im Muskel führt) zu schwächen suchen.

Dieses oberste Princip der ganzen Behandlung der Little'schen
Erkrankung wird mit verschiedensten Mitteln angestrebt und die erzielten Resultate sind im allgemeinen als sehr günstige und für die
Kranken äusserst werthvolle zu bezeichnen. Nur bei den allerleich-
testen Fällen wird es gelingen, durch diese Behandlungsmethode einen
von dem normalen kaum verschiedenen Gang zu erzielen, in den
meisten Fällen wird man sehr zufrieden sein können, wenn die
Kranken sich später ohne jegliche Stütze oder wenigstens ohne
fremde Hilfe frei fortbewegen können. Bevor wir auf die verschiedenen Massnahmen unserer Behandlung näher eingehen, möchte
ich an dieser Stelle jene Tabelle einfügen, von der ich bereits S. 582
gesprochen habe und welche unter anderem auch den Erfolg unserer
therapeutischen Bemühungen veranschaulichen soll.

————

Aus der voranstehenden Tabelle geht mit Deutlichkeit hervor,
dass in den allermeisten Fällen der Erfolg der Behandlung ein sehr
günstiger, in wenigen ein relativ befriedigender und in ganz vereinzelten ein negativer war. Die in der Rubrik „Therapie" auf-
gezählten Massnahmen sind, wie ein Vergleich mit den entsprechenden
gleichnamigen Krankengeschichten lehrt, nur mit Bezug auf das operative Vorgehen angeführt; die solchen operativen Eingriffen folgende
Nachbehandlung, die gleich weiter unten beschrieben werden soll,
ist nicht besonders erwähnt und fand in allen Fällen, natürlich den
individuellen Verhältnissen angepasst, gleichmässig statt.

Entsprechend des oben angeführten Grundsatzes für die Behandlung der Little'schen Krankheit kann man die in Betracht
kommenden Massnahmen in zwei Gruppen scheiden:

1. solche, welche dazu dienen, das periphere Neuron zu schwächen und 2. solche, welche im Stande sind, die Energie des cortico-motorischen Neurons zu heben.

Das erste Ziel erreicht man am besten, indem man sämmtliche Sehnen, welche activen wie passiven Bewegungen jenen so oft genannten spastischen Widerstand entgegensetzen, durchschneidet. Die sich selbst in leichten Fällen recht stark anspannenden und bei jedem Versuch, die Beine in stärkere Abductionsstellung zu bringen, oft coulissenartig, oft als derber, fester Strang vorspringenden Ursprungssehnen der Adductoren der Oberschenkel wird man am zweckmässigsten subcutan durchschneiden. Auf denjenigen, der diese Durchschneidung zum erstenmal sieht, selbst auf geübte Chirurgen, macht sie den Eindruck eines kleinen Wagestücks wegen der Nähe der Vena saphena magna und der Nähe der grossen Gefässe. Die Bemerkung: „Sie haben aber Muth," die ein geübter Chirurg gelegentlich einer solchen subcutanen Tenotomie machte, mag als Beleg hierfür dienen. Trotzdem passirt eigentlich nie ein unangenehmer Zwischenfall bei diesem nur einen Augenblick dauernden Eingriff. Die manchmal etwas stärkere Blutung steht mit Compression recht bald und der in die Wundhöhle allerdings verhältnissmässig selten zu Stande kommende Bluterguss wird resorbirt, ohne dass irgend welche Störungen eintreten. Zur Beseitigung der Adductorenspasmen wurde auch einigemale die Resection des Nervus obturatorius ausgeführt. Die Erfahrungen sind zu gering, um über den Erfolg ein Urtheil abgeben zu können. Die Beugesehnen in der Kniekehle werden offen durchschnitten. Entweder macht man zwei Incisionen in der Poplitealgegend 6—8 cm lang und sucht sich die Sehnen aus, oder man durchschneidet alle Sehnen von einer Incision aus. Letzteres Verfahren, nicht so übersichtlich, hat keine Vortheile. Achten muss man, dass der an der Aussenseite der Kniekehle verlaufende Nerv. peroneus bei dieser Gelegenheit nicht mit durchgeschnitten wird. Bei starker Spannung des Musc. cruris quadriceps und Hochstand der Patella ist es ganz zweckmässig, auch die Sehne dieses Muskels von einer Incision oberhalb der Patella (5—6 cm lang) freizulegen und zu durchtrennen.

Zur Beseitigung der Spitzfussstellung hat man mehrere Methoden zur Wahl. Erstens die einfache subcutane Tenotomie, ferner die subcutane Verlängerung der Achillessehne nach Bayer, dann die offene Verlängerung der Achillessehne nach Bayer und schliesslich die Verpflanzung eines abgespaltenen Zipfels der Achillessehne (besonders in Fällen von Pes equino-varus) auf Tibialis anticus resp. Peroneen. Je nach der Besonderheit des Falles muss man unter den angegebenen Wegen wählen.

Hat man nun auf operativem Wege all die Hindernisse, welche eine freie Beweglichkeit der einzelnen Gelenke der unteren Extremitäten beschränken, glücklich beseitigt, so ist damit erst die Hälfte oder vielleicht noch weniger als die Hälfte erreicht. Jetzt setzt die gerade in diesen Fällen so wichtige Nachbehandlung ein, welche eigentlich schon mit dem Verband beginnt. Die nach Durchtrennung der Adductoren möglich gewordene Abduction muss zunächst durch längere Zeit festgehalten werden, damit nicht die sich ausbildenden Muskel- resp. Sehnennarben das erreichte Resultat wieder vernichten. Zu diesem Zwecke wird nach sorgfältigem aseptischem Verband aller gesetzten Wunden unter Hereinnahme des Beckens ein Gipsverband in starker Abductionsstellung der Hüftgelenke, vollkommener Streckung der Kniegelenke und rechtwinkliger Stellung der Fussgelenke angelegt. Dieser Verband bleibt 4—6 Wochen liegen. Die Nähte werden nach 6—8 Tagen durch Fenster im Gipsverband entfernt. Unterdessen werden für die Fälle, in denen es nothwendig ist, Schienenhülsenapparate nach vorher fertiggestellten Gipsabgüssen angefertigt. Nach Abnahme des Gipsverbandes beginnt die Nachbehandlung im eigentlichen Sinne des Wortes.

Während das bis jetzt geschilderte Vorgehen sich nur auf die schwereren Fälle der ersten und auf die Fälle der zweiten· Gruppe bezieht, welche nicht schon schwere psychische Störungen bieten, soll die nun folgende Beschreibung der weiteren Massnahmen auch für die Behandlung der schwersten Fälle, der Athetosen sowie der ganz leichten Fälle, in denen vielleicht nur die Spitzfussstellung durch eine einfache subcutane Tenotomie zu beseitigen ist, Anwendung finden.

Nach Abnahme des Gipsverbandes werden in geeigneten Fällen Schienenhülsenapparate angelegt — es erübrigt sich wohl, noch eine genaue Beschreibung dieser bei der heute bereits ganz allgemeinen Verwendung derselben folgen zu lassen —, welche zunächst für längere Zeit (mehrere Monate) Tag und Nacht getragen werden. Morgens und Abends werden die Apparate abgenommen zum Zwecke einer ausgiebigen Massage und Gymnastik der Extremitäten.

Während die Strecker einer gründlichen Effleurage und Petris-

sage unterworfen werden, erfahren sämmtliche Beugesehnen ein
kräftiges Tapotement; die sich an die Massage anschliessenden
Uebungen sollen unter Leitung und Aufsicht des Arztes ausgeführt
werden und erfolgen auf ganz regelmässiges Commando. Bei der
Ausführung der gleich noch näher zu beschreibenden Uebungen muss
von Seiten des Kranken wie des Arztes grosse Geduld und Sorgfalt
aufgewendet werden. Besonders im Anfang, wo die Excursionsbreite
der Bewegungen in den einzelnen Gelenken noch eine recht geringe
ist, wird man oftmals zählen, ohne dass auf das gegebene Commando
eine Bewegung erfolgt. Wenn in dieser Zeit der Kranke nur Willensimpulse zu den noch nicht gehorchenden Muskeln schickt, so ist schon
der Beginn einer Bewegung gemacht. Nach und nach werden die
Bewegungen ausgiebiger, und dann hat man besonders darauf zu
achten, dass dieselben möglichst exact ausgeführt werden. Es kommen
vorzüglich in Betracht Abductionsbewegungen im Hüftgelenk, Streckbewegungen im Kniegelenk und Dorsal- und Plantarflexion im Fussgelenk. Dass man nebenbei noch andere mögliche Bewegungen ausführen lassen wird, versteht sich von selbst. Eine ganze Reihe einfacher Uebungen und deren Combinationen wird dem Patienten eine
genügende Abwechslung in der meist Monate lang währenden Behandlung bieten. Sache des Arztes wird es sein, besonders im Anfang keine zu grossen Ansprüche an die Widerstandsfähigkeit der
oft recht reizbaren Kranken zu stellen. Die genannten Uebungen
auch im warmen Bade ausführen zu lassen, empfiehlt sich aus bekannten Gründen. Die gleichen oder ähnliche Uebungen wie an den
unteren Extremitäten wird man in geeigneten Fällen auch von den
oberen ausführen lassen. Man wird stets active und passive Uebungen
mit einander abwechseln lassen, im Anfang etwas mehr Förderungs-,
später mehr Widerstandsbewegungen einschliessen. Gelegentlich wird
auch eine Massage des Rückens mit darauf folgenden Uebungen der
Rückenmusculatur sich als nothwendig erweisen.

Tagsüber werden Gehübungen vorgenommen, und zwar zunächst
im Heusner'schen Laufbarren, welcher den Kranken eine sehr gute
Stütze gewährt, später mit zwei Stöcken und allmählich ohne Stütze.
Es kann nicht oft genug darauf hingewiesen werden, wie nothwendig
es ist, die Ausdauer der Patienten stets wach zu erhalten. Sind erst
einmal sichtbare Fortschritte vorhanden, so fühlt sich der Kranke
durch jedes kleine Stückchen Wegs, das er mehr zurücklegen kann
als am Tage vorher, schon von selbst belohnt.

In vielen Fällen ist es, besonders im Anfang, nothwendig, den stark nach vorn überfallenden Rumpf durch ein Hessing'sches Bügelcorset zu stützen. Man kann auch eine Verbindung des Corsets mit den Schienenhülsenapparaten ausführen lassen, so dass selbst ganz schwere Fälle sich aufrecht halten können; der ganzen Schwere des Körpers dienen dann die Achseln als Stütze.

Erschwert werden die Gehübungen ganz wesentlich, wenn die oberen Extremitäten auch von der spastischen Lähmung befallen sind. Dann kann sich der Kranke nur mit Mühe und ganz unzuverlässig auf seine Arme stützen und gewinnt viel langsamer die Sicherheit beim Gehen. — Neben den Gehübungen kommen noch Uebungen an gewissen Apparaten in Betracht. Der früher so vielfach verwendete Hoffa'sche Lagerungsapparat wird jetzt durch einen anderen Spreizapparat mit Widerstandsgewichten ersetzt, auf dem die Kranken bis zu ½ Stunde ihre Uebungen ausführen. Ebenso werden Knie- und Fusspendelapparate vielfach bei der Nachbehandlung verwendet. Sehr zweckmässig ist es, die Kranken im Sommer ein Soolbad aufsuchen zu lassen.

Eine besondere gymnastische Behandlung erfordern auch die Sprachstörungen. Hoffa hat neuerdings (Centralblatt für physikalische Therapie Heft 1) auf die Nothwendigkeit hingewiesen, besonders die für die Lautbildung nothwendigen Mundstellungen möglichst exact unter Benutzung eines Spiegels zur Selbstcontrolle des Patienten üben zu lassen und neben diesen Uebungen eine regelmässige Athemgymnastik zur Erlernung der nicht geläufigen Athembewegungen einzuführen.

Nun noch ein Wort über die Dauer der Behandlung. Es ist selbstverständlich, dass nach dem ganzen Krankheitsbild und nach unseren verhältnissmässig geringen Kenntnissen seiner Aetiologie die Dauer der Behandlung eine recht lange sein muss. Selbst in den leichten Fällen wird sie sich auf viele Wochen erstrecken müssen, und schwere Fälle müssen Monate lang in Behandlung bleiben. Berücksichtigt man nun die Art der therapeutischen Massnahmen, insbesondere die 2malige tägliche Massage und die vielen Gehübungen, so wird man begreifen, dass eine solche Behandlung auch ihre Grenzen haben muss, soll der nervöse Zustand des Kranken und im Zusammenhang damit sein Allgemeinbefinden nicht leiden. Deshalb empfiehlt es sich, natürlich mutatis mutandis nach einer mehrmonatlichen Erstbehandlung eine längere Pause eintreten zu lassen, um später an dem erreichten Resultat weiter zu arbeiten.

Nur durch liebevolle, unermüdliche Thätigkeit, die sich der Grenzen des Erreichbaren wohl bewusst bleibt, wird es gelingen, jenes Resultat zu erzielen, welches man bei Uebernahme der Kranken erstrebt hat: die oftmals völlig hilflosen Menschen auf eigene Füsse zu stellen, ihnen die Möglichkeit zu schaffen, sich selbst fortzubewegen und sie dadurch von jenem so deprimirendem Gefühl, bei jeder kleinsten Ortsveränderung auf fremde Hilfe angewiesen zu sein, völlig zu befreien.

XXXVIII

(Aus der Klinik für orthopädische Chirurgie des Herrn Geheimraths
Prof. Dr. Hoffa-Berlin.)

Beiträge zur Sehnenplastik.

Von

Dr. Jos. Koch,

früherem I. Assistenten der Klinik.

Mit 3 in den Text gedruckten Abbildungen.

A. Allgemeiner Theil.

Die pathologische Anatomie des durch Poliomyelitis gelähmten Muskels und ihre Bedeutung für die Sehnenplastik.

Auf dem Gebiete der Sehnenplastik haben uns neuere Arbeiten grosse Fortschritte gebracht. Fragen wissenschaftlicher wie praktischer Natur sind bereits befriedigend beantwortet oder doch ihrer Lösung näher gebracht.

Aber während wir heute über die feineren histologischen Vorgänge bei der Heilung und Regeneration von transplantirten Sehnen durch vortreffliche Arbeiten, wie die von Hoffa, Borst und Seggel genau unterrichtet sind, ist merkwürdigerweise der gelähmte Muskel selbst bis jetzt noch nicht Gegenstand eines genaueren Studiums gewesen, und in der That wissen wir so gut wie nichts über die pathologische Anatomie desselben. In den Arbeiten über Sehnentransplantation ist zwar viel die Rede von Atrophie, fettiger Degeneration, Fettgewebsentwickelung der gelähmten Muskeln, wir hören ferner von total gelähmten und überdehnten Muskeln, makroskopisch unterscheiden wir gelbweiss, rosaroth und dunkelroth aussehende Muskeln, aber eine genaue Vorstellung der Histologie dieser pathologisch veränderten Muskeln verbinden wir mit den verschiedenen Ausdrücken nicht. Dass diese Lücke noch nicht ausgefüllt ist, mag seinen Grund darin haben, dass die Kapitel Muskelatrophie und Regeneration mit zu

den schwierigsten und vielumstrittensten der allgemeinen Pathologie
gehören.

Die Lähmung der Muskeln bei der spinalen Kinderlähmung
kommt bekanntlich durch einen im Vorderhorn des Rückenmarks
etablirten Krankheitsprocess zu Stande, und zwar handelt es sich
um eine Heerderkrankung der grauen Substanz des Vorderhorns.
Auf die pathologische Anatomie desselben soll hier nicht näher eingegangen werden, da sie genugsam bekannt ist. Secundär werden
nun diejenigen peripherischen Nerven und die von diesen versorgten
Muskeln in Mitleidenschaft gezogen, deren trophisches Centrum im
Vorderhorn zerstört ist; in frischen Fällen fanden Untersucher an
den peripherischen Nerven im Gebiete der gelähmten Extremitäten
Zerfall von Mark und Achsencylindern, an den Muskeln deutliche
Zeichen fettiger Degeneration.

Nach dem Handbuche von E. v. Leyden und Goldscheider
„Die Erkrankungen des Rückenmarks und der Medulla oblongata"
zeigt die spinale Kinderlähmung drei scharf getrennte Perioden:

1. die Periode der acuten Entwickelung der Lähmung, acutes
Stadium,

2. das Stadium der Degeneration und Regeneration,

3. das stationäre Stadium.

Muskeln aus den beiden ersten Perioden der spinalen Kinderlähmung standen mir nicht zur Verfügung, wohl aber die des dritten,
des stationären Stadiums. Es befinden sich in diesem alle die Fälle,
die heute infolge der guten Resultate der Sehnenplastiken unsere
Kliniken aufsuchen, um von Lähmungen befreit zu werden, deren
Ursprung mehr oder weniger lange Jahre zurückliegt. Die Klinik
des Herrn Geh.-Rath Prof. Dr. Hoffa speciell verfügt über ein
grosses Material, und durch die Güte meines Chefs war ich in der
Lage, meine Muskeluntersuchungen an solchen Patienten anzustellen,
die ich selbst genau beobachtet und operirt habe.

Allen Beobachtern, die praktische Erfahrungen über Sehnentransplantation gemacht haben, ist die veränderte Farbe der gelähmten Muskeln aufgefallen, und nach der jeweiligen Farbe ist bei
der Operation die Entscheidung gefallen, ob der Muskel zur Transplantation geeignet war oder nicht. Kunik unterscheidet in seiner
Arbeit „Ueber die Functionserfolge der Sehnenüberpflanzungen bei
paralytischen Deformitäten, insbesondere nach der spinalen Kinderlähmung", Münch. med. Wochenschr. 1901, Nr. 7, dunkelrothe func-

tionstüchtige, gelb aussehende degenerirte gelähmte Muskeln, endlich
die rosarothen sogen. atrophischen Muskeln. Er erwähnt ferner die
interessante Beobachtung, dass an einem und demselben Muskel alle
drei Verfärbungen neben einander vorkommen können, so dass derselbe ein getigertes, streifiges Aussehen zeigt. Auch mir waren bei
Operationen solche Verhältnisse aufgefallen, ebensowohl auch anderen
Beobachtern, ohne mir dies eigenartige Verhalten erklären zu können,
bis ich durch die mikroskopische Untersuchung solcher Muskeln volle
Aufklärung erhielt, ja noch mehr, ich konnte aus den Präparaten
gewissermassen das Schicksal der durch die Poliomyelitis gelähmten
Muskeln vom ersten bis zum dritten Stadium verfolgen und einige
neue Beobachtungen über die Atrophie und Regeneration solcher
Muskeln machen.

Untersucht man nun solche Muskeln, so bietet sich bei mikro-
skopischer Betrachtung folgendes Bild: mit schwacher Vergrösserung
sieht man auf Längsschnitten ein von einem normalen Muskel durchaus abweichendes Aussehen (s. Fig. 1). Während bei einem normalen
Muskellängsschnitt Faser an Faser liegt, die nur durch eine sehr geringe
Menge von Bindegewebe, dem Perimysium internum, getrennt sind,
während die einzelnen Muskelfasern im grossen und ganzen dieselben
Kaliberverhältnisse und einen gleichmässigen Kernreichthum zeigen,
herrscht bei dem pathologischen Muskel in den Kaliberverhältnissen
eine starke Differenz der Fasern. Letztere sind vielfach durch eine
vermehrte Menge von Bindegewebe aus einander gedrängt, der Kernreichthum schwankt an den verschiedensten Stellen ausserordentlich.
Verhältnissmässig selten sieht man normal lange und dicke Muskelfasern, sehr häufig dagegen Bruchstücke von contractiler Substanz,
deren Kaliber und Längenverhältnisse ausserordentlich schwanken;
zwischen diesen Bruchstücken, die öfter einen gewundenen, ge-
schlängelten Verlauf aufweisen, sind kernreiche Partien eingelagert,
meist aber schlanke, zierliche, durch Eosin hellrosa gefärbte Fasern,
die mit den durch das Eosin dunkler gefärbten dicken Muskelbruchstücken eigenartig contrastiren. In Muskelbündeln mit spärlichem
Faserreichthum tritt gewöhnlich ein reichliches Fettgewebe auf.

Es gibt aber auch Partien, in denen die oben erwähnten
schlanken zarten Fasern in ziemlicher Länge regelmässig parallel zu
einander verlaufend vorkommen, nur durch ein spärliches Bindegewebe von einander getrennt.

Ein ebenso vom normalen Muskelquerschnitt abweichendes Bild

zeigte der Querschnitt des pathologischen Muskels (s. Fig. 2). Was dem
Auge des Beobachters am schärfsten auffällt, sind vereinzelte runde
Muskelfasern von grossem Durchmesser, die von einer grösseren Menge
von Fettbindegewebe von anderen Bündeln geschieden werden, in denen
Muskelfasern mit ausserordentlich kleinem Durchmesser vorkommen.
Die Kaliberverhältnisse sind also auch hier ausserordentlich ver-
schieden, ebenso die Gestalt, kreisrunde lebhaft gefärbte Querschnitte
wechseln ab mit ovalen bis schmalen bandförmigen matter tingirten
Fasern, die manchmal zwischen die schönen hypertrophischen Querschnitte sich drängen.

Man gewinnt den Eindruck, als wenn einzelne Fasern das
Bild höchster Hypertrophie, andere das stärkster Atrophie zeigten,
kurz und gut ein durchaus unregelmässiges, vom normalen Muskel
stark abweichendes Bild.

Kehren wir nun zum Längsschnitt des pathologischen Muskels
zurück und versuchen wir mit mittelstarker Vergrösserung die einzelnen Elemente genauer zu studiren. Ueberall zwischen den plumpen
dicken Bruchstücken erhaltener Musculatur finden sich die bereits
oben erwähnten schlanken Fasern. Ihre contractile Substanz ist
durch das Eosin zart rosa gefärbt. Die Kerne an ausgebildeten
Fasern im allgemeinen regelmässig angeordnet, durch Hämatoxylin
tief blauschwarz gefärbt; die Länge wechselt sehr, je nachdem sie
im Verlauf der Bruchstücke liegen und so eine Verbindung derselben
scheinbar herstellen oder zwischen denselben sich hinziehen. Im
ersteren Falle erreichen sie keine besondere Länge, im letzteren
können sie eine respectable Länge erreichen, manchmal umfassen
sie die Bruchstücke von beiden Seiten. Verhältnissmässig selten sind
aber Bündel solcher schlanken Fasern, die keine Bruchstücke alter
Musculatur aufweisen; zierliche Bilder entstehen, wenn aus einem
plumpen Bruchstück contractiler Substanz, die fast überall eine ausgezeichnete Kernfärbung und ausgezeichnete Kerne zeigt, eine, zwei,
manchmal noch mehr solcher schlanken Fasern hervorsprossen.
Während dies ein gewöhnliches Vorkommniss ist, finden sich seitliche Sprossungen nur selten, im übrigen halten Bruchstücke, wie
schlanke Fasern die Längsrichtung scharf ein. Zu bemerken ist noch,
dass fast in allen Muskelbündeln Fettgewebe in mehr oder weniger
grosser Menge vorkommt. Dies tritt besonders auf Querschnitten
hervor, wo zwischen vielem Fettgewebe nur wenige Muskelquerschnitte
sich finden. In diesen Stellen ist manchmal die contractile Substanz

in ein dichtes Fasernetz aufgelöst, ohne Kerne, im Perimysium vorhanden. Häufig trifft man Kerne innerhalb eines Muskelquerschnittes, die zuweilen denselben halbiren oder unregelmässige Stücke abschnüren.

Vacuoläre Zerklüftung einzelner grossen Querschnitte kommt auch vor, ist aber selten.

Das Bild, welches ich hier gezeichnet habe, stammt von einem Muskel eines 20 jährigen jungen Mannes, der wegen eines paraly-

Fig. 1.

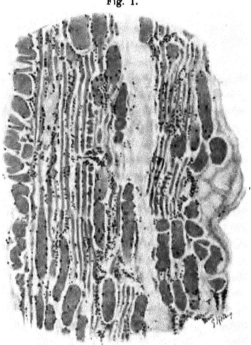

tischen Spitzfusses infolge einer im 3. Lebensjahre überstandenen Kinderlähmung die Klinik aufsuchte. Bei der Operation fiel mir die eigenartige Farbe der Musculatur der Extensoren auf, der Muskel hatte ein streifiges marmorirtes Aussehen, lebhaft rothe Streifen wechselten mit rosarothen bis gelbweissen ab; von diesen Partien excidirte ich Stücke, die in Formol-Müller und steigendem Alkohol conservirt und mit Hämatoxilin-Eosin gefärbt wurden.

Wie haben wir nun den oben geschilderten mikroskopischen

und makroskopischen Befund zu deuten? Offenbar haben wir es mit einem Muskel zu thun, in dem sich seiner Zeit einmal ein schwerer pathologischer Process abgespielt hat, in diesem Falle infolge einer Poliomyelitis anterior, die zu einer Lähmung sämmtlicher Extensoren führte. Die gewöhnliche Vorstellung, die wir von solchen pathologischen Muskeln haben, ist die, dass es sich um eine hochgradige Atrophie der einzelnen Muskelelemente nebst einer mehr oder minder lipomatösen Degeneration, also einer Fettgewebsentwickelung zwischen denselben handle. Weitere Angaben sind in den Lehrbüchern nicht zu finden. Wir wissen weder, welche Veränderungen die Musculatur im acuten Stadium der acuten Kinderlähmung erleidet, noch den Zustand nach dem abgelaufenen Krankheitsprocess im stationären Stadium.

Die Präparate zeigen nun, dass von einer Atrophie der einzelnen Muskelfasern, d. h. Abnahme des Volumens der contractilen Substanz, keine Rede sein kann. Auf Querschnitten sehen wir, dass ganze Muskelbündel seiner Zeit im acuten Stadium der Erkrankung total untergegangen sind, an ihrer Stelle hat sich Fettgewebe gebildet. An anderen Stellen sehen wir zahlreiche wohlgebildete junge Muskelfasern, es sind dies die schmalen zarten Fasern, und an wieder anderen Stellen sehen wir ein regelmässiges Bild, wie zwischen den plumpen, dicken Muskelbruchstücken auch an ihnen vorbeiziehend und sie einschliessend zahlreiche junge Muskelelemente sich gebildet haben, gewissermassen eine Verbindung der Bruchstücke der alten Fasern darstellend. So liegen also zwischen und neben den Trümmern alter Fasern junge neugebildete Muskelelemente. Ueberall sind reichliche Ansätze und bereits fertige Vorgänge von Regeneration in dem sogen. atrophischen Muskel vorhanden.

Die vorstehenden Ausführungen machen keinen Anspruch darauf, ein genaues histologisches Bild des spinal gelähmten Muskels gegeben zu haben. Dazu bin ich nicht im Stande, weil der pathologische Befund ein viel zu wechselnder ist. Bei dem einen Muskel überwiegt die Menge des Fettgewebes (s. Fig. 3), bei dem anderen die der Musculatur, die aus alten Fasern bezw. deren Trümmern und neugebildeten besteht.

Aber ob man auch gelblich verfärbte, getigerte oder Muskeln mit anderen Farbennuancirungen untersucht, es handelt sich immer um denselben Process der Degeneration und Regeneration, niemals einer gewöhnlichen Atrophie der Fasern. Wir sollten deshalb die Ausdrücke „atrophische Muskeln" fallen lassen und sie correcterweise „degenerirte" nennen.

Man könnte hier den Einwand machen, dass eben die zarten, schlanken Fasern atrophische, keineswegs neugebildete Muskelelemente seien. In der That ist es für einen, der auf dem Gebiet der Muskel-regeneration nicht zu Hause ist, gar nicht so leicht, die einzelnen Elemente zu würdigen. Aber wir haben Zeichen genug, um den objectiven Beweis zu führen, dass wir es in der That mit neu-gebildeten Muskelfasern zu thun haben.

Zunächst finden wir fast regelmässig dort die Fasern, wo die alte Musculatur zu Grunde gegangen ist. Wie schon oben geschildert, suchen die schmalen Elemente gewöhnlich die Continuität der übrig gebliebenen Muskelbruchstücke wieder herzustellen dadurch, dass sie von einem zum anderen ziehen. Nicht minder beweisend und charak-teristisch sind jene Bilder, wo aus den Trümmern der alten Muskel-fasern schmale Elemente wie Knospen hervorsprossen, manchmal nur eine, öfter auch mehrere, die eine respectable Länge erreichen können. Solche Fasern ähneln denen, die zwischen den Bruchstücken entstanden, auf das Haar. Von Merkmalen einer Atrophie haben sie nichts an sich, alles aber spricht für Neubildung: ihre scharfen Conturen, die regelmässige Anordnung ihrer Kerne, ihr zartes Proto-plasma, endlich ihre schöne Querstreifung.

Ohne weiteres zuzugeben ist, dass der Process der Neubildung bereits abgelaufen, wie lange er zurückliegt und warum die jungen Muskelelemente nicht das Kaliber der alten erreicht haben, die Frage kann ich nicht beantworten. Ueberhaupt bieten sich dem Pathologen beim Studium des spinal gelähmten Muskels noch manche interessanten Einzelheiten, auf die ich nicht weiter eingehen will.

Einen weiteren Beweis für die Thatsache der Neubildung liefern mir meine experimentellen Studien über Regeneration, die ich an der Musculatur von Kaninchen angestellt habe. Ohne auf die feineren histologischen Verhältnisse der Entstehung neuer Muskel-fasern einzugehen, will ich nur so viel bemerken, dass meine Prä-parate, die ich auf dem obigen Wege erhielt, fast übereinstimmende Bilder mit den oben gezeichneten ergaben.

Auch Rudolf Volkmann, „Ueber die Regeneration des quer-gestreiften Muskelgewebes beim Menschen und Säugethier", Ziegler's Beitr. z. pathol. Anatom. und z. allg. Pathol. Bd. XII, hat bei der

Regeneration der Typhusmusculatur dieselben Bilder gesehen, wie ich sie abgebildet habe.

Genau, wie es beim Typhus nach den Untersuchungen von R. Volkmann der Fall zu sein scheint, kann es auch bei der spinalen Kinderlähmung zu einer Regeneration der untergegangenen Musculatur kommen, nur mit dem Unterschiede, dass es meist nicht so regelmässig und so vollkommen der Fall ist.

Wir sind ferner durch das Studium des degenerirten Muskels in der Lage, auch über die Art und Weise seiner Schädigung und seines Unterganges im acuten Stadium der Poliomyelitis uns eine Vorstellung zu machen. Darüber ist ja so gut wie gar nichts bekannt. Leyden und Goldscheider erwähnen in ihrem Handbuch, dass die gelähmten Muskeln schon in frischen Fällen gleichfalls deutliche Zeichen fettiger Degeneration erkennen lassen. Nach demselben Handbuch fand Redlich auch am Zwerchfell Degenerationen einzelner Fasern.

Nach meinen Untersuchungen gehen im acuten Stadium der Poliomyelitis die einzelnen Muskelfasern durch eine fettige Degeneration, d. h. durch eine Fettmetamorphose der contractilen Substanz zu Grunde. Infolge des Entzündungsprocesses im Vorderhorn des Rückenmarks kommt es zu einem Zerfall der betreffenden peripherischen Nerven, ihr Mark- und Achsencylinder zerfällt und die von ihnen versorgten Muskeln reagiren ihrerseits durch den Zerfall von Muskelfasern durch Fettmetamorphose: die Intensität sowie die Ausdehnung der Degeneration ist verschieden. Auf mikroskopischen Schnitten sehen wir, wie ganze Muskelbündel verschwunden und nachträglich durch Fettgewebszellen ersetzt sind, an anderen Stellen wiederum war die Ursache der Degeneration so schwach, dass noch nicht einmal die ganze Muskelfaser, sondern nur Theile derselben zerstört wurden und Bruchstücke alter contractiler Substanz erhalten blieben. Man kann also von einer fleckweisen Degeneration sprechen, mit der das makroskopische Aussehen der verschiedenartigen Verfärbungen wohl übereinstimmt.

Wie Kunik bemerkt, liegt die Erklärung dafür in dem Verhalten der Ursprünge des den betreffenden Muskel versorgenden Nerven. So wird z. B. der Extensor digitorum pedis communis von dem tiefen Ast des Nervus peroneus versorgt. Da nun die spinale Kinderlähmung auf Heerderkrankungen der grauen Substanz des Vorderhorns beruht und nur diejenigen Muskeln der fettigen Degeneration

verfallen, deren trophisches Centrum im Vorderhorn zerstört ist, so
ist es einleuchtend, dass bei dem Sitz der Krankheit im vierten Lumbal-
segment in unserem Beispiel nur die hiervon versorgten Muskelfasern
degeneriren werden, während die von den beiden anderen Segmenten
innervirten Muskelbündel nur einer mehr oder weniger weitgehenden
Inactivitätsatrophie verfallen. Was die letztere anbetrifft, so habe
ich bei meinen Untersuchungen spinalgelähmter Muskeln davon nichts
constatiren können.

Es wäre übrigens ausserordentlich wünschenswerth, einmal in
das Kapitel der sogen. Muskelatrophie Klarheit zu bringen. Trotz
vieler einschlägigen Arbeiten ist die Verwirrung auf diesem Gebiete
noch immer sehr gross. Ohne mich auf den Streit der Meinungen
über reflectorische und Inactivitätsatrophie der Musculatur näher ein-
zulassen, möchte ich mich gegen die Ansichten Ricker's wenden
(Inaug.-Dissert. 1893), der in seinen vergleichenden Untersuchungen
über Muskelatrophie, die er auf Anregung von Schimmelbusch
in der Bergmann'schen Klinik anstellte, die Behauptung aufstellt,
dass die Atrophie der Musculatur, selbst wenn sie durch Aufhebung
des nervösen Einflusses als des mächtigsten hier in Betracht kommenden Factors erreicht ist, durchaus chronisch, zunächst auf lange
Zeit nur unter dem Bilde interstitieller Veränderungen verläuft, bis
vielleicht erst nach Jahr und Tag auch Veränderungen des eigentlichen Muskelparenchyms nachweisbar werden. Nach Ricker lassen
Muskeln, welche in 10 Tagen durch Nervendurchschneidung um die
Hälfte ihres Gewichts abgenommen haben, wohl unter dem Mikroskop
einen schweren, sich in ihnen abspielenden pathologischen Process
erkennen, aber dieser soll keineswegs in einem rapiden Zerfall der
contractilen Substanz und einer Resorption der Zerfallsproducte bestehen, etwa in dem, was man, im Gegensatz zu der einfachen, degenerative Atrophie genannt hat, vielmehr war Ricker durch die mikroskopische Untersuchung von der intacten Beschaffenheit des eigentlichen Muskelparenchyms überzeugt. Er konnte nur die einfache
Atrophie mit interstitiellen Veränderungen erkennen. Es sei daher
durchaus falsch, wenn man den Unterschied zwischen der durch Inactivität und der durch neurotische Processe hervorgebrachten Atrophie
dahin definire, dass jene eine einfache, diese dagegen eine degenerative sei, die vielmehr zunächst unter dem mikroskopischen Bilde
der einfachen Atrophie, die erst allmählich in degenerative Processe
der contractilen Substanz übergehe, schneller allerdings vielleicht.

nach Aufhebung des nervösen Einflusses wegen des dabei betheiligten trophischen Momentes, als nach dauernder Aufhebung der Function durch andere Einflüsse

Die vorstehenden Behauptungen Ricker's treffen speciell für die Muskelatrophie bei der spinalen Kinderlähmung, die doch auch eine neurotische ist, überhaupt nicht zu. Das glaube ich durch meine Untersuchungen der Muskeln spinal gelähmter Kinder bewiesen zu haben, dass von einer einfachen Atrophie, also der Abnahme des Volumens der einzelnen Fasern, keine Rede sein kann. Wie will man denn anders die zahlreichen Bruchstücke erhaltener contractiler Substanz, die auf Querschnitten den Eindruck hypertrophischer Fasern machen, anders deuten als die Trümmer und Reste, wie anders die zahlreichen schlanken, zarten Fasern in Verbindung und zwischen letzteren, die doch beweisen, dass hier einmal contractile Substanz untergegangen, neue sich gebildet hat.

Meine Untersuchungen über das histologische Verhalten quergestreifter Musculatur bei Inactivität stehen noch aus. Aus guten Gründen glaube ich annehmen zu dürfen, dass es sich bei ihr auch in der Hauptsache um keine einfache, sondern um eine degenerative handelt. Allerdings muss man solche Muskeln schon in den allerersten Tagen, wo sie der schädigende Process betroffen hat, in zweckmässiger Weise, d. h. mit Reagentien untersuchen, wodurch die fettige Degeneration zum Vorschein kommt. Denn der Untergang und die fettige Metamorphose der contractilen Substanz geht sehr schnell, vielleicht schon in den ersten 24 Stunden vor sich.

Was nun die feineren histologischen Vorgänge bei der Regeneration der Muskeln bei der spinalen Kinderlähmung betrifft, so muss ich bemerken, dass in den von mir untersuchten Muskeln der Process bereits abgelaufen ist; er befindet sich also im Ruhestadium.

Aber trotzdem kann man mit Sicherheit die Vorgänge der Regeneration reconstruiren, wenn man sich durch das Thierexperiment über den Gang der Regeneration Klarheit verschafft hat.

Ich habe meine Versuche an lebenden Kaninchen angestellt, denen ich in die Glutealmusculatur siedend heisses Wasser einspritzte, dem etwas Zinnober beigemischt war, um den Heerd der geschädigten Musculatur leicht wieder aufzufinden. Nach 24, 48 Stunden und 4—6 u. s. w. Tagen wurden diese Partien excidirt, lebendfrisch in Flemming'scher und Zenker'scher Lösung conservirt und in der

üblichen Weise geschnitten und gefärbt. Die Bilder, die ich erhielt,
gleichen in hohem Grade denen, die ich oben beschrieben habe.

Nach 48 Stunden sehen wir beim Kaninchenmuskel dort, wo
das heisse Wasser nicht zu intensiv eingewirkt und die Musculatur
nicht gänzlich zerstört hat, also in den Randbezirken, die Degenerationserscheinungen schon meistentheils abgelaufen. Ueberall sehen
wir im Gesichtsfeld die übrig gebliebenen Faserstümpfe; vielfach

Fig. 2.

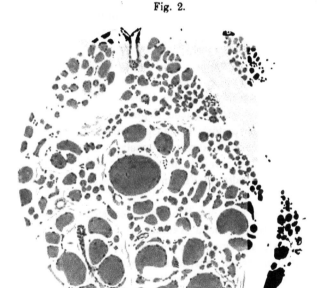

scheinen aus der Continuität der Fasern kürzere oder längere Stücke
verschwunden zu sein; zwischen ihnen spannt sich ein zierliches Netz
eines feinfaserigen Gewebes aus; die übrig gebliebenen Faserstümpfe
sind nicht immer gleichartig, manche zeigen noch eine deutliche Querstreifung und Kernfärbung, andere befinden sich in scholliger Zerklüftung, bilden Klumpen von wachsartigem Aussehen; sie liegen
innerhalb des meist gut erhaltenen Sarkolemms; an einzelnen Stellen
scheint sich die zerstörte Muskelsubstanz in eine äquivalente Anzahl
von Zellen, die durchweg eine polygonale Gestalt und einen zarten
Protoplasmahof aufweisen, aufzulösen. In noch gut erhaltenen Faser-

stümpfen erblickt man überall eine Kernreihenbildung von manchmal 10—20 Kernen hinter einander.

Vergleichen wir diese Bilder mit denen des spinal degenerirten, so ergibt sich insofern eine genaue Uebereinstimmung, als auch hier im Gesichtsfeld die zahlreichen Faserstümpfe sichtbar sind, Klumpen contractiler Substanz, die bei dem acuten Process übrig geblieben. Zwischen ihnen liegt aber nicht das zarte Fasernetz, wir sehen hier nicht die polygonalen Zellen, in denen einige stark mitgenommene Fasern aufge-löst zu sein scheinen, sondern überall schon fertig gebildete, die Lücken zwischen den Faserstümpfen ausfüllende und neben ihnen herlaufende und sie theilweise umfassende junge Fasern. Also über-all, wo noch genügend contractile Substanz er-halten blieb, sehen wir reichliche Regeneration; dort, wo sie gänzlich zerstört, keine Spur von ihr; diese Stellen sind durch Fettgewebe ersetzt. Es geht die Regeneration nur von den Kernen und dem Protoplasma erhaltener Fasern, resp. deren Bruchstücken aus.

Fig. 3.

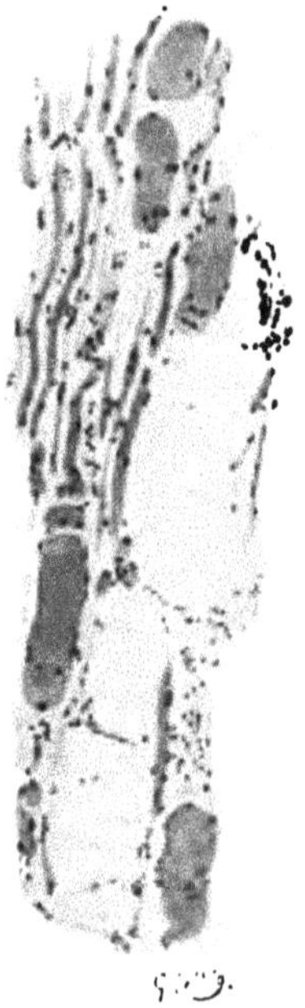

Verfolgen wir nun das Schicksal des sich regenerirenden Muskels beim Kaninchen weiter, so sehen wir, wie sich innerhalb des Sarkolemms musculöse Bildungszellen entwickeln, wie diese theils untergehen, theils sich weiter zu jungen Muskelfasern entwickeln. Ebenso wie Volkmann bei der Regeneration des Typhusmuskels beschrie-ben hat, sah auch ich die Neubildung der jungen Fasern continuirlich oder discontinuirlich erfolgen, d. h. sie kann im oder ohne directen Zusammenhang mit den alten Fasern vor sich gehen. Während das discontinuirliche Wachsthum mehr dem embryo-nalen Typus der Muskelneubildung entspricht, gleicht das continuir-liche Wachsthum mehr dem Vorgang der Sprossung oder Knospen-bildung.

Alle diese Vorgänge sehen wir bei dem spinal gelähmten Muskel nicht mehr, wohl aber das Endresultat, und zwar würden die zahlreichen Fasern zwischen den alten Muskelbruchstücken dis-continuirlich, die in Verbindung mit ihnen durch Knospung oder Sprossung continuirlich entstanden sein.

Ich bin auf die histologischen Verhältnisse der Muskelregeneration näher eingegangen, weil ich zeigen wollte, dass sie mit der auf experimenteller Weise entstandenen eine grosse Aehnlichkeit hat und sie in keiner Weise abweicht von dem, was andere Beobachter, wie Volkmann, darüber mitgetheilt haben.

Warum aber die neuen Fasern im degenerirten Muskel an Volumen nicht zugenommen haben, während dies doch bei den Bruchstücken und Fasern der alten offenbar der Fall gewesen ist, diese merkwürdige Thatsache kann ich nicht erklären.

Mit meinen Resultaten der mikroskopischen Untersuchung spinal gelähmter Muskeln stimmt die klinische Erfahrung über den Verlauf der spinalen Kinderlähmung überein. Je nach der Intensität des Krankheitsprocesses werden auch die Muskeln verschieden in Mitleidenschaft gezogen. Wir sehen zwischen einer vorübergehenden ois zur schwersten Lähmung, die innerhalb eines Zeitraums von 14 Tagen auftreten kann, alle Uebergänge. Im ersteren Falle hat ein nennenswerther Untergang von Muskelfasern durch Fettmetamorphose überhaupt nicht stattgefunden, im anderen Falle ist die ganze contractile Substanz vernichtet, so dass eine Regeneration von neuem Muskelgewebe nicht statthaben kann. Wo aber in den einzelnen Muskeln keine totale, sondern nur eine heerdweise Degeneration eingetreten ist, da sehen wir überall das Bestreben der Fasern, sich zu regeneriren. Diese Thatsache macht es denn auch verständlich, dass der Muskel sich in vielen Fällen wieder erholen, d. h. seine Function wieder aufnehmen kann. Dieses Erholen ist eben nichts anderes als eine Regeneration untergegangener Substanz, die wieder functiontüchtig wird. In welcher Zeit die Regenerationsprocesse sich abspielen, lässt sich nur schwer sagen, jedenfalls ungleich länger, wie der Prozess der Lähmung und Degeneration. Im allgemeinen lehrt die klinische Erfahrung, dass eine Lähmung sich in den ersten Monaten noch bessern, resp. ganz zurückgehen kann, was aber nach einem 7—9monatlichen Bestehen noch gelähmt ist, hat wenig Aussicht auf eine Besserung oder gar restitutio ad integrum. In dieser Zeit dürften eben die letzten Regenerationsprocesse abgelaufen sein.

Eine für die Operation der Sehnenplastik sehr wichtige Frage ist die: sind diese verschieden pathologisch verfärbten Muskeln noch functiontüchtig, und können sie eventuell für eine Plastik noch in Betracht kommen?

Wir wissen aus der Muskelphysiologie, dass die Zusammenziehung des Muskels auf einer Contraction seiner Muskelfasern
beruht. Die Zusammenziehung ist um so kräftiger, je mehr Fasern
gleichzeitig wirken und um so grösser, je länger die Fasern sind.
Wir wissen ferner, dass die Muskeln im allgemeinen als dauernd
gespannte Stränge anzusehen sind. Diese dauernde Spannung
hat zwei verschiedene Ursachen: erstens ist jeder Muskel rein
mechanisch durch die Lage seiner Endpunkte gezwungen, eine
grössere Länge einzuhalten, als ihm im Ruhezustande zukommt;
der Muskel ist also gedehnt und mithin elastisch gespannt. Zweitens
besteht in allen lebenden Muskeln für gewöhnlich ein geringer Grad
von Erregung der contractilen Substanz, die durch das Nervensystem
vermittelt wird. Man bezeichnet die dadurch hervorgebrachte Spannung als den normalen Muskeltonus.

Elastische Spannung und Muskeltonus, diese beiden
Momente sind also für die Wirkung des Muskels von der
grössten Bedeutung. Beide gehen aber dem Muskel, der durch
Fettmetamorphose infolge der Poliomyelitis acuta geschädigt wird,
verloren. Ich habe nun gezeigt, dass ein verschieden grosser Ersatz
der untergegangenen Musculatur stattfindet, was aber nicht wiederkehrt,
ist seine elastische Spannung und der Muskeltonus. Er ist in diesem
Zustande überdehnt, nicht contractionsfähig, ob schon sich oft noch
genugsam contractile Substanz regenerirt hat. Seine Kraft schlummert
gewissermassen.

Nun hat uns die Erfahrung gelehrt, dass solche Muskeln
ihre Functionen wieder aufnehmen können, wenn wir ihnen
die elastische Spannung zurückgeben. Das erreichen wir
durch die Verkürzung der Sehnen. Von dem günstigen Einfluss
der Verkürzung konnten wir uns bei verschiedenen Fällen überzeugen,
bei denen die Lähmung schon lange Jahre bestanden hatte. Es waren
dies aber Fälle, wo ein theilweiser Ersatz der untergegangenen Musculatur stattgefunden hatte; wo dies nicht der Fall gewesen, wo an
Stelle der Musculatur Fettgewebe getreten, da gibt auch eine Sehnenverkürzung niemals die Function zurück, da eben nichts mehr vorhanden ist, was sich contrahiren könnte. Man kann also behaupten,
dass jeder spinal degenerirte Muskel noch functionsfähig ist, in dem
noch Muskelsubstanz vorhanden.

Uebrigens haben auch schon andere Beobachter den günstigen
Einfluss der Sehnenverkürzung beobachtet. So bemerkt K u n i k von

rosarothen, sogen. atrophischen Muskeln: „Gerade diese letzteren, die infolge einer Deformität eine passive Dehnung erfahren haben und einer Inactivitätsatrophie verfallen sind, hat man namentlich seit der Anwendung der Sehnenverkürzung als kräftige Förderer eines guten Erfolges schätzen gelernt, da man beobachtet hat, dass sich derartig atrophische Muskeln in der Correcturstellung unter zweckentsprechender Nachbehandlung wieder fast zur Norm erholen können. Bei der Nachprüfung dieser Muskeln einige Monate nach der Operation haben wir mehrmals eine Steigerung der elektrischen Erregbarkeit einwandfrei beobachten können."

Die Beobachtung Kunik's in Betreff der Wiederaufnahme der Function stimmt mit der unserigen überein. Nicht richtig aber ist seine Annahme, dass es sich bei den atrophischen rosarothen Muskeln um passiv gedehnte und einer Inactivitätsatrophie verfallene Muskeln handle. Auch bei diesen Muskeln hat sowohl ein Untergang als auch eine theilweise Regeneration von Muskelfasern stattgefunden.

Nach meinen Untersuchungen kann jeder degenerirte Muskel mit noch vorhandener Muskelsubstanz seine Function wieder aufnehmen, sofern er unter Bedingungen gesetzt wird, die ihm gestatten, sich wieder activ zu contrahiren. Jedoch wird die Kraft seiner Contractionen sehr verschieden sein; sie ist abhängig von der Zahl der übrig gebliebenen Muskelfasern und -reste, sowie der Menge der neugebildeten.

Im allgemeinen wird man solche Muskeln zu einer Plastik nicht heranziehen, aber die erweiterten Kenntnisse der pathologischen Anatomie spinal gelähmter Muskeln, sowie die practische Erfahrung über die theilweise Wiederkehr ihrer Contractionsfähigkeit lassen uns die Indicationen der Operation der Sehnenplastik weiterziehen. Einen Versuch kann man daher in Fällen, wo normale Muskeln nicht mehr zu Gebote stehen, mit degenerirten machen, zumal man es a priori keinem derselben ansehen kann, ob doch nicht eine gewisse Functionsfähigkeit zurückkehrt.

Auf das makroskopische Aussehen soll man sich nicht immer verlassen, wie wir zu unserer Freude an einem Fall constatiren konnten, der in vieler Hinsicht lehrreich ist. Ich lasse die Krankengeschichte ausführlich folgen:

H. Sch. aus R. 42 Jahre. 15. Juli 1903. Im 5. Lebensjahre an spinaler Kinderlähmung erkrankt. Die Lähmung soll eine sehr ausgebreitete gewesen sein und fast den ganzen Körper betroffen haben. Während sich der Rumpf und die oberen Extremitäten von der Lähmung erholten, blieb die Lähmung der Streckmusculatur des rechten Beines und die des linken Unterschenkels dauernd bestehen.

Status: Kräftiger, in gutem Ernährungszustand befindlicher Patient. Herz und Lungen gesund. Beide Füsse befinden sich in starker Klumpfussstellung, der rechte jedoch mehr wie der linke. Musculatur beider Unterschenkel und des rechten Oberschenkels hochgradig atrophisch. Patient kann ohne Apparat nicht auf seinen Beinen sich aufrecht halten; er kann den rechten Unterschenkel nicht strecken und in horizontaler Lage halten. Der Patient trägt an beiden Beinen schwer gearbeitete Schienenhülsenapparate mit Beckengürtel. Herr Geh.-Rath Prof. Dr. Hoffa rieth zur Operation, obschon verschiedene chirurgische Autoritäten abgerathen hatten.

Operation in Chloroformnarkose. Zunächst wird eine Redression beider Klumpfüsse im Stille'schen Osteoclasten vorgenommen. Die redressirten Füsse werden in möglichst guter Stellung im Gipsverband fixirt. Die Stellung des linken Fusses ist eine leidliche.

Nach 8 Tagen Abnahme des Gipsverbandes. Die Füsse nehmen darauf sofort wieder ihre alte Stellung ein.

Operation in Chloroformnarkose. Es wird zunächst eine Verkürzung der Extensorensehnen des linken Fusses in typischer Weise nach Hoffa ausgeführt, und zwar auf der lateralen Seite mehr wie auf der medialen Seite. Abgesehen von einer mittelstarken Adduction des Vorderfusses ist die Stellung des Fusses eine gute.

Darauf Versuch zur Herstellung eines künstlichen Quadriceps des rechten Beines. Schnitt in der Kniekehle medial und lateral zur Freilegung des Musc. biceps und semitendinosus. Man kann bei der Mobilisirung derselben constatiren, dass diese Muskeln von gelber Farbe und fast gänzlich von Fettgewebe durchwachsen sind. Da aber keine anderen Muskeln vorhanden sind, so wird trotzdem der Versuch gemacht, diese makroskopisch degenerirten Muskeln an die Patella durch einen von hinten nach vorn verlaufenden Kanal unter der Haut anzunähen. Zur Verstärkung des Semitendinosus wurde vorher durch Naht der Musc. semimembranosus mit ihm vereinigt. Die Muskeln waren beiderseits lang genug, um sie direct an das Periost der Patella unter genügender Spannung ohne Seidensehnen zu fixiren.

Verlauf: Heilung per primam. Gipsverband für die Dauer von 6 Wochen. Schon bei der Abnahme des Verbandes konnte

Patient die Patella durch eine active Contraction prompt in die Höhe
ziehen, nach weiteren 2 Wochen den rechten Unterschenkel fast bis
zur Geraden strecken und in dieser Haltung activ erhalten. Man
konnte dabei gut beobachten, wie die an die Patella periostal be-
festigten Muskeln sich deutlich contrahirten und hervorhoben.

Dies Resultat hat uns überrascht. Man muss dabei wohl bedenken, dass die Muskeln, die wir zur Plastik verwandten, ein gelb-
weisses Aussehen hatten, und dass die Muskelbäuche wie ihre Sehnen
mit Fettgewebe stark durchwachsen waren, aber trotzdem ein be-
friedigendes Resultat.

Die Erklärung für diese auffällige Thatsache ist die, dass in
den makroskopisch schwer degenerirten Muskeln noch genug Reste
und neugebildete Muskelfasern vorhanden waren, die wieder wirken
konnten, als die elastische Spannung der Muskeln wieder hergestellt war.

Fassen wir zum Schluss noch einmal die Hauptergebnisse der
Arbeit zusammen.

Während wir heute über die histologischen Vorgänge bei der
Heilung und Regeneration von transplantirten Sehnen durch vortreffliche Arbeiten genau unterrichtet sind, ist merkwürdigerweise
der spinal gelähmte Muskel selbst bis jetzt noch nicht Gegenstand
eines genaueren Studiums gewesen, und in der That wissen wir so
gut wie gar nichts über die pathologische Anatomie desselben. Wie
bekannt, kommt es infolge des Entzündungsprocesses im Vorderhorn
des Rückenmarkes bei der spinalen Kinderlähmung zu einem Zerfall
der peripherischen Nerven. Die von ihnen versorgten Muskeln
reagiren auf den Entzündungsreiz durch einen Zerfall ihrer contractilen Substanz durch Fettmetamorphose. Die Ausdehnung derselben
ist eine verschiedene. Es können ganze Muskelbündel durch fettige
Degeneration zu Grunde gehen, zuweilen ist aber die Ursache der
Degeneration so schwach, dass noch nicht einmal die ganze Faser,
sondern nur Theile derselben zerstört werden, und Bruchstücke alter
contractiler Substanz erhalten bleiben. Die Degeneration der Muskeln
ist also eine fleck- oder heerdweise.

Wo Muskelfasern in grösserer Menge zu Grunde gegangen
sind, tritt an ihre Stelle gewöhnlich ein reichliches Fettgewebe
(lipomatöse Degeneration). Die landläufige Vorstellung, die wir bisher von den spinal gelähmten Muskeln hatten, dass es sich um eine

hochgradige Atrophie, d. i. Abnahme des Volumens der einzelnen Fasern, handle, ist falsch.

Die mikroskopische Untersuchung der spinal gelähmten Muskeln ergab die wichtige uns interessante Beobachtung, dass überall dort, wo eine heerdweise Degeneration von Muskelfasern eingetreten, gleichzeitig eine reichliche Regeneration von neuen Fasern stattfindet. Die Bildung der neuen Fasern kann continuirlich und discontinuirlich erfolgen, d. h. sie kann im Zusammenhang oder ohne directen Zusammenhang mit der alten Faser vor sich gehen.

Die Thatsache der Regeneration von neuem Muskelgewebe macht die klinische Erfahrung verständlich, dass der gelähmte Muskel sich in vielen Fällen wieder erholen, d. h. seine Function wieder aufnehmen kann.

Makroskopisch kann der spinal gelähmte Muskel verschiedene Verfärbungen aufweisen, zwischen einer normal rothen bis rosarothen oder gelbweissen Farbe kommen alle Uebergänge vor. Die drei verschiedenen Verfärbungen sieht man zuweilen an einem und demselben Muskel, eine Beobachtung, auf die schon Kunik hingewiesen hat. Sie erklären sich durch den verschieden starken, heerdweisen Untergang bezw. Regeneration von Musculatur oder deren Ersatz durch gelbes Fettgewebe.

Die wichtige Frage, ob diese verfärbten degenerirten Muskeln noch functionstüchtig sind, und ob sie für eine eventuelle Plastik noch in Betracht kommen, ist dahin zu beantworten:

Sofern noch contractile Substanz vorhanden, bezw. eine Regeneration von neuen Muskelfasern stattgefunden hat, ist der Muskel nie vollkommen, sondern nur partiell gelähmt; theoretisch müsste man nun von solchen Muskeln verlangen, dass sie je nach der Menge der erhaltenen und neu gebildeten Fasern verschieden kräftig functionirten. Dass es trotzdem nicht der Fall ist, liegt daran, dass den spinal gelähmten Muskeln zwei für ihre Contraction sehr wichtige Factoren verloren gegangen sind, nämlich die elastische Spannung und der normale Muskeltonus. Der Muskel ist im gelähmten Zustande überdehnt, nicht contractionsfähig, obschon sich oft noch genug contractile Substanz regenerirt hat, seine Kraft schlummert gewissermassen. Geben wir diesen Muskeln ihre elastische Spannung wieder, so können sie wieder functioniren. Das erreichen wir durch die Sehnenverkürzung, oder bei eventueller Transplantation derselben durch die Spannung, die wir bei der Vernähung dem Muskel geben.

B. Specieller Theil.

Im folgenden werde ich eine Reihe von Krankengeschichten geben, welche die Operationsweise bei Sehnenplastiken an der Klinik des Herrn Geheimraths Hoffa illustriren sollen. Das Material stellt keineswegs ausgewählte Fälle dar, sondern zeigt vielmehr unterschiedslos die verschiedenen Grade paralytischer und spastischer Difformitäten und Lähmungen, wie sie während eines Zeitraumes von mehreren Monaten operirt worden sind.

Bevor ich jedoch auf die einzelnen Fälle eingehe, möchte ich einige Bemerkungen über eine Art der Sehnenverkürzung am Fuss vorausschicken, die von Herrn Geheimrath Hoffa angegeben, oft angewendet, und die ich in den Krankengeschichten kurz als Verkürzung der Extensoren nach Hoffa bezeichnet habe.

Hoffa machte zum ersten Male auf dem II. Congress für orthopädische Chirurgie 1903 über diese Art der Sehnenverkürzung Mittheilung:

„Wir können in vielen Fällen von paralytischem Schlottergelenk des Fusses, sowohl beim Pes equino-varus als beim Pes equino-valgus, zur Feststellung des Fusses im rechten Winkel, also gewissermassen zum Ersatz der Arthrodese, eine tendinöse Fixation des Fusses in der erstrebten Stellung desselben dadurch erreichen, dass wir eine Verkürzung sämmtlicher Sehnen am Fussrücken des Patienten vornehmen. Die Technik dieser Operation ist eine sehr einfache. Ich mache eine Incision über den Fussrücken zum Unterschenkel herauf, lege nun mit Messer, Scheere, Pincette und Elevatorium alle Sehnen bloss, lasse dann das ganze Sehnenpacket mit einem stumpfen Haken emporziehen und verkürze nun die Sehnen dadurch, dass ich die Sehnen unter dem Haken zusammennähe. Ist die genügende Verkürzung erreicht, so wird mit einer scharfen Scheere alles überflüssig gewordene Sehnenmaterial abgeschnitten und die Hautwunde darauf vernäht. Die Heilung erfolgt in der Regel ohne jede Störung; gelegentlich stösst sich auch wohl einmal ein oder der andere Seidenfaden ab; das Endresultat wird dadurch aber nicht beeinflusst. Das Endresultat ist, wie gesagt, eine tendinöse Fixation des Fusses im rechten Winkel, so dass er zur Stütze beim Gehen und Stehen brauchbar ist. Ich gestatte mir, Ihnen einen Patienten vorzustellen, der an schwerstem paralytischen Klumpfuss litt und bei dem durch die Operation ein ideales Resultat erreicht ist. Selbstverständlich kann man diese Operation auch in Verbindung mit anderen Sehnenplastiken am Fuss gleichzeitig ausführen, auch kann man meine Operation und eine richtige Arthrodese gleichzeitig ausführen, wenn man bei starkem Schlottergelenk einen wirklichen Halt des Fusses erreichen will."

Man kann gerade nicht behaupten, dass die Operation der Verkürzung sämmtlicher Extensorensehnen auf den ersten Blick eine schöne oder gar physiologische Operation gegenüber anderen Sehnenplastiken darstellt; und doch muss man sie auf Grund der gemachten Erfahrungen als eine zweckmässige bezeichnen. In den meisten Fällen handelt es sich auch keineswegs um eine einfache tendinöse Fixation des paralytischen Spitzfusses, sondern, sofern auch nur ein functionsfähiger Muskel vorhanden ist, um eine wirkliche Plastik und Functionsübertragung auf gelähmte Muskeln. Nehmen wir z. B. den Fall, dass der Musc. extensor halluc. long. noch functionstüchtig, während Tibialis antic. und Extensor digit. comm. gelähmt sind. Durch die Verkürzung und Aneinanderlagerung der Sehnen dieser sämmtlichen Muskeln wird nun nicht nur die erforderliche Spannung hergestellt, sondern auch gleichzeitig eine Plastik und Functionsübertragung eines normalen Muskels auf gelähmte, in diesem Falle auf Tibialis anticus und Extensor comm. ausgeführt.

Ein weiterer Vortheil besteht darin, dass man sie mit anderen Plastiken beliebig combiniren kann. Eine sehr zweckmässige Combination ist z. B. bei Lähmung sämmtlicher Extensoren die Verkürzung derselben und Uebertragung einer Hälfte der Achillessehne auf das verkürzte Extensorenpacket, wodurch man in vielen Fällen die verlorene Dorsalflexion dem Fusse zurückgeben kann.

Einen Theil dieses guten Resultates müssen wir auf die durch die Verkürzung herbeigeführte Spannung der Muskeln zurückführen, deren Lähmung ja meist eine partielle ist und, wie ich gezeigt habe, oft noch zu einer mehr oder minder tauglichen Function schlummernde Muskelsubstanz aufweisen.

Als ausserordentlich zweckmässig können wir die Combination der Verkürzung der Extensoren nach Hoffa und eine Arthrodese des Talocruralgelenkes bei hochgradigem Schlotterfuss empfehlen. Will man hier eine wirklich gute Fixation erzielen, so ist bei der Arthrodese des Fussgelenkes die gleichzeitige Verkürzung der Sehnen des Fussrückens unerlässlich. In einzelnen Fällen kehrt dabei sogar eine Wiederkehr der Beweglichkeit der Zehen ein.

Man macht die Operation am besten so, dass man zunächst
sämmtliche über das Fussgelenk ziehende Sehnen von ihrer Unterlage ablöst und dieselben durch einen Sehnenhaken kräftig auf die
Seite ziehen lässt. Alsdann wird das Gelenk eröffnet, die Knorpelflächen gut zum Klaffen gebracht und dann dieselben theils mit
Meissel oder bei Kindern mit kräftigem scharfen Löffel entfernt.
Sind auf diese Weise die Knochenenden genügend angefrischt, so
werden sie in ihre alte Lage zurückgebracht und nunmehr die Sehnen
verkürzt.

Zur Technik der Operation wäre noch zu bemerken, dass man
am besten Seide verwendet, deren Stärke je nach der Stärke der zu
verkürzenden Sehnen wechseln muss. Obschon manchmal viel Seide
versenkt werden muss, so heilt sie doch meist reactionslos ein; es
sind seltene Fälle, dass später durch einen kleinen Fadenabscess sich
Fäden ausstossen. Das Resultat wird hierdurch nicht beeinträchtigt,
nur die Heilung etwas verzögert.

Wichtig ist es dagegen, dass der Sehnenstumpf nicht unmittel-
bar unter den Hautschnitt, sondern etwas seitlich von ihm zu liegen
kommt, so dass der Stumpf gut mit Haut gedeckt werden kann.
Beim Anlegen des Verbandes ist darauf zu achten, dass der mit
Haut bedeckte Sehnenstumpf keinen Druck erhält, da sonst eine
Nekrose der den Stumpf bedeckenden Haut eintreten kann.

Krankengeschichten.

a) Fälle von Pes equinus paralyticus.

E. H. aus G., 19 Jahre, Uhrmacher.

Mit 3 Jahren ist Patient angeblich infolge Erkältung erkrankt,
woraus eine Lähmung des rechten Beines resultirte. Patient ist bisher mit Elektricität und allen möglichen Kuren behandelt.

Patient seinem Alter entsprechend gebaut, etwas schmächtig.

Innere Organe ohne Besonderheiten.

Rechter Fuss hängt in Spitzfussstellung schlaff herunter, ist
passiv gut beweglich, während active Bewegungen unmöglich sind.
Nur die zweite bis fünfte Zehe lässt sich minimal nach beiden Seiten
bewegen. Das rechte Kniegelenk kann activ gebeugt und gestreckt
werden. Beim Gehen muss Patient den rechten Oberschenkel mit
der Hand fixiren. Der Unterschenkel wird mit jedem Schritt nach
vorwärts geschleudert. Beim Auftreten biegt sich dann der ge-

lähmte Fuss in starke Plattfussstellung, so dass Patient nur mit dem inneren Fussrande auftritt. Patient kann so gehen, benutzt aber sonst Krücken.

Operation: Loslösung der Extensoren. Eröffnung des Fussgelenkes, worauf die Knorpelflächen des Talus und der Tibia theils mit scharfem Löffel, theils mit Meissel entfernt werden. Darauf Verkürzung der Extensoren in typischer Weise. Der Fuss steht in rechtwinkeliger Stellung, doch hängen die Zehen, besonders die grosse, schlaff herab. Zum Zweck der Muskeluntersuchung wird ein Stückchen Musculatur aus der Wade entnommen. Die Musculatur zeigt ein gelbröthliches marmorirtes Aussehen.

Verlauf: Heilung per primam, doch wird ein ungefähr zehnpfennigstückgrosser Hautbezirk über dem Sehnenstumpf nekrotisch. Das Resultat der Operation ist folgendes: Schon am 3. Tage nach der Operation konnte der Patient die zweite, dritte und vierte Zehe des Fusses bewegen. Dagegen hängt die grosse Zehe noch ganz schlaff herunter. Es wird deshalb 4 Wochen nach der ersten Operation noch eine Verkürzung der Sehne des Extensor halluc. long. ausgeführt, so dass die Zehe nach der zweiten Operation in guter Stellung sich befindet.

Heilung per primam.

Epikrise: Es handelte sich bei dem Patienten um einen hochgradigen Schlotterfuss. Durch die Operation der Arthrodese des Sprunggelenkes und der gleichzeitigen Verkürzung sämmtlicher Extensoren nach Hoffa wurde ein sehr gutes Resultat erzielt; es kehrte sogar eine geringe Function des Extensor digit. comm. wieder, ein Beweis dafür, dass noch Reste von Musculatur vorhanden waren, die durch die Verkürzung wieder contractionsfähig wurden.

L. aus P., 13 Jahre.

Anamnese: Mit 2 ½ Jahren soll Patientin unter Fieber erkrankt und seitdem an beiden Beinen gelähmt gewesen sein. Sonst ausser Masern nie krank gewesen.

Status: Kräftig gebautes Mädchen in gutem Ernährungszustande. Brust- und Bauchorgane sind gesund. Es besteht eine totale Lähmung beider Ober- und Unterschenkel. Die Füsse hängen in Spitzfussstellung schlaff herab. Musculatur ist beiderseits total degenerirt. Es besteht ferner ein Genu valgum beiderseits von einem Winkel von 150°.

Die Patientin kann weder gehen noch stehen, bisher hat sie stets zu Bett gelegen. Irgend welche Bewegung der gelähmten unteren Extremitäten ist unmöglich. Sensibilität ist zwar erhalten, aber beiderseits stark herabgesetzt. Die Haut fühlt sich kühl an, ist von bläulich cyanotischer Farbe.

Diagnose: Totale Lähmung beider Unterextremitäten infolge Poliomyelitis anterior.

Therapie: Operation in Chloroformnarkose. Osteotomia supra-condylica nach Mac Even, beiderseits Gipsverband.

Heilung per primam nach Abnahme des Gipsverbandes nach 6 Wochen.

Eine zweite Operation wurde ausgeführt zur Beseitigung des Schlottergelenkes des linken Talocruralgelenkes. Schnitt über das Talocruralgelenk. Ablösung sämmtlicher Extensorensehnen, die stark atrophisch, morsch und mit Fettgewebe durchwachsen sind, nach Hoffa. Eröffnung des Talocruralgelenkes, Entfernung der Gelenk-flächen mit dem Meissel und scharfem Löffel, wobei constatirt wird, dass die Knorpel und Knochen ausserordentlich weich sind. Ver-kürzung der Extensorensehnen in typischer Weise. Der Fuss steht jetzt in rechtwinkliger Stellung. Gipsverband. Heilung per primam.

Epikrise: Der Fuss steht nach Abnahme des Gipsverbandes in guter rechtwinkliger Stellung. Es sollte in diesem Falle der Versuch einer Arthrodese gemacht werden, welche durch eine Com-bination der arthrogenen und tendinogenen Fixation gut erreicht wurde. Eine Wiederkehr der Function der Unterschenkelmusculatur war natürlich ausgeschlossen. Patientin bekam zwei Schienenhülsen-apparate mit Corset, in welchen sie gehen und stehen kann.

P. aus S., 15 Jahre, Schülerin.

Mit 6 Jahren Kinderlähmung. Danach Lähmung beider Beine, so dass Patientin weder gehen noch stehen konnte. Letzteres lernte sie im Laufe des Jahres wieder, aber nur ausserordentlich mühsam. Dagegen kehrte die normale Stellung der Füsse nicht mehr zurück, die Füsse hingen schlaff herab.

Status: Kräftig gebautes, in gutem Ernährungszustande be-findliches Mädchen. Brust- und Bauchorgane normal. Beide Füsse befinden sich in extremster Spitzfussstellung und hängen schlaff herab. Der linke Fuss befindet sich dazu in leichter Varusstellung. Die Füsse können leicht passiv in eine normale Mittelstellung gebracht werden, fallen aber sofort in ihre alte Stellung zurück. Beim Auftreten stellt sich der rechte Fuss in leichte Valgusstellung; dabei spannt sich die Achillessehne straff an.

Eine Bewegung im Sinne der Extension, sowie eine Bewegung der rechten Zehen ist unmöglich, links können die Zehen flectirt werden. Patientin kann stehen, geht mit Stützen aber ausserordentlich mühsam, dabei watschelt sie sehr stark.

Operation: Rechter Fuss. Es wird der Peroneus brevis hinter der Achillessehne durchgezogen und derselbe an die Tuberositas ossis navicularis periostal befestigt. Verlängerung der Achillessehne. Dann Verkürzung der Extensoren nach Hoffa.

Linker Fuss. Verkürzung der Extensoren nach Hoffa.

Verlauf: Per primam. Massage, Gymnastik, Schienenhülsenapparate, Corset.

Rechter Fuss kann activ leicht dorsal flectirt werden. Die Stellung beider Füsse ist gut.

Epikrise: In diesem Falle konnte durch die Verkürzung der Extensoren nur eine tendinöse Fixation beider Füsse beabsichtigt sein, die auch vollkommen erreicht worden ist. Dadurch ist der Gang der Patientin ein bedeutend besserer geworden; sie tritt jetzt mit beiden Füssen mit voller Sohle auf.

b) Fälle von Pes equino-varus paralyticus.

Frau M. O. aus B., 25 Jahre.

Anamnese: Mit 2 Jahren Kinderlähmung. Allmählich bildete sich eine starke Deformität des linken Fusses aus im Sinne eines Spitzklumpfusses.

Status: Mittelkräftige, in mittlerem Ernährungszustande befindliche Patientin. Der linke Fuss befindet sich in starker Equinovarusstellung. Vorderfuss in starker Adduction, Dorsalflexion unmöglich. Beim Gang legt sich der Fuss derart um, dass Patientin mit dem Malleolus later. den Boden berührt. Patientin trägt einen Schuh, der den Fuss einigermassen in die normale Stellung drängt.

Operation: Zunächst wird der Fuss in Chloroformnarkose manuell redressirt, in normale Stellung gebracht, die sogar etwas übercorrigirt wird, so dass der Fuss in leichter Valgusstellung steht. Nach 8 Tagen Abnahme des Verbandes. Der Fuss kehrt aber sofort in seine alte Stellung zurück.

Operation in Chloroformnarkose.

Es wird die Achillessehne freigelegt, dieselbe längs gespalten bis hoch in den Muskel hinauf, der gelbröthlich aussieht. Dann Schnitt über das Gelenk auf der Dorsalfläche. Verkürzung der Extensoren nach Hoffa. Annähen des lateralen Zipfels der Achillessehne, der unter der Haut durchgezogen wird, an das verkürzte Extensorenpacket. Naht. Gipsverband.

Verlauf: Per primam. Schienenhülsenapparat. Gymnastik. Massage. Stellung normal.

Epikrise: Kosmetisch wurde bei dem hochgradigen Spitzklumpfuss, der starr fixirt war, ein sehr schönes Resultat erzielt. Der Fuss befindet sich in normaler Stellung, die Patientin tritt mit ganzer Sohle auf. Functionelles Resultat: 12 Wochen nach der Operation active Dorsalflexion.

M. H. aus D., 15 Jahre, Schülerin.

Seit dem 3. Lebensjahre hat sich links ein Klumpfuss entwickelt, wahrscheinlich infolge von Kinderlähmung. Vor 3 Jahren Veitstanz.

Gut entwickeltes Mädchen. Herz und Lungen gesund.

Linker Fuss ist stark adducirt, nach innen rotirt, supinirt.

Auf dem äusseren Fussrande findet sich über der Basis des fünften Metatarsalknochens eine Schwiele, ebenso eine solche über dem Talus unterhalb des Malleol. extern. Beide sollen vom Tragen von Schienen herrühren.

Die Plantar- und Dorsalflexion des linken Vorderfusses ist, wenn auch in geringem Grade, möglich.

Operation in Chloroformnarkose. Verkürzung der Extensoren nach Hoffa mit offener Verlängerung der Achillessehne nach Bayer.

Verlauf: Heilung per primam. Fixation im Gipsverband durch 8 Wochen. Danach Massage und active Bewegung. Nach 6wöchentlicher Nachbehandlung Stellung des Fusses normal. Dorsal- und Plantarflexion haben sich bedeutend gebessert. Supi- und Pronationsbewegung möglich, aber nur schwach.

H. Sch. aus R., 42 Jahre (s. auch S. 624).

Operation: Zunächst wird eine Redression beider Klumpfüsse im Stille'schen Osteoclasten vorgenommen. Die redressirten Füsse werden in möglichst guter Stellung im Gipsverband fixirt. Die Stellung des linken Fusses ist eine leidliche.

Nach 8 Tagen Abnahme des Gipsverbandes. Die Füsse nehmen darauf sofort wieder ihre alte Stellung ein.

Darauf Operation in Chloroformnarkose. Es wird zunächst eine Verkürzung der Extensorensehnen des linken Fusses in typischer Weise nach Hoffa ausgeführt, und zwar auf der lateralen Seite mehr wie auf der medialen Seite. Abgesehen von einer mittelstarken Adduction des Vorderfusses ist die Stellung des Fusses eine gute.

Verlauf: Der linke Fuss steht mit Ausnahme einer geringen Adductionsstellung des Vorderfusses normal. Der Patient kann jetzt mit ganzer Sohle auftreten. Dorsal- und Plantarflexion in mässigem Umfange möglich, Supination und Pronation nur in geringem Maasse.

Epikrise: Es wurde also hier in der Hauptsache eine Correction der Stellung des starken, starr deformirten Klumpfusses durch die Verkürzung der Extensoren erreicht, ein Resultat, welches immerhin bei der schweren Deformität und dem Alter des Patienten als ein sehr zufriedenstellendes bezeichnet werden muss.

c) Fälle von Pes equino-valgus paralyticus.

F. St., aus O., 10 Jahre, Gymnasiast.

Als Patient 4 Jahre alt war, hatte er eine fieberhafte Erkrankung; es trat im Anschluss eine Lähmung beider Beine auf; doch erholte sich das rechte Bein wieder, während das linke gelähmt blieb. 1899 unterzog sich der Patient einer Operation, doch kehrte der Fuss in seine alte Stellung zurück.

Status: Mittelkräftiger, in mittlerem Ernährungszustande befindlicher Knabe. Brust- und Bauchorgane gesund.

Der linke Fuss steht in Valgusstellung, er hängt schlaff herab. Der innere Fussrand ist gesenkt, der äussere gehoben. Ueber dem Fussgelenk eine Narbe (frühere Plastik). Plantarflexion möglich. Wadenmusculatur degenerirt.

Operation: Verkürzung der Extensorensehnen nach Hoffa. Verlängerung der Achillessehne nach Bayer. Peroneus brevis wird an die Tuberositas ossis navicul. befestigt, und zwar vermittelst kurzer Seidensehne, da die Sehne nicht bis zur Tuberositas reicht.

Verlauf: Heilung per primam. Stellung des Fusses sehr gut. Patient wird zur Nachbehandlung nach auswärts entlassen.

Epikrise: Dass nach der ersten Plastik ein Recidiv eintrat, hat seinen Grund darin, dass der operirte Fuss nur etwa 3 Wochen im Gipsverband fixirt war. In dieser kurzen Zeit konnte unmöglich eine feste Vereinigung der Sehnenwunden stattfinden. Es zeigt dieser Fall also, wie wichtig eine längere Fixation bei erfolgter Sehnenplastik ist.

E. N. aus R., 20 Jahre.

Anamnese: Beginn der Erkrankung nicht bekannt, angeblich angeboren. Verschlimmerung nach Diphtherie im 5. Lebensjahre. Patientin ging gut bis zu ihrem 16. Jahr, seitdem hohe Sohle. In der letzten Zeit Steigerung der Beschwerden, leichtes Ermüden und öfter Schmerzen im ganzen Bein.

Status: Parese der Extensoren und des Musc. tib. ant., rechts Verkürzung der Wadenmuskeln. Pes equino-valgus.

Operation: Tenotomie der Achillessehne nach Bayer offen. Verkürzung der Extensoren, Ueberpflanzung des Musc. peroneus brevis auf das Os naviculare. Gipsverband.

Verlauf: Ungestörte Heilung. Fuss steht gut. Weiterer Verlauf steht noch aus.

R. St. aus B., 12 Jahre, Gymnasiast.

Eltern leben, Geschwister gesund. Masern und Keuchhusten mit 10 Jahren.

Patient hat mit 5 Jahren eine fieberhafte Erkrankung durchgemacht, infolge deren eine Lähmung des linken Fusses zurückblieb. Trotz Massage und elektrischer Behandlung bekam der Fuss eine abnorme Haltung, so dass Patient, um gehen zu können, einen Apparat tragen musste.

Status: Grosser, schlanker, im mittleren Ernährungszustande befindlicher Knabe. Brust- und Bauchorgane gesund.

Der linke Fuss befindet sich in Valgusstellung, dazu geringe Spitzfussstellung. Der innere Fussrand stark gesenkt, der äussere gehoben. Die Tuberosit. ossis navicularis berührt beim Aufsetzen des Fusses den Boden, trägt einen Schleimbeutel. Condylus medialis steht ebenfalls tiefer. Supination des Fusses und Dorsalflexion unmöglich.

Operation in Chloroformnarkose. Verkürzung der Extensoren. Abspaltung eines Theiles der Achillessehne, der auf das verkürzte Extensorenpaket aufgenäht wird. Peroneus brevis wird an die Tuberositas ossis navicul. angenäht.

Verlauf: Heilung per primam. Fixation des operirten Fusses

Beiträge zur Sehnenplastik.

im Gipsverband während 10 Wochen. Danach energische Massage und active Bewegungen. Erfolg war ein guter. Stellung des Fusses ganz normal. Plantar- und Dorsalflexion in ausgiebiger Weise möglich. Supination ebenfalls möglich. Patient wird mit Schienenstiefel entlassen.

E. W. aus St., 8 Jahre.

Mit 1½ Jahren erkrankte das Kind mit Erbrechen und Unwohlsein. Gelähmt waren nach Ausspruch von Prof. Heubner linkes Bein, Gesäss und Rückenhälfte. Nach längerer Behandlung ging die Lähmung zurück bis auf den Unterschenkel. Vor 3 Jahren wurde sie operirt, ausserdem ist sie seitdem ständig massirt worden. Verschlechtert hat sich der Zustand nicht.

Status: Kräftig gebautes Mädchen im mittleren Ernährungsstande. Innere Organe ohne pathologischen Befund. Der linke Unterschenkel ist bedeutend schwächer wie der rechte, der linke Fuss steht in Plattfussstellung und sinkt plantarwärts über. Die Achillessehne ist stark gespannt, die Extensoren sind gelähmt, reagiren auch nicht auf faradischen Strom. Die Peronei und Flexoren des Unterschenkels sind functionsfähig. Ueber dem Fussgelenk befinden sich auf beiden Seiten des Gelenks zwei ca. 10 cm lange, feine, reizlose Narben, von der früheren Operation herrührend.

Operation: Verkürzung der Extensoren. Der Peroneus wird freigelegt und an der Ansatzstelle losgelöst. Nachdem die Achillessehne nach Bayer subcutan verlängert ist, wird mit dem Elevatorium vom Peroneus (an der Stelle, wo der Muskel in die Sehne übergeht) ein Weg unter der Achillessehne zur inneren Seite des Fusses gebahnt, die Peroneussehne dort durchgezogen und unterhalb und vor dem Malleol. int. mit dem Periost fest vernäht. Hautnähte. Gipsverband in leichter Varusstellung des Fusses.

Nach Abnahme des Verbandes wird das Kind regelmässig massirt (Fuss, Unter- und Oberschenkel), besonders auch die Flexoren des Knies, die fast gar nicht functioniren, während der Quadriceps relativ kräftig ist. Der Fuss befindet sich in normaler Stellung.

Schienenhülsenapparat.

Verlauf: Allmählich geringe active Bewegungen der Fussgelenke im Sinne von Abduction und Adduction in geringer Excursionsgrösse möglich.

Bei der Entlassung steht der Fuss in guter Stellung, erlaubt in geringer Excursionsgrösse Abduction und Abduction; die kleine Zehe für sich kann ebenfalls flectirt und gestreckt werden. Die Knieflexoren sind bedeutend kräftiger geworden.

O. B. aus B., 15 Jahre, Gymnasiast.

Vater starb an Schlaganfall. Gehirnhautentzündung angeblich vor 9 Jahren. Danach Kinderlähmung; es soll der ganze Körper gelähmt gewesen sein, so dass der Patient einen Hessing-Apparat tragen musste. Die Lähmung ging allmählich zurück, bis auf den rechten Fuss. Derselbe hing meist schlaff herab. Ostern 1903 wurde eine Tenotomie der Achillessehne gemacht.

Status: Grosser, kräftiger Patient. Brust- und Bauchorgane gesund. Patient trägt ein Corset; es besteht eine Kyphoskoliose.

Der linke Fuss hängt in Spitzfussstellung schlaff herab; äusserer Fussrand gehoben, innerer gesenkt; bei Dorsalflexion, die gut möglich, weicht der Fuss stark in Valgusstellung ab. Wadenmusculatur atrophisch. Beine gleich lang.

Operation: Verkürzung der Extensorensehnen nach Hoffa, und zwar auf der medialen Seite stärker, wie auf der lateralen.

Heilung per primam. Im Gipsverband entlassen.

Nach 6wöchentlicher Behandlung mit Massage, Bädern, Elektrisiren, Uebungen sind alle Bewegungen, wenn auch in behindertem Maasse möglich.

d) Fälle von Quadricepslähmung.

E. Ph. aus L., 4 1/2 Jahre.

Eltern leben, gesund. Mit 12 Monaten hatte Patient nach Aussagen der Mutter im Anschluss an einen Fall eine fieberhafte Erkrankung, 1 Woche lang. Während er vorher laufen konnte, ging es nachher nicht mehr, obschon er 2 Jahre mit Massage und Elektrisiren behandelt wurde; das ganze rechte Bein blieb schwächer als das linke.

Status: Leichtes rechtes Genu valgum, der Fuss steht in Spitzfussstellung. Etwas Hohlfuss. Das Bein im ganzen knapp 1 cm verkürzt, Musculatur gleichmässig degenerirt, auch die der Nates, Haut cyanotisch. Parese verschiedenen Grades in den einzelnen Gruppen, besonders der der Strecker. Die Fussspitze kann etwas flectirt und gestreckt werden; Patient kann das Knie nicht activ strecken, wird es passiv bis zur Wagerechten gehoben, so fällt es herab. Abduction und Adduction im Hüftgelenke ausführbar.

Therapie: Operation in Chloroformnarkose. 1. Quadricepsplastik. Ueberpflanzung der Sehne des lateralen Kopfes des gut
erhaltenen Musc. biceps fem. auf den äusseren, der Sehne des Musc.
semitendinosus auf den inneren Rand der Patella, vermittelst peri-
ostaler Naht.

2. Verkürzung der Extensoren des Fusses. Gipsverband von
den Zehen bis zum Damm.

Die Sehnen des Biceps und Semitendinosus waren lang genug,
um sie an den Rand der Patella zu befestigen. Heilung per primam.

Stellung des Fusses genau rechtwinklig. 8 Wochen Gipsverband, darauf Schienenhülsenapparat.

Täglich Massage, Elektrisiren, Bäder.

Das functionelle Resultat am rechten Fuss ist ein zufriedenstellendes. Alle Bewegungen sind ausführbar, aber noch behindert.

Als nach 2monatlicher Nachbehandlung der Patient entlassen
wird, kann er den Unterschenkel einige Zeit in wagrechter Haltung
halten.

W. K., aus L., 10 Jahre.
Anamnese: Eltern sind gesund. Patient erkrankte angeblich
mit ½ Jahr, woraus eine Lähmung des rechten Fusses und linken
Beines resultirte. Mit ³/₄ Jahren wurde Patient deswegen von
Prof. Wolf operirt, und zwar soll durch die Operation ein Spitzfuss
corrigirt worden sein. Seitdem hat Patient beständig Schienen getragen, mit denselben auch ganz gut gehen können.

Status: Knabe von mittlerem Ernährungszustand. Hautfarbe
ziemlich blass.

Herz, Lungen ohne Besonderheiten. Thorax ziemlich flach.

Wirbelsäule zeigt rechts convexe Dorsal-, links convexe Lumbalskoliose, die sich jedoch leicht ausgleichen lassen.

Rechtes Bein im Hüft- und Kniegelenk activ und passiv
gut beweglich. Fuss steht in Valgusstellung. Unterhalb des Malleol.
int. eine grosse Druckschwiele. Der rechte Fuss kann dorsal- und
plantarwärts gebeugt werden, bleibt aber dabei in der Valgusstellung.

Die Achillessehne sowie die Sehnen der Extensoren springen
bei activen Bewegungen stark vor; der Musc. tibial. antic. dagegen
ist functionsuntüchtig.

Linkes Bein erscheint vollkommen gelähmt. Extremität

blauröthlich verfärbt. Nägel zeigen trophische Störungen. Bei Aufforderung, zu extendiren, adduciren, abduciren und flectiren im Hüftgelenk, verschiebt Patient sein Becken und täuscht so eine geringe Beweglichkeit vor.

Die Muskeln des Unterschenkels und Fusses sind ebenfalls vollkommen gelähmt.

Im Hüftgelenk lassen sich passive Bewegungen über das normale Maass ausführen, wobei man ein knackendes Geräusch vernimmt, ebenso im Kniegelenk, welches in Valgusstellung steht und eine geringe Beugecontractur zeigt, und im Fussgelenk, welches den Typus eines Schlottergelenks darstellt. Wenn Patient geht, so wirft er mit einer stossenden Bewegung des Beckens seinen gelähmten linken Schenkel vor, fixirt denselben mit der Hand. Ebenso richtet er sich aus liegender Stellung auf, indem er den Oberschenkel mit der Hand fixirt.

Beide Füsse werden in starker Valgusstellung aufgesetzt.

Operation in Chloroformnarkose. Am rechten Fuss wird die Tenotomie der Tendo Achillis ausgeführt. Sodann die Ueberpflanzung der Sehne des Musc. peroneus brevis auf die Tuberos. oss. navicular. Verkürzung der Extensorensehnen nach Hoffa.

Am linken Beine: Die Sehnen des Musc. biceps und Musc. semimembranosus werden von ihrer Ansatzstelle losgelöst und durch eine direct unter der Haut angelegte Tasche nach vorne gebracht; erstere direct, letztere, da sie sich als zu kurz erwies, mittelst einer Brücke von Seidenfäden mit dem Periost der Patella vernäht. Die Muskelbäuche sind von rother Farbe und scheinen normal zu sein. Gipsverbände an beiden Beinen.

Verlauf: Heilung per primam. Nach 8 Wochen Abnahme des Gipsverbandes. Der rechte Fuss steht in guter Stellung. Patient wird täglich massirt und elektrisirt, bekommt dazu warme Bäder.

Resultat ist ein gutes.

R. aus R., 3 Jahre.

Anamnese: Eltern und Geschwister gesund. Das Kind ist seit 2½ Jahren gelähmt infolge Poliomyel. ant.

Vor 6 Wochen wurden ausserhalb an beiden Füssen Tenotomien gemacht und ein Gipsverband angelegt, der 4 Wochen getragen wurde. Dann erhielt er Schienenhülsenapparate.

Status: Seinem Alter entsprechend gebautes Kind. Haut, Schleimhäute rein. Keine Drüsen, keine starken rhachitischen

Symptome. Herz, Lungen gesund. Lebergrenzen normal, Milz nicht palpabel.

Beide Füsse stehen in Spitzklumpfussstellung. Unterschenkelmusculatur gelähmt. Zehen werden gebeugt, Oberschenkel können flectirt, ab- und adducirt werden, doch kann der rechte nicht gestreckt werden.

Operation in Chloroformnarkose. Rechts Quadricepsplastik. Es wird an der Aussenseite der kräftige, dunkelrothe Biceps, an der Innenseite der blasse, gelbröthliche Semitendinosus in ziemlicher Ausdehnung freigelegt und durch einen subcutanen Kanal auf die Streckseite gebracht, woselbst die Enden unter stärkster Spannung periostal auf den oberen Rand der Patella genäht werden. Fortlaufende Naht. Gipsverband in Streckstellung.

Linkes Bein: Verlängerung der Achillessehne offen nach Bayer, wobei die Sehne nicht in typischer Weise auseinander weicht, sondern durchreisst. Sie zeigt eine ausserordentlich starre Beschaffenheit. Naht derselben mit zwei dünnen Seidenfäden. Verkürzung der Extensoren nach Hoffa; die Nähte greifen an der lateralen Seite des Sehnenpaketes weiter, so dass hier eine stärkere Verkürzung stattfindet. In gut corrigirter Stellung Gipsverband.

Verbandwechsel. Wunden reactionslos. Erneuerung der Gipsverbände.

Epikrise: Es dürfte sich empfehlen, die Verlängerung der Achillessehne stets offen vorzunehmen; einmal, weil wir auf diese Weise die Einkerbung der Sehne in exacter Weise vornehmen können, andererseits die Sehne durch ein paar Nähte sofort wieder vereinigt werden kann, wenn dieselbe einmal in atypischer Weise reisst, wie es in diesem Falle geschah und öfter vorkommt, als man gewöhnlich annimmt.

Verlauf steht noch aus.

P. Sch. aus Th., 4½ Jahre.

Anamnese: Patient hat mit 3 Jahren eine fieberhafte Erkrankung durchgemacht; es entstand eine Lähmung des rechten Beines. Patient konnte von nun an nicht mehr gehen und auf dem rechten Beine stehen. Trotz Elektrisiren, Massage blieb der Zustand ein dauernder.

Status: Kräftiger Knabe in gutem Ernährungszustande. Herz und Lungen gesund.

Die Musculatur des rechten Beines atrophisch; besonders die Oberschenkelmusculatur. Der Fuss befindet sich in Equino-varusstellung. Zehen können bewegt werden; andere Bewegungen sind unmöglich. Patient kann den Unterschenkel nicht strecken, hebt man ihn passiv bis zur Wagrechten, so fällt er schlaff herab. Es besteht eine Lähmung des Quadriceps, auch die Beuger sind bis auf den Musc. biceps gelähmt.

Operation in Narkose. Bei einer Probeincision auf den Musc. tensor fasciae latae erweist sich derselbe von normalem Umfang und Farbe, während die anderen Muskeln ein gelbröthliches Aussehen darbieten. Da er zum Ersatz des gelähmten Quadriceps sehr geeignet erscheint, wird er sorgfältig hoch hinauf mobilisirt und an den oberen Rand der Patella periostal durch einige kräftige Seidenfäden befestigt.

Der Spitzklumpfuss wird durch Verkürzung der Extensoren nach Hoffa beseitigt. Naht, Gipsverband.

Verlauf: Heilung per primam.

Der Erfolg einer Quadricepsplastik hängt in erster Linie von dem zur Verfügung stehenden Muskelmaterial, in zweiter Linie von dem Grade der Spannung ab, mit welchem die Muskeln vernäht werden. Wir stimmen in diesem Punkte vollkommen mit Lange überein.

Was die von uns zur Quadricepsplastik benutzten Muskeln angeht, so bevorzugen wir im allgemeinen von den Beugemuskeln den Mus. biceps femoris und den Musc. semitendinosus, sofern sie beide, aber wenigstens einer, einen gesunden Muskelbauch aufweisen. Wir weichen aber sofort von dieser Regel ab, wenn ein anderer Muskel durch sein gutes Aussehen eine grössere Aussicht eines guten Erfolges bietet. Man muss eben auch hier individualisiren. So benutzten wir in einem Fall den Tensor fasciae latae, in einem anderen erschien der Musc. semimembranosus besser wie der semitendinosus. Da er aber zu kurz war, so wurde er durch vier Seidenfäden verlängert und dieselben periostal unter starker Spannung an der Patella befestigt.

In erster Linie verbürgt also das gute Muskelmaterial den Erfolg, in zweiter Linie der Grad der Spannung der transplantirten Sehnen. Ein Beweis dafür bildet der schon im allgemeinen Theil besprochene Fall. Hier standen uns die Beuger als gelbverfärbte, makroskopisch vollständig degenerirte Muskeln zur Verfügung. Wir liessen es in diesem verzweifelten Falle auf einen Versuch ankommen, brachten den Biceps und die vorher durch Naht vereinigten Musculi semitendinosus und semimembranosus nach vorn, wo sie unter stärkster Spannung periostal an der Patella befestigt wurden. Der Erfolg war ein recht befriedigender. Während der Patient vor der Operation den Unterschenkel nicht strecken und in wagrechter Stellung halten konnte, konnte er nach der Operation denselben mit Leichtigkeit strecken und ihn eine Zeitlang in gestreckter Stellung halten.

Die Erklärung für diese auffällige Thatsache ist die, dass in den makroskopisch schwer degenerirten Muskeln noch genug Reste und neugebildete Fasern vorhanden waren, die wieder wirken konnten, als die elastische Spannung der Muskeln wieder hergestellt war.

Sind die Sehnen bei der Plastik nicht lang genug, so verlängern wir sie nach Lange mit Seide. Wir thun das nicht nur bei der Quadricepsplastik, sondern auch unbedenklich in jedem anderen Falle, wenn die Sehnen bis zum neuen Insertionspunkte nicht ausreichen. Es bleibt eben nichts anderes übrig, und dass Seide bei peinlicher Asepsis reactionslos einheilt, steht nach unseren Erfahrungen ausser jedem Zweifel.

Ueberhaupt erscheint uns die Streitfrage: „alte oder periostale Methode" nicht so wichtig, wir nehmen das gute von beiden, wie aus unseren Krankengeschichten hervorgeht. Beide Methoden schliessen sich nicht aus, sondern ergänzen sich, wie Hoffa treffend auf dem II. Orthopädencongress betont hat. Weitere Erfahrungen müssen die genauere Abgrenzung der Indicationen für die eine oder andere Methode erbringen.

e) Fall von Pes calcaneus.

F. T. aus B., 13 Jahre, Arbeiterkind.

Patientin hat mit 1 ½ Jahren eine fieberhafte Erkrankung durchgemacht — angeblich Lungenentzündung und gastrisches Fieber —, wonach beide Beine gelähmt waren. Kind konnte früher gut laufen, gleich nach der Erkrankung jedoch gar nicht mehr. Dieser Zustand besserte sich nach einigen Monaten, so dass das Kind wieder gehen konnte. Im Laufe der Zeit haben sich die Contracturen eingestellt. Sonst ist Patientin nie krank gewesen.

Status: Kräftig entwickeltes, gut genährtes Kind mit ungestörtem Allgemeinbefinden. Innere Organe ohne pathologischen Befund. Temperatur normal. Puls normal.

Harn frei von Albumen und Zucker.

Kind hat Beschwerden beim Gehen, kann sich nur fortbewegen, wenn sie mit den Händen das rechte Knie festhält. Patientin tritt rechts mit der Ferse auf, der Fuss steht in Valgusstellung. Links tritt sie ebenfalls mit der Ferse auf, der Vorderfuss ist plantarwärts reflectirt.

Die Musculatur beider Oberschenkel ist gut erhalten bis auf den rechten Quadriceps, der sich schwächer und schlaffer anfühlt, doch kann Patientin das rechte Bein ebenfalls bewegen. Die Patellarreflexe sind stark herabgesetzt, rechts mehr als links.

Am rechten Unterschenkel sind die Flexoren und die Peronei gut erhalten, alle übrigen Muskeln sind gelähmt resp. geschwächt, die Zehen können jedoch bewegt werden.

Am linken Unterschenkel sind die Flexoren gelähmt, ebenfalls die Extensoren.

Diagnose: Pes calcaneo-valgus paralyticus sinister.

Pes calcaneus excavatus paralyticus dexter.

Therapie: Operation in Chloroformnarkose.

Am rechten Fuss werden die Peronei abgelöst und an das Periost der Tuberositas ossis navicularis angenäht, die Achillessehne wird verkürzt. Der Fuss wird in normaler Stellung eingegipst. Am linken Fuss wird die Plantarfascie tenotomirt, der hintere Theil des Calcaneus abgemeisselt, nach hinten verschoben und so eine neue Ferse gebildet. Die Achillessehne wird durch Faltennaht verkürzt, der Peron. long. wird auf die Tuberositas ossis navic. überpflanzt, der Fuss in normaler Stellung eingegipst.

Normaler Wundverlauf, Abnahme des Verbandes links, Fäden entfernt, neuer Gipsverband.

Abnahme des rechten Verbandes, Herausnahme der Fäden, neuer Gipsverband.

Gutes Resultat an beiden Füssen.

f) Fall von spinaler Kinderlähmung am Oberarm.

Sp. aus R., 3 Jahre.

Anamnese: Eltern wissen über die Erkrankung des Kindes nur so viel anzugeben, dass mit 1½ Jahren nach einer fieberhaften Erkrankung eine Lähmung des linken Armes eintrat, die sich im Laufe einiger Monate so weit besserte, dass der Unterarm wieder fast normal wurde, während eine Lähmung der Oberarmmusculatur zurückblieb.

Status: Mittelkräftiges, in gutem Ernährungszustande befindliches Kind. Temp. afebril. Herz und Lungen gesund.

Der linke Arm hängt schlaff herab. Die Musculatur des Oberarmes ist stark atrophisch, besonders die Schultermusculatur (Deltoideus). Unter dem Proc. coracoideus eine Grube, so dass man mit den Fingern zwischen ihn und den Oberschenkelkopf eindringen kann.

Der kleine Patient kann mit den Oberarmen keine Bewegungen ausführen.

Operation: Loslösung des Musc. cucullaris von seiner Ansatzstelle durch einen Schnitt, der über die Spina scapulae des Acromion bis auf die Clavicula geführt wird; ein zweiter Schnitt in der Längsrichtung des Oberarms legt den Deltoidesansatz frei, Farbe des Musc. cucullaris tiefroth, die des Deltoides gelblichweiss degenerirt.

Nach genügender Mobilisation des Musc. cucullaris wird er an die Circumferenz des Oberarms in der Höhe der Ansatzstelle des Musc. deltoideus angenäht. Der Arm wird in wagrechter abducirter Stellung verbunden.

Verlauf: Nach 10 Tagen Entfernung der Nähte. Heilung per primam. Der Arm soll noch 8 Wochen lang in abducirter Stellung fixirt bleiben.

Epikrise: Leider lässt sich in diesem Falle über das Endresultat nichts aussagen, da die Eltern mit dem Kind 14 Tage nach der Operation in die Heimath zurückreisten.

An diese Fälle von spinaler Kinderlähmung reihen sich 2 Fälle von cerebraler Hemiplegie und einer traumatischen Peroneuslähmung an, bei denen ebenfalls Sehnenplastiken ausgeführt wurden.

g) Fälle von cerebraler Hemiplegia.

E. W., 13 Jahre.

Vater starb an unbekannter Krankheit. Mutter und Geschwister gesund. Von Kinderkrankheiten nichts bekannt. Als die Patientin 1½ Jahr alt war, soll sie einen Schlaganfall gehabt haben, darnach soll der linke Arm und der linke Fuss gelähmt gewesen sein. Laufen hat sie erst mit 6 Jahren gelernt. Wann sie zu sprechen gelernt, ist unbekannt.

Status: Kräftiges, in gutem Ernährungszustande befindliches Mädchen. Temperatur normal. Brust- und Bauchorgane gesund. Es fällt auf, dass der linke Arm schlaff herunterhängt und dass die Musculatur des Ober- wie des Unterarms bedeutend schwächer entwickelt ist wie rechts.

Umfang des linken Oberarms in der Mitte $= 19\frac{1}{2}$ cm

„   „   rechten   „   „   „   „ $= 22\frac{1}{2}$ „

„   „   linken Unterarms „   „   „ $= 19\frac{1}{2}$ „

„   „   rechten   „   „   „   „ $= 22$ „

Die linke Hand hängt in Pronationsstellung herunter. Die Finger sind flectirt, der Daumen in die Hand eingeschlagen. Supinationsbewegungen des linken Unterarms fast unmöglich, dabei äussert die Patientin Schmerzen und gibt an, dass sie im Ellenbogen einen Krampf verspüre. Die Finger können passiv nur unter Ueberwindung eines leichten Widerstandes gestreckt werden, activ ist es unmöglich. Der linke Daumen kann nicht abducirt werden. Wenn man den Unterarm (links) passiv im Ellenbogen beugt, spannt sich die Sehne des Biceps als ein contrahirter, fester Strang an, überhaupt dabei die ganze Musculatur des Oberarms. Die Haut des linken Armes ist bläulich gefärbt und fühlt sich kalt an. Der linke Fuss befindet sich in ganz leichter Equino-varus-Stellung, active und passive Bewegungen nach allen Richtungen möglich, das ganze Bein ist weniger stark entwickelt; die Musculatur um ein Geringes atrophischer wie rechts; die Verkürzung des ganzen Beines 1 cm. Der Gang ein leicht hinkender, die linke Beckenhälfte steht tiefer, es besteht eine leichte Skoliose.

Operation: a) Loslösung des Pronator teres vom Condylus intern.

b) Durchschneidung des Lacertus fibrosus und der Sehne des Biceps in der Armbeuge.

c) Schnitt über der Dorsalfläche des Handgelenks, Verkürzung der Sehnen des Extensors digitorum comm. und digiti quinti, derart, dass die Hand und Finger in extremster Hyperextension stehen. Gipsverband.

Verlauf: Heilung per primam. Nach 10 Tagen Entfernung der Nähte. Nach 4 Wochen neuer Gipsverband. Die Hand steht gut, in starker Hyperextension. Die Fingerspitzen können gebeugt werden. 8 Wochen nach der Operation wird mit Bädern, vorsichtiger Massage, aktiven und passiven Bewegungen der Finger begonnen.

Das Resultat einer 6wöchentlichen Nachbehandlung ist folgendes:

Die Hand steht in wagrechter Stellung, die Finger können vollkommen gestreckt werden, ausser dem Daumen, der nicht abducirt werden kann. Die Finger können zur Faust geballt werden, dabei steht die Hand in leichter Dorsalflexion. Die Kraft ist zwar noch bedeutend herabgesetzt, hat sich aber bedeutend gehoben. Der Arm kann im Ellenbogen vollkommen gebeugt werden. Der Krampfzustand in der Musculatur ist vollkommen verschwunden. Die Supination der Hand fast vollkommen möglich. Die gesammte Musculatur des Ober- wie des Unterarms hat sich bedeutend gekräftigt und ist voluminöser geworden.

Epikrise: Durch die Operation haben wir zunächst in cosmetischer Hinsicht einen guten Erfolg erzielt. Die Hand sieht fast wie eine normale aus, auch das functionelle Resultat kann als ein gutes bezeichnet werden. Die Patientin kann Pronations- wie auch Supinationsbewegungen ausführen, sie kann die Finger strecken und beugen, die Krampfzustände haben vollkommen aufgehört. Die Patientin wird am 15. September entlassen.

J. D. aus S., 8 Jahre.

Eltern leben, Vater lungenkrank. Keine Kinderkrankheiten. Mit 8 Monaten, nach Angaben der Mutter, Kinderlähmung. Mit 3 Jahren fing die Patientin an zu laufen, der Gang war von Anfang an unbeholfen, sie schleppte den linken Fuss immer nach. Das linke Knie konnte nicht vollständig gestreckt werden.

Die Finger krümmten sich stets und waren in die Hohlhand eingeschlagen.

Die Patientin wurde eine lange Zeit massirt und elektrisirt ohne Besserung.

Status: Mittelkräftiges Mädchen, in mittlerem Ernährungszustande. Temperatur afebril. Brust- und Bauchorgane gesund.

Der linke Arm wird im Ellenbogen- und Handgelenk flectirt gehalten. Die Finger befinden sich in Flexionsstellung, die ganze Hand hängt in typischer Pronationsstellung herab.

Active Bewegungen sind im Handgelenk nicht möglich, ebenso wenig können die Finger bewegt werden. Dagegen können passive Bewegungen nach allen Richtungen ausgeführt werden, wobei bei der Extension des Handgelenks, sowie der Finger, ein mässiger Widerstand zu überwinden ist.

Im Ellenbogengelenk ist active Bewegung möglich, und zwar Flexion fast vollkommen, die Extension ist nicht vollkommen, ganz unmöglich ist jedoch die Supination des Vorderarmes.

Operation: Schnitt vom Condylus medialis auf der Innenfläche des Vorderarms schräg lateral dem Verlauf des Musculus pronator teres entsprechend. Der Pronator teres wird von seiner Insertionsstelle losgelöst, gut mobilisirt und unter einer Hautbrücke nach dem Condylus lateralis verlagert und dort periostal mit kräftiger Seide unter starker Spannung angenäht.

Darauf Schnitt über die Dorsalfläche des Handgelenks. Es werden die Sehnen des Extensor carpi radialis und des Musc. extens. digitor. commun. derart verkürzt, dass die Hand in stärkster Hyperextension steht. Gipsverband.

Entlassungsbefund: Die Hand steht etwas dorsalflectirt und ulnarflectirt. Finger können fast bis zur Faust flectirt werden.

Nachbehandlung unmöglich, da Patient abreiste.

h) Fall von Peroneuslähmung.

A. St. aus L., 13 Jahre.

Vater und Mutter gesund, keine Kinderkrankheit. Am 20. Mai 1902 fiel Patient vom Klettergerüst. Dabei will er sich eine Verrenkung des linken Oberschenkels aus der Hüftpfanne zugezogen haben, die sofort reponirt wurde. 3 Wochen Bettruhe. Danach bemerkte der Patient, dass der linke Fuss schlaff herabhing. Der Gang war hinkend. Trotz Elektrisiren, Massiren bis jetzt keine Besserung.

Status: Sehr kräftiger, in gutem Ernährungszustande befindlicher Junge. Der linke Fuss befindet sich in Equino-varus-Stellung.

Dorsalflexion in sehr geringem Masse möglich, sehr gut Adductionsbewegungen, Abductionsbewegungen unmöglich. Die Peronei sind gelähmt. Patient hinkt und tritt mit dem äusseren Fussrande auf.

Therapie: Verkürzung der Extensoren nach Hoffa, Fuss in Valgusstellung eingegipst.

Nach längerer Nachbehandlung wurde ein in normaler Stellung befindlicher Fuss mit fast vollkommen normalen Bewegungen erzielt, so dass das Resultat als ein sehr gutes bezeichnet werden kann.

XXXIX.

Eine neue Abductionsvorrichtung für Hüftapparate.

Von

Dr. **J. F. Gottstein**, Reichenberg in Böhmen.

Mit 1 in den Text gedruckten Abbildung.

Im Folgenden sei eine Schienenvorrichtung empfohlen, welche die Aufgabe der Abduction an Schienenhülsenapparaten für das Hüftgelenk in befriedigender Weise zu lösen scheint.

Die Vorrichtung besteht aus einem System von drei Schienen, einer oberen und zwei unteren, welche in der Beugeachse des Hüftgelenkes durch einen Bolzen c zu einem Scheibencharnier zusammengehalten werden. Um das Charnier in beliebiger Beuge-, in Streckstellung oder Ueberstreckung fixiren zu können, trägt die dem Apparat

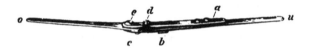

anliegende untere Schiene zwei Gewindlöcher (bei c), welche mit mehreren ebensolchen Löchern der oberen Schiene an deren verbreitetem unteren Ende correspondiren; die Schrauben bei c sind von der Innenseite her eingeschraubt.

Die beiden unteren Schienen besitzen nahe dem oberen Ende in gleicher Höhe Thürflügelcharniere (d). Die oberflächliche Schiene ist kürzer als die dem Apparat anliegende und besitzt gegen das untere Ende zu einen langen Schlitz (a); in der Streckstellung entsprechen der Mitte dieses Schlitzes zwei Gewindlöcher der tiefen Schiene. Im Bereiche des Schlitzes ist die oberflächliche Schiene an beiden Flächen, die tiefe an der äusseren Fläche zur Vermehrung der Reibung mit Rillen versehen. (Das Plättchen b soll die obere Hülsenmutter markiren.)

Um beispielsweise die Abduction zu vermehren, braucht man

nur die Schrauben bei *a* ein wenig lockern und nach Einstellung des Beines in der gewünschten Stellung wieder anziehen.

Die Vorzüge dieser Vorrichtung gegenüber den bisher gebrauchten Mechanismen sind:

1. Die Einfachheit ihrer Herstellung sowohl wie ihrer Anwendung; sie gestattet die Verstellung am Körper ohne einen besonderen Schlüssel.

2. Die gute Fixation, bei welcher ein Federn oder Wackeln ausgeschlossen ist.

3. Die Dauerhaftigkeit gegen Zerbrechen. (Bei der Schraubenabduction z. B. soll es vorgekommen sein, dass die Schraube auf der Heimreise aus der Anstalt brach.)

XL.

(Aus der orthopädischen Heilanstalt des Dr. A. Schanz in Dresden.)

Eine Aenderung an der Halscravatte zur ambulanten Behandlung der Cervical-Spondylitis.

Von

Dr. **J. Vüllers**, Assistenzarzt.

Mit 2 in den Text gedruckten Abbildungen.

Die von Alters her in der Behandlung der Cervical-Spondylitis übliche Cravatte (Minerva) hat den Nachtheil, dass dieselbe, wenn sie ordnungsmässig fest sitzt, eine Bewegung des Kinns nicht er-

Fig. 1.

Fig. 2.

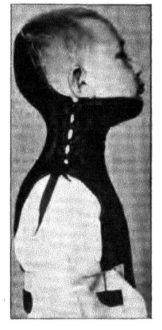
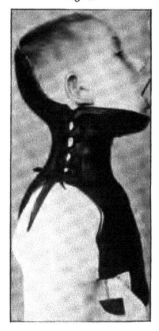

laubt und darum die Patienten am Sprechen und Essen hindert.
Um diesem Uebelstand abzuhelfen, verwenden wir in unserer Anstalt
eine kleine Modification, die in folgendem besteht. — Aus der aus
Hartleder gewalkten Grundlage des Apparates wird dort, wo die
Unterkieferpartie in die Halspartie übergeht, ein halbmondförmiger
Streifen ausgeschnitten, dessen Spitze in der Gegend des Proc.
mastoid. zu liegen kommt. Durch ein kleines Charnier und eine
Schneckenfeder wird eine bewegliche Verbindung von Unterkiefer-
theil und Halstheil hergestellt. Die Feder drückt den Unterkiefer-
theil so weit nach oben, dass derselbe dem Kopf eine gute Stütze
gewährt; ihre Spannung ist aber so gewählt, dass Bewegungen des
Kinns ohne allzu grosse Kraftanstrengung ausgeführt werden können.

Im übrigen lassen wir den Kopftheil am Hinterhaupt weit herauf, den Brust- und den Rückentheil weiter, wie es gewöhnlich geschieht, herunter geben, und wir vereinigen durch zwei Schnallen-
gurte in den Seiten Brust- und Rückentheil. Die Hartlederschicht
wird durch dünne Stahlleisten, welche an den Rändern gelegen sind,
verstärkt und mit Glacéleder überzogen. Fig. 1 zeigt einen mit diesem
Apparate versehenen Knaben bei geschlossenem Munde. In Fig. 2
ist derselbe Knabe mit weit geöffnetem Munde dargestellt.

XLI.

Nachtrag

zu meiner im XII. Band dieser Zeitschrift erschienenen Arbeit:

„Ein Beitrag zur Arthropathie bei Tabikern".

Von

Dr. Blencke-Magdeburg.

Ahrens schrieb in seiner im VIII. Bande dieser Zeitschrift veröffentlichten Arbeit über Arthropathie bei Tabikern wörtlich folgendes: „In neuerer Zeit haben Rotter und Büdinger geglaubt, die Arthropathia tabidorum als eine echte Arthritis deformans auffassen zu sollen, wie letzterer annimmt, verursacht durch die bei Tabes häufig zu beobachtende Degeneration der betreffenden peripheren Nerven. Es ist mir nicht bekannt, dass sich diese Degeneration als constante Begleiterscheinung bei der Arthritis deformans vorfindet und die Veranlassung zur Entstehung derselben bildet, ich habe wenigstens in der Literatur vergeblich nach positiven Angaben hierüber gesucht."

Ich bin nun in meiner Arbeit auf diesen soeben angeführten Passus zurück gekommen und zwar mit folgenden Worten: Büdinger will auch die Arthropathie als eine echte Arthritis deformans angesehen wissen, die verursacht wurde durch die bei Tabes so häufig zu beobachtende Degeneration der betreffenden peripheren Nerven, eine Degeneration, von der es Ahrens und mit ihm auch Anderen nicht bekannt ist, dass sie sich als constante Begleiterscheinung bei der Arthritis deformans vorfindet und die Veranlassung zur Entstehung derselben bildet. „Ich habe wenigstens vergeblich in der Literatur nach positiven Angaben hierüber gesucht", sagt Ahrens.

Diese meine Schilderung könnte in sofern zu etwaigen Missverständnissen Veranlassung geben, dass man etwa annehmen könnte, Büdinger verfüge über derartige Angaben. Dem ist aber nicht so; auch er schreibt in seiner Arbeit wörtlich: Obwohl keine Angaben darüber vorliegen, ob bei der Arthritis deformans die Gelenks- und Knochennerven ebenfalls erkrankt zu sein pflegen, lässt sich dies doch theoretisch aus dem Allgemeinzustande der Patienten erwarten, welche an dieser Krankheit leiden.

XLII.

Ein weiterer Beitrag zur sogen. Klumphand.

Von

Dr. Blencke-Magdeburg.

Mit 4 in den Text gedruckten Abbildungen.

Im XII. Bande dieser Zeitschrift habe ich einen Fall von congenitaler Klumphand veröffentlicht. Ich bin nun in der Lage, diesem Fall von angeborenem totalen Radiusdefect noch vier weitere Fälle hinzufügen zu können, die vor allen Dingen wohl deshalb schon einiges Interesse haben dürften, weil sie alle einer Familie angehören. Die betreffende Mutter hatte neun Kinder, von denen vier die gleiche Deformität, den angeborenen totalen Radiusmangel aufzuweisen hatten. Ich füge die Bilder und die Röntgenaufnahmen von zwei Geschwistern bei, die ich mit Mühe und Noth dazu bewegen konnte, sich photographiren zu lassen. Die Aufnahmen sind deshalb auch nicht so ausgefallen, wie man es gewünscht hätte, aber ein zweites Mal sich dieser Procedur zu unterziehen, dazu waren die Patienten absolut nicht zu bewegen.

Die Eltern sowohl wie die Kinder schwebten in gewaltiger Angst vor den Röntgenstrahlen infolge albernen Geschwätzes eines alten Weibes aus dem Heimatdorfe, das ihnen ganz gefährliche Dinge von den Röntgenstrahlen vorerzählt hatte, mit denen sie angeblich im Krankenhause behandelt sei.

Das erste von den neun Kindern war ein Junge mit angeborenem totalen Radiusdefect beiderseits, das zweite ein Mädchen mit derselben Deformität (Fig. 1 u. 2). Die folgenden vier Kinder, zwei Mädchen und zwei Jungen, waren vollkommen normal und wohlgebildet. Das siebente Kind war wieder ein Junge (Fig. 3 u. 4) mit der nämlichen Deformität, das achte war ein gesundes und normal entwickeltes Mädchen und das jüngste war nochmals ein Junge mit totalem Radiusdefect beiderseits. Natürlich spielte auch hier wie überall das Versehen wiederum eine grosse Rolle. Auch hier will die Mutter in ihrer ersten Schwangerschaft durch einen Frosch

Fig. 1.

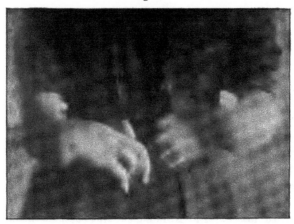

erschreckt sein. Während der ganzen zweiten Schwangerschaft will sich dann fortwährend die Mutter mit dem Gedanken befasst haben,

Fig. 2.

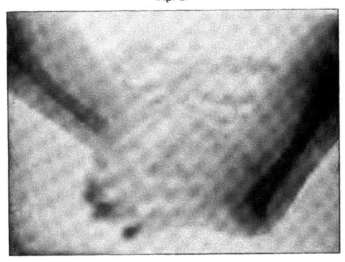

dass auch dieses Kind ebenso verkrüppelt sein könnte wie das erste. Und richtig, es war auch der Fall. Auf Anrathen der Hebamme

dachte dann die Mutter in den übrigen vier Schwangerschaften gar
nicht an ihre verkrüppelten Kinder und siehe da, alle vier Kinder

Fig 3.

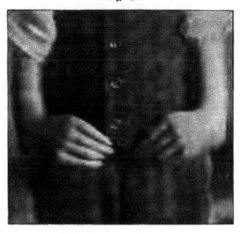

waren normal und wohlgebildet. Mittlerweile waren nun aber die
beiden ältesten missgestalteten Kinder so gross geworden, dass sie

Fig. 4.

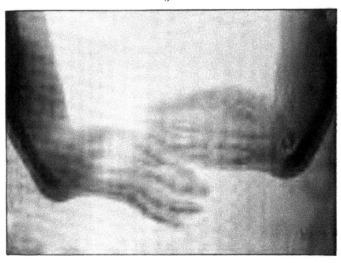

sich auf der Strasse Gespielen suchten. Von diesen wurden sie nun
häufig ihrer Deformität wegen geneckt und sobald dies die inzwischen

wieder schwanger gewordene Mutter sah, wurde sie von Neuem an ihr Unglück erinnert und diesem Umstande schreibt sie es auch zu, dass sie noch mit zwei Kindern niederkam, die dieselbe Deformität aufzuweisen hatten, wie die beiden ersten Kinder.

Einer eingehenden Beschreibung der einzelnen Fälle bedarf es wohl nicht, da sie im übrigen keine wesentlichen Abweichungen von den bisher beschriebenen Fällen dieser Deformität zeigen. Es handelt sich bei allen vier Kindern um einen vollständigen Mangel des Radius. Hervorheben möchte ich noch, dass in allen Fällen alle fünf Finger vorhanden waren. Die Kinder konnten ihre Hände zu allen Verrichtungen, wie sie auf dem Lande ausgeführt werden, gut gebrauchen; die Mädchen waren auch sehr geschickt in Handarbeiten.

XLIII.

Ueber das Recidiv nach Schiefhalsoperationen.

(Nach einem vor der Versammlung deutscher Naturforscher und Aerzte
zu Breslau gehaltenem Vortrage.)

Von

Dr. A. Schanz in Dresden.

Mit 4 in den Text gedruckten Abbildungen.

Meine Herren! Einfachster Natur ist die pathologisch-anatomische
Grundlage des musculären Schiefhalses: Die Verkürzung eines
einzelnen Muskels ist es, was die Deformität bedingt.

Klar bezeichnet ist unter diesen Verhältnissen der Angriffspunkt
und das Ziel, welche jede rationelle Therapie nehmen muss: die
Beseitigung der Muskelverkürzung — eine Verlängerung des
Kopfnickers so weit, dass eine normale Stellung des
Kopfes und Halsbewegungen in normalen Grenzen er-
möglicht werden, muss der wesentliche Inhalt jedes
Behandlungsversuches sein.

Die anatomischen Verhältnisse scheinen für die Erfüllung dieser
Aufgabe ganz ausserordentlich günstig zu sein. Der Kopfnicker ist
ein oberflächlich gelagerter Muskel, er tritt bei unserer Deformität
sogar noch besonders scharf hervor, so dass wir ihn ohne Schwierigkeit angreifen können. In einem hohen Procentsatz der Fälle können
wir den Muskel subcutan durchreissen, wir können ihn durch eine
subcutane Tenotomie trennen, wir können ebenso ohne Schwierigkeit
die offene Durchschneidung ausführen, ohne Gefahr eines nennenswerthen Verlustes können wir den Muskel sogar exstirpiren, wir
können natürlich ebenso gut plastische Verlängerungen des Muskels
ausführen.

Damit ist eine ganze Reihe verschiedener Behandlungsvorschläge
aufgezählt.

Schon die Existenz einer so grossen Anzahl von Lösungsversuchen unserer therapeutischen Aufgabe muss uns stutzig machen, ob diese Aufgabe in der That so einfach zu erfüllen ist, als es auf den ersten Blick scheinen möchte.

Und in der That, wenn wir nachlesen, so finden wir, dass die meisten der verschiedenen Behandlungsvorschläge gemacht worden sind, weil die anderen früher bekannt gegebenen Methoden nicht eine genügende Sicherheit des Erfolges boten. Ganz allgemein finden wir die Angabe, das die verschiedenen Methoden neben einer gewissen Anzahl tadelloser Resultate einen wechselnden Procentsatz theilweiser oder ganzer Misserfolge geben.

Selbst das radicalste Verfahren — die Exstirpation des Muskels — macht hier keine Ausnahme, nach dem von Stumme gegebenen Berichte selbst nicht in der Hand ihres Erfinders v. Mikulicz.

Was ist hier die Ursache? Wie kommt es, dass uns die Erfüllung einer so einfachen Aufgabe, wie es die Verlängerung eines einzelnen, oberflächlich gelegenen Muskels ist, trotz der grossen Zahl der zur Verfügung stehenden Mittel nicht in jedem Fall gelingen will?

Zwei Möglichkeiten sind hier gegeben: entweder kann der ungenügende Erfolg dadurch bedingt sein, dass bei der Operation nicht alle verkürzten Theile durchtrennt werden, zweitens kann irgend ein nach der Operation einsetzender Process das zunächst tadellose Operationsresultat beeinträchtigen.

Die meisten Autoren haben die erstgenannte Möglichkeit angenommen; wie ich glaube mit Unrecht. Denn anzunehmen, dass z. B. ein Operateur wie Herr v. Mikulicz, bei einer offenen Durchschneidung des Kopfnickers das Messer aus der Hand legt, ehe der Muskel thatsächlich durch ist und so lange noch irgend ein verkürzter Bindegewebsstrang steht, das wäre doch ein Zeichen eines sehr naiven Gemüthes. Nein, bei allen eigentlichen Recidivfällen ist zunächst das Ziel der Operation vollständig erreicht gewesen: Der verkürzte Muskel sammt seiner Umhüllung war vollständig durchtrennt, der Kopf liess sich in übercorrigirte Stellung bringen. Die Beeinträchtigung des Resultats ist erzeugt worden durch einen Process, der nach der Operation einsetzte.

Welches ist nun dieser Process? v. Mikulicz nimmt, wie mir aus seinen und Kaders Veröffentlichungen hervorzugehen scheint, an, dass das Recidiv durch das Fortbestehen eines entzündlichen

Processes im Muskel und in seiner bindegewebigen Umgebung bedingt werde, dass dadurch eine Reizung zu fortschreitender Verkürzung bestehen bleibe, sowohl im Muskel und seiner Umgebung
selbst, als auch in der Narbe, welche sich zwischen den Muskel-
enden interponirt.

Aus dieser Auffassung ergibt sich sein Vorschlag, den erkrankten
Muskel zu exstirpiren.

Ich will nicht auf diese und andere Erklärungen der Recidivbildung eingehen, jedenfalls entspricht das endliche Bild, welches das
Schiefhalsrecidiv gibt, ganz der v. Mikulicz'schen Darstellung.

Untersuchen wir einen solchen Recidivfall, so finden wir von
dem nach oben zurückgewichenen Muskelstumpf des Kopfnickers
einen oder mehrere Stränge nach der Gegend des Ansatzes des
Muskels ziehen. Diese Stränge enthalten keine contractile Substanz,
sie variiren in Länge und Dicke, sie variiren auch in ihrem Ansatzpunkt; sie treffen seltener den Ansatzpunkt des Muskels selbst, zuweilen ziehen sie medialwärts davon zum Sternum, meistens aber
lateral zum Schlüsselbein. Oben entspringen sie nicht immer von
der Querschnittfläche, sondern oftmals von einer höher gelegenen
Partie des Muskels, oder sie verlaufen auch, ohne dass man deutlich
ihren Ansatzpunkt am Muskel markiren könnte; meistens gehen sie
dann in die Muskelscheide über. Dieses Bild wird Ihnen allen ge-
läufig sein. Charakteristische Abbildungen davon enthält die Arbeit
von Stumme[1]), aus der Breslauer Klinik (s. Fig. 1 u. 2). Dieselbe
bestätigt damit zugleich, dass auch nach der Kopfnickerexstirpation
die Recidivbildung genau dieselben Wege einschlägt wie nach der
offenen oder der subcutanen Durchschneidung. Ich gebe Ihnen die
betreffende Arbeit hier herum. Diese auf den Abbildungen so
deutlich hervortretenden Stränge — Ersatzstränge nennt sie
Stumme — oder vielmehr die ungenügende Länge dieser Stränge,
das ist unzweifelhaft die Ursache des Recidivs. Wären diese
Stränge nicht vorhanden, oder wären sie so lang, dass sie die Einnahme
einer normalen Kopfhaltung, die Ausführung normaler Halsbewegungen
nicht hinderten, so würde das Ziel der Operation erreicht sein.

Wollen wir Sicherheit vor dem Recidiv erlangen, so müssen
wir Mittel und Wege suchen, die Ausbildung dieser Stränge ent-

---

[1]) Stumme, Ueber die Spätresultate der Resection des Kopfnickers beim
musculären Schiefhals nach Mikulicz. Zeitschr. f. orthop. Chirurgie Bd. 9.

weder ganz zu vermeiden, oder wir müssen die Stränge zwingen, eine Länge anzunehmen, dass von ihnen keine Behinderung für die Normalhaltung und Bewegung des Kopfes gesetzt wird.

Wollen wir diese Aufgabe lösen, so müssen wir zuerst kennen zu lernen suchen, von welchen Momenten die Entstehung der Stränge abhängt und von welchen Momenten ihre Länge bestimmt wird.

Die Entstehung der Stränge ist wohl folgendermassen zu

Fig. 1.

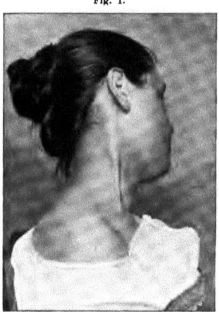

erklären: Haben wir durch irgend eine Operation eine Durchtrennung des Kopfnickers bewirkt und redressiren wir darnach die Deformität, so zieht sich der Muskel in einer bindegewebigen Hülle nach oben zurück. Treten nun Heilungsvorgänge ein, so kann die Muskelwunde mit Theilen ihrer bindegewebigen Umgebung verwachsen und so kann eine Verbindungslinie wieder hergestellt werden nach der Gegend des alten Muskelansatzes. Bildet sich eine Muskelnarbe aus, so stellt diese eine directe Verbindung mit der alten Ansatzstelle her. Von der Höhe, in welcher der Muskelquerschnitt mit seiner Umgebung verwächst, von der Länge der Muskelnarbe wird es abhängen, ob die Ersatz- oder Narbenstränge ein Recidiv bedingen.

Eine genügende Länge dieser Stränge müssen wir erhalten, wenn wir nach der Operation den oberen Muskelstumpf so
weit zurückdrängen, dass bei einer Verwachsung mit seiner Umgebung oder bei Ausbildung einer Muskelnarbe die Stränge lang
genug werden, um auch die Einnahme einer Uebercorrectionsstellung
zu erlauben. In dieser Situation muss der Muskelstumpf gehalten
werden, bis jede Neigung zu narbiger Schrumpfung vorüber ist.

Fig. 2.

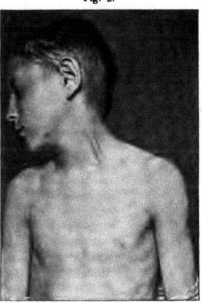

Als Mittel, diese Aufgabe zu erfüllen, kommen Verbände
oder portative Apparate in Frage.

Man wird zuerst an den Gipsverband denken, der ja schon
längst in der Nachbehandlung der Schiefhalsoperationen benutzt wird
und welcher, wenn er den Kopf in übercorrigirter Stellung hält, bei
genügend langem Liegen unsere Aufgabe erfüllen müsste. Aber bei
der praktischen Anwendung zeigt sich der Gipsverband zur Erfüllung
unserer Aufgabe als nicht besonders geeignet. Ich will ganz davon
absehen, dass die Anlegung eines solchen Gipsverbandes nicht un-
beträchtliche technische Schwierigkeiten bereitet. Aber an dem sich
bei der Athmung auf und nieder bewegenden Thorax ist ein Gipsverband gar nicht exact zu befestigen. Ebensowenig am Kopf, da

wir dem Kinn Bewegungsfreiheit lassen müssen, und da die runde Kugel des Schädels für einen Gipsverband keinen genügenden Fixationspunkt bietet. Man mag den Verband noch so sorgfältig angelegt haben, der Patient gewinnt in demselben in kurzer Frist eine gewisse Bewegungsfreiheit und benutzt dieselbe natürlich sofort, um an der Operationsstelle eine Entspannung der verwundeten und gedehnten Theile herbeizuführen.

Während der Gipsverband einen dicken Schleier darüber breitet, geht die beschriebene Recidivbildung vor sich. Bei der Abnahme des Verbandes bietet sich dem erstaunten Auge des Operateurs ein ungenügender Erfolg, der meist auch durch die sorgfältigste sogen. orthopädische Nachbehandlung nicht wesentlich verbessert wird.

Ebensowenig leistet irgend ein nach der Operation angelegter portativer Apparat; denn die anatomischen Verhältnisse bieten seiner Wirksamkeit dieselben Schwierigkeiten wie dem Gipsverband.

Halb durch Zufall bin ich auf ein Mittel gekommen, welches wesentlich Vollkommeneres leistet als der Gipsverband und dabei noch den Vortheil besitzt, bedeutend einfacher als dieser zu sein: es ist ein einfacher dicker Watteverband.

Bei einer meiner ersten Schiefhalsoperationen bekam ich eine starke Blutung und legte deshalb auf die genähte Wunde einen dickeren Watteverband, den ich durch Bindentouren kräftig festlegte; natürlich musste ich, damit der Bindendruck ertragen wurde, den ganzen Hals mit Watte einwickeln. Als ich sah, dass dieser Verband den Kopf sehr gut stützte und den Hals extendirte, verzichtete ich darauf, einen Gipsverband darüber zu legen. Wenn sich der Verband durch Zusammendrücken der Watte lockerte, legte ich eine neue Watteschicht auf und zog das Ganze wieder mit einer Binde zusammen.

So erhielt ich den Verband ein paar Wochen und hatte nach Abnahme desselben ein tadelloses Resultat, welches, gegen alle Gewohnheit, keinerlei Nachbehandlung erforderte.

Seitdem — es sind etwa 7 Jahre — habe ich bei einigen 20 Fällen diesen selben Verband weiter verwendet, in jedem Fall mit demselben günstigen Erfolg.

Ich habe bei allen diesen Fällen nicht nöthig gehabt, auch nur eine einzige Sitzung einer sogen. orthopädischen Nachbehandlung auszuführen oder gar einen Apparat tragen zu lassen. Nur in der allerjüngsten Zeit bekam ich eine Ausnahme. Es handelte sich um

einen halb dementen Knaben, welcher mehrere Monate nach d·
Operation anfing, den Kopf wieder leicht schief zu tragen. Dur.
ein paar Redressionsübungen war die Sache wieder behoben. M·;
lich, dass in diesem Fall ein nervöser Process im Spiele ist.

Die Wirkung meines Watteverbandes ist einfach d·
dass durch den elastischen Druck desselben eine Extension des Hal·
stattfindet, und dass dadurch wie auch durch den Druck der Wat:

Fig. 3.

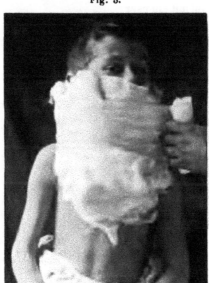

in die Muskellücke eine Auseinanderlagerung der Muskelwundflächen
bewirkt wird. Der Muskel wird infolge dessen um so viel verlängert.
dass er, wenn der Hals nach Abnahme des Verbandes wieder die
normale Lordosirung einnimmt, auch die Herstellung einer Ueber-
correctionshaltung gestattet.

Die Frage, wie lange man den Verband behalten soll, war
theoretisch sehr leicht dahin beantwortet: so lange, als Neigung zu
narbiger Schrumpfung vorhanden ist. In praxi ist dieser Zeitpunkt
nicht sehr leicht zu bestimmen, denn man sieht im Moment dem
Fall nicht an, ob diese Neigung noch besteht oder nicht. Durch
vorsichtiges Tasten und Beobachten bin ich dazu gekommen, die
Verbände durchgehends 6 Wochen liegen zu lassen. Ich glaube.

dass diese Zeit für alle Fälle genügt, dass sie aber auch nicht zu lang festgesetzt ist.

Eine Nachbehandlung habe ich, wie gesagt, unter einigen 20 so behandelten Fällen nur ein einziges Mal unter besonderen Umständen und in sehr geringem Maasse nöthig gehabt. Die anderen Fälle sind sämmtlich recidivfrei geblieben.

Fig. 4.

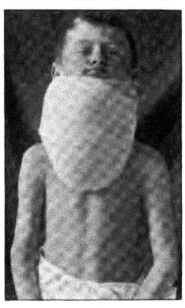

Um noch einmal mit ein paar Worten darauf zurückzukommen, so ist die Technik des Verbandes eine sehr einfache. Auf die genähte Wunde kommt ein kleiner aseptischer Verband. Nun umwickle ich den Hals mit einer drei- oder vierfachen Watteschicht, die durch Bindetouren festgelegt wird. Darüber kommt eine zweite Wattelage, in diese kann man auf der operirten Seite ein Wattekissen einfügen; es wird dann der Kopf etwas in Uebercorrectur gedrückt. Diese Watteschicht wird wieder durch Bindetouren festgelegt. Diese Touren werden schon straffer als die ersten angezogen. — Ob man noch eine dritte Lage darüber legt oder nicht, hängt ganz davon ab, ob die Wattehülle schon die nöthige Festigkeit und Druckkraft erlangt hat.

Lockert sich der Verband, was gewöhnlich in 3—4 Tagen geschieht, so wickelt man ihn ab und legt ihn frisch an, oder man legt einfach eine Binde oder eine neue Wattelage darüber. Die Herstellung und die Erhaltung des Verbandes ist also äusserst einfach.

Zum Schluss möchte ich noch bemerken, dass dieser Verband von mir mit recht günstigem Erfolge auch bei der Behandlung der Spondylitis cervicalis verwendet wird.

XLIV.

Zur Therapie des Plattfusses.

Von

Prof. Dr. **Italo Antonelli,**

Privatdocent der klinischen Chirurgie und Director des städtischen
Krankenhauses zu Pavia.

Mit 2 in den Text gedruckten Abbildungen.

Die Schwierigkeiten einer therapeutischen Behandlung des Plattfusses finden ihren Ausdruck in den vielfachen Versuchen, die namentlich
heutzutage von Chirurgen und orthopädischen Fachmännern mit einer
der schwierigen Lösung der verschiedenen ätiologischen und therapeutischen Fragen gleichkommenden Beharrlichkeit unternommen werden.

Wohl begreiflich erscheint es, wenn sämmtliche Autoren —
ehe sie es wagten, operative Eingriffe vorzuschlagen, die ja nur in
einer entschiedenen Ueberzeugung von dem Zutreffen einer ätiologischen Annahme ihre Rechtfertigung finden können — sich zunächst mit dem Studium des Mechanismus des Plattfusses befasst
haben.

Wenn aber auch die Frage schon an und für sich eine derart
verwickelte ist, dass sie selbst einen berufsmässig den mathematischen
Disciplinen obliegenden Geist zum Nachdenken zu veranlassen vermag, mit dem erschwerenden Umstande noch dazu, dass der Fuss —
speciell mit Rücksicht auf seine wesentlichen Bestandtheile — ein
solches harmonisches Ganzes ist, dass er eine weit höhere Zusammen-
fügung darstellt als jede andere durch mathematische Lehrsätze aus-
gedrückte bezw. geregelte, so bin ich — ohne hier weiter nach-
grübeln zu wollen, ob beim Fusse z w e i Gewölbe (Lorenz) oder
nur eines (H o f f a) in Betracht zu ziehen sei — zu der Ansicht
gekommen, dass, wenn man die Sache schematisiren will, ein
l o n g i t u d i n a l e s Knochengewölbe von einem t r a n s v e r s a l e n zu
unterscheiden ist; ersteres würde seine äussersten Stützpunkte in der
hinteren Tuberosität des Calcaneus sowie an den Köpfen der Meta-

tarsi — speciell an jenem des Metatarsus I — finden, der Höhepunkt des Gewölbes würde hierbei der vom Ligam. calcaneo-scaphoid. inf. eingenommenen Stelle entsprechen. Das transversale hingegen — dachrinnenartig, dreikantig gestaltet — würde den durch zwei von der Tuberositas calcanei anter. des Calcaneus zu den Köpfen der Metatarsi I und V gezogenen und eine dritte diese beiden Endpunkte mit einander verbindende Linie begrenzten Raum einnehmen; der Doppelbogen des Fusses würde alsdann die Bildung einer Vertiefung veranlassen, die sich mit einer aus grösstentheils kegelförmigen, mit der Spitze nach unten gekehrten Steinblöcken bestehenden architektonischen Kuppel vergleichen liesse, deren Auseinanderweichen an ihrer Basis durch eine Anzahl die Bogensehnen darstellende Bindebalken verhütet wird; die Bogensehnen entsprächen den langen Bändern (Ligam. plant. long., fasc. plant. etc.), den Fusssohlenmuskeln und den zugehörigen Sehnen, sowie den Sehnen einiger Muskeln der hinteren Gegend des Unterschenkels (Peron. long., Flexor digit. long., Flexor hallucis, Tibialis post.).

Ich schliesse mich jenen Autoren an, die der Muskelthätigkeit die allermeiste Betheiligung an der Erhaltung des Plantargewölbes zuerkennen, dafür aber auch in dessen Schwächung die allererste Ursache der Bildung des statischen Plattfusses erblicken. Ich verzichte hier auf eine nochmalige Angabe der Gründe, die mich zu dieser Anschauung drängen — ich habe dieselben bereits in meiner in der „Gazzetta Medica Italiana" (22—24, 1904) erschienenen Arbeit über den Plattfuss ausführlich dargelegt — und die ich nicht nur aus meiner eigenen Ueberzeugung, sondern auch aus einer sorgfältigen Durchsicht der einschlägigen Mittheilungen (Koenig, Hoffa, Engels, Duchenne, Henke, Riedinger, Barwell, Busch, Withman, Beynier u. a.) geschöpft habe.

Aus den in erwähnter Arbeit angeführten Untersuchungen geht nun hervor, dass unter den Bändern die Plantaraponeurose das einzige ist, das wir dazu geeignet finden, thatsächlich die Rolle einer zwischen der Tuberositas calcanei und den Metatarsusköpfen gespannten Bogensehne zu übernehmen — die kürzeren sind ja von örtlicher Bedeutung (Engels), und keine der Sehnen der langen Muskeln zieht die Tuberositas calcanei in den Bereich ihrer Thätigkeit — daher die präcise Bestimmung, dem Fusse seine longitudinale Spannung zu geben, vor allem dem Flexor plant. brev., Abductor halluc., Flexor brevis des Kleinfingers quadratischem Fleisch von Silvio zufällt, indem diese Muskeln mit den Lumbricales und Interossei und namentlich dem Abductor hallucis zur Erhaltung der Fusshöhlung beitragen. Diese Beeinflussung des Querbogens — oder besser gesagt der Hohlrinne — kommt hingegen fast ausschliesslich der nach dem Fusse ziehenden langen Musculatur zu, und zwar, wie ich bereits gezeigt, dem Peroneus longus, dem Tibialis post. unter Mitwirkung des Flexor digit. long. und — für die longitudinale Spannung — des Flexor hallucis long.

Auf diese Erfahrungen gestützt und die Schwierigkeiten wohl vor Augen haltend, auf die man hier in technischer Hinsicht stossen würde, sobald man einen Eingriff auf die kurze Musculatur oder auf die Fascie bezw. Ligamenta des Plattfusses versuchen wollte in der Absicht, auf directem Wege eine Annäherung der dem Vorderende der Metatarsi entsprechenden Linie an das Hinterende des Calcaneus zu erzielen — was ja in der chirurgischen Praxis nichts Neues wäre —, habe ich darüber nachgedacht, ob es denn nicht angezeigt wäre, die Erreichung dieses Zieles dadurch anzustreben, dass man auf indirectem Wege es möglich macht, beim statischen beweglichen Plattfuss die eingebüsste Concavität operativ wieder herzustellen, der Annahme Drobnick's zufolge, dass eine gleichmässigere Vertheilung der Kräfte es den einzelnen Theilen gestatte, eine Stellung anzunehmen, die deren Form verbessert und dieselben zu Bewegungen fähig macht, die in Bezug auf Richtung und Stärke sich besser dazu eignen, ihnen eine der normalen so weit als möglich nahe kommende Function wiederzugeben.

Bei beweglichem, seine Entstehung einer Schwäche oder Muskelparese bezw. -lähmung verdankenden Valgusplattfuss wende ich aber — auch in Anbetracht der Erfahrung, dass Atrophie und Degeneration vornehmlich den Tibialis ant. (Ditttel) und Tibialis post. (Tillmanns) betreffen, während umgekehrt der Extensor prop. hallucis sich in der Regel hypertrophisch zeigt (Alessandrini) und dem Principe der modernen Orthopädie huldigend („zuerst die Function, erst dann die Form") — das weiter unten angegebene Verfahren an, in der Absicht:

1. die longitudinale (innere) Fusswölbung zu kräftigen;
2. ebenso die transversale;
3. die supinatorische Muskelthätigkeit zu erhöhen;
4. die pronatorische zu vermindern.

Ich habe dahin gestrebt, dies Ziel zu erreichen durch gleichzeitige Anwendung folgender Verfahren:

a) Uebertragung der Sehne des eventuell durch den Tibialis ant. gestärkten Extensor prop. halluc. (Antonelli) unter die Plantarwölbung und deren Fixirung daselbst durch passende Technik (Lange);

b) Verlängerung der Achillessehne behufs Erzielung einer temporären Erschlaffung ihrer Kraft bei gleichzeitig in entgegengesetzter Richtung auf den Calcaneus ausgeübter Zugkraft (Codivilla);

c) Erhöhung der Spannung und Kraft des Tibialis post., und zwar sowohl durch Verkürzung desselben, als auch durch Implantation von Sehnen anderer Muskeln, deren Kraft von ihrer normalen Thätigkeit abgelenkt werden soll, auf dessen Sehne;

d) Schwächung oder geradezu Aufhebung der Thätigkeit des Peroneus brevis [1]) und hierbei — in der Regel — Uebertragung der Kraft auf den Tibialis post. [2]);

e) theilweise Uebertragung der Thätigkeit der vom Extensor comm. long. herkommenden — langen extensorischen Sehne der II. Zehe auf den Hallux.

Wie bereits erwähnt, habe ich durch die Uebertragung der Sehnen nicht nur eine Wiederherstellung der statischen Verhältnisse des Fusses angestrebt, sondern auch meinem Dafürhalten nach der Umwandlungskraft die Aufgabe zugewiesen, durch Modificirung der localen Form- und Ernährungsveränderungen — je nach dem Grade der neuen hierher übertragenen Energie — zur Beseitigung der Deformität mit beizutragen.

Was nun aber die Verlängerung der Achillessehne anbetrifft, so will ich daran erinnern, dass bereits Krauss, Schaffer, Hoffa die Wahrnehmung gemacht, dass beim Plattfuss eine starke Spannung und eine bemerkenswerthe Verkürzung besagter Sehne vorzukommen pflegt. Die Tenotomie dieser letzteren soll aber nach Hoffa ein vortreffliches Hilfsmittel sein, um beim Plattfuss das Redressement forcé zu erleichtern.

Bezüglich der Application der Zugkraft auf den Calcaneus nach Codivilla's Verfahren muss doch anerkannt werden, dass man wohl kaum durch ein anderes Mittel so kräftig auf das hintere Ende des

---

[1]) In manchen Fällen auch des Peroneus III.

[2]) In einigen Fällen von Valgus-Plattfuss mag auch eine Verlängerung der Sehne des Peroneus long. angezeigt erscheinen; ich selbst habe in einem speciellen Falle zu einem solchen Eingriffe schreiten müssen; in anderen — sehr seltenen — Fällen kann sich umgekehrt die Nothwendigkeit ergeben, eine Verkürzung der Sehne zu erzielen.

Calcaneus einzuwirken vermag. Codivilla's Methode verschafft uns
die Möglichkeit, weit bedeutendere Zugkräfte einwirken zu lassen
als durch Anwendung der Uebertragungsmittel der Zugkraft des
Skelets vermittelst der Weichtheile, welch letzteres Verfahren zudem
noch Hautdecubitus an den Knochenvorsprüngen veranlassen kann.
Ich theile die Ansicht Galeazzi's, dass „Codivilla's Verfahren —
eines auf das Skelet ausgeübten directen Zuges — dazu berufen ist,
gute Dienste zu leisten bei der Behandlung zahlreicher chirurgischen
bezw. orthopädischen Verletzungen, indem dasselbe eine grosse Verbesserung unserer Mittel einer continuirlichen Zugkraft darstelle".

    Die Operation führe ich nun folgendermassen aus:

    I. Tempo: Ich mache einen kurzen Einschnitt etwas auswärts
von der Sehne des Extensor prop. halluc. an der Articulatio meta-
tarsica phalangea I und durchschneide die Sehne, von der ein Stück
in situ belassen wird. Dieses Stück soll später auf die innere Hälfte
der benachbarten in der Nähe ihres Endpunktes durchschnittenen,
mit Hilfe von Codivilla's flexiblem Specillus längs der Scheide des
Extensor long. hallucis durchgezogenen Sehne der II. Zehe eingepflanzt
werden. Ein zweiter, recht kurzer longitudinaler Einschnitt wird
aber am Fussrücken gemacht, und zwar gleichfalls in der Verlaufsrichtung des Extensor hallucis. Hierauf wird die Sehne blossgelegt
und das ganze periphere Endstück aus der Scheide herausgezogen,
welch letztere an dessen Stelle die Sehne des Extensor long. der
II. Zehe (N) aufnimmt. Sodann wird — gleichfalls longitudinal —
am inneren Rande der Fusssohle, entsprechend dem inneren Rande
des Ligam. calcaneo-navicul., von dem ein dem Tuberkel des Scaphoideum (S) — jedoch etwas mehr nach rückwärts von diesem —
entsprechender Theil losgelöst wird, ein dritter kleiner, gleichfalls
longitudinaler Einschnitt ausgeführt [1]) (s. Fig. 1); mit einer stumpfen
Pincette ergreife ich sodann das Ende der Sehne des Extensor prop.
hallucis und ziehe dasselbe durch den zweiten Einschnitt und subcutan [2]) durch die Weichtheile hindurch, unter der Sehne des Tibialis
ant. (Fig. 1, A) hinweg und durch den dritten Einschnitt hinaus;
von da — stets unter Führung der Pincettenspitze — ziehe ich sie

---

    [1]) In Fig. 1 ist aber die Sehne des Extensor halluc. (H) etwas zu weit
nach vorn gerückt; ebenso ist auch die periostal-ligamentöse Brücke nicht
genau entsprechend ausgefallen; dieselbe muss ebenfalls weiter nach rückwärts
gedacht werden.
    [2]) Womöglich ist das Durchziehen unter der Fascie vorzuziehen.

durch die Fusssohle hindurch, dicht an der Knochenfläche vorbei
bis zum äusseren Fussrande, wo unter Führung der Sondenspitze ein
vierter kurzer Einschnitt gemacht und dadurch der Höhepunkt des
Lorenz'schen äusseren Bogens zur Wahrnehmung gebracht wird;
daselbst wird nun mit dem Meissel eine starke Periostbrücke markirt und das Ende der Sehne schlingenartig fest gemacht. Wie aus

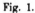

Fig. 1.

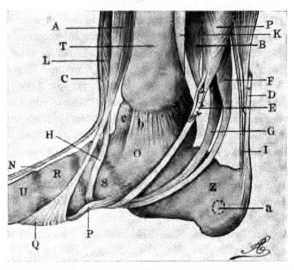

Implantationsstelle der beiden Muskeln; *F* = Flexor prop. halluc.; *G* = Flexor digit. comm.;
D = Triceps surae (verlängert); *a* = Codivilla'scher Nagel; *b* = Ligam deltoideum; *c* = Tibio-
tarsica synovialis; *P* = periostische Brücke; *Q* = Insertion des M tibialis ant ; *T* = Tibia;
K = Fibula; *Z* = Calcaneus; *O* = Astragalus internus; *S* = Scaphoideum; *R* = Cuneiformis;
U I = Metatarsus; *A* = M. tibialis ant.; *L* = Extensor hall. long ; *C* = Extensor digit. long.;
B = Peroneus brevis; *P* = M. tibialis posticus.

Fig. 2 *(P)* zu ersehen ist, kann eine solche Festmachung auch am
Periost des Cuboideum bewerkstelligt werden, entsprechend der Furche,
in welcher der Peroneus longus nach der Fusssohle hingleitet. Mit
einigen getrennten Nahtstichen werden die vier kleinen Hauteinschnitte
wieder zugenäht und der Fuss mit aseptischer Gaze verbunden.

    II. Tempo: Längseinschnitt entsprechend der Mittellinie der
Achillessehne; letztere wird ebenfalls longitudinal eingeschnitten,
wobei das innere Ende am Calcaneus befestigt belassen, das äussere
aber in der Nähe der Insertion der Tuberositas calcanei durchschnitten
wird. Darauf wird zur Verkürzung des Tibialis post. geschritten
(Fig. 1, *P*) (Codivilla, Hoffa). Eventuell — je nach den speciellen

Indicationen des betreffenden Falles — wird sodann entweder der Peroneus brevis (Fig. 1, *B*), wenn es sich um einen stark ausgesprochenen Pes valgus handelt[1]), oder aber eine Partie der Achillessehne, und zwar die zur Furche gehörige, vorher isolirte, falls sich bestimmt die Indication ergibt, die Thätigkeit des Triceps surae abzuschwächen, überpflanzt.

Nachdem schliesslich der Eingriff am Tibialis post. ergänzt worden, werden die durchschnittenen Enden der Achillessehne wieder vereinigt und letztere dadurch zu einer beträchtlichen Verlängerung befähigt, ohne ihr zu gestatten, ihre mächtige Thätigkeit zu entfalten; schliesslich wird der Hauteinschnitt mit getrennten Nahtstichen wieder vernäht.

III. Tempo: Es wird am Calcaneus der Codivilla'sche Nagel und an diesem zwei lange starke sterilisirte Leinbändchen behufs Daranbefestigung der Streckgewichte angebracht, hierauf dem Fusse ein passender Verband von Gaze und aseptischer Baumwolle angelegt, darüber zwei weitere starke Bänder zur Extension des Metatarsus (Fig. 2, *a*) und Gegenextension am Tarsus (Fig. 2, *c*) und die Medication durch eine einzige zum Festhalten derselben wohl hinreichende, aber durchaus nicht die Rolle eines Immobilisirungsapparates spielende gestärkte Binde gesichert.

Darauf wird sowohl an der Extensions- als auch der Gegenextensionsvorrichtung das Gewicht angebracht[2]), wobei die Vorschriften Codivilla's sowie die Toleranz der betreffenden Patienten massgebend sind. Nach 10—12 Tagen werden die Hautnähte und der Codivilla'sche Nagel entfernt, der Gipsverband angelegt, und zwar in der Weise, dass er der durch die Zug- und Gegenzugvorrichtung allmählich erzielten Fusskurve sich anpasst.

Ich habe es für zweckmässig erachtet, den Codivilla'schen Apparat zu benutzen, da es meiner Ansicht nach bei Missbildungen, welche jugendliche, mit wenn auch nicht immer erweichten, aber doch der Einwirkung einer continuirlichen Kraft zugänglichen Knochen und gelockerten Ligamentis befallen, eine Krümmung des Fusses eher als mit anderen Mitteln wieder zu erlangen wäre, indem sich — ganz besonders in der Folge — nach Massgabe des veränderten functio-

---

[1]) Was die Regel ausmachen muss, sobald man die Anschauung Hoffa's theilt, dass der Pes valgus das erste Bildungsstadium des Plattfusses darstellt.

[2]) Das Gewichtsverhältniss ist folgendermassen zu regeln: $a = \frac{1}{2}$, $b = \frac{2}{3}$, $c = \frac{3}{3}$ (Fig. 2).

nellen Zustandes manche günstige Umgestaltung bei den Tarsus-knochen erzielen lässt.

Den Gipsverband stelle ich in der Weise her, dass man den-selben nach Belieben anlegen und abnehmen kann. Dadurch wird es mir ermöglicht, schon zu Beginn der Behandlung die kurze Mus-culatur des Fusses, auf die man einzuwirken hat, so lange noch das

Fig. 2.

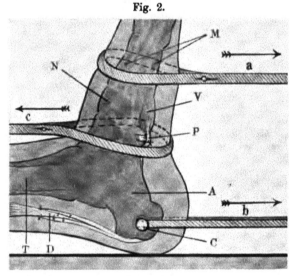

T = Unterschenkelknochen; A = Calcaneus; N = Tarsus; M = Metatarsus; V = Tarsusende des Metatarsus V; P = Periostbrücke, woran das Ende der Sehne des Extensor long. hall. befestigt ist; C = Codivilla'scher Nagel; a b c = Züge und Gegenzug.

hintere Ende des Calcaneus den Metatarsusköpfen verhältnissmässig am nächsten gelegen ist, einer Massage zu unterziehen; die Massage der langen, vom Unterschenkel nach dem Fusse ziehenden Muskeln gelingt praktisch weit weniger leicht wegen der Schwierigkeit, ja nahezu der Unmöglichkeit, auf den Tibialis post. und Flexor. long. digit. et halluc. einzuwirken, und ist deshalb erst später vorzunehmen, wenn nämlich das regelmässige Functioniren der kurzen Fussmuskeln gesichert ist.

Will man zusammenfassen, so ergeben sich nachstehende Formeln [1]:

---

[1] Erklärung der Abkürzungen: $>$: Verlängerung; $<$: Abkürzung; A: Achillessehne; EA: Extensor prop. halluc.; ED: Extensor digit. comm. long.; PB: Peroneus brevis; TP: Tibialis post.; S: Sohle; $=$: von, zu.

$$A >: \qquad \text{oder:} \qquad \text{oder:} \quad \left\{ \begin{array}{l} \text{oder:} \\ \text{id.} \end{array} \right. \left\{ \begin{array}{l} A >; \\ E\,A = \text{Fussbogen} \\ B\,P = l\,p \end{array} \right.$$

E A = Fussbogen   id.   id.

ED (II. Zehe) = e a
PB = t p. $TP < \left\{ \begin{array}{l} S = t\,p \end{array} \right. \left\{ S = t\,p. \right.$

Noch weitere Formeln liessen sich hier aufstellen, **da es** dem klugen Bemessen des Operateurs überlassen bleibt, die verschiedenen Kräfte je nach Indicationen des speciellen Falles zu regeln. Hat man es mit bereits contrahirten Muskeln zu thun, so ist eine Sehnenverlängerung angezeigt (Sangiorgi).

Da ich dies nun, und zwar mit bestem Erfolge, zur praktischen Ausführung gebracht habe, möge es mir gestattet sein, die Zuversicht auszusprechen, dass diese meine Anschauung, das Knochengewölbe, bezw. der Fussbogen, gerade da zu stützen und zu heben, wo es am ehesten zusammenzubrechen droht, d. i. am Ligam. calcaneo-scaphoideum, und damit die durch erhöhte Spannung des Tibialis post., eventuell — in ganz besonderen Fällen von Valgusplattfuss (Hoffa) — auch des Peroneus longus erzielte Kräftigung der Bogensehne zu verbinden, die, wenn auch nicht unbedingte, aber doch immer die Schwierigkeiten der Sache würdigende Zustimmung der Fachgenossen erlangen dürfte.

XLV.

Ein weiterer Fall von congenitalem Fibuladefect.

Von

Dr. Schlee-Braunschweig.

Mit 3 in den Text gedruckten Abbildungen.

Lediglich zur Vervollständigung der Kasuistik sei ein weiterer Fall von congenitalem Fibuladefect mitgetheilt, der in Bezug auf das klinische Bild kaum Verschiedenheiten von dem gewöhnlichen Typus

Fig. 1.

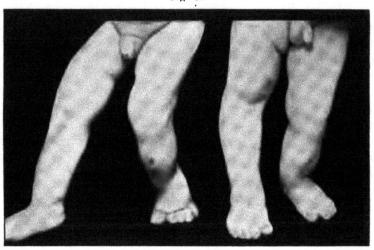

bietet und auch anamnestisch nur insofern einigermassen abweicht, als jegliche Störung der Schwangerschaft oder Entbindung und jegliche Abnormität bei der letzteren gefehlt hat, resp. wenigstens nicht aufgefallen ist.

Friedrich Bock, vor 19 Monaten geboren als fünftes Kind gesunder Eltern. Die anderen Kinder sollen völlig normal, Missbil-

dungen in der Familie nicht bekannt geworden sein. Die Schwangerschaft war normal, Entbindung ging ganz leicht von statten, ein
Mangel an Fruchtwasser oder eine Abnormität der Nachgeburt ist
nicht beobachtet, das Gewicht des Neugeborenen nicht festgestellt
worden.

Ziemlich kräftig entwickelter Junge, leichte Rhachitiszeichen
am Schädel und an den Epiphysen, Fontanellen geschlossen, Zahn-

Fig. 2.

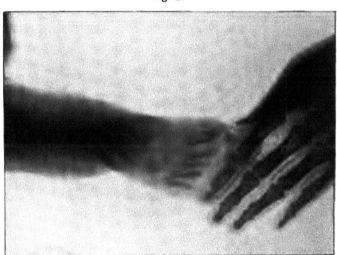

bildung normal. Geistige Entwicklung kann kaum als zurückgeblieben
bezeichnet werden.

Obere Extremitäten völlig normal. Rechtes Bein ebenfalls
ganz normal bis auf eine starke Belastungs-Valgusstellung.

Der linke Unterschenkel ist um 5 cm gegenüber dem rechten
verkürzt. Umfang in allen Maassen ca. 2 cm kleiner als rechts.
Das Bein steht mässig flectirt in deutlicher Genu valgum-Stellung.
die sich bei passiver Streckung des Knies noch erheblich verstärkt.
Die Patella erscheint im Verhältniss zu den sonstigen Knochen-
stärkedifferenzverhältnissen gegen rechts stärker verkleinert, nach
aussen verlagert. Die Tibia ist stark, fast winkelig nach vorne
ausgebogen, auf der Höhe der Krümmung findet sich die oft beschriebene Hautnarbe, der Unterlage anhaftend, dunkel pigmentirt.
— Die Fibula fehlt in ganzer Ausdehnung, ein fibröses Surrogat

ist nicht zu fühlen. — Als Auftrittsfläche werden — bei starker Equinusstellung — lediglich die Plantarflächen der Zehen, speciell der ersten bis vierten incl., benutzt. Der Calcaneus ist stark verschmälert,

Fig. 3.

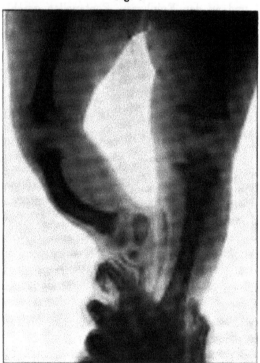

Durchmesser 2 cm gegen 4 cm rechts. Der Fuss ist in toto gegen den Unterschenkel nach aussen verschoben, dergestalt, dass die Verlängerung der Tibiaachse in die Längsachse des Metatarsus I fällt, bei belastetem Fuss sogar noch nach innen vom Fussinnenrand vorbeiweist. Die Mittelfussknochen sind sämmtlich deutlich abtastbar, die Fusswurzelknochen nicht deutlich fühlbar. — Weitere Einzelheiten zeigen die Abbildungen.

XLVI.

(Aus der orthopädischen Abtheilung des Bürgerhospitals zu Köln a. Rh.)

Ein Fall von Defect des Musculus pectoralis major und minor rechterseits.

Von

Dr. K. Cramer, dir. Arzt.

Mit 1 in den Text gedruckten Abbildung.

In seiner eingehenden Arbeit über angeborene Muskeldefecte beklagt Robert Bing (Archiv für patholog. Anatomie etc. von Rudolf Virchow Bd. 170) die Erscheinung, dass sehr viel Muskeldefecte publicirt werden, ohne dass histologische Untersuchungen gemacht worden sind, auf deren Basis unsere Erkenntniss der Genese dieses Defectzustandes weitere Aufklärung finden würde. Der Grund hierfür ist ohne weiteres augenfällig. Es wurden Muskeldefecte beschrieben in ungefähr 215 Fällen, darunter 16 von Fehlen des Pectoralis major und minor. Hiervon sind die meisten beobachtet worden bei lebenden Individuen, nur sehr wenig an Leichen. Ein lebender, im übrigen gesunder Mensch, resp. wenn er im Kindesalter steht, dessen Eltern werden sich nur ausnahmsweise entschliessen, die zu histologischen Untersuchungen nothwendigen Gewebsexcisionen zuzugeben. Auch ist der Wunsch Bing's vielleicht nicht hinreichend gewürdigt worden, sei es, weil man ihn nicht kannte, resp. sich für die Entstehungsweise der angeborenen Muskeldefecte nicht hinreichend interessirte, sei es, weil ihm das directe praktische Interesse fehlt.

1901 empfahl Damsch (Handbuch der praktischen Medicin) kurz vor Bing ebenfalls die histologische Untersuchung dieser Muskeldefecte, nachdem derartige Arbeiten im Jahre 1900 von Schlesinger (Wiener klinische Wochenschrift Bd. 13 Nr. 2) und von Erb (Neurologisches Centralblatt 1889) publicirt worden waren.

Ich lasse hier zunächst die Krankengeschichte folgen:

E. L., 10 Jahre alt, zu Köln. Vier Geschwister im Alter von 7—13 Jahren. Eine 7jährige Schwester zeigt deutliche Spuren überstandener Rhachitis. Den Aussagen der Mutter nach ist das Kind nie ernstlich krank gewesen.

Objectiver Befund: Gut genährtes, intelligentes Kind. Die Schneidezähne sind unregelmässig geformt, zeigen Riffelung. Im Rachen, am Zäpfchen, an den Gaumenböden und der Mundhöhle nichts Besonderes. Die vorderste Partie der Zunge weicht beim Herausstrecken leicht nach links ab. Die Ohrläppchen sind nicht angewachsen. Keine Asymmetrie des Gesichtes. Es besteht ein kleiner Kropf.

Die rechte Schulter steht 2 cm tiefer wie die linke. Die rechte vordere Brusthälfte vom Schlüsselbein abwärts bis zum Rippenbogen erscheint stark abgeflacht und leicht eingezogen. Man sieht hier die Rippen direct unter der Haut deutlich liegen. Die Musculi pectoralis major und minor fehlen vollkommen. Durch diesen Defect ist die rechte Achselhöhle vorne nicht abgeschlossen.

Der untere innere Winkel des rechten Schulterblattes steht 4 cm höher wie links. Direct unterhalb des Processus coracoideus fühlt man dicht unter der Haut einen kleinen harten Strang nach der obersten Partie des Oberarmes hinziehen.

Dieser wird bei Abspreizung des Oberarmes nach oben und hinten unter der Haut, der vorderen Axillarwand entsprechend, als kleiner, 3 cm langer, bleistiftdicker Strang sichtbar. Die rechte Brustwarze steht 1 cm tiefer wie die linke, sie ist kleiner als diese und ihre Areola bleicher. Die Haut der rechten vorderen Brustseite ist dünn, das Fettgewebe unter derselben fehlt. Die Rippenbögen sind in leichter Weise rhachitisch verändert. Es besteht eine leichte Form von Trichterbrust. Unter dem rechten Schlüsselbein fühlt man den Musc. subclavius. Die Brust- und Lendenwirbelsäule ist als Ganzes nach hinten und rechts convex verbogen. Der Brustkorb weicht in den Lenden eine Spur nach rechts ab. Keine Hemiatrophie des Gesichts oder Körpers. Das rechte Akromion tritt deutlicher hervor wie das linke. Die linke Schulter scheint abgerundet. Der Tiefendurchmesser des rechten Akromions gemessen vom Schlüsselbeinakromialgelenk senkrecht nach hinten ist um 2 cm kleiner als linkerseits. Das Röntgenbild erklärt diese Differenz nicht. Man sieht auf ihm keinerlei Besonderheiten, keine Medianlagerung des Herzens. Der Musculus supraspinatus und die Clavicularportion des Deltoides

ist rechts wesentlich stärker wie links. Die Contouren des rechten
Schlüsselbeins springen stark vor. Die Supra- und Infraclavicular-
gruben sind rechts sehr hohl, während sie linkerseits ausgefüllt sind.
Das Vorspringen des Schlüsselbeins ist besonders deutlich, wenn man
die Schulter am Arm nach vorn zieht.

Die Beweglichkeit des Oberarms und der Schulter
rechterseits ist in keiner Weise beeinträchtigt. Beiderseits

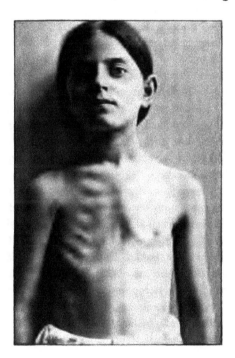

leichter Grad von rhachitischem Plattfuss und leichter X-Stellung des
Unterschenkels. An Lunge und Herz nichts Besonderes. Die Länge
der Claviculae beträgt rechts 11, links 10,5 cm, des Humerus rechts
27, links 29 cm. Elle und Speiche, sowie Ober- und Unterschenkel
sind beiderseits gleich lang.

Aus dem obenerwähnten Strang in der Gegend, wo sich sonst
die vordere Wand der Axilla befindet, wurde nach Hautschnitt ein
kleines Stück von etwa 1½ cm Länge und 1 cm Dicke zu mikroskopischen Untersuchungen genommen und die Haut vernäht. Primäre Heilung.

Die Präparate wurden nach Sublimathärtung in Celloidin eingebettet und mit Hämatoxilin und Eosin gefärbt; ein Theil derselben mit Osmiumsäure behandelt und in Paraffin eingebettet, um die Fettfärbung deutlich zu machen. Ein drittes Stückchen wurde frisch untersucht als Zupfpräparat.

Man sieht fibrilläre Bindegewebszüge theils parallel, theils unregelmässig gelagert; dazwischen Fettzellen, die bald einzeln, bald in grösseren Haufen liegen.

Stellenweise finden sich scholligzerfallene Muskelfasern mit Uebergang in Bindegewebe. Messung der Muskelfasern ist nicht möglich, weil die einzelnen Muskelfasern sich infolge scholligen Zerfalles nicht mehr abgrenzen lassen. Ausserdem besteht eine leichte Kernvermehrung und vielleicht geringe Gefässvermehrung.

Mehrere Einschnitte zu machen, um noch anderweitige Gewebsstücke speciell auch aus anderen Muskeln zu bekommen, wurde von der Mutter des Kindes nicht zugegeben. Es sind deshalb unsere histologischen Resultate nicht so brauchbar, wie ausgedehnte Untersuchungen vieler Muskeln.

Im ganzen liegen nur vier Berichte derartiger mikroskopischen Untersuchungen vor, und zwar wurden sie ausgeführt von Erb, Damsch, Schlesinger und Bing. Erb excidirte bei doppelseitigem Cucullarisdefect am lebenden aus einem restirenden Bündel des linken Cucullaris und aus dem linken Deltoides je ein Muskelstückchen. Er fand in dem Cucullaris theils Anhaltspunkte, ähnlich wie man sie bei juveniler Muskeldystrophie findet. Das deltoide Stück hielt er nicht für normal, entschloss sich jedoch für eine Gebrauchshypertrophie. (Rudimentäre Form der Dystrophia musculorum progressiva, die nach Verfall weniger Muskeln zum Stillstand gekommen ist.)

Damsch zeigte auf dem 10. Congress für innere Medicin histologische Präparate von der Leiche eines jungen Mannes mit Defect der Sternocostalportion des rechten Pectoralis major und eines Theils des Cucullaris. Der rechte Cucullaris sah makroskopisch grau, fischmuskelähnlich aus. Damsch beurtheilte seinen Fall dahin, dass die congenitalen Defecte wahrscheinlich theilweise auf eine frühzeitig abgeheilte Dystrophie zurückzuführen seien.

Schlesinger beschrieb in der Wiener klinischen Wochenschrift 1900 folgenden Fall, den ich ebenfalls kurz wiedergebe. Defect der Portio sternocostalis des Pectoralis major und des Pectoralis minor an der Leiche eines 64jährigen Menschen. Mikroskopisch fand er an den Pectorales vollständig normale Verhältnisse. „Keine grösseren Unterschiede der Muskelfasern, keine abnorme Dünnheit derselben, keine wesentliche Kernvermehrung oder Zunahme des interstitiellen Gewebes." Bei diesem Befunde folgert er, ein derartiges Verhalten würde nicht für eine in einem frühen Stadium stehengebliebene Dystrophie sprechen.

Bing machte seine Untersuchungen an der Leiche eines 67jährigen Greises. Der rechte Pectoralis minor fehlte vollkommen. Beide Pectorales major und der Pectoralis minor der linken Seite zeigten mikroskopische, der Triceps bracchii, Teres minor, Deltoides und Infraspinatus makroskopische Veränderungen, deren Deutung ihm Schwierigkeiten machte und ihn zu folgendem Schlusse kommen lässt: „Bei einem Falle seit frühester Kindheit bestehenden stationär gebliebenen Defects der Sternocostalportion des rechten Pectoralis major sowie des Pectoralis minor derselben Seite erwies sich eine Reihe von Muskeln des Schultergürtels, und zwar auch der anderen Seite mikroskopisch, zum Theil auch makroskopisch, zum Theil auch klinisch als erkrankt."

Die Abnormitäten unseres Falles kurz recapitulirend finden wir an dem Kinde folgende Besonderheiten: Rechterseits völliges Fehlen des Pectoralis major und minor und des Panniculus adiposus an dieser Körperpartie, Trichterbrust, Riffelung der Schneidezähne, kleiner Kropf, Hochstand der linken Schulter, Tiefstand der linken Brustwarze, links convexe Dorsocervicalskoliose, Hypertrophie der vorderen Partie des rechten Deltoides; Dünnheit der Haut an der Vorderseite der rechten Brustkorbhälfte, rhachitische Plattfüsse, X-Stellung der Unterschenkel, ungleiche Länge der Schlüsselbeine und Oberarme. Alle diese Abnormitäten sind bei Muskeldefecten wiederholt beobachtet worden.

In klinisch-orthopädischer Hinsicht verdient, abgesehen von den alltäglichen Symptomen überstandener Rhachitis, die Thatsache Erwähnung, dass die Beweglichkeit der rechten Schulter und des rechten Oberarmes in keiner Weise gestört oder beeinträchtigt ist. Bei Pectoralisdefecten eine bekannte Thatsache, die schon vor mehreren Jahren die Militärärzte interessirte, indem sie trotz des auffallenden klinischen Befundes im allgemeinen Dienstuntauglichkeit nicht bedingt. Ich erinnere hier kurz an die in dieser Hinsicht der Functionstüchtigkeit trotz Fehlens wesentlicher Musculatur instructiven Fälle von

Rieder (Annalen der städtischen allgemeinen Krankenhäuser zu München 1894) und Stintzing (Deutsches Archiv für klinische Medicin Bd. 45). Im ersten Falle fehlte linkerseits der Pectoralis minor, die Portio sterno-costalis des Pectoralis major und der Serratus anticus major, daneben bestand Trichterbrust, Rippendefect, Medianlagerung des Herzens, Lungenhernie und Flughaut. Trotzdem war der Betreffende ein anerkannt guter Berufsreiter und Turner. Im Stintzing'schen Falle handelt es sich um einen Studenten, dem linkerseits die Pectorales fehlten. Er war Linkshänder und als guter Linksschläger auf der Mensur bekannt.

In unserem Falle dürfte der vordere, stark hypertrophische Theil des Deltoides die Function der fehlenden Pectorales hauptsächlich übernommen haben. Immerhin eine auffällige Erscheinung, wenn man sich die Vielseitigkeit der Arbeitsleistungen dieser Muskeln vergegenwärtigt. Nach Duchenne (Physiologie der Bewegungen) zerfällt der Pectoralis major in zwei Portionen, zwei verschiedene Muskeln, die sich auch getrennt contrahiren können. Er schreibt der Pars clavicularis des Deltoides eine ähnliche Wirkung zu, wie dem Pectoralis major. Auch andere Muskeln können die Aufgabe der Pectorales übernehmen resp. deren Ausfall verdecken. Rhomboidei und Suprainfraspinatus, Teres major, Cucullaris.

Handelt es sich in unserem Falle um einen angeborenen, oder nach der Geburt erworbenen Mangel? Oder mit anderen Worten, besteht eine Missbildung oder der Effect einer Krankheit? Für eine abgelaufene Erkrankung sprechen mit ziemlicher Deutlichkeit die mikroskopischen Bilder des excidirten Muskelstückes. Man sieht unregelmässige fibrilläre Bindegewebszüge, theils parallel, theils unregelmässig gelagert, die ich ihrer charakteristischen Anordnung nach als untergegangene Muskelzüge auffassen möchte, besonders da man schollig zerfallene Muskelfasern mit Uebergang in Bindegewebe direct sieht. Ob dieser Zerfall der Muskelfasern resp. die Bindegewebsentwickelung eine intrauterine oder postfötale Erkrankung zur Ursache hat, wage ich nicht zu entscheiden. Mit Wahrscheinlichkeit nehme ich nach dem übrigen objectiven Befunde und der Anamnese, in welcher die Mutter des Kindes bestimmt behauptet, das Kind sei stets ausser englischer Krankheit gesund gewesen, an, dass diese Muskelerkrankung zum Stillstand, resp. zum Abschluss gekommen ist. Analog den Fällen Erb und Damsch, die an eine zum Stillstand gekommene Form der Muskeldystrophie denken. Für

eine Krankheit scheint mir auch zu sprechen die trophische Störung
der Weichtheile über der rechten Pectoralisgegend, die Dünne der
Haut, das Fehlen des Panniculus adiposus und die Blässe der Areola.
Dagegen deuten der Hochstand der Schulter und die ungleiche Länge
der Oberarmknochen und der Schlüsselbeine mehr auf eine Missbildung hin, sei es, dass man an eine Anomalie der Keimanlage oder
an eine Entwickelungshemmung denken will.   Immerhin muss man
auch in Erwägung ziehen, dass diese letzteren Besonderheiten auch
das Resultat einer postfötalen chronischen Krankheit sein können,
und damit die mikroskopische Diagnose — Krankheit — zu Recht
bestehen bliebe.

XLVII.

Ein vereinfachtes Skoliosegerüst.

Von

Dr. med. Otto Heine,

Specialarzt für Orthopädie in Dortmund.

Mit 1 in den Text gedruckten Abbildung.

Von den vielen Apparaten, welche auf die Skoliose eine sichtlich intensive Einwirkung ausüben, ist der von Beely „zur gewaltsamen Redression der Wirbelsäule" angegebene einer der
vorzüglichsten. Seine Wirkung ist eine so starke, dass es unter
Umständen des Guten „etwas zu viel" wird. Das gewaltsame Redressement wird daher nicht von allen Patienten gleich gut und gern
ertragen. Ich habe mehrere Jahre lang einige hundert Skoliosen
auf diesem Apparate selbst behandelt und bin zu dem Schlusse gekommen, dass er wohl eine sehr gute Redression ausübt, aber an
die Leistungsfähigkeit des Patienten enorme Anforderungen stellt.
In verschiedenen Berliner Instituten habe ich denn auch gesehen,
dass man den Rahmen des Apparates in einem bestimmten Neigungswinkel fixirt hielt, um somit den Druck auf die verbogene Wirbelsäule weniger intensiv zu gestalten und die Uebung selbst erträg-
licher zu machen. Je horizontaler die Lage des Rahmens ist, um
so mehr „liegt" der Patient auf dem Apparat, je steiler sie ist, um
so mehr „hängt" er. Wenn er nun im Hängen noch einen starken
Pelottendruck im Rücken verspürt, so kann er diese Uebung jedesmal
nur circa eine Minute lang aushalten. Eine öftere Wiederholung derselben ist also zum Erfolge nöthig. Soll daher der Patient die Vortheile
des Apparates geniessen und doch dabei keine Ueberanstrengung
erleiden, so muss man ihm den Apparat möglichst horizontal stellen,
aber so, dass die Wirbelsäule auch extendirt wird. Stellt man den
Rahmen des Apparates in einen Winkel von ca. 70° zur Senkrechten,
so hat man eine Neigungsebene, die am besten diese Forderungen
erfüllt. Ich habe daher einen Apparat construirt, der unverstellbar

ist, auf dem der Oberkörper jedoch ungefähr in diese Ebene zu liegen kommt. Aus der beigegebenen Abbildung ist das Princip des Beely'schen Apparates unschwer zu erkennen. Da aber auf einer Photographie die perspektivischen Verhältnisse verändert werden, so erscheint auch auf dem Bilde die Lage der einzelnen Bestandtheile des Apparates zu einander verschoben.

Der Apparat selbst besteht aus zwei Theilen: dem Holzgerüst und der lose darauf liegenden Strickleiter mit anhängenden Pelotten.

Das Gerüst stellt ein doppeltes unregelmässiges Viereck $a\,b\,c\,d$ dar. Der Abstand zwischen $a\,b$ und $e\,f$ beträgt etwas über 50 cm. Der Winkel α beträgt 70°, während Winkel β am besten ein Rechteck ist. Die übrigen Winkel ergeben sich dann von selbst, wenn die Länge von $c\,d$ und $a\,b$ je 2 m beträgt und die Höhe $b\,c$ ungefähr 1,70 m ist.

Strickleiter und Lagerungspelotten liegen dem Gerüst vollkommen lose auf, sie gleiten auf demselben hin und her, je nachdem man in einem Einschnitte bei b und f die Sprossen der Strickleiter einhakt, je nachdem man also durch einfachen Zug nach oben oder Heruntergleitenlassen die Pelotten höher oder tiefer hängen lassen will. Dadurch wird der Apparat sowohl von Erwachsenen bis 1,80 Grösse, als auch von kleinsten Kindern benutzt werden können. An der Strickleiter hängt zunächst ein gepolstertes Brett g, welches zum Auflegen des Kopfes bestimmt ist. An beiden Seiten von g hängt eine Kette zum Boden herab. Die Ketten haben den Zweck, die Pelotten i und k festzuhalten, welche zu diesem Zwecke an beiden Seiten mit einfachen Haken versehen sind. Diese beiden Lagerungspelotten sind gänzlich abnehmbar und werden nur durch die Ketten fixirt, deren Glieder es gestatten, die Pelotten beliebig nahe zusammen oder weit auseinander zu rücken.

Jede der Pelotten i und k besteht aus zwei aufeinander liegenden Brettern von 10 cm Breite. Auf der einen Seite sind dieselben durch ein einfaches Charnier verbunden, so dass sie nach der anderen Seite hin von einander entfernt werden können.

Das untere Brett liegt den Balken $a\,b$ und $e\,f$ auf, während das obere, gepolsterte, die eigentliche Lagerungspelotte darstellt, die mittelst der durchlochten Eisenstange m beliebig hoch gestellt werden kann, je nachdem man die Skoliose mehr oder weniger stark beeinflussen will.

Die Abbildung zeigt die Einstellung des Apparates für eine

rechtsseitige Dorsal- und linksseitige Lumbalskoliose. Soll nun besonders auf den Rippenbuckel eingewirkt werden, die Lage des Körpers auf dem Apparate also eine mehr seitliche sein, so wird

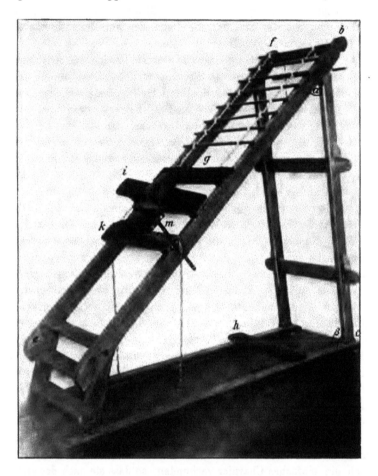

das dreieckige aufgeschnallte Polster *n* unter die entgegengesetzte Körperseite geschoben, wodurch einmal der Körper besser die seitliche Haltung einnehmen kann, und wodurch er andererseits vor Ermüdung geschützt wird. Da die Pelotten *i* und *k* abnehmbar sind, indem man ihre seitlichen Haken einfach aus der Kette löst, können sie auch auf die unteren Balken aufgelegt werden, wie bei *h* zu sehen ist. Es kann somit eine Druckwirkung im Liegen erzielt werden, die sich noch durch eine Extensionsvorrichtung an Kopf und Füssen erhöhen lässt.

Die ganze Handhabung des Apparats ist eine so einfache, dass sie mit Leichtigkeit vom Patienten selbst besorgt werden kann. Entfernt man die Pelotten, so lassen sich an dem Apparate auch die sämmtlichen Uebungen, welche sonst an der schrägen Leiter ausgeführt werden, vornehmen. Durch entsprechend tiefe Einstellung nur einer Pelotte und Auflegen eines Polsterkissens über die obere Kante lässt sich der Apparat auch als Wolm benutzen. Hat man in der Wand entsprechende Vorrichtungen, so lässt sich der ganze Apparat noch bedeutend vereinfachen. Es genügt dann eine einfache Leiter, in deren unterer Hälfte die Sprossen fehlen. Die Leiter wird oben an der Wand schrägstehend eingehakt, durch besonderen Wandbeschlag ist eventuell eine Schräg- oder Horizontaleinstellung möglich. Man kann somit der Leiter jeden Neigungswinkel geben. Befestigt man nun noch in der Mitte der Leiterbalken zwei Ketten, so braucht man nur noch die Pelotten aufzulegen und man hat den Beely'schen Apparat in veränderter Gestalt vor sich.

Wenn man bei der Skoliosenbehandlung das Princip verfolgt, dass kurze forcirte Redressements weniger günstig wirken, als längerdauernde und weniger intensive, so wird man in der Benutzung des von mir neu construirten Apparates einen nicht zu verachtenden Vortheil erblicken. Der Apparat leistet dasselbe wie der Beely'sche, die Uebungen auf demselben werden aber vom Patienten viel besser ertragen. Ich erblicke ferner einen Vortheil darin, dass er keine fremde Hilfe erfordert und dass sich an demselben eine Reihe anderer Uebungen vornehmen lassen. Sein Hauptvorzug ist der, dass er ungefähr viermal billiger ist als der Beely'sche. Meine Patienten nehmen die Gymnastik auf dem Apparate sehr gerne vor, insbesondere sind diejenigen von ihm sehr erbaut, die ich früher mit dem Beely'schen Apparate behandelt habe. Dieses vereinfachte Skoliosegerüst hat auch in der Privatklinik des Collegen Tenbaum in Münster i. W. Aufstellung gefunden.

XLVIII.

(Aus den Turnsälen des Herrn Geh. Medicinalraths Prof. Dr. Hoffa
zu Berlin.)

Zur Therapie der Skoliosen.

Von

Dr. Karl Gerson-Berlin.

Mit 3 in den Text gedruckten Abbildungen.

Hoffa machte zuerst darauf aufmerksam, dass bei Skoliotischen,
die methodische Vorwärtsbeugungen zur Redression ihrer Wirbelsäule
und des hinteren Rippenbuckels ausführten, der vordere Rippenbuckel
nicht auch redressirt wurde, vielmehr bei diesen Uebungen noch
stärker hervortrat. Er suchte deshalb von hinten mit beiden Händen
den vorderen Rippenbuckel des sich vorbeugenden Patienten zurück-
zuhalten. Wodurch aber nur mühsam und dann noch unvollkommen
der angestrebte Zweck erreicht wurde. Daher ersuchte mich Herr
Geh.-Rath Hoffa, eine Vorrichtung zu ersinnen, die bei den gymnastischen Freiübungen Skoliotischer nicht nur den hinteren, sondern
auch den vorderen Rippenbuckel zu redressiren geeignet sei. Aus
dieser Anregung des Herrn Geh.-Raths Hoffa habe ich nun einen
Apparat construirt, der nicht nur den erwähnten Anforderungen
Genüge leistet, sondern nach vielen Seiten hin seine Brauchbarkeit
erwiesen hat.

Der Apparat ergänzt zunächst die Freiübungen Skoliotischer,
indem er eine Redression der Wirbelsäule und der beiden Rippenbuckel in möglichst vollkommener Weise erwirkt und diese Redression
durch active Uebung der Rückenmuskeln unterstützt.
Der Patient stellt sich nach Oeffnung des Rahmens R senkrecht
unter den Aufhängepunkt des Kopfhalters auf das Trittbrett T.
Letzteres wird durch Drehung des Rades Q so gestellt, dass die
Hüftklemmen B in Trochanterhöhe — nicht höher — stehen. Die
Hüftklemmen BB werden beiderseits so weit vorgerückt und mittelst
des Rades J festgeschraubt, dass das Becken vollkommen feststeht.

Der Kopf wird nun in den drehbaren Kopfhalter geschnürt **und** an
der Kurbel *K* die Wirbelsäule extendirt, soweit es der Patient verträgt. Dann wird der in dem Rahmen *O* gleitbare Rahmen *R* in
Höhe des hinteren Rippenbuckels festgestellt und die hintere Pelotte *H*

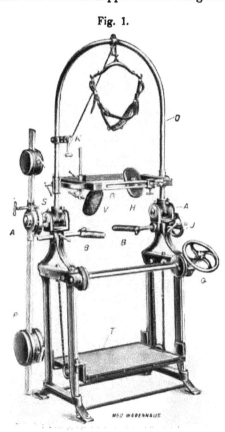

Fig. 1.

und die vordere Pelotte *V*
auf die bezüglichen Rippenbuckel aufgeschraubt. Bei
Patientinnen mit starkem
Busen thut man gut, die
vordere Pelotte *V* quer zu
stellen, so dass also ihr
längerer Durchmesser horizontal steht. Nachdem so
eine möglichst vollkom-
mene Redression der Wir-
belsäule und Rippenbuckel
durch Extension und vor-
deren und hinteren Pe-
lottendruck erreicht ist.
macht der Patient in dem
Apparat, dessen Obertheil
um die Achse *A* drehbar
ist, Vor- und Rückwärts-
beugungen des Oberkör-
pers. Er hat dabei den
Widerstand der an dem
Hebel *P* befindlichen Gewichte zu überwinden und
so eine selbstthätige
Arbeit seiner Brust- und
Rückenmuskeln zu leisten.

Die durch Extension und Pelottendruck bewirkte passive Redression
der Wirbelsäule wird so durch eine active infolge der Muskelcontractionen beim Vor- und Rückwärtsbeugen des Körpers verstärkt. Nicht unwesentlich bei dieser activen Redression sind die
durch die Muskelarbeit und die Bewegung angeregten tieferen
Inspirationen. Sie wirken gleichfalls im Sinne der Redression,
weil der Thorax bei tiefer Inspiration nur in der den Pelotten entgegengesetzten Diagonale des Brustkorbes sich ausdehnen kann.

Auch eine Detorsion der Wirbelsäule wird durch die combinirte active und passive Redression erreicht. Die Patientin drängt nämlich — eine rechtsconvexe Dorsalskoliose vorausgesetzt — wie aus Fig. 2 ersichtlich, ihre rechte Rückenseite gegen die hintere Pelotte H und drückt die linke Brustseite und damit den vorderen Rippenbuckel gegen die Vorderpelotte V. Dadurch erhält die Wirbelsäule eine ihrer fehlerhaften Torsion entgegengesetzte Drehung nach rechts. Da das Becken vollkommen fixirt ist, hat die Patientin bei ihren Bemühungen, den Oberkörper zu drehen, am Becken einen festen Halt. Bei Cervicalskoliose wird die Detorsion der Wirbelsäule durch Extension und forcirtes Drehen des Kopfes in dem drehbaren Kopfhalter nach der der Convexität der Krümmung entsprechenden Seite erreicht. Bei hochgradigeren Torsionen der Wirbelsäule muss der Patient — nach Fixirung des Beckens — seinen Rumpf und Kopf in dem drehbaren Kopfhalter nach der der Torsion entgegengesetzten Seite

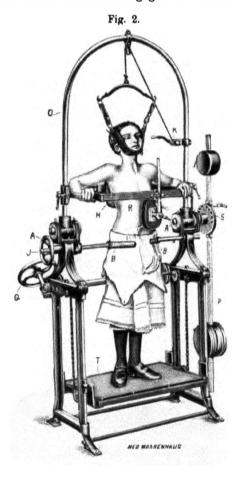

Fig. 2.

drehen, damit eine Abdrehung der Wirbelsäule stattfinden kann. In dieser detorquirten Haltung werden dann die beiden Pelotten H und V auf den Oberkörper geschraubt. Sie wirken durch Druck auf die Rippenbuckel gleichfalls detorquirend. Drückt die Patientin nun selbstthätig durch Drehung ihres Oberkörpers gegen die Pelotten, so wird die Detorsion noch verstärkt. Die Rückenmuskeln unterstützen so durch ihre Contraction kräftig den Druck der Pelotten.

Die Einstellung der Gewichte auf dem Pendel P erfolgt natürlich gemäss den Kräften des Uebenden, deren allmähliche Zunahme durch Senken des grösseren oder kleineren Gewichtes an dem graduirten Pendel controllirt werden kann. Man thut gut, im Anfang der Uebungen das kleinere obere Gewicht ganz hoch zu stellen, das schwere untere aber in einer solchen Höhe, dass Patientin die Schwingungen gut, wenn auch mit einiger Mühe ausführen kann. Dreissig möglichst ausgiebige Schwingungen nach vorn und hinten dürften in den ersten Tagen genügen. Täglich wird nun das kleinere obere Gewicht um einen Theilstrich tiefer gestellt. Ist es auf den tiefsten Strich gekommen, so stellt man es wieder ganz hoch und gleichzeitig das schwere untere Gewicht um einen Theilstrich tiefer. Darauf wieder nur das kleinere obere u. s. f. Auch die Zahl der Schwingungen kann man allmählich bis auf fünfzig steigern. So wird die Arbeitsleistung der Rückenmuskeln durch tägliche geringe Vermehrung des Widerstandes fast unmerklich, aber stetig erhöht.

Will man den zu überwindenden Widerstand mehr auf den hinteren Rippenbuckel wirken lassen, so zieht man den die Scheibe S durchbohrenden Stift aus derselben hervor, während man mit der

Fig. 3.

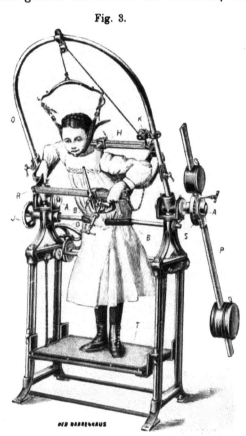

linken Hand zugleich den Rahmen O etwas nach vorn beugt. Der
Stift springt dann in das nächste Loch der Scheibe S und stellt
den Rahmen O schräg nach vorn. Infolgedessen hat der Patient
beim Rückwärtsbeugen des Oberkörpers nun einen verstärkten Widerstand zu überwinden, wodurch der Druck auf die hintere Pelotte H
erheblich vermehrt wird. In eben dem Maasse ist der vordere
Pelottendruck vermindert. Diese nach vorn geneigte Stellung des
Rahmens O bevorzuge man in Fällen, wo der hintere Rippenbuckel
bedeutend stärker ausgeprägt ist als der vordere, oder wo ein vorderer Rippenbuckel kaum bemerkbar ist. Die gleiche Stellung des
Rahmens O wird man auch bei rundem Rücken anwenden, wobei
die hintere Pelotte H mit ihrem grösseren Durchmesser horizontal
gestellt und auf die Höhe der Rückenrundung aufgeschraubt wird.

Einen vorsichtigen Versuch dürfte man so auch bei abgelaufener
Spondylitis und erloschener Kümmel'scher Krankheit machen.

Will man den Pelottendruck vorn verstärken und hinten abschwächen, so stellt man den Rahmen O in der beschriebenen Weise
(die linke Hand muss stets den Rahmen O festhalten, während die
rechte den Stift aus der Scheibe S vorzieht) nach hinten. Diese
Stellung des Rahmens O nach hinten ist hauptsächlich bei rhachitischen Verbiegungen des Brustkorbes indicirt. Bei Pectus carinatum
z. B. wird die Pelotte direct auf das vorspringende Sternum aufgeschraubt. Liegt der vorspringende Theil des Brustkorbes seitlich,
so wird auch die Pelotte seitlich in dem Rahmen R verschoben,
jenem genau gegenüber fixirt und aufgeschraubt. Die hintere Pelotte
wird in letzterem Falle in der entsprechenden Diagonale festgestellt.
Man kann bei solchen rhachitischen Thoraxanomalien, vornehmlich
bei jüngeren Individuen, deren Brustkorb noch sehr elastisch ist,
Abflachung der rhachitischen Wölbungen durch Umformung des
Thorax erreichen. Nur muss man Zeit und Mühe sich dabei nicht
verdriessen lassen.

Aber nicht nur bei Rückgratsverkrümmungen, sondern auch in
Fällen, wo bei gerader Wirbelsäule nur eine Schwäche der Rückenmuskeln infolge zu schnellen Wachsthums oder ein hohler Rücken
besteht, ist der Apparat mit Vortheil zu verwenden. Man wird
aber bei solchen Patienten der Extension entrathen, wie auch der
vorderen Pelotte, und die hintere Pelotte mit ihrem grösseren Durchmesser sagittal mitten auf den Rücken des Uebenden setzen.

Eine Massage des Bauches (bei habitueller Obstipation, Bauch-

muskellähmungen) ermöglicht der Apparat, wenn man, nach Rück-
wärtsstellung des Rahmens *O*, den Rahmen *R* möglichst tief herab-
lässt und die Vorderpelotte dem Leib gegenüber mit ihrem grösseren
Durchmesser horizontal stellt.   Beugt sich nun der Patient vor, so
presst sich die Pelotte fest gegen den Leib, um so tiefer, je mehr
der Patient nach vorn sich neigt.   Die möglichst stark vorgebeugte
Haltung muss der Patient kurze Zeit innehalten, und dann langsam
wieder zurückgehen.   Es ist rathsam, diese Bewegung zwecks Massage
des Bauches besonders im Anfang nicht schnell auszuführen und mit
nicht zu starkem Widerstande.

Eine weitere Anwendung gestattet der Apparat als Pendel-
apparat bei Versteifungen des Rückens rheumatischer und traumatischer Natur.   Zu diesem Zwecke schiebt man die beiden Gewichte
auf dem Pendel *P* möglichst hoch nach oben, um denselben in ein
mehr labiles Gleichgewicht überzuführen.   Man bewegt nun den
Pendel langsam hin und her, soweit es der Rücken des Patienten
gestattet.   Dieser steht dabei mit fixirtem Becken und auf die Mitte
der Brust und des Rückens leicht aufgeschraubten Pelotten.   In-
wieweit Spondylitis deformans, senile Kyphose, Bechterew'sche Krankheit, chronisch ankylosirende Entzündung und Strümpell-Pierre-
Marie'sche Krankheit sich zur Behandlung mit meinem Apparate
eignen, bleibe dahingestellt.   Bisher bot sich zu Versuchen des
Apparates bei diesen Leiden keine Gelegenheit.

Der Apparat [1]), den wir Skoliosen-Schwingungsapparat nennen
wollen, functionirt seit einem halben Jahre in den Turnsälen des
Herrn Geh.-Raths Hoffa.   Fig. 2 zeigt die in den Apparat ein-
gespannte Patientin in Ruhestellung, Fig. 3 in Vorbeugung des
Körpers.   Will die Uebende den Apparat verlassen, so lässt man
den Kopfhalter herab, öffnet den Rahmen *R* und schiebt die Hüft-
klemme zurück.

---

[1]) Hergestellt vom Medicinischen Warenhause Berlin N.

XLIX.

(Mittheilungen aus dem orthopädischen Institut von Dr. A. Lüning
und Dr. W. Schulthess, Privatdocenten in Zürich.)

XXIX.

Ueber die Lage der skoliotischen Abbiegungen in den verschiedenen Altersjahren.

Von

Ernst Müller-Altdorf.

Mit 18 in den Text gedruckten Abbildungen.

Nachdem Herr Dr. Wilhelm Schulthess in der Arbeit
„Ueber die Praedilektionsstellen der skoliotischen
Abbiegungen an der Wirbelsäule" [1] gezeigt hat, an welcher
Stelle der Wirbelsäule bei den im Laufe der Jahre beobachteten
1140 Skoliosen die Krümmungen liegen, so lag der Gedanke nahe,
nun auch noch zu prüfen, welche Lage diesen Krümmungen in den
einzelnen Altersjahren zukommt und welche Unterschiede in diesen
einzelnen Jahren wie auch gegenüber der Schulthess'schen Gesammtstatistik sich ergeben würden. Schon Dr. Schulthess hatte in
seiner vorhin erwähnten Arbeit, um sämmtliche Krümmungen der
Dornfortsatzlinie aller gemessenen 1140 Skoliosen tabellarisch ordnen
und in Curven auftragen zu können, jede einzelne Wirbelsäule vom
7. Halswirbel, bis zur Umbiegungsstelle des Kreuzbeins in zehn Unter-
abtheilungen eingetheilt und durch Messung und Rechnung hierauf
genau festgestellt, in welchem Zehntel die einzelnen Krümmungen
liegen. Fig. 1 [2] zeigt uns eine solche Zehntheilung der Wirbelsäule,
und wir sehen in ihr zugleich, wie sich die einzelnen Wirbel auf
diese zehn Zehntel vertheilen. In der bevorstehenden Arbeit, die
sich überhaupt ganz an die anfangs genannte Schulthess'sche
Arbeit anlehnt, wurde dasselbe Material in obigem Sinne bearbeitet.

---

[1] Siehe Zeitschr. f. orthop. Chirurgie Bd. 10.
[2] Siehe Fig. 6 der Schulthess'schen Arbeit.

Fig. 1.

Zehntel   Wirbel

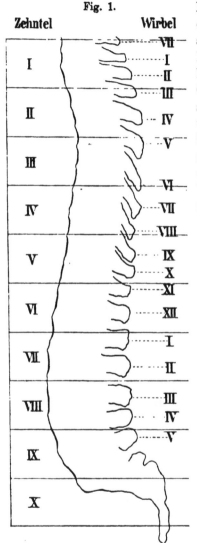

Ganze Wirbelsäulencontour mit Zehntel-
eintheilung (Orientirungstafel).

Mit seiner gütigen Erlaubniss wurden auch aus derselben die Curven
sämmtlicher Abbiegungen mit den
Durchschnittscurven von Ueberhängen und Höhe (Fig. 2 [1])) und die
Curven sämmtlicher Krümmungsscheitel mit gesonderten Haupt-
und Nebenkrümmungen (Fig. 3 [2])
in dieser Arbeit nochmals wiedergegeben, weil eine Vergleichung
derselben mit unseren Curven zum
Verständniss der letzteren absolut
nöthig ist. In den später folgenden Curven ist jeweilen wie in
diesen von einer senkrechten Achse
aus die jedem Zehntel entsprechende Anzahl von Abbiegungen
seitwärts in einer Länge aufge-
tragen. Die linksconvexen sind
links, die rechtsconvexen rechts
von der Achse gruppirt. Die Verbindungslinie dieser Punkte ergab
die erwähnten Curven.

Wir vergleichen nun vorerst
das Resultat der Erhebungen der
einzelnen Jahre mit demjenigen der
Gesammtstatistik, welche von Dr.
Wilhelm Schulthess in der
Zeitschr. f. orthopäd. Chir. Bd. X
herausgegeben worden.

8. Jahr. Fig. 4.

45 Fälle oder 4 % sämmt-
licher beobachteten Skoliosen. Dieselben zerfallen in 30 linksconvexe
und 15 rechtsconvexe Formen, in Procenten 67 % links und 33 %
rechts, während die Schulthess'sche Gesammtstatistik nur 54 %

[1]) Siehe Fig. 7 der Schulthess'schen Arbeit.
[2]) Siehe Fig. 8 der Schulthess'schen Arbeit.

linksconvexe und 46 % rechtsconvexe aufweist. Die Vertheilung
auf links und rechts ist also im achten Jahre gegenüber

Fig. 2.

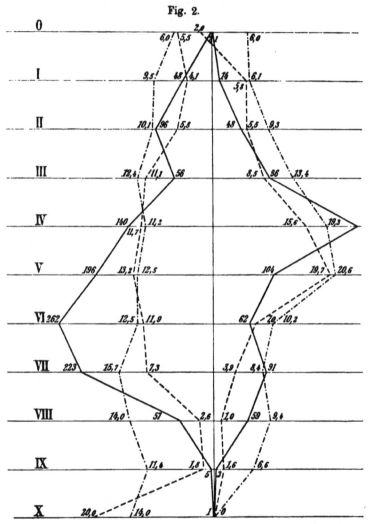

Curve der Lage sämmtlicher Krümmungsscheitel (————) mit den Durchschnittscurven
von Ueberhängen (-·-·-·-) und Höhe (—·—·—·—) des Krümmungsscheitels für 1187 Skoliosen.
1086 linksconvexe, 722 rechtsconvexe Krümmungen.   2,5 mm = 1 mm Abweichung bei Höhe
und Ueberhängen, 1 mm = 4 Fälle für die Zahl der Krümmungsscheitel.

der Gesammtstatistik sehr zu Gunsten der linksconvexen
Formen verändert.

Betrachten wir zuerst die Jahrescurve sämmtlicher **Abbiegungen**
(Fig. 4), in welchen sowohl die einfachen und **Hauptkrümmungen** der

Fig. 3.

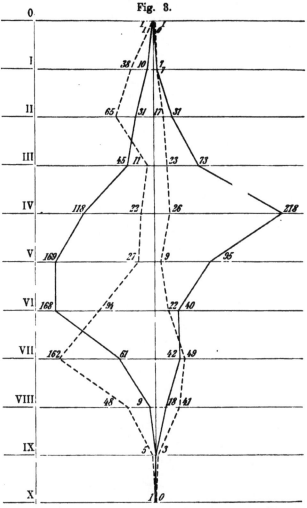

Curve der Lage sämmtlicher Krümmungsscheitel, Haupt- (————) und Nebenkrümmung-u
(- - - -) gesondert. Für 1137 Skoliosen. Sieben linksconvexe und neun rechtsconvexe Nebeu-
krümmungen, die, weil sie jeweilen dritte Nebenkrümmungen betrafen, gleichnamig mit
der Hauptkrümmung verliefen, wurden weggelassen, weil das Format der Curve zur Darstellung zu klein war. 1 mm = 4 Fälle.

complicirten Fälle, als auch die Nebenkrümmungen aufgenommen
sind, so haben wir 38 Krümmungen links und 24 rechts oder 62 °/о

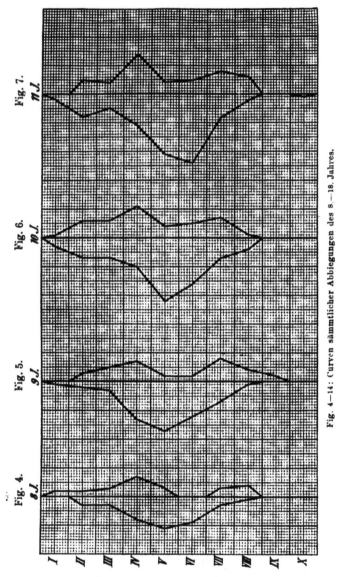

links- und 38% rechtsconvexe Abbiegungen, gegenüber der entsprechenden Schulthess'schen Curve mit 60% linksconvexen und 40% rechtsconvexen Krümmungen.

Das Maximum der Abbiegungen enthält in der Jahrescurve

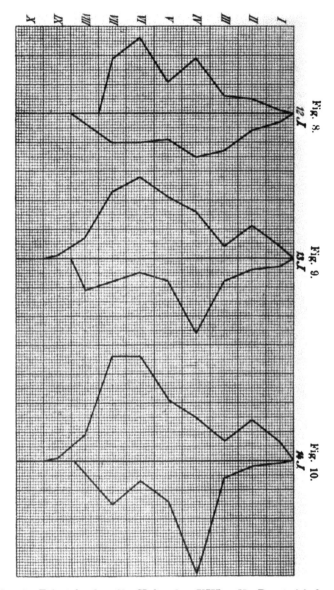

Fig. 8.

Fig. 9.

Fig. 10.

links das 5. Zehntel oder die Höhe des VIII.—X. Brustwirbels mit
11 Abbiegungen oder 18 % und rechts das 4. Zehntel oder VI. bis
VIII. Brustwirbel mit 7 Abbiegungen oder 11 %. Weitaus die
Grosszahl der Krümmungen fällt links auf das 4., 5. und 6. Zehntel.

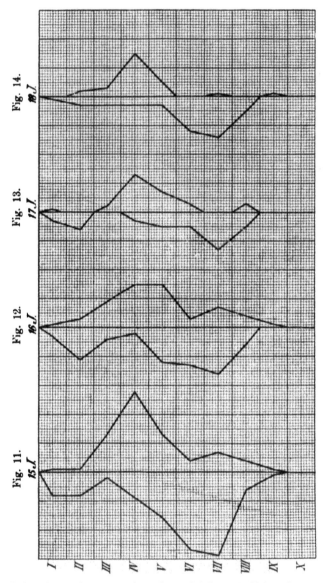

nämlich 28, während rechts die gleichen 3 Zehntel nur 10 Abbiegungen aufweisen. Während in der analogen Schulthess'schen
Curve das Maximum der Abbiegungen sich rechts ebenfalls im
4. Zehntel findet mit 13 %, so liegt dasselbe dagegen links erst im

6. Zehntel mit 14 %. Auch findet sich in beiden Curven im 6. Zehntel rechts ein deutliches Minimum der Abbiegungen; links hat wohl die Schulthess'sche Curve ebenfalls im 3. Zehntel ein Minimum; die entsprechende Jahrescurve sämmtlicher Abbiegungen dagegen weist kein solches auf.

Nach Zergliederung der Curve sämmtlicher Abbiegungen des 8. Jahres in eine Curve der einfachen und Hauptkrümmungen complicirter Fälle einerseits und Nebenkrümmungen andererseits, fällt in der Curve der Hauptkrümmungen auf, dass die ganze Lendenwirbelsäule links und rechts bis hinauf zum XI. Brustwirbel nur je einen Fall aufweist.

Im übrigen zeigt uns ein Vergleich dieser Jahrescurve mit der entsprechenden Schulthess'schen Curve beiderseits ein ähnliches Bild, zumal in letzterer infolge Wegfallens der im 6. Zehntel reichlich vorhandenen Gegenkrümmungen das Krümmungsmaximum nun auch ins 5. Zehntel gerückt ist.

Das Durchschnittsmaximum der Deviationen und des Ueberhängens, der einfachen und Hauptkrümmungen complicirter Fälle stimmt mit dem Maximum der Krümmungsscheitel überein, also links im 5. Zehntel mit 12,54 und 16,82 und rechts im 4. Zehntel mit 14,33 und 12,67.

Was endlich die Gegenkrümmungen anbelangt, so liegen sie zum grössten Theil in der Lenden- und theilweise auch in der Brustwirbelsäule, ziemlich gleichmässig auf links und rechts vertheilt. gleich 9 links und 8 rechts, lassen sich aber im übrigen wegen ihrer geringen Zahl wenig statistisch verwerthen.

Als charakteristisches Merkmal der 8. Jahrescurve können somit die auffallend gering ausgeprägten Krümmungsmaxima gelten, wie auch die verhältnissmässig grössere Zahl von linksconvexen Abbiegungen in der Höhe des V.—X. Brustwirbels gegenüber der entsprechenden Schulthess'schen Curve.

9. Jahr. Fig. 5.

63 Fälle oder 5,5 % der Gesammtstatistik. Davon sind 43 Fälle oder 68 % linksconvexe und 20 Fälle oder 32 % rechtsconvexe, also auch im 9. Jahre gegenüber den 54 % linksconvexen und 46 % rechtsconvexen Formen der Schulthess'schen Curve ein bedeutendes Plus von Fällen zu Gunsten der linksconvexen Formen. Bei einer Betrachtung der Curve sämmtlicher Abbiegungen des 9. Jahres, Fig. 5,

und der analogen Schulthess'schen Curve haben wir in ersterer
56 linksconvexe und 33 rechtsconvexe Krümmungen = 63 % links-
und 37 % rechtsconvexe, und in letzteren 60 % links- und 40 %
rechtsconvexe Krümmungen.

Das Maximum der Abbiegungen enthält in dieser Jahrescurve
links das 5. Zehntel mit 17 Krümmungen oder 19 % und rechts das
7. Zehntel mit 8 Krümmungen oder 9 %. Die analoge Schulthess'sche Curve hat ihr Maximum links im 6. Zehntel mit 14 %
und rechts im 4. Zehntel mit 13 %. Auch in dieser Jahrescurve
findet sich rechts im 6. Zehntel ein deutliches Minimum von Abbiegungen, während links ein solches fehlt. Während ferner in der
Schulthess'schen Curve im linken 7. Zehntel immer noch 12 % und
und im 4. Zehntel nur mehr 7,5 % der Abbiegungen vorhanden sind,
so sehen wir in der entsprechenden 9. Jahrescurve gerade das umgekehrte Bild auftreten: nämlich 7,9 % im linken 7. Zehntel und
14,6 % im 4. Zehntel. In der Curve der einfachen und Hauptkrümmungen complicirter Fälle des 9. Jahres ist immer noch das linke
4. Zehntel mit 20 % vertreten, während in der entsprechenden
Schulthess'schen Curve dasselbe nur mehr 10 % enthält, woraus
hervorgeht, dass im 9. Jahre, wie bereits schon im 8. Jahre links der
VI.—X. Brustwirbel verhältnissmässig mehr zu Abbiegungen neigt,
als dies aus der Gesammtstatistik hervorgeht.

In der Curve der einfachen und Hauptkrümmungen complicirter
Fälle finden wir auch im 9. Jahre wie in der analogen Schulthess-
schen Curve das Maximum der Abbiegungen links im 5. Zehntel mit
26 %, und rechts im 4. mit 11 %.

Das Durchschnittsmaximum der Deviationen und des Ueberhängens ist bei den Hauptkrümmungen links im 6. Zehntel mit 12,5
und 5,1 und rechts im 5. Zehntel mit 14,5 und 21,5.

Eigenthümlich und typisch ist für die 9. Jahrescurve, dass
in derselben die Hals- und Brustwirbelsäule beinahe keine Gegenkrümmungen enthält, indem dieselben fast alle in der Lendenwirbelsäule liegen und zwar ziemlich gleichmässig auf links und rechts
vertheilt. Im übrigen zeigt sie uns ein ähnliches Bild, wie die entsprechende 8. Jahrescurve.

10. Jahr. Fig. 6.

79 Fälle oder 7 % der Gesammtstatistik. Hievon sind linksconvexe Formen 47 oder 59½ % und rechtsconvexe 32 oder 40½ %.

Die Gesammtstatistik dagegen hat, wie bekannt, nur 54 % links und
46 % rechts.

Die Curve sämmtlicher Abbiegungen des 9. Jahres Fig. 6 ergibt 76 linksconvexe Krümmungen oder ·65 % und 41 rechtsconvexe
oder 35 %, also auch hier immer noch ein deutlicheres Vorherrschen
der linksconvexen, als in der entsprechenden Schulthess'schen Curve
mit 60 % links und 40 % rechts. Das Maximum der Abbiegungen
ist links im 5. Zehntel mit 22 Krümmungen oder 19 % und fällt
dann besonders gegen das 4. Zehntel zu in ziemlich steiler Curve
rasch ab. Rechts liegt das Maximum der Abbiegungen im 4. Zehntel
mit 11 Fällen oder 9,4 %.

Im Gegensatze zu den Schulthess'schen Curven, die auf der
linken Seite einen ziemlich stumpfwinkeligen, allmählich ansteigenden
Charakter zeigen, haben wir in den 10. Jahrescurven, besonders in
der Curve der einfachen und Hauptkrümmungen complicirter Fälle,
links ein sehr steiles Ansteigen zum Maximum im 5. Zehntel mit
20 Fällen oder 25 %. Rechts ist das Maximum im 4. Zehntel mit
10 Fällen oder 13 %.

Die Curve der Nebenkrümmungen zeigt ein starkes Ueberwiegen
der linken Seite = 29 Krümmungen links und 9 rechts oder 76 %
linksconvexe und 24 % rechtsconvexe. Sie zeigt somit ein ähnliches
Verhältniss, wie die entsprechende Schulthess'sche Curve, die 70 %
linksconvexe und 30 % rechtsconvexe Abbiegungen enthält. Beide
Curven zeigen auch links zwei deutliche Maxima; die Jahrescurve
ein kleineres im 2. Zehntel mit 5 Abbiegungen oder 13 % und ein
grösseres im 6. Zehntel mit 9 Abbiegungen oder 23 %; die analoge
Schulthess'sche Curve eines im 2. Zehntel mit 10 % und eines im
7. Zehntel mit 24 %.

Das Durchschnittsmaximum der Deviationen der Hauptkrümmungen ist links im 3. Zehntel mit 11,2 % und rechts im
2. Zehntel mit 16,8 %. Das Durchschnittsmaximum des Ueberhängens liegt links im 1. Zehntel mit 32,3 % und rechts im
3. Zehntel mit 11,8 %.

Als Hauptunterschied der 10. Jahrescurve, besonders der
Curve der einfachen und Hauptkrümmungen complicirter Fälle, muss
somit ihr hohes spitzwinklig ansteigendes Maximum im linken
5. Zehntel, das heisst die starke Concentration von linksconvexen
Fällen auf den IX.—X. Brustwirbel angesehen werden.

11. Jahr. Fig. 7.

93 Fälle oder 8 % der beobachteten Skoliosen. Davon sind
60 linksconvexe und 33 rechtsconvexe Formen, in Procenten ausgedrückt 64 % links und 36 % rechts. Also auch hier gegenüber
der Gesammtstatistik mit ihren 54 % linksconvexen und 46 % rechtsconvexen Formen ein deutliches Ueberwiegen der linksconvexen Fälle
und zwar um volle 10 %.

Ebenso bemerken wir in der Curve sämmtlicher Abbiegungen
des 11. Jahres, Fig. 7, mit ihren 128 Krümmungen, wovon 82 oder
64 % linksconvex und 46 oder 36 % rechtsconvex sind, gegenüber
der entsprechenden Schulthess'schen Curve ein Prominiren der
linken Seite um 4 %. Im übrigen aber zeigt uns ein Vergleich der
beiden Curven mit einander eine auffallende Aehnlichkeit derselben.
Das Maximum der Abbiegung befindet sich nun in dieser Jahrescurve ebenfalls wie in der entsprechenden Schulthess'schen Curve
im 6. Zehntel mit 24 Abbiegungen oder 19 % und fällt dann besonders nach oben im 5. und 4. Zehntel gleich wie dort ganz allmählich ab. Rechts haben wiederum beide Curven ihr Maximum im
4. Zehntel, hier mit 14 Abbiegungen oder 11 %; und endlich weist
auch diese Jahrescurve zwei deutliche Minima auf, das eine links im
3. Zehntel, das andere rechts im 5. und 6. Zehntel, ganz gleich wie
in der entsprechenden Schulthess'schen Curve.

Sieht man somit von der etwas grösseren Frequenz der linksconvexen Abbiegungen in der 11. Jahrescurve ab, so könnte man
dieselbe ihrer ganzen Structur nach leicht für ein verkleinertes Ab-
bild der Schulthess'schen Gesammtcurve halten.

Auch nach Zergliederung der allgemeinen Jahrescurve in diejenige ihrer einfachen und Hauptkrümmungen complicirter Fälle und
die ihrer Nebenkrümmungen sehen wir in diesen gesonderten Jahrescurven ziemlich den gleichen Charakter, wie in den entsprechenden
Schulthess'schen Curven beibehalten.

Das Durchschnittsmaximum der Deviationen und des Ueberhängens der Hauptkrümmungen ist links im 4. Zehntel mit 13,3 und
16,33 und rechts im 5. Zehntel mit 14,67 und 13. Bei den Nebenkrümmungen ist das Durchschnittsmaximum der Deviationen links im
7. Zehntel mit 12,9 und rechts im 4. Zehntel mit 13 und des Ueberhängens links im 5. Zehntel mit 9 und rechts im 6. Zehntel mit 8.

Wir finden somit auch im 11. Jahre in Uebereinstimmung
mit sämmtlichen bisher besprochenen Jahren eine bedeutend höhere

Frequenz von linksconvexen Formen gegenüber den rechtsconvexen.
als in der entsprechenden Schulthess'schen Curve. Im übrigen ist
für die 11. Jahrescurve mehr ihre grosse Aehnlichkeit mit der Schulthess'schen Curve, als ihre Verschiedenheit von derselben charakteristisch.

12. Jahr. Fig. 8.

109 Fälle oder 9,6 % der Gesammtstatistik. 65 Fälle oder
60 % sind hievon linksconvexe und 44 Fälle oder 40 % rechtsconvexe
Formen; somit auch hier immer noch ein Ueberwiegen der linksconvexen Formen um 6 % gegenüber der Gesammtstatistik. Die
Curve sämmtlicher Abbiegungen dieses Jahres (Fig. 8) enthält
161 Krümmungen, wovon 92 oder 57 % linksconvexe und 69 oder
43 % rechtsconvexe sind. Im Gegensatze zu den bereits besprochenen
Jahren haben wir nun gegenüber der entsprechenden Schulthess-
schen Curve hier ein Plus von rechtsconvexen Abbiegungen, allerdings nur um 3 %. Während ferner in der Schulthess'schen
Curve der sämmtlichen Abbiegungen dieselbe auf der linken Seite
von ihrem im 6. Zehntel liegenden Maximum, sowohl nach oben als
nach unten allmählich, aber stetig abnimmt, sehen wir die entsprechende Curve des 12. Jahres, die ebenfalls ihr Maximum im
6. Zehntel hat, mit 26 Abbiegungen oder 16 % sich im 4. Zehntel
links wiederum zu einem zweiten Maximum erheben, mit 19 Krümmungen oder 12 % gegenüber 7,7 % der analogen Schulthess'schen
Curve. Auch die rechten Seiten der Schulthess'schen Gesammtcurve und der zu besprechenden Jahrescurve weichen insoweit von
einander ab, als das dort vorhandene, auffallend steile Ansteigen der
Curve zu ihrem Maximum im 4. Zehntel hier absolut fehlt, indem
in unserer Curve der Unterschied der Frequenz der Abbiegungen
zwischen dem Maximum im 4. Zehntel mit 15 Abbiegungen oder 9 %
und der Summe der Abbiegungen im 3. Zehntel rechts nur 1 %, in
der entsprechenden Schulthess'schen Curve aber 8 % ausmacht.
Ebenso ist in dieser Jahrescurve weder links noch rechts ein deutliches Maximum, wie es sich in den Schulthess'schen Curven
findet, zu entdecken. Auch nach Auflösung der Gesammtcurven in
diejenigen ihrer einfachen und Hauptkrümmungen complicirter Fälle
und Nebenkrümmungen sehen wir in ersterer den Charakter der
Gesammtcurve des 12. Jahres ziemlich beibehalten; nur hat nun hier
das Maximum der linksconvexen Fälle im 4. Zehntel mit 18 Fällen

oder 16 % dasjenige im linken 6. Zehntel mit 17 Fällen noch über-
troffen. Rechts liegt das Maximum im 4. Zehntel mit 13 Fällen
oder 12 %, dem sich das 3. Zehntel mit 10 Fällen oder 9 % anschliesst.

Von den 52 Nebenkrümmungen sind 27 oder 52 % linksconvexe
und 25 oder 48 % rechtsconvexe, was gegenüber den 70 % linksconvexen Nebenkrümmungen der Gesammtstatistik ein Plus von 18 %
zu Gunsten der rechtsconvexen Nebenkrümmungen ausmacht.

Das Durchschnittsmaximum der Deviationen und des Ueberhängens liegt links im 2. Zehntel mit 13 und 18,66 und rechts im
4. Zehntel mit 22,4 und 20,8.

Wir sehen somit, dass die Schulthess'schen Gesammtcurven von den entsprechenden Curven des 12. Jahres wesentlich
darin von einander abweichen, dass die in ersteren vorhandenen und
besonders rechts sehr deutlich ausgeprägten Maxima und Minima
hier wie auch in der früher besprochenen 8. und 9. Jahrescurve bedeutend weniger hervortreten, und dass sie neben einem Maximum
von linksconvexen Abbiegungen in der Höhe des XI.—XII. Brustwirbels noch ein zweites in der Höhe des VI.—VIII. Brustwirbels
besitzen.

13. Jahr. Fig. 9.

124 Fälle oder 11 % aller beobachteten Skoliosen. Davon sind
76 oder 61 % linksconvexe und 48 oder 39 % rechtsconvexe Formen,
was gegenüber der Gesammtstatistik hier ein Plus von 7 % zu
Gunsten der linksconvexen Skoliosen ausmacht.

Die Curve sämmtlicher Abbiegungen des 13. Jahres (Fig. 9)
enthält 188 Abbiegungen, wovon 115 oder 61 % linksconvexe und
73 oder 39 % rechtsconvexe Krümmungen sind; somit beinahe ein
gleiches Verhältniss wie in der entsprechenden Schulthess'schen
Curve mit 60 % links- und 40 % rechtsconvexen Abbiegungen.

Noch grösser wird ferner die Aehnlichkeit der Schulthess-
schen Gesammtcurve mit der Curve sämmtlicher Abbiegungen des
13. Jahres, wenn wir betrachten, dass in beiden Curven die Maxima
und Minima der Abbiegungen sowohl links wie rechts nicht nur der
Lage nach übereinstimmen, sondern auch in der Zahl ihrer Krümmungen das gleiche Verhältniss in Procenten aufweisen. So enthält
links im 6. Zehntel das Maximum der Abbiegungen hier in unserer
Curve 28 Krümmungen oder 14,9 %, dort in der Schulthess'schen
Curve 14,5 %; das Minimum links im 3. Zehntel hier 4 Abbiegungen

oder 2 %, dort 3 % und rechts im 4. Zehntel das Maximum hier
26 Abbiegungen oder 13,8 %, dort 13,4 % und endlich das Minimum
rechts im 6. Zehntel hier 5 Abbiegungen oder 3 %, dort ebenfalls 3 %.

Auch die Curve der einfachen und Hauptkrümmungen complicirter Fälle zeigt kein wesentliches Abweichen von der entsprechenden
Schulthess'schen Curve.

Die Curve der Nebenkrümmungen des 13. Jahres endlich mit
ihren 39 oder 61 % linksconvexen und 25 oder 41 % rechtsconvexen
Abbiegungen zeigt gegenüber der entsprechenden Schulthess'schen
Curve 9 % mehr rechtsconvexe Krümmungen.

Das Durchschnittsmaximum der Deviationen und des Ueberhängens der Hauptkrümmungen enthält links das 5. Zehntel mit
13,53 und 18 und rechts das 3. Zehntel mit 20,6 und 22 und das
Durchschnittsmaximum der Deviationen der Nebenkrümmungen ist
links im 7. Zehntel mit 17 und rechts im 4. Zehntel mit 13,7 und
das Durchschnittsmaximum des Ueberhängens links im 6. Zehntel
mit 6,4 und rechts im 5. Zehntel mit 4.

Es lässt sich also auch bei den 13. Jahrescurven als Haupt-
merkmal eine sehr grosse Aehnlichkeit mit den entsprechenden
Schulthess'schen Curven constatiren, die beinahe noch diejenige
übersteigt, welche wir bei der 11. Jahrescurve gefunden haben.

14. Jahr. Fig. 10.

138 Fälle oder 12 % sämmtlicher beobachteten Skoliosen.
70 Fälle oder 51 % sind hievon linksconvexe und 68 Fälle oder 49 %
rechtsconvexe Formen. Zum ersten Male sehen wir somit in diesem
Jahre gegenüber der Gesammtstatistik nicht mehr wie bisher ein Plus
von Fällen zu Gunsten der linksconvexen, sondern nun zu Gunsten
der rechtsconvexen Formen auftreten und zwar von 3 %.

Die Curve sämmtlicher Abbiegungen des 14. Jahres (Fig. 10)
enthält 233 Abbiegungen mit 145 oder 62 % linksconvexen und 88
oder 38 % rechtsconvexen Krümmungen. Auffallend und abweichend
von der entsprechenden Schulthess'schen Curve ist, dass in dieser
Curve links neben dem 6. Zehntel auch das 7. Zehntel, das Maximum
von Abbiegungen gleich 36 oder 15 % aufweist und ebenso rechts
das hohe, sehr steil ansteigende Maximum von Abbiegungen im
4. Zehntel mit 39 Krümmungen oder 17 % gegenüber von 14 % des
rechten 4. Zehntels der entsprechenden Schulthess'schen Curve.
Und wie wir aus einer Betrachtung der Curve der einfachen und

Hauptkrümmungen complicirter Fälle des 14. Jahres ersehen, beruht jenes hohe Maximum im rechten 4. Zehntel, in der Curve sämmtlicher Abbiegungen des 14. Jahres, Fig. 10, absolut nur auf einfachen und Hauptkrümmungen complicirter Fälle, haben wir ja auch in der Curve der Hauptkrümmungen im rechten 4. Zehntel 39 Fälle oder 28 % sämmtlicher in diesem Jahre beobachteten Skoliosen, was gegenüber dem rechten 4. Zehntel der entsprechenden Schulthess-schen Curve ein Plus von 9 % zu Gunsten der Jahrescurve ausmacht. Anders verhält es sich mit dem linken 7. Zehntel der Curve sämmtlicher Abbiegungen des 14. Jahres. Dieses besteht zum weitaus grössten Theil aus Nebenkrümmungen.

Schliessen wir hier zugleich die Betrachtung der Nebencurven an, so sehen wir die 95 vorhandenen Nebenkrümmungen in 75 oder 79 % linksconvexe und 20 oder 21 % rechtsconvexe Abbiegungen zerfallen, somit gegenüber der entsprechenden Schulthess'schen Curve hier ein Plus von 9 % zu Gunsten der linksconvexen Krümmungen. Weitaus das grösste Maximum enthält links das 7. Zehntel mit 27 Krümmungen oder 28 %; diesem schliessen sich das linke 6. und 8. Zehntel an, welche 3 Zehntel miteinander 53 Abbiegungen oder 56 % sämmtlicher Nebenkrümmungen dieses Jahres, oder 10 % mehr, als die entsprechenden 3 Zehntel der Schulthess'schen Curven der Nebenkrümmungen enthalten. Und somit wird die schon in der Schulthess'schen Gesammtstatistik herausgefundene Thatsache, dass die rechtsconvexen Dorsalkrümmungen sich weitaus am häufigsten mit den linksconvexen Lendenkrümmungen verbinden, durch diese 14. Jahrescurve mit ihrer grossen Zahl von rechtsconvexen Dorsal- und linksconvexen Lendenkrümmungen nur noch weiter bekräftigt und bestätigt.

Das Durchschnittsmaximum der Deviationen und des Ueberhängens ist links im 5. Zehntel mit 13,65 und 16,35 und rechts ebenfalls im 5. Zehntel mit 22,15 und 24,7.

Bei den Nebenkrümmungen ist das der Deviationen links im 7. mit 17,63 und rechts im 3. Zehntel mit 9,5 und das des Ueberhängens links im 5. Zehntel mit 10 und rechts im 5. Zehntel mit 13.

Kurz zusammengefasst ergibt somit die Uebersicht über diese Jahrescurve folgende hauptsächlichen Resultate:

1. Im 14. Altersjahr kommen weitaus am meisten Skoliosen zur Beobachtung.

2. Die rechtsconvexen Skoliosen zeigen in diesem Jahre ein

auffallend hohes Maximum von Fällen in der Höhe des VI. bis VIII. Brustwirbels, das dasjenige der Schulthess'schen Gesammtstatistik um 9 % übersteigt, und diese verbinden sich

3. mit linksconvexen Gegenkrümmungen, die zum grössten Theil in der Höhe des I.—II. Lendenwirbels liegen.

15. Jahr. Fig. 11.

102 Fälle oder 9 % sämmtlicher beobachteten Skoliosen. 48 Fälle oder 47 % sind hievon linksconvexe und 54 oder 53 °/o rechtsconvexe Formen; somit auch hier gegenüber der Gesammtstatistik ein Plus von 7 % zu Gunsten der rechtsconvexen Formen.

Die Curve sämmtlicher Abbiegungen des 15. Jahres, Fig. 11, enthält 178 Krümmungen. Dieselben zerfallen in 106 linksconvexe, welche Vertheilung auf links und rechts in Procenten ausgedrückt ein absolut gleiches Verhältnis ergibt, wie in der entsprechenden Schulthess'schen Curve, nämlich hier wie dort 60 % linksconvexe und 40 % rechtsconvexe Abbiegungen.

Das Maximum der Abbiegungen ist links im 7. Zehntel mit 29 Krümmungen oder 16 %; es liegt also in unserer Curve 1 Zehntel tiefer, als in der entsprechenden Schulthess'schen Curve.

Das Maximum rechts enthält 28 Abbiegungen oder 16 %, weicht aber der Lage nach, wie auch die beiden Minima, von dem in der entsprechenden Schulthess'schen Curve nicht ab.

Die Curve der einfachen und Hauptkrümmungen complicirter Fälle hat ihr Maximum links im 6. Zehntel mit 15 Fällen oder 15 °/o und rechts im 4. Zehntel mit 24 Fällen oder 24 %, oder 5 °/o mehr als das entsprechende Maximum der Schulthess'schen Curve.

Die Curve der Nebenkrümmungen des 15. Jahres enthält 76 Krümmungen, wovon 58 oder 75 % linksconvexe und 18 oder 24 % rechtsconvexe Abbiegungen sind, also hier 6 % mehr linksconvexe Krümmungen, als in der entsprechenden Schulthess'schen Curve. Die linke Seite zeigt im 7. Zehntel ein hohes Maximum von 29 Abbiegungen oder 22 %.

Das Durchschnittsmaximum der Deviationen der einfachen und Hauptkrümmungen complicirter Fälle des 15. Jahres ist links im 7. Zehntel mit 17,43 und rechts im 5. mit 22,42 und dasjenige des Ueberhängens links im 4. Zehntel mit 19,57 und rechts im 5. Zehntel mit 21,8; bei den Nebenkrümmungen dasjenige der Deviationen links im 8. Zehntel mit 23,8 und rechts im 4. mit 12,5 und das des

Ueberhängens links im 3. mit 24 und rechts im 5. Zehntel mit
8 mm.

Die Betrachtung dieser Jahrescurve hat uns somit gegenüber der Schulthess'schen ein deutliches Tieferrücken des Maximums
der linksconvexen Abbiegungen gezeigt, indem sich ja dasselbe erst
in der Höhe des I.—II. Lendenwirbels befindet.

16. Jahr. (Fig. 12.)

71 Fälle oder 6,2 % sämmtlicher beobachteten Skoliosen. Davon
sind 29 Fälle oder 41 % linksconvexe und 42 oder 59 % rechtsconvexe Formen, also gegenüber der Gesammtstatistik hier ein Plus von
14 % zu Gunsten der rechtsconvexen Formen.

Die Curve sämmtlicher Abbiegungen des 16. Jahres (Fig. 12)
enthält 125 Abbiegungen, von denen 67 oder 53,6 % linksconvexe
und 58 oder 46,4 % rechtsconvexe Krümmungen sind, somit 6,4 %
mehr rechtsconvexe Krümmungen als die entsprechende Gesammtcurve enthält. Links liegt in dieser Jahrescurve das Maximum sämmtlicher Abbiegungen erst im 7. Zehntel oder am I.—II. Lendenwirbel
mit 16 Abbiegungen oder 13 % sämmtlicher Abbiegungen dieses
Jahres. Auch das Minimum ist links ein Zehntel tiefer gerückt, liegt
also im 4. Zehntel mit zwei Abbiegungen oder 2 %. Rechts zeigt
diese Curve sowohl von der entsprechenden Schulthess'schen Gesammtcurve, wie sämmtlichen übrigen Jahrescurven einen insofern
abweichenden Typus, als sie nicht wie in jenen im 4. Zehntel beiderseitig steil zu ihrem Maximum ansteigt, sondern wie im 4., so auch
im 5. Zehntel ein gleich grosses Maximum von 15 Abbiegungen oder
12 % enthält. Diese beiden Maxima rechts wie auch das Minimum
links im 4. Zehntel werden auch in der Curve der einfachen und
Hauptkrümmungen complicirter Fälle beibehalten. In der Curve der
Nebenkrümmungen des 16. Jahres fällt neben dem verhältnissmässig
kleinen Maximum im linken 7. Zehntel mit 11 Abbiegungen oder
20 % die ziemlich starke Betheiligung der Brustwirbelsäule mit einem
2. Maximum im 2. Zehntel mit 8 Fällen oder 15 % der Nebenkrümmungen dieses Jahres auf. In der entsprechenden Schulthess-
schen Curve finden sich im linken 2. Zehntel nur 10 % der Nebenkrümmungen.

Das Durchschnittsmaximum der Deviationen der Hauptkrümmungen liegt links im 5. Zehntel mit 19 und rechts im 3. Zehntel
mit 20,2 und das des Ueberhängens links im 2. Zehntel mit 16,7

und rechts im 5. Zehntel mit 22,23. Bei den Nebenkrümmungen
liegt dasjenige der Deviationen links im 6. Zehntel mit 16 und rechts
im 6. Zehntel mit 26 und das des Ueberhängens links im 6. mit
13,5 und rechts im 6. Zehntel mit 21 mm.

Zwei Punkte sind es also hauptsächlich, in denen die 16. Jahrescurve von der Schulthess'schen Curve abweicht:

1. enthält sie in der Höhe des III.—V. Brustwirbels mehr
linksconvexe Gegenkrümmungen als diese;

2. vertheilen sich bei ihr zum grössten Theil die rechtscon-
vexen Krümmungen, und zwar ziemlich gleichmässig auf den VI. bis
X. Brustwirbel und nicht nur auf den VI.—VIII., wie dies bei der
Schulthess'schen Curve der Fall ist.

17. Jahr. (Fig. 13.)

38 Fälle oder 3 % sämmtlicher beobachteten Skoliosen. 14 Fälle
oder 37 % sind hiervon linksconvexe und 24 oder 63 % rechtsconvexe
Formen; also gegenüber der Gesammtstatistik hier ein Plus von 17 °.,
zu Gunsten der rechtsconvexen Formen.

In der Curve sämmtlicher Abbiegungen des 17. Jahres (Fig. 13)
fällt links, gegenüber der entsprechenden Schulthess'schen Curve.
die geringe Zahl von Erhebungen im 5. und 6. Zehntel und ein
verhältnissmässig hohes Maximum im 7. Zehntel mit 13 Abbiegungen
oder 19 % und ein kleineres im 2. Zehntel mit 6 Abbiegungen oder
9 % auf. Eine Zergliederung dieser Jahrescurve in diejenige ihrer
einfachen und Hauptkrümmungen complicirter Fälle und in die ihrer
Nebenkrümmungen zeigt uns, dass diese eigenthümliche Curvenform
einerseits in der geringen Zahl der linksconvexen Hauptkrümmungen
und anderseits in der grossen Zahl der linksconvexen Nebenkrümmungen beruht. Denn 45 % sämmtlicher Abbiegungen des 17. Jahres
oder 8 % mehr als in der entsprechenden Schulthess'schen Curve
sind Nebenkrümmungen, und von diesen sind 84 % linksconvexe
Krümmungen und nur 16 % rechtsconvexe; also wiederum gegenüber der Gesammtstatistik hier ein Plus von 14 % zu Gunsten der linksconvexen Nebenkrümmungen, die sich nun hauptsächlich auf das 7.
und 2. Zehntel vertheilen, wo wir ja auch die beiden Maxima finden.

Das Durchschnittsmaximum der Deviationen der Hauptkrümmungen ist links im 4. Zehntel mit 13,5 und rechts im 4. Zehntel
mit 24,25 und das des Ueberhängens links im 5. Zehntel mit 14,8
und rechts im 4. Zehntel mit 22,9.

Dasjenige der Deviationen der Nebenkrümmungen ist links im 6. Zehntel mit 26 und rechts im 8. Zehntel mit 11, und das des Ueberhängens links im 6. Zehntel mit 20 und rechts im 3. Zehntel mit 5 mm.

Zu den charakteristischen Eigenschaften der 17. Jahrescurve gehört somit

1. das starke Vorherrschen der rechtsconvexen Formen gegenüber den linksconvexen,

2. die im Verhältniss zu sämmtlichen Abbiegungen sehr hohe Zahl von Nebenkrümmungen,

3. das starke Ueberwiegen der linksconvexen Nebenkrümmungen gegenüber den rechtsconvexen und deren fast ausschliessliche Lage in der Höhe des I.—II. Lendenwirbels.

18. Jahr. (Fig. 14.)

42 Fälle oder 3,7 % sämmtlicher beobachteten Skoliosen. Dieselben zerfallen in 20 linksconvexe und 22 rechtsconvexe Formen, was einem procentischen Verhältniss von 48 % linksconvexen und 52 % rechtsconvexen Formen entspricht; somit gegenüber der Gesammtstatistik ein Ueberschuss von 6 % von skoliotischen Krümmungen zu Gunsten der rechtsconvexen Formen.

Die Curve sämmtlicher Abbiegungen des 18. Jahres (Fig. 14) enthält 71 Krümmungen, die in 44 linksconvexe und 27 rechtsconvexe Abbiegungen zerfallen oder, in Procenten ausgedrückt, 62 % linksconvexe und 38 % rechtsconvexe, welche Vertheilung auf links und rechts nicht wesentlich von derjenigen in der entsprechenden Schulthess'schen Curve abweicht. Das Maximum der Abbiegungen liegt in der Curve der sämmtlichen Abbiegungen des 18. Jahres links im 7. Zehntel mit 14 Abbiegungen oder 20 % und rechts im 4. Zehntel mit 15 Abbiegungen oder 22 %. Ein wesentlich abweichendes Verhalten von der entsprechenden Schulthess'schen Gesammtcurve zeigt die Curve der einfachen und Hauptkrümmungen complicirter Fälle des 18. Jahres. Während nämlich in jener das Maximum der linksconvexen Formen im 5. linken Zehntel liegt, findet sich in dieser im gleichen 5. Zehntel das Minimum der linksconvexen Skoliosen mit bloss 1 Fall oder 2 %; das Maximum jedoch ist erst im linken 6. Zehntel oder in der Höhe des XI.—XII. Brustwirbels mit 9 Fällen oder 22 %.

Die Curve der Nebenkrümmungen zeigt ein ähnliches Bild wie

diejenige des 17. Jahres. Sie enthält 29 Krümmungen, wovon 24 oder 83% linksconvexe und 5 oder 17% rechtsconvexe Abbiegungen sind.

Das Durchschnittsmaximum der Deviationen und des Ueberhängens der Hauptkrümmungen ist links im 3. Zehntel mit 25,67 und 30,3 und rechts ebenfalls im 3. Zehntel mit 34,5 und 27, und dasjenige der Nebenkrümmungen ist für die Deviationen links im 8. Zehntel mit 20 und rechts im 2. Zehntel mit 13 und das Ueberhängen links im 5. Zehntel mit 16,5 und rechts im 9. Zehntel mit 6.

Als Charakteristisches dieser 18. Jahrescurve endlich muss somit vor allem die eigenthümliche Lage ihres Minimums von linksconvexen Formen in der Höhe des IX.—X. Brustwirbels, also an einer Stelle, wo bei den meisten übrigen Jahren das Maximum gelegen ist, angesehen werden und ferner ihre grosse Aehnlichkeit mit der 17. Jahrescurve.

Die bisherige Besprechung hatte den Zweck, ein genaues Bild von dem typischen Charakter der einzelnen Jahrescurven zu entwerfen und durch einen Vergleich derselben mit den entsprechenden Schulthess'schen Gesammtcurven uns auf die Aehnlichkeit und Verschiedenheit zwischen diesen und jenen aufmerksam zu machen. Im übrigen nahm sie aber auf das Verhältniss der einzelnen Jahrescurven zu einander nur wenig Rücksicht, was nun im folgenden geschehen soll.

In erster Linie wird es uns interessiren, wie sich diese beobachteten Skoliosen der Zahl nach auf die einzelnen Jahre vertheilen. Fig. 15 gibt uns darüber Auskunft, indem wir hier in Pro-

Fig. 15.

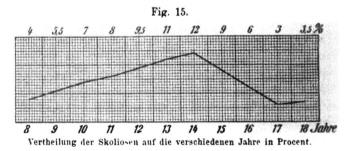

Vertheilung der Skoliosen auf die verschiedenen Jahre in Procent.

centen ausgedrückt finden, wie sich die Zahl der Skoliosen der einzelnen Jahre sowohl unter sich, als gegenüber der Zahl sämmtlicher beobachteten Skoliosen verhält. Laut dieser Curve kommen somit

im 14. Altersjahre am meisten Skoliosen zur Beobachtung, ganz allmählich, aber stetig fällt die Zahl von Fällen nach den unteren
Jahren; nach den oberen Jahren dagegen ist ihre Abnahme bedeutend
rascher, doch ebenfalls stetig.

Verfolgen wir ferner in den einzelnen Jahren das procentische
Verhältniss der Frequenz der linksconvexen zu den rechtsconvexen
Skoliosen, wie wir dies in Fig. 16 in zwei Curven aufgezeichnet

Fig. 16.

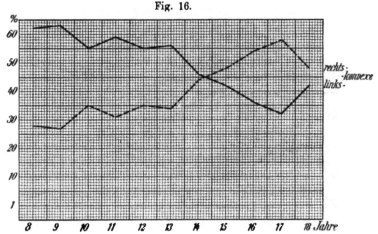

Procentisches Verhältniss der linksconvexen zu den rechtsconvexen Skoliosen in den
Jahren 8—18.

finden, so sehen wir im 8. Jahre 67% linksconvexe und 33% rechtsconvexe Skoliosen auftreten, was ein plus von 34% zu Gunsten der
linksconvexen Skoliosen ausmacht; und im 9. Jahre beträgt dies plus
von linksconvexen Formen sogar 36%. In den folgenden Jahren
aber nähert sich das Verhältniss der Frequenz der links- und rechtsconvexen Skoliosen immer mehr einander, bis im 14. Jahre diese
an Zahl jene nur mehr um 2% übertreffen. Hierauf kreuzen sich
die Curven, und wir sehen nun in den folgenden Jahren das umgekehrte Bild eintreten, nämlich eine grössere Frequenz der rechtsconvexen Skoliosen gegenüber den linksconvexen, und zwar nimmt
dieselbe bis zum 17. Jahre stetig zu, wo wir als Maximum 63%
rechtsconvexe und 37% linksconvexe Skoliosen finden oder ein plus
von 16% zu Gunsten der rechtsconvexen Formen.

Daraus ergibt sich nun folgendes:

Im 8.—13. Jahre sind die linksconvexen Skoliosen häufiger als

die rechtsconvexen. Im 14. Jahre ist die Frequenz zwischen beiden
Formen ziemlich gleich. Im 15.—18. Jahre überwiegen die rechtsconvexen.

Diese eigenthümliche Beobachtung können wir uns nur dadurch
erklären, dass die im 14. Altersjahre häufiger zur Beobachtung
kommende typische rechtsconvexe Dorsalskoliose viel öfters Behand-
lungsobject wird als die leichteren linksconvexen Formen. Einen
Schluss auf die absolute Frequenz der Formen gestattet selbstverständlich eine Anstaltsstatistik nicht.

Ein fernerer Vergleich der Curven der vereinigten einfachen
und Hauptkrümmungen complicirter Fälle der einzelnen Jahre mit
einander zeigt uns, dass in diesen allen, wie folgegemäss auch in
der entsprechenden Schulthess'schen Gesammtcurve das Frequenzmaximum der rechtsconvexen Skoliosen in der Höhe des VII. bis
VIII. Brustwirbels liegt. Jedoch ist die Grösse dieses Maximums in
den einzelnen Jahren sehr verschieden: am wenigsten tritt dasselbe
im 8., 9. und 12. Jahre hervor, während vor allem im 14. und theilweise auch im 15. Jahre die Concentration von Fällen auf diese
Wirbel auffallend ist.

Bei den linksconvexen Skoliosen machen sich hauptsächlich
zwei Maxima geltend: für das 12., 13., 15. und 18. Jahr die Höhe
des IX.—XII. Brustwirbels und für die übrigen Jahre die Höhe des
IX.—X. Brustwirbels.

Was ferner die Nebenkrümmungen anbelangt, so sehen wir.
dass mit Ausnahme des 8. und 9. Jahres in sämmtlichen übrigen
Jahren die linksconvexen Nebenkrümmungen an Zahl in hohem
Masse die rechtsconvexen übertreffen. Fig. 17 veranschaulicht uns
dies in zwei Curven, die das procentische Verhältniss der Frequenz
der linksconvexen zu den rechtsconvexen Nebenkrümmungen darstellen. In Uebereinstimmung mit der entsprechenden Schulthess-
schen Gesammtcurve zeigen sämmtliche Jahre ein auffallend hohes
Maximum von linksconvexen Nebenkrümmungen in der Höhe des
I.—II. Lendenwirbels und ein zweites, jedoch kleineres, in der Höhe
des III.—IV. Brustwirbels.

Als weiteres sehr interessantes Ergebniss nehmen wir eine mit
den Jahren allmählich zunehmende grössere Frequenz der Nebenkrümmungen gegenüber sämmtlichen Krümmungen wahr. Fig. 18
versinnbildlicht uns dies in einer Curve, die das procentische Verhältniss der Nebenkrümmungen zu sämmtlichen Krümmungen in den

einzelnen Jahren enthält. Wie daraus ersichtlich, sind im 8. Jahre nur 27% von sämmtlichen Abbiegungen dieses Jahres Nebenkrüm-

Fig. 17.

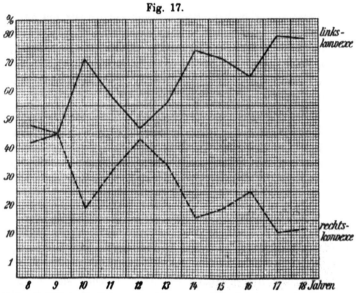

Procentisches Verhältniss der links- und rechtsconvexen Nebenkrümmungen der Jahre 8–18.

Fig. 18.

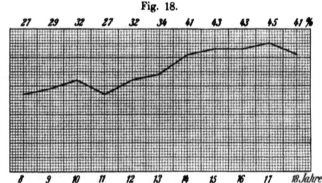

Verhältniss der Nebenkrümmungen zu sämmtlichen Abbiegungen der einzelnen Jahre in Procent.

mungen, während das 17. Jahr 45% Nebenkrümmungen oder 18% mehr als jenes aufweist.

Schliessen wir nun noch kurz einen Vergleich der Curven sämmtlicher Abbiegungen der einzelnen Jahre (Fig. 4—14) an, so fällt ein mit dem Ansteigen der Jahre allmählich tiefer rückendes Maximum der linksconvexen Krümmungen auf, indem ja dasselbe im 8.—10. Jahre in der Höhe des IX.—X. Brustwirbels, im 11. bis 14. Jahre in der Höhe des XI.—XII. Brustwirbels und im 15. bis 18. Jahre in der Höhe des I.—II. Lendenwirbels gelegen ist. Wie aus dem früher Gesagten hervorgeht, beruht diese Erscheinung wohl zum grössten Theil auf der in den höheren Jahren stattfindenden starken Zunahme der linksconvexen Nebenkrümmungen mit ihrem grossen Maximum in der Höhe des I.—II. Lendenwirbels.

Was endlich die Lage der Durchschnittsmaxima der Deviationen und des Ueberhängens der Haupt- und Nebenkrümmungen anbelangt, so lässt sie keine deutlichen Beziehungen zu derjenigen der Krümmungsmaxima entdecken, sondern wir finden jene unabhängig von dieser bald in der Brust-, bald in der Lendenwirbelsäule liegend.

Als wesentliches Ergebniss dieser Arbeit zählen wir folgende Punkte auf:

1. Die allgemeine Frequenz der beobachteten Skoliosen steigt vom 8.—14. Jahre stetig und nimmt alsdann wieder ab.

2. Vergleichen wir die Jahre 8—17 mit einander, so zeigt sich das Frequenzmaximum der rechtsconvexen Abbiegungen immer in der Höhe des VI.—VIII. Brustwirbels.

3. Das Frequenzmaximum der linksconvexen Krümmungen steht im 8. Jahre höher entsprechend dem VIII.—X. Brustwirbel, sinkt dann bis zum 15. Jahr hinunter auf den I.—II. Lendenwirbel und bleibt die folgenden Jahre hier.

4. Vom 8.—17. Jahre fällt mit wenig Ausnahmen die Frequenz der linksconvexen Skoliosen und steigt diejenige der rechtsconvexen; fast gleichmässige Vertheilung zeigt das 14. Jahr.

5. Die Zahl der Nebenkrümmungen vermehrt sich fast stetig vom 8.—17. Jahr. Die Vermehrung kommt hauptsächlich auf Rechnung der linksconvexen Nebenkrümmungen.

Am Schlusse dieser Arbeit erfülle ich gerne die angenehme Pflicht, Herrn Dr. W. Schulthess sowohl für die freundliche Ueberlassung des Themas, als auch die zuvorkommende Unterstützung während der Arbeit meinen verbindlichsten Dank auszusprechen.

(Aus der chirurgisch-orthopädischen Klinik des Herrn Geheimen
Medicinalraths Prof. Dr. A. Hoffa.).

Die Correction und Fixation des Klumpfusses nach dem forcirten Redressement.

Von

Dr. **J. D. Ghiulamila** (Bukarest),

Assistenzarzt der Klinik.

Mit 10 in den Text gedruckten Abbildungen.

Wenn wir einen Blick auf den gegenwärtigen Stand der Klumpfussbehandlung werfen, so sehen wir, dass fast überall das forcirte
methodische Redressement als diejenige Behandlungsmethode angesehen wird, welche die besten functionellen und kosmetischen
Resultate gibt und in der großen Majorität der Fälle indicirt ist.

Was die technische Ausführung dieser Methode betrifft, so
finden wir in der Literatur mehrere Verfahren angegeben, um die
Correction der Deformität zu erreichen. Ich erwähne als die am
meisten angewandten Methoden diejenigen von König — das
Redressement forcé —, von Lorenz — das modellirende Redressement — und von J. Wolff — das Etappenredressement.

Analysiren wir die verschiedenen Verfahren, so sehen wir,
dass nur eine Verschiedenheit in der Art und Weise der Anwendung
besteht; das Princip haben sie alle gemeinsam.

Die Gesichtspunkte, die alle diese Verfahren beherrschen, kann
man in folgenden drei Leitsätzen zusammenfassen:

1. Redressement der Deformität und Ueberführung
des Fusses in normale oder übercorrigirte Stellung.

2. Fixation des Fusses in dieser Stellung für eine
gewisse Zeit.

3. Behandlung der Musculatur und Erhaltung des
Fusses, respective des ganzen Beines in der corri-

girten Stellung, bis sich die definitiven anatomischen
Veränderungen, entsprechend den neuen statischen
Verhältnissen eingestellt haben.

Für den ersten Punkt haben wir von König und Lorenz
classische Vorschriften erhalten. Sie basiren auf den anatomisch-
pathologischen Veränderungen, die der Deformität zu Grunde liegen,
und führen am besten und am schnellsten zur. Erreichung des ge-
steckten Zieles.

Ob wir uns nun zum Redressement des Klumpfusses der Hände-
kraft bedienen, oder in schwierigen Fällen unsere Zuflucht zum
Osteoclasten oder ähnlichen Apparaten nehmen, oder endlich die
Tenotomie der Achillessehne oder der Plantarfascie noch ausführen,
der Endzweck dieses Actes ist stets, die Deformität von Grund aus
in ihren verschiedenen Componenten zu corrigiren und dem Fuss
eine Stellung zu geben, die der ursprünglichen entgegengesetzt ist,
d. h. eine übercorrigirte Stellung. Je nach den Fällen und den
Anschauungen des Operateurs wird diese vollständige Correction in
einer oder mehreren Sitzungen zu erreichen sein.

Auf das Redressement folgt der zweite Act der Methode, die
Fixation des Fusses in corrigirter Stellung.

Auf den ersten Blick scheint· es, dass in der modernen Re-
dressionsbehandlung, bei welcher, entgegen dem früheren Verfahren,
Redressement und Fixation in zwei Zeiten erfolgen, diesem zweiten
Acte, der Fixation, kein hoher Werth beizumessen ist, vielmehr alles
nur auf das Redressement selbst ankommt.

Man könnte glauben, dass zur Fixation des erreichten Resultates ein leichter Verband genüge.

In dieser Anschauung wird man bestärkt, wenn man den Vortrag Königs auf dem Chirurgencongress von 1890 über seine Re-
dressionsmethode liest.

Noch in seinem Lehrbuch der Chirurgie äussert sich König [25]
über den dem forcirten Redressement folgenden Fixationsverband
folgendermassen: Das, was in einer Sitzung errungen ist, wird durch
einen leichten Verband erhalten, welcher nur das Mittel sein soll,
zu verhüten, dass der Fuss wieder in die alte fehlerhafte Stellung
hinein sinkt, und zugleich Bewegungen gestatten soll.

Ebenso wie bei König finden wir in vielen anderen Lehrbüchern nur wenige Details über diesen Theil der Methode.

Andererseits sagt Lorenz [31], welcher bei seiner Methode

der Fixirung der Correcturstellung durch einen exacten und gut ausgeführten Verband grosse Bedeutung beilegt, folgendes: „War die vollständige Ummodelung des Fusses eine Sache der Ausdauer, so ist die exacte, kunstgerechte Fixirung des gewonnenen Resultates eine Sache der handwerksmässigen Geschicklichkeit, welche nur durch Uebung erworben werden kann."

Solchen Ausdrücken über die Schwierigkeiten bei der Herstellung eines guten Fixationsverbandes für den Klumpfuss begegnet man auf jedem Schritte in der Klumpfussliteratur. Aber dem Praktiker ist damit nicht viel geholfen, man thut besser, ihm einen Wegweiser an die Hand zu geben, mittelst dessen es auch bei geringer Geschicklichkeit gelingen wird, rasch brauchbare Resultate zu erzielen.

„Die Anlegung des Verbandes wird durch das vorausgegangene Modellement des Fusses in ganz ausserordentlicher Weise erleichtert" sagt Lorenz [31]; trotzdem ist der Fixationsverband beim Klumpfuss immer noch der schwierigste in der ganzen orthopädischen Technik; er ist der Prüfstein für die Geschicklichkeit des Orthopäden, und es gibt wenig Chirurgen, ja sogar Orthopäden, welche die Technik dieser Fixation beherrschen.

Deshalb, glaube ich, sind auch die Resultate in verschiedenen Händen so verschiedene; oft sieht man Misserfolge, die man der Methode zuschreibt, die aber in Wahrheit dem Operateur zur Last fallen.

Meine reichen Erfahrungen bei der Klumpfussbehandlung haben mich nicht allein die Schwierigkeiten der Fixation kennen gelehrt, ich habe auch Gelegenheit gehabt mich zu überzeugen, dass bei der Methode alles von der exacten Fixation des Fusses in der Correcturstellung abhängt.

Auch nach einem wohlgelungenen Redressement kann man schlechte Resultate erhalten, wenn man das Redressionsresultat nicht zu fixiren versteht.

Mit einem einzigen Fixationsverbande kann man nach Verlauf weniger Monate zu einem wunderbaren und dauernden Resultat gelangen; andererseits habe ich die Fixation Jahre hindurch fortsetzen sehen, ohne den geringsten Erfolg.

Die Fixation ist eben der Schlüssel der Methode, und deshalb habe ich den Versuch gemacht, die Erfahrungen, die ich bei der Klumpfussbehandlung über diesen Punkt gesammelt habe, niederzulegen.

Ich glaube, damit eine Lücke in der Literatur der orthopädischen Technik auszufüllen, und möchte die Aufmerksamkeit auf einige interessante Einzelheiten lenken, deren Beachtung mir bei der Behandlung des Klumpfusses von besonderer Bedeutung zu sein scheint.

Um die Schwierigkeiten und die Wichtigkeit des Fixationsverbandes hervorzuheben, möchte ich auf folgende Punkte eingehen:

1. Obwohl Lorenz gezeigt hat, dass man mit seinem Verfahren sehr viel erreichen und selbst in einer Sitzung den Widerstand der schwersten Klumpfüsse besiegen könne, gehen die meisten Orthopäden nicht so vor. Denn die Erfahrung hat gelehrt, dass die Anwendung allzu grosser roher Kraft nicht ungefährlich ist, und wenn man in sehr schweren und hartnäckigen Fällen, die der Redression einen großen Widerstand entgegensetzen, alles auf einmal erreichen will, so wird man, um der Scylla zu entgehen, in den Strudel der Charybdis gerathen, das heisst, man wird, um Druckgeschwüre durch die Redression im Verbande (wie bei dem älteren Verfahren) zu vermeiden, den schwersten Decubitus und noch schlimmere Complicationen durch das dem Verband vorhergehende Redressement erzeugen, wie man dies in der Literatur citirt findet.

Das Ziel dieses Actes des Redressements ist, den Knochen durch Dehnung der Weichtheile eine normale Stellung zu geben, nicht aber diese Stellung auf Kosten einer Schädigung der Knochen zu erreichen. Deshalb empfehlen die meisten Chirurgen, wie mein Chef Prof. Hoffa [19], in vorsichtiger Weise vorzugehen und in den schweren Fällen nicht mit roher Gewalt in einer Sitzung erzwingen zu wollen, was man in mehreren leicht erreichen kann. Man muss wissen, im rechten Augenblicke mit der Redression aufzuhören, um die erwähnten Complicationen zu vermeiden.

Um aber in den Fällen, wo man einen theilweisen oder nahezu vollständigen Erfolg erzielt hat, wirklich Nutzen aus dem Redressement zu ziehen, muss man ihn fixiren können.

Es ist keineswegs gleichgültig, ob die Fixation nur eine leichte oder eine der Correcturstellung genau adaptirte ist. Der grosse Unterschied kommt erst beim nächsten Redressement zur vollen Geltung, da die exacte Ausführung des Verbandes dasselbe ausserordentlich erleichtert.

2. Bei einer zweiten Serie von Fällen bietet das Redressement nur wenig Schwierigkeiten. Es sind namentlich Kinder, die schon

verschiedenen redressirenden Eingriffen ohne dauernden Erfolg unterzogen wurden, oder auch noch nicht behandelte Kinder, bei denen
man sehr leicht in wenigen Minuten das Füsschen redressiren und
es bequem in normale Lage oder übercorrigirte Stellung bringen kann.

Hier ist es oft ausserordentlich schwierig, eine wirklich gute,
exacte Fixation zu erreichen, denn von dem sehr elastischen und
weichen Fuss gleitet selbst ein gut adaptirter Verband ab. Oder
aber, wenn man den Verband nicht in extremer Correction angelegt
hat, so kehrt er nach Abnahme des Verbandes wieder in seine
fehlerhafte Stellung zurück, und man hat noch den Nachtheil einer
durch die Ruhe im Verbande geschwächten Musculatur.

3. Damit sind wir bereits zum dritten Punkte gelangt, zur
Frage der Correcturstellung.

. Ueber den Grad des Redressements des Klumpfusses sprechen
sich alle Autoren dahin aus, dass man so lange redressiren muss,
bis der Fuss eine normale oder übercorrigirte Stellung einnimmt.
Lorenz [31] und Hoffa [19] sehen in dieser Uebercorrection die
beste Garantie gegen das Eintreten eines Recidivs; doch man kann
schlechte Resultate erhalten, ob man nun die Redression bis zum
Extrem treibt, oder nur bis zur normalen Stellung.

Bei schweren,. recidivirenden oder noch nicht behandelten
Klumpfüssen der Erwachsenen kann sich, infolge allzu energisch
in einer Sitzung ausgeführten Redressements, aus dem Klumpfuss
ein Plattfuss entwickeln. Stellt man die extreme Correcturstellung
in derartig brüsker Weise her, so werden dabei die Bänder zerrissen
und stark geschädigt. Lassen wir
nun die Körperschwere unvermittelt
auf die Knochen einwirken, so erfolgt
die sich vollziehende Transformation
derselben bei dem Fehlen aller Hemmungen und Widerstände von Seiten
der Weichtheile nicht im Sinne eines
normalen Fusses, sondern in dem eines
Plattfusses. Den unliebsamen Effect

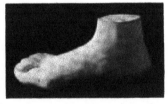

Fig. 1.

einer zu weit getriebenen Redression hatte ich Gelegenheit bei einem
jungen Mann zu sehen, bei dem sich im Laufe der Zeit aus dem
Klumpfusse ein schwerer Plattfuss mit allen Beschwerden eines
solchen ausbildete (s. Fig. 1).

Zu ähnlichen Erfolgen — sofern man hier noch von Erfolgen

sprechen darf — kann man namentlich auch durch partielle Hyper-
correction gelangen.

Die Anfänger machen hauptsächlich das Redressement des
Vorderfusses gegen den Hinterfuss und treiben diese Correction bis
zum Maximum, ohne sich weiter mit der fixirtbleibenden Fusswurzel
zu beschäftigen.

Aus solchen einseitigen Redressionsbestrebungen resultiren dann
fehlerhafte Correcturstellungen des Fusses, indem man die eine
Componente zu stark corrigirt, um das Nichtcorrigirtsein der anderen
zu cachiren. Man erhält auf diese Weise einen partiell redressirten
Fuss mit einem schwachen Punkt in seiner Mitte, wo nunmehr die
Einwirkung des Körpergewichtes am meisten zur Geltung kommt.

Man soll daher nicht jede Componente für sich von vornherein
maximal corrigiren, sondern allen Componenten zunächst eine mittlere Correcturstellung geben und dann erst in einem gemeinsamen
Redressement den ganzen Fuss in übercorrigirte Stellung überführen.

Wenn wir so vorgehen, so sehen wir, dass die Correction einer
Deformitätscomponente die der anderen in ihrem Effect vergrössert
und ergänzt; das Fersenbein rückt herab, das Redressement ist
überall gleichmässig, und wenn wir einen solchen Fuss auf dem
Boden aufruhen lassen, so hat er thatsächlich eine vollkommene
Correcturstellung, und jede Rückfederung ist ausgeschlossen.

In einer solchen Correcturstellung fixirt man den Fuss.

Im allgemeinen soll man bei älteren Klumpfusspatienten stets
einen leichten Grad von Uebercorrection, einen leichten Pes calcaneo-
valgus zu erreichen suchen, der sich im Laufe der Zeit zu einem
Fuss mit normaler Stellung entwickeln und als solcher bestehen
bleiben wird.

Im Gegensatz zum Klumpfuss der Erwachsenen ist bei kleinen
Kindern der Klumpfuss weich und elastisch, die Ossification noch
nicht beendet. Um hier ein gutes Resultat zu erreichen, muss man
sehr oft den Fuss in die extremste Correcturstellung bringen, denn
es besteht ständig die Tendenz zu Recidiven, und man muss daher
die Correcturstellung auf das genaueste durch den Verband fixiren,
da bei lockerer Anlegung desselben sich auch im Verbande leicht
eine abnorme Stellung herstellen kann.

4. Doch wie kann man den Fuss in dieser vollkommenen
Correcturstellung fixiren?

Ganz einfach, sagen die Autoren. Bei einem gut redressirten

Fuss bedarf es weiter keiner Gewalt, man hält ihn mit zwei Fingern in Calcaneo-valgus-Stellung und legt in dieser Position einen leichten fixirenden Verband an.

Ich supponire einen nach Lorenz' oder König's Methode gut redressirten Fuss, wir machen das Schlussredressement und wenden uns nun zum Verband. Wenn wir dazu den Fuss in der gewünschten corrigirten Stellung halten wollen, haben wir dabei weiter keine Angriffspunkte als unten die Zehen und oben das Knie. Zwischen diesen beiden Punkten befindet sich das Calcaneum, welches der am schwierigsten zu redressirende und in Correction zu erhaltende Theil ist.

Hat man denn die Möglichkeit, durch Angreifen an diesen beiden Punkten auch die Supinationsstellung der Ferse wirksam zu beeinflussen?

Betrachten wir einen Fuss, der durch einen wohlgeschulten Assistenten gehalten wird, so sehen wir, dass diese Stellung keineswegs die gewünschte ist. Sehen wir uns z. B. nachstehende, aus

Fig. 2.

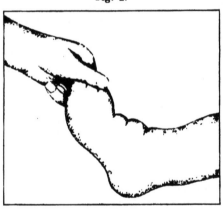

der Vulpius'schen [40] Arbeit entnommene Abbildung (Fig. 2) an; sie stellt die Photographie eines redressirten Fusses vor der Verbandanlegung dar. Ist das eine Calcaneo-valgus-Stellung?

Betrachten wir auch die Abbildung, die eine Copie einer photographischen Aufnahme ist. Der Fuss war vollständig redressirt und wird von mir in der zur Anlegung des Verbandes erforderlichen Stellung gehalten. Man sieht, dass die Ferse sich noch in leichter Supination befindet.

Wollen wir den Fuss in dieser Stellung, ohne die Abweichung der Ferse zu berücksichtigen, fixiren, so würde, trotz des gelungenen Redressements, der Erfolg gewiss kein grosser sein.

Ich glaube, dass viele Orthopäden, die sich an Lorenz' Regeln halten, auch dem wichtigsten Theile des Redressements, der Correction der Supinationsstellung der Ferse, Rechnung tragen; aber nur sehr wenige verstehen diese werthvolle und schwer zu erreichende Correcturstellung, welche uns einzig und allein eine sichere Garantie gegen ein Recidiv gibt, zu fixiren.

Ich bin auf diesen Punkt näher eingegangen, weil ich sehr oft Orthopäden beobachtet habe, die zwar einen Klumpfuss nach allen Regeln redressirten und gut corrigirten und auch einen scheinbar gut sitzenden Verband anlegten; nahm man dann nach einigen Monaten den Verband ab, so schien die Fussstellung auch thatsächlich vollkommen corrigirt, die Adduction völlig beseitigt, die Planta pedis mit ihrer vollen Fläche den Fussboden berührend, aber bei näherer Untersuchung zeigte es sich, dass das Calcaneum nicht den Boden berührte, es stand noch hoch oben, in Supination, ein unter ihm gelegenes Fettpolster erweckte den Anschein der vollkommenen Correction.

Hat man keine Erfahrung, so ist man von dem erreichten Erfolg hoch befriedigt, hält den Fuss für vollkommen corrigirt und verordnet einen besonders gearbeiteten Stiefel. Nach kurzer Zeit aber rückt dann das Fersenbein noch weiter in die Höhe, und damit stellt sich der Fuss wieder in Supination und Adduction.

Solche Recidive können sich, wenn die Fixation der Ferse keine exacte ist, auch bei langer Zeit fortgesetzten Verbänden ständig wiederholen; es kommt eben darauf an, dass alle Knochen des Fusses, nicht bloss die Metatarsen, unter normalen statischen Verhältnissen der Einwirkung der Transformationskraft unterworfen werden.

Solche Beobachtungen haben mich gelehrt, zur Beurtheilung des durch die Redression und Fixation erzielten Resultates vor allem die Stellung des Fersentheils zu beachten: Ruht die Ferse direct auf dem Boden und befindet sie sich in Pronation, so ist das Resultat gut.

Ein solches Resultat kann man freilich nicht immer mit einem Male durch einen Verband erreichen.

Die Schwierigkeiten, die sich der Erhaltung der Correcturstellung entgegenstellen, sind theils durch die Deformität an sich bedingt, theils dadurch, dass normalerweise der Fuss mit dem Unterschenkel einen Winkel bildet, wodurch, wie erwähnt, der hintere Theil des Fusses sich nur schwer in corrigirter Stellung halten lässt. Um den Fuss während der Anlegung des Verbandes in der Correcturstellung zu erhalten, empfiehlt Lorenz, dieselbe abwechselnd mit der als Zügel wirkenden Binde und durch leichten Druck der Hand zu sichern.

Für grössere Klumpfüsse ist dies Verfahren ausreichend, bei kleinen fetten Kinderfüssen genügt es nicht.

Dasselbe gilt für die Flanellbinden- oder Heftpflasterzügel, die als Hilfsmittel zur Erhaltung der Correcturstellung während der Verbandanlegung dienen.

Alle diese Verfahren verfolgen das eine Ziel, eine manuelle Correction, die möglicherweise einen Decubitus erzeugen könnte, zu vermeiden.

Aus demselben Grunde, aus Furcht vor einem Decubitus, legt Lorenz nach dem Redressement, auch wenn der Fuss gut redressirt ist, den Verband zunächst in normaler Correcturstellung an, und erst 8 Tage später, wenn die Schwellung vorbei ist, fixirt er den Fuss in übercorrigirter Stellung.

Wenn wir jedoch etwas weniger brüsk vorgehen, haben wir dergleichen Vorsichtsmassregeln nicht nöthig und können mit dem ersten Verbande die durch das Redressement erreichte Stellung fixiren und ohne Gefahr im Verband corrigiren.

Hoffa empfiehlt in seinem Lehrbuch die definitive Correction im Gipsverband vorzunehmen, ebenso nimmt Heineke [14] diese Correction nach dem Redressement einfach manuell vor.

Eine solche Correction im Verband birgt, wenn man sie zu machen versteht, keinerlei Gefahren in sich, aber sie ist von der grössten Wichtigkeit für den Erfolg. Wir können dem redressirten Fuss in dem Verbande, der sich exact anschmiegt, die gewünschte redressirte Stellung geben, d. h. die Stellung, die er unter Belastung einnehmen soll. Die Knochen werden nicht einer gegen den anderen gedrückt, sondern aneinander gehalten, und die Calcaneo-valgus-Stellung verstärkt sich in dem Verbande, anstatt sich zu verringern.

Der Verband muss unter Vermeidung jeder Compression die Form haben, die wir dem Fuss zu geben wünschen. Druck auf die Fusssohle ist mit keiner Gefahr verbunden, hat aber den Vortheil,

die Knochen unter sich zu entfernen und der Planta pedis zu
nähern. So kommt das Fettpolster, welches eine normale Fersen-
stellung vortäuschen kann, zum Verschwinden.

Versteht man „Fixation" in diesem Sinne, so spielt der Verband eine wichtige Rolle bei der Correction des redressirten Fusses,
nicht aber übt man durch ihn selbst eine Redression aus.

Der Verband darf erst dann angelegt werden, wenn das Redressement in allen seinen Componenten beendet ist.

Um eine derartige Correction und Fixation zu erreichen, brauchen
wir ein rasch erhärtendes und nicht zu theures Material. Der Verband darf das Gehen nicht sonderlich geniren; er muss also weder
zu schwer, noch zu zerbrechlich sein.

Er soll sich den Conturen des Fusses und Unterschenkels genau
anschmiegen und sie decken, ohne stärkeren Druck auszuüben oder
die Circulation zu stören.

Ein gut angelegter Gipsverband erfüllt alle diese Bedingungen.

Dazu ist, abgesehen von gutem Verbandmaterial, eine gewisse
Geschicklichkeit des Operateurs, sachverständige Assistenz und eine
exacte Technik nothwendig.

Das Verbandmaterial.

In allen Büchern findet man die Bemerkung, dass man für
die Herstellung eines Gipsverbandes besten Alabastergips verwenden
soll. Wenige Chirurgen aber gebrauchen diese Art Gips. Er ist
freilich ein wenig theurer als der gewöhnliche Gips, den man überall
anwenden sieht, aber das sollte eigentlich keine Rolle spielen, wenn
man seine Vorzüge berücksichtigt.

Der Gips muss trocken und in Blechkästen gut verschlossen
aufbewahrt werden, damit er nichts von seinen wertvollen Eigenschaften einbüsst und die Erhärtung rasch eintritt.

Die Anwendung des Gipses geschieht in der Form von Gipsbinden.

Am meisten geeignet für Klumpfussverbände sind Stärkebinden, in die der Gips gleichmässig und fest eingerieben ist; die
Binde selbst darf nicht zu fest gewickelt sein, damit der Gips genügend vom Wasser durchdrungen werden kann.

In die fertig eingerollten Binden macht man mit dem Messer
an beiden Seiten je einen Einschnitt. Man vermeidet so die stören-

den Einschnürungen, die dadurch entstehen, dass die Randfäden
beim Abrollen der Binde dieser nicht folgen, sondern sich anspannen.

Die Stärkegaze enthält Gelatine, die dem Gips besondere
Eigenschaften verleiht. Sie verlangsamt die Erhärtung etwas, gibt
aber dem Verband grössere Festigkeit und Dauerhaftigkeit.

Das Wasser, in das wir die Gipsbinden einlegen, soll eine
mittlere Temperatur von 45 ⁰ haben. Wärmeres Wasser beschleunigt
die Erhärtung des Gipses. Dem Wasser setzen wir zweckmässig
Alaun, auf eine Waschschüssel etwa eine Handvoll zu, wodurch
wir ein rascheres Erhärten des Gipses erreichen. Die Binden müssen
in einer genügenden Menge Wasser 2—4 Minuten liegen; wenn wir
sie früher herausnehmen, so werden sie nicht hinreichend von Wasser
durchzogen; die inneren Schichten bleiben trocken, aus den äusseren
Schichten, die nicht genügend Wasser absorbirt haben, um den Gips
zu binden, fällt beim Ausdrücken ein Theil des Gipses heraus. Wir
müssen alsdann doppelt so viel Binden dazu verwenden. Wenn die
Binden zu lange in dem nicht bewegten Wasser bleiben, so saugt
der Gips eine grosse Quantität Wasser auf, wodurch dieselben com-
pacter und voluminöser werden.

Solche Binden kann man nicht ausdrücken, sie sind für andere
grössere Verbände gut brauchbar, für Klumpfussverbände aber nicht
geeignet, denn sie erhärten so rasch, dass bei Anlegung der zweiten
Binde die erste bereits fest ist.

Ist das Wasser sehr warm, so bildet der Gips mit der in der
Binde befindlichen Gelatine eine zähe, klebrige Paste, der Gips lässt
sich schlecht ausstreichen, die einzelnen Schichten werden ungleichmässig und die Oberfläche des Verbandes erhält ein rauhes Aussehen.

Am besten ist es, man versteht, sich die Binden selbst zu präpariren und einzulegen. Dann wird man nicht ständig in die Verlegenheit kommen, dass einmal die Binde zu trocken, ein andermal
zu nass ist oder keinen Gips enthält.

Eine gute Binde soll vom Anfang bis zum Ende mit einem
weichen, gleichmässigen, glatten Gipsbrei, der nicht zu rasch erhärtet, imprägnirt sein.

Ausser dem Gips braucht man ein Polstermaterial. Die
directe Application des Gipsverbandes auf die Haut, die manche
Autoren befürworten, kann ich für den Klumpfuss nicht empfehlen.

Der Fixationsverband des redressirten Klumpfusses ist ein
Gehverband: bei fehlender Polsterung wird sich der Fuss infolge

der Bewegung an der etwas rauhen Innenwand reiben, und Excoria-
tionen der Haut werden die Folge sein.

Will man ausserdem nachträglich an irgend einer Stelle der
Verband einschneiden, so hat man keinerlei Anhaltspunkte dafür.
in welcher Tiefe man sich befindet, und eine Verletzung der Haut
wird daher nicht sicher zu vermeiden sein. Aber auch eine starke
Polsterung ist fehlerhaft, weil sie die so wichtige genaue Adaptation
des Verbandes illusorisch macht.

Ich habe die verschiedenen Materialien, die zur Polsterung verwandt werden (Tricot, Flanelle, Watte etc.), versucht und gebe der
Watte den Vorzug. Ich verwende die sogen. doppelt geleimte, nicht
entfettete Wienerwatte in Bindenform.

Man hüllt damit den Fuss bis zu den Zehenspitzen und den
Unterschenkel bis zum Knie in ganz dünner Schicht ein. Beim kindlichen Fuss genügt eine einzige Lage von Circulärtouren, die sich
zur Hälfte decken. Beim Erwachsenen kann man zwei Lagen anwenden. Bei ganz kleinen Kindern muss die Polsterung besonders
dünn sein; das erreicht man leicht, wenn man die Watte in zwei
Schichten trennt und nur die eine von ihnen zur Polsterung in einer
einfachen Lage verwendet.

In allen Fällen decke ich die am meisten dem Druck aus-
gesetzten Stellen, den inneren Fussrand und den Malleolus internus.
mit einer doppelten Lage.

Bei Erwachsenen kann man sich auch der Flanellbinden bedienen, während dieselben bei kleinen Klumpfüssen eine zu ungleichmässige und relativ dicke Unterlage geben.

Klebende Substanzen, die ein Abrutschen des Verbandes verhindern sollen, verwende ich bei Wattepolsterung nicht.

Vielfach legt man zur Fixirung der Watte und zur Erhaltung
des Fusses in der Correcturstellung darüber eine fest angezogene
Calicot- oder Mullbinde.

Das ist bei starker Polsterung zulässig; bei der von uns angewandten so dünnen Polsterung ist es überflüssig, und wir vermeiden die Inconvenienzen, die durch sie verursacht werden können.

Die Mullbinde, die man unter starker Anziehung fest über der
Watte anlegt, wird, wenn sie aus dem Gips Wasser absorbirt, noch
fester, und beim geringsten Stellungswechsel des Fusses können ihre
Ränder Einschnürungen auf der Haut hervorrufen.

Die Unannehmlichkeit, dass die nicht durch eine solche Mullbinde gedeckte Watte leicht an den feuchten Händen klebt, vermeide ich dadurch, dass ich die ersten Gipsbindentouren anlege, ohne die Watte mit den Händen zu berühren, und erst, nachdem die erste Gipsbindenschicht angewickelt ist, den Gips anstreiche.

Wiederholt habe ich direct auf die Haut unter der Watte auf den oberen Theil des Unterschenkels und an den Vorderfuss einige Mullbindentouren angelegt, die ich später, wenn der Verband aufgeschnitten wird, über den unteren und oberen Rand zurückschlage und mit einer neuen Gipsbindentour fixire. Dadurch werden die Ränder des Verbandes glatt und gleichmässig, und die Kinder können die Watte aus dem Verbande nicht herausziehen. Doch ist das Verfahren ziemlich mühsam und nicht gerade nothwendig.

Alles erforderliche Material muss bereits vor Beginn des Redressements fix und fertig zu unserer Verfügung sein. Ebenso müssen wir steriles Verbandmaterial zur Verfügung haben. Für den Fall einer Läsion der Haut oder nach einer Tenotomie legen wir einen ganz leichten aseptischen Verband an oder einen Vaseline- resp. Dermatolverband.

Wir wenden uns nun zur Besprechung der Functionen, die bei Anlegung des Verbandes dem Assistenten und dem Operateur zufallen.

Man braucht nur einen Assistenten, der aber gut geschult sein muss. Ohne eine solche geschulte Assistenz kann der Operateur, und sei er auch noch so geschickt, keinen guten Klumpfussverband machen. Der Assistent hat den Fuss in der übercorrigirten Stellung zu halten und später, wenn der Operateur beim Erhärten des Verbandes die Stellung corrigirt, den Unterschenkel zu fixiren; der Operateur legt den Verband an und führt die Correction aus. Es hat also dieser zweite Theil der Methode,

die Fixation,

zwei Acte:

   1. Die Anlegung des Verbandes,

und

   2. Die Correction.

Die Anlegung des Verbandes.

Der Assistent bringt den Patienten an den Rand des Tisches, so dass das Knie genau auf den Tischrand aufruht und Unterschenkel und Fuss frei in der Luft bleiben. Er hält mit einer Hand das

Knie und mit der anderen die Zehen. Seine Rollé ist eine sehr er-
müdende, sowohl bei den Füssen Erwachsener als auch bei denen
der Kinder, deren kleine Zehen nur einen schlechten Angriffspunkt
bieten.

Assistent und Operateur müssen mit beiden Händen gleich geschickt sein.

Der Platz für den Assistenten ist stets an der Aussenseite des
deformirten Gliedes. Er steht also beim rechten Fuss an der rechten
Seite des Patienten; die linke Hand umgreift die Condylen des

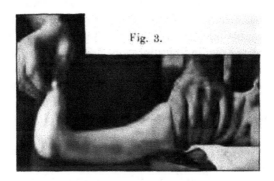

Fig. 3.

Femur, wobei ein Theil der Patella frei bleibt, um stets die Stellung
des Fusses zur Gliedachse controlliren zu können; die rechte Hand
fasst die Zehen, jedoch so, dass sie den Operateur nicht daran hindert,
dieselben vollständig mit in den Verband hineinzunehmen.

Der Assistent rotirt nun mit einer Hand das Knie nach innen, mit
der anderen Hand hebt er den Fuss in die Höhe, stellt ihn in extreme
Dorsalflexion und zieht die Zehen gegen sich, d. h. nach aussen. Da-
durch fixirt er einmal das Knie gegen den Tisch, wodurch ein fester
Unterstützungspunkt gewonnen wird, andererseits bewirkt er durch die
Hebung des Fusses eine Ueberstreckung resp. eine Fixation des
Knies, so dass keine Bewegungen in demselben erfolgen können,
wenn wir den Fuss abduciren und dorsalflectiren.

Diese beiden letzteren Bewegungen bezwecken, den Fuss in
Calcaneo-valgus-Stellung überzuführen, indessen erreichen sie in
Wirklichkeit nur die Correction des Vorderfusses, ohne auf die Fuss-
wurzel einen gleichen corrigirenden Einfluss ausüben zu können. Einen
Einfluss auf die Stellung des ganzen Fusses kann man aber durch
Innenrotation des Knies ausüben, indem bei der Uebercorrection der

Adductionsstellung des Fusses letzterer nunmehr in verticale und damit in eine leicht abducirte Stellung gebracht wird.

Macht es einige Schwierigkeiten, den Fuss lange in der vorgeschriebenen Stellung zu halten, wie z. B. bei jungen Kindern, die mit ihren kleinen und glatten Zehen einen schlechten Haltepunkt bieten, so bedient man sich zweckmässig der Finck'schen Lösung, mit der man die Zehen des Klumpfusses und die denselben haltenden Finger bestreicht. Die Klebkraft dieser Lösung erleichtert das Festhalten des Fusses wesentlich.

Handelt es sich um einen Erwachsenen, so erfordert es oft zu viel Aufwand an Kraft von seiten des Assistenten, den Fuss allein in der richtigen Stellung zu halten; wir lassen alsdann durch eine dritte Person das Knie in Innenrotation fixiren, und der Assistent hält allein den Fuss, indem er mit einer Hand die Zehen fasst, mit der anderen die Ferse unterstützt. Wenn die Gipsbinde um die Ferse herum geführt wird, lässt der Assistent dieselbe für einen Augenblick frei.

Der Operateur wählt zunächst die Gipsbinden in erforderlichen Breiten und in genügender Zahl aus und legt sie ein. Nun bringt der Assistent den Fuss in die gewünschte Stellung, während der Operateur rasch Unterschenkel und Fuss mit Watte umwickelt. Er controllirt, ob die Watteschicht gleichmässig deckt, und legt noch etwas Watte über den Innenrand des Fusses. Der Bindenkopf wird mit der linken Hand gefasst, das Bindenende mit der rechten. (Die Beschreibung bezieht sich auf die Anlegung eines Verbandes für den rechten Fuss.)

Der Operateur steht dem Assistenten gegenüber und legt die Touren stets nach einer bestimmten Regel an.

Ich lege die erste Tour über Fussgelenk und Ferse, indem ich an der Vorderfläche des Fussgelenks beginne. Von hier aus steige ich über die Innenseite der Ferse herab, an der Aussenseite derselben herauf, darauf gehe ich diagonal über den Fussrücken zum inneren Fussrand, führe die Binde über die Fusssohle zum äusseren Fussrand und lege nur einige Circulärtouren um den Vorderfuss. Dann steige ich gleichmässig mit Circulärtouren, die sich zur Hälfte decken, nach oben bis zum Knie.

Legt man die ersten Touren über den Metatarsus, so können dieselben beim Anstreichen leicht rutschen; dadurch verschiebt sich auch die Watteschicht, und der Fuss bleibt zum Theil ohne Polsterung. Das vermeidet man, wenn man die erste Tour um Fussgelenk und Ferse legt. Es ist zweckmässig, mehrere Touren hintereinander um die Zehen zu legen, weil dadurch die Binde, deren erste Touren gewöhnlich wenig Gips enthalten, besser fixirt wird. Achtertouren verwende ich nicht.

Ich mache den Verband stets so, dass er nach unten die Zehenspitzen überragt, nach oben bis zur Kniegelenksspalte reicht. Proximal und distal decken die Bindentouren noch etwas die Hände des Assistenten.

Zu achten hat man darauf, dass nicht der Rand einer Bindentour in dem Winkel, den Fuss und Unterschenkel mit einander bilden, zu liegen kommt, sondern immer nur die Mitte der Binde.

Die Breite der Binde nimmt man gleich der Länge des Fussrückens; bei kleineren Kindern kann sie noch etwas breiter sein, denn die aus appretirter Stärkegaze hergestellte Gipsbinde schmiegt sich beim Anstreichen vollkommen der Form des Fusses an.

Mit Gipsbinden macht man keine Umschlagtouren, sondern legt, wenn die Circulärtouren sich nicht exact decken, den freien Rand in Form eines Dreiecks um und streicht ihn an. So wird der Verband überall gleichmässig dick.

Im Gegensatz zur Mullbinde soll die Gipsbinde nicht fest angezogen werden, man rollt sie lose ab und erreicht ein exactes Anliegen der Touren durch Anstreichen, das man jeder Tour folgen lässt. Indem dabei der Gipsbrei in die Maschen der Binde eindringt, verkleben und verbinden sich die einzelnen Lagen unter einander; Luft soll zwischen den einzelnen Gipsschichten nicht bleiben. Auf diese Weise erhalten wir einen gleichmässigen und dünnen, dabei dennoch resistenten Verband.

Nach Anlegung einer oder zweier Binden streicht man mehrmals über den ganzen Verband, wodurch dieser, so lange er noch weich ist, der Oberfläche des Gliedes entsprechend modellirt wird und durch Beseitigung der letzten Falten eine glatte Innenfläche erhält.

Der Operateur muss schnell, sauber und ohne Erschütterung des Fusses arbeiten. Raschheit ist deshalb erforderlich, weil der Assistent bald ermüdet und den Fuss schliesslich nicht mehr in der corrigirten Stellung halten kann, dann aber auch, weil der Gips schnell erhärtet.

Was die Dicke des Verbandes anbetrifft, so hänge dieselbe von der Grösse des Patienten ab. Bei Kindern genügt im allgemeinen eine Stärke von 3—4 mm, bei Erwachsenen 6—8 mm. Gewöhnlich braucht man, wenn die Binden genügend Gips enthalten, 4—5 Lagen für Kinder, 8—9 für Erwachsene.

Um überall eine gleichmässige Dicke zu erreichen, müssen wir jede Binde vom Knie bis zu den Zehen führen und uns die Zahl der Schichten gegenwärtig halten. Die Fusssohle kann man nachträglich etwas verstärken, indem man mehrere Lagen auf einmal auf dieselbe legt und dieselben durch eine Schlusstour einwickelt.

Um die Widerstandsfähigkeit des Verbandes zu beurtheilen, sollen wir uns nicht nach der Resistenz richten, die derselbe unmittelbar nach seiner Anlegung darbietet, denn er soll dann noch ganz weich sein, sondern um uns ein Urtheil darüber zu bilden, müssen wir uns nach der Schichtenzahl richten. So werden wir es vermeiden, den Verband unnöthig schwer zu machen, und werden hinsichtlich der wahren Stellung des Fusses keine Irrthümer begehen.

Im oberen Theil des Unterschenkels, an den Condylen der Tibia, muss der Verband etwas fester anliegen, im Bereich der Wade kann er ganz locker sein, er soll die Haut und Muskeln nicht drücken und den letzteren Contractionen gestatten. Besonders exact soll der Verband sich den Malleolen und dem Fuss anlegen.

Die Correction.

Ist die letzte Gipsbinde angelegt, so wäscht sich der Operateur ein wenig die Hände und wendet sich nun zur Correction. Wie schon erwähnt, muss dazu der Gips noch weich und nachgiebig sein.

Man führt dieselbe auf zwei Arten aus, nach der von Hoffa empfohlenen oder nach Heinecke.

Das erste Verfahren beruht darauf, den Fuss mit der ganzen Sohle auf eine horizontale Ebene, z. B. den Tisch, zu stellen, um ihm durch einen Druck auf das spitzwinklig gebeugte Knie die gewünschte Stellung zu geben (s. Fig. 4).

Man zieht den Patienten auf den Tisch zurück, der Operateur bringt das Knie in stärkste Beugung, während der Assistent den Fuss auf die Tischfläche setzt und festhält. Bei Erwachsenen ist es vortheilhaft, unter das Gesäss ein Kissen zu legen. Um die gewünschte Calcaneusstellung zu erreichen, legt der Operateur beide Hände auf das Knie des Patienten und beugt dasselbe so weit nach vorne, dass es in einer Senkrechten mit den Zehen liegt. Um die Valgusstellung

zu erreichen, neigt der Operateur das Knie nach aussen, während der
Assistent den Fuss festhält und ihn verhindert, nach innen zu gleiten.

Ist die Abduction des Fusses nicht genügend, so legt der
Assistent eine Hand auf den Rücken des Fusses und zieht mit den
seinen inneren Rand umgreifenden Fingern den Vorderfuss nach

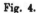

Fig. 4.

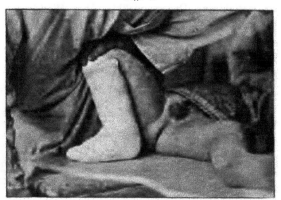

(Aus Hoffa, Lehrbuch der orthopädischen Chirurgie.)

aussen, während die andere Hand von hinten und innen die Ferse
fixirt und nach aussen drängt. In wirksamer Weise kann man sich
die Ueberführung des Fusses in Pronation und Abduction dadurch
erleichtern, dass man die Fusssohle auf eine von innen nach aussen
ansteigende schiefe Ebene stellt.

Der Fuss muss in der corrigirten Stellung bis zum Erhärten
des Verbandes absolut ruhig gehalten werden.

Bei dieser Methode erreichen wir also die Correction des Fusses
durch Belastung.

Bei älteren Patienten kommen wir mit diesem Verfahren gut
zum Ziele, bei jüngeren Kindern aber ist die Methode wegen der
Kleinheit des Fusses und des nothwendigen hohen Grades von Uebercorrection weniger zu empfehlen. Hier ist es besser, die Correction
rein manuell vorzunehmen.

Das Kindchen wird wieder auf den Tisch zurückgezogen. Ein
schmales Kissen kommt unter den Unterschenkel, ein Handtuch über
den Verband. Der Assistent umgreift jetzt das Knie, drückt es gegen
das Kissen und rotirt es stark nach innen. Der Operateur nimmt
den Fuss, die eine Hand kommt unter die Fusssohle (beim rechten

Fuss die linke), so dass sich die Handfläche gegen die ganze Fusssohle anstemmt, die andere Hand stützt sich mit dem Kleinfinger-
ballen von innen her gegen die Ferse, während die Finger, ohne zu
drücken, die Malleolen umgreifen. Die auf der Fusssohle liegende
Hand hat die Aufgabe, den Fuss in Dorsalflexion, Pronation und
Abduction zu fixiren, indem sie auf die Planta pedis einen nach oben
und aussen gerichteten Druck ausübt. Ihre Wirkung können wir

Fig. 5.

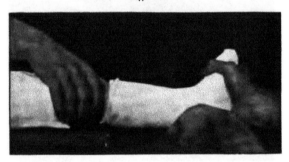

dadurch verstärken, dass wir mit dem Daumen den inneren Fussrand
umfassen und ihn nach aussen schieben, während die andere Hand
die Ferse und Malleolen unter Vermeidung jedes Druckes fixirt.
Dazu gibt man ihr die Form einer Halbrinne und lässt ihre Dorsalfläche sich auf den Tisch stützen. Sie umgreift die Malleolen in
der Art, dass der Hypothenar auf den inneren Theil der Ferse zu
liegen kommt. So trägt sie in wirksamer Weise dazu bei, die Ferse
in Pronationsstellung zu beugen.

Es ist zweckmässig, dem Druck der auf die Ferse gelegten
Hand den auf die Fusssohle wirkenden Druck der anderen Hand
vorhergehen zu lassen; da letztere den Fuss in Calcaneusstellung
drängt und damit ein Herabdrücken der Ferse verbunden ist, so
wird für die an dieser wirkende Hand nunmehr ein besserer Angriffspunkt geschaffen.

Die Kraft, die wir bei diesen Manövern ausüben, soll lediglich
zur Correction der Fussstellung verwandt werden, nicht aber, um
einen Druck auf den Fuss auszuüben. Im Gegentheil muss ein solcher
sorgfältig vermieden werden. Man soll deshalb die Finger nicht ge-
spreizt, sondern aneinandergelegt halten; so wird man Fingereindrücke
in dem noch feuchten Gips vermeiden.

Eine manuelle Correction, wie ich sie beschrieben habe, hat mir niemals Misserfolge und unangenehme Zwischenfälle eingetragen. Denn da bei Beginn der Correction der Verband noch weich ist, so modellirt sich seine Innenfläche nach der Form des Fusses und Unterschenkels und gibt ein genaues Negativ derselben, ohne irgend welche Unebenheiten, die zu Decubitusbildung führen könnten.

Fig. 6.

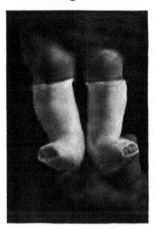

Ausschneiden des Verbandes.

Mit einem scharfen Gipsmesser machen wir einen Einschnitt am äusseren Rande der kleinen Zehe, der Länge derselben entsprechend. Den dorsalen Rand heben wir etwas von der Watteschicht und führen durch den Dorsaltheil des Verbandes einen Schnitt in einer Linie, die von der Basis der kleinen Zehe zur Kuppe der grossen Zehe reicht. Auf der Fusssohle setzen wir die Incision fort in einer den Zehenspitzen entsprechenden Linie; die Sohle des Verbandes soll nicht kürzer sein als die Zehen, sondern kann dieselben noch um einige Millimeter überragen.

Schneiden wir den Verband in dieser Weise auf, so bleibt die grosse Zehe fast vollkommen in den Verband eingeschlossen. Sie kann sich nicht nach innen zu bewegen, sondern wird im Gegentheil ständig nach aussen gedrängt. Die kleine Zehe ist nach allen Seiten, ausser nach unten, frei und ist in ihren Bewegungen nicht beschränkt. Wenn der Verband derart ausgeschnitten ist und sein Dorsaltheil den Metatarsalköpfchen fest anliegt, so bleiben die Zehen unverändert in ihrer Lage. Bewegungsfreiheit besteht nur in einer Richtung, die der ursprünglichen entgegengesetzt ist, das heisst nach aussen und oben.

Die Watte überragt den Rand des Verbandes um einige Millimeter.

Wenden wir uns jetzt zum oberen Theil des Verbandes. Derselbe wird bis zur unteren Begrenzung der Tibiacondylen abgeschnitten, hinten ein wenig weiter als vorne, damit das Bein vollständig, ohne Störung, gebeugt werden kann.

Ich will bemerken, dass der Fixationsverband beim Klumpfuss, im Gegensatz zu den anderen Apparaten, die zur Entlastung des Fussgelenkes bestimmt sind, den Tibiacondylen nicht zu fest anmodellirt sein soll, er soll hier ziemlich locker sein oder dieselben ganz frei lassen und die Wirkung der Schwere des Körpers auf den Fuss gestatten, um die Knochen dem Einfluss der Transformationskraft auszusetzen.

Der fertige Verband muss die exacte Form des Fusses, den er deckt, zeigen; alle Componenten der redressirten Deformität müssen sich jetzt in Uebercorrection oder normaler Stellung präsentiren; die Sohle des Verbandes soll platt und ein wenig nach aussen gedreht sein (vgl. Fig. 6—10).

Uebt man einen Druck auf das Knie aus, so dürfen die Zehen sich nicht im Verbande hin und her bewegen; das ist ein Zeichen dafür, dass der Verband zu locker angelegt ist und der Fuss sich in ihm in leichter Equinusstellung befindet.

Doch der Anfänger wird nicht von vornherein einen vollendeten Verband anlegen können, kleine Inconvenienzen können dabei vorkommen, die er kennen muss, um sie vermeiden zu können.

Kleine Inconvenienzen.

In erster Linie kommt hier der **Grad der Correction** in Betracht, der im ganzen oder theilweise **ungenügend** sein kann.

Bemerken wir nach Anlegung des Verbandes, dass die Stellung des Fusses keine genügende ist, so dürfen wir nicht etwa nach der Erhärtung des Verbandes noch nachträglich eine weitere Redression versuchen, da sonst leicht höchst unwillkommene Schädigungen auftreten können. Wir müssen in solchen Fällen entweder den Verband abnehmen und einen neuen anlegen, oder aber, wenn wir den Patienten bald wieder sehen können, lassen wir vortheilhaft den Verband etwa noch eine Woche liegen und geben erst dann einen neuen, in dem wir den Fuss besser corrigiren können, da er sich nun schon an die Correctionsstellung gewöhnt hat.

Zeigt sich nach dem Erhärten und Ausschneiden des Verbandes, dass seine **Festigkeit zu gering ist,** so können wir dieselbe leicht erhöhen, wenn wir noch nachträglich eine Gipsbinde unter besonderer Berücksichtigung der Fusssohle anwickeln.

Ein Urtheil darüber, **ob der Verband zu fest ist,** kann man sich leicht nach dem Aussehen der Zehen bilden, da sich **Circu-**

lationsstörungen am Fuss und Unterschenkel gerade hier zu erkennen geben.

Im allgemeinen wird der Blutkreislauf durch einen gut angelegten und exact in Correctionsstellung anmodellirten Verband nicht
beeinträchtigt. Das gibt sich darin zu erkennen, dass wenige Minuten nach Beendigung des Verbandes die Zehen wieder die normale
Rosafärbung annehmen. Oft aber sehen die Zehen nach der Correction
mehr oder weniger lange blass aus, werden dann rosafarben oder
nehmen zuerst eine blaurothe — und dann Rosafärbung an. In
diesen Fällen liegt eine Circulationsstörung vor, aber wo ist ihre
Ursache? Sie kann im Fuss oder in dem zu fest angelegten Verband liegen.

Wenn wir den Fuss redressirt und den Verband nach den oben
angegebenen Regeln angelegt haben, so kann er nach seiner Vollendung das Glied nicht comprimiren, doch es kann etwas später,
wenn das durch die Redression gegebene Trauma gross genug gewesen ist und eine reactive Entzündung hervorgerufen hat, zu einer
Compression kommen. Das kann sich einige Stunden nachher oder
am folgenden Tage zeigen.

Einen anderen Grund für das Auftreten einer Circulationsstörung können die zahlreichen Hautfalten darstellen, die sich auf
dem Fussrücken eines redressirten Klumpfusses bilden.

Wir können oft schon vor Anlegung des Verbandes, wenn wir
den Fuss in der corrigirten Stellung halten, beobachten, wie die
Haut des Fussrückens sich faltet, blass wird und der Rückfluss des
Blutes unterbrochen ist. Es ist das eine Folge der durch die Faltung
ausgeübten Compression der oberflächlichen Venen. Man muss sich
der Möglichkeit einer solchen Entstehung von Circulationsstörungen
vor Anlegung des Verbandes bewusst sein, um die nach Anlegung
desselben auftretenden Stauungserscheinungen in richtiger Weise zu
beurtheilen.

Comprimirt der Verband nicht, so erfolgt die Wiederherstellung
der auf diese Weise entstehenden Circulationsstörungen rasch. Wenn
aber die Zehen nur sehr langsam, namentlich auf der Streckseite,
ihr normales Aussehen wiedergewinnen, so liegt die Schuld am Verbande, der entweder im ganzen oder in einer bestimmten — mehr
oder minder grossen — Partie einen zu starken Druck ausübt. Besonders häufig befindet sich der Sitz der Compression auf dem Fussrücken, namentlich in dem Winkel, den Fuss und Unterschenkel bilden.

Um jede unmittelbare oder später eintretende Compression zu verhindern, empfiehlt Lorenz [10], auf dem Fussrücken und der Vorderfläche des Unterschenkels aus dem Verband ein dreieckiges Stück herauszuschneiden, wodurch die ganze gefährdete Partie freigelegt wird. Auch kann man noch die dem Fenster benachbarten Partien des Verbandes durch Unterschieben eines Spatels lockern.

Ein so grosses Fenster nimmt jedoch dem Verbande viel von seiner Festigkeit und hebt bei kleinen Kindern die genaue Fixation auf. Daher mache ich, falls eine Compression eingetreten oder zu erwarten ist, nur einen Längsschnitt auf der Vorderfläche des Fussgelenks und biege mit einem Elevatorium die diesen Einschnitt begrenzenden Ränder so weit auf, als ich es für nöthig halte. Nach 3 oder 4 Tagen lege ich dieselben wieder an und fixire sie mit einer Stärkebinde. So geht die Festigkeit des Verbandes nicht verloren, und man verhindert, dass im Bereiche des Fensters ein Oedem entsteht.

Früher beobachtete ich derartige Circulationsstörungen, die auch nicht verschwanden, wenn ich lange Einschnitte in den Verband machte oder sogar ein dreieckiges Stück ausschnitt; später machte ich die Wahrnehmung, dass nicht der Gipsverband selbst die Compression bedingte, sondern dass die Mullbinde, die ich zur Fixation der Watte verwandte, durch einen ihrer Ränder die Einschnürung der Haut verursachte. Seit ich auf die Anwendung der Mullbinde verzichte, habe ich nur noch sehr selten ähnliche Störungen beobachtet.

Ein nicht zu fest angelegter Gipsverband kann nur an einer Stelle eine Compression ausüben; das ist, wie schon erwähnt, die Streckseite des Fussgelenks. Die Compression kann hier durch die im Verband ausgeführte Correction bedingt werden.

Wenn der Fuss z. B. bei Anlegung des Verbandes in Equinusstellung gehalten wird und wir führen ihn dann im Verbande in Calcaneusstellung, so drückt der Gips auf diesen Winkel wie eine Leiste. Um die so entstehende Compression zu vermeiden, soll der Assistent von vornherein den Fuss in möglichster Calcaneusstellung halten, so dass nach Vollendung des Verbandes eine weitere Correction in diesem Sinne kaum noch nöthig ist.

Wie erwähnt, habe ich nur ausnahmsweise eine Compression durch den Verband beobachtet, und dann lag die Schuld entweder an der Assistenz oder am Material, aber niemals an der Technik oder an der Correction.

Ich mache daher auch nur sehr selten prophylaktische Einschnitte in den Verband und beschränke dieselben auf die Fälle, wo eine Schwellung als Folge der energischen Redression zu erwarten ist. Dann aber mache ich den Einschnitt reichlich lang und biege seine Ränder auf.

Liegt Grund zu der Annahme vor, dass der Verband wegen der nachträglichen Correction eine Compression ausübt, so schneide ich in der Gegend des Fussgelenks ein ovales Stück bis auf die Watte heraus.

Im allgemeinen stellt sich, wenn wir die Ursache der Circulationsstörungen beseitigt haben, der normale Blutkreislauf rasch wieder her. Ist das aber nach dem erwähnten Einschnitt nicht der Fall, so liegt das daran, dass der Verband um die Wade zu fest angelegt ist, und wir müssen dann den Einschnitt eventuell so weit nach oben verlängern, bis die Zehen ihre normale Färbung wieder erlangen.

Macht man Fenster in den Verband, so soll man es, sobald die Schwellung verschwunden ist, mit Watte ausfüllen und darüber eine Binde fest anziehen, da sonst an den freiliegenden Stellen sich leicht Oedem einstellt.

Die Hauptfurcht aller Chirurgen bei Anlegung eines Gipsverbandes ist **der Decubitus.** Der Decubitus entsteht an den Stellen, wo die Haut direct auf Knochen aufliegt und durch den Verband gegen denselben gepresst wird. Solche Stellen sind die Malleolen, der Fussrücken, der innere Fussrand und der hintere Theil der Ferse.

An den Malleolen und der Ferse etablirt sich ein Decubitus, wenn der Verband sehr fest angelegt wird, oder wenn während der Correction der Assistent oder der Operateur zur Fixation des Unterschenkels die Malleolengegend fest fasst und direct gegen den Tisch presst. Ich habe schon auseinandergesetzt, in welcher Weise man den Unterschenkel während der Correction fixiren muss, um jeden Druck an diesen Stellen zu vermeiden. Der leichte elastische Druck, den man ausübt, um die Ferse nach aussen zu bringen, kann niemals Decubitus hervorrufen.

Auf dem Fussrücken kann ein Decubitus auf die oben beschriebene Weise entstehen; zeigen uns Circulationsstörungen hier eine Compression an, so müssen wir den Verband abnehmen oder ihn einschneiden.

Der innere Fussrand ist bei einem gut redressirten Klumpfuss dem Decubitus am wenigsten ausgesetzt.

Aber bisweilen kann der Verband eine Compression an irgend einer Stelle ausüben, trotzdem die Circulation der Zehen für den Augenblick nicht gestört ist. Auch in solchen Fällen können wir auf Grund der Manöver, durch die wir die Correction erreicht haben, vermuthen, ob ein Druck stattfindet. Wenn wir mit den Fingern stärkere Eindrücke in der Malleolengegend hinterlassen haben, wenn wir die Equinusstellung des Fusses erst im Verbande corrigirt haben, wenn die Energie des angewandten Redressements das Auftreten eines Decubitus oder einer entzündlichen Schwellung wahrscheinlich macht, müssen wir prophylaktisch in den Verband an den bedrohten Stellen einen Einschnitt machen und entsprechend demselben die Ränder etwas aufbiegen. — Hat sich ein Decubitus unter dem Verbande gebildet, so stellt sich ein dauerndes Oedem der Zehen und des Fusses ein, das Kind empfindet Schmerz und gibt das durch Weinen und durch Zurückziehen des Fusses bei Berührung der Zehen zu erkennen. Man muss dann nach dem Sitz des Decubitus suchen und den Verband eventuell entfernen. Bei den Erwachsenen verräth sich ein Decubitus nur selten durch Schmerzen und Oedem.

Wenn sich ein Decubitus unter dem Verbande einstellt, so ist das für die weitere Behandlung sehr unangenehm, denn man muss in solchen Fällen die Ulceration verbinden und will andererseits auf das erreichte Resultat nicht Verzicht leisten.

Die Methode, ein Fenster in den Gipsverband zu machen und durch dieses den Verbandwechsel vorzunehmen, ist nicht zu empfehlen. Von einer peinlichen Asepsis kann dabei nicht die Rede sein und das locale Oedem lässt die Haut an der vom Verband befreiten Stelle prominiren. So sind die Bedingungen für eine rasche Heilung nicht günstig.

Man soll in solchen Fällen den Verband aufschneiden, so dass man eine vordere und hintere Hülse erhält. Zum Verbandwechsel wird die vordere Hülse abgenommen und nach Beendigung desselben wieder angelegt.

In seltenen Fällen bilden sich als unangenehme Begleitumstände Ekzeme und Erytheme; es empfiehlt sich dann, abnehmbare Verbände zu verwenden.

Ein weniger für den Patienten als für den Arzt unangenehmes Ereigniss ist **das Rutschen des Verbandes**.

Bei kleinen kräftigen Kindern, die mit ihren fleischigen elastischen Füssen immerfort in Bewegung sind, kommt es, namentlich
wenn der Verband etwas weit ist, aber auch bei exact sitzendem
Verband, leicht vor, dass der letztere sich verschiebt. Dann erscheint
nicht zu selten 1 oder 2 Tage darauf die Mutter mit ihrem Kind.
unseren Verband in der Hand.

In solchen Fällen muss man den Verband nicht etwa zu straff
anlegen, man soll ihn so wenig wie möglich polstern, gut anmodelliren,
in möglichster Dorsalflexion anlegen und bei der Correction einen
starken, continuirlichen Druck auf die Planta ausüben, damit dieselbe
eine gleichmässig ebene, nicht convexe Form erhält.

Es kann sich ereignen, dass sich auch dieser Verband einige
Tage später etwas verschiebt, aber der Fuss hat sich bereits an seine
neue Stellung gewöhnt und lässt sich durch einen dritten Verband
vollkommen fixirt halten.

Wenn der Verband nur wenig abrutscht, so soll man ihn einige
Tage ruhig liegen lassen, um den Fuss zu gewöhnen, und dann den
Verband erneuern. Hat sich der Verband in stärkerer Weise verschoben, so wird der Fussrücken gedrückt und ein Decubitus kann
die Folge sein. In solchen Fällen soll man den Verband sofort
abnehmen.

Die Festigkeit des Verbandes kann gleich nach seiner Anlegung oder später durch verschiedene Momente **ungünstig beeinflusst werden.**

Lassen die Eltern in der Meinung, der Verband sei bereits
genügend fest, das Kind wenige Stunden nach der Anlegung umherlaufen, so bricht der Verband ein, oder die Sohle wird weich. Man
soll daher die Eltern stets anweisen, die Kinder mindestens 24 Stunden im Bett zu halten, und, um das rasche Austrocknen zu be-
günstigen, den Verband nicht zu bedecken. Ebenso kann natürlich
auch bei Erwachsenen der Verband geschädigt werden, wenn er zu
früh belastet wird.

Später kann namentlich bei armen Kindern, die in ihrem Verband ohne Schuhwerk gehen, sich der Verband an der Sohle ab-
nutzen, ohne im übrigen seine Fixation einzubüssen. Man braucht
dann den Verband nicht abzunehmen, es genügt, die Planta zu verstärken.

Bei ganz kleinen Kindern werden die Verbände oft durch den

Urin beschmutzt und in ihrer Widerstandsfähigkeit geschädigt. Wir verwenden bei ihnen daher Verbände, die für Wasser undurchlässig sind. Es gibt mehrere Verfahren, um den Verband gegen Feuchtigkeit zu schützen. Das beste, dabei recht einfache, ist, ihn, wenn er genügend trocken ist, mit einer alkoholischen Schellacklösung zu imprägniren. Um den Verband zu schützen, bis er getrocknet ist, kann man ihn in eine dünne Lage nicht entfetteter, gewöhnlicher Watte einhüllen.

In der Poliklinik verwenden wir gewöhnlich Wasserglas, welches dazu dient, den Verband zu verstärken und ihn relativ undurchlässig zu machen.

Man wickelt, nachdem er gut trocken geworden ist, eine oder zwei Schichten einer in Wasserglas getauchten Stärkebinde an. Die Ränder des Verbandes und die Watte sollen damit bedeckt werden, ohne dass dabei die Wasserglasbinde in directe Berührung mit der Haut kommt.

Man darf die Binde nicht zu stark ausdrücken und soll bei ihrer Anlegung sie nicht zu fest ausstreichen, da sie sonst an den Händen klebt und die Glätte der Oberfläche leidet. Die Binde soll reichlich Wasserglas enthalten, soll gut angezogen werden und bis zum Trocknen vollkommen unbedeckt sein.

In der Privatpraxis kann man Gummistrümpfe verwenden, die bis über das Knie hinaufreichen.

Gewöhnlich sind die Mütter sorgfältig darauf bedacht, die Verbände durch Einhüllen in Wachsleinwand möglichst lange sauber zu halten. Ist aber der Verband durch Urin beschmutzt, so soll man einen neuen anlegen. Ich habe versucht, auf den Verband zum Schutze Guttapercha mittelst Aether und Chloroform aufzukleben, doch gibt das keine guten Resultate. —

Wann soll man den Verband wechseln und wie lange soll man die Verbände fortsetzen?

Wenn man das Redressement in mehreren Sitzungen vornimmt, so bleibt der Verband zunächst nur kurze Zeit liegen, dann nimmt man ihn ab, redressirt vollständig oder redressirt noch ein oder mehrmals, indem man jedes Mal den Verband bis zum nächsten Redressement liegen lässt.

Ist die Fussstellung zufriedenstellend, so gibt man einen Fixations-

verband für mehrere Monate. Ist der Verband nach den besprochenen
Vorschriften angelegt und entspricht er den oben erwähnten Anforderungen, so kann er 2—3 Monate und länger liegen bleiben.

In dieser Zeit erleidet das Fussskelet gewisse Form- und Structur-
veränderungen, doch bedarf die Transformationskraft einer längeren
Zeit, um eine der normalen Stellung des Fusses entsprechende Umbildung zu erreichen. Der Fuss muss dazu mindestens 6—7 Monate
im Verbande fixirt sein, dabei wechseln wir in diesem Zeitraum
2- oder 3mal den Verband. Bei Gelegenheit des Verbandwechsels
kann man den Fuss auch baden lassen, um die Haut von den oberflächlichen Epidermisschichten zu befreien und den Effect der Redression und Fixation zu controlliren.

Lässt man einen Fuss, der längere Zeit im Verband fixirt war,
ohne einen solchen, so stellt sich bereits nach 12—24 Stunden ein
Oedem ein, das erst nach 2 oder 3 Tagen verschwindet. Man soll
daher beim Verbandwechsel den neuen Verband nicht ein paar Tage
später anlegen, sondern sofort.

Ist bei kleinen Kindern der Fuss einige Zeit hindurch fixirt
gewesen und behält er seine redressirte Stellung bei, so darf man
nicht auf jede Fixation verzichten, denn wenn dieselben noch nicht
gehen und Stiefel oder andere Apparate nicht tragen können, so fehlt
die Belastung, die nöthig ist, soll sich die Transformationskraft wirksam erweisen.

Hier können wir nach dem letzten Gipsverband, der als Negativ
dient, einen abnehmbaren Celluloidapparat in Calcaneo-valgus-Stellung
arbeiten, der lange Zeit von dem Kind getragen werden kann. —
Es empfiehlt sich, öfters auch den Gipsverband durch einen solchen
Celluloidapparat zu ersetzen, wenn die Haut des Fusses unter dem
Verbande leidet, oder um die Musculatur durch Massage zu kräftigen.

Um den Verband abzunehmen, kann man ihn auf zwei
Arten aufschneiden. Bei Erwachsenen, oder aber, wenn wir ihn
in einen abnehmbaren Verband verwandeln wollen, schneiden wir
ihn von oben nach unten durch zwei seitliche Längsschnitte auf,
von denen der eine vor dem einen Malleolus, der andere hinter dem
anderen Malleolus verläuft. So werden die Malleolen nicht gedrückt,
und die Abnahme des Verbandes vollzieht sich leicht. Bei kleinen
Kindern genügt gewöhnlich ein Längsschnitt in der Medianlinie auf
der Hinterseite des Beines und der Planta.

Wenn wir, nach 5 oder 6 Monaten, den letzten Fixationsverband abnehmen, so können wir aus dem erreichten Resultat den Werth unserer Technik beurtheilen.

Die Haut, die von dem Verbande bedeckt war, ist schmutzig,

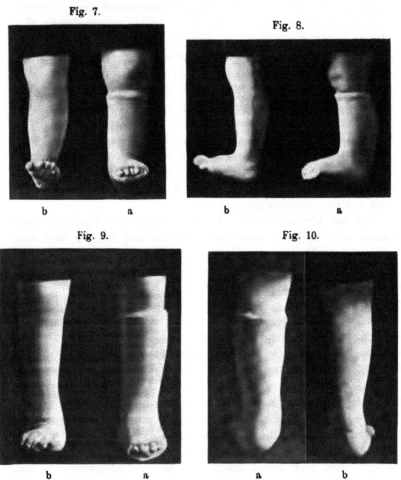

Fig. 7.

Fig. 8.

b   a   b   a

Fig. 9.   Fig. 10.

b   a   a   b

aber intact; auf der Fusssohle lässt sich die Epidermis in grossen Stücken abziehen, die schwieligen Verdickungen der Haut sind verschwunden. Das subcutane Fettpolster, besonders auf dem Fuss-

rücken, wo sich früher die Haut in Falten legte und eine dorsal-
convexe Vorwölbung bestand, hat sich zurückgebildet, und wir finden
hier sogar eine Einziehung. Am Fersentheil fühlt man unter der
Haut das Tuber calcanei. Im Liegen hält das Kind den Fuss in
Calcaneo-valgus-Stellung, aber wenn wir es gehen lassen, so tritt es
mit der ganzen Sohle auf. Der ganze Fuss steht in Abduction und
Valgusstellung. Bei Erwachsenen haben wir dasselbe Bild, nur
weniger ausgesprochen. Die Abbildungen (Fig. 7—10) zeigen die
Correction der einzelnen Componenten im Verband (a) und nach
Abnahme desselben (b).

Wenn wir glauben, dass das Resultat der Fixation kein genügendes und nicht dauerhaft genug sein wird, können wir dieselbe
verlängern; doch richtet sich das nach dem einzelnen Falle: Bei gut-
situirten Patienten werden wir den Gipsverband so bald als möglich durch einen den Fuss in seiner redressirten Stellung haltenden
Schienenhülsenapparat ersetzen.

Bei Erwachsenen muss man auf die Bewegungsfähigkeit der
Fussgelenke besondere Rücksicht nehmen, da bereits nach 6monat-
licher Fixation trotz wohlgelungenem Redressement die Bewegungen
der Fussgelenke fast vollkommen aufgehoben zu sein pflegen. Bei
Kindern bleibt die Beweglichkeit in den Fussgelenken trotz jahrelanger
Fixation erhalten.

In allen Fällen tritt nun als dritter Theil der Methode die
Nachbehandlung in ihr Recht.

Man hat dieser langdauernden Fixation im Gipsverbande die
sich einstellende Muskelatrophie zum Vorwurf gemacht. Das
würde natürlich ein grosser Uebelstand sein.

Meiner Erfahrung nach haben derartige hochgradige Atrophien ihre
Ursache in einer ungenügenden Verbandtechnik und allzu langen Fixirung.

Ich habe, um mich in dieser Beziehung keinen Täuschungen
hinzugeben, systematische Messungen vorgenommen und nach 6monat-
licher Fixation nur sehr geringe oder gar keine Verminderung des
Umfangs der Wadenmusculatur feststellen können.

Wenn man den Verband auf die beschriebene Weise anlegt,
so können die Muskeln in dem Verband functioniren, wenn das Kind
läuft oder sein Bein bewegt. An dem Auftreten stärkerer Atrophie
ist gewöhnlich eine zu feste Anlegung des Verbandes schuld. Nimmt
man einen solchen Verband ab, ist die Haut welk und faltig und
die Muskeln sind comprimirt.

Eine Abmagerung der Musculatur entsteht namentlich, wenn man wegen unzureichender Verbandtechnik immer wieder aufs neue jahrelang hindurch immobilisirt.

Kommen solche bereits (allerdings schlecht) behandelte Fälle zu uns, so soll man zunächst in extrem übercorrigirter Stellung einen wirklich gut anmodellirten Verband für 3—4 Monate anlegen; danach Massage und abnehmbare Schienenhülsenapparate.

Noch ein Wort über das Alter, in dem man mit dem Anlegen der Gipsverbände beginnen soll.

Bei Säuglingen in den ersten Monaten ist es nicht leicht, einen gut sitzenden Verband zu machen. Ich habe schon bei Kindern von 2—3 Wochen Gipsverbände angelegt, die ohne Schaden ertragen wurden. Doch ist es gut, den Verband bei ihnen alle 3 oder 4 Wochen zu wechseln, weil die Haut sehr empfindlich ist. Bei 2- oder 3monatlichen Kindern kann man bei guter Technik leicht Verbände machen, die allen Ansprüchen genügen. Sie müssen wegen des raschen Wachsthums des Fusses alle 4—6 Wochen erneuert werden. Bei lebhaften und kräftigen Kindern muss man besonders darauf achten, dass der Verband sich nicht verschiebt.

Literatur.

1. Arréat, Étude sur la traitèment du pied bot varus equin congénital. Thèse. Montpellier 1897.
2. Armann, Die Behandlung des Klumpfusses. Jahrb. f. Kinderheilkunde Bd. 57 Heft 5.
3. Bessel-Hagen, F., Pathologie und Therapie des Klumpfusses. Heidelberg 1889.
4. Billroth, Th., Ueber die Geraderichtung des Klumpfusses unmittelbar nach der Tenotomie mit sofortiger Anlegung des Gipsverbandes. Arch. f. klin. Chir. I S. 489.
5. Boquel André, Traitement du pied bot congénital chez l'enfant. Thèse. Paris 1896.
6. Brillaud, Du traitement du pied bot congénital chez le nouveau-né et les jeunes enfants. Thèse. Paris 1901.
7. Büngner, Ueber die Behandlung des angeborenen Klumpfusses an der Volkmann'schen Klinik in Halle a. S. Centralbl. f. Chir. 1889, S. 409.
8. Broca, A., Indications générales du traitement dans le pied bot varus equin congénital. (Congrès internat. de Madrid 1903) Steinheil, Paris.

9. **Daniel, Alfred,** Zur Therapie des Klumpfusses. Diss. Greifswald 1893.

10. **Engelman, G.,** Ueber die Technik des modellirenden Redressements des Klumpfusses und der Fixationsverbände. Wiener med. Wochenschr. 1902, Nr. 13 u. 14.

11. **Phocas,** Leçons cliniques de Chirurgie orthopédique. Paris 1895.

12. **Fink, Julius,** Die Therapie der Klumpfüsse Neugeborener in den ersten Wochen nach der Geburt. Zeitschr. f. orthop. Chir. Bd. 13.

13. **Fröhlich (Nancy),** Du traitement du pied bot chez le nourrisson par le redressement méthodique. Extrait de la Revue médicale de l'Est 1899.

14. **Graser,** Ueber Klumpfussbehandlung. Chirurgencongress 1888 und **Langenbeck's** Arch. Bd. 37 S. 824.

15. **Gutsche,** Ueber Klumpfuss und Klumpfussbehandlung. Diss. Halle 1896.

16. **Dugé de Bernonville,** De la tarsoclasie dans le traitement du pied bot varus equin congénital chez l'enfant. Thèse. Bordeaux 1901.

17. **Hahn,** Zur Behandlung des Pes varus. Berl. klin. Wochenschr. 1883, Nr. 12.

18. **Heusner,** Ueber Aetiologie und Behandlung des angeborenen Klumpfusses. Chirurgencongress 1899 und Arch. f. klin. Chir. 1899, Bd. 59 S. 206.

19. **Hoffa,** Die moderne Behandlung des Klumpfusses. München 1899 und Lehrbuch d. orthop. Chir. Stuttgart 1902, 4. Aufl.

20. **Joachimsthal,** Functionelle Formveränderung an den Muskeln. **Langenbeck's** Arch. Bd. 54 Heft 3.

21. **Kaposi,** Zwei bisher nicht beobachtete Unfälle nach modellirendem Redressement. Münchn. med. Wochenschr. 1899, Nr. 23.

22. **Kirmisson,** Anatomie pathologique et traitement du pied bot varus équin congénital. Rev. d'orthop. 1896, Nr. 3 et 4.

23. **Derselbe,** Lehrbuch der chirurgischen Krankheiten angeborenen Ursprungs. 1899.

24. **König, F.,** Die unblutige gewaltsame Beseitigung des Klumpfusses. Chirurgencongress 1890, und Arch. f. klin. Chir. Bd. 40.

25. **Derselbe,** Lehrbuch der speciellen Chirurgie 1898—1900, 7. Aufl.

26. **Kraus,** Die Orthopädie und ihre Heilerfolge bei Pes varus. Deutsche Zeitschr. f. Chir. Bd. 27 S. 185.

27. **Derselbe,** Therapie des Klumpfusses in der Heidelberger Universitätsklinik. Ibid. Bd. 28 S. 317.

28. **Kocher,** Zur Aetiologie und Therapie des Pes varus congenitus. Deutsche Zeitschr. f. Chir. 1878, Bd. 9.

29. **Levy,** Zur Klumpfussbehandlung. Zeitschr. f. orthop. Chir. Bd. 2 S. 370.

30. **Lieblein,** Ueber den articulirenden **Gipsverband** und seine Anwendung zur Behandlung angeborener und erworbener Deformitäten. Beitr. z. klin. Chir. Bd. 38 Heft 1.

31. **Lorenz,** Heilung des Klumpfusses durch das modellirende Redressement. Wiener Klinik 1884.

32. **Lücke,** Ueber d. angebor. Klumpfuss. Samml. klin. Vortr. 1. Reihe, Nr. 16.

33. v. **Mosengiel,** Fixationsmethode des Fusses in einer erzwungenen Stellung beim Erhärten des Gipsverbandes. Arch. f. klin. Chir. 1874, Bd. 16.

34. **Neuber,** Zur Klumpfussbehandlung. Arch. f. klin. Chir. 1899, Bd. 59 S. 335.

35. v. Oettingen, Die Behandlung des angeborenen Klumpfusses beim Säugling. Berl. klin. Wochenschr. 1902.

36. Schanz, 1000 Patienten. Zeitschr. f. orthop. Chir. Bd. 8 S. 24.

37. Schultze, Beitrag zur Behandlung des Klumpfusses. Zeitschr. f. orthop. Chir. Bd. 3 S. 306.

38. Sprengel, Zur Behandlung des angeborenen Klumpfusses. Zeitschr. f. orthop. Chir. Bd. 10 Heft 24, 3.

39. Strube, Bericht über die Hoeftmann'sche Klinik. Zeitschr. f. orthop. Chir. Bd. 9 S. 223.

40. Vulpius, Ueber die Behandlung des Klumpfusses Erwachsener. Münchn. med. Wochenschr. 1901, Nr. 1.

41. Derselbe, Zur Heilung des angeborenen Klumpfusses. Münchn. med. Wochenschr. 1896, Nr. 21.

42. Wolff, J., Ueber Klumpfussbehandlung. Arch. f. klin. Chir. Bd. 21 S. 90.

43. Derselbe, Ein portativer Klumpfussverband. Ibid. Bd. 20.

44. Derselbe, Ueber den Etappenverband bei Fussdeformitäten. Berl. klin. Wochenschr. 1893, Nr. 22.

45. Derselbe, Zur Klumpfussbehandlung mittelst des portativen Wasserglasverbandes. Berl. klin. Wochenschr. 1889, Nr. 8.

46. Derselbe, Ueber die Ursachen, das Wesen und die Behandlung des Klumpfusses. Berlin 1903, Hirschwald.

LI.

Ein einfacher Detorsionsbügel zum Hessing'schen Skoliosencorset.

Von

Dr. C. Wahl-München.

Mit 2 in den Text gedruckten Abbildungen.

Bezüglich des Nutzens von Corsets bei der Skoliosenbehandlung herrschen unter. den Orthopäden recht verschiedene Anschauungen. Während die einen ihre Haupthoffnung auf das Corset setzen, sprechen ihm die anderen jede Bedeutung in der Skoliosentherapie ab. Nach meiner Ueberzeugung schiesst jede der beiden Parteien über das Ziel hinaus. Während ich einerseits behaupte, dass durch Corsetbehandlung allein wohl kaum je eine Skoliose geheilt wurde, möchte ich andrerseits das orthopädische Corset als werthvollen Bundesgenossen im Kampfe gegen den Schiefwuchs nicht missen.

Was nun die Art der Corsets anbelangt, so verfertigte ich früher solche aus Celluloid und anderen Materialien über corrigirten Gipsmodellen an. Seit 2 Jahren fertige ich dagegen nur noch nach Maass gearbeitete Stoffcorsets mit Stahleinlagen nach der Hessingschen Construction bei Schiefwuchs an.

Ich finde, dass bei dieser Art von Corsets, wenn auch nicht das wünschenswerthe stärkste Redressement, so doch eine ansehnliche Redression bei dem geringsten Masse von Belästigung für den Patienten erzielt wird; und das ist nach meiner Ansicht alles, was man von einem orthopädischen Corset zu verlangen berechtigt ist.

Bekanntlich besteht das Gerippe des Hessing'schen Stoffcorsets aus Hüftbügel, Rückenschienen und Armkrücken, deren Anordnung aus Fig. 1 ersichtlich ist.

In dieser einfachen Ausführung wird aber das Stoffcorset den an dasselbe gestellten Anforderungen nur zum Theil gerecht. Die

Rückenschiene über dem Rippenbuckel hat ja die Aufgabe, einen federnden Druck auf denselben auszuüben, in Wirklichkeit erweist sich aber dieser Druck nach den gegebenen mechanischen Verhältnissen als unzureichend, um eine nennenswerthe detorquirende Wirkung hervorzurufen. Es sind daher mannigfache Versuche gemacht worden, diese detorquirende Wirkung durch Pelotten, die meist am Hüftbügel festsitzen, zu erreichen.

Ein weiterer empfindlicher Nachtheil des Stoffcorsets besteht

Fig. 1.   Fig. 2.

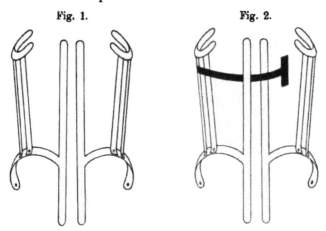

darin, dass sich bei ihm die so sehr wünschenswerthe hohle Lagerung des tiefliegenden Rückentheiles nur schlecht bewerkstelligen lässt.

Ich glaube, durch eine einfache Vorrichtung den gerügten Nachtheilen des Stoffcorsets in befriedigender Weise abgeholfen zu haben, die sich mir in allen Fällen von Schiefwuchs mit starker Torsion des Thorax gut bewährte.

Wie aus Fig. 2 ersichtlich ist, führe ich in der Höhe des Rippenbuckels von der Axillarlinie der tiefliegenden Seite horizontal einen Bügel nach dem Gipfel des Rippenbuckels. Der Bügel besteht aus starkem Federstahl und ist an seinem einen Ende an den Stäben der einen Achselstütze durch Schrauben befestigt, geht unter der Rückenschiene der eingesunkenen Thoraxhälfte durch, um am anderen Ende, durch eine kleine Pelotte verbreitert, auf den Rippenbuckel zu drücken.

Auf diese Weise wird einerseits die tiefliegende Seite des Thorax hohl gelegt und überbrückt, andererseits der durch das Bestreben des Corsets, sich der tiefliegenden Seite anzulegen, erzeugte

Druck und der Druck der Feder auf den Rippenbuckel übertragen und so zur Detorsion verwendet.

Die Krümmung des Bügels entspricht dem horizontalen Profil des Rippenbuckels und wird durch einen Abdruck mit Bleidraht gegeben.

Ich bringe den Bügel erst an, wenn das Corset schon ganz vollendet ist und die übrigen Stahlschienen schon auf dem Stoff befestigt sind.

Die Vorrichtung lässt sich deshalb auch an jedem alten Stoffcorset mit Leichtigkeit anbringen.

Die Wirkung des beschriebenen Detorsionsbügels ist eine so gute, dass ich kein Stoffcorset mehr bei Skoliose mit starker Torsion ohne denselben anfertige. Auch der kosmetische Effekt dieser Construction ist überraschend günstig.

LII.

Ein modificirter Osteoklast-Redresseur.

Von

† F. Beely.

Mit 3 in den Text gedruckten Abbildungen.

Im Jahre 1893 demonstrirte H a l s t e d M y e r s [1]) auf der VII. Versammlung der Amerikanischen Gesellschaft für Orthopädie ein Instrument, das er „Doppelhebel-Streckapparat" (double-lever-stretching Apparatus) nannte, das zum gewaltsamen Redressement von Klumpfüssen bestimmt war, aber auch erfolgreich von ihm in 4 Fällen von Verkrümmung der Tibia und in 4 Fällen von Genu valgum bei Kindern zwischen 4 und 6 Jahren als Osteoklast angewandt worden war. Bei zwei Kindern zwischen 5 und 6 Jahren mit Genu valgum gelangte M y e r s allerdings nicht zum Ziel; die nachfolgende Osteotomie ergab Sklerose des Knochens und erklärte auf diese Weise den Misserfolg.

Fig. 1.

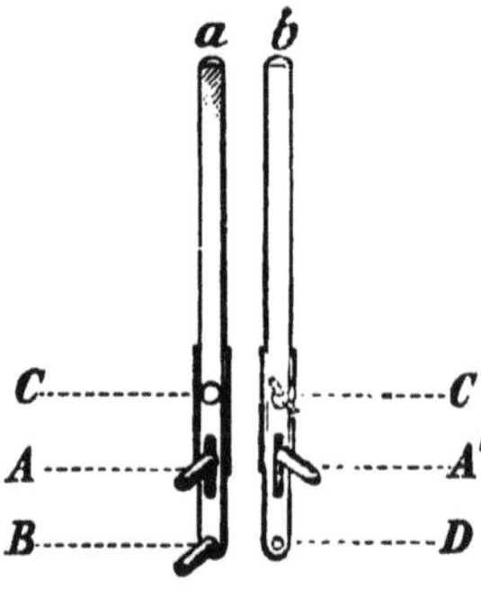

Dieser Apparat (Fig. 1) zeichnet sich durch Einfachheit aus. Er besteht aus zwei Hebelarmen, deren eines Ende als Handgriff benutzt wird, deren anderes die darauf senkrecht stehenden kurzen Greifarme A, A' und B trägt. Man könnte den einen (Fig. 1 a) als männlichen, den zweiten (Fig. 1 b) als weiblichen bezeichnen.

Der männliche Arm gleicht dem als „Thomas Wrench" bekannten Instrument und kann auch für sich als solcher benutzt werden, der weibliche Arm ist genau ebenso

---

[1]) „Forcible Correction of Club-Foot by a Double-Lever-Stretching Apparatus." Transactions of the American Orthopedic Association. Seventh annual Meeting, held at St. Louis, Sept. 19, 20 and 21, 1893, Vol. VI. Philadelphia 1894.

geformt, nur hat er an Stelle des zweiten senkrechten Greifarmes *B* eine Oeffnung *D*, in die der Arm *B* hineinpasst.

Eine einfache Gleitvorrichtung ermöglicht es, die Greifarme *A*, *A'* und *B* einander zu nähern und durch eine Flügelschraube *C* festzustellen.

Soll das Instrument als Doppelhebel benutzt werden, so steckt man den Stift *B* durch die Oeffnung *D* und schiebt über den Stift einen dicken Kautschukschlauch, in gleicher Weise werden auch die Stifte *A* und *A'* überzogen.

Zur Correction der Adductionsstellung im Tibiotarsalgelenk wird das Instrument so angelegt, dass der gemeinsame Greifarm *B* sich unterhalb des Mall. ext., die beiden Greifarme *A* und *A'* unterhalb und oberhalb des Mall. int. befinden; durch das Auseinanderführen der langen Hebelarme erfolgt die Correction.

Zur Beseitigung der Adductionsstellung des Metatarsus in den Tarsalgelenken wird der gemeinsame Greifarm *B* an der Aussen-

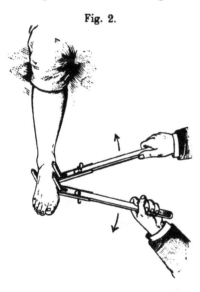

Fig. 2.

seite des Fusses, die beiden anderen Arme *A* und *A'* an der Innenseite angelegt (Fig. 2). Bei der Bekämpfung der Plantarflexion im Tibiotarsalgelenk lässt sich der Arm *a* des Apparates (Fig. 1) ohne oder mit Tenotomie der Achillessehne in Form des Thomas'schen Instrumentes anwenden.

Bei der Benutzung als Osteoklast wird der gemeinsame Greifarm *B* auf den höchsten Punkt der Convexität, dort, wo die Fractur erfolgen soll, die beiden anderen Greifarme an der entgegengesetzten Seite angelegt.

Der Kautschuküberzug dreht sich bei der Benutzung des Instruments auf den Greifarmen, so dass eine gewaltsame Dehnung der Haut, die sich unter denselben verschieben kann, vermieden wird, doch kann man die Haut auch noch durch aufgelegte dicke Platten von Schabrackenfilz schützen.

Es hat sich mir dieser einfache und billige Apparat recht

brauchbar erwiesen, besonders in einem Fall von Klumpfuss bei einem sehr kräftigen Patienten. Trotz der Anwendung recht grosser Gewalt kam es nirgends zu Druckstellen.

Etwas unbequem war mir nur der Umstand, dass die Greifarme, sobald das Redressement etwas weiter gelungen war, sich lockerten, das Glied nicht mehr fest genug fassten und von neuem angezogen und festgestellt werden mussten.

Als daher der bekannte Fabrikant Stille im Jahre 1900 einen Thomas'schen Apparat auf den Markt brachte, bei dem mittelst einer Schraube ohne Ende durch einfaches Drehen der Handgriffe die Greifarme einander genähert oder von einander entfernt werden konnten, veranlasste ich ihn, diesen Mechanismus auch bei Halsted Myers Instrument anzubringen, und das Endresultat war nach wiederholten Aenderungen schliesslich der in Fig. 3 abgebildete Apparat.

Er wirkt in derselben Weise wie der von Myers, nur kann er nicht in zwei Theile zerlegt und als Thomas Wrench gebraucht werden. Er war von vornherein für ältere Patienten berechnet und wurde daher grösser und kräftiger gebaut. Will man ihn als einfachen Hebel anwenden, so muss man beide Hebelarme dicht an einander legen und ihn in dieser Form benutzen. Damit Raum für die Hände zum Drehen der Handgriffe bleibt, kann zwischen die Arme vor den Handgriffen ein Holzstück eingeklemmt werden.

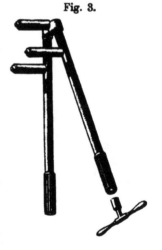

Fig. 3.

Dieses Instrument hat vor dem von Myers den Vortheil voraus, dass man in jedem Augenblick die Greifarme einander nähern und damit fester fassen, oder sie von einander entfernen und lösen kann, ohne dass man die Handgriffe loszulassen braucht. — Dreht man die Handgriffe nach innen, so nähern sich die Greifarme, dreht man sie nach aussen, so entfernen sie sich von einander. Das Schraubengewinde ist am rechten Hebelarm links gewunden, am linken Hebelarm rechts gewunden.

Für gewöhnliche Fälle wird die einfache Drehung der Handgriffe durch den Operateur genügen, wo grössere Kraft erforderlich ist, kann ein Assistent mit einem Schlüssel, der am Griffende der langen Hebelarme angesetzt wird, nachhelfen.

Knochen von der Stärke einer Phalanx kann man durch einfaches Drehen der Griffe nach innen, wobei die Greifarme sich einander nähern, brechen, ohne die Handgriffe von einander zu entfernen. Diese Art der Anwendung des Apparates eignet sich für kleinere Objecte, bei denen man ein Abgleiten der Greifarme befürchten muss, wenn die Handgriffe von einander entfernt werden.

Der Apparat kann von Herrn Stille in Stockholm bezogen werden.

Obiges Manuscript fanden wir kürzlich unter dem Nachlasse des Sanitätsraths Dr. F. Beely. Wir fühlen uns verpflichtet, es auch jetzt noch zu publiciren, einestheils aus Pietät gegen den Verstorbenen, anderentheils weil wir den Apparat in mehreren Fällen von schwerem Klumpfuss mit bestem Erfolge anwandten und ihn sehr empfehlen können.

Dr. **Fopp** und Dr. **Eckstein.**

LIII

Bruch der unteren Epiphyse des Radius bei Automobilmechanikern.

Von

Prof. Dr. **C. Ghillini**, Bologna.

Der Automobilismus liefert einen neuen Beitrag zu einem der gewöhnlichsten Brüche, dem von Pouteau oder von Colles, d. h. dem Bruch des unteren Radiusendes.

Der Mechaniker Ludwig (Luigi) Grazia, 34 Jahre alt, aus Bologna, ein tüchtiger Specialist im Automobilismus, erlitt eine solche Verletzung und suchte Hilfe in meiner Klinik.

Ich legte ihm einen Schienenverband an und dann einen bewegbaren Gipsapparat, um die Massage gut ausführen zu können, und erzielte vollständige Heilung.

Ich wiederhole hier die Beschreibung des Traumas, wie sie mir von dem Patienten selbst gemacht wurde.

Um den Motor eines Automobils in Bewegung zu setzen, muss man mit der Kurbel eine Bewegung machen, um den Druck des Gases im Cylinder zu fühlen. Da man jedoch die Kurbel ergreifen muss, wenn sich dieselbe in horizontaler Lage befindet, um den Druck des Cylinders zu bewältigen, so muss man eine grosse Kraft anwenden, damit die Kurbel ihren tiefsten Punkt erreicht.

Geschieht die Entzündung des Gases auf normale Weise, d. h. nicht zu früh und nicht zu spät, so muss die Kraftanwendung, um den Druck zu überwinden, ganz plötzlich ausgeführt werden, die Kurbel macht dann eine Vierteldrehung, die Explosion des Gases bewegt den Motor, und die Kurbel bleibt frei.

Wenn jedoch die Entzündung des Gases zu rasch vor sich geht, d. h. bevor der Kolben (im Cylinder) den Punkt des höchsten Druckes erreicht, dann geht durch die Explosion der Kolben zurück, gibt der Kurbel, welche tief steht, einen heftigen Stoss, und die Hand, welche sich auf derselben in verticaler Stellung befindet, erhält den Stoss auf die Handfläche in der Gegend des Ballens.

Auf diese Weise erfolgte in unserem Falle der Bruch der unteren Epiphyse des Radius.

Ist der Kurbelzapfen nicht ganz genau eingepasst, so dass derselbe sich bewegt, oder gar bricht, dann erzeugt der Stoss häufig eine Ausrenkung des Daumens.

In den Fällen, in welchen keine der angeführten Verletzungen vorkommt, verspürt der Mechaniker infolge des Stosses einen Schmerz im Ellenbogen in der Gegend des Olecranon und dieses ist von Wichtigkeit in Bezug auf die Erklärung des Mechanismus des Bruches.

Die Mechaniker der Automobilmotoren suchen deshalb immer, um die Heftigkeit des Traumas abzuschwächen, dass der Stoss womöglich dann erfolgt, wenn die Hand sich oben befindet, d. h. sie ergreifen die Kurbel an ihrer tiefsten Stelle, indem sie die Drehung nach oben ausführen, dann trifft der Stoss die Finger, und da ist es leicht möglich, dass die Kurbel der Hand entschlüpft.

Die Chirurgische Gesellschaft in Paris beschäftigte sich in ihrer Versammlung vom 27. Januar 1904 mit den Radiusbrüchen, hervorgerufen durch das Bewegen der Kurbel am Automobil.

Lucas Champonière sagte: „Die Kurbel, welche den Automobilmotor in Bewegung setzt, kann durch eine Rückwärtsbewegung den Vorderarm der Person treffen, welche sie bewegt, und so einen directen Bruch herbeiführen, ähnlich dem, welcher hie und da vorkommt, wenn der Vorderarm einen heftigen Schlag erhält durch die Kurbel, welche dazu dient, die eisernen Rolläden an den Schaufenstern herunter zu lassen.

Allein man hat noch eine andere Art von Radiusbruch, welcher durch die gleiche Ursache hervorgerufen wird.

Es kommt vor, dass der Mechaniker die Hand, welche die Kurbel in dem Moment, wo der Stoss erfolgt, hält, nicht rasch genug wegziehen kann; die Hand wird dann nach rückwärts gebogen, dadurch wird ein heftiger Zug hervorgerufen, welcher einen Rissbruch der unteren Extremitäten des Radius verursachen kann. Hier handelt es sich also um einen indirekten Bruch, ähnlich dem, der gewöhnlich durch einen Sturz auf die Handfläche entsteht."

Ljot und Demoulin schildern ebenfalls Fälle, von ihnen beobachtet, und Walther berichtet:

„Ausser den directen und indirecten Brüchen, von denen uns Lucas Champonière spricht, existiert noch ein dritter Typus von Trauma, das typische der Faust, ähnlich dem Schlag, hervorgerufen durch das Inbewegungsetzen der Kurbel der Automobilmotoren, d. h. eine directe Zerreissung (Ausreissung) durch Zug: Ich konnte einen Kranken beobachten, welchem die Hand wirklich ohne Hautverletzung ausgerissen war, mit vollständiger Continuitätstrennung aller Gelenksansätze, und incompleter Reissung, oder wenigstens heftiger Zerrung der Nerven."

Die Beweglichkeit und das Gefühl trat erst nach 18 Monaten wieder ein.

Ich möchte mich jetzt mit dem Mechanismus des typischen Radiusbruches auf indirectem Wege, wie der vorgeführte Patient ihn aufzuweisen hat, beschäftigen.

Um den Mechanismus des Bruches zu erklären, beschreibt Nélaton sein klassisches Experiment, welches dann von allen Studirenden geprüft wurde, folgendermassen.

Wir veranlassen unsere Schüler, um das Studium dieser Brüche zu erleichtern, solche am Kadaver auszuführen. Man kommt damit auf folgende Weise leicht zu Stande.

Es wird der Vorderarm am Ellenbogengelenk amputirt, dann trennt man mit einem Sägeschnitt das Olecranon im Niveau der oberen Gelenkfläche des Radius. Die Handfläche wird alsdann auf ein starkes Brett gestützt, der Vorderarm in rechtem Winkel zu der Handfläche erhoben und in verticaler Haltung gehalten, während man mit einem schweren Körper auf die oberen Extremitäten der beiden Knochen des Vorderarmes schlägt. Ein Knirschen und eine Deformation der Faust zeigen an, dass eine Fractur stattgefunden hat.

Die Secirung zeigt eine Continuitätstrennung des Knochens, welche durch ihren Sitz, ihre Richtung, durch die Art der Verschiebung der Knochensplitter, derjenigen gleicht, welche man in der Praxis täglich beobachten kann, hervorgerufen durch einen Sturz auf die Handfläche.

Der Knochen, welcher durch zwei entgegengesetzte Kräfte beansprucht wird, der Widerstand des Bodens einerseits, und das Gewicht des Körpers, welches vom Ober- und Vorderarm auf die Handfläche übertragen wird, andererseits, versucht sich zu biegen, und bricht dann an dem Punkte, wo er am schwächsten ist, d. h. da, wo das compacte Gewebe aufhört und das schwammige anfängt.

Den Bruch durch Biegung des Knochens bestätigen mit
Nélaton auch Dupuytren, Malgaigne, Bonnet, Goirand,
Gosselin, Lopes, Bähr, Hennequin, Rzehulka, Voillemier,
Velpeau, Barton und Packard. Lecomte, welcher seinen
Namen an die Theorie des Ausreissens gebunden, sucht zu be-
weisen:

1. dass bei dem Sturz auf die Handfläche der Stoss, welcher
durch den Widerstand des Bodens hervorgerufen wird, niemals direct
auf die untere Extremität des Radius übertragen wird, und dass
die Theorie der directen Uebertragung des Stosses nicht begründet ist;

2. dass bei dem Stürzen mit Bruch die Hyperextention immer
eine beständige und sichere Erscheinung ist;

3. dass Streckung für sich allein schon einen Rissbruch hervorrufen kann;

4. dass bei der Mehrzahl der Fälle das Ausreissen hervorgerufen wird durch die Concentration auf den vorderen Bandapparat
des Radius-Carpale, durch die Ausdehnung infolge der gewaltsamen
Streckung und durch die Gewalt des senkrechten Druckes auf die
Serie des Carpalknochens.

Diese Ansicht wird auch von Tillaux, König, Poggi,
Linhart, Honigschmid, Buonomo, Lucas Champonière
und Ljot getheilt.

Es bestehen somit bis jetzt zwei Theorien, um den Mechanismus dieses Bruches zu erklären. Die Theorie der Biegung des
Radius und die Risstheorie.

Ich glaube dagegen, dass man den Mechanismus folgendermassen erklären muss.

Beim Stoss empfängt die untere Epiphyse des Radius, welche
auf den Carpalknochen drückt, die vollständige Wirkung direct,
ohne elastischen Zwischenapparat, welcher denselben zu schwächen
vermag.

Unter diesem Einfluss kann die untere Extremität des Radius,
je nach der Art und Richtung des Stosses gebrochen werden, entweder durch Schnitt (reiner Bruch mit oder ohne parallele Verschiebung des kleinen Fragmentes) oder durch Schnitt und Knickung
(Bruch mit Verschiebung des kleinen Fragmentes, Verschiebung begleitet mit Rotation) oder durch Quetschung, hauptsächlich in Betracht der speciellen pathologischen Bedingungen des Knochengewebes
(comminutiver Bruch).

Die Ursache, weshalb der Bruch an dem Radius und nicht an dem Cubitus stattfindet, muss darin gesucht werden, dass die Wirkung des Stosses vom Radius auf den Cubitus übertragen wird und zwar vermittelst der Bänder, welche durch ihre Elasticität nothwendigerweise die Wirkung des Stosses abschwächen müssen, indem dieselben sozusagen die Verrichtung einer eingeführten Feder übernehmen.

Im Radius muss der Bruch an der unteren Extremität stattfinden, weil das Ligamentum interosseum den ganzen mittleren Theil der beiden Knochen des Vorderarmes einnimmt, und weil infolge dessen der obere Theil keine Ueberanstrengung aushalten muss, oder doch nur eine sehr geringe, da die Bänder solche schon auf den Cubitus übertragen haben.

Kommt es nicht zum Bruch des Radius, so muss sich die Wirkung stets im Ellenbogen fühlbar machen, wo sich der Cubitus auf den Humerus stützt, d. h. in der Gegend des Olecranon, und thatsächlich verspüren die Automobilmechaniker bei dem Stoss der Kurbel einen Schmerz im Kopf des Ellenbogenbeines (Olecranon).

Lecomte und die Vertreter der Risstheorie erklären den Bruch der unteren Epiphyse des Radius durch einen Sturz auf die Handfläche, wenn die Hand in übertriebener Dorsalflexion, durch die Wirkung der ausserordentlich stark gespannten Bänder steht. Dieses kann jedoch nicht nur allein durch Einwirkung von Spannung geschehen.

In der That, wenn man die Hand langsam ohne Stoss biegt, wird nie ein Radiusbruch stattfinden, was ich an den von mir selbst ausgeführten Experimenten bestätigen kann.

Die sogen. Kautschukmänner können, wie alle wissen, bei ihren Uebungen ihre Bänder bis zur Verschiebung der Gelenksoberflächen strecken, ohne dass dadurch Brüche stattfinden.

Es ist dies demnach einzig eine Erscheinung von verschiedener Vertheilung der Belastung, da es bekannt ist, dass auch ein weiches Material grosse Belastungen tragen kann, sobald solche nur gleichmässig auf jede Flächeneinheit vertheilt sind.

Es sei mir hinsichtlich dieses erlaubt, ein sehr vulgäres Beispiel anzuführen. Ein Mann, welcher auf einem Schneefeld geht, wird sicher einsinken, doch sobald er breite Schneeschuhe (Sky) anlegt, kann er, ohne Gefahr einzusinken, auf dem Schnee gehen.

Die übertriebene Dorsal- sowie auch die Palmarflexion bedingt, wie aus dem Studium des Radio-Carpal-Gelenkes hervorgeht, dass

die Berührung zwischen der ersten Knochenreihe des Carpus und
des Radius statt auf eine ausgedehnte Oberfläche, sich nur auf
wenige Punkte beschränkt, und dadurch wird die Einwirkung des
Stosses auf die Flächeneinheit grösser, und mithin die Zersplitterung
infolge dessen geringer.

Die Bänder haben keine andere Verrichtung, als diejenige, die
verschiedenen Theile des Skelettes fest verbunden zu erhalten.

Schliesslich wird bei Stoss durch das Fallen auf die Handfläche.
oder durch Einwirkung der Kurbel des Automobils bei der Berührung des Scheitels des Carpus und der Gelenkhöhlung des Radius.
eine Pressung ausgeübt, welche je nach den verschiedenen Stellungen
der Hand — Flexion, Extension, Abduction, Adduction — auf die
ganze Gelenkhöhle des Radius, oder auch nur auf einen Theil derselben vertheilt wird.

Unter dem Einfluss dieser Pressung, welche plötzlich wirkt.
da sie durch den Stoss hervorgerufen wird, kann der Bruch um so
leichter stattfinden, je mehr die Berührungsfläche der Knochen beschränkt ist. (Je grösser die Dorsal- oder Palmarflexion der Hand
ist, um so geringer ist die Berührung.) Je nach der Richtung kann
dieser Bruch ein einfacher Schnitt oder Zersplitterung, oder Biegung in Verbindung mit Schnitt, oder auch Quetschung sein.

Mit den von mir gemachten Beobachtungen glaube ich das
allgemeine Gesetz erklärt zu haben, weshalb der Bruch im Radius
und genau in seiner unteren Extremität stattfindet, anstatt in der
Diaphyse, oder in der Ellenbogenröhre.

Diese Verletzung, welcher die Automobilmechaniker trotz aller
Vorsicht sehr häufig unterworfen sind, kann als eine Art professionellen Unfalls betrachtet werden und es ist deshalb nur billig, dass
man von Seiten der Industriellen und der Besitzer von Automobilen
daran denkt, die Arbeiter gegen einen solchen Unfall zu versichern.

LIV.

(Aus dem k. k. Universitäts-Ambulatorium für orthopädische Chirurgie
des Professor Adolf Lorenz in Wien.)

Die axillare Abduction in der Behandlung der congenitalen Hüftgelenksverrenkung [1]).

Von

Dr. Robert Werndorff.

Mit 17 in den Text gedruckten Abbildungen.

Es sei mir gestattet, im Folgenden einen kleinen Beitrag zu
der Frage zu liefern, wie man in der Behandlung der angeborenen
Hüftgelenksverrenkung in einzelnen Fällen gegen das Entstehen
einer Reluxation nach vorne und oben, der Transposition, oft erfolgreich ankämpfen kann.

Es wurde in letzter Zeit von verschiedenen Seiten die Forderung aufgestellt, die von Lorenz angegebene rechtwinklige resp.
negative Abductionsstellung zu Gunsten einer Primärstellung in verminderter mit Innenrotation verbundener Abduction zu verlassen.
Die Wahl einer solchen Primärstellung wird ja bei sehr guten
anatomischen Verhältnissen manchmal zu dem gewünschten Erfolge
führen, aber aus dieser Methode eine Regel zu machen, dazu konnten
wir uns nie entschliessen, sondern wir sind einer extremen Stellung
als Primärstellung immer treu geblieben, ja ich bin sogar in der
Lage, Ihnen an der Hand von Röntgenbildern und eines anatomischen
Präparates zu zeigen, dass man durch die Ungunst der anatomischen
Verhältnisse manchmal gezwungen sein kann, eine allerextremste
Stellung zu wählen, eine Stellung, für welche ich den Namen axillare
Abduction vorschlagen möchte.

Die Frage der mit Innenrotation verbundenen Abduction von
60 ⁰ kann doch nur bei sehr stark antevertirtem Kopfe aufgeworfen
werden. Bei günstigerer Entwickelung dieses Gelenktheiles läuft man
ja in dieser Stellung Gefahr, den Kopf über den hinteren Pfannenrand zu reluxiren.

---

[1]) Nach einem Vortrage, gehalten auf dem Naturforschertage in Breslau 1904.

Und welchen Nutzen soll diese Primärstellung bei stark antevertirtem Kopf bringen? Natürlich kann man durch die Innenrotation
bei Abduction von 60° einen hochgradig antevertirten Kopf in die
Pfanne stellen! Was soll ihn aber dort später, nach Abnahme des
letzten Verbandes, festhalten? Die Anspannung der unteren und
hinteren Kapsel? Wird er sich nicht vielmehr beim Aufgeben der
Fixation, von der zwingenden Kraft des Gipsverbandes befreit, so
einstellen, wie er sich einstellen muss, das heisst bei frontaler Knie-

Fig. 1.

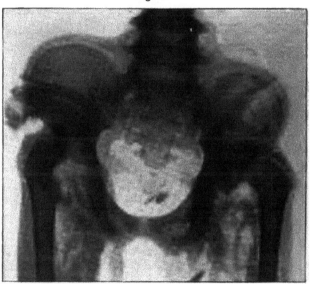

achse zwar in Pfannenhöhe, aber vor oder seitlich von ihr? Und
was soll ihn dann später verhindern, sich unter dem Einflusse der
functionellen Belastung subspinal zu stellen? Die Abduction von 60°
mit Innenrotation könnte man nur dann rechtfertigen, wenn man sie
in der vorgefassten Absicht wählt, nachträglich eine die Anteversion
corrigirende Osteotomie nach dem Vorgange Schedes zu machen.

Aber die Verfechter der verminderten mit Innenrotation verbundenen Abductionsstellung verfolgen ja gar nicht dieses Ziel, sie
erheben ja ihre Forderung in dem Gedanken, durch die Anspannung
der hinteren und unteren Kapsel den Kopf in der Pfanne zu fixiren.
Darauf kann es doch nicht ankommen, den Kopf durch die Anspannung gewisser Kapseltheile in die Pfanne hineinzudrücken! Das

wäre ja eine mittelbare Retention und wir sollen doch eine unmittelbare Retention anstreben! Das Schicksal des Kopfes nach der Abnahme des Gipsverbandes soll unsere therapeutischen Entscheidungen bestimmen, nicht die Erwägung, wie man vor der Anlegung oder während der Fixationsperiode die Retention erzielen kann.

Zudem gelingt es ja nicht einmal immer, den Kopf durch Abduction von ca. 60° mit Innenrotation in der Pfanne zu halten. Und so wie wir auf der einen Seite uns manchmal veranlasst sehen,

Fig. 2.

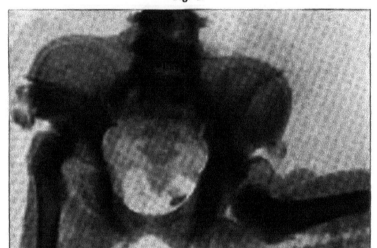

als Zwischen- oder Endglied der Behandlung in vereinzelt stehenden Fällen auf 3—4 Wochen in verminderter, mit Innenrotation verbundener Abduction zu fixiren, wenn das Kind gerne auswärts rotirt oder der Kopf am Pfannenorte ein wenig prominent steht, so müssen wir auf der anderen Seite mit aller Entschiedenheit betonen, dass es zweifellos viele Kinder gibt, bei denen, wie besonders der Fall 7 und 8 der später aufgeführten Casuistik einwandsfrei beweist, der Kopf durch die Abduction von 60° mit Innenrotation selbst in Narkose unmöglich in der Pfanne gehalten werden kann, sondern subspinal steht, während er -auf dem Wege über die rechtwinkelige zur negativen, oder axillaren Abduction unter sichtbarem und laut hörbarem Phänomen in die Pfanne hinunterspringt.

Diese beiden Fälle sind aber nur ein Beispiel für viele andere.
Und darum liegt die Zukunft, die dem Verfahren mit primärer geringer
Abduction mit Innenrotation gehört, noch in weiter Ferne, und wir
halten nach wie vor an dem Grundsatz fest, dass die Aufgabe einer
unmittelbaren Retention nur in der Wahl einer primären, mehr
weniger extremen Abductionsstellung gelegen sein kann; denn diese
unmittelbare Retention muss sich doch das Ziel stecken, nicht durch
mehr theoretische Kapselspannung den Kopf in der Pfanne zu halten.

Fig. 3.

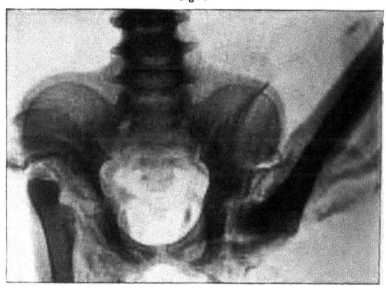

sondern dem einmal reponirten Kopf für späterhin den Weg zu einer
Wanderung aus der Pfanne hinaus zu verlegen, nach hinten und
nach oben. Und nach hinten verlegen wir ihn ja eben durch die
negative Abduction; sie nähert die Insertionspunkte der hinteren
Kapsel, und die Schrumpfung und Verkürzung der letzteren während
der langen Fixationsdauer macht es erklärlich, warum wir die Reluxation nach hinten so selten beobachten. Denn bei der Verminderung der Primärstellung verhindert die geschrumpfte und verkürzte
hintere Kapsel den Kopf, über den hinteren Pfannenrand zu gleiten,
und das Entweichen des Kopfes nach oben wird in der überwiegenden Mehrzahl der Fälle glücklicherweise dadurch verhindert, dass
der Kopf an dem oberen Pfannenrande oder der oberen Kapsel einen

genügenden Widerstand findet. Dass man trotz der negativen Abduction auch manchmal Transpositionen erlebt, liegt nicht in der
Wahl dieser primären Stellung, sondern in der ganz besonderen Ungunst der anatomischen Verhältnisse, der gegenüber eben dem menschlichen Können eine Grenze gesetzt ist; und wenn es uns trotzdem
gelingt, einen kleinen Procentsatz von diesen Transpositionen durch
die Ausdauer unserer individualisirenden Behandlung einer Restitutio
ad integrum zuzuführen, so geschieht das niemals durch eine primäre

Fig. 4.

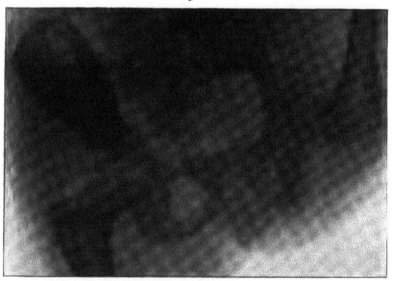

verminderte Abduction mit Innenrotation, sondern dadurch, dass wir
aus der Bedeutung der vermehrten Abduction die äusserste Con-
sequenz ziehen und in solchen verzweifelten Fällen eben die negative
Abduction so weit vermehren, als es möglich ist.

Wenn uns nämlich die anatomischen Verhältnisse so ganz im
Stiche lassen: wenn wir ein steiles oberes Pfannendach, keine Spur
eines oberen Pfannenrandes, neben einem antevertirten Kopf eine
schlaffe obere Kapsel haben, wenn der Weg nach oben also nur
mangelhaft verlegt ist, dann gelingt es uns zwar durch die rechtwinkelige oder negative Abduction, die Reluxation nach hinten zu
verhindern, aber bei der endlichen Verminderung der Primärstellung
muss unfehlbar eine Reluxation nach vorne und oben entstehen,

wenn das verkürzte hintere Kapselband den Kopf am kurzen Hebelarme nach oben treibt, ohne dass er an dem oberen Pfannenrande
oder der oberen Kapsel einen genügenden Widerstand findet. In

Fig. 5.

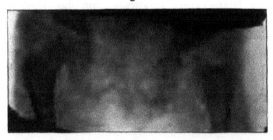

solchen Fällen werden wir uns bemühen müssen, dem Kopf den
Weg nach oben ebenso zu verlegen, wie wir ihm den Weg nach
hinten erschwert haben, und dass die verminderte mit Innenrotation

Fig. 6.

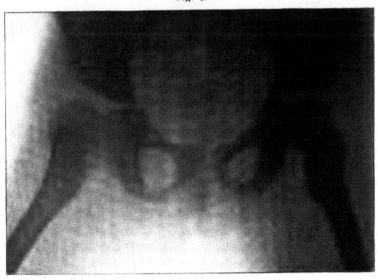

verbundene Abduction den Kopf auf seinem Weg nach oben nicht
aufhalten kann, ist nach dem oben Erwähnten ebenso klar wie die
Beantwortung der Frage, wie anders man in solchen Fällen das Ziel
der Therapie erreichen kann.

Die obere Kapsel muss man in solchen Fällen zur Schrumpfung, zur Verkürzung bringen, damit sie den Kopf dort, wo er am oberen Pfannenrande keinen genügenden Widerstand findet, nicht nach oben gleiten lässt. Und so wie wir durch die rechtwinkelige resp. negative Abduction die Hinterkapsel verkürzen, um das Hinübergleiten des Kopfes über den hinteren Pfannenrand zu verhindern, ebenso müssen wir die obere Kapsel durch Faltung zur Verkürzung und Schrumpfung bringen, und wenn die bisher gebräuchlichen Grade der negativen

Fig. 7.

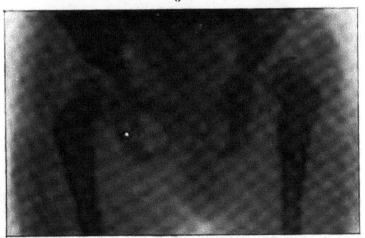

Abduction dazu nicht ausreichen, dann muss man eben einen Schritt weiter gehen und die extremste Abduction wählen, die man anatomisch überhaupt wählen kann, das ist eine Stellung, bei welcher der Oberschenkel dem Thorax ganz anliegt und sich das Knie in der entsprechenden Achselhöhle befindet.

Diese axillare Abduction muss man aber gerade bei ungünstigen anatomischen Verhältnissen anwenden, weil sie die allerbeste Einstellung des Kopfes in die Pfanne gibt, weil sich bei ihr der axillar abducirte Kopf absolut concentrisch in die Pfanne einstellt. Dies sieht man an den Röntgenbildern eines anatomischen Präparates, das ich später zu demonstriren mir erlauben werde: Fig. 1 zeigt das reluxirte Gelenk, Fig. 2 das reponirte Bein in negativer, Fig. 3 in axillarer Abduction. Der Vergleich der beiden letzten Bilder ergibt einen sehr auffallenden Unterschied in der Einstellung des Kopfes.

Es unterliegt gar keinem Zweifel, dass in der axillaren Abductionsstellung die Einstellung des Kopfes in die Pfanne eine ideale ist.
Er liegt vollkommen concentrisch innerhalb der Pfanne, vom oberen
und hinteren Contur der letzteren umrahmt, und diese Stellung
bietet besonders der verminderten, mit Innenrotation verbundenen
Abduction gegenüber den grossen Vortheil, dass man den Kopf unmöglich aus der Pfanne nach oben, oder nach hinten hin bewegen kann.

Noch deutlicher sieht man diese Verhältnisse an dem Präparate
selbst. Man sieht, wie bei der axillaren Abduction die obere Kapsel
in Falten gelegt wird, man sieht den innigen Contact des Kopfes

Fig. 8.

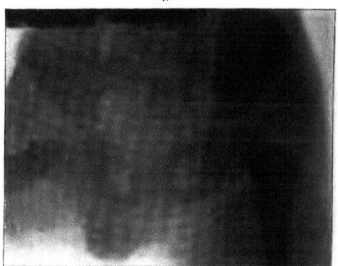

mit der Pfanne, und diesen um so mehr, je grösser die Anteversion des
Kopfes ist; je stärker der Kopf antevertirt ist, um so tiefer taucht
in dieser Stellung der Kopf in die Pfanne, wie man leicht erkennt,
wenn man sich die Richtung des Halses mit einem Stäbchen
markirt.

Dazu kommt noch ein Umstand, der mir wenigstens für einzelne
jüngere Fälle nicht ganz unwichtig erscheint. Wenn ein Ligamentum teres vorhanden ist, dann wird es in verminderter Abduction
durch die Einwärtsrollung zwischen Kopf und Pfanne eingeklemmt
und verhindert so den Contact beider Gelenkflächen, der für die
spätere Ausbildung einer besseren Pfanne von allergrösster Wichtig-

keit ist. Man sieht nun sehr deutlich die Einklemmung des Ligamentum teres in 60° Abduction mit Innenrotation, während in
axillarer Abduction das Ligament aufgerollt wird und sicher ausserhalb der Berührungsflächen des Gelenkes zu liegen kommt. Man
kann sich endlich leicht vergegenwärtigen, wie bei der Verminderung
der durch eine Zeit hindurch festgehaltenen axillaren Abduction der
Kopf durch die inzwischen geschrumpfte und verkürzte obere Kapsel
am Hinaufsteigen verhindert wird.

Dass es thatsächlich möglich ist, den Kopf auch unter sehr
ungünstigen anatomischen Verhältnissen so am Pfannenorte zurück-

Fig. 9.

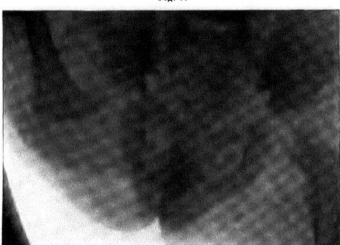

zuhalten, beweisen die Heilerfolge, die ich in einigen Fällen mit
der axillaren Abduction erzielen konnte, wie man aus den Röntgenbildern der nachfolgenden Fälle entnehmen kann. Es handelt sich
dabei fast ausschliesslich um Fälle, die wir 2-, ja sogar 3mal einer
Reposition unterziehen mussten, ohne mit der negativen Abduction
den Kopf am Pfannenorte halten zu können. Eine Fixation in
axillarer Abduction auf 6—12 Wochen, je nach dem Alter des
Kindes und der Beweglichkeit des Kopfes, war ausreichend, den
Kopf am normalen Pfannenorte festzuhalten, und gestattete es, die
Behandlung mit den bei allen anderen Luxationskindern üblichen
Abductionsverbänden zu Ende zu führen.

Von 8 behandelten Fällen sind 4 seit einem Jahre aus dem

774 Robert Werndorff.

Verband, während bei den übrigen 4 die Behandlung mit Verbänden in rechtwinkeliger Abduction noch weiter fortgeführt wird.

Fall 1. Schwarz, Stephanie, 7 Jahre. Lux. cox. cong. dextr. 1. Reposition am 10. März 1903. Nach Abnahme des ersten Verbandes Reluxation nach vorne und oben, daher 2. Reposition am 22. Juli 1903. Und da der Kopf selbst in negativer Abduction subspinal oberhalb der Pfanne stand, in Abduction von 60 ° mit Innenrotation aber über den hinteren Pfannenrand glitt, wird der

Fig. 10.

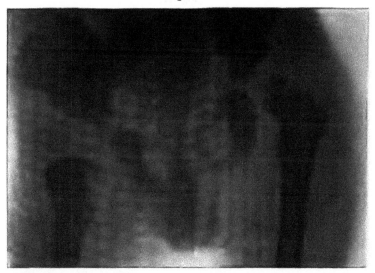

Oberschenkel axillar abducirt, da in dieser Stellung der Kopf am Pfannenorte blieb. Fig. 4 zeigt die axillare Einstellung, in welcher das Bein durch 6 Wochen festgehalten wurde. Nunmehr blieb der Kopf an seinem Orte bei Verminderung der Primärstellung, da er aber bei Beuge- und Adductionsbewegungen zu mobil war, musste er in negativer Abductionsstellung mit weiteren 6 Wochen fixirt werden.

Seit October 1903 ist das Kind aus dem Verbande. Fig. 5 zeigt die letzte, vor kurzem gemachte Aufnahme. Die Function ist tadellos.

Ganz ähnlich waren die Verhältnisse bei Fall 2. Neurath, Hedwig, 2 Jahre alt. Lux. cox. cong. dextr. Axillare Fixation 8 Wochen.

Ohne Verband seit Mai 1903. Letzte Aufnahme im August

1904 zeigt vollkommen anatomische Einstellung; leider konnte die Copie, die am Breslauer Naturforschertage 1904 demonstrirt wurde, hier nicht reproducirt werden.

Fall 3. Schenk, Therese, 3 Jahre. Lux. cox. cong. sin. 1. Reposition am 28. Januar 1903. Reluxation nach vorne und oben trotz 4monatlicher Fixation in negativer Abduction. 2. Reposition am 1. Mai 1903. Fig. 6 zeigt die letzte Röntgenaufnahme vom 22. Januar 1904.

Bei der 6 Monate später erfolgenden Nachprüfung stand der

Fig. 11.

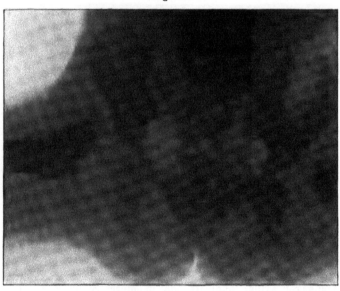

Kopf anatomisch, eine Röntgenaufnahme konnte damals aus technischen Gründen nicht gemacht werden. Die Function wie bei Fall 1 und 2.

Fall 4. Koller, Joseph, 3 Jahre. Lux. cox. cong. dextr. 1. Reposition am 22. September 1902. Reluxation nach hinten trotz 8monatlicher Fixation (zwei Verbände) in rechtwinkeliger Abduction. 2. Reposition am 2. April 1903. Fixation in axillarer Abduction auf 4 Wochen. Hierauf rechtwinkelige Abductionsverbände durch 4 1/2 Monate.

Ohne Verband seit dem 1. October. 1903. Fig. 7 zeigt die

Röntgenaufnahme Ende August 1904, wenngleich der Kopf nicht
concentrisch, sondern mit einem kleinen Segmente im oberen Antheil der Pfanne steht, so haben wir dennoch ein Recht, auch in
diesem Fall von einer Heilung zu sprechen; denn die Function
des reponirten Beines unterscheidet sich nicht im Geringsten von
der eines normalen. Bei der Prüfung des Trendelenburg'schen
Phänomens wird das Becken ebenso hoch und kräftig gehoben, wie
auf der gesunden Seite, die Lordose und der wackelnde Gang ist

Fig. 12.

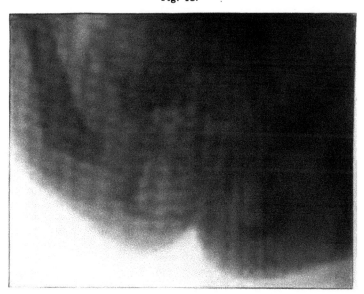

selbstverständlich vollkommen verschwunden, und der Kleine macht
nach dem Berichte seiner Mutter Ausflüge von 2 Stunden ohne
Unterbrechung und ohne Spur von Ermüdung, — für einen 5jährigen
Knaben immerhin eine ansehnliche Leistung, auch wenn er ganz
gesunde Beine hätte.

Bei den übrigen 4 Fällen ist die Behandlung noch nicht abgeschlossen:

Fall 5. Wollner, Ernst, 2 ½ Jahre alt. Lux. cox. cong. sin.
1. Reposition am 7. December 1903. Nach 4monatlicher Fixation
in negativer Abduction Reluxation nach vorne oben. 2. Reposition
am 21. April 1904. Fixation in axillarer Abduction durch 8 Wochen.

Fig. 8 zeigt die Einstellung in negativer, Fig. 9 in axillarer Abduction, Fig. 10 bei möglichst adducirtem Bein nach Abnahme des axillaren Verbandes. Das Bein wird rechtwinkelig abducirt, weiter fixirt.

Fall 6. Latzka, Marie, 4 Jahre alt. Lux. cox. cong. sin. 1. Reposition am 24. März 1904. Wegen des schlechten primären Haltes fand die Revision schon nach 1monatlicher Fixation in nega-

Fig. 13.

tiver Abduction statt, wobei eine Reluxation nach oben und vorne festgestellt wurde. 2. Reposition am 24. April 1904. Axillare Abduction durch 7 Wochen.

Die Behandlung wird vom Juni an wegen zu grosser Beweglichkeit des Kopfes mit Verbänden in rechtwinkeliger Abduction fortgesetzt [1]). Röntgenaufnahme im August 1904.

Fall 7. Beer, Theresia, 3 Jahre alt. Lux. cox. cong. bil. 1. Reposition am 1. März 1904. Beiderseitige Fixation in recht-

---

[1]) Die Originalplatte brach beim Transporte und da die Drucklegung bereits erfolgt war, musste die Reproduction dieses Bildes unterbleiben.

winkeliger Abduction auf 5 Monate. Nach Abnahme des Verbandes
fand man den rechten Kopf excentrisch, aber gut fixirt, den linken
in eine neugebildete Pfanne vorne und oberhalb der alten reluxirt.
2. Reposition links über den unteren Pfannenrand am 1. October 1904.
Selbst in Narkose war es unmöglich, den Kopf in irgend einer
Stellung am Pfannenorte zu halten, weder in Innenrotation bei 60°
Abduction, noch in negativer Abduction konnte ihn die fixirende
Hand des Assistenten reponirt erhalten; der Kopf glitt phänomenlos

Fig. 14.

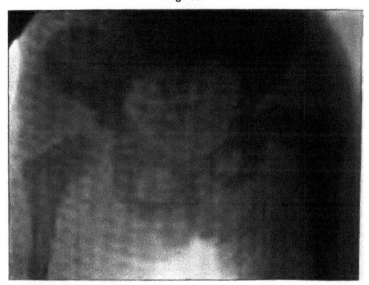

in die neue Pfanne (Fig. 11). Nur durch die axillare Abduction
konnte man den Kopf nach unten in die alte Pfanne treiben und
dort unverrückt festhalten (Fig. 12). Eine 4wöchentliche Fixation
in dieser Stellung sicherte die Retention. Nun konnte man die Abduction bis zum rechten Winkel vermindern, ohne dass der nunmehr
festfixirte Kopf seine concentrische Einstellung in die alte Pfanne
änderte (Fig. 13). Der Unterschied in den beiden Einstellungen
(Fig. 12 u. 13), also unmittelbar vor und nach der 4wöchentlichen
axillaren Fixation, die prompte Fixation am Pfannenorte gegenüber
der früheren grossen Beweglichkeit lässt nur die Annahme zu, dass
die maximale Verkürzung und Schrumpfung der in dem Scheitel des
axillaren Abductionswinkels gelegenen Weichtheile im Stande war,

bei vollkommenem Contact der Gelenkflächen die Retention zu sichern.

Der letzte Fall beweist endlich ganz einwandsfrei, dass die verminderte, mit Innenrotation verbundene Abduction dort vollkommen im Stiche lassen kann, wo man mit einer maximalen Abduction noch eine tadellose Retention zu erzielen im Stande ist.

Fall 8. Zippe, Frieda, 3 Jahre alt. Lux. cox. cong. sin. Reposition am 29. September 1903. Fixation in rechtwinkeliger Ab-

Fig. 15.

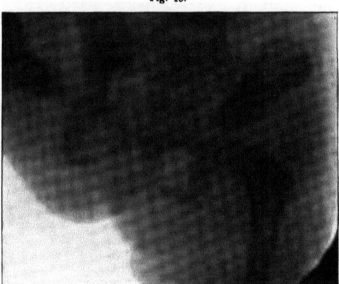

duction durch 5 + 3 + 4 Monate. Die Untersuchung am 4. October 1904 ergab folgenden interessanten Befund: der in der Leistengegend prominente Kopf steht subspinal. Versucht man bei Abduction von 60° einwärts zu rotiren, so dringt der Kopf nicht in die Pfanne ein. Bei axillarer Abduction rückt der Kopf entschieden tiefer und gibt, wenn man die axillare Abduction verringert, ungefähr in rechtwinkeliger Stellung ein Reluxationsgeräusch.

Ebenso erhält man ein lautes Phänomen, wenn man von der 60°-Abduction zur axillaren wieder zurückgeht, aber erst auf dem Wege von der negativen zur axillaren Abduction. Fig. 14 zeigt die Stellung des Kopfes ausserhalb der Pfanne in 60°iger, mit Innenrotation verbundener Abduction, Fig. 15 die concentrische Einstellung in axillarer Abduction, in welcher Stellung der Verband auf 6 Wochen angelegt wurde.

Ueber die Verbandstechnik nur wenige Worte! Fig. 16 zeigt den über dem blossen Körper ohne Tricot angelegten, reichlich

Fig. 16.

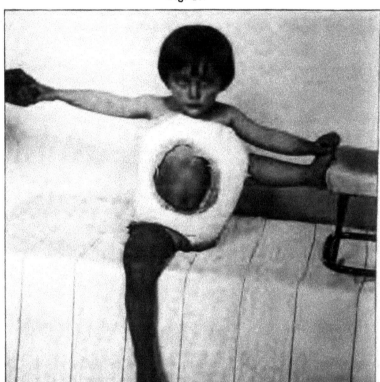

gepolsterten Gipsverband. Das Tricot muss deshalb vermieden werden, weil sonst sicher zwischen Bein und Thorax ein Intertrigo entsteht.

Zwei grosse Fenster, eines vorne, ein zweites correspondirend hinten, machen den Verband leichter und bequemer, haben aber hauptsächlich den Zweck, die Zugänglichkeit der vom Schweisse bedrohten Stelle zu ermöglichen, so dass man täglich Amylum zwischen

dem Bein und dem Thorax durchstre
culationsstörungen oder Lähmungen si
ausgeschlossen. Ein einziges Mal trat
bandanlegung eine Tibialislähmung a
an der Oberschenkelseite ein wenig, t

Fig. 17.

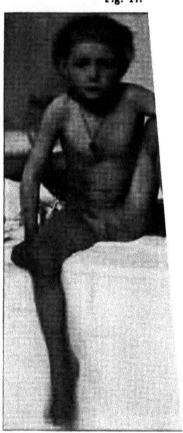

wenigen Minuten wieder. An die Unbequei
wöhnen sich die Kinder erst nach 3—4 Tage
nahmslos ruhig und munter.

Nach Abnahme des Verbandes, auch w(
in rechtwinkeliger Abduction fixirt hat, beha
eine habituelle axillare Abduction bei und zie

Jahr nach Abnahme des letzten Verbandes in der Weise zu sitzen, wie es die Fig. 17 zeigt. Da es unsere Hauptaufgabe der Nachbehandlung reponirter Hüftgelenke ist, durch Jahre hindurch die leichte Wiederherstellbarkeit der Primärstellung bei den Luxationskindern zu erhalten, ist diese Art der Selbstbehandlung nur sehr erwünscht.

Meine Herren! Ich schliesse meine Ausführungen, weil ich dargelegt zu haben glaube, dass man in vereinzelten Fällen nicht wird umhin können, die axillare Abduction in der Behandlung der angeborenen Hüftgelenksverrenkung anzuwenden.

Ich will damit nicht sagen, dass man sie als Primärstellung in allen Fällen wählen soll. Im Gegentheil! Nichts wäre verfehlter als dieser Vorschlag; denn glücklicherweise wird man nur in Ausnahmsfällen dazu greifen müssen! Und ich betone ausdrücklich, dass wir die axillare Abduction immer nur nach Abnahme des ersten oder zweiten Verbandes angewendet haben, in Fällen, die schon 1- oder 2mal reponirt wurden und trotz monatelanger Fixation in rechtwinkeliger resp. negativer Abduction eine Reluxation nach oben und vorne, in einem Falle sogar nach hinten zeigten.

LV.

(Aus der Königl. chirurgisch-orthopädischen Universitäts-Poliklinik in Berlin. Director: Geh. Medicinalrath Professor Dr. A. Hoffa.)

Ueber die Beziehungen zwischen Plattfuss und Skoliose.

Von

Denis G. Zesas.

Die Frage eines ätiologischen Zusammenhanges zwischen Plattfuss und Skoliose ist heute noch nicht derart aufgeklärt, dass eine nochmalige Besprechung dieses nicht nur in theoretischer, sondern auch in praktischer Hinsicht Interesse bietenden Themas als überflüssig erscheinen möchte; ist doch von berufener Seite behauptet worden, dass mit der Heilung des Plattfusses die Skoliose entweder verschwinde oder sich wesentlich bessere.

R. Roth [1] war der Erste, der im Jahre 1889 auf das häufige Vorkommen von Plattfuss und Skoliose aufmerksam machte. In einer von ihm publicirten, 200 skoliotische Kranke umfassenden Statistik figuriren 87 Fälle mit Andeutung von Plattfuss, 32 mit mässigem Grad und 20 mit schwerer Form desselben.

Eine darauffolgende Zusammenstellung Heusner's [2] ergab 59 Procent Skoliotische unter 283 plattfüssigen Patienten. Umgekehrt fand Heussner bei der Hälfte aller Skoliotischen Plattfuss. „Von unsern 1000 Krankenhauspfleglingen" — schreibt er — „hatten Skoliose 335, also ein Drittel der Fälle, Plattfüsse 283, über ein Viertel. Von den 663 Männern hatten Skoliose 188, gleich 28 %; von den 337 Frauen 147, gleich 43 %. Plattfuss war bei Männern und Frauen fast gleich häufig. Von den 283 plattfüssigen Kranken

---

[1] Roth, Two hundred consecutive cases of lateral curvatur of the spine treated with out mechanical supports: Read in the Section of Surgery of the Annual Meeting of the Britisch Med. Association in Cardiff.

[2] Heusner, Beitrag zur Behandlung der Skoliose. Langenbeck's Arch. Bd. 44 S. 843.

hatten Skoliose 59%, über die Hälfte; von den 717 nicht plattfüssigen 20%, gleich ein Fünftel. Umgekehrt fand sich auch bei
der Hälfte aller Skoliotischen Plattfuss, eine Beobachtung, die schon
Bernhard Roth in London in seiner erschienenen Broschüre über
die Behandlung der Skoliose veröffentlicht hat. Aehnlich wie bei
den Erwachsenen waren auch die Resultate bei den Schulkindern.
Von den 250 Untersuchungen waren 64 mit Skoliose behaftet und
65 hatten Plattfuss, also in beiden Fällen etwa ein Viertel. Von
den 185 nicht plattfüssigen Kindern hatten Skoliose 40, annähernd
ein Fünftel; von den 65 plattfüssigen 24, über ein Drittel. Plattfuss war bei beiden Geschlechtern annähernd in jedem vierten Falle
vorhanden, wie bei den Erwachsenen. Skoliosen hatten von den
Knaben 18%, von den Mädchen 26%, also ebenfalls ein ähnliches
Verhältniss zwischen den Geschlechtern, wie beim Erwachsenen; aber
etwas geringere Häufigkeit der Skoliose. Weit seltener als am Fuss-
und Wirbelskelet zeigten sich Deformitäten am Knie und zwar überwiegend wieder bei solchen Personen, die mit Plattfuss oder Skoliose
behaftet waren, denn von letzteren hatten X- oder O-Beine 5%,
von den nicht Skoliotischen oder Plattfüssigen aber nur 1%.“

In einer von Rédard[1]) aufgestellten, 100 Skoliosenfälle betreffenden Statistik befinden sich 12 Fälle von Lumbalskoliose mit
einseitigem, mehr oder weniger ausgesprochenem Plattfuss. Von
diesen 12 Lumbalskoliosen waren 10 linksconvexe und 2 rechtsconvexe. Rédard glaubt, dass der Plattfuss eine der
häufigsten Ursachen der Skoliose bedinge: „Es findet
sich häufig bei primärer Lendenskoliose ein Plattfuss auf der Seite,
welcher die Convexität der Lendenkrümmung entspricht. Die Folge
des Plattfusses ist eine Verkürzung der betreffenden Extremität.
daher führt die Heilung des Plattfusses auch meist zur Heilung der
Skoliose.“

Auch Kirmisson[2]) fühlt sich veranlasst, dem Plattfusse bei
der Skolioseätiologie eine nicht minder wichtige Rolle zuzuerkennen,
indem er schreibt: „De mon côté, des le début de mes études sur
la scoliose, j'en ai reconnu l'existence, et je ne manque jamais chez
les scoliotiques d'examiner l'état des pieds. Souvent il arrive que
le pied plat valgus soit plus marqué d'un côté, il en resulte un

---

[1]) Traité pratique des déviations de la colonne vertebrale. Paris 1890,
[2]) Difformités acquises de l'appareil locomoteur. Paris 1902, S. 248.

affaissement de la boûte plantaire entrainant l'abaissement du bassin du mème côté, et par suite, une scoliose lombaire dont la convexité répond au côté vers lequel se produit l'inclinaison du bassin".

Demgegenüber bemerkt Dolega in seiner Pathologie und Therapie der kindlichen Skoliose (Leipzig 1897), dass er die Coincidenz des Plattfusses und der Skoliose nicht systematisch verfolgt habe, jedenfalls aber „die Erscheinung eines entzündlichen Plattfusses bei keiner seiner Skoliosen constatiren konnte."

Eine weitere Zusammenstellung verdanken wir Combe, Scholder und Weith[1]), eine fernere Sigmund Löbel[2]). Ersterer präsentirt das Ergebniss der constatirten seitlichen Wirbelsäuleverkrümmung der Lausanner Schulkinder und belehrt uns, dass von 297 Fällen von Skoliose 215 normale Füsse (72,5 %), 57 gleiche Plattfüsse (19,3 %) und 25 ungleiche Plattfüsse (8,4 %) hatten. Die Statistik Löbel's stammt aus der Züricher orthopädischen Klinik von Schulthess und Lüning.

Bei 114 Skoliosenfällen, die Löbel untersuchte, notirte er:

$$24\text{mal normale Füsse} \ldots \ldots = 21,1\ \%$$
$$81\text{mal Plattfüsse im weiteren Sinne} \ . \ = 71,1\ ,$$
$$9\text{mal Anlage und Neigung zu Plattfuss} = \ 7,8\ ,$$

Löbel fand also in 78,9 % aller Skoliosen Plattfuss oder Anlage zu demselben, so dass er annimmt, „dass der Plattfuss und Skoliose viel häufiger neben einander vorkommen, als es bis jetzt vermuthet wurde."

Während unseres Aufenthaltes an der Hoffa'schen Klinik in Berlin hatten wir Gelegenheit, diese nicht übereinstimmend lautenden Ergebnisse des gleichzeitigen Vorkommens von Plattfuss und Skoliose einer erneuten Prüfung zu unterziehen.

Die Zuvorkommenheit des Herrn Geheimrath Hoffa ermöglichte uns zu diesem Zwecke die Untersuchung von 150 an den Turnübungen der königl. Poliklinik im Monat Juni und Juli dieses Jahres theilnehmenden skoliotischen Patienten. Diese Zahl umfasst 124 weibliche und 26 männliche Kranke; das Alter vertheilt sich auf:

---

[1]) Les deviations de la colonne vertebrale dans les écoles de Lausanne par Dr. Combe, Scholder et Weith, Lausanne.

[2]) Zeitschr. f. orth. Chir. Bd. 10 S. 690.

6 Patienten zwischen dem   1. und   5. Lebensjahre,
63   „   „   „   5.   „   10.   „
67   „   „   „   10.   „   15.   „
13   „   „   „   15.   „   20.   „
1 Patient   „   „   20.   „   25.   „

Betreffend der Skoliosenform notirten wir:

79 mal   rechtsconvexe Dorsalskoliose,
28   „   linksconvexe Dorsalskoliose,
5   „   rechtsconvexe Lumbalskoliose,
13   „   linksconvexe   „
8   „   rechtsconvexe Totalskoliose,
6   „   linksconvexe   „
2   „   flacher Rücken,
9   „   runder Rücken.

Von diesen 150 skoliotischen Patienten hatten 102 Plattfüsse und 48 normale Füsse, wobei wir gleich bemerken wollen, dass nur ausgesprochene Plattfüsse bei unseren Untersuchungen berücksichtigt wurden und dass fast sämmtliche Patienten ihrer Plattfussaffection nicht bewusst waren; nur 3 davon klagten über Schmerzen bei längerem Gehen oder anhaltendem Stehen.

Die 102 Plattfussfälle betrafen 25mal den rechten, 15mal den linken Fuss und 62mal beide Füsse.

Bezüglich der Skoliosenform bestand der Plattfuss bei den 79 rechtsconvexen Dorsalskoliosen: 12mal rechts, 6mal links und 34mal beiderseits. 27 Fälle hatten normale Füsse.

Bei den 28 linksconvexen Dorsalskoliosen notirten wir 5mal rechtsseitigen, 3mal linksseitigen und 14mal beiderseitigen Plattfuss. 6 Fälle ergaben normale Füsse.

Unter den 5 rechtsconvexen Lumbalskoliosen waren 3mal normale Füsse, 1mal rechts- und 1mal linksseitiger Plattfuss vorhanden.

Bei den 13 linksconvexen Lumbalskoliosen bestand der Plattfuss 4mal rechts, 4mal links und 1mal beiderseits; in 4 Fällen normales Verhältniss.

Die 8 rechtsconvexen Totalskoliosen erwiesen in 3 Fällen beiderseitigen Plattfuss und in 5 Fällen normale Füsse, während die 6 linksseitigen Totalskoliosen 1mal rechts- und 2mal beiderseitigen Plattfuss darboten.   3 Fälle dieser Kategorie ergaben normalen Fussbestand.

Bei den 2 Fällen von flachem Rücken constatirten wir den Plattfuss 1mal rechts und 1mal links; bei den übrigen 9 Fällen von rundem Rücken: 1mal rechts, 2mal links und 5mal beiderseitig. Nur einer unter diesen 9 Fällen war plattfussfrei.

Vergleichen wir das Ergebniss unserer Untersuchungen mit demjenigen der am Anfang dieser Mittheilung erwähnten verschiedenen Beobachter, so steht dasselbe im Einklang mit der Annahme, dass thatsächlich Plattfuss und Skoliose neben einander bestehen und in irgend eine gegenseitige ursächliche Beziehung zu einander gebracht werden können.   Nun drängt sich hier die Frage auf, ob in den betreffenden Fällen der Plattfuss das ursächliche Moment für die Skoliosenentwickelung abgibt, wie es häufig behauptet worden, oder ob umgekehrt die Skoliose es ist, welche vermöge der durch sie bedingten statischen Veränderungen, die Entstehung des Plattfusses herbeiführt.

Nach den alltäglichen Erfahrungen zu urtheilen, dürfte die Annahme, dass in vielen Fällen der Plattfuss das primäre Leiden darstellt, als die wahrscheinlichere gelten, zieht doch die Verkürzung einer Extremität gewöhnlich eine Senkung des Beckens nach sich und mit dieser eine seitliche Abweichung der Wirbelsäule, deren Convexität meistentheils der Seite des verkürzten Beines entspricht. Rédard, der sich eingehend mit dieser Frage beschäftigte, äussert sich bezüglich des Vorganges wie folgt:

„Les scolioses que nous venons de décrire, doivent être rangées dans la catégorie des scolioses dites statiques dont la plus grande frequence est aujourd'hui admise par la généralité des orthopédistes, le pied plat affaissé, s'accompagnant d'une attitude vicieuse et d'un raccourcissement d'un des membres inférieurs, modifiant les conditions d'équilibre du tronc et produisant une déviation vértébrale. Elles doivent être rapprochées des scolioses statiques par inégalité des membres inférieurs congénitales ou aquises, dont elles presentent la plupart des caractères.   Parmi les causes produisant l'inégalité des membres inférieurs, le pied plat doit être placé en première ligne."

Die Resultate der bisherigen Untersuchungen lassen aber in dieser Hinsicht kein einwandfreies Urtheil zu, da weder die Richtung der Convexität noch die Skoliosenform bestimmte Anhaltspunkte abgeben, ob der einseitige Plattfuss thatsächlich in irgend einem statischen Zusammenhang mit der seitlichen Wirbelsäuleabweichung steht. „Es konnte" — schreibt Loebel — „keine stärkere Entwickelung des der Convexität der Total- oder Lumbalskoliosen entsprechenden Plattfusses nachgewiesen werden. Auch bei den Dorsalskoliosen, bei welchen eine stärkere Entwickelung des der Convexität entgegengesetzten Plattfusses zu erwarten gewesen wäre, liess sich nichts Gesetzmässiges finden."

Die Resultate der vorhandenen Zusammenstellung stimmen darin überein, dass bei der Skoliose grösstentheils beiderseitiger Plattfuss vorliegt. Combe, Scholder und Weith fanden gelegentlich ihrer Untersuchungen bei 297 Skoliosenfällen 57 mit gleichen und 25 mit ungleichen Plattfüssen, während Loebel in beinahe zwei Dritteln aller seiner Fälle den Plattfuss doppelseitig und ihn nur in einem Drittel derselben einseitig beobachten konnte. Auch Rédard bemerkt: „que le pied plat est généralement double plus marqué d'un côté avec valgus plus ou moins prononcé, s'accompagnant rarement de phénomenes douloureux." Unsere Untersuchungen ergaben, wie bereits erwähnt, unter 102 Plattfussskoliosenfällen 59 doppelseitigen und, soweit es sich nachweisen liess, beiderseitig gleichentwickelten Plattfuss.

Gerade dies häufige Vorkommen beiderseitiger Plattfüsse scheint zu Ungunsten eines bestimmten, statischen, ätiologischen Zusammenhanges zu sprechen; es macht vielmehr die Annahme geltend, dass Plattfuss und Skoliose ätiologisch nur insofern auf einander Bezug haben, als beide Krankheiten durch das nämliche Grundleiden bedingt sind, somit der Plattfuss als eine Begleiterscheinung der Skoliose aufgefasst werden sollte. „Wir müssen also erklären," — bemerkt Loebel, — „dass wir bei allen Skoliosen mit doppelseitigem Plattfuss keinen Zusammenhang zwischen Skoliose und Entwickelung des Plattfusses finden konnten."

Wir wissen, dass eine durch Ueberanstrengung bedingte Ermüdung der Rückenmusculatur die Skoliosenbildung begünstigt, ebenso, dass dynamische Störungen der Wadenmuskeln, namentlich des Tibialis anticus und posticus, die normalerweise die Spannung des Fussgewölbes aufrecht erhalten sollen, Plattfuss bedingen. Plattfuss und Skoliose dürften somit ihre gemeinsame Ursache in einer allgemeinen Muskelschwäche des befallenen Individuums haben, eine Ansicht, der auch Prof. Joachimsthal sich zuneigt, wie er uns brieflich mitzutheilen die Freundlichkeit hatte.

Nicht unwahrscheinlich wäre ferner, dass beide Zustände die Folge einer anderen Affection darstellten, nämlich eines die Knochen erweichenden Processes, dem unter Mitwirkung des Belastungsdruckes bekanntlich eine hervorragende ätiologische Rolle, sowohl bei der Skoliosenentwickelung, als auch bei der Entstehung des Plattfusses zuerkannt wird.

Einen diesbezüglichen Passus lesen wir in dem bekannten Hoffa'schen Lehrbuche: „Vor allem" — sagt Hoffa — „bedarf es einer abnormen Weichheit der Knochen, damit ein Plattfuss zu Stande kommt. Warum bekommen nicht alle Schulkinder, die doch zumeist denselben Schädlichkeiten unterworfen sind, Skoliosen? Weil zu deren Entstehung eine bestimmte Prädisposition, vorzüglich eine abnorme Weichheit der Wirbelknochen nothwendig ist. Ebenso werden nicht alle Kellner oder alle Schlosserlehrlinge plattfüssig, sondern nur diejenigen, deren Skelet durch abnorme Weichheit dazu disponirt ist. Die pathologisch-anatomische Unterlage dieser abnormen Weichheit der Knochen ist uns noch unbekannt; möglicherweise ist es wie bei der Skoliose eine Art Rhachitis. Dass aber eine solche Weichheit der Knochen im Falle der Plattfuss- oder Skoliosenbildung besteht, kann man direct nachweisen. Ich habe bei der Skoliose schon erwähnt, dass ich Präparate von Skoliosenwirbeln besitze, deren Gestalt ich durch einfachen festpressenden Druck mit meinen Fingern verändern kann. Ebenso, wie hier die Finger wirken, denke ich mir nun auch den dauernden Druck der Belastung wirkend."

Am Ende unserer Mittheilung resumiren wir das hier Gesagte in der Schlussfolgerung: dass der Plattfuss in der weitaus grössten Mehrzahl der Fälle als eine Begleiterscheinung der Skoliose aufzufassen ist und kein statisch-ätiologisches Moment derselben darstellt.

———

Berger et Banzet (Paris), Chirurgie orthopédique. Paris 1904, G. Steinheil.

Das vorliegende neue Lehrbuch der orthopädischen Chirurgie enthält nicht nur eine genaue Darstellung der orthopädischen Operationen, sondern auch der gebräuchlichsten Apparate und der gesammten orthopädischen Behandlungsmethoden. Hierzu gehören die Gymnastik, die Massage, die Mechanotherapie, ferner die elektrische Behandlung, sowie die Hydro- und Thermotherapie. Die allgemeine Eintheilung des Stoffes ist die übliche nach den verschiedenen Krankheiten. Das Eingehen auf Einzelheiten verbietet der Umfang des Buches, der dem in den letzten Jahren erfolgten weiteren Ausbau der orthopädischen Chirurgie entspricht. Pfeiffer-Berlin.

Vulpius, Neurologie und Orthopädie. Münchener med. Wochenschrift 1904, Nr. 39.

Verfasser geht in der Einleitung seiner Arbeit mit kurzen Worten auf den befruchtenden Einfluss der Neurologie auf die Orthopädie ein, um sich dann in erster Linie mit der Therapie nervöser Erkrankungen zu beschäftigen, soweit dieselbe dem Orthopäden zukommt. Er unterscheidet die mechanische und die chirurgische Orthopädie; er bespricht bei der ersten die bekannten Schienenhülsenapparate; wobei er die Verdienste Hessing's in gebührender Weise würdigt, zugleich aber auch hier wieder von Neuem betont, dass dieser Mann ein Laienpraktiker mit allen charakteristischen Merkmalen eines solchen ist: schablonenhafte Anwendung des orthopädischen Apparates in allen Krankheitsfällen, das Versprechen der Heilung in Fällen, bei welchen ärztliche Kenntniss und Erfahrung die Unmöglichkeit der Heilung feststellen muss, Geringachtung unserer ärztlichen Thätigkeit. Mit dem Hinweis, derartige Apparate, so gut sie auch in einzelnen Fällen sein mögen, nach Möglichkeit zu vermeiden ihrer Nachtheile wegen, auf die ich ja hier nicht näher einzugehen brauche, kommt Vulpius zum zweiten Theil seiner Arbeit, der sich mit der chirurgischen Orthopädie befasst. Dass dieser Theil natürlich den breitesten Raum einnimmt, bedarf ja wohl kaum der Erwähnung; denn auf keinem Gebiet sind wohl gerade in der letzten Zeit so erhebliche Fortschritte gemacht worden, wie auf diesem. Verfasser erwähnt die Osteotomie, die Arthrodese, bespricht die Technik der letzteren und kommt dann auf die Sehnenoperationen zu sprechen, auf ein Gebiet, auf dem ja bekanntermassen dem Verfasser wohl mit die allermeisten Erfahrungen zu Gebote stehen. Zahlreiche diesbezügliche Arbeiten sind ja schon aus seiner Feder geflossen und die vorliegende kann allen jenen würdig zur Seite gestellt werden. Die Geschichte, die Technik dieser Operationen werden kurz berührt, auch die physiologischen Fragen, welche sich an die nachgewiesenen Erfolge der Ueberpflanzung knüpfen, werden gestreift. Dass diese Operation eine der segensreichsten Erfindungen für die Orthopädie darstellt, diesen von Vulpius ausgesprochenen Satz wird wohl jeder, der derartige Operationen ausgeführt hat, voll und ganz unterschreiben können.

Im speciellen Theil der Arbeit führt sodann Verfasser aus, in welcher Weise und mit welchen Erfolgen die Transplantationen bei den verschiedenen in Betracht kommenden Affectionen des Nervensystems zu verwerthen sind. Erwähnt werden die muskuläre Form der progressiven Dystrophie, die Verletzungen und Erkrankungen der peripheren Nerven, die spinalen Erkrankungen und von diesen wieder in erster Linie die Poliomyelitis acuta anterior mit ihren Folgezuständen, eine Erkrankung, der vor allen Dingen diese Fortschritte auf dem Gebiete der Orthopädie zu Gute gekommen sind. Verfasser bespricht sodann die orthopädische Behandlung der Myelitis transversa, der Tabes, der Lähmungen nach Spondylitis, wobei er bei den schwereren Formen, die ja lebensgefährliche Erkrankungen darstellen können, das Risiko des Redressements in Kauf genommen wissen will, allerdings nur unter vorsichtigem Vorgehen. Wenn auch dieses im Stich lässt, kommt für ihn nur noch die Laminektomie in Frage. Die Besprechung der spastischen Erkrankungen des Rückenmarks, der cerebralen Affectionen, der functionellen Neurosen bildet den Schluss dieser höchst interessanten und lesenswerthen Ausführungen, die das, was Vulpius mit ihnen erreichen will, auch voll und ganz erreichen werden, nämlich die Aufmerksamkeit weiterer ärztlicher Kreise auf das Grenzgebiet zwischen Neurologie und Orthopädie hinzulenken und sie mit dessen Umfang und Bedeutung und mit den Erfolgen bekannt zu machen. Wir können das Studium dieser Arbeit, der wir eine möglichste Verbreitung nur auf das Sehnlichste wünschen können, aufs Angelegentlichste empfehlen, in erster Linie natürlich den praktischen und Nervenärzten. Aber auch jeder Orthopäde wird an derselben, wenn sie auch an sich nicht viel Neues bringt und auch nicht bringen sollte, seine helle Freude haben. Blencke-Magdeburg.

Rosenfeld (Nürnberg), Krüppelschulen. Referat auf dem I. internationalen Congress für Schulhygiene zu Nürnberg 1904.

Rosenfeld gibt eine ausführliche Uebersicht über die leider noch zu wenig vorhandenen Krüppelanstalten, von denen die Münchener als einzige staatliche Krüppelanstalt als Vorbild gelten darf und die in 75 Jahren 1056 Zöglinge entlassen hat, von denen 93 % vollständig erwerbsfähig geworden sind, während sonst nur 67 % der Erwachsenen sich selbständig, und zwar meist nur kümmerlich ernähren können. Verfasser fordert, dass für 320 000 Krüppel, die Deutschland hat, Schulen vom Staate errichtet werden, in denen die Krüppel nach einem einheitlichen Lehrplan, sowohl wissenschaftlich wie, was mindestens ebenso wichtig ist, schon frühzeitig gewerblich ausgebildet werden. Dabei müssen die Anstalten gleichzeitig unter Aufsicht eines orthopädischen Chirurgen stehen, wobei so manche Deformität oder Lähmung ganz beseitigt oder zum mindesten bedeutend gebessert werden kann. Zander-Berlin.

Friedländer (Wiesbaden), Ueber die Verwendung des Spiegels in der
Uebungstherapie. Physik.-medic. Monatshefte Jahrg. 1, Mai 1904.

Bei der Wiedereinübung von Bewegungen leistet der Spiegel sehr gute
Dienste. Nur bei Sprachstörungen ist er nach Verfasser früher schon im Gebrauch gewesen. Friedländer wendet ihn seit einem Jahr bei Steh- und
Gehübungen an und zwar in einer von ihm angegebenen Construction. Durch
den Spiegel vermag der Patient sich sehr vollkommen zu controlliren, der „visu-
cerebrale Coordinationsmechanismus wird besser ausgenützt". Bei seitlicher
Stellung des Spiegels kann der Arzt dem Patienten die nachzumachenden
Uebungen besser als sonst demonstriren. — Soll der Patient direct sich auf
die Füsse sehen, so werden die sonst hieraus resultirenden Fehler in seiner
Haltung leicht vermieden, wenn sich Patient im Spiegel betrachtet. — Bei
Uebungen im Liegen kommt der Spiegel nicht in Betracht.

Hiller-Berlin.

Weigert (Breslau), Die Behandlung der Scrophulose und Tuberculose mit
Soletrinkkuren. Monatsschr. f. Kinderheilk., Mai 1904.

Weigert hat in der Breslauer Kinderklinik scrophulöse und tuberculöse
Kinder Soletrinkkuren durchmachen lassen, um die Witczak-Rosenberger'sche
Hypothese auf ihre Richtigkeit zu prüfen. Letztere besagt, dass durch die
supponirte Schwäche des lymphatischen Systems bei solchen Kindern eine Verlangsamung und Stauung des Lymphstroms eintritt, die durch Erhöhung des
Kochsalzgehaltes im Blute beseitigt werden könne. Das einfachste Mittel hierzu
seien Soletrinkkuren. Diese speciell von Rosenberger versuchte wissenschaftliche Begründung der Erfolge der Soletrinkkuren hat durch Weigert's
Versuche keine genügende Bestätigung gefunden, da die von Rosenberger
beobachtete, während der Kur eintretende Vermehrung der Leukocyten des
Mundspeichels nicht nachgewiesen werden konnte. Die Behandlung tuberculöser
Kinder mit Soletrinkkuren zeitigte einen vollkommenen Misserfolg, vielleicht
entstanden dadurch sogar Schädigungen der Patienten. Dagegen zeigten
scrophulöse Kinder eine Besserung des Allgemeinbefindens, einige auch eine
Abnahme der Neigung zu Schleimhautkatarrhen und eine Verkleinerung der
lymphatischen Organe des Nasenrachenraumes; bei anderen blieben die Symptome der Scrophulose gänzlich unbeeinflusst. Freilich erscheinen uns bei der
Kleinheit der Versuchsreihen bindende Schlüsse nicht zulässig.

Pfeiffer-Berlin.

Heine (Dortmund), Zur subcutanen Gestaltung der subcutanen Osteotomie.
Centralbl. f. Chirurgie 1904, Nr. 34.

Die subcutane Durchtrennung der Weichtheile wird heute noch ausgeführt, wo sich die offene Tenotomie verwenden lässt. Eine Infection ist eher
bei ersterer Methode ausgeschlossen als bei letzterer. Trotz aller aseptischen
Vorsichtsmassregeln soll man auch versuchen Osteotomien subcutan auszuführen;
die Methode kann zu einer „der subcutanen fast gleichkommenden" ausgebildet werden.

Verfasser erwähnt drei Verfahren, welche er ausgeführt hat.

1. Der Meissel wird direct auf die Haut gesetzt und nun so die Osteotomie vollendet (!). Wenn Verfasser behauptet, dass „Unangenehmes nicht

passirt sei", so muss ich ihm darin recht geben, dass die Methode unglaublich
roh ist.

2. Ueber dem Knochen wird eine Hautfalte erhoben, der scharfe Meissel
hindurchgestossen und auf den Knochen durchgeführt. Dann Durchmeisselung.
Auch dieses Verfahren erscheint dem Referenten nicht gut und nicht einfacher
als das gewöhnlich geübte.

3. Verfasser empfiehlt hier die Osteotomie mittelst Hautverschiebung.
Während der Assistent durch straffes Anziehen der Unterschenkelhaut möglichst
viel von derselben zu verschieben sucht, macht der Operateur in diesem Gebiete der Haut den 1 cm langen Schnitt, durchmeisselt den Knochen, der Assistent lässt die Haut los, Knochen- und Hautwunde liegen nicht mehr auf
einander.

Nach Verfasser kommt diese Methode in Frage bei Tibiadurchmeisselung
bei kindlicher Rhachitis. Bei Erwachsenen kommt die Methode nicht in
Frage, wegen der Masse des zu durchdringenden Unterhautzell- und Fettgewebes.

Verfasser sieht folgende Vortheile seiner Methode:

1. Kürze des Eingriffes (einige Minuten).

2. Kleinheit des Hautschnittes.

3. Arbeiten möglichst unter Luftabschluss.

4. Aehnlichkeit mit einem uncomplicirten Knochenbruch.

5. Haut- und Knochenwunde liegen aus einander.

6. Subcutaner Charakter der Operation.

Ob diese vom Verfasser angegebene Methode eine wirkliche Bereiche-
rung unseres Operationsschatzes darstellt, bleibe dahingestellt, da bei durch-
geführter Asepsis — und dieselbe verlangt Verfasser ja auch ausdrücklich
für seine Methode — die Resultate der an der Hoffa'schen Klinik massen-
haft nach gewöhnlicher subcutaner Art ausgeführten Osteotomien nichts an
Erfolg zu wünschen übrig lassen.   Hiller-Berlin.

Hagen-Torn (St. Petersburg), Zur Arthrodesenbildung. Centralbl. f. Chirurgie
1904, Nr. 34.

Verfasser berichtet über eine Methode der Arthrodesenbildung am Kniegelenk, die er seit mehreren Jahren übt.

Die meisten seiner Patienten wollen auch unter Opferung der Beweglichkeit im Gelenk rasch geheilt sein. Daher liess er die Patienten schon am
7. Tage nach der Resection umhergehen. Die Sägeflächen wurden weder genäht noch genagelt, nur auf die Congruenz der Flächen kommt es an. Der
Sägeschnitt verläuft so, dass die Knochenenden einen nach hinten offenen
Winkel von einigen Graden bilden, so dass das Knie leicht flectirt steht.

Seine Methode ist theoretisch wichtig, 1. weil bei grösseren Spongiosa-
flächen prima intentio, so wie bei Weichtheilwunden eintreten kann, 2. weil
functionelle Belastung am besten die Consolidation begünstigt.

Verband: Gewöhnlich Mc Ewens Seitenschiene mit Kniekehlen und
leicht geneigter Sohlenstütze. Nach dem ersten Verbandwechsel Gipshülse,
welche je ³/₄ des Ober- und Unterschenkels bedeckt. Die dem Kranken ge-

gebenen Krücken sollen nicht die Extremität entlasten sondern stützen. Die Schmerzen sind unbedeutend oder fehlen. Consolidation in 2—3 Wochen.

Hiller-Berlin.

Eising (New-York), Charactères pathologiques de certaines affections des os longs révélés par la radiographie. La médecine des accidents du travail 1904, Nr. 9.

Verfasser berichtet über die radiographisch nachweisbaren differentialdiagnostisch wichtigen Zeichen verschiedener Knochenaffectionen, speciell bei Osteomyelitis und den malignen Neubildungen, dem Sarkom und Carcinom.

Beim Carcinom bemerkt man eine wie ausgenagt anzusehende circumscripte Knochenrarefication. Diese Rarefication erscheint homogen, ihre Ausdehnung ist je nach der Dauer der Erkrankung verschieden. Im Periost bildet sich kein Knochen.

Beim Sarkom ist das Riesenzellensarkom vom Rundzellensarkom zu unterscheiden.

Das Bild des ersteren ist ganz charakteristisch; indem es eine Resorptionszone im Knochen und Periost deutlich erkennen lässt, die Begrenzungslinie ist glatt. Die Rundzellensarkome zeigen eine verschwommene Verbreiterung der Knochendiaphyse. Die Markhöhle erscheint verbreitert, das Periost ist mitunter verdickt, jedoch besteht keine Knochenneubildung.

Die Osteomyelitis hat Verfasser nur in ihrer subacuten und chronischen Form untersucht. Die wahrnehmbaren Zeichen bestehen in einer unregelmässigen verschwommenen Verdickung des Knochens. Die erkrankte Knochenpartie ist verschieden durchsichtig, manchmal sieht man Höhlen oder Sequester; Periost mitunter verdickt, oft mit Knochenwucherungen bedeckt. Auf das Alter der Krankheit lassen sich daraus ungefähre Rückschlüsse ziehen.

Hiller-Berlin.

Feiss, Method of studying the pathology of bone lesions by the X rays.

Verfasser will zur Diagnose der Knochenerkrankungen die Mikroskopie durch die Röntgenphotographie vollständig ersetzen. Er liefert zu diesem Zwecke Röntgenbilder von einem durch Tbc. theilweise zerstörten Talus sowie von einer mit Pott'schem Leiden behafteten Wirbelsäule, und stellt dieselben den von denselben Stellen erhaltenen mikroskopischen Präparaten gegenüber. Die Röntgenbilder hat er gewonnen erstens aus den halbirten ganzen Knochen und dann aus 2 mm dicken Knochenscheiben, die er von den erkrankten Partien nahm. Er zeigt nun, dass an den Stellen, wo im mikroskopischen Bilde die Trabekeln verdickt resp. verdünnt sind, auch das durch X-Strahlen gewonnene Schattenbild stärker resp. schwächer ist und dass dort, wo das mikroskopische Präparat Nekrosen aufweist, das Röntgenbild helle Stellen zeigt. Auch die Grenzen der Erkrankung sind auf seinen Röntgenbildern sehr scharf differenzirt.

Vullers-Dresden.

Rehn, Multiple Knochensarkome mit Ostitis deformans. Archiv f. klin. Chir. Bd. 74, H. 2.

Beschreibung eines Falles der im Titel angegebenen Krankheit. Ein 23jähriges Mädchen erkrankte an Knochentumoren, welche vorwiegend die unteren Extremitäten und das Becken, dann auch die Rippen, den Oberarm und Schultergürtel ergriffen. Die bei mehrfachen Operationen entfernten Tumoren erwiesen sich als myelogene Riesenzellensarkome.

Dauer der Krankheit über 9 Jahre; im Verlaufe derselben Deformirung der Knochen und Spontanfracturen.

Rehn hält die Riesenzellensarkome seines Falles für entzündliche Neubildungen; das Endprodukt derselben sieht er in jenen knochenharten, weisslichen Geschwülsten, deren Massiv aus Fasermark besteht, während glattwandige kleine Cysten, unregelmässige Züge rothen Markes sie durchsetzen. Diese alten Tumoren unterscheiden sich auf das Schärfste von den frischen, weichen, braunrothen. Dazwischen finden sich als Uebergänge Tumoren, welche weiss und hart sind, im Inneren jedoch blassgelbröthliche Inseln mit dem Bau des typischen Riesenzellensarkoms zeigen. Letztere Inseln sind als Reste des ursprünglichen Gewebes nach der Degeneration zurückgeblieben.

Wollenberg-Berlin.

Marie et Viollet, Fracture spontanée de la jambe chez un paralytique général. Société anatom. de Paris, April 1904.

Der Patient hat bis zu seinem 33. Jahre mindestens neun Fracturen der verschiedensten Knochen aquirirt. Die sich hierin dokumentirende leichte Zerbrechlichkeit der Knochen war nicht durch Tabes dorsalis verursacht, die Section gab keine Anhaltspunkte dafür, sondern wahrscheinlich durch hereditäre Lues. Diese Annahme gewinnt an Wahrscheinlichkeit, weil der Patient die in der Jugend durchgemachten Fracturen gerade nach leichten Traumen acquirirte.

Die Fracturen heilten rasch, recidivirten aber ebenso schnell. Im 31. Lebensjahr brach er den Unterschenkel, um Heilung zu erzielen musste zur Knochennaht geschritten werden. Die Heilung erfolgte aber doch nur in sehr schlechter Stellung. Das Röntgenbild zeigt eine Synostose beider Unterschenkelknochen und die versenkte Silberdrahtnaht. Ausserdem sieht man das Bild einer rareficirenden Ostitis und einer Knochenverdichtung, diese letztere im Bereich des Callus.

Hiller-Berlin.

Klaus, Die Knochenbrüche aus den Jahren 1896—1903, mit besonderer Berücksichtigung der Rentenverhältnisse. Diss. Tübingen 1904.

Verfasser hat aus dem städtischen Hospital in Schwäbisch-Gmünd alle Fälle von Knochenbrüchen aus den Jahren 1896—1903 zusammengestellt. Der Hauptwerth wurde auf die Nachuntersuchung der behandelten Fälle gelegt, da ja diese allein für den Erfolg der Behandlung massgebend ist. Da es sich in den allermeisten Fällen um Rentenempfänger handelte, so war diese leicht zu bewerkstelligen. Bei diesen Nachuntersuchungen, bei denen Verfasser natürlich aus begreiflichen und bekannten Gründen nur wenig Wert auf die subjectiven Angaben legte, fiel ihm hauptsächlich der Unterschied der Heilung der in der Privatpraxis und der in Krankenhäusern behandelten Fälle auf. Von zehn typischen doppelten Malleolenfracturen, die im Krankenhaus behandelt wurden, endigten neun mit vollständiger Erwerbsfähigkeit, während bei sehr vielen auswärts behandelten Fällen durchschnittlich eine Rente von 40% bezahlt wurde. Die Schuld liegt nicht an den Aerzten, sondern an den Verhältnissen, deshalb räth Verfasser dringend, schwerere Fälle sofort dem Spital zu

überweisen. Verfasser macht sodann noch auf die Schwierigkeiten aufmerksam.
die sich uns bei der Abschätzung der Erwerbsfähigkeit von Verletzten im Sinne
des Unfallversicherungsgesetzes entgegenstellen, und kommt dann nach diesen
allgemeinen Bemerkungen auf die einzelnen Fracturengruppen der Reihe nach
zu sprechen. Er erstattet über die behandelten Fälle in möglichst knapper
Form Bericht, beschreibt interessantere Fälle etwas ausführlicher, fügt die betreffenden Krankengeschichten bei und stellt am Schlusse eines jeden Kapitei-
die Ergebnisse der Nachuntersuchungen zusammen. Es liegen dieser Arbeit
243 Fracturen zu Grunde, von denen 21 den Schädel, 29 den Rumpf, 89 die
obere Extremität und 104 die untere Extremität betrafen. Auf nähere Einzei-
heiten der verschiedenen Abschnitte kann ich hier nicht eingehen, es würde
mich zu weit führen; diese müssen schon im Original nachgelesen werden. Die
Arbeit, der noch eine Anzahl Röntgenbilder beigegeben sind, liefert einen
dankenswerthen Beitrag zur Fracturenlehre und kann nur jedem, der sich für
dieses Thema interessirt, aufs Angelegentlichste empfohlen werden.

Blencke-Magdeburg.

Salensen, Des fractures de jambe au ⅓ inférieur dans leur rapports avec
les accidents du travail. Thèse de Montpellier 1904.

Nach Schilderung der pathologischen Anatomie der Unterschenkelfracturen
im mittleren Drittel, ihrer Complicationen, der gerichtlich-medicinischen Folgerungen kommt Verfasser an der Hand von 2 Beobachtungen zu folgenden
Schlüssen:

Die Fracturen im unteren Drittel sind häufiger als die in dem mittleren
und oberen Drittel; die Verletzung ist schwer, die zu bewilligende Ruhezeit
soll mindestens 10 Monate betragen. Complicationen und schlechte Resultate
sind nicht selten und zwar in den verschiedensten Stärkegraden, so dass ein
vorher festgelegter Unfallrententarif, wie er in Deutschland und Oesterreich
festgelegt ist, recht unpraktisch erscheint. Nur eine Begutachtung von Fall zu
Fall lässt uns Ungerechtigkeiten vermeiden. Hiller-Berlin.

Khouzam, Du soubresaut dans les fractures de jambe. Thèse de Paris 1904.

Verfasser kommt am Schlusse seiner Arbeit, in welcher die Krankengeschichten von 42 Fällen von Beinfracturen gegeben werden, in Bezug auf die
sich dabei findenden Zuckungen zu folgenden Schlüssen:

1. Die Zuckungen sind so häufig bei Beinfracturen, dass sie ein patho-
gnomonisches Zeichen darstellen können.

2. Sie finden sich wie bei den Fracturen des Fusses, mitunter bei den
Fracturen der Rotula und des Femur sowie bei Exarticulation und Resectionen.

3. Sie finden sich sowohl bei Fracturen eines als auch beider Knochen
des Unterschenkels.

4. Sie sind bei Schrägbrüchen länger anhaltend.

5. Nervosität und Alkoholismus sind prädisponirende aber nicht be-
stimmende Momente.

6. Die Pathogenie dieses Symptomes ist nicht bestimmbar.

7. Die beste Behandlung ist die Anlegung eines immobilisirenden Apparates. Ohne ihn persistiren die Zuckungen bis zu 14 Tagen nach der Verletzung. Hiller-Berlin.

Lauriat, Traitement sanglant des fractures fermées de la jambe. Thèse de
Paris 1904.

Verfasser kommt am Schlusse seiner Arbeit (Krankengeschichten von
3 Fällen) zu folgenden Folgerungen: Gewisse Fracturen des Beines und besonders die Schrägfracturen bedürfen grosser Sorgfalt in ihrer Behandlung. Sehr
nützlich ist die Röntgenuntersuchung zur Diagnose und Behandlung in Bezug auf
Adaption, Extension und Controlle, ferner für den Entschluss, operativ einzugreifen.

Mittelst unserer Hilfsmittel (Narkose, Traction, Immobilisation im Gipsverband erzielen wir functionell ausserordentlich günstige Resultate. Aber besonders bei den Schrägfracturen ist die Coaptation sehr schwer; es entsteht ein
difformer Callus, der dann functionell Störungen hervorruft. In solchen Fällen
soll man operiren (Naht, Immobilisation im Verband bis zur erfolgten Consolidation). Die Knochennaht ist Dank der strengen Asepsis völlig gefahrlos
und verdient in die tägliche chirurgische Praxis aufgenommen zu werden.

Hiller-Berlin.

Serrant (Paris), Traitement orthopédique de la fracture de Dupuytren recente.
Thèse de Paris 1904.

Serrant gelangt auf Grund der von ihm zusammengestellten 29 Fälle
von Dupuytren'scher Fractur zu der Ansicht, dass diese Verletzung eine
sehr schwere ist und dass eine Restitutio ad integrum ziemlich selten ist. Zunächst ist eine exacte Reposition oft schwierig infolge von Muskelcontracturen,
Interpositionen von Muskeln oder Knochenfragmenten oder durch Luxation des
Talus. Gewöhnlich treten reflectorische Muskelatrophien, Gelenksteifigkeiten,
trophische und vasomotorische Störungen ein. Oft resultirt auch eine Valgusstellung des Fusses, selbst wenn seine Position im Verband richtig war. Um
ein gutes Endresultat zu erzielen, ist eine exacte und unmittelbare Reposition
absolut erforderlich; sie muss, falls sie durch einfache manuelle Massnahmen
in tiefer Narkose unmöglich, durch Tenotomie der Achillessehne oder in offener
Wunde erzwungen werden. Der beste Verband bleibt der Gipsverband, der
für 25 Tage eine absolute Immobilisation bewirken muss. Darnach kann mit
Massage und Bewegungen begonnen werden, das Umhergehen sollte aber erst
am 60. Tage erlaubt werden und auch dann noch mit einem Hülsenapparat
erfolgen. Eine mehrmalige radiographische Untersuchung ist unerlässlich. Complicirte Fracturen erfordern die bekannten chirurgischen Massnahmen.

Pfeiffer-Berlin.

Klar (Heidelberg), 13 Knochenbrüche bei einem Manne zu gleicher Zeit, gute
Heilung. Monatsschr. f. Unfallheilkunde und Invalidenwesen 1904, Nr. 7.

Verfasser bespricht einen Fall näher, bei welchem Patient folgende Verletzungen aufwies:

1. Fractur der 4.—7. Rippe in der Mammillarlinie.

2. Fractur der beiden Knochen des rechten Vorderarmes mit Gefäss-
zerreissung.

3. Bruch beider Knochen des linken Vorderarmes.

4. Bruch des linken Oberarmknochens.

5. Complicirter Bruch des linken Oberschenkelknochens mit Knochen-
splitterung.

6. Bruch des rechten Oberschenkels.

7. Bruch des rechten inneren Knöchels.

8. Bruch des 5. Metacarpus rechts.

9. Quetschung der linken Gesichtshälfte und des rechten Handrückens. Nach 6 Monaten war das Heilergebniss ein verhältnissmässig sehr günstiges.

Die complicirte Oberschenkelfractur ist mit starker Verbiegung nach aussen und mit kräftiger Callusbildung geheilt. Ebenso gut ist der rechte Oberschenkel consolidirt (Länge: rechtes Bein 87 cm, linkes Bein 85 cm). Linker Oberarm um 1 cm verkürzt, der linke Vorderarm erlaubt folgende Bewegungen: Beugung und Streckung im Hand- und Ellenbogengelenk normal. Supination leicht beschränkt. Der rechte Vorderarm gut consolidirt, Verkürzung 2 cm. Volarflexion der rechten Hand um ein Viertel, die Dorsalflexion um etwa die Hälfte beschränkt. Supination zur Hälfte möglich. Die Hände können zur Faust geschlossen werden (Dynamometer: links 20 kg, rechts 10 kg). Der Umfang der Extremitäten ist auf beiden Seiten etwas geringer. Die Rippen-fracturen sind ausgezeichnet geheilt. Keine Verbildung am Thorax, keine Unter-schiede bei der Athmung.

Das Sprunggelenk ist noch etwas schmerzhaft, am Malleolus geringer Callus.

Das Allgemeinbefinden des Patienten ist sehr gut. Keine Zeichen von traumatischer Neurasthenie. Für die noch bestehenden functionellen Defecte ist bei fortgesetzter Uebung die Prognose sehr gut.   Hiller - Berlin.

Arrault (Paris), Contribution à l'étude du traitement des pseudarthroses de la jambe. Thèse de Paris 1904.

Arrault bringt in seiner Dissertation 7 Krankengeschichten, die Pseud-arthrosen der unteren Extremität betreffen. An der Hand dieser Fälle bespricht er kurz die Aetiologie, Symptome, Prognose und Therapie dieser Pseudarthrosen. Er hat gefunden, dass das obere Ende des unteren Tibiafragmentes in solchen Fällen eine rareficirende Ostitis zeigt, die beim oberen Fragmente, wahrschein-lich infolge der günstigeren Ernährungsverhältnisse, fehlt. Therapeutisch ge-nügt nach seiner Meinung für diejenigen Fälle, in denen das Röntgenbild eine gute Adaptirung der Fragmente erkennen lässt, ein Stützapparat, der drei Be-dingungen erfüllen muss: 1. soll er einen normalen Gang gestatten; 2. soll er den Fragmenten genügend Spielraum lassen, um beim Gehen eine automatische Reibung derselben zu erlauben; 3. muss der Apparat leicht an- und abzulegen sein, um einmal zur Zeit der Ruhe zwecks besserer Ernährung der Extremitäten jedesmal entfernt werden zu können, dann aber auch eine öftere Application der Massage und der gymnastischen Uebungen zu ermöglichen. Für Fälle mit ungenügender Reposition empfiehlt Arrault die Dujarier'sche Knochenklammer, die aber nur dann wirksam sei, wenn man den Patienten vom 10. Tage ab nach der Operation massiren und umhergehen lässt.   Pfeiffer - Berlin.

v. Mangoldt, Uebertragung ungestielter Periost-Knochenlappen zur Heilung von Pseudarthrosen und Knochenhöhlen. Archiv für klinische Chirurgie 1904. Bd. 74, Heft 2.

v. Mangoldt hebt den Werth der freien Periost-Knochenübertragung hervor und erläutert die mit dieser Methode erzielte knöcherne Vereinigung

einer Pseudarthrose, sowie die Heilung einer osteomyelitischen Knochenhöhle
an der Hand je einer Krankengeschichte und mehrerer, in bestimmten Intervallen
aufgenommener Röntgenbilder. Was die Technik betrifft, so rüth v. Mangoldt
zur Entnahme des Lappens von der vorderen inneren Fläche der Tibia (gegebenen Falls auch von der freien Ulnakante, von den Rippen, von der Beckenschaufel). Bei Entnahme von der Tibia führt Verfasser einen Thürflügelschnitt
mit medialer Basis aus, umschneidet den Lappen (etwas grösser wie der zu
deckende Knochendefect) und trägt ihn mit dem Meissel ab. Behufs besserer
Adaptirung wird der Lappen in Längs- und Querrichtung mehrmals eingeknickt. Die Anheilung pflegt auch bei hinzukommenden Complicationen
(stärkere Secretion der Wundhöhle) zu erfolgen. Es kommt jedoch häufig noch
zur Ausstossung kleinerer Sequester, die wohl von den übertragenen Knochenplättchen herrühren.   Wollenberg-Berlin.

Wagenknecht, Altes und Neues zur Behandlung von Knochenhöhlen seit
    Einführung der antiseptischen Wundbehandlung. Beiträge zur klinischen
    Chirurgie 42. Bd.

    Wagenknecht gibt, nachdem er kurz auf die Aetiologie der Knochen-
höhlen eingegangen ist, wobei er dieselben in aseptische und inficirte eintheilt,
einen chronologischen Ueberblick über die einzelnen Behandlungsmethoden. Mit
dem Beginn der Lister'schen Wundbehandlung begann man auch die entzündlichen Erkrankungen der Knochen und des Knochenmarks euergischer als bisher
chirurgisch anzugreifen. v. Mosetig-Moorhof führt die antiseptische Tamponade mit Jodoformgaze ein, Billroth füllte die Höhlen mit Jodoformglycerin.
Sodann bemühen sich eine grosse Anzahl Chirurgen um einen Ersatz des hauptsächlich von Rocher und Schede angegriffenen Jodoforms. Als directes
Füllmaterial empfahl Kümmel Glaswolle und Sublimatsand, Ewald nahm
Schleich's Formalingelatine. Ein völlig neues Prinzip führt Schede 1886 durch
die „Heilung unter dem feuchten Blutschorf" ein und wurde von v. Bergmann
und Landerer heftig bekämpft. Schon 1879 hatte Neuber, allerdings mit
schlechtem Resultat, Blut zur Ausfüllung verwerthet, während die Schede'schen
Erfolge glänzend waren (91% Heilungen). Eine weitere Neuerung bildet die
Plombirung der Knochenhöhlen, die ebenfalls von deutschen Chirurgen zuerst
ausgeführt wurde (Dreesmann 1893). Die verschiedenartigsten Materialien
wurden hierzu benützt, Gips, Kupferamalgam, Guttapercha, v. Mosetig's Jodoformplombe, Thymoljodoform von Fautier und Valan u. s. f. Die resorbir-
bare Tamponade, zuerst von Hamilton 1879 empfohlen, von Duplay und
Cazin praktisch erprobt, ist die Vorläuferin der Osteoplastik, die, zu Beginn
des vorigen Jahrhunderts zuerst versucht, durch die Versuche Ollier's ihren
grossen Aufschwung nahm und durch ihn, Langenbeck und J. Wolff ausgebaut wurde. Hauptsächlich wurde zuerst die Frage nach dem Weiterleben
transplantirten Knochens ventilirt und durch Ollier und Wolff in be-
jahendem Sinne entschieden. Da veröffentlichte 1893 und 1895 Barth seine
Untersuchungen und stiess damit die Ergebnisse der vorhergehenden Arbeiten
völlig um. Auch autoplastisch transplantirter Knochen wurde stets nekrotisch,
wenn nicht ein ausreichender Periostlappen für seine Ernährung sorgte. Das
freiwerdende Material dient zum Aufbau des neuen Knochens. Nur frische

Knochenstücke sehr junger Thiere heilten auch so ein. Diese B a r t h'sche
Lehre ist heute wohl fast allgemein anerkannt. Auch entkalkte Knochen wurden
als Füllmaterial benützt (S e n n, K ü m m e l). Barth schlug auf Grund seiner
Versuche Füllung mit ausgeglühter und pulverisirter Knochenerde vor, da er
den Kalkgehalt für wesentlich hielt. Alle diese·Verfahren (am besten nach
v. M o s e t i g, F a u t i e r-V a l a n oder S c h e d e) sind nur für kleine Defecte,
etwa bis Aprikosengrösse, anwendbar. Sonst kommt das von L ü c k e eingeführte Implantationsverfahren in Frage oder die B i e r'sche osteoplastische
Nekrotomie. Sehr gute Resultate geben auch die Verfahren von a f S c h u l t e n,
der die grössten Höhlen im Femur, Tibia und Humerus erfolgreich deckte und
zwar durch Periostknochenmuskellappen. Hautlappen zur Ausfüllung von Knochenhöhlen wurden zuerst von N e u b e r verwendet, der 1883 seine Methode der
Lappeneinstülpung veröffentlichte. Die Erfolge dieser Behandlung sind häufig
sehr gute, indem die Hautlappen allmählich bis zum normalen Niveau emporgehoben werden können, und zwar durch neugebildete Knochen. Zum Schluss
vergleicht Verfasser diese Methode mit den anderen und schliesst damit, sie
für alle Fälle angelegentlichst zu empfehlen.   R a u e n b u s c h - Berlin.

W o l k o w i s c h (Kiew), Zur Frage der operativen Behandlung der Tuberculose
    der grossen Gelenke der Extremitäten und speciell der Resection der-
    selben. Deutsche Zeitschrift für Chirurgie 74. Bd., Heft 5—6.

        Verfasser vertheidigt die operativen Eingriffe bei Gelenktuberculose, und
führt die mitunter beobachteten Misserfolge auf die Unzulänglichkeit der Methode
zurück.
        Verfasser spricht sich gegen die Excochleation aus und ersetzt sie durch
Aussägen·oder Ausmeisseln der erkrankten Partien. Bei der Resection umgeht
W o l k o w i s c h die tuberculösen Theile gewissermassen, lässt das Gelenk un-
eröffnet, sägt die Gelenke ab und entfernt so alles Erkrankte.
        Die Anpassung der gegenüberliegenden Knochenenden erfolgt am besten
sofort im Anschluss an die Resection und zwar nicht nur wie bisher üblich,
allein beim Kniegelenk, sondern auch am Fuss- und Handgelenk, sofern grössere
Partien resecirt werden müssen. So vermeidet man am besten Schlottergelenke.
        Verfasser bespricht alsdann die Methoden und Erfolge der Resection.
Die Beschreibung der Methoden ist nur an der Hand zahlreicher Abbildungen
zu geben. Stets aber resecirt W o l k o w i s c h en bloc, ohne Eröffnung des Gelenkes. Die Erfolge sind nun folgende:
        Bei 28 Fällen von Resectio genu betrug die grösste Verkürzung in 10 Fällen
5 cm. In 2 Fällen betrug sie nur 1½ cm. Die Stellung der Extremitäten war
fast in allen Fällen tadellos. Eben so gut sind die Dauerresultate. 8 von
11 Patienten sind völlig geheilt und arbeitsfähig.
        Am F u s s wurden 9 Patienten operirt; bei 2 Patienten, über welche
W o l k o w i s c h Nachrichten sammeln konnte, ist das Dauerresultat ein gutes.
Bei Affectionen des Fussgelenkes operirte Verfasser nach einer Modification der
M i c u l i c z-W l a d i m i r o f f'schen Operation in 24 Fällen. Von 8 Patienten, über
welche er Nachrichten besitzt, befinden sich 7 vorzüglich. Bei einer entwickeln
sich fortgesetzt neue Fistelgänge.
        Am Hüftgelenk resecirt W o l k o w i s c h nach K o c h e r. Nachrichten be-

sitzt Wolkowisch über 7 von 16 operirten Patienten. Davon starb einer 4½ Jahre post operationem. 3 sind fistelfrei.

Aehnlich sind die Erfolge der Resection en bloc im Ellenbogen- und Handgelenk.

Nach den Handgelenksoperationen wurden zur Herstellung der Fingerbeweglichkeit methodische Uebungen gemacht, die darin bestehen, dass Patient mit der Hand des operirten Armes einen Gummiball knetet.

Hiller-Berlin.

Kothe (Bonn), Studien über die Temperatur erkrankter und hyperämisirter Gelenke. Münchener medicinische Wochenschrift 1904, Nr. 31.

Verfasser untersuchte die Temperatur erkrankter und hyperämisirter Gelenke mittelst einer thermometrischen Vorrichtung, welche im Original ausführlich beschrieben wird und im Wesentlichen aus einem sehr empfindlichen Galvanoskop (nach Prof. Paschen) besteht; die thermoelektrische Kraft wird dadurch verstärkt, dass man mehrere Elemente zu einer Thermosäule verbindet. Anfänglich wurden zwei Thermosäulen zugleich verwendet, später wurde jedes Gelenk einzeln gemessen.

Die Messungen müssen an genau symmetrischen Stellen und unter gleichen Verhältnissen vorgenommen werden.

Da Anomalien der Blutversorgung im Körperinneren von einer abnormen Blutvertheilung in der Haut begleitet sind, darf man schliessen, dass die Messung der Hauttemperatur Aufschluss über die Temperatur des Gelenkes gibt.

Bei den auf diese Weise ausgeführten Untersuchungen ergab sich eine scharfe Trennung in acute resp. subacute und chronische Entzündungen. Die Temperatursteigerung bei acuter Entzündung richtet sich nach der Schwere der Erkrankung, sodann darnach, ob ausser den Gelenken auch Schleimbeutel, Sehnenscheiden etc. befallen sind. Die höchste Steigerung (5° und mehr) constatirte Verfasser bei acuten Gelenkvereiterungen nach Traumen, Infectionskrankheiten etc.

Bei chronischen Entzündungen (Arthritis deformans etc.) war das erkrankte Gelenk um etwa 2° kälter. Oft fehlte ein Temperaturunterschied überhaupt. Nie bestand Temperaturerhöhung der kranken Seite.

Dagegen bestand bei 30 untersuchten chronisch-tuberculösen Arthritiden stets Erhöhung der Temperatur (bis 4°), besonders wenn kalte Abscesse im Entstehen waren. Die Wichtigkeit in differential-diagnostischer Hinsicht (bei gewöhnlicher und tuberculöser Arthritis) liegt auf der Hand, und auch für die Therapie sind solche Untersuchungen oft nicht wenig nützlich.

Die Wirkung hyperämisirender Mittel ist verschieden bei activer und passiver Hyperämie. Bei Application des Heissluftkastens zum Beispiel beträgt die Temperaturerhöhung manchmal 8°. Bei Anwendung des Saugapparates war die Temperatursteigerung geringer.

Bei passiver Hyperämie (Stauungsbinde) trat nur bei acutentzündlichen Processen eine leichte Temperaturerhöhung ein.

Durch Priessnitz-Umschläge blieb die Hauttemperatur ganz unbeeinflusst. Alkoholumschläge erwärmten um 1—1½° C. Jodtinctur erwärmte um 3—4°, und zwar langandauernd.

Hiller-Berlin.

Laqueur (Berlin), Zur Behandlung der chronisch-rheumatischen und der gonorrhoischen Gelenkerkrankungen mittelst der Bier'schen Hyperämie. Berliner klinische Wochenschrift Nr. 36, 1904.

In 40 Fällen von chronischem Gelenkrheumatismus ist vom Verfasser
die Bier'sche Stauung angewandt worden und zwar genau nach der Bier-
schen Methode. Die Dauer der Stauung stieg von 2—4 Stunden Anfangs-
application nach und nach auf 12 ja 22 Stunden, ohne dass schädliche Neben-
einwirkungen gesehen wurden. Bei gonorrhoischer Arthritis betrug die längste
Dauer 10 Stunden. Die gestauten Glieder können benützt werden. Nicht angewandt wurde die Stauung bei Hüft- und Schultererkrankung.

Der Erfolg bestand zunächst in einer Linderung des Schmerzes.
Bei der ganz chronischen Form, der Arthritis deformans, war der Erfolg aber
kein dauernder. Ferner eignen sich die distalen Gelenke (Finger, Zehen) besser
zur Behandlung als die Knie- und Ellenbogengelenke. Sodann trat alsbald Besserung der Function infolge Nachlassens der Schmerzen und Aufhören der Schwellung ein. Die Stauung wurde in vielen Fällen nicht allein
angewandt, sondern in Verbindung mit anderen therapeutischen Massnahmen,
wodurch sich die Erfolge noch günstiger gestalteten.

An 5 in extenso wiedergegebenen Fällen erläutert Verfasser die erzielten
Erfolge. 2 Fälle betreffen Affectionen des Fussgelenkes, welche sehr günstig
beeinflusst wurden.

Unter 5 bisher behandelten gonorrhoischen Arthritiden waren 2 Misserfolge
zu verzeichnen.

Besonders eclatant war der günstige Einfluss der Stauung bei einem
Patienten mit Polyarthritis gonorrhoica. Das Kniegelenk, welches gestaut wurde,
ist fast ganz beweglich. Ein Recidiv am anderen Kniegelenk bildete sich in
wenigen Tagen infolge dieser Behandlung zurück. Die beiden anderen Fälle
betrafen subchronische und chronisch-gonorrhoische Affectionen des Handgelenkes,
wobei das Resultat ein sehr günstiges war. Hier wurde die Stauung mit
Massage combinirt.

Auch bei Ischias wurde nach Aufhören der ersten acuten Schmerzhaftigkeit durch die Methode eine bedeutende Besserung der Beschwerden erzielt.

Im Ganzen ist nach dem Verfasser die Bier'sche Stauung ein sehr
schätzenswerthes Mittel zur Behandlung von Arthritiden.   Hiller-Berlin.

Tanon et Bijou (Paris), Présentation de pièces d'arthropathie tabetique.
Société anatomique de Paris 1904, Nr. 4.

Der von den Verfassern beschriebene Fall ist durch die kolossale Vergrösserung des Kniegelenkes bemerkenswerth.

Vor 2 Jahren entstanden lancinirende Schmerzen in der unteren Extremität
und gleichzeitig vergrösserte sich auch das Kniegelenk. Die Articulation hat
die Grösse eines Manneskopfes, die Haut darüber ist gespannt, glatt, varicös.
Die vordere Fläche des Gelenkes ist 24 cm hoch. Die Circumferenz der Femurcondylen beträgt 54 cm, an der Tibia 49 cm (6 cm mehr als auf der gesunden Seite).

Die mittlere Partie der Rotula hat einen Umfang von 58 cm, gegen
40 cm der gesunden Seite.

Seitliche Bewegungen sind ausführbar; Extension und Flexion sind zwar möglich aber schmerzhaft. Das Gelenk kracht dabei. Die Palpation ist schmerzhaft und zeigt Knochenveränderungen sehr beträchtlicher Art. Es bestehen alle Zeichen der Tabes. Eine infolge der bestehenden hohen Temperatur ausgeführte Probepunction des Gelenkes erzielt eine reichliche, fibrinreiche, fadenziehende Flüssigkeit mit Erythrocyten und degenerirten Leukocyten. Es findet eine Amputation im Oberschenkel statt.

Bei der Section des Kniegelenkes zeigen sich sehr starke Knochenveränderungen. Der Gelenkknorpel ist stellenweise verschwunden, die erhaltenen Theile sind grau verfärbt und leicht abschälbar. An den Ligamenten und der Synovialis finden sich fest anhaftende Knochenstücke.

Am Knochen lassen sich histologisch die Zeichen einer Entzündung (kleinzellige Infiltration) feststellen. Die Knorpelkapseln sind verlängert, unregelmässig angeordnet, enthalten zwei bis sechs Knorpelzellen, deren Kerne sich schlecht färben. Der Knorpel erscheint wenig lebensfähig und im Stadium des Absterbens begriffen.

Bei der Section des nach der Operation zum Exitus gekommenen Patienten wurde eine Tuberculose der rechten Lunge festgestellt. Hiller - Berlin.

Brade, Gelenkerkrankungen bei Scarlatina. Diss. Leipzig, 1904.

Verfasser beschreibt zunächst den Verlauf der schon lange bekannten Gelenkerkrankungen bei Scharlach, die sich bekanntlich ziemlich typisch in zwei Formen abzuspielen pflegen; die seröse und die eitrige Form. Er glaubt nicht fehl zu gehen, wenn er diese Gelenkentzündungen den toxischen Einflüssen des noch vorläufig unbekannten Scharlacherregers zuschreibt und wenn man die neben der Gelenkerkrankung gelegentlich beobachteten Entzündungen anderer seröser Häute nicht in causalen Zusammenhang mit der Synovitis bringt, sondern beide auf das Scharlachgift als gemeinsame Ursache zurückführt. In den Jahren 1889—1903 wurden im städtischen Krankenhause zu St. Jacob in Leipzig 868 Fälle Scarlatina behandelt, unter denen sich 60 befanden, in denen Gelenkerscheinungen auftraten. Diese Zahl ist nach des Verfassers Ansicht etwas zu niedrig, da bei der häufigen Geringfügigkeit der objectiv nachweisbaren Veränderungen, namentlich bei kleinen Kindern mancher Fall übersehen werden kann. Die Mehrzahl der Patienten, nämlich 44, waren jugendliche Erwachsene; 11 waren noch nicht 15 Jahr, 5 über 25 Jahr. 56 Fälle gehörten der serösen Form der Synovitis an und verliefen fast ausnahmslos gutartig, 4 waren eitriger Natur und verliefen sämmtlich tödtlich unter pyämischen Erscheinungen. Bei 2 der Patienten traten die Symptome gleichzeitig mit den übrigen Scharlachsymptomen auf, 26mal kam die Synovitis innerhalb der 1. Scharlachwoche, 23mal in der 2., je 3mal in der 3. und 4. und je 3mal im ferneren Verlauf zum Ausbruch. In 8 Fällen war nur je ein Gelenk betroffen, bei allen übrigen Patienten war die Entzündung multipel. Schmerzhaftigkeit war das constanteste Symptom; daneben traten sehr häufig Schwellung und Temperatursteigerung auf. Die Dauer der Erkrankung betrug durchschnittlich 6 Tage. Die Therapie bestand bei der serösen Form in Ruhigstellung und Watteeinpackungen, bei der eitrigen Form konnte sie nur eine chirurgische sein. Blencke - Magdeburg.

Moujauze-Chamboulives (Corrèze), Contribution à l'étude de l'hydarthrose
  intermittente. Thèse de Paris, 1904.

Die intermittirende Hydarthrose ist eine chronische, in gewissen nach
scheinbar präcisen Regeln sich einstellende Gelenkaffection, mit serösem Erguss
und rapider Entwickelung. Das Auftreten der einzelnen Anfälle scheint von
äusseren Umständen, wie Temperatur, Ermüdung etc. unabhängig zu sein,
ebenso existiren keine Alters- oder Geschlechtseinflüsse für ihre Entwickelung.

Man sollte die Affection lieber als „periodische Hydarthrose" bezeichnen.

Die Krankheit hat zur Aetiologie eine periodische Paralyse der Vaso-
motoren, welche nach Koenig und Poulet fast immer das Vorhandensein
von Tuberculose verrathen soll.   Hiller-Berlin.

Troller, Beiträge zur Chirurgie der Sehne. Geschichtliche Skizze und Casuistik. Diss. Basel, 1904.

Der 1. Theil der Abhandlung beschäftigt sich mit den Sehnenverletzungen
und der Sehnennaht; Verfasser zeigt uns, wie erst unter der Aera der Anti-
und Asepsis die Furcht vor den Sehnenverletzungen und einer Behandlung durch
die Naht verschwand, eine Furcht, die länger als 2000 Jahre die Aerzte von
einer rationellen Therapie abgeschreckt hat. Nach kurzer Skizzirung der gebräuchlichen Nahtmethoden wendet sich Verfasser zum 2. Theil seiner Arbeit,
der Tenotomie. Der 3. Theil behandelt die plastischen Sehnenverlängerungen,
der 4. die Sehnenverkürzungen, der 5. die Sehnenüberpflanzungen. Alle diese
Theile erörtern die historische Entwickelung der einzelnen Operationen und die
gebräuchliche Technik.

Mit einer Casuistik von 80 orthopädischen Sehnenoperationen aus dem
Institut des Doc. Dr. Hübscher in Basel schliesst die lesenswerthe Arbeit.
Letztere Casuistik umfasst 9 Fälle von Torticollis, 15 von angeborener Glieder-
starre und cerebraler Diplegie, 17 von Spitzfuss, und zwar 7 nach infantiler
cerebraler Hemiplegie, 6 nach Poliomyelitis, 2 nach Neuritis des N. ischiadicus.
2 Fälle von compensatorischem Spitzfuss. Weiter 14 Fälle von angeborenem
Klumpfuss, 1 Fall von angeborenem Hackenfuss, 7 Fälle von paralytischem
Klumpfuss, 17 Sehnentransplantationen.   Wollenberg-Berlin.

Kausch, Beiträge zu den plastischen Operationen. Fingerbeuger- und Finger-
  streckerplastik, Ersatz der Fingerkuppe, Nasenplastik aus der Zehe, Penis-
  haut- und Skrotumplastik. Arch. f. klin. Chir. Bd. 74, H. 2.

1. Die Verlängerung der Fingerbeugesehnen erreichte Kausch dadurch,
dass er aus den beiden vorhandenen Sehnen des Flexor sublimis und profundus
eine einzige bildete: Durchtrennung der Sublimissehne dicht an ihrer Insertionsstelle, der Profundussehne an proximaler Stelle, je nach dem Grade der aus-
zugleichenden Verkürzung. Vernähung des distalen Endes der Profundussehne
mit dem proximalen der Sublimissehne. Dies Verfahren, das der Verfasser in
2 Fällen erprobte, soll als Normalverfahren angesehen werden in den Fällen,
wo beide Sehnen vorhanden sind. Das Verfahren nach Beyer hält Verfasser
für so schmale Sehnen für ungeeignet.

2. Bei einer Durchschneidung der Strecksehne über dem Mittelgliede
eines Fingers fand Kausch bei der Operation einen rautenförmigen Defect

in der Dorsalaponeurose. An der proximalen Spitze dieses rautenförmigen Defectes endete das centrale Sehnenende, während das periphere nicht sichtbar war. Kausch ging nun so vor, dass er durch zwei seitliche bogenförmige Schnitte die Dorsalaponeurose spaltete, dann die letztere mobilisirte und die so entstandenen beiden doppeltgestielten, brückenförmigen Lappen in der Mitte durch Naht vereinigte. Sofort konnte der Finger, der bisher in Beugecontractur stand, activ gestreckt werden.

3. Bei Verlust der Fingerkuppe hat Kausch den Defect stets durch gestielte, der Brusthaut entnommene Lappen gedeckt. Da nun das Wachsthum des Nagels bei der gewöhnlichen Methode (Festnähen des Lappens am Fingerrücken, dann nach Durchtrennung des Stiels Naht auf der Volarseite) starke Störungen erlitt, nähte Kausch bei Fixirung der Hand in extremster Pronation an der Brust den Lappen zunächst auf der Volarseite fest. Nach Durchtrennung des Stieles wurde der Lappen so auf die Fingerkuppe gelegt, dass die Gegend des zukünftigen Nagelbettes frei blieb. Der Nagel nahm ideale Form an.

4. Bei starker Zerstörung der Nase durch Rhinosklerom deckte Kausch den Defect durch eine Zehe, die zunächst auf die Hand, von dort auf die Nase gepflanzt wurde. Diese Wanderplastik hat ein ganz leidliches Resultat ergeben, das durch Paraffininjectionen noch verbessert werden soll.

5. In einem Falle von totaler Abreissung der Haut des Penis und des Skrotum wurde die Deckung des Penis durch Thiersch'sche Transplantation, die der Hoden durch zwei von der inneren Oberschenkel- und Bauchgegend genommene doppeltgestielte, sagittal gestellte Lappen vorgenommen. Resultat in jeder Hinsicht vorzüglich.

Weiter erörtert Verfasser die in der Literatur niedergelegten Fälle von Defecten der Penis- und Skrotumhaut, deren Aetiologie das Trauma oder die Gangrän darstellen. Ein eigener Fall von Gangrän des Penis, bei dem durch Plastik ein 3 cm langer Penis gebildet wurde, wird hinzugefügt.

Wollenberg-Berlin.

Deroque (Paris), Les résultats éloignés de la transplantation tendineuse dans la paralysie infantile. IV. Congrès périodique de Gynécologie, d'Obstétrique et de Pediatrie. Rouen 1904.

Verfasser gibt eine umfassende Zusammenstellung der bis jetzt mittelst Sehnentransplantation behandelten Fälle von spinaler Kinderlähmung und untersucht dieselben auf die erzielten Dauerresultate hin.

Er folgert aus dem umfangreichen Untersuchungsmaterial folgendermassen:

Die Operation ist ungefährlich, ihre Mortalität gleich Null. Eine andere Frage ist es, ob die Operation einem gelähmten Gliede die Beweglichkeit zurückzugeben vermag.

Zweifellos existiren solche Beobachtungen, aber andere nicht minder eingehende Beobachtungen ergaben, dass die Operation völlig erfolglos war, noch andere aber beweisen, dass nach vorübergehender Besserung ein totales Recidiv sich eingestellt hatte.

Sich über die völligen und mittelmässigen Erfolge, sowie über die Misserfolge Rechnung zu geben, ist sehr schwer. Viele Chirurgen sind der Sehnentransplantation treu geblieben, andere haben sie aufgegeben, weil sie unverhältnissmässig viel Misserfolge sahen und griffen wieder auf die Arthrodese zurück.

Ein richtiges unbefangenes Urtheil über den Werth der Sehnenplastik bei Poliomyelitis anterior wird man erst in vielen Jahren fällen können, wenn alle Operateure ihr zahlreiches Material rückhaltslos veröffentlichen.

Hiller-Berlin.

Levy (Halle a. S.), Ueber den Einfluss von Zug auf die Bildung faseriger Bindegewebes. Zugleich ein Beitrag zur Kenntniss der Sehnenvernarbung. Arch. f. Entwickelungsmechanik der Organismen, Bd. VIII, H. 2, 1904.

In der ausführlichen Arbeit, deren Studium bestens empfohlen wird, stellt sich Verf. die Aufgabe, zu prüfen, welchen Einfluss mechanischer Zug auf die Bildung faseriger Bindegewebes ausübt.

Vier Versuchsreihen werden zur Lösung dieses Problems aufgestellt.

1. Bei einfacher Tenotomie der Achillessehne studirte Verfasser die Entwickelung jungen, keimenden Bindegewebes, während ein steter intermittirender Zug der Musculatur angewandt wurde. Er stellte dabei fest, dass in den ersten 10 Tagen „eine complicirt gebaute, aber nach einem bestimmten, den zeitigen mechanischen Verhältnissen entsprechend gebaute Narbe entstand", die dann weiterhin zu einer parallelfaserigen und längsfaserigen Structur sich umbildet.

2. Tenotomie der Achillessehne, Neurectomie des N. ischiadicus bei seinem Austritt aus dem Becken. Untersucht wurde auch hier die Entwickelung des jungen Bindegewebes. Die Differenzirung der Bindegewebszellen, bei anfangs abgeschwächtem Zuge, ist hier verzögert. Später jedoch, wenn die Musculatur schrumpft, wobei ein Zug derselben und des entspannten Bindegewebes eintritt, entsteht auch hier eine längs- und parallelfaserige Narbe, die im Querschnitt späterhin stark atrophirt.

3. Exstirpation des M. triceps surae, Tenotomie der übriggelassenen Achillessehne. So fiel der gesammte Zug der Musculatur fort. Dabei findet eine bedeutende Verzögerung in der Differenzirung der jungen Bindegewebszellen statt. Die später sich entwickelnden Bindegewebsfasern sind atypisch und regellos mit einander verflochten.

4. Exstirpation der Musculatur, Tenotomie wie bei 3. Auf das entstehende Keimgewebe wurde durch einen eingeheilten Seidenfaden ein constanter querer Zug ausgeübt. Er setzte dann schon ein, wenn Bindegewebsfasern noch nicht abgeschieden sein konnten. Dabei entstand ein Strang quergerichteter Bindegewebsfasern. Seine Entstehung konnte in einigen Fällen bestimmt auf den quergerichteten Zug zurückgeführt werden.

Aus seinen Versuchen schliesst Verfasser, dass „mechanischer Zug die Differenzirung faserigen Bindegewebes begünstigt, einen wesentlichen Einfluss auf die Richtung der Bindegewebsfasern ausübt und lebenserhaltend auf die gebildeten Fasern wirkt."

Verfasser suchte dann endlich das Wesen dieser Wirkungsweise zu erkennen und kam dabei zu der Ansicht, dass „die auf der trophischen Wirkung des functionellen Reizes beruhende Theorie Roux's den Thatsachen am besten gerecht wird". Hiller-Berlin.

Muskat (Berlin), Ueber Verwendung von Sehnenoperationen. Centralblatt f. d. Grenzgebiete d. Medicin u. Chirurgie Bd. VIII, Nr. 16, 1904.

Die Sehnenoperationen theilt Verfasser ein in:

1. Verlängerung von Sehnen.
2. Verkürzung von Sehnen.
3. Ersatz verloren gegangener Sehnen.
4. Ueberpflanzung von Sehnen.

Nach kurzer Schilderung der Indicationen zur Operation und der Operationstechnik, geht Verfasser auf die Frage ein, in welcher Weise die Innervation von neugeschaffenen Muskelindividuen von statten geht. Schwer ist die Frage zu entscheiden bei Ueberpflanzung von Antagonisten. Muskat führt die einzelnen hierüber existirenden Theorien an, ohne sich im übrigen für eine derselben stricte zu entscheiden. Nützlich ist die „Gleichgewichtsstellung der Gelenke" (vorherige Ausgleichung von Deformitäten), was bei spastischen Lähmungen sehr wichtig ist, und er führt einen Fall von Wittek an, bei welchem fast alle willkürlichen Bewegungen aufgehoben waren. Diese waren, soweit sie überhaupt vorhanden waren, theils athetotisch, theils choreatisch. Durch Tenotomie des Ileopsoas und Transplantation der Oberschenkelmuskeln wurde der Oberschenkel nach 5 Wochen beug- und streckbar. Am Unterschenkel, an dem nicht operirt worden war, bestand der Spasmus fort. Der Grund für diesen Erfolg ist theoretisch „in einer Einschaltung neuer centripetaler Reize zu suchen", durch die die unwillkürlichen Bewegungen aufgehoben wurden. Die erzielten Resultate regen zu weiteren Versuchen an. Hiller-Berlin.

Hevesi (Kolozsvár), Sehnenüberpflanzung und Sehnenplastik bei Muskellähmungen und Contracturen. Pester med.-chir. Presse, 40. Jahrg. 1904, Nr. 4—9.

Erfolge bei durch eine Reihe von Erkrankungen unbrauchbar gewordenen Extremitäten erzielt man durch Sehnentransplantation, Sehnenplastik oder Arthrodese. Sehnenüberpflanzungen sollen die Kraft gesunder Muskeln auf irgendwie ausser Thätigkeit gesetzte übertragen. Diese Operationsmethode ist von Nikoladoni im Jahre 1880 an einem Falle von Pes calcan. paralyt. zum ersten Male mit Erfolg ausgeführt. Verfasser schildert nun kurz die Geschichte der Operationsmethode.

Bei der Sehnentransplantation kommt oft noch eine Verlängerung der Sehnen nach Stromeyer, Beyer oder Verfasser (treppenförmige Einkerbungen) in Frage. Defecte der Sehnen ersetzt man mit menschlichem, thierischem oder todtem Material (Czerny, Helferich u. a.). —

Die Hauptindication zur Operation bildet dauernde Störung der Function einzelner Muskeln, die sich bei folgenden Krankheiten finden:

1. Sehnendefecte (bei Verletzungen, Entzündungen, bei alter subcutaner Ruptur).

2. Motorische periphere Lähmungen durch Traumen (N. peroneus und radialis).

3. Schlaffe Lähmungen centralen Ursprunges. Sehr günstig ist die Poliomyelitis ant. — Bei Lähmung aller Muskeln Arthrodese oder tendinöse Fixation. Zeitpunkt für die Operation: 9 Monate bis 34 Jahre nach Ablauf der Krankheit (Vulpius).

4. Bei spastischen Lähmungen (Little, Paralysis spinal. spast. heredit.. Dystrophia muscul. progr., Syringomyelie, Meningocele, Athetose), wenn die Krankheit zum Stillstand gekommen ist.

5. Bei Kniecontracturen nach Entzündungen, Beugecontracturen nach Unterschenkelamputation, rhachitischem Plattfuss etc. In den Fällen von Pes valg. adolesc., beim angeborenen Klumpfuss, und bei Genu recurvatum operirte Verfasser mit sehr gutem Erfolg.

Vor der Operation ist eine genaue Functionsprüfung nach den bekannten Methoden nöthig. Während der Operation kann man aus dem Adspect der Muskelbäuche den Zustand derselben erkennen.

Schwer zu bestimmen ist die Kraft, die durch die Transplantation neugewonnen werden wird und besonders, ob bei dem Patienten das Centralnervensystem sich den geänderten peripherischen Verhältnissen anpassen wird. — Deformitäten werden vor der Operation corrigirt. Die Asepsis muss tadellos sein: Verfasser verwirft wegen der Gefahr der Nachblutung die Blutleere (Vulpius). —

Für die Technik gilt folgendes: Der Hautschnitt sei lang. Hautnaht und Sehnennaht falle nicht zusammen. Lappenschnitte sind zu vermeiden. Verfasser empfiehlt den Längs-, Bogen- oder den Schrägschnitt. Oft sind mehrere Schnitte nöthig. —

Bei der Transplantation unterscheidet man zwei Arten:

1. Sehnenanastomose (Nikoladoni).

2. Ueberpflanzung auf das Periost.

a) Anfrischung und Vernähung.

b) Sehnendurchschneidung und Ueberpflanzung, entweder vollständig oder als sogenannte Sehnenvertheilung. Naht: Knotennaht oder Wölfler's wellenförmige Fadenschlingen, oder Raffnaht nach Lange.

Bei congenitalem Klumpfuss wendet Hevesi seine Sehnenverschiebung an, wobei die Peronei vor den Knöchel gebracht und stark verkürzt werden. Bei hochgradigem Plattfuss operirt Verfasser nach der Methode Müller's. —

Die Sehnenscheiden sollen sehr geschont werden, auch scheidenlose Muskeln functioniren jedoch oft noch recht gut. —

Als Verband bedient sich Verfasser zweier abnehmbarer Gipsschienen. Der Verband soll die Correctur fixiren und Zerrung und Spannung verhindern. 3—4tägige Suspension des Gliedes. Nach 2—3 Wochen Entfernung des Verbandes und Anlegung von Schienenschuhen und anderen Apparaten. Nach 4—5 Wochen orthopädische Nachbehandlung.

Für die Wahl der Methode ist massgebend: die geringste Verletzung. beste Heilung und mechanische Wirkung. Auch die Combination mehrerer Methoden ist möglich. Am zweckmässigsten ist die Transplantation von Sehne auf Sehne. Die Transplantation auf Knochen oder Periost ist indicirt bei grosser Schwäche der Sehne.

Verfasser führt nun des Weiteren die Methoden der Operation an den einzelnen Extremitäten und bei den einzelnen Krankheitsformen an.

1. Obere Extremität: Bei Schlottergelenk statt der Operation nach Hoffa und Winiwarter Arthrodese (Hevési), indem bei Unversehrtheit der Pectorales und der breiten Rückenmuskeln der Oberarm bei normaler Lage der Scapula in fast horizontaler Abduction, in geringer Supination und etwas vorwärts gerichtet fixirt wird, unter gleichzeitiger Transplantation des Deltoideus auf den Triceps. — Bei peripheren Lähmungen sind die Erfolge besser als bei centralen. Ausgezeichnete Erfolge erzielte Verfasser bei folgenden, im Originalwerk näher beschriebenen Affectionen:

1. Spinale Kinderlähmung.
2. Diphtherische Lähmung.
3. Spastische Hemiplegie mit Athetose der Finger und Füsse.
4. In dem vorigen ähnlichen Fällen.

2. Untere Extremität. Ausgleichung pathologischer Einwärts- und Auswärtsrotation des Oberschenkels bei Lux. coxae cong. (2 Fälle). Schilderung der Methode.

Bei Schlottergelenk im Knie. Fixation in gestreckter Lage durch Hülsen oder Arthrodese. Ist die Beugemuskulatur stark, so macht man die Transplantation auf den Quadriceps (3 Fälle). Verfasser führt an: 1. Quadricepslähmung bei Poliomyelit. ant., 2. und 3. mittlere Fälle von Ueberpflanzung auf die Patella.

Ueberpflanzung der Flexoren auf die Extensoren ist nützlich bei entzündlichen Kniegelenkscontracturen, ebenso bei Resectio genu und Arthrodese, falls Neigung zur Contracturbildung besteht (Tub. Gonitis, Fall von Totalexstirpation der Synovialis).

Gering ist der Werth der Ueberpflanzung des Musc. tensor fasciae latae. Besser ist verwendbar der Musc. Sartorius. Sehr wirksam ist der Musc. semimembranosus. Auch in 5 Fällen von spastischen Kniecontracturen bewährte sich die Transplantation. Bei Bewegungsstörungen des Unterschenkels führt man aus: Sehnenanastomose, Sehnentransplantation oder Transplantatio ossea oder periostalis.

Verfasser schildert nun die Transplantationsmöglichkeiten an der Unterschenkelmusculatur.

Die Anzahl der Schnitte beträgt mitunter 4—5. Rückwärtige Muskeln werden durch das Spat. interosseum hindurchgeführt (Codivilla). Je mehr Muskeln functionsuntüchtig sind, um so schwerer wird deren Auswahl zur Transplantation. Sind 6 Unterschenkelmuskeln ausgefallen, so ist die sehnige Fixation fast unmöglich. Statt dessen tritt die Arthrodese in ihre Rechte.

Sehr häufig wird bei paralytischen Fussdeformitäten operirt. Verfasser hat mit Erfolg operirt:

1. 3 Fälle von Pes equinus paralyticus.
2. 3 Fälle von Pes equinus spasticus.
3. 5 Fälle von Pes varus und varoequinus paralyticus.
4. 1 Fall von paralytischem Pes equinovalgus (Stärkung des Musc. tib. anticus).
5. 2 Fälle von spastischem paralytischem Plattfuss.

6. Bei Pes calcaneus paralyticus; hier muss der gelähmte M. triceps surae ersetzt werden, am besten zugleich durch den M. peron. long. und die Zehenbeuger. Ist der M. tib. anticus unversehrt, so kann man auch den M. tib. posticus benutzen. — Bei Schlottergelenk im Sprunggelenk empfiehlt sich am meisten die Arthrodese.

7. Bei Pes varus congenitus erzielte Verfasser völlige Heilung ohne weitere Verbandbehandlung.

8. Bei Plattfuss hat Verfasser anstatt der Methode Müller's seine eigene Methode (Redressement mit nachfolgender Sehnenüberpflanzung auf den Tibialis ant. und posticus, Schwächung des Triceps) in 7 Fällen mit Erfolg ausgeführt (nur 1 Fall recidivirte).

9. Bei Hallux valgus hat Verfasser das Metatarsusköpfchen resecirt und die Hälfte der Sehnen des Extensor und Flexor hallucis long. mit gutem Erfolg transplantirt.

Die Heilerfolge beschränken sich mitunter nur auf die Redression der Stellungsanomalie. Die Muskelfunction stellt sich um so eher wieder her. je mehr Muskeln intact waren, oft schon 14 Tage post operationem. Vollkommene Erfolglosigkeit ist kaum zu befürchten.

Verfasser erläutert die Frage, wie nun die neuen Bewegungen zu Stande kommen und wie man sich diesen Vorgang zu erklären habe. Bei Synergisten ist der Vorgang klar. Bei Antagonisten ist der Functionswechsel auffallender. Bemerkenswerth sind folgende Beobachtungen: Vulpius und Lange constatirten nach Theilung einer Sehne und Transplantation das Entstehen zweier getrennten Muskelindividuen mit separater Innervation und selbständiger willkürlicher Function.

Die Erfolge bei spastischen Lähmungen beruhen auf einer „mechanisch proportionellen Vertheilung der Kräfte". Eigenartig berührt nur das Aufhören der Muskelkrämpfe.

Dass mehrere Functionen von einem Muskel übernommen werden können. erklärt sich v. Lechner durch den „Reflexbogen" (s. Original). Es findet eine „Reflexumformung" statt.

Dass auch in aseptischer Beziehung die Resultate des Verfassers sehr vorzügliche sind, sei hier nur angedeutet.   Hiller-Berlin.

Zesas (Nyon), Die bisherigen Ergebnisse der Nervenpfropfung. Fortschr. d. Medicin 1904, Nr. 25.

Nach einer Zusammenstellung des Verfassers kam die Nervenpfropfung bisher 26mal zur Ausführung. 19mal wurde das distale Facialisende auf den Accessorius und 7mal auf den Hypoglossus gepfropft. Indication zur Operation war: Facialiskrampf (2mal), Schädigung des Nervus infolge von Ohraffectionen (8mal), traumatische Insulte (6mal). Geheilt wurde 1 Fall, gebessert 4, unentschieden blieben bisher noch 4 Fälle.

Bei den übrigen Fällen war das Resultat ungünstig, indem die Operirten nur mittelst Schulterbewegungen leichte Gesichtsmuskelcontractionen zu erzeugen vermochten.

Die Hypoglossuspfropfung (7 Fälle) hatte zur Indication: Trauma (2mal) und Schädigung des Facialis inf. von Otitis media (5mal). Günstiger Erfolg

1mal, Besserung 2mal, unentschieden bisher 2mal, die übrigen Fälle sind in Bezug darauf nicht bekannt oder ungünstig.

Es ergibt sich daraus nach Verfasser, dass die Restitutio ad int. kaum je erreicht wurde. Dissociirte Bewegungen im gelähmten Gebiete sind nicht zu erzielen gewesen.

Recht vollkommen wurde die Gesichtsasymmetrie beseitigt oder doch gebessert, ob aber die Operation dadurch gerechtfertigt erscheint, soll dahingestellt bleiben.

Viele Erfahrungen sprechen für die Wahl des Hypoglossus zur Pfropfung, dagegen sind etwaige Hypoglossusparesen schwerwiegender als solche des Accessorius.

Mit der Operation soll nicht gewartet werden, bis die Muskulatur völlig degenerirt ist. Nach Stewart soll dem Muskelzustande die grösste Bedeutung zufallen. Hiller-Berlin.

Breitmann, Das klinische Bild der cerebralen Kinderlähmung. Russ. Med. Rundschau 1904, Nr. I—III.

. Breitmann bespricht genau das klinische Bild der cerebralen Kinderlähmungen, ohne jedoch wesentlich Neues zu bringen. Die Therapie berührt er gar nicht, so dass die sonst sehr übersichtliche Arbeit für den Orthopäden wenig Interesse hat. Zander-Berlin.

Vulpius, Ueber die Behandlung der spinalen Kinderlähmung. Zeitschrift f. ärztliche Fortbildung 1904, Nr. 17.

Verfasser bespricht und beschreibt zunächst die bekannten Schienenhülsenapparate, die wir nie ganz bei den Folgen der spinalen Kinderlähmung werden entbehren können Dieselben sollen aber nur noch in Anwendung kommen bei den schwersten Fällen. Eine Heilwirkung können wir von diesen überhaupt nicht erwarten, derartige Aufgaben fallen der chirurgischen Orthopädie zu, der Sehnenüberpflanzung, der Arthrodese, der Tenodese, Operationen, die natürlich erst bei Dauerzuständen in Anwendung zu bringen sind, nicht etwa im acuten Stadium der spinalen Kinderlähmung, dessen Behandlung zunächst besprochen wird. Sodann kommt Verfasser auf die erwähnten Operationsmethoden zu sprechen, führt eine Anzahl Beispiele an und sucht durch diese zu beweisen, ein wie dankbares Gebiet die spinale Kinderlähmung für den Orthopäden darstellt, aber nur für den Orthopäden, der nicht nur Massage, Heilgymnastik und Apparatbehandlung anwendet, sondern der auch das Messer zu führen weiss. Unter Hunderten von Fällen spinaler Kinderlähmung und ihrer Folgezustände ist dem Verfasser, dessen Erfolge auf diesem Gebiet ja zur Genüge bekannt sein dürften, nicht ein einziger Fall in die Hände gekommen, der nicht einer functionellen Besserung zugänglich gewesen wäre. Blencke-Magdeburg.

Hoffa (Berlin), Die physikalische Behandlung spastischer Contracturen. Centralblatt f. physikalische Therapie und Unfallheilkunde 1904, Heft I.

Hoffa empfiehlt die compensatorische Uebungstherapie, welche das beste Mittel darstellt, „die Kranken zu möglichster Beherrschung der Mitbewegungen zu erziehen,“ nach den von Fränkel, v. Leyden, Jakob und Goldscheider

gegebenen Regeln. Die Heilgymnastik unterstützt diese therapeutischen Bestrebungen.

Verfasser empfiehlt täglich 1—2malige allgemeine leichte Körpermassage.
daran anschliessend zunächst nach Zählen taktmässig auszuführende p a s s i v e
Bewegungen, jedoch n i e bis zur Ermüdung. Allmählich vermag Patient dann
active Bewegungen mitzumachen; am besten unterstützt man Patient im medico-
mechan. Institute. — Sehr zweckmässig ist die elektrische Behandlung und zwar
in Form des S c h n e e'schen Vierzellenbades und Hydrotherapie.

Vorhandene Sprachstörungen werden systematisch durch genau geschilderte
Uebungen bekämpft. Athemübungen mit activen Körperbewegungen verbunden
sind zweckmässig. Nothwendig ist eine Schulung der Stimmbänder. (Aussprechen von Vokalen, An- und Abschwellenlassen der Stimme etc.) Bei Betheiligung des Rumpfes am Symptomenbilde unterstützen orthopädische Apparate (Stützcorsets, die den Kopf und die Beine mitfassen) die Therapie. Die
Apparate zeitigen bei langem Tragen (1—2 Jahre) sehr erhebliche Resultate.
                                                                    H i l l e r - Berlin.

M a r k u s (Posen). Juvenile Muskeldystrophie bei einem älteren Manne und
    Trauma. Aerztliche Sachverständigen-Zeitung 1904, Nr. 16.

Verfasser gibt einen Fall bekannt, bei welchem nach Trauma eine Affection des linken Schultergelenkes und eine Abmagerung des betreffenden Armes
festgestellt wurde. Letztere wurde späterhin stärker. Bei der Untersuchung
zeigt sich b e i d e r s e i t s eine starke Muskelatrophie des Oberarms und der
Schulter, besonders des M. Serratus anticus, Pectoralis major, Serrat. posticus,
Cucullaris, Rhomboideus, weniger des Biceps, gar nicht des Deltoides. Keine
elektrische Erregbarkeit. Links ist die Atrophie stärker als rechts (Unterschied
im oberen Drittel 2 cm, im mittleren 4 cm, im unteren 5 cm, am Unterarm
1,5 cm). Mässige Contractur im Schultergelenk. Der Arm wird bis zu einem
Winkel von 135° erhoben. Kniereflexe erhöht. Anamnestisch keine Heredität
feststellbar. Nach einer fieberhaften Erkrankung will Patient zuerst eine Abmagerung auf der Brust bemerkt haben. Später ist der linke Arm schwächer
geworden als der rechte.

Durch die Therapie wurde Herstellung der Armbewegungen erzielt. Die
Atrophie wurde n i c h t beeinflusst. Das Gutachten lautete dahin, dass die
Atrophie durch den Unfall zwar nicht entstanden, aber ungünstig beeinflusst
worden sei.

Verfasser sagt, dass es sich hier unmöglich um eine Inactivitätsatrophie
infolge der Gelenkverletzung handelt, sondern dass hier „ein schnelleres Fortschreiten der Muskeldystrophie vorliegt, veranlasst durch den Unfall".
                                                                    H i l l e r - Berlin.

M'K e n z i e, Report of a case of unusual congenital multiple deformities. The
    Amer. journ. of orth. surg. 1904, Nr. 4, May.

M'K e n z i e bespricht eine äusserst seltene Combination von angeborener
Hüftluxation nach vorne mit Klumpfüssen, Genu recurvatum und valgum am
linken Knie und Verlagerung der rechten Patella nach aussen.
                                                                    Z a n d e r - Berlin.

Hilbert (Sensburg). Vererbung einer sechsfachen Missbildung an allen 4 Extremitäten durch drei Generationen. Münchener med. Wochenschr. 1904, Nr. 39.

An einem Neugeborenen stellte Hilbert folgende Missbildungen fest: An beiden Händen Syndactylie zwischen Zeige- und Mittelfinger bis hinauf zum Nagel. Es besteht nur eine Weichtheilverwachsung. Dieselbe Erscheinung findet sich an den gleichen Zehen beiderseits, ausserdem zeigt jeder Fuss noch einen überzähligen Hallux, der mit dem Metatarsus I articulirt. Die beiden Halluces einer Seite verlaufen parallel zu einander.

Merkwürdig an dem Falle ist, dass Vater und Grossvater des Kindes genau dieselben Missbildungen aufweisen und dass sich dieselben nur in der männlichen Nachkommenschaft fortgepflanzt haben. Wie der Grossvater behauptet, hat auch dessen Vater und Grossvater dieselben Missbildungen gezeigt.

Hiller-Berlin.

Gayet et Pinatelle, Deux cas d'hypertrophie congénitale du membre inférieur. Révue d'orthopédie 1904, Nr. 1.

Die Verfasser hatten Gelegenheit, in 2 Fällen von congenitaler Hypertrophie der unteren Extremität histologische Untersuchungen anzustellen. Im ersteren, in dem schon im Alter von 9 Monaten die Amputation von 4 Zehen wegen elephantiastischer Verdickung vorgenommen worden war, ergab die 15 Jahre später ausgeführte histologische Untersuchung eines Gewebsstückes aus dem colossal verdickten Oberschenkel ein Neurom. Im zweiten Falle handelte es sich um ein Angiom, indessen sind die Verfasser doch der Ansicht, dass derartige Bezeichnungen nicht ganz zutreffend sind, da es sich ebenso wie in den andern bisher histologisch untersuchten Fällen nicht um einen eigentlichen Tumor, sondern um eine Missbildung handelt, und zwar betrifft diese Missbildung nicht ein einzelnes System, sondern das ganze Mesoderm in allen seinen Varietäten. Die Prognose des Leidens ist nach Ansicht der Verfasser stets mit Vorsicht zu stellen, da wie in ihrem ersten Falle und in sonstigen in der Literatur beschriebenen Fällen selbst nach Abschluss der Wachsthumsperiode mit einer plötzlich auftretenden Malignität der Tumoren zu rechnen ist. Bezüglich der Therapie drücken sich die Verfasser sehr vorsichtig aus, indem sie die einzig rationelle Amputation im Gesunden nicht direct befürworten.

Pfeiffer-Berlin.

Kersting, Beitrag zur Behandlung des Caput obstipum. Diss. Göttingen 1904.

In der vorliegenden Arbeit, die sich vortheilhaft den meisten Dissertationen gegenüber ihrer Gründlichkeit wegen auszeichnet, hat Verfasser unter eingehender Berücksichtigung der in Frage kommenden Literatur einen Beitrag zur Caput obstipum-Frage geliefert, dessen Lektüre wir jedem aufs angelegentlichste empfehlen können. Mit einem kurzen geschichtlichen Ueberblick beginnt der Verfasser, um sich dann des Längeren mit der Aetiologie dieses Leidens zu beschäftigen. Er erwähnt die von den einzelnen Autoren aufgestellten Theorien, erörtert eingehend ihr Für und Wider und kommt schliesslich zu der Ansicht, dass es keinem Zweifel unterliegt, dass mehrere Entstehungsmöglichkeiten für das Caput obstipum vorhanden sind. Im fötalen Leben entsteht das Leiden, sei es, dass eine mangelhafte Keimanlage vorliegt, oder sei es, dass mechanische Verhältnisse die Neigung

des Kopfes zur Seite und die Verkürzung des Muskels bewirken. Durch Verletzungen des Kopfnickers während der Geburt, durch solche mit und ohne
hinzutretende Entzündung wird ferner der Schiefhals erworben und im extra-
uterinen Leben vermag eine Entzündung oder Verletzung allein oder beide zusammen die Abnormität hervorzurufen. Verfasser geht sodann auf die Veränderungen, die der Schiefhals secundär hervorruft, des Näheren ein und kommt
dann auf die Therapie zu sprechen. Die Resultate der offenen Tenotomie sind
seiner Meinung nach so gute, dass alle anderen Methoden zu entbehren sind
und dieselbe als Normalverfahren zu bezeichnen ist für alle Fälle, für die
schweren sowohl, wie für die leichten. Er hebt die Vortheile dieser Methode
in gebührender Weise hervor und berichtet im Anschluss hieran über 30 Fälle
aus der Göttinger Klinik, bei denen in 17 Fällen der Schiefhals sofort nach
der Geburt bemerkt wurde, in 2 Fällen 8—14 Tage nach der Geburt, 5mal
im 1. Lebensjahre und je 1mal im 2., 6. und 10. Jahre. In 7 Fällen wurde
die subcutane Tenotomie gemacht, 22mal die offene und 1mal wurde die Wullstein'sche Methode angewendet. Sämmtliche Patienten wurden einer Nachuntersuchung unterzogen. Von den 7 ersten Fällen wurden 5 geheilt, 2 nicht, von
den 22 weiteren wurden 21 vollkommen geheilt und 1 wesentlich gebessert.
Auch der nach der Wullstein'schen Methode operirte Fall gab ein sehr gutes
Resultat. Die 30 Krankengeschichten und ein Literaturverzeichniss, das 82 Nummern umfasst, sind der Arbeit beigegeben.   Blencke-Magdeburg.

Thomasian Haroubioun, De la luxation congénitale de l'omoplate ou maladie
    de Sprengel. Thèse de Nancy 1904.

    Verfasser gibt die Krankengeschichten von 47 Patienten mit angeborener
Luxation des Schulterblattes und zieht folgende Schlüsse:

    1. Die Luxation des Schulterblattes ist congenital, wohl charakterisirt und
heisst mit Recht auch „Sprengel'sche Krankheit".

    2. Ihr Ursprung ist rein musculär, identisch in seiner Natur mit dem
congenitalen Torticollis.

    3. Im Falle, dass die Schulterdeformität zu beträchtlich ist, oder die Arm-
functionen zu sehr herabgesetzt sind, besteht die Behandlung entweder in der
Resection des oberen vorspringenden oder hypertrophischen Winkels des Schulterblattes, einem Verfahren, dem man auch die Tenotomie einzelner retrahirter
Muskeln anfügen kann.   Hiller-Berlin.

Kirmisson (Paris), La surélevation congénitale de l'omoplate. Revue d'ortho-
    pédie 1904, Nr. 1.

    Kirmisson bespricht an der Hand der bisher veröffentlichten 62 Fälle
von angeborenem Hochstande des Schulterblattes sowie eines eigenen die Symptomatologie und die Aetiologie des Leidens, ohne irgend welche neuen Gesichtspunkte zu bringen. Zum Schluss seiner Arbeit kann er es sich nicht versagen,
Sprengel die Priorität der Entdeckung des Leidens abzusprechen, da Willet
und Walsham schon 1880 einen einschlägigen Fall veröffentlicht hätten, der
mit Erfolg operirt wurde.   Pfeiffer-Berlin.

Schulz, Ueber einen Fall von angeborenem Defect der Thoraxmusculatur mit einer Verbildung der gleichseitigen oberen Extremität. Wiener klinische Wochenschr. 1904, Nr. 88.

Von der im Titel angeführten Deformität wird der genaue Palpations- und röntgenographische Befund gegeben. An der Extremität handelt es sich um einen nur am unteren Ende etwas deformen Humerus, an den sich ein länglicher Knochen lagert, der als Ulna zu deuten ist, während das distale Ulnastück, Carpus, Metacarpus und zum Theil die Phalangen zu einem gemeinsamen Stück verschmolzen sind. Radius fehlt, nur durch einen Vorsprung am Humerus angedeutet. Schulz erörtert anschliessend die Ursachen der Entstehung der Deformität und schliesst sich der Kümmel'schen Ansicht an, wonach der Druck der Eihäute an dem Zustandekommen der Deformität schuldtragend ist. Haudek-Wien.

Joüon (Nantes), Absence congénitale du muscle grand pectoral avec dépression sternale simulant thorax „en entonnoir". Revue d'orthopédie 1904, Nr. 1.

Joüon beobachtete bei einem 6jährigen Knaben einen angeborenen Defect des rechtsseitigen Musc. pectoralis major, der mit einer so starken Depression des Brustbeines verbunden war, dass eine ausgesprochene Trichterbrust vorhanden war. Ausser einer ziemlich ausgesprochenen Kyphose bestanden keine weiteren Deformitäten. Die Function des rechten Armes war gut, wenn auch die Adduction nicht ganz so kräftig erfolgte wie die des linken Armes. Irgendwelche Betrachtungen hat der Verfasser an diesen Fall nicht geknüpft. Pfeiffer-Berlin.

Vélut (Paris), La périarthrite scapulo-humérale traumatique et les fractures des tubérosités humérales. Thèse. Paris 1904.

Nach Vélut's Ausführungen ist die Periarthritis des Schultergelenkes, die Duplay zuerst beschrieben hat, ein zweifellos vorkommendes Krankheitsbild, das er selbst zu beobachten Gelegenheit hatte. Indessen hat die verbesserte Röntgentechnik gezeigt, dass es sich hierbei doch des öfteren um eine Fractur der Tuberositäten des Humerus gehandelt hat, die ganz ähnliche Symptome zeigen; aus dieser Verletzung kann schliesslich in einzelnen Fällen die Periarthritis scapulo-humeralis entstehen. Die Fracturen selbst stellen entweder eine Complication der Schulterverrenkung dar, oder sie kommen isolirt vor. Ihre Prognose ist immer zweifelhaft. Ist die Diagnose sicher, so sollte von einer langdauernden Immobilisation abgesehen werden, dagegen frühzeitig mit Massage und gymnastischen Uebungen des Gelenkes begonnen werden. Pfeiffer-Berlin.

Hofmann, Ueber subcutane Ausreissung der Sehne des langen Bicepskopfes an der Tuberositas supraglenoidalis und secundäre Naht. Wiener klin. Wochenschr. 1904, Nr. 33.

Die Verletzung kam 8 Wochen nach ihrer Entstehung zur Behandlung und wurde, da conservative Behandlung keinen Erfolg versprach, operirt. Hierbei zeigte sich nach Incision einer derben, bindegewebigen Hülle der Sehne, dass der obere Theil umgeschlagen war und das der Tuberositas supraglenoidalis entsprechende Ende am Uebergang der Sehne in das Muskelfleisch drang. Aus der

Länge der Sehne konnte auf die Abrissstelle geschlossen werden. Die schwartige
Hülle der Sehnenschleife entsprach einerseits der ausgezogenen Sehnenscheide,
andererseits dem peritendinösen und perimusculären Bindegewebe, das durch
organisirte Blutung verdickt war. Hofmann durchschnitt die Sehne ca. 4 cm
über ihrem Muskelbauch quer, zog den langen Bicepskopf bei maximaler Beuge-
und Supinationsstellung im Ellenbogengelenk hoch hinauf und nähte das Sehnenende nach Abziehen des Muscul. deltoideus an die Sehne des Muscul. pectoralis
major, hart wo sich diese an die Crista tubercul. major. ansetzt. Der aus dem
Sulcus intertubercularis hervortretende feste, derbe, die Hülle für die Sehnenschleife abgebende Kranz, der im Sulcus intertubercularis festhaftet, wird ca.
5 cm. unterhalb des Deltoideusansatzes abgeschnitten und an die laterale Seite
des hier zum Theil schwartig veränderten langen Bicepskopfes durch Nähte
fixirt. Hierdurch wird eine genügende Fixation der Bicepssehne erreicht und
das functionelle Resultat ist nach 6 Wochen bereits ein sehr gutes, da Patient
Supination und Beugung fast mit gleicher Kraft, wie auf der gesunden Seite
ausführt. Auch im Schultergelenk Bewegungsfähigkeit fast vollständig normal
und schmerzlos.   Haudek-Wien.

Huhn, Zwei Fälle von subcutaner Zerreissung des Musculus biceps brachii.
    Wiener klin. Wochenschr. 1904, Nr. 28.

    Zerreissungen des Biceps brachii sind häufiger, als sie diagnosticirt werden,
und werden besonders bei gleichzeitigen anderen Verletzungen übersehen. Unter
78 Oberarmverletzungen, die im Jahre 1903 an der chirurgischen Abtheilung des
Kaiser Franz-Josephspitales zur Behandlung kamen, fanden sich 2 subcutane
Zerreissungen des Biceps. Die eine war eine Ruptur der Sehne des langen Astes
an der Uebergangsstelle vom Muskel in die Sehne, da die bei höherer Localisation sonst vorhandene Subluxation des Humeruskopfes fehlte. Im zweiten Falle
betraf der Abriss das untere Ende und zwar war der Muskelbauch von der
in ihrer Continuität erhaltenen Aponeurose abgelöst, so dass er eine kugelförmige
Geschwulst an der oberen Hälfte des Oberarmes bildete, während die untere
abgeflacht war. Die Verletzung war allmählich im Laufe von 4 Wochen ausgebildet. In beiden Fällen wird die operative Vereinigung (Prim-Lotheissen)
ausgeführt; im ersten directe Naht der an einander gebrachten Sehnenenden, im
zweiten wird die Sehne gefaltet an den Muskelbauch genäht, so dass durch die
spätere Streckung der Sehne die Muskeltheile wieder gedehnt und der normale
Zustand herbeigeführt werden kann.

    Ueber operative Eingriffe bei der Bicepsruptur wird in der Literatur wenig
berichtet. Hahn stellt nur die Indicationen für operative Eingriffe bei Biceps-
ruptur auf. Diese Indicationen sind: 1. Die vollständigen Sehnenzerreissungen.
Die Naht soll hier womöglich primär gemacht werden, wird aber auch bei veralteten Fällen die Kraft wiedergeben. 2. Gewisse Muskelzerreissungen a) frische
Fälle von Muskelzerreissungen, wenn sehr bedeutende Funktionsstörungen bestehen; b) alte, meist unbehandelte Fälle, wo es schon zu starker Herabsetzung
der Kraft und zur Muskelatrophie gekommen ist. Hieher gehören die beiden
beschriebenen Fälle.

    Für die unblutige Behandlung eignen sich nur frische Fälle von incom-
pleten Muskelzerreissungen.   Haudek-Wien.

Bouygues (Paris), Des fractures isolées de l'extrémité inférieur du cubitus. Thèse de Paris 1904.

Bouygues bespricht an der Hand von 17 einschlägigen Fällen die Pathogenese, pathologische Anatomie, Prognose und Therapie der isolirten Fracturen des unteren Endes der Ulna. Nach seinen Ausführungen ist diese Verletzung sehr selten. Hervorgerufen wird sie zumeist durch directe Ursachen, seltener indirect durch Fall auf die Handfläche; der isolirte Bruch des Processus styloideus ulnae ist gewöhnlich eine Rissfractur. Die Symptome der Verletzung gleichen den typischen Zeichen aller Knochenbrüche. Die Prognose ist im allgemeinen günstig. Die Behandlung der Brüche des Proc. styloideus besteht in frühzeitiger Massage, die der übrigen Brüche des distalen Ulnaendes in 14tägiger Immobilisation im Gipsverbande mit nachfolgender Massage und gymnastischen Uebungen. Pfeiffer-Berlin.

Lebourgeois (Paris), Contribution à l'étude de la fracture sus-condylienne transversale de l'humerus. Thèse de Paris 1904.

Lebourgeois gibt an der Hand von 15 Fällen von transversaler supracondylärer Fractur des Humerus eine Studie über die Aetiologie, Symptome, Prognose und Therapie des Leidens. Danach findet sich diese Verletzung am häufigsten im ersten Lebensdecennium; sie entsteht dann durch Fall auf die Hand oder den Ellenbogen, der bei Erwachsenen eine Schulterluxation hervorzurufen pflegt. Die Symptome der Fractur sind Hämatom des Ellenbogengelenkes, Depression oberhalb des Olecranons, Verschiebung des unteren Fragmentes zumeist nach hinten. Der Unterarm steht halb pronirt und bildet mit dem Oberarm einen nach innen oder aussen offenen Winkel. Die active Beweglichkeit ist aufgehoben, die passive stark eingeschränkt; ausserdem bestehen Ekchymosen und typischer Bruchschmerz. Die häufigsten Complicationen sind Verletzungen der Haut, der Muskeln, Blutgefässe und Nerven. Letztere führen oft zu Lähmungen, die freilich auch noch später durch Druck von Seiten des Callus entstehen können. Die Therapie ist die allgemein übliche. Pfeiffer-Berlin.

Croyn (Vesoul), Le Traitement non sanglante des fractures de l'olecrane. Thèse de Paris 1904.

Verfasser gibt 10 Fälle von nicht blutig behandelter Olecranonfractur, aus welchen er folgende Schlüsse zieht:

Die Olecranonfracturen bei mittelgrosser Fragmentdiastase (1 cm) werden durch Immobilisation mittelst Gipsschiene behandelt. Bei sehr starkem Erguss ist Aspiration der Flüssigkeit am Platze.

Ist die Diastase grösser als 2 cm, so nagelt man die Fragmente mit Metallnägeln aneinander. Bei unbedeutender Diastase ist die Behandlung mittelst Heilgymnastik am Platze, welche in allen Fällen schon am 10.—12. Tage einzusetzen hat.

Bei complicirten Fracturen soll man nach völliger Reinigung, Drainage und Ruhigstellung des Gelenkes nageln.

Nach denselben Gesichtspunkten werden Rotulafracturen behandelt. Die völlig gefahrlose Immobilisation und unblutige Behandlung überhaupt sichert diesen den Vorzug gegenüber den mannigfachen Gefahren blutiger Eingriffe. Hiller-Berlin.

Lefebvre (Lille), De la luxation du radius par élongation chez l'enfant. Thèse de Lille 1904.

Nach Lefebvre's Ausführungen beruht der bei kleinen Kindern beobachtete pathologische Process der Luxation des Radius (in Frankreich auch Paralyse oder schmerzhafte Pronation genannt) nicht auf einer nervösen Störung, was übrigens in Deutschland auch niemand vermuthet hat. Der Autor unterscheidet drei verschiedene Grade des Leidens: 1. Eine blosse Einklemmung der Synovialis. 2. Ein Herausgleiten des Radiusköpfchens aus dem Ringbande bei unverletzter Kapsel und 3. den seltensten Fall, eine vollkommene Luxation des Radius nach vorn mit Zerreissung der Gelenkkapsel. Seine Besprechung der Therapie des Leidens enthält nichts Neues. Acht einschlägige Krankengeschichten bilden den Schluss der Arbeit.   Pfeiffer-Berlin.

Natier (Cambrai), Les complications nerveuses des fractures de coude. Thèse de Lille 1904.

Verfasser gibt 25 Krankengeschichten von Patienten mit Ellenbogenbrüchen, die mit nervösen Störungen complicirt waren. Er gelangte zu folgenden Schlüssen:

Ellenbogenfracturen, besonders bei Kindern, können nervöse Läsionen zur Folge haben, welche unvermuthet entweder sofort oder einige Wochen nach der Verletzung auftreten können. Treten sie erst sehr lange darnach auf, so werden sie häufig gar nicht erkannt. Bei jugendlichen Individuen verursachen sie, wenn sie Fracturen an der Epiphysengrenze begleiten, oft Difformitäten in Gestalt des Cubitus varus oder valgus, welche nun nervöse Erscheinungen auslösen.

Infolge der grossen Variabilität dieser Complicationen sowohl in der Zeit ihres Auftretens, als auch in ihrer Entwickelung ist die Prognose einer Ellenbogenfractur, besonders beim Kinde, stets recht zweifelhaft.

                                                 Hiller-Berlin.

Barthès (Paris), De la luxation progressive du poignet chez l'adolescent et chez l'adulte. Thèse de Paris 1904.

Bei den progressiven Luxationen der Hand muss man zwei Typen unterscheiden: 1. Die progressive Subluxation der Jünglinge, Madelung'sche Krankheit, 2. die progressiven Luxationen der Erwachsenen.

Die Madelung'sche Krankheit wird nur bis zum vollendeten Skeletwachsthum beobachtet und ist durch die Einknickung des unteren Endes des Radius charakterisirt. Ihre Entwickelung ist nicht schmerzhaft, sondern äussert sich nur in einer zunehmenden Bewegungsstörung der Hand.

Die Luxationen der Erwachsenen haben als Aetiologie Arthritiden, musculäre Contracturen, entweder primäre, secundäre oder traumatische. Sie sind einfache Subluxationen, schmerzhaft und stören den Patienten in seiner Arbeitsfähigkeit.

Beide Affectionen sind in der Regel nicht heilbar.   Hiller-Berlin.

Wittek, Ueber Verletzungen der Handwurzel (Os lunatum). Beiträge zur klinischen Chirurgie 1904, Bd. 41 Heft 3.

Wittek vermehrt die Casuistik der Handwurzelverletzungen, indem er einen Fall von isolirter Luxation des Os lunatum, einen von Luxation des Os lunatum mit gleichzeitiger Fractur des Os naviculare und schliesslich einen von isolirter Compressionsfractur des Os lunatum beschreibt. Sämmtliche Fälle kamen an der Grazer chirurgischen Klinik zur Beobachtung. In den beiden ersten Fällen wurde die Diagnose aus den klinischen Erscheinungen gestellt und fand durch das Röntgenbild ihre Bestätigung.

Wollenberg-Berlin.

Chancel (Paris), La luxation trapézo-métacarpienne. Thèse de Paris 1904.

Chancel bespricht in seiner Dissertation an der Hand von 30 zum Theil selbst beobachteten Fällen den Mechanismus, die Symptome, Prognose und Therapie der ziemlich seltenen Verrenkung des Metacarpus des Daumens. Diese Verrenkung findet in der überwiegenden Mehrzahl der Fälle nach hinten statt, selten nach aussen. Sie ist charakterisirt durch eine Vorwölbung des Metacarpusköpfchens. Die functionellen Störungen, die zuerst sehr schwer sind, verschwinden allmählich, selbst in Fällen, in denen keine Reposition stattgefunden hat. Letztere gelingt gewöhnlich leicht und ohne chirurgischen Eingriff, sogar längere Zeit nach der Verrenkung; dagegen macht die Retention grössere Schwierigkeiten und ist nur mit Hilfe eines exact sitzenden Gipsverbandes möglich.

Pfeiffer-Berlin.

Wittek, Doppelseitige Luxation des Metacarpus I (nicht traumatischen Ursprungs). Beiträge zur klinischen Chirurgie Bd. 42 Heft 3.

Wittek gibt eine Uebersicht über die bisher bekannten traumatischen Subluxationen und vollständigen Luxationen im Carpo-Metacarpal-Gelenk des Daumens und bespricht sodann einen Fall von nicht traumatischer Subluxation des I. Metacarpus bei einer 17 Jahre alten Patientin, die ungefähr seit dem 12. oder 13. Lebensjahre bestand. Das Röntgenbild liess an beiden Händen eine mangelhafte Entwickelung der Gelenkkörper, besonders der Basis des I. Metacarpus, mit abnormem Ansatz der Epiphyse auf der Diaphyse und ungleiches Wachsthum des volaren und dorsalen Antheils der Epiphyse erkennen. Die Therapie bestand in einer Faltung der Kapsel, wobei zur sichereren Fixirung das Periost am Multangulum majus und an der Basis des I. Metacarpus mitgefasst wurde. Der Erfolg war, trotzdem zwei Aluminiumbroncedrahtnähte durchschnitten, ein verhältnissmässig guter, da Patientin mit der operirten Hand — es wurde nur die linke operirt — alle Arbeiten verrichten kann.

Zander-Berlin.

Berdach, Beitrag zur Casuistik der Interphalangealluxationen. Wiener klin. Wochenschr. 1904, Nr. 89.

Interphalangealluxationen bilden in den Statistiken einen kleinen Procentsatz, vielleicht aus dem Grunde, weil sie meist von anderer, als ärztlicher Seite behandelt werden. Berdach berichtet über eine solche Luxation, die durch Schlag mit einer kantigen Stange gegen die Vola manus entstanden war. Es handelte sich um eine dorsale Luxation der II. und III. Phalanx des linken Ringfingers. Der Schlag musste die Vola der II. Phalanx getroffen haben. Die Reposition gelang leicht durch mässige Ueberstreckung der luxirten Phalanx und Herabdrücken derselben über die Gelenkfläche der proximalen Phalanx. Die

Anlegung eines Verbandes behufs Richtigstellung des Gelenkes hält Berdach wegen der Gefahr des Recidivs für unbedingt nöthig; Verfasser sah ein solches bei einer Luxation der Endphalanx des rechten Mittelfingers, welche nach der Reposition ohne Verband geblieben war.   Haudek-Wien.

Poncet (Lyon), Rhumatisme tuberculeuse abarticulaire; rétraction de l'aponévrose palmaire d'origine tuberculeuse. Annales des chir. et d'orthopédie. 1904, Nr. 3.

Poncet hat 3 Fälle von Dupuytren'scher Contractur beobachtet, die nach seiner Meinung auf tuberculöse Infection zurückzuführen sind. Alle 3 Patienten litten an tuberculösen Erkrankungen der Lungen resp. der Knochen und Gelenke, die gleichzeitig mit dem Beginn der Fasciencontractur einsetzten und sich verschlimmerten. Aus diesem Grunde und dem Fehlen anderweitiger ätiologischer Momente, wie Traumen, Alkoholismus, Gicht, Syphilis etc., schliesst Poncet auf den bacillären Charakter des Leidens. Auf derselben Ursache beruht nach seiner Ansicht der bei Tuberculösen so oft beobachtete Rheumatismus mit seinen articulären und extraarticuläen Erscheinungen (Rhumatisme tuberculeuse nach Poncet.)   Pfeiffer-Berlin.

Féré et Demanche, Note sur un cas de rétraction de l'aponévrose palmaire consécutive à une fracture de l'avant bras. La médecine des accidents du travail 1904, Nr. 7.

Der Patient, der im Delirium eingeliefert wird, zeigt eine Retraction der Palmaraponeurose der rechten Hand. Vor 4 Jahren war er auf Fractur des rechten Vorderarmes behandelt worden. Drei Monate nach dem Unfall bemerkte er, dass seine Hand sich immer stärker beugte und dass die Streckung erschwert war. Die Affection wurde innerhalb eines halben Jahres immer stärker, blieb aber auf den fünften Finger beschränkt. Atrophie der Musculatur im Gebiet des N. ulnaris. Sensibilität normal, keine Schmerzen. Die atrophischen Ulnarismuskeln sind faradisch erregbar. Die alte Fractur ist wohl eine Radiusfractur. Patient ist hereditiär psychisch belastet, sonst war er aber stets gesund.

Verfasser meint, hier handle es sich als ätiologisches Moment für das Zustandekommen der Retraction der Palmaraponeurose nicht um ein centrales Leiden, sondern man muss das Trauma als Ursache dafür ansprechen.
                                                            Hiller-Berlin.

Hochheim (Brandenburg), Ein Fall von Brachydactylie an allen Extremitäten. Fortschritte auf dem Gebiete der Röntgenstrahlen Bd. 7 Heft 5.

Hochheim beobachtete einen Fall von Brachydactylie an allen Extremitäten eines 18jährigen Mädchens, und zwar handelte es sich um eine mangelhafte Ausbildung mehrerer Mittelhand- und Mittelfussknochen beider Körperseiten. An den Füssen war die Störung genau symmetrisch, da beiderseits der III. und IV. Mittelfussknochen verkürzt war, an den Händen dagegen war zwar beiderseits der IV. und V., links aber auch der III. Mittelhandknochen auffallend verkürzt. Aus dem Fehlen einer Epiphysenlinie an dem verkürzten IV. Metatarsalknochen schliesst Hochheim, dass die Verkürzung wenigstens zum Theil die directe Folge einer vorzeitigen Verknöcherung der Epiphysenlinie ist.

Die letzte Ursache für die Brachydactylie sieht er indessen in einer endogenen Anlage. In seinem Falle liegt sicher eine gewisse Disposition in der Familie vor, da ein jüngerer Bruder der Patientin gleichfalls eine Verkürzung der IV. Zehe zeigte. — Die Functionsstörungen resp. die Schmerzen, die in diesem Falle die Patientin zum Arzte führten, erklärte Hochheim durch Entzündungszustände in dem gedehnten und gezerrten Bandapparat. Pfeiffer-Berlin.

Baldwin, A preliminary study of funnel-front. The amer. journ. of orthop. surgery. May 1904, Nr. 4.

Baldwin beschreibt hauptsächlich die in englischer Sprache veröffentlichten Fälle von Brustdepressionen und bringt selbst einige Krankengeschichten von Trichterbrust, die noch mit anderen Deformitäten verbunden war. Aetiologisch kommen Rhachitis, Osteomalacie der Kinder wie in utero-Schlaffheit der Bauchmusculatur in Betracht. Doch sind dies alles Hypothesen.

Zander-Berlin.

Grimme, Anomalien der Halswirbelsäule nach den in dem anatomischen Institut in Göttingen gesammelten Präparaten. Diss. Göttingen 1904.

Verfasser beschreibt eine Reihe einzelner Halswirbel aus dem anatomischen Institut zu Göttingen, die in ihrem Bau von dem normalen Typus zum Theil nicht unerheblich abweichen. Es handelt sich durchweg um Anomalien einzelner Wirbel, von denen die Mehrzahl nur an sich interessant sind, ohne eine Bedeutung für die Wirbelsäule als Ganzes zu besitzen. Aus diesem Grunde kann ich hier auf nähere Einzelheiten auch nicht eingehen und muss auf das Original verweisen. Blencke-Magdeburg.

Stempel (Breslau), Einiges über Verletzungen der Wirbelsäule und deren gerichtsärztliche Beurtheilung. Monatsschr. f. Unfallheilkunde 15. Juli 1904.

Verfasser geht auf das Thema der gerichtsärztlichen Begutachtung der Wirbelsäulenverletzungen speciell der Fracturen an der Hand des folgenden, von ihm beobachteten Falles ein:

Beim Schieben eines Karrens auf einen Neubau glitt Patient aus und fiel ein Stockwerk tief ab. Er zog sich angeblich eine Verstauchung der Halswirbelsäule, sowie des linken Fusses und der rechten Hand zu. Durch einen Streckverband trat bald Besserung der Beschwerden ein, welche nach dem ersten ärztlichen Gutachten darin bestanden, dass der Kopf wenig gedreht werden konnte, sowohl seitlich als auch nach vorn und hinten, dass ferner die Halswirbelsäule auf Druck sehr empfindlich war.

Patient behielt nach seiner Entlassung aus dem Krankenhause eine beträchtliche Steifigkeit der Halswirbelsäule zurück. Auch ist die rechte Schädeldachhälfte auf Druck empfindlich. An der Halswirbelsäule sind grobe anatomische Veränderungen nicht zu constatiren. Der Befund ist kurz ein derartiger, dass eine Verrenkung oder ein Bruch eines Halswirbels ziemlich sicher ausgeschlossen erscheint. Beeinträchtigung der Arbeitsfähigkeit um $33^{1}/_{3}$%.

Bei der nach einem Jahre erfolgten Nachuntersuchung sind keinerlei Veränderungen mehr nachweisbar. Wegen der Fussverletzung 25% Rente.

Nach 6 Monaten Exitus letalis; nach ärztlicher Feststellung bestand Blasenlähmung, Decubitus, allgemeine Abmagerung wohl infolge eines Rückenmarksleidens, dessen Zusammenhang mit dem Unfall aber negirt wird. Auf Antrag des Verfassers Exhumirung der Leiche, weil die Frau des Todten Rentenanspruch erhob, Maceration der Halswirbelsäule. Am Epistropheus erscheint die rechte Gelenkfläche zusammengepresst, ihre vordere Leiste springt mehr vor wie auf der linken Seite. Die rechte Gelenkfläche ist ferner rauh, das vordere Drittel eingepresst, Querdurchmesser rechts 2 cm, links 1 cm. Der rechte Proc. transversus steht tiefer als der linke. For. transversum aussen verschmälert, zusammengedrückt, verengert und bogenförmig verlaufend. Das rechte For. intervertebrale ist ebenso stark zusammengequetscht. Breite links 0,6 cm, rechts 0,2 cm. — Auch die untere rechte Gelenkfläche des Atlas ist verbreitert. —

Am 5. Halswirbel ist der Körper rechts aufgetrieben, leichte Compression. Der 6. und 7. Halswirbel in einer Ausdehnung von 1,3 cm knöchern verwachsen, links erscheinen Lücken im Knochen, das Corpus des 7. Halswirbels erscheint nach vorn vorgestülpt, an der Vorderfläche verschmälert. Die betreffenden Proc. transv. knöchern verwachsen. —

Diese drei isolirten Compressionsfracturen stehen nach Gutachten des Verfassers in Zusammenhang mit dem Unfall, auch das Rückenmarksleiden und der Tod des Mannes seien darauf zurückzuführen. —

Folgendes kann man nach Verfasser aus dem Fall lernen: Simulation des Patienten ist sehr selten. Fast stets dagegen ist Aggravation vorhanden, weil die Patienten eine möglichst hohe Rente erzielen wollen. Zum Schutz dagegen muss eine genaue Untersuchung des Kranken stattfinden und man muss auch genau die Art des Traumas berücksichtigen.

Da das Corpus vertebrae sehr wenig widerstandsfähig ist, so wird es schon von schwachen einwirkenden Gewalten stark angegriffen. — Am häufigsten ist die Compressionsfractur. Die Diagnose ist bei schweren Fällen einfach aus den Gestaltsveränderungen und den Nervenerscheinungen zu stellen.

Leichte Fälle sind schwer zu erkennen, da die Patienten sich nach dem Unfall bald wieder wohl befinden.

Bei reinen Corpuscompressionsfracturen ist das Rückenmark nicht mitbetheiligt. Ausser der Schmerzhaftigkeit auf Druck bestehen oft gar keine Symptome. Am wichtigsten zur Diagnose ist der Schmerz an der Stelle der Verletzung. — Ganz sicher wird diese durch den Nachweis eines Vorspringens der Dornfortsätze an der Stelle der eventuellen Verletzung. — Häufig wird der Rumpf auch nach vorn gebeugt getragen. Dementsprechend entsteht an der Bauchhaut eine Faltenbildung.

Im Laufe der Zeit bildet sich eine Bewegungseinschränkung der Wirbelsäule aus. Durch Periostwucherungen entsteht ein Bild, ähnlich der Bechterew'schen und Strümpell-Marie'schen Erkrankung. —

Nervöse Erscheinungen können völlig fehlen. In schweren Fällen jedoch sind sie wohl stets vorhanden. Gehen die Erscheinungen zurück, so sind sie wohl durch Compression von Nerven durch Blutergüsse hervorgebracht. Durch Periostwucherung kann eine Compression ganz allmählich zu stande kommen. — Fehlen auch alle nervösen Symptome längere Zeit, so ist die Prognose doch noch nicht unbedingt günstig.

Aus allen diesen Gründen ist es nöthig und wünschenswerth, möglichst schnell die Diagnose zu stellen. Das Röntgenbild erlaubt dieses in den allermeisten Fällen. Verfasser bespricht die Technik des Verfahrens an der Wirbelsäule näher. Am leichtesten ist die Darstellung der Halswirbelsäule. Stets sind mehrere Aufnahmen nothwendig.

Die Therapie besteht in leichten Fällen in Lagerung auf eine feste elastische Unterlage, Sorge für Hautpflege. Schwere Fälle behandelt man mit Extension. Erst nach Anlegung eines passenden Stützcorsets sollen solche Patienten aufstehen und umhergehen.

Die Arbeitsfähigkeit ist bei Mitläsion des Rückenmarkes aufgehoben.

Auch bei leichteren Fällen sollte für längere Zeit Vollrente gewährt werden zur Erhöhung der späteren Arbeitsfähigkeit, mindestens für 1 Jahr. Sodann sollen die Verletzten jedes halbe Jahr untersucht werden.

Am Schlusse seiner ausgedehnten Arbeit erwähnt Verfasser, dass Ludloff-Breslau bei einer Halswirbelverletzung 27 Röntgenbilder angefertigt hat, und schliesslich einwandfrei eine Fractur des 6. Wirbels nachweisen konnte.

Hiller-Berlin.

Lovett (Boston), Forcible correction in lateral curvature of the spine. Boston medical and surgical journal 1904. March 17.

Lovett nimmt das forcirte Redressement schwerer Skoliosen in Bauchlage vor und zwar auf einem Rahmen, der dem seiner Zeit von Nebel angegebenen ähnelt. Der Patient liegt auch hier auf einem System von Gurten, die Beine hängen aber herab, um die Lendenlordose auszugleichen, worauf Lovett besonders Gewicht legt. Rings um den Rahmen laufen 3 auf den seitlichen Rahmenstangen verschiebliche Stahlreifen, auf denen wieder verschiebliche Pelotten angebracht sind, die gegen den vorderen und hinteren Rippenbuckel festgeschraubt werden. In übercorrigirter Stellung wird dann ein Gipscorset angelegt, das etwa 3 Wochen liegen bleibt. Es wird später als Negativ benützt, um über einem danach modellirten Gipstorso ein Corset aus Leder oder Celluloid anzufertigen, das Tag und Nacht getragen und nur zur Vornahme gymnastischer Uebungen abgelegt wird. Wichtig an der Lovett'schen Methode ist der gänzliche Verzicht auf Extension, den Lovett damit begründet, dass er ohne Extension eine weit geringere Kraft zur Uebercorrection benöthige. Seine Erfolge sind, soweit sich das überhaupt nach Photographien beurtheilen lässt, gute.

Pfeiffer-Berlin.

Lubinus (Kiel), Gummi-Luftdruckpelotten zur Behandlung der Torsion der Wirbelsäule bei der schweren Skoliose und der Kyphose der Wirbelsäule bei Spondylitis. Zeitschrift für Krankenpflege, Juni 1904, 26. Jahrgang.

Die Pelotten haben eine Grundfläche von 14 : 16, 16 : 18 oder 18 : 18 cm und sind mit abgestumpften Ecken versehen. Maximalhöhe im aufgeblasenen Zustand 8 cm. Das Aufblasen geschieht durch eine Luftpumpe. Die Pelotte wird auf den vorderen oder hinteren oder auch beide Rippenbuckel gelegt, allseitig mit Watte umhüllt und die Gipsbinden so gewickelt, dass nur das Schlussventil aus dem so gefertigten Corset herausschaut.

Vorn und hinten werden nach Hartwerden des Gipses Fenster herausgeschnitten und nun die Pelotte aufgeblasen. Alle 8 Tage muss das Aufblasen erneuert werden. Der Verband bleibt 8—10 Wochen liegen, und in dieser Zeit werden gymnastische Uebungen angewendet. Diese Pelotten haben folgende Vortheile: 1. Seltener Decubitus. 2. Keine complicirte Anwendungsmethode. 8. Sie sind bei allen Arten von Corsets anwendbar. 4. Die detorquirende Gewalt lässt sich nach Belieben steigern. Das Nachfüllen von Luft geschieht wöchentlich nur 1mal. Hiller-Berlin.

Sachs (Posen), Zur Aetiologie der Entspannungskoliose. Monatsschrift für Unfallheilkunde 1904, Nr. 6.

Verfasser beschreibt ausführlich 2 Fälle von sogenannter Entspannungs- oder Entlastungsskoliose, entstanden nach Trauma und complicirt mit einer seiner Ansicht nach infolge von Trauma entstandenen Kyphose.

Beide Male lautete die ursprüngliche Diagnose „Scoliosis ischiadica", Keinerlei nervöse Symptome. In beiden Fällen liegt eine Verletzung der unteren Extremität vor. Die bald verschwundenen Schmerzen treten dann plötzlich wieder auf und bald darauf bemerkt man dann auch die Skoliose. Der Befund ist in beiden Fällen: seitliche Verbiegung der Dorsalsäule, Kyphose der Lumbalsäule, Abknickung des Rumpfes nach der der verletzten Extremität entgegengesetzten Seite. Keine Schmerzen in der verletzten Extremität, freie Beweglichkeit im Hüftgelenk. Lendenwirbelsäule schmerzhaft, Bewegung nach rückwärts unmöglich.

Beides sind „Entspannungsskoliosen", deren Aetiologie entweder Trauma oder Neuralgie bildet. Für die erstere Annahme spricht besonders die Kyphose, auf welche die Patienten besonders ihre Klagen richten. Diese aber passt nicht zum Bilde der „Entspannungsskoliose", da erstens bei den meisten derartigen Fällen eine starke Kyphose überhaupt fehlt, sodann aber ist die Verletzung des Beines keine Erklärung für die Entstehung der Kyphose. Sie ist keine „Entspannungskyphose". Sie gleicht auch nicht den bei Skoliosen beobachteten Kyphosen; eine Tuberculose ist auch auszuschliessen. Aber sie erinnert an die Kyphose, welche im Anschluss an Wirbelsäulenverletzungen auftritt. Ausgeschlossen ist hier Fractur oder Luxation. In Betracht kommt ein Contusio der Menisci intervert. Diese „partiellen Wirbelverletzungen" (Kocher) können hier zu Stande gekommen sein durch ein geringfügiges indirectes Trauma. Nach Ansicht des Verfassers ist die Kyphose direct auf das Trauma zurückzuführen. In diesem Falle würden neben einander bestehen: direct durch das Trauma hervorgerufene Entspannungsskoliose, indirect durch Trauma entstandene Kyphose. Eine Verletzung der Wirbelsäule war allerdings auch mittelst Röntgenstrahlen nicht nachweisbar. — Verfasser führt endlich noch einen dritten ziemlich analogen Fall an (r. c. Dorso-Lumbalskoliose) aber ohne Kyphose, der also eine reine „Entspannungsskoliose" darstellt. In diesem Falle ist die Prognose gut, in den beiden ersten schlecht. Hiller-Berlin.

Robert, La Scoliose tuberculeuse. Thèse de Nancy 1904.

An der Hand einer Statistik von 29 Fällen von tuberculöser Skoliose stellt Verfasser in seiner Arbeit folgende Schlussfolgerungen auf:

Die Krankheit ist häufig, leicht aus dem Pott'schen Buckel zu diagnosticiren. Den Seitenverkrümmungen kann man durch schnelles Eingreifen Einhalt thun. Schwer ist die Therapie, wenn die Skoliose das Primäre ist, denn die bekannten Symptome wie Schmerzen, Muskelcontracturen, leichte Ermüdbarkeit setzen unseren Bemühungen den grössten Widerstand entgegen. Diese Symptome fehlen oft bei der ersten Untersuchung und die Diagnose soll dann sehr vorsichtig gestellt werden und man soll von einem eventuellen gefährlichen therapeutischen Verfahren abstehen. Von der sicheren Diagnose hängt die Prognose und oft das Leben des Patienten ab.   Hiller-Berlin.

Veras, Des déviations de la colonne vertébrale chez les pottiques coxalgiques. L'écho médic. 1903, Nr. 57.

Verfasser beschreibt in seiner Arbeit zwei Fälle von mit Gibbus einhergehender Coxitis, bei welcher sich gleichzeitig eine Skoliose ausbildete. Im ersten Falle war es eine rechtsconvexe Brustskoliose, im zweiten Falle linksconvexe Dorsolumbalskoliose.

Was die Erklärung betrifft, so glaubt Verfasser nicht, dass die Skoliose etwa auf reflectorischen Muskelkrampf, wie bei schmerzhaften Arthritiden zurückzuführen sei, da keine Rückenschmerzen vorhanden waren (Fall 1) respective die Skoliose erst nach dem schmerzhaften Stadium sich entwickelte (Fall 2).

Eine statische Skoliose ist ausgeschlossen, deswegen, weil die Convexität nach dem gesunden Bein zu liegt. Erklären kann Verfasser sich das Entstehen nur durch die Lage, die Patienten im Bette einzunehmen pflegten, wobei man allerdings annehmen müsste, dass unterhalb des Pott'schen Buckels, in dessen Bereich die Wirbelsäule schon ankylosirt war, dieselbe noch flexibel gewesen wäre.

Eine andere Erklärung wäre die, dass schon auf Seiten des kranken Gliedes eine primäre Lumbalskoliose bestand, dass die Dorsalskoliose nur compensatorisch sei. Die Totalskoliosen können unter dem Einfluss der Ruhe sich entwickelt haben.

Auch könnte man schliesslich noch die halbsitzende Stellung der Coxalgiker im Bette verantwortlich machen, bei welcher sie bei ankylotischem Hüftgelenk nur Bewegungen in 'der Wirbelsäule machen können. Die Kranken beugten sich wohl dabei mehr nach der Seite der Concavität wie der Convexität. In der umgekehrten Richtung waren Torsion und Bewegungen im Becken möglich.

                Hiller-Berlin.

Jehle, Zur Casuistik der Spondylitis tuberculosa. Wiener klin. Wochenschrift 1904, Nr. 38.

Die oft vorhandenen Schwierigkeiten der Diagnose bei der Spondylitis belegt Jehle durch 4 Krankengeschichten aus einem Materiale von 64 Spondylitisfällen, die im Zeitraume von beinahe 2 Jahren im Wilhelminen-Spital in Wien zur Beobachtung gekommen waren. Im ersten Falle war ein Empyem vorhanden, das aber wahrscheinlich durch die sich erst später manifestirende Spondylitis verursacht worden war. Beim zweiten Falle bestanden durch einige Monate Wurzelsymptome in Form von Lumboabdominalneuralgien mit Betheiligung des Urogenitalsystems; erst später entwickelte sich langsam ein Gibbus der Lendenwirbelsäule. Im dritten Falle fand sich seitliche Verschiebung des Rumpfes mit hochgradigen Torsionserscheinungen bei geringer Fixation der Wirbelsäule. Es war eine Raumverschiebung nach rechts bei hauptsächlichem

Hervortreten der linksconvexen Lumbalskoliose. Jehle sucht dieses Verhalten durch neurotische Processe zu erklären, ähnlich wie die Entstehung der Scoliosis ischiadica, oder nach der Erklärung v. Friedländer's für die pathognomonische Stellung bei Coxitis, durch entzündliche Schwellung und Starrheit der den Seitenpartien des Krankheitsheerdes benachbarten Muskeln, die dadurch ihre Function einbüssen. Der Fall wurde als Skoliose behandelt und erst 6 Monate später wurde die Spondylitis evident.

Im vierten Falle bestand eine abnorme Kopfhaltung; Kopf etwas nach rechts geneigt und nach hinten gebeugt, so dass das Hinterhaupt auf dem Rücken aufruht; Lordose der Halswirbelsäule, die nirgends druckempfindlich ist. Active Bewegungen werden nach keiner Richtung ausgeführt, passiv die Neigung des Kopfes nach der Seite, die Drehung und die Vermehrung der Beugung nach hinten, nicht nach vorne möglich. Aeusserlich und im Rachen nichts Abnormes, kein Stützen des Kopfes. Erst 2 Monate später Retropharyngealabscess und Abscess an der linken Halssäule. Die Obduction des Falles ergab eine hochgradige Diastase des 3. und 4. Halswirbelkörpers und ein fast völliges Fehlen der zwischenliegenden Bandscheiben. Die atypische Haltung der Halswirbelsäule, die maximale Lordose erklärt Jehle durch das frühzeitige Zugrundegehen der Bandscheibe und des Ligam. longitud. ant. und die Degeneration der vorderen tiefen Halsmuskeln. Der Schädel ruhte nun mit seinem ganzen Gewichte auf der Wirbelsäule, an der nur die hinteren Theile intact waren, so dass dadurch die Lordosirung zu Stande kam. Die spätere Zerstörung der anderen Wirbel führte nicht mehr zur Kyphose, da das Kind im Gipsbett lag und die Belastung wegfiel.   Haudeck-Wien.

Ridlon (Chicago), Straightening of the curvatures of tubercular spondylitis. The Chicago medical recorder, April 1904.

Ridlon, der als erster in Amerika das Calot'sche Verfahren der gewaltsamen Geraderichtung spondylitischer Buckel angewendet hat, spricht sich in seiner kurzen Arbeit für ein sanfteres Vorgehen aus, das bedeutend bessere Resultate zeitige. Besonders bei schon eingetretener Consolidation sei jede grössere Kraftanwendung zu perhorresciren. Bei der Auswahl von Fällen für die Geraderichtung soll man Spondylitiden der Cervicalregion als gefährlich, der oberen Dorsalwirbelsäule als zu schwierig und der unteren Lumbalpartie wegen der Unmöglichkeit, das Resultat zu erhalten, ausscheiden. Es bleibt also nur wenig Material. Nach der Streckung sollen die Patienten ein Jahr lang absolute Ruhelage einnehmen und so sorgfältig immobilisirt werden wie nach Fracturen. Ridlon hält im allgemeinen die Reclinationslage bei guten hygienischen Bedingungen immer noch für die beste und sicherste Behandlung der tuberculösen Spondylitis.   Pfeiffer-Berlin.

Blanchard (Chicago), The present status of the mechanical treatment of spondylitis. The Chicago medical Recorder 1904.

Blanchard fasst in seiner Studie über den gegenwärtigen Stand der mechanischen Behandlung der tuberculösen Spondylitis die Principien dieser Therapie folgendermassen zusammen: 1. Entlastung; 2. Verhütung der Flexion und Rotation der Wirbelsäule; 3. grösstmöglicher Druck direct auf die Deformität oder auch ihre Nachbarschaft; 4. Hyperextension der Wirbelsäule. Blanchard zeigt die Durchführung dieser Principien in der modernen Gips- und Apparatbehandlung, wobei für den Fachorthopäden nur zwei Neuheiten bemerkenswerth sind, welche die Unterstützung des Kopfes betreffen. Letztere wird im Gipscorset dadurch bewirkt, dass der Vordertheil des Corsets bis unter das Kinn hinaufgeführt wird. An anderweitigen Corsets bringt Blanchard eine nach Art des Jurymastes wirkende Feder an, die mittelst eines Stirnbandes den Kopf zurückhält. Pfeiffer-Berlin.

Zesas (Nyon), Beitrag zur chronischen ankylosierenden Entzündung der Wirbelsäule. Zeitschr. f. Chirurg. 1904, Bd. 74 Heft 5—6.

An zwei schönen in der Königlichen Universitäts-Poliklinik für orthopädische Chirurgie in Berlin beobachteten Fällen von Bechterew'scher Erkrankung bespricht Zesas die beiden Formen der ankylosirenden Entzündung der Wirbelsäule (Typus Bechterew und Typus Strümpell-Pierre-Marie).

Als Aetiologie des Leidens werden in der vorhandenen Literatur am häufigsten „rheumatische Schädlichkeiten" angeführt, was auch für Verfassers Fälle zutrifft, sowie andere fieberhafte Erkrankungen. Die Frage, ob es gerechtfertigt erscheint, eine strenge Scheidung der beiden oben erwähnten Typen anzuerkennen, lässt sich nach Zesas' Ansicht aus den Krankheitssymptomen nicht entscheiden. Die pathologische Anatomie lässt wegen der geringen Anzahl der zur Section gekommenen Fälle keine exacten Schlüsse zu. Auch für die Erkenntniss des Wesens der Krankheit hat die pathologische Anatomie wenig Bedeutung. Aber die chronisch ankylosirende Wirbelsäulenerkrankung ist — so viel steht fest — von dem Gebiete der Spondylitis deformans auszuschalten. Das beweist die pathologische Anatomie und das klinische Symptomenbild. Denn die Bechterew'sche Erkrankung soll jüngere, die Arthritis deformans ältere Personen befallen, und die Entzündungserscheinungen sollen bei ersteren mehr im Vordergrund stehen als bei letzteren.

In Bezug auf die Aetiologie spricht schliesslich Zesas die Vermuthung aus, dass es sich möglicherweise nicht um „rheumatische Schädlichkeiten", sondern um eine „specielle Infectionskrankheit handelt, die sich in der Wirbelsäule localisirt und mitunter auch die übrigen Gelenke in Mitleidenschaft zieht."
Hiller-Berlin.

Frank, Wirbelerkrankung bei Tabes dorsalis. Wiener klin. Wochenschr. 1904, Nr. 34.

Das Substrat der Arbeit bildet eine tabische Osteoarthropathie bei einem 55jährigen Mann. Ein Jahr nach einem geringfügigen Trauma der Kreuzgegend traten bei dem vorher ganz gesunden Manne (keine Lues) tabische Symptome auf: lancinirende Schmerzen, Parästhesien, Blasenstörung, leichte Gangstörung, transitorische Diplopie. Die Untersuchung ergibt den Befund einer ausgesprochenen Tabes im ersten Stadium ohne Ataxie, bei Fehlen der Patellar- und Achillessehnenreflexe, sowie Bestehen von Incontinentia vesicae et alvi. Der Kranke nimmt eine nach vorn übergebeugte Haltung ein, es bestehen zahlreiche horizontale Bauchhautfalten, eine deutliche linksseitige arcuäre Kyphoskoliose im Brustlendenwirbelsegment mit compensirenden Krümmungen an der übrigen Wirbelsäule und ein Knochentumor links neben der Lendenwirbelsäule: keinerlei Schmerzhaftigkeit, kein Krachen bei Bewegungen, keine besondere Versteifung der Wirbelsäule, die übrigen Knochen und Gelenke nicht afficirt.

Der Knochenprocess ist nach des Verfassers Ansicht sicher tabischer Natur, da das Bild des Falles mit den sonstigen typischen Erscheinungen der tabischen Arthropathie übereinstimmt. Die Beweglichkeit der Wirbelsäule ist kaum gestört, trotzdem die Affection ziemlich schwer ist; der Sitz derselben, die Lendenwirbelsäule, entspricht der Prädilectionsstelle dieser Processe. Als geradezu ausschlaggebend für die Diagnose ist die paravertebrale Knochenbildung, deren Aktinogramm vorliegt. Die eigenthümliche verwaschene Aufhellung des Knochenschattens bei besonders scharfer Contourirung desselben ist für den Process charakteristisch und als Knochenatrophie zu deuten.

Verfasser erörtert hierauf die Differentialdiagnose und stellt sich bezüglich der Aetiologie auf den Standpunkt des neurogenen Ursprungs der Gelenkknochenaffection, gegenüber der mechanischen oder traumatischen Theorie. Frank nimmt eine periphere Neuritis besonders im Plexus lumbalis als Ursache an, wodurch auch die häufige Localisation in der Lendenwirbelsäule eine Erklärung findet. Durch eine systematische Röntgenographie der Tabesfälle würde nach des Verfassers Ansicht sicher ein häufigeres Vorkommen des Processes constatirt werden. Das häufige Befallensein des Lendensegmentes erklärt sich auch noch daraus, dass der Lumbaltheil der Wirbelsäule das grösste Volumen besitzt und meist aus Spongiosa besteht, die in erster Linie der Rarefication anheimfällt; ferner hat der Lumbaltheil auch den grössten Druck auszuhalten und ist der beweglichste Theil der Wirbelsäule. Alles Gründe, die erklären. warum gerade diese Skeletpartie am meisten vom pathologischen Process betroffen wird. Die Prognose ist günstig, therapeutisch kommt die merkurielle Behandlung und insbesondere die orthopädische Behandlung mit dem Stützcorset in Anwendung. Haudek - Wien.

Monnier (Paris), Osteomyélite du coccyx. Revue d'orthopédie 1904, Nr. 2.

Monnier konnte einen der seltenen Fälle von acuter Osteomyelitis des Steissbeines beobachten, der bei einem 17½jährigen Mädchen nach mehrtägigem Fieber mit unbestimmten Symptomen auftrat. Die Diagnose wurde erst nach dem spontanen Aufbrechen eines Abscesses über dem Steissbein gestellt. Die sofort vorgenommene Operation ergab eine Entblössung des II. Steisswirbels von Periost mit starker Eiterbildung; Exstirpation des erkrankten Knochens, Tamponade. Das Fieber persistirte noch einige Zeit, langsame Heilung. Monnier ist der Ansicht, dass viele Analfisteln auf eine nicht diagnosticirte Osteomyelitis des Steissbeines zurückzuführen sind. Pfeiffer-Berlin.

Karehnke, Casuistischer Beitrag zu den Oberschenkelluxationen. Münchener med. Wochenschr. 1904, Nr. 39.

Verfasser beschreibt aus seiner Praxis einen Fall von Oberschenkelluxation nach vorn. Die linke untere Extremität stand in deutlicher Auswärtsrotation. Abduction und stumpfwinkliger Flexion. Das Kniegelenk war ziemlich stark gebeugt. Die Reposition wurde so vorgenommen, dass zwei Gehilfen den Oberkörper des auf einer Matratze liegenden Verletzten fixirten und er selbst mit einem Gehilfen die Ueberstreckung des Beines durch starken Zug bewirkte; an den Zug wurde die Rotation nach innen und Adduction angeschlossen und unter lautem Schnappen ging der Kopf in die Pfanne zurück.

Blencke-Magdeburg.

Arregger (Luzern), Beitrag zur centralen Luxation im Hüftgelenk. Diss. Basel 1904.

Verfasser zieht folgende Schlussfolgerungen:

Die Luxatio centr. ist sehr selten, entsteht bei rascher Einwirkung grosser Gewalten auf den Trochanter, wodurch der Femurkopf durch das Acetabulum ins kleine Becken getrieben wird.

Die **Hauptsymptome** sind:

1. Aussenrotation des Beines, leichte Redressionsmöglichkeit, leichtes Zurückfallen in die fehlerhafte Stellung bei Aufhören der redressirenden Gewalt.

2. Verkürzung der Distanz zwischen Symphyse und Trochanter.

3. Vorspringen des Femurkopfes und der Beckentrümmer ins kleine Becken.

Der Nachweis der Verletzung geschieht durch rectale oder vaginale Untersuchung und Radiographie. Die Untersuchung sei schonend.

Therapie:

1. Bei reponirtem Femurkopf: seitliche und Längsextension, mit bald einsetzender orthopädischer Behandlung oder Gipsverband bis über den Rippenbogen.

2. Bei irreponiblem Femurkopfe, Extension oder Hochlagerung in Schiene.

3. Bei schlechter Stellung des Oberschenkels oder Störungen der Beckenorgane: Resection des Beckens und Reposition.

4. Bei Complicationen (Blutungen etc.) wie üblich.

Der Verlauf ist bei leichten Fällen günstig, wegen Gelenkneubildung im Beckeninnern aus den Knochentrümmern. Heilungsdauer mehrere Monate. Bei schwereren Fällen meist Exitus let. infolge von Shock, Sepsis oder Eingeweideverletzungen.

Hiller-Berlin.

Maziol, Des luxations exceptionelles de la hanche (luxat. pubopectinée et luxat. intrapelvienne. Thèse de Paris 1904.

Verfasser bespricht in seiner Arbeit den Mechanismus des Zustandekommens der seltenen Luxationes pubo-pectineae und intrapelvineae, schildert die pathologische Anatomie, die Diagnostik, Prognose und Therapie und gibt die Krankengeschichten von 13 hierher gehörigen Fällen.

Er gelangt zu folgenden Schlüssen:

Bei den Luxationen nach oben unterscheidet man 2 Arten: 1. Luxat. ileo-pubica, 2. Luxat. pubo-pectinea.

Diese letztere braucht durchaus nicht als Luxat. infracotyloidea zu beginnen, sondern kann sofort als solche vorhanden sein.

Die Luxat. intra-pelvica beginnt als Luxat. obturatoria; erst wenn das Trauma längere Zeit einwirkt, gelangt der Kopf des Femur vor die Eminentia ileo-pectinea und von dort in das Becken. Bei beiden Arten der Luxation sind Gefässläsionen zu befürchten, welche, wenn sie vorhanden sind, die sonst günstige Prognose sehr trüben. Die Reduction ist gewöhnlich leicht.

Hiller-Berlin.

Fälle. Es sind nur 17; Hoffa konnte im vergangenen Jahre schon 84 Fälle zusammenstellen, die alle das jugendliche Alter betrafen. Pfeiffer-Berlin.

Freiberg, A unique case of congenital luxation of the ankle. Amer. journ. of orthop. surg. 1904, Nr. 4.

Freiberg beobachtete einen Fall von angeborener Luxation des Knöchelgelenks, bei dem kein Defect der Fibula vorhanden war. Sie ist nach innen verbogen und im Vergleich zur Tibia verdickt. Die untere Fibulaepiphyse steht höher als bei der Tibia. Die Gelenklinie geht in einem Winkel von 75° schräg von aussen nach innen und abwärts. Eine therapeutisch vorgeschlagene Osteotomie, um den äusseren Knöchel herabzubringen, wurde abgelehnt. Der Fall, der bisher einzig dasteht, hat deswegen Interesse, weil er die Theorie des amniotischen Druckes zu unterstützen scheint.   Zander-Berlin.

Riedinger, Physikalisch-medicinische Gesellschaft zu Würzburg. Sitzung vom 14. Juli 1904. Münchener med. Wochenschr. 1904, Nr. 38.

Riedinger demonstrirt zunächst einen Fall von Lux. femoris supracotyloidea congenita dextra infolge von Hypoplasie der rechten Beckenhälfte bei einem 7 Jahre alten Knaben, der von Neuem wieder ein Beweis dafür ist, dass die angeborene Hüftluxation in der ersten Zeit nach der Geburt eine Luxatio supra-cotyloidea ist, und der eine Erklärung für die Hypoplasie des Skelets als intrauterine Belastungsdeformität und für den Mechanismus der Luxation gibt.

Im Anschluss hieran bespricht er seine Erfolge bei der Behandlung der angeborenen Luxationen und stellt mehrere Fälle vor. Die Reposition machte er in den letzten 8 Jahren bei 12 Kindern an 15 Gelenken. Von diesen 12 reponirten Gelenken zeigen 9 complette Reposition = 60%, 5 Transposition = 33,3% und 1 Gelenk Reluxation = 6,6%.   Blencke-Magdeburg.

Joüon (Nantes), De la coxalgie compliquant la luxation congénitale de la hanche. Gazette médical de Nantes 1904, Nr. 16.

Joüon theilt die Krankengeschichte eines Falles von rechtsseitiger angeborener Hüftgelenksverrenkung mit, der mit Coxitis tuberculosa complicirt war. Infolge der Abscessbildung konnte die Diagnose mit Sicherheit gestellt werden. Die eingetretene falsche Stellung des Beines wurde durch schräge subtrochantere Osteotomie corrigirt. — Wie allgemein bekannt, ist die Complication der angeborenen Hüftgelenksverrenkung mit Coxitis ziemlich selten. Den Grund hierfür hat man darin gesucht, dass bei der Hüftverrenkung kein Contact der Gelenkflächen besteht, dass Knochen mit Wachsthumstörung zumeist von der Tuberculose verschont bleiben und dass der durch das Fehlen des Ligamentum rotundum bedingte Mangel an Gefässen dem Entstehen einer tuberculösen Infection ungünstig ist. Joüon ist nun der Ansicht, dass die infolge der Luxation nach hinten oben eingetretene Einwärtsrotation des Schenkelkopfes den Ausbruch der Tuberculose beeinflusst habe. Die Symptome des Leidens sind die einer gewöhnlichen Coxitis. Die therapeutischen Massnahmen beschränken sich auf Ruhigstellung des Gelenkes. Bestehen fehlerhafte Stellungen, so empfiehlt Joüon die subtrochantere Osteotomie, die allen Bewegungen des erkrankten Gelenkes vorzuziehen sei.   Pfeiffer-Berlin.

Cazal, Quatre-vingt-quatre cas de Coxalgie. Thèse de Montpellier 1904.

Verfasser gibt eine Statistik von 84 Fällen von Hüftweh und gelangt am Schluss zu folgenden Schlüssen:

1. Coxitis ist in Montpellier und dessen Umgebung die häufigste chirurgische Erkrankung der Kinder.

2. Ihre Mortalität beträgt 27 %.

3. Die Heredität ist kein wichtiger ätiologischer Factor. Die Hauptsache sind die hygienischen Verhältnisse.

4. Es besteht eine symptomatische Coxa vara.

5. Die Behandlung mittelst Immobilisation muss sehr frühzeitig einsetzen.

6. Am besten eignet sich zur Behandlung die Bonnet'sche Rinne. Der Gipsverband ist zu schmutzig (wenigstens in dem Lande des Verfassers).

7. Kalte Abscesse werden durch Punction mit nachfolgender Injection von Jodoformäther behandelt.

8. Naphthol-Campher ist sehr gefährlich und nicht anzuwenden.

9. Der Allgemeinbehandlung kommt die grösste Bedeutung zu.

Hiller - Berlin.

Michelsohn (Hannover), Beiträge zur Behandlung der tuberculösen Hüftgelenksentzündung. Diss. Göttingen 1904.

Verfasser benutzt in seiner Arbeit die im Auszug wiedergegebenen 209 Coxitisfälle, welche in den Jahren 1896—1902 in der Göttinger chirurg. Klinik behandelt wurden. Folgende Ergebnisse sind aus der Statistik bemerkenswerth: Ergriffen waren: 126 männliche, 83 weibliche Patienten. Im Alter von 6—10 Jahren ist die Erkrankung am häufigsten. Von den Behandlungsmethoden der Coxitis erwähnt Michelsohn die Ruhe, die Gewichtsextension, Jodoformglycerininjection, die Resection des Hüftgelenkes. Er schildert sodann die bekannten therapeutischen Eingriffe beim Vorhandensein von Fisteln und Abscessen und gibt einen Ueberblick über die Endergebnisse der Behandlung. Von 85 rein mechanisch Behandelten sind 52 völlig geheilt; von den 71 mit Jodoformglycerin und Verbänden Behandelten sind 42 völlig geheilt.

Resecirt wurden 40 Patienten, von denen 8 gestorben, 22 geheilt sind. Von allen 209 Patienten sind 5,8 % gestorben, 60,3 % völlig geheilt, 3,6 % nicht geheilt.

Hiller - Berlin.

Helbing (Berlin), Die Behandlung der coxitischen Hüftgelenkscontracturen durch Osteotomie. Deutsche med. Wochenschr. 1904, Nr. 19.

Gegen die coxitischen Contracturen, welche auch dann wieder auftreten, wenn die Behandlung schon für abgeschlossen gilt, wendet Helbing statt der früher angewandten Dollinger'schen Methode, des Lorenz'schen modellirenden Redressements und der Osteotomie, je nachdem es sich um fibröse Adhäsionen oder um Ankylosen im Hüftgelenk handelte, stets die Osteotomie an, zumal da bei den unblutigen Manövern die Gefahr des Wiederaufflackerns des tuberculösen Processes gross und eine oft jahrelange Nachbehandlung nothwendig ist.

Als Verfahren empfiehlt Helbing die einfach auszuführende subtrochantere schräge Osteotomie nach Hoffa und Terrier, wodurch gleichzeitig eine

Verlängerung des Gliedes erzielt wird. Nach der Operation sogleich Gipsverband. Zur Behebung der Stellungsanomalie ist oft die Tenotomie der Adductoren und des Tens. fasc. lat. nothwendig. Die erreichten Resultate sind
durchweg gute. Das Entstehen des oft sich im Gefolge der Coxitis entwickelnden Genu valgum muss man sich ebenso vorstellen wie das des Pes varus bei Genu
valgum. Seine Beseitigung erfolgt am besten erst nach der Osteotomie. Das Genu
valgum bei Coxitis beruht nach Helbing auf einer Schlaffheit der Kapsel und
Bänder. Wie die Röntgenbilder beweisen, ist der Knick unterhalb des Troch.
major, der durch die Osteotomie gesetzt war, schon nach 5 Monaten fast ganz
ausgeglichen. Durch Vergrösserung des Schenkelhalswinkels bildet sich eine
Coxa valga heraus.   Hiller-Berlin.

Mencière (Reims), Dix cas d'ankylose de la hanche en position vicieuse avec
    difformité très accentué et grave impotence fonctionelle. Ostéotomie,
    soustrochanterienne oblique, traitement méchanothérapique sécondaire et
    dressage métodique à la marche. Guérison. Arch. provinc. de chirurgie.
    1904, Nr. 6.
    Hüftankylosen finden sich am häufigsten nach Coxitis, und Verfasser hat
nun die Behandlung der daraus folgenden schweren Difformitäten auch bei
älteren Patienten unternommen. Ist die Ankylose wenig fest, so kann man
manuell oder mit einem im Original näher beschriebenen Apparate die fehlerhafte Stellung ausgleichen. Ist aber die Ankylose fest, so greift man am besten
zur subtrochanteren schiefen Osteotomie. Verfasser führt die Krankengeschichten von 10 Patienten an, welche vor mehr als 4 Jahren so operirt wurden.
Der jüngste Patient war 5 Jahre, der älteste 34 Jahre alt. Bei diesem letzteren
war die Coxitis schon in dem ersten halben Lebensjahr diagnosticirt. Aus den
ausführlich wiedergegebenen Krankengeschichten, sowie den sehr instructiven
Bildern geht hervor, dass durch die Operation und die nachfolgende energische
medico-mechanische Behandlung vorzügliche Resultate erzielt wurden.
                                                                     Hiller-Berlin.

Broca (Paris), Resection de la hanche chez l'enfant. Revue d'orthopédie.
    1904, Nr. 2.
    Broca demonstrirt an der Hand dreier mit Hüftresection behandelter Fälle
von Coxitis im Kindesalter, welche Nachtheile dieser Operation im allgemeinen
anhaften. Der häufigste und grösste ist, dass zumeist ein ganz unbrauchbares
Schlottergelenk resultirt, das die Patienten fast absolut bewegungsunfähig
macht; mit wenigen Ausnahmen erzielt die Hüftgelenksresection nur dann ein
functionell gutes Resultat, wenn eine Ankylose in guter Stellung des Oberschenkels eintritt. Allerdings hat man heutzutage gelernt, auf den Eintritt
dieser Ankylose durch langdauernde Fixation in richtiger Stellung wenigstens
hinzuarbeiten. Die Schilderung dieser Methode bildet den Schluss der klinischen
Vorlesung.   Pfeiffer-Berlin.

Wieting (Konstantinopel), Beitrag zu den Affectionen, namentlich der Tuber-
    culose der Schleimbeutel in der Beckenhüftgegend. Deutsche Zeitschr.
    f. Chir. 1904, Bd. 74 Heft 5—6.
    Die Tuberculose der Schleimbeutel in der Beckenhüftgegend ist verhältniss-
mässig selten Gegenstand eingehender Erörterungen gewesen. Verfasser hatte

Gelegenheit, sie häufig zu sehen und fand, dass dieselbe Ausgangspunkt für Senkungsabscesse werden kann.

7 derartige operativ behandelte Fälle werden beschrieben und die Anatomie der Beckenhüftgegend in Bezug auf die Localisation der Schleimbeutel geschildert. Diese variiert ungemein, am constantesten sind die Bursa subiliaca und die B. trochanteric. subcutanea und musc. glutaei maximi. Ihre Bildung hängt zum Teil ab von der Beschäftigung der Individuen von entzündlichen Processen und vielleicht auch von individueller Veranlagung. Die Häufigkeit ihres Vorkommens bei den Türken erklärt sich nach Wieting aus dem bekannten ganz eigenartigen Sitz dieser Menschen.

In diesen Schleimbeuteln entwickelt sich nun die Tuberculose, die als gutartige Erkrankung anzusehen ist. Die Bursa profunda dient zum Ausgangspunkt der Erkrankung, wenn die Eiterung unter den Glutäalmuskeln oder der derben Fascia oder dem Sehnenansatz herauskommt und an der Innenseite des Oberschenkels unter der Haut erscheint.

Die Unterscheidung von Knochen und Schleimbeuteleiterungen ergibt sich aus der geringen functionellen Störung im Gebrauch der Extremität und der Schmerzlosigkeit des Hüftgelenkes. Das Röntgenverfahren hilft die Unterscheidung erleichtern.

Bei der Schleimbeuteltuberculose, die sich nach Krankengeschichten des Verfassers auch in der Burs. mucos., des Musc. biceps fem. etablirt, besteht die Therapie einzig und allein in der breiten Incision und radicaler Ausräumung. Die Resultate sind um so besser, je frühzeitiger man operirt.

Hiller-Berlin.

Reismann (Haspe), Der Epiphysenbruch des Femur im Kniegelenk. Deutsche Zeitschr. f. Chir. 1904, Bd. 74 Heft 3—4.

Im Anschluss an den von Summa früher veröffentlichten Fall von Epiphysenfractur des Femurs im Kniegelenk, bei welchem die Gründe für die schwere Reposition nicht dargelegt wurden, erörtert Reismann dieselben und erklärt sie aus folgenden, durch das Röntgenbild zu eruirenden Thatsachen:

1. Epiphyse mit der Tibiagelenkfläche nach oben dislocirt.
2. Einkeilung der Epiphyse zwischen Patella und Diaphyse.
3. Starkes Vorspringen der Spinae tibiae.
4. Heruntergeschobensein des Diaphysenfragmentes in der Kniekehle.
5. Die Bruchfläche der Epiphyse ist nach hinten gerichtet, die der Diaphyse nach unten.
6. Es besteht eine Verkürzung von 4 cm.

Aus der Art des Traumas geht hervor, dass die Epiphyse eine Drehung erfahren hat in der Richtung der Beugung. Die Dislocation erklärt sich durch Muskelzug, die anderen angeführten Eigenthümlichkeiten folgen aus der Lösung des Zusammenhanges zwischen Diaphyse und Epiphyse.

Die Diagnose muss in solchen Fällen möglichst genau, wegen drohender Gangrän oder Lähmungen, gestellt werden. Im besten Falle würde bei Fehldiagnose eine Deformität und functionelle Unfähigkeit entstehen.

Die Therapie vermeidet möglichst den blutigen Eingriff. Eine digitale Reposition ist nur in Beugestellung des Kniegelenkes möglich. Zu achten ist auf die

Herstellung der ursprünglichen Länge des Gliedes und auf die Vermeidung
seitlicher Abknickungen an der Fracturstelle. Das Eingipsen erfolgt bei
gebeugtem Knie.

Analog sind die Verhältnisse bei der Fractur und der Reposition der
Humerusepiphyse im Ellenbogengelenk.   Hiller-Berlin.

Heine, Ueber den angeborenen Mangel der Kniescheibe. Berliner klinische
    Wochenschrift 1904, Nr. 19.

Heine geht zunächst auf die Bildungsgeschichte der Patella ein und
berührt auch die vergleichende Anatomie. Bemerkenswerth ist, dass im 4. bis
5. Jahre meist noch kein Knochenkern der Patella vorhanden ist. Es folgen
dann Angaben über die von Joachimsthal festgelegte Structur der Patella
und über Lageveränderungen derselben, z. B. bei der Little'schen Krankheit,
wo die Patella hoch auf das Femur hinaufrückt und auch gewisse Gestalts
veränderungen erleidet. Für die Function des Beines des Menschen ist die Knie·
scheibe nicht unbedingt nöthig, ebenso wie gewisse Thiere eine Kniescheibe entbehren. Der angeborene Defect derselben bedinge keine Beeinträchtigung der
Bewegungsfreiheit des Individuums. Heine unterscheidet folgende Fälle des
angeborenen Defectes der Patella:

1. Solche von angeborenem erblichen und dauernden Mangel der Patella
in Verbindung mit Muskel- und anderen Defecten.

2. Solche, bei denen allein die Kniescheibe fehlt und zu welchen auch
der Fall des Verfassers gehört.

Allen bisher bekannten 3 Fällen ist gemeinsam: Erblichkeit, normales
Verhalten des Kniegelenkes, ungestörte Gelenksfunction. Die Quadricepssehne
ist sehr kräftig und findet bei forcirter Bewegung Halt am äusseren Condylus,
indem sie die Fossa condylica verlässt. Nach Heine kommt der Patella in
dem Kniestreckapparat eine functionelle Aufgabe zu.

Bemerkenswerth erscheint es, dass bei dem Patienten Heine's eine angeborene Luxation des Radiusköpfchens nach hinten zu constatiren war, mit
ausreichender Beweglichkeit des Vorderarms.   Hiller-Berlin.

Willems (Grünberg, Hessen), Zur Therapie der Patellarfracturen. Diss.
    Köln 1904.

Man kann in der Therapie der Fract. patellae zwei Methoden unterscheiden:
Die unblutige und die blutige.

Zur ersteren gehören Massage und Verbände,

zur zweiten (ohne Eröffnung des Gelenkes) Malgaigne'sche Klammer,
die Volkmann'sche Sehnennaht, Kocher's peripatellare Naht und die subcutane Metallnaht Ceci's. (Mit Eröffnung des Kniegelenkes): Punction nach
Volkmann, Arthrotomie Listen's, die v. Bergmann'sche Operation, die
Schanz'sche Operation.

Verfasser schildert die Anatomie des Kniegelenkes mit Rücksicht auf die
Befestigung der Patella, unter Zugrundelegung der Hoffa'schen Beschreibung.
Bevor man eine der angeführten Methoden anwendet, muss man sich über die
pathologische Anatomie des betreffenden Falles klar sein. Z. B. ist die Gelenkkapsel seitlich eingerissen, so wird ohne Operation nicht auszukommen sein.

Nach diesen Ueberlegungen wurden 20 Patienten behandelt, deren Kranken-geschichten in extenso angeführt werden. Es handelt sich um 17 Männer und 3 Frauen. Alter: 1mal unter 20 Jahren, 13mal zwischen 20 und 50 Jahren, 6mal über 50 Jahre. Art des Bruches: 16mal Querbruch, 1mal Sternbruch, 3mal mehrfache Fractur des oberen oder unteren Sprengstückes. 2 Fälle waren alt, 18 frisch. In ersteren beträgt die Diastase 6 und 8 cm, in letzteren 4mal bis 1 cm, 12mal bis 3 cm, 2mal bis 5 cm. In 13 Fällen war das Gehvermögen völlig aufgehoben. In 5 Fällen leidliche Streckung.

Angewandt wurde:

9mal die Bardenheuer'sche Extension.

1mal Malgaigne'sche Klammer.

1mal Punction nach Volkmann mit Extension nach Bardenheuer.

8mal Naht der Fragmente.

2mal (veraltete Fälle) Operation nach Schanz (Modification von Bar-denheuer).

Nicht angewandt wurde Massagebehandlung, die Volkmann'sche Sehnennaht, Kocher's peripatellare Naht und Ceci's Naht.

Was die Anwendung der Methoden betrifft, so wurde angewandt:

Die permanente Extension: bei geringer Diastase und leichter Vereini-gungsmöglichkeit der Fragmente, bei alten Leuten und bei Verweigerung des operativen Eingriffes. Die Extension dauerte 5 bis 6 Wochen, Erneuerung nach 3 Wochen zur Controle.

Das Resultat war: 6mal knöcherne Verwachsung, 3mal bindegewe-biger Callus.

Mit der Malgaigne'schen Klammer wurde eine knöcherne Vereini-gung erzielt.

Bei der offenen Naht erzielte man stets eine knöcherne Vereinigung. Kräftige Streckung, wenig gute Beugung.

Die beiden veralteten Fälle hatten guten Erfolg. Diese Schanz-Bar-denheuer'sche Methode erlaubt nach Ansicht des Verfassers bei jeder be-liebigen Diastase eine gute Streckfunction zu erreichen und übertrifft so die anderen Methoden. Weitere Versuche müssen mit dem Verfahren angestellt werden. Hiller-Berlin.

Mocochain, Traitement comparé des fractures de rotule. Méthode sanglante et Méthode non sanglante comparées. Thèse de Paris 1904.

Aus einer Statistik von 22 Fällen von Fractur der Rotula zieht Verfasser folgende Schlüsse:

1. Bei Nichtbeherrschung der Asepsis unblutige Methode: Immobilisation und Massage.

2. Ist die Schwellung zu beträchtlich, so punctirt man vor der Immo-bilisirung und Massage.

3. Im Falle Dislocation fehlt, oder wenn sie nur gering ist, Immobili-sation und Massage.

4. Bei Dislocation über 2 cm und einer Fractur, bei der die Stücke gleich und regelmässig sind, soll man Naht machen, oder Naht der Ligamente, ent-sprechend dem Willen des Operateurs.

6. Bei Splitterfracturen Nagelung oder theilweise Nagelung oder Naht der vor der Rotula gelegenen Ligamente.   Hiller-Berlin.

Graser, Zur Behandlung der Luxatio patellae inveterata. Osteotomie am Oberschenkel mit Einwärtsdrehung der unteren Epiphyse. Archiv für klin. Chir. Bd. 74, H. 2.

Graser erörtert zunächst die Ursachen, weshalb die Luxationen der Patella fast stets solche nach aussen sind; vor allem sieht er dieselbe in der anatomischen Eigenart des Femur. Der mediale Condylus zeigt Kugelgestalt, bietet also der Patella nirgends einen Stützpunkt, der laterale dagegen zeigt eine scharfe Kante, über welche die einmal luxirte Patella nicht so leicht zurückgleiten kann. Nach kurzer Besprechung der bekannten therapeutischen Massnahmen berichtet nun Graser über 3 Fälle, bei denen er zu einem neuen operativen Verfahren schritt; der erste Fall zeigte nämlich die Eigenthümlichkeit, dass der Condylus ext. femor. tief unter dem Condyl. intern. stand, so dass die über die Höhe der Condylen gelegte Ebene schräg von innen nach aussen abfiel. Durch die Osteotomie des Oberschenkels mit folgender Einwärtsdrehung des distalen Gliedabschnittes um 30° wurde der Condylus ext. so hoch aufgerichtet, dass nunmehr die über die Höhe der Condylen gelegte Ebene schräg von aussen nach innen verlief. Die Reposition trat mit Leichtigkeit ein, und der Erfolg der Operation war ein vollständiger. Bei einem zweiten Falle mit irreponibler Luxation wurde dieselbe Operation aus demselben und weiteren Gründen mit bestem Erfolge ausgeführt. Es bestand nämlich ein hochgradiges Genu valgum mit starker Auswärtsrotation des Unterschenkels, sowie des Femur. Auch hier war die Schrägheit der Condylenebene eclatant. Es wurde daher die keilförmige Osteotomie gemacht. Bei einem dritten Falle doppelseitiger Luxation der Patella infolge rhachitischer Verkrümmungen wurde die Osteotomie an Femur und Tibia ausgeführt und durch Einwärtsdrehung des unteren Condylus femor. Heilung erzielt.

Graser empfiehlt das Verfahren für ähnliche Fälle.

Wollenberg-Berlin.

Riedel (Jena), Ueber die Catgutnaht bei frischer und bei veralteter Patellarfractur. Arch. f. klin. Chirurgie, Band 74, Heft 1, 1904.

Fracturen der Patella, in deren unterem, oberem oder mittlerem Theil, werden selten zu eingreifenden Operationen veranlassen. Die meisten Chirurgen nähen bei Querbrüchen tief unten oder bei weitklaffender Diastase im mittleren Theil mit Silberdraht. Verfasser will diese Methode (mit Queröffnung des Gelenks) nie angewandt wissen, 1. wegen der späteren Functionsstörung, 2. weil er nie einen Fremdkörper in ein Gelenk einheilen lassen will. Verfasser näht subcutan mit resorbierbarem Material (Catgut). Der Schnitt ist klein, längsverlaufend.

Zum ersten Male hat Verfasser im Jahre 1883 so operirt. Der so operirte Patient hatte nach etwa 1 Jahr sein völlig bewegliches Kniegelenk. Riedel beschreibt seine Methode nunmehr des Näheren. Nach langer Zeit hat Verfasser dann sein Verfahren erst wieder neu aufgenommen und danach 2 Patienten mit tadellosem Erfolg operirt. — Zur Operation gehören 2 gestielte Nadeln, eine flachere und eine gebogene. Die Anwendung derselben wird erläutert. Der Verband bleibt 4 Wochen liegen. Dann Quadricepsmassage, Flexionsübungen, nach 8 bis 14 Tagen erst Aufstehen und Umhergehen.

Bei veralteten Fällen ist die subcutane Naht nicht ausführbar. Man macht zwei Parallelschnitte zu beiden Seiten der Patella. Freilegung und Anfrischung der Bruchstücke der Patella. Verfasser verfügt über 2 Fälle mit gutem Erfolge. — Das verwandte Catgut muss sehr stark sein. Die Hautwunden bleiben offen. Die Fälle des Verfassers boten sämmtlich nur eine geringe Diastase, aber derselbe glaubt, dass sich auch bei grossem Klaffen der Fracturstücke die Resultate günstig gestalten würden. Hiller-Berlin.

Küttner, Die Einklemmungsluxation der Patella (Luxatio patellae cuneata). Beitr. z. klin. Chirurgie 1904, Bd. 42, H. 3.

Für den Namen „horizontale Luxation" oder „Luxation der Patella nach unten" schlägt Küttner den im Titel der Arbeit angegebenen Namen vor. Diese Luxation ist gekennzeichnet durch Einklemmung der Patella zwischen die Condylen von Femur und Tibia bei Drehung der Patella um ihre transversale Achse. Die Arbeit bringt einen eigenen, durch die anatomische Untersuchung besonders werthvollen Fall dieser überaus seltenen Luxationsform. Im Anschluss an diesen und 8 der Literatur entnommene Fälle bespricht Verfasser sodann in eingehender Weise die Einklemmungsluxation der Patella; er theilt die 9 Fälle folgendermassen ein:

1. Einklemmungsluxationen ohne Zerreissung des Kniestreckapparates
a) traumatische Luxationen (4 Fälle)
b) nicht traumatische, habituelle Luxationen (2 Fälle).
2. Zerreissungen des Kniestreckapparates mit Einklemmung der Patella (3 Fälle).

Die in Gruppe 2 angeführten werden nicht zu den eigentlichen Einklemmungsluxationen gerechnet.

Beziehentlich der interessanten Details muss auf das Original verwiesen werden. Wollenberg-Berlin.

Chevrier (Fontenay-le-Comte), Des luxations traumatiques de la Rotule. Thèse doct. Paris 1904. Mit 89 Abb.

An der Hand von 158 in extenso wiedergegebenen Krankengeschichten von Patienten mit traumatischer Luxation der Rotula gibt Verfasser eine Beschreibung der normalen Anatomie, der experimentellen Herstellung dieser Luxationen, beschreibt die einzelnen Arten der Luxation, die therapeutischen Eingriffe und kommt zu folgenden Schlüssen:

Der Bau des inneren Randes der Rotula erklärt die grosse Zahl der Formen der Luxation. Luxationen nach innen sind selten. Die pathologische Anatomie, die bei frischen Fracturen schlecht bekannt ist, hat Verfasser durch experimentelle Untersuchungen klarzulegen versucht und kommt zu der Ansicht, dass eine Torsion des Beines eine sehr wichtige Rolle bei ihrem Zustandekommen spielt. Jedenfalls existirt eine gewisse hereditäre, congenitale etc. Prädisposition, die das Entstehen der Luxationen erleichtert.

Zur Stellung der Diagnose genügt die Untersuchung des Quadriceps und des Ligaments der Rotula durch Palpation. Die auftretenden Complicationen sind nicht sehr zahlreich, in Betracht kommen besonders intraarticuläre Abreissungen. Die Prognose ist in Bezug auf Recidive sehr zweifelhaft.

Zur Reposition frischer Luxationen ist eine Combination von directen und indirecten Methoden nöthig. Die Erschlaffungsmethode von Valentin, die stets unschädlich ist, soll zuerst versucht werden. Sie ist nur zulässig bei den completen Luxat. nach aussen. Die Traction nach Mayo-Malgaigne ist nur bei den Luxationen in frontaler Achse statthaft.

Einfacher Stoss ist die einzig allgemein zulässige Methode. Man soll möglichst in Narkose reponiren.

Die blutige Reposition ist selten indicirt.

Bei alten Luxationen variirt die Behandlungsweise je nach der Form der Luxation. Sie wird wohl basiren müssen auf der partiellen Ektomie der Kapsel oder der sehr exacten Capsularaphie.   Hiller-Berlin.

Boyksen (Oldenburg), Ein Fall von Nekrosis patellae infolge technisch falscher Anlegung der Stauungshyperämie nach Bier. Diss. Kiel 1904.

Nach einleitenden Worten über Geschichte und Methode der Stauungshyperämie, ihre wissenschaftlich-theoretische Begründung, macht Verfasser von folgendem Falle Mittheilung:

Ein 11jähriges Mädchen wurde wegen Pes equinus tenotomirt. Von jeher hatte sie eine Flexionscontractur des Knies. Gegen dieselbe Bier'sche Stauung, welche in Abwesenheit des Arztes weiterhin von den Eltern ausgeführt wurde, durch zu festes Anlegen der Binde Gangrän der Haut seitlich vom Knie und Nekrose der Patella und der Gelenkkapsel.

Die Untersuchung ergibt Verkürzung des Beines. Oberschenkelmuskeln nicht gelähmt. Paralytischer Spitzfuss, aber beweglich. Geringe Flexionscontractur im Knie. Genu valgum von 170°. Entsprechend der Gelenkkapsel vom Condylus med. fem. bis zum hinteren Rand des Condylus lat. reichender Defect von 9 cm Breite, $^2/_3$ der Patella liegen frei. Ihre Seitenwände sind ausgenagt, bedeckt ist sie von Quadricepssehne und Lig. stat. propr. Geringe schmerzlose Bewegungen activ wie passiv möglich. Ausserdem Defecte an der Ferse und der Innenseite des Unterschenkels.

Unter feuchtem Verband Abstossung der Nekrosen. Nachdem ein Schienenhülsenapparat angelegt ist, granulirt die Wunde, die Patellanekrose stosse sich ab. Später Extensionsverband. Patella wieder etwas beweglich. Alsdann Gipsverband. Deckung des Defectes mittels Transplantationen. Entlassung mit Salbenverband und gefensterter Gipshülse.   Hiller-Berlin.

Ebner (Königsberg), Ein Fall von Ganglion am Kniegelenksmeniskus. Münch. med. Wochenschr. 1904, Nr. 39.

Bei einem 40jährigen Pat. entwickelte sich im Laufe von ca. 5 Jahren am Kniegelenk eine taubeneigrosse Geschwulst, welche ihm ziemlich grosse Beschwerden verursachte. Patient glaubt eine Verrenkung für das Entstehen der Geschwulst verantwortlich machen zu müssen, welche unterhalb des Condyl ext. etwa in der Höhe des Meniskus gelegen ist.

Bei der Operation wurde festgestelt, dass der Tumor mit dem Gelenk nicht in Verbindung stand; an der Trennungsstelle erscheint der Meniskus auffallend gelblich verfärbt. Der Tumor ist ein Ganglion, welches aus vielen durch dünne Bindegewebssepten getrennten Kammern besteht, die den typischen Inhalt aufweisen. Mikroskopisch zeigte das Bild alle Eigenthümlichkeiten des Ganglions. Keiner der Hohlräume ist von Endothel ausgekleidet. Gefässveränderungen der verschiedensten Art finden sich vor.

Aus einer Literaturübersicht über die sich an der unteren Extremität findenden Ganglien geht hervor, dass nur 10 Fälle bekannt sind. Im Kniegelenk sassen nur 4 derartige Tumoren, von der Kniegelenkskapsel ausgehend waren aber nur 2 zu betrachten. Die Localisation des Ganglions am Meniskus steht in der Literatur einzig da. Interessant ist, dass in 87,5% aller Fälle Männer an der Affection leiden, wofür Verfasser eine befriedigende Erklärung nicht zu geben vermag. Hiller - Berlin.

Goulard (Paris), Traitement des ostéo-arthrites longueuses du genou par la méthode sclérogène etc. Thèse, Paris 1904.

Goulard konnte in 6 Fällen von tuberculöser Kniegelenksentzündung günstige therapeutische Erfolge erzielen durch Combination der intraarticulären Injectionen mit der sklerogenen Methode, den periarticulären Einspritzungen von Zinkchlorür. Freilich erfordert die Methode grosse Geschicklichkeit und Uebung, da sonst unglückliche Zufälle unausbleiblich sind. Von solchen ist zunächst die Injection in das Gelenk selbst zu erwähnen, die eine acute Entzündung hervorruft. Ferner können die entstehenden Narben Contracturen veranlassen; ein weiterer Nachtheil der Methode ist ihre grosse Schmerzhaftigkeit, welche die Narkose nöthig macht mit nachfolgender Darreichung von Morphium. Pfeiffer - Berlin.

Hähle (Saida), Ueber die Entstehung und Behandlung des Genu valgum. Diss. Leipzig 1904.

Verfasser schildert die Theorien, die über das Entstehen des Genu valgum aufgestellt worden sind, wobei er besonders des Jul. Wolff'schen Transformationsgesetzes gedenkt. Er beschreibt das Vorkommen und die Aetiologie der Erkrankung, wobei auf die Entstehungserklärung von Schönberg aufmerksam gemacht wird und wendet sich alsdann der Behandlungsweise der Deformität zu. Dieselbe ist entweder blutig oder unblutig.

Die Methoden der unblutigen Redression und ihre Anwendungsart werden näher beschrieben und zwar in historischer Reihenfolge der Entwicklung. Verfasser wendet sich der Osteoklase zu (Rizzoli, Robin und Lorenz), und kommt endlich zur Osteotomie, deren einzelne Entwicklungsetappen angeführt werden. Näher geht Verfasser auf die Ogston'sche Operation, desgleichen auf die supracondyläre Osteotomie nach Macewen und ihre Modificationen (Hahn), sowie auf das neuere Verfahren von Krukenberg ein, und berichtet über 48 Fälle der Klinik von Tillmanns, welche sämmtlich nach Macewen osteotomirt wurden und sehr gute Resultate gaben. Verfasser hält diese Operation für die beste zur Redression des Genu valgum. Hiller - Berlin.

Bilhaut (Paris), Du genou valgum chez les enfants atteints de paralysie infantile de côté opposé. Ann. de Chirurg. et d'Orthopédie 1904, Nr. 6.

Man unterscheidet nach Verfasser beim Genu valgum eine ligamentöse
Form (Verlängerung der Ligamente nach infantiler Lähmung) und eine knöcherne
Form (infolge von Rhachitis, die gewöhnliche Art).

Unter den zahlreichen Patienten mit Genu valgum, welche Verfasser behandelt hat, hat er 5 Beobachtungen, welche einiges Eigenartige darbieten.
Es sind Kinder von 5 bis 8 Jahren, 2 Mädchen und 3 Knaben, mit einseitiger
Deformität. Auf der anderen Seite bestand infantile Lähmung der Extremität,
so dass hier die Aetiologie des Genu valgum nicht Rhachitis, sondern das ge-
störte statische Verhalten des Individuums zu sein scheint. Das paralytische
Bein ist im Wachsthum zurückgeblieben, es folgt daraus eine Verlängerung
und dann Verkrümmung des gesunden, denn dieses trägt das Gewicht des Körpers
ganz allein. Bei der Wirkung der dabei auch in Betracht kommenden Schwerkraft handelt es sich um eine Linie, welche von der Cavitas cotyloidea bis zur
Mitte der Kniecondylen verläuft, sie erstreckt sich von oben nach unten und
von aussen nach innen. 2. Um eine Linie von der Mitte der Gelenkfläche der
Tibia bis zum Sprunggelenk. Diese Achsen bilden einen nach aussen offenen
Winkel, welcher durch das mit dem Alter zunehmende Körpergewicht allmählich verringert. Um so mehr aber vermehrt sich auch die Deformität des Knies.

Natürlich kann auch hier eine Rhachitis bestehen. Bei den Patienten
des Verfassers war dieses nicht der Fall.

Folgendes darf man als Aetiologie der Affection ansprechen, wenn das
Genu valgum mit einer Paralyse des anderen Beines alternirt: 1. die Anstrengung
des Patienten, die ungleiche Länge der Beine auszugleichen, 2. die Wirkung
der Schwerkraft, 3. die Rhachitis.

Als Folgerung ergibt sich nach Verfasser:

Das gelähmte Glied muss möglichst therapeutisch beeinflusst, und durch
leichte, aber resistente Schienenhülsenapparate geschützt werden (nach Vorschlag
des Verfassers aus Aluminium). Ist die Deformität eingetreten, so greife der
Chirurg nur bei Gehbehinderung ein.   Hiller-Berlin.

Wollenberg, Abrissfractur der Tuberositas tibiae. Deutsche med. Wochenschr.
1904, Nr. 43.

Kurze Beschreibung eines Falles der im Titel angegebenen Verletzung.
Vor 6 Jahren verunglückte ein damals 17jähriger Kadett beim Weitsprunge.
Infolge der kräftigen Action des M. quadriceps femoris wurde bei dem sehr
muskelstarken jungen Manne der obere Theil der Tuberositas abgerissen. Das
Fragment heilte nicht wieder an, sondern liegt jetzt mit seinem unteren Ende.
in fester Verbindung mit der Tibia, vor dem Gelenkspalte, während die intacte
Patella wesentlich höher steht, als auf der gesunden Seite. Auffallend ist der
Umstand, dass das abgerissene Fragment, wie aus den Röntgenbildern ersichtlich, seit der Verletzung erheblich gewachsen ist. Verfasser lässt es dahingestellt,
ob diese Vergrösserung des Fragmentes durch Wucherung von Seiten des mit-
abgerissenen Periostes erfolgt ist, oder aber, ob in dem abgerissenen Stück ein
Knochenkern gelegen war, der als Wachsthumscentrum in demselben functionirte.

                                                              Autoreferat.

Mohr, Die unvollständigen Abrissbrüche der Tuberositas tibiae. Monatsschr. für Unfallheilkunde und Invalidenwesen 1904, Nr. 8.

Verfasser erhärtet an der Hand eines Falles, dass nicht nur im jugendlichen Alter jene von Schlatter beschriebenen Verletzungen der Tuberositas tibiae eintreten, sondern gelegentlich auch bei Erwachsenen vorkommen. Es handelt sich um einen 38jährigen kräftigen Mann, bei dem infolge häufiger Traumen beim Turnen allmählich eine ossificirende Periostitis in der Gegend der Tuberositas eingetreten war; letztere zeigte geschwulstartige Verdickung mit leichtem Druckschmerz. Bei geeigneter Therapie (Schonung, Umschläge, Einreibungen) allmählich Heilung. Von einer Röntgenuntersuchung, die den Fall doch wesentlich geklärt hätte, wird nichts erwähnt.

Wollenberg · Berlin.

Osgood (Boston), Lesions of the Tibiae Tubercle occuring during Adolescence. Boston Medical and Surgical Journal 1903, Jan. 29.

Osgood bespricht zunächst die Entwicklung der Tuberositas tibiae, welche bekanntlich als ein zungenförmiger Fortsatz der oberen Tibiaepiphyse angelegt wird und zuweilen einen eigenen Knochenkern besitzt. An der Hand von Leichenuntersuchungen wird kurz der Mechanismus einer Verletzung der Tuberositas erörtert.

Sodann wendet sich der Verfasser zu der seltenen completen Abreissung der Tuberositas tibiae, bespricht ihre Aetiologie, Diagnose und Behandlung. Zum Schlusse werden die häufiger vorkommenden unvollständigen Abreissungen oder Lockerungen der Tuberositas besprochen.

Instructive Röntgenbilder sind beigefügt. Wollenberg - Berlin.

Hage (Eschershausen), Ein Beitrag zur Behandlung der Unterschenkelbrüche. Diss. Göttingen 1904.

Verfasser stellt die 164 Fälle von Unterschenkelfracturen zusammen, die in den Jahren 1895—1903 an der Kgl. chirurg. Klinik zu Göttingen behandelt wurden. Es waren 98 einfache, 66 Fälle complicirte Brüche. Im ganzen waren 16 Pseudarthrosen darunter. Verfasser berichtet über die Heilerfolge.

Unter den 98 Fällen heilten 66 in 30 bis 60 Tagen. Die längste Heilungsdauer betrug 76 Tage,

Von 21 im Gipsverband entlassenen Fällen soll 1 nicht consolidirt sein.

Bei Verzögerung der Heilung empfiehlt sich das Klopfen der Fracturstelle und die Bier'sche Hyperämie, auf welche Methoden Verfasser näher eingeht.

Unter den complicirten Fracturen (66 Fälle) kamen 62 zur Heilung, 4 zum Exitus letalis. 48 wurden conservativ behandelt, 9 wurden amputirt, 5 endeten mit Pseudarthrose, die operativ beseitigt wurde.

Die Krankengeschichten der 4 letal verlaufenen Fälle folgen ausführlich nebst dem Sectionsbefund.

In Bezug auf die Behandlung ist Verfasser sehr ausführlich. Referent glaubt die bekannten Angaben übergehen zu können.

In extenso angeführt werden ferner die 13 Fälle von Pseudarthrose, deren Behandlungsmethode (Nagelung etc.) beschrieben wird.

Die zur Nagelung verwandten Stifte wurden belassen.

Die Resection der Bruchenden mit nachfolgender Naht wird heute von vielen Autoren mit bestem Erfolge angewandt und Verfasser berichtet über 7 in der Königsberger Klinik derartig behandelte Fälle (Rimck). 5 Fälle sind sicher geheilt. Einer wurde nicht bis zu Ende beobachtet, einer soll nicht consolidirt sein. Hiller-Berlin.

Wolff (Hermannswerder b. Potsdam), Ueber die praktisch chirurgische Bedeutung des Sesambeines im Musculus gastrocnemius. Berl. klin. Wochenschrift 1904, Nr. 40.

Infolge eines vor 12 Jahren erlittenen Falles auf das Knie blieben beim Patienten Schmerzen, Schwellungen und Functionsbehinderung zurück. Objectiv ist ein geringer Hydrops festzustellen. Passive Bewegungen sind ohne erhebliche Schmerzen ausführbar.

Nach Ausschluss von Tuberculose, Lues, Gonorrhoe blieb für die Differentialdiagnose eine Meniskusabreissung oder traumatische Gonitis übrig.

Die Röntgenuntersuchung zeigte einen kirschkerngrossen Schatten an der hinteren Fläche des Kniegelenkes. Durch die infolge der nun gestellten Diagnose „Gelenkmaus" ausgeführte Operation wurde festgestellt, dass es sich um ein Sesambein des Musc. gastrocnemius handelte.

Derselbe findet sich (Hellendall, Ost, Pfitzner) bei jedem 6. resp. 11. Menschen, jedoch ist nach Wolff's Ansicht dieser Knochen bisher noch nicht so eminent praktisch wichtig gewesen.

Eine röntgographische Nachuntersuchung ergab das nunmehrige Vorhandensein des Körpers im Gelenkspalt (wohl infolge von Narbenschrumpfung dorthin verlagert. Verfasser).

Das Operationsresultat ist ein ausgezeichnetes gewesen und Verfasser glaubt, dass durch die breite Eröffnung des Kniegelenks die seit dem Trauma bestehende Gonitis zum Ausheilen gelangte. Hiller-Berlin.

Füster, Ueber einen Fall von Luxatio pedis posterior inveterata und deren Reposition. Beitr. z. klin. Chir. Bd. 42, H. 3.

Füster beschreibt einen Fall von Luxation des Fusses nach hinten mit einer Abrissfractur des Malleolus internus, die bereits 9 Wochen bestand. Die Reposition wurde mittelst des Lorenz'schen Osteoklasten ausgeführt Ein zweiter Fall von hinterer Luxation des Fusses war mit Abrissfracturen beider Malleolen complicirt. Zander-Berlin.

Bayer (Cöln), Die Verrenkungen der Mittelfussknochen im Lisfrank'schen Gelenk. 'Sammlung klin. Vorträge, Leipzig 1904, 12. Heft der 13. Serie. Nr. 372.

Die in Rede stehende Luxation ist selten. Prahl hat unter 2016 Luxationen nur 9 Verrenkungen der Ossa metatarsalia festgestellt (0,5 : 100). Das hat seinen Grund in den anatomischen Verhältnissen des Gelenkes, welche es auch erklären, dass isolirte Luxationen eines Metatarsus ebenso häufig sind wie die totalen in diesem Gelenk (Trennung der Gelenkhöhlen und unregelmässiger

Verlauf der Gelenklinie), dass die dorsalen Luxationen häufiger als die plantaren sind (Stärke des Bandapparates), und dass laterale Luxationen leichter zu Stande kommen, als mediale (grössere Abductionsfähigkeit des Mittelfusses, schräger Verlauf der Gelenklinie nach hinten aussen von vornen innen, und lateral geringere Einfalzung des 2. Metatarsale).

Aus einer Zusammenstellung aller bekannten Fälle von Luxationen im Lisfrank'schen Gelenk folgt, dass bisher 34 totale und 34 partielle bekannt geworden sind.

Als ätiologische Momente führt Verfasser folgende an (10 Fälle konnten daraufhin nicht eruirt werden):

1. Einfacher Fehltritt oder Ausgleiten (5 Fälle, 3 partielle, 2 totale Luxationen).

2. Fall bei feststehendem oder eingeklemmtem Vorderfuss (5 Fälle, und zwar 3 totale, 2 partielle Luxationen).

3. Ueberfahrenwerden (7 Fälle, 5 totale, 2 partielle).

4. Auffallen schwerer Gegenstände auf den Fuss (14 Fälle, 8 totale, 6 partielle Luxationen).

5. Sprung oder Fall auf die Füsse (13 Fälle, und zwar 5 totale, darunter 1mal doppelseitig, 8mal partielle Luxationen).

6. Sturz mit dem Pferde (11 Fälle, 8 isolirte Luxationen, darunter 6mal der Metatars. I, 3mal totale Luxationen).

7. Schusscontusion (1 Fall, Metatars. I).

Das weibliche Geschlecht ist bei diesen Verletzungen nur selten betroffen, (unter 68 Fällen nur 8 Frauen); die Diagnose wurde häufig erst spät gestellt, einmal erst am 14. Tage.

Das Bild des Fusses bei Totalluxation ist folgendes: Dorsale Verkürzung des in Equinusstellung stehenden Fusses und Vermehrung der Convexität. Auf dem Dorsum unter der Haut fühlt man eine quere Leiste, dahinter eine Vertiefung.

Die Zehen sind dorsalflectirt. Bei der frischen Luxation jedoch bleibt nur eine charakteristische Equinus varus-Stellung sichtbar, deren Scheitel in der Gegend des Lisfrank'schen Gelenkes liegt (Lauenstein).

Bei dorsaler Subluxation sind die Symptome nicht so ausgesprochen.

Von plantarer Totalluxation ist nur ein Fall (Smyly) bekannt. Der Fuss stand in Streckstellung und war etwas verkürzt. Sohle abgeflacht, in ihr die Metatarsusbasis gut abzutasten.

Die Totalluxation kann sein: 1. eine solche nach innen (Beobachtung von Kirk), 2. eine nach aussen, deren Symptome erörtert werden.

Totalluxationen des ganzen Metatarsus nach aussen sind in mehr als der Hälfte der Fälle mit Fracturen des Metatarsus verbunden; jedenfalls ist eine solche möglich ohne gleichzeitigen Knochenbruch, woran man lange gezweifelt hatte.

3. Die Totalluxation kann ferner dorsomedial odef 4. dorsolateral sein. Die hierbei auftretenden Symptome sind sehr wechselnd.

5. Divergirend (sehr selten).

Die isolirten Luxationen, bei denen in den weitaus meisten Fällen der Metatarsus I befallen ist, sind aus den vorhandenen Vorsprüngen und Vertiefungen leicht erkennbar.

Die Reposition erfolgt durch kräftigen Zug und Druck auf das vorstehende Ende des luxirten Knochens, meist in Narkose. Mitunter muss man, um zum Ziele zu kommen, erst die pathologische Stellung vermehren und dann mit kräftigem Ruck in die normale übergehen. Nachbehandlung: Fixation oder Extension (besonders bei den sehr oft recidivirenden Subluxationen.

Die Extension gestattet eine frühzeitige gymnastische Uebungstherapie. Die Reposition glückte in der Hälfte der Fälle von Totalluxation, nur die 7 dorsolateralen Luxationen machten grössere Schwierigkeiten. Die isolirten Luxationen liessen sich zum grossen Theil leicht reponiren. Theilweise gelang dieses in den Fällen von Malgaigne und Lacombe.

Die Reposition wurde in 17 Fällen nicht ausgeführt wegen zu grosser Nebenverletzungen, operativ wurde meist nur in frischen Fällen vorgegangen, nach Missglücken der Repositionsmanöver. Verfasser erwähnt das Schraubentourniquet, Druck mittelst eines Pfriems (1 Todesfall v. Malgaigne).

Auch totale Entfernung des luxirten Metatarsale musste 3mal stattfinden, öfter musste resecirt werden, so auch in einem Fall des Verfassers.

Die Prognose ist gut, trotz der 7 Todesfälle, von denen 6 aber nicht in Beziehung zur Luxation standen.

Zur Untersuchung des Endergebnisses sind 44 Fälle brauchbar. Von diesen boten ein gutes Resultat: mit Reposition 26 Fälle, ohne Reposition 4 Fälle; ein schlechtes Resultat: mit Reposition 5 Fälle, ohne Reposition 9 Fälle.

Einige Patienten wurden mit ausgebildetem Plattfuss entlassen, gegen welchen sie Einlagen erhielten.   Hiller-Berlin.

Fischer, Zur Luxation der Keilbeine. Aus dem Stadt Hannover'schen Krankenhause in Linden. Deutsche Zeitschr. f. Chir. 1904, Heft 4—6.

Mit einem eigenen Falle isolirter Luxation des 1. Keilbeines gibt Fischer eine tabellarische Uebersicht von 26 Fällen theils isolirter, theils mit Luxation von Metatarsalknochen combinirter Luxation eines oder mehrerer Keilbeine.

Im Anschluss daran wird Mechanismus, Symptomatologie, Diagnose und Therapie besprochen. In Fischer's Fall wurde, da die Reposition misslang, die Exstirpation des verrenkten Keilbeines ausgeführt. Wollenberg-Berlin.

Marx (Heidelberg), Ein Fall von Sesambeinfractur. Münchn. med. Wochenschr. 1904, Nr. 38.

Ein 40jähriger Patient fällt auf den rechten Fuss, verspürt alsbald heftige Schmerzen im Grosszehenballen und muss, da derselbe ihn in seiner Arbeit hindert, einen Arzt aufsuchen, welcher die Diagnose „Zehengelenkentzündung infolge von Verstauchung" stellt. Nach wiederholter Behandlung mittelst Einreibungen, Umschlägen etc. erfolgt die Untersuchung in der Klinik, welche eine Schmerzhaftigkeit an der tibialen Seite des Grosszehenballens bei activer Bewegung der Zehe ergibt. Der Schmerz ist circumscript. Der Gang ist stampfend, der Fuss wird nicht regelmässig beim Gehen abgewickelt. Das Röntgenbild ergibt eine schräge Fractur des medialen Sesambeines in der Articulat. metatarsophalangea. Analog ist nur ein einziger Fall, den Verfasser in extenso anführt.

Im vorliegenden Falle ist die Fractur durch directe Gewalt entstanden, der Muskelzug dürfte eine derartige Fractur nicht bewirken können im Gegensatz zur Patellarfractur.

Die Therapie sollte in einer Entfernung des zertrümmerten Sesambeines bestehen, die Operation konnte jedoch aus äusseren Gründen nicht ausgeführt werden.   Hiller-Berlin.

Momburg, Die Entstehung der Fussgeschwulst. Deutsche Zeitschr. f. Chir. 1904, Bd. 73 Heft 4—6.

Momburg sucht eine mechanische Erklärung für die Entstehung der Fussgeschwulst zu geben; er hat bei der Betrachtung von Röntgenbildern 8 Typen der Länge des 2. und 3. Metatarsus gefunden. Die Typen, bei denen der 2. und 3. Metatarsus gleich lang sind, waren selten; meistens war vielmehr der 3. Metatarsus kürzer als der 2. In Bezug auf die Stärke der Knochen zeigte sich meist der 1. Metatarsus am stärksten entwickelt; ihm folgte der 2., sodann der 5., darauf der 3. und schliesslich der 4.

Weiter fand der Verfasser, dass die Verbindung des 2. und 3. Mittelfussknochens mit einander weit straffer und weniger verschieblich war, als die der übrigen Metatarsi.

Auf Grund seiner Untersuchungen sucht nun der Verfasser die wieder von Blecher vertretene alte Anschauung, dass die Ferse und die Köpfchen des 1. und 5. Metatarsus die drei Hauptstützpunkte des Fusses seien, zu entkräften: er sucht vielmehr zu beweisen, dass die Ferse und die gewissermassen zu einer Einheit verbundenen Metatarsi II und III die Hauptträger darstellen. Diese letzteren sind also erstens durch ihre Function, zweitens durch ihre grössere Länge für die Fractur prädisponirt. Verfasser sucht nun die Entstehung der Fussgeschwulst darin, dass die Metatarsi, welche die Hauptstützen des Fusses darstellen, durch die dauernden Insulte eines langen und beschwerlichen Marsches allmählich über ihre Elasticitätsgrenze in Anspruch genommen werden und dass dieselben infolge der „Ermüdung" des Knochens zunächst mit einer mehr oder weniger starken Knochenhautentzündung, bei weiterer abnormer Inanspruchnahme mit einer Fractur reagiren.

Ferner zieht Verf. aus einer Reihe von Röntgenbefunden den Schluss, dass bei wiederholten Ueberanstrengungen, ohne dass diese zu pathologischen Veränderungen führen, die Metatarsi der erhöhten Inanspruchnahme durch Volumzunahme, meist durch Periostose, seltener durch Osteosklerose, gerecht werden.
                                                      Wollenberg-Berlin.

Banke (Thorn), Ueber Brüche der Fusswurzelknochen. Diss. Halle 1904.

Der Procentsatz dieser Brüche ist höchstens 1 : 100. Viele werden auch nicht diagnosticirt.

Bei vielen Brüchen der Fusswurzel ist nur die distale Reihe derselben betroffen. In schweren Fällen ist eine Restitutio ad integrum zweifelhaft (offene Brüche).

Nachdem Verfasser die bekannte Therapie geschildert hat, bespricht er die in den Jahren 1890—1901 an der Hallenser königlich chirurgischen Klinik beobachteten Fälle von Fusswurzelfracturen, deren Krankengeschichten in extenso dargestellt werden. Auf die Einzelheiten einzugehen würde zu weit führen.

Zum Schluss seiner Arbeit erwähnt Banke eine von Kohlhardt beschriebene Zertrümmerung des Kahnbeines, entstanden durch Zusammenpressen des Fusses in der Längsrichtung. Sanatio nach 3 Monaten. Hiller-Berlin.

Jaboulay (Lyon), Tuberculose du tarse anterieur.

Jaboulay empfiehlt im Anschluss an die Besprechung eines Falles von Tuberculose des vorderen Theiles des Tarsus die subperiostale Resection der Mittelfussknochen, die er in ähnlichen, allerdings traumatischen Fällen mit Erfolg ausgeführt hat. Freilich erscheint es uns fraglich, ob im vorliegenden Falle — die Patientin war 61 Jahre alt und litt ausserdem an Lungen- und Lymphdrüsentuberculose — die von Jaboulay perhorrescirte Amputation nicht doch vorzuziehen gewesen wäre. Pfeiffer-Berlin.

Vivier (Paris), Traitement conservateur de la tuberculose de l'astragale et de l'articulation tibio-tarsienne chez l'enfant. Thèse de Paris 1904.

Verfasser gibt 29 Krankengeschichten von Fällen tuberculöser Erkrankung des Astragalus und des Tibio-tarsalgelenkes im Kindesalter und bespricht deren Behandlung.

Folgendes sind seine Schlussfolgerungen:

Das conservative Verfahren ist bei der betreffenden Erkrankung ein ausgezeichnetes und besteht in Immobilisation im Gipsverband, in Verbindung mit Compression, Injectionen von Flüssigkeiten, mit Ignipunctur oder Auskratzung des Astragalus.

Das Resultat kann völlige Restitutio ad integrum in Bezug auf Form und Function des Fusses sein.

Die Dauer der Behandlung ist verschieden und mehrere Ignipuncturen sind oft nothwendig.

Nur im Falle, dass alle conservativen Methoden ohne Erfolg sein sollten, darf die blutige Behandlung (Resection) Platz greifen. Hiller-Berlin.

Roquet, De l'ostéomyelite du calcanéum. Thèse de Lille 1904.

Beobachtungen von 23 Fällen von Calcaneus osteomyelitis. Verfasser zieht folgende Schlüsse:

Die Calcaneus-Osteomyelitis entsteht auf Grund derselben pathogenen Keime wie die anderer Knochen, ist besonders häufig in Kindheit und Jünglingsalter. Dass die Krankheit so häufig vorkommt, hängt zusammen mit der Menge der Ossificationspunkte dieses Knochens, seinem grossen Gefässreichthum und seiner exponierten Lage im Fussknochengerüst, welche ihn für Traumen sehr zugänglich macht. Die Diagnose der Krankheit beruht auf der localisirten Schmerzempfindung und der Anschwellung der Ferse.

Die alte Calcaneusosteomyelitis ist besonders im Stadium der Fistelbildung schon von der Knochentuberculose zu unterscheiden. Hier entscheidet die Schnelligkeit im Entstehen der Krankheit und wohl auch das Fehlen anderer tuberculöser Erkrankungsheerde des Körpers.

Die Prognose sehr heftig einsetzender Formen ist oft schlecht. Sonst hängt sie ab von der Ausbreitung der Krankheit. Günstig ist sie bei raschem

Eingreifen. Die Behandlung ist rein chirurgisch. In Betracht kommen: Trepanation, Sequestrotomie und partielle oder totale subperiostale Resection.

Hiller-Berlin.

Schiff (Berlin), Ueber die Entstehung und Behandlung des Plattfusses im jugendlichen Alter. Veröffentlichungen aus dem Gebiete des Militär-Sanitätswesens. Berlin 1904, Heft 25.

Die Hauptergebnisse der ausführlichen Arbeit des Verfassers sind etwa folgende:

Der Plattfuss ist nächst der Skoliose die häufigste Deformität. Das Fussgewölbe beruht auf der richtigen Anordnung des Metatarsus III, Cuneiforme III, Cuboideum und Calcaneus. Das Gewölbe hat das Köpfchen des Metatarsus III und die beiden Fersenbeinhöcker zu Stützpunkten und wird durch gleichzeitiges Zusammenwirken der Knochen, Muskeln und Bänder erhalten, die beim Plattfuss, welcher ein Pes flexus, Pronatus reflexus abductus ist, charakteristisch sich verändern. Der Plattfuss entsteht durch Aufhebung des Gleichgewichtszustandes zwischen den auf den Fuss einwirkenden Lasten und der Widerstandskraft des Gewölbes. Er ist keine Rasseeigenthümlichkeit der Juden und Neger, die Aetiologie für ihn ist in raschem Wachsthum, lymphatischer Constitution, Chlorose, Knochenweichheit und anderem mehr zu finden. Seine Diagnose ist im Beginn des Leidens oft schwer zu stellen, die Prognose ist bezüglich der Beseitigung der Beschwerden meist günstig, in Bezug auf die Beseitigung der Deformität ziemlich ungünstig.

Die Therapie besteht beim beweglichen Plattfuss in Gymnastik, Massage, Einlagen oder Schuhen. Der contracte Plattfuss ist zu mobilisiren und zu corrigiren. Die Nachbehandlung stimmt mit der des beweglichen überein. Operative Eingriffe unterstützen in geeigneten Fällen die Behandlung.

Hiller-Berlin.

Sachs (Berlin), Zur Behandlung des Plattfusses. Die Therapie der Gegenwart. September 1904.

Sachs beschreibt in der Hauptsache die heutzutage in jedem orthopädischen Institut übliche Therapie des Plattfusses und zwar zu dem Zwecke, auch dem nicht specialistisch vorgebildeten Arzte eine erfolgreiche Behandlung dieses Leidens zu ermöglichen. Dem Fachorthopäden bringt er nichts Neues.

Pfeiffer-Berlin.

Schuhmacher, Ein Fall von sekundärer Syndactylie an den Zehen. Wiener klin. Wochenschrift 1904, Nr. 30.

Schuhmacher hatte Gelegenheit, die anatomische Untersuchung eines Falles von Syndactylie der ersten 3 Zehen des Fusses vorzunehmen; sonst bestand bei dem betreffenden Individuum keine Abnormität. Die Zehen sind fast der ganzen Länge nach verwachsen bis auf ganz dünne, zum Theil für eine mittelstarke Sonde durchgängige Kanäle, die den Zwischenzehenräumen entsprechen. Die Syndactylie ist nicht nur eine oberflächliche, sondern die Phalangen sind auch durch straffe Bänder mit einander verbunden. Das Verhalten der Muskeln ist bis auf eine kleine Abnormität normal, ebenso das der Gefässe und Nerven. An den Knochen sind verschiedene pathologische Veränderungen beschrieben.

Schuhmacher fasst die Syndactylie als angeborene auf, da keine Spur einer äusseren Einwirkung zu sehen ist, und reiht sie als Syndact. fibrosa (2. Grades nach Kümmel) wegen der Trennung an der Basis unter die „gitterförmigen" ein. Zu den secundären Syndactylien zählt Autor den Fall, weil er aus den basalen Kanälen darauf schliesst, dass die Phalangen ursprünglich getrennt waren und erst durch einen hauptsächlich in senkrechter Richtung auf die Längsachse des Fusses wirkenden Druck mit einander verkleben, zu einer Zeit, da die Sehnen der Zehenstrecker und -beuger und die Interphalangealgelenke noch nicht vollständig ausgebildet waren. Der Fall Schuhmachers ist als eine exogene, secundäre, partielle, distale Syndactylie anzusprechen.   Haudeck-Wien.

Kuss (Paris), Hypertrophie congénitale du deuxième orteil. Société anatomique de Paris, April 1904.

Beschreibung eines neuen Falles von Hypertrophie der 2. Zehe. Der Patient hatte ein Mal perforant du pied an dieser Stelle. Die Zehe ist sehr beträchtlich vergrössert. Die Radiographie ergab: Osteophytbildungen an dem Metatarso-Phalangealgelenk, sowie Anomalien in den Zehengelenken, verursacht durch das Mal perforant und eine Hypertrophie des Nagelgliedes. Nagelanomalien begleiten diese Veränderungen, jedoch sind keinerlei nervöse Störungen bemerkbar.

Die Ulceration verschwand nach Auskratzung, Jodbehandlung und Bettruhe.

Die Zehenhypertrophie ist congenital, die stärkste Grössenzunahme findet naturgemäss im 10. bis 20. Jahre statt. Sie sind den Fingerhypertrophien analog ein pathologischer Vorgang und man bringt sie mit trophischen Störungen in Zusammenhang, die durch nervöse Zufälle verschuldet werden. Mit Duplay, Brinet und anderen hält Verfasser die Makrodactylie für ein Degenerationszeichen des Nervensystems; sie ist ein Symptom für ein Nervenleiden.
                                                              Hiller-Berlin.

Hébert, Un cas de déformations acquises des orteils. Revue d'orthopédie, 1904, Nr. 2.

Hébert ist der Ansicht, dass die Existenz von erworbenen Missbildungen der Zehen zumal im Jugendalter sich durchaus nicht allein durch die mechanische Theorie erklären lässt. Er sucht ihre Ursache in der allgemeinen Diathese, die entweder erblich sei wie Arthritis und nervöse Leiden, oder erworben, wie Rheumatismus, Intoxicationen, und besonders Alcoholismus. In dem von ihm eingehend beschriebenen Falle bei einem 63jährigen Arbeiter lag Rheumatismus und Hysterie vor. Hier bestanden symmetrische Missbildungen an beiden Händen und Füssen und zwar hochgradiger Hallux valgus, Varusstellung der übrigen Zehen mit zahlreichen schmerzhaften Anschwellungen auf der Dorsalseite. Das Gehen mit blossen Füssen war fast unmöglich. An beiden Händen waren die Daumen in Streckstellung und Abduction, die übrigen Finger in leichter Beugestellung und Ulnarflexion fixirt. Die Musculatur war sehr atrophisch, anästhetische Stellen fanden sich über den ganzen Körper verstreut. Wenn man zur Erklärung der Fussdeformitäten auch die mechanische Drucktheorie heranziehen kann, so lässt sie doch völlig im Stich für gleichzeitig aufgetretene Missbildungen der Hände, zumal der Patient seit Jahren keinerlei Arbeit mehr verrichtet hat.
                                                              Pfeiffer-Berlin.

Pouret (Paris), De l'hallux-valgus. Thèse de Paris, 1904.

Eine Statistik von 22 Fällen von Hallux valgus, welche Verfasser zu folgenden Schlüssen führte:

Der Hallux valgus ist eine Krankheit des späteren Alters und ist häufiger bei Frauen wie bei Männern, kommt durch Einwirkung vieler Faktoren zu Stande, — seine Aetiologie ist aber noch nicht festgestellt —, und macht ganz charakteristische Symptome, infolge deren ein chirurgischer Eingriff strikte indicirt ist, um einer funktionellen Schädigung vorzubeugen und Entzündungen möglichst zu verhüten.

Man kann dem Entstehen des Hallux valgus durch Tragen breiter, bequemen, nach dem Fusse gearbeiteten Schuhwerkes vorbeugen.

Ist der Hallux valgus nur gering entwickelt, so können rein orthopädische Massnahmen Erfolge erzielen, der chirurgische Eingriff ist dagegen in schweren Fällen indicirt. Als operatives Verfahren kommt am ersten die Resection des Metatarsusköpfchens in Betracht. Wenn man dabei die Sesambeine in ihrer normalen Lage erhält, so hat Pat. von der Operation keine functionellen Nachtheile. Hiller-Berlin.

Jerusalem (Wien), Einiges über locale Wärmebehandlung. Die Therapie der Gegenwart. Heft 8. 1904.

Durch die Forschungen Bier's ist die Behandlung mittelst localer Hyperämie in Form der Heissluft, Stauung und der verdünnten Luft ausgebaut worden. Erfolge sind wohl unstreitig erzielt. Die Theorie ist jedoch nicht klar formulirt.

Nach Richter ist die durch die Stauung bewirkte Stromverlangsamung des Blutes das Wesentliche, wegen der vermehrten Leukocytenauswanderung. Buchner weist auf die Ausscheidung von Alexinen in das Serum hin.

Fränkel, Hamburger u. a. haben andere Anschauungen.

Jedenfalls ist die Schaffung localer Hyperämie der beste Schutz gegen eingedrungene Bacterien und Toxine. Dieses besagt auch die bekannte Fieberlehre von Herz, auf welche Verfasser näher eingeht.

Verfasser berichtet alsdann über Versuche mit Wärme bei Erysipel- und Streptokokkenphlegmone, welche er schon früher an ca. 1000 Erysipelkranken angestellt hatte. Folgendes hatte er damals nachweisen können:

1. Schmerzstillende Wirkung bei Gesichtserysipel.

2. Bei Extremitätenerysipel Verhinderung der fast stets eintretenden Phlegmonenbildung bei rechtzeitiger Application.

Jetzt verfügt Verfasser über 26 neue Fälle. Von diesen behandelte er:

    10 mit dem Ullmann'schen Hydrothermoregulator,

    10 „ „ Gärtner'schen Dampfapparat,

    6 „ „ Krause'schen Heissluftkasten.

Es folgt Beschreibung der Apparate.

Der Gärtner'sche und Krause'sche Apparat wurden 2mal täglich je 1 Stunde lang applicirt. Der Ullmann'sche Apparat wurde Tag und Nacht ununterbrochen angewandt. Der Effect war: Aufhören des Schmerzes. Ein Patient, der den Apparat von Gärtner nicht vertrug, befand sich beim Ullmann'schen sehr wohl. Sehr werthvoll ist die Wärmetherapie bei Phlegmonen,

die noch nicht fluctuiren oder eben incidirt sind. Letztere reinigten sich bald.
Die Anschauung B i e r's ist die, dass man durch Kälteapplication acute Entzündungen chronisch machen könne. Wo theure Apparate nicht zu beschaffen
sind, begnügt man sich mit heissen Tüchern oder Thermophorcompressen, mit
Knöchelumschlägen oder heissen Sandsäckchen. Bei eiternden Phlegmonen thun
protrahirte sehr heisse Bäder gute Dienste.   H i l l e r - Berlin.

H e n l e (Breslau), Apparat zur Anwendung venöser Hyperämie. Zeitschrift für
    Krankenpflege. Januar 1904.

    Erstrebenswerth in der Therapie ist die „heisse" Stauung, welche nur
durch genauestes Dosiren bei der Anlegung des Schlauches erzielt werden
kann. Verfasser hat hierzu einen Apparat erfunden. Er verwendet zur Compression einen Hohlschlauch, der lose um die Extremität geschlungen und mit
Luft ausgefüllt wird. Der Druck, der so erreicht wird, wird durch ein Mano-
meter auf Millimeter genau dosirt. Der Gummischlauch hat an einer Stelle
einen Längsstreifen derben Stoffes, der beim Anlegen nach aussen zu liegen
kommt und bewirkt, dass beim Aufblähen der Druck nur auf die Extremität
hin concentrirt wird. Die Höhe des anzuwendenden Druckes muss stets zunächst
empirisch bestimmt werden. Er hängt ab von dem Gesammtblutdruck des Individuums und dem Blutdruck an der betreffenden Stelle, sowie von der Dicke
der vorhandenen Weichtheile. Angefangen wird mit 30—40 mm Hg., sodann
Steigerung um 5—10 mm. Das Optimum liegt zwischen 60 und 100 mm Hg.
                                                                    H i l l e r - Berlin.

W e i s s b a r t (München), Ein Wasserdampfapparat zu therapeutischen Zwecken.
    Münch. med. Wochenschr. 1904, Nr. 37.

    Der von einer Münchnerin erdachte Apparat, der den Nachtheil einer
Inconstanz der Temperatur nicht besitzt, besteht aus einem Dampfkessel und
einem Körpertheil, welche durch einen Dampfschlauch mit einander in Verbindung stehen. Die Temperatureinwirkung kann durch Einschaltung von
Tüchern etc. zwischen Körpertheil und Dampfkasten variirt werden.

    Solche Heissluftkästen sind für alle Körpertheile construirt. Der für das
Auge ruht auf einem Stativ, und passt sowohl für die linke, wie für die
rechte Seite.

    Verfasser benutzte den Apparat in einigen Fällen von Beckenexsudat,
Ulcus ventriculi, Kolik, Gelenkrheumatismus etc. mit gutem Erfolge.

    Seine Vorzüge sind: Konstanz der Temperatur, Billigkeit und beliebige
Dauer der Anwendungsmöglichkeit.   H i l l e r - Berlin.

H o v o r k a, Ueber die anthropologisch-orthopädischen Messmethoden des Rückens.
    Mittheilungen der Anthropologischen Gesellschaft in Wien. Bd. 84.

    H o v o r k a gibt eine genaue übersichtliche Schilderung sämmtlicher Mess-
methoden des Rückens mit gründlicher kritischer Angabe der Vortheile und
Fehler der einzelnen Methoden und Apparate.   Z a n d e r - Berlin.

S c h a p p s (New York), A simple clubfoot retention splint. Journal of the
    american med. Association, March 26, 1904.

    S c h a p p s hat eine neue Schiene angegeben zur Behandlung des Klump-
fusses. Sie besteht aus einer Metallsohle, die an zwei seitlichen Unterschenkel-

schienen aus Draht befestigt ist. Diese Schienen müssen biegsam genug sein, um dem Arzte die Ueberführung des Fusses in Dorsalflexion zu gestatten und andererseits müssen sie doch fest genug sein, um den Fuss in dieser Stellung zu erhalten. Die beiden Ränder des Sohlenbleches sind entsprechend aufgebogen, um ein seitliches Abgleiten des Fusses zu verhindern. Mittelst starker, mit Schnallenvorrichtungen versehener Gurten wird der Fuss dann in übercorrigirter Stellung in der Schiene fixiert. Diese Vorrichtung bietet durch die Möglichkeit rascher Anlegung und Abnahme den Vortheil einer häufigen Application von Massage, Gymnastik und redressirenden Manipulationen.

Pfeiffer · Berlin.

Schöder (Lausanne), Der Arthromotor. Centralblatt für physikalische Therapie 1904, Bd. 1 Heft 2.

Verfasser beschreibt einen Apparat zur Wiederherstellung der Beweglichkeit für obere und untere Extremitätengelenke. Mit dem Apparate werden active und passive Flexions-, Extensions-, Supinations-, Pronations-, Rotations-Abductions- und Adductionsbewegungen erzielt und zwar in sich steigernden Excursionen. Der Apparat passt sich dem „bestehenden Winkel des erkrankten Gelenkes an", Simulirte Gelenksteifigkeiten können von wirklich bestehenden unterschieden werden. Bei passiven Bewegungen kann ihre Zahl pro Minute regulirt werden.

Angezeigt ist die Behandlung mittelst des Apparates bei besonders durch Traumen bedingten Gelenksteifigkeiten, bei Muskel- und Sehnenverletzungen und daraus resultirenden Muskelatrophien, bei complicirten Fracturen etc.

Der Apparat besteht aus zwei Haupttheilen, welche näher beschrieben werden und deren Beschreibung nur mit Hilfe der Abbildungen verständlich wird. Für die einzelnen Glieder der Extremitäten sind besondere Ansatzstücke construirt und zwar im ganzen 13 für Handgelenk, Fingergelenke (Flexion und Extension), Spreizung der Finger, Ab- und Adduction des Handgelenks etc. Mit jedem der Ansatzstücke sind sechs verschiedene Bewegungen möglich, so dass sowohl rechts- als auch linksseitig je 78 Bewegungen ausgeführt werden können. Alle Theile des Apparates sind graduirt, so dass eine genaue Einstellung und Dosirung möglich wird.

Um sich ein Bild von der Maschine machen zu können, empfiehlt es sich, die Originalarbeit nachzulesen. Hiller · Berlin.

Autorenverzeichniss.

Originalarbeiten sind mit * versehen.

A.

Aberle, Ritter v. 315*.
Ahrens 356*.
Ammann 153.
Antonelli 666*.
Arnold 195.
Aronheim 191. 193.
Arrault 797.
Arregger 828.
Axmann 180.

B.

Baermann und Linser. 230.
Bahrmann 222.
Baldwin 820.
Banke 846.
Banzet (et Berger) 789.
Barthès 817.
Bauer 224.
Bayer 223. 843.
Beck 161.
† Beely-Berlin 755*.
Benaroja 159.
Berdach 818.
Berger (et Banzet) 789.
Bierast 167.
Bijou (et Fanon) 801.
Bilhaut 158. 188. 841.
Binnie 174.
Blanchard 825.
Blauel 215.
Blecher (u. Busse) 174.
Blencke 653*. 654*.
Blomchoir-Chicago 777.
Bockenheimer 228.
Böcker 220. 307*.
Böhm 188.
Bonygues 816.
Borchard 162
Boyksen 217. 839.

Brade 802.
Breitmann 810.
Broca 838.
Brodnitz 371*.
Brüning 157. 204.
Büdinger 164.
Burkhardt 169.
Buschmann 222.
Busse (u. Blecher) 174.

C.

Calot 208.
Cazal 832.
Chancel 818.
Charlier 227.
Chevrier 838.
Cramer 678*.
Croyn 816.

D.

David 165. 210. 360*.
Davidsohn 161.
Demanche (et Féré) 819.
Deroque 804.
Desjardins (et Lenormant) 203.
Deutschländer 202.
Dorn 213.
Dörn 159.
Drehmann 266*. 272*.
Dreyfus 218.

E.

Ebner 839.
Ehret 194.
Eising 793.
Emrich 169.
Erb 166.

F.

Fähndrich 213.
Feilchenfeld 166.
Feiss 793.
Fenner 229.
Féré et Demanche 819.
Finck 386*. 411*.
Fischer 224. 845.
Foramitti 171.
Forest Willard 159.
Frank 826.
Fraenkel 199.
Freiberg 831.
Freund 166.
v. Friedländer 157. 206.
Friedländer 791.
Froelich 286*.
Fromm 177.
Funke 228.
Füster 843.

G.

Gayet et Pinatelle 812.
Geide (und Le Roy des Barres) 176.
Germer 183.
Gerson 68*. 689*.
Ghillini 759*.
Ghiulamila 719*.
Glaessner 539*.
Glautz 170.
Gocht 242*. 405*.
Gondesen 200.
Gottstein 649*.
Goulard 840.
Graser 837.
Grimme 820.
Grisson 157.
Grüder 163.

H.

Haehle 215. 840.
Haemisch 212.

Sachregister.

Originalarbeiten sind mit * versehen.